CIRUGÍA MAXILOFACIAL

Patología quirúrgica de la cara, boca, cabeza y cuello

CIRUGÍA MAXILOFACIAL

Patología quirúrgica de la cara, boca, cabeza y cuello

Guillermo Raspall

Con ilustraciones de
Humberto Díaz Santana.
Licenciado de la Escuela
Superior de Bellas Artes.
Buenos Aires. Argentina.

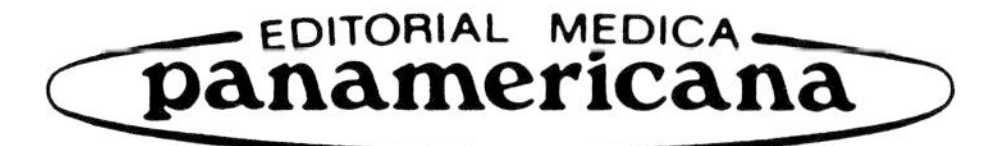

Importante: La medicina es una ciencia en constante cambio. La investigación y la práctica clínica amplían continuamente nuestro conocimiento, en particular sobre el tratamiento y la dosificación de medicamentos. Los autores y el editor han agotado los esfuerzos para asegurar que las referencias a los medicamentos mencionados en este texto respondan a la práctica vigente en el momento de su publicación. No obstante, se insta al lector a que consulte cuidadosamente el prospecto que acompaña el envase de cada medicamento para que, bajo su responsabilidad, decida si las dosis y contraindicaciones recomendadas coinciden o no con las mencionadas en este libro. Esto reviste particular importancia cuando el fármaco recomendado es nuevo o de uso poco frecuente.

Alguno de los nombres de productos, patentes y diseños mencionados en este texto son marcas registradas o nombres propios, aunque no en todos los casos se hace referencia específica en el texto. Por tanto, cuando aparece un nombre sin el símbolo de marca registrada se debe a que el editor lo considera de dominio público.

Alberto Alcocer, 24 - 28036 Madrid, España

ISBN: 84-7903-138-7
Depósito legal: M.: 4.942-1997

Composición y fotomecánica: Pedro Cid, S. A.
Imprime: UNIGRAF, S. A. Móstoles (MADRID)
Impreso en España, Febrero 1997.

A la memoria de mi padre, el doctor Manuel Raspall.

A la memoria de mis maestros, Víctor Sada, Luis Calatrava, John B. Erich, Reed O. Dingman.

A mis alumnos de las Facultades de Medicina y Odontología.

A mis colaboradores y amigos del Hospital General Universitario Valle de Hebrón.

A mi hija, Blanca Raspall, estudiante de Medicina.

Autores

GUILLERMO RASPALL

Doctor en Medicina y Cirugía.
Doctor en Estomatología.
Médico Especialista en Cirugía Maxilofacial.
Médico Especialista en Cirugía Plástica y Reparadora.
Médico Especialista en Cirugía General.
Jefe del Servicio de Cirugía Maxilofacial y Oral del Hospital General Universitario Valle de Hebrón. Barcelona.
Profesor Titular de Patología Quirúrgica Oral y Maxilofacial, Universidad de Barcelona.

Colaboradores

BENITO ALMIRANTE (cap. 4)

Médico Especialista de la Unidad de Enfermedades Infecciosas, Hospital Universitario Valle de Hebrón.
Profesor Asociado de Medicina, Universidad Autónoma de Barcelona.

ANTONIO ARCAS (caps. 18 Y 20)

Licenciado en Medicina.
Médico Interno Residente (4.°), Hospital General Universitario Valle de Hebrón.

JAIME BALADRÓN (cap. 3)

Médico Especialista en Cirugía Maxilofacial.
Práctica privada. Oviedo.

JORGE GIRALT (cap. 5)

Doctor en Medicina.
Jefe de Sección de Oncología R. T.
Hospital General Universitario Valle de Hebrón.

JOSÉ M.ª DEL CAMPO (cap. 5)

Doctor en Medicina.
Médico Especialista de Oncología.
Hospital General Universitario Valle de Hebrón.

CARLOS BASSAS (cap. 20)

Licenciado en Medicina y Cirugía.
Licenciado en Estomatología.
Médico Especialista en Cirugía Maxilofacial.
Jefe de Sección de Cirugía Maxilofacial, Hospital General Universitario Valle de Hebrón.

MARÍA SOCORRO BESCOS (cap. 4)

Licenciada en Medicina.
Licenciada en Estomatología.
Médico Especialista de Cirugía Maxilofacial, Hospital General Universitario Valle de Hebrón.

JUAN BIRBE (caps.1 Y 14)

Licenciado en Medicina.
Licenciado en Odontología.
Médico Interno Residente (5.°), Hospital General Universitario Valle de Hebrón.
Licenciado en Medicina.
Médico Interno Residente (2.°), Hospital General Universitario Valle de Hebrón.

Ferrán Boneu (cap. 12)

Licenciado en Medicina.

Médico Interno Residente (2.°), Hospital General Universitario Valle de Hebrón.

Mónica Caleya (cap. 17)

Licenciada en Medicina.

Médico Interno Residente (3.°), Hospital General Universitario Valle de Hebrón.

Javier González-Lagunas (caps. 1, 2, 6, 13, 15 y 19)

Doctor en Medicina y Cirugía.

Licenciado en Estomatología.

Médico Especialista de Cirugía Maxilofacial, Hospital General Universitario Valle de Hebrón.

José Antonio Hueto (caps. 10 y 12)

Licenciado en Medicina.

Médico Especialista de Cirugía Maxilofacial, Hospital General Universitario Valle de Hebrón.

Daniel Malet (cap. 18)

Licenciado en Medicina.

Licenciado en Estomatología.

Médico Especialista de Cirugía Maxilofacial, Hospital General Universitario Valle de Hebrón.

Montserrat Munill (cap. 5)

Licenciada en Medicina.

Médico Especialista de Cirugía Maxilofacial, Hospital General Universitario Valle de Hebrón.

Jorge Pamias (cap. 8)

Licenciado en Medicina.

Médico Interno Residente (4.°), Hospital General Universitario Valle de Hebrón.

Xavier Rodríguez (cap. 6)

Licenciado en Medicina.

Médico Interno Residente (2.°), Hospital General Universitario Valle de Hebrón.

Manuel Sáez (cap. 9)

Licenciado en Medicina.

Médico Especialista de Cirugía Maxilofacial, Hospital General Universitario Valle de Hebrón.

Miguel Valldosera (caps. 11 y 16)

Licenciado en Medicina.

Médico Interno Residente (3.°), Hospital General Universitario Valle de Hebrón.

ÍNDICE

CONTENTS

Prólogo

Aunque en su momento el proceso de especialización puede haber sido considerado por algunos como un expolio científico y profesional, es evidente que responde a la amplitud y complejidad de una cirugía en constante desarrollo.

A partir del tronco común de la Cirugía general surgen, en el siglo XIX, las *grandes especialidades quirúrgicas clásicas* como la Otorrinolaringología, la Urología, la Oftalmología y la Obstetricia y Ginecología.

A mediados del siglo XX quedan definitivamente constituidas las llamadas *nuevas especialidades quirúrgicas* como la Neurocirugía, la Cirugía cardíaca, la Cirugía vascular o la Traumatología y Cirugía ortopédica.

Una de las últimas especialidades quirúrgicas en establecerse como tal ha sido la Cirugía maxilofacial. Aparece en una encrucijada entre el tronco común de la Cirugía general, la Otorrinolaringología, la Traumatología, la Cirugía plástica y la Odontología. En un principio los cirujanos que se orientan hacia este campo surgen de alguna de estas disciplinas más afines, hasta converger en el núcleo común que la delimita. Tiene su origen en un campo de actuación bien definido, el territorio oral y maxilofacial, cuya complejidad evidente aumenta con la creciente demanda de una asistencia cada vez más específica por parte de una sociedad en creciente progreso y desarrollo económico.

Uno de los cirujanos que más ha hecho en nuestro país para el desarrollo de la Cirugía maxilofacial es el profesor Guillermo Raspall. Licenciado en Medicina y Cirugía por la Universidad de Barcelona en 1965 y en Estomatología por la Universidad Complutense en 1967, se orienta precozmente hacia esta disciplina, preferentemente hacia la Cirugía plástica, que complementa con la Cirugía general, obteniendo ambos títulos de especialista en 1968 y 1977. Refuerza su sólida formación en los Estados Unidos.

A partir de estos momentos su compromiso con la Cirugía maxilofacial le lleva a participar de una forma decisiva en el establecimiento formal de la especialidad en España. Desde 1979 actúa como vocal en la Comisión Nacional correspondiente del Ministerio de Sanidad y Consumo.

En reconocimiento a su trayectoria es nombrado, en 1987, presidente de honor de la Sociedad Española de Cirujanos de Cabeza y Cuello, y en 1993, presidente de la Sociedad Catalana de Cirugía Maxilofacial y Oral, ocupando desde aquellas fechas la vicepresidencia de la Junta de Gobierno de la Academia de Ciencias Médicas de Cataluña y Baleares.

La vocación docente del profesor Raspall es patente desde sus inicios en diversos aspectos. En la vertiente universitaria, como profesor titular de Patología Quirúrgica Oral y Maxilofacial, numerario desde 1988, en la Facultad de Odontología de la Universidad de Barcelona, y con su participación en la docencia de la parte correspondiente de la Patología Quirúrgica de la Licenciatura en Medicina en la Universidad Autónoma de Barcelona. En los aspectos asistenciales, en la formación de especialistas a partir del núcleo que representa el Servicio de Cirugía Maxilofacial y Oral que dirige en el Hospital Universitario Valle de Hebrón, de Barcelona, cuya jefatura ocupa desde 1991.

Fundador de una gran escuela quirúrgica, destacan sus prestigiosos cursos internacionales de formación posgraduada y de doctorado. Completan esta labor la publicación de más de 80 artículos y de tres libros sobre la especialidad (*Tumores de cara, boca, cabeza y cuello* —Salvat, 1986—, *Enfermedades maxilares y craneofaciales* —Salvat, 1990— y *Cirugía oral* —Editorial Médica Panamericana, 1994—).

Ante tan extraordinaria experiencia y frente a tan clara trayectoria docente era necesaria la publicación de un tratado en el que se desarrollaran en profundidad los aspectos doctrinales propios de la especialidad. Con esta *Cirugía maxilofacial. Patología quirúrgica de la cara, boca, cabeza y cuello,* el profesor Guillermo Raspall ofrece no sólo un punto de referencia para el estudio de todos los especialistas en la materia, sino también una obra de consulta obligada para todos los cirujanos y médicos generales que deseen conocer la situación actual de la Cirugía maxilofacial.

Manuel Armengol Carrasco
Catedrático de Cirugía.
Jefe de Servicio de Cirugía General
Hospital General Universitario Valle de Hebrón
Universidad Autónoma de Barcelona

Foreword

I am privileged to review this textbook. Dr. Raspall is highly qualified to present this subject, by virtue of his years of experience as professor and chairman of the Department of Oral and Maxillofacial Surgery at the University of Barcelona. Moreover he is exceptional as professor and chairman of the Department of Surgery at the University General Hospital Vall d'Hebron, Barcelona, Spain.

The contents of this text are divided into two parts which clarifies the material presented: *Part one: General* and *Part two: Regional. Part one* encompasses: 1, Principles of surgery; 2, Anomalies and deformities; 3, Trauma; 4, Infections; 5, Tumors, and 6, Aesthetics.

Part two: Regional is divided into chapters which cover: 1, General considerations; 2, Basic sciences; 3, Diagnostic assessment; 4, Clinical entities, and 5, Special considerations: surgical techniques.

The second division of *Part two* are Anatomical Regions such as: 1, Skin and soft tissues; 2, Bones craniofacial skeleton; 3, Temporomandibular joint; 4, Mouth and oral cavity; 5, Lips; 6, Pharynx; 7, Nose, nasal cavity; 8, Sinuses; 9, Orbit; 10, Scalp, calvarium, forehead; 11, External ear; 12, Skull base; 13, Salivary glands; 14, Neck; 15, Miscellanea.

Dr. Raspall is the author of three previous books:

1. *Tumors of the face, mouth, head and neck.* Salvat, Barcelona, 1986.

2. *Diseases of the jaws & craniofacial skeleton.* Salvat, Barcelona, 1990.

3. *Oral surgery*. E. M. Panamericana, Madrid, 1994.

Including this book of *Maxillofacial surgery,* the Dr. Raspall has created a virtual Encyclopedia of Surgery of the Head and Neck, in color and Spanish, deserving of English translations, and international recognition.

ROBIN M. RANKOW, M.D., F.A.C.S.
Consultant Surgery of Head & Neck
Columbia-Presbyterian Medical Center

Foreword

The author has composed a textbook on maxillofacial surgery which covers in an uniquely conceise way the whole field of oral and cranio-maxillofacial surgery. In a very systematic and didactic manner everything is described what maxillofacial surgery means. Neither are forgotten the principles of surgery nor basic sciences like anatomy, embryology and physiology as far as they are really important for our work.

The diagnostic assessment and all possible surgical methods and techniques for every clinical entity in every special area of the cranio-maxillofacial region is described by a surgeon who is experienced in handling the soft as well as the hard tissues.

The author and his work represent the European approach to the field of oral and maxillofacial surgery which comprises the deep conviction that only the broadest possible basic training will result in excellent functional and aesthetic treatment of inherited and acquired diseases of the human face. This text book refers to the philosophy that the full surgical spectrum described can best be performed by a combined basic training in medicine and surgery on one hand side and by dentistry on the other hand. Medicine and surgery will enable the maxillofacial surgeon to handle the big and difficult cases under general and forensic aspects, dentistry will contribute the knowledge of the function and pathology of the masticatory system.

I wish the author that his book will have the wide distribution which it deserves.

PROF. H. F. SAILER, DRS. H.C.

Prefacio

La Cirugía Maxilofacial es la especialidad médico-quirúrgica que se ocupa de la patología de la cara, cavidad bucal y estructuras de la cabeza y el cuello relacionadas con las mismas.

El libro está dividido en dos partes:

La parte primera incluye la patología quirúrgica general y consta de seis capítulos según las entidades clínicas más destacadas: Principios de la Cirugía, Anomalías y deformidades congénitas y del desarrollo, Traumatología facial, Infecciones, Tumores y Estética facial.

La parte segunda consta de 14 capítulos, según las regiones anatómicas a considerar.

Cada capítulo ha sido ordenado en tres partes:

1.ª Generalidades, ciencias básicas, diagnóstico.

2.ª Entidades clínicas.

3.ª Técnicas quirúrgicas.

En este apartado de técnicas quirúrgicas se mencionan e ilustran con excelentes dibujos de Humberto Díaz Santana las técnicas más clásicas y tradicionales y las más innovadoras y complejas como las de abordaje quirúrgico a la base del cráneo y las de reconstrucción mediante técnicas de microcirugía.

Los conceptos de la Patología Quirúrgica Maxilofacial se describen de manera didáctica para facilitar su estudio y comprensión.

Esta obra es el fruto del trabajo de un equipo humano joven y entusiasta que no ha escatimado tiempo y esfuerzo para cumplir el objetivo de agrupar en un solo texto el contenido de la Cirugía Maxilofacial.

Deseamos que sea de interés para los estudiantes de segundo y tercer ciclo de Medicina y de Odontología, y también para todos aquellos interesados en el conocimiento y el estudio de esta especialidad.

GUILLERMO RASPALL

Primera parte:

Patología quirúrgica general

CAP. 1. CONCEPTOS GENERALES EN CIRUGÍA MAXILOFACIAL
CAP. 2. ANOMALÍAS Y DEFORMIDADES CONGÉNITAS Y DEL CRECIMIENTO
CAP. 3. TRAUMATOLOGÍA MAXILOFACIAL
CAP. 4. INFECCIONES DEL TERRITORIO MAXILOFACIAL
CAP. 5. TUMORES DE LA REGIÓN MAXILOFACIAL
CAP. 6. ESTÉTICA EN CIRUGÍA MAXILOFACIAL

Capítulo 1

Conceptos generales en Cirugía maxilofacial

1. Introducción a la Cirugía maxilofacial

En abril de 1972, la Comisión de Especialidades Médicas de la CEE define la Cirugía oral y maxilofacial como «*la especialidad que comprende el conjunto de conocimientos teórico-prácticos necesarios para el diagnóstico, pronóstico y tratamiento médico-quirúrgico-ortopédico y protético de las anomalías y afecciones congénitas o adquiridas de los órganos y estructuras de esta región, el de prevenir o restablecer las funciones amenazadas por trastornos patológicos y tratar de curar las lesiones de los tejidos restableciendo las formas*».

En 1992, la Comisión Nacional de la especialidad define la Cirugía oral y maxilofacial como «*la especialidad quirúrgica que se ocupa de la prevención, estudio, diagnóstico, tratamiento y rehabilitación de la patología de la cavidad bucal, de la cara y craneofacial, así como de las estructuras cervicales relacionadas directa o indirectamente con las mismas*».

En 1992, la International Association of Maxillofacial Surgeons presenta su documento «*International guidelines for speciality training in oral and maxillofacial surgery*», estableciendo los principios que deben regir la formación del cirujano oral y maxilofacial. En él se establece que esta formación debe proporcionar una secuencia completa y progresiva de experiencia en pacientes ambulatorios, ingresados y urgencias. El espectro de la Cirugía maxilofacial incluye, pero no está limitado, el manejo de las enfermedades de la región oral y maxilofacial, cirugía dentoalveolar y control del dolor, cirugía preprotésica, patología y medicina oral, enfermedades de la ATM, Traumatología facial, Oncología, incluyendo glándulas salivales, cirugía estética, reconstructiva, ortognática y craneofacial.

La Cirugía oral y maxilofacial se desarrolla como una superespecialización de la Cirugía, que incorpora conocimientos y actividades de dos profesiones: la Medicina y la Odontoestomatología. Esta situación es comprensible si se considera que el tratamiento de las enfermedades de la boca (citadas en la definición de la especialidad) requiere de conocimientos específicos, que son impartidos en los estudios de Estomatología u Odontología.

El tema de la formación de los especialistas en Cirugía oral y maxilofacial suele ser el centro de controversia de muchas reuniones profesionales. Esta polémica se aparta de los objetivos de esta obra. No obstante, recalcaremos nuestra adhesión a los principios citados en la circular «*International guidelines for speciality training in oral and maxillofacial surgery*», e insistiremos en la definición de la Cirugía oral y maxilofacial como una especialidad médica, cuyo ejercicio precisa de una formación completa en Odontología/Estomatología.

1.1. Límites y regiones (figs. 1 y 2)

La anatomía quirúrgica de la cara permite la división de la misma en tres sectores que corresponden groseramente a los tercios faciales (fig.3). El tercio superior o frontal está limitado por la línea de implantación del cabello y la sutura frontonasal. El tercio medio o maxilar está limitado por la sutura frontonasal y la comisura labial. Finalmente, el tercio inferior se sitúa entre la comisura labial y un plano virtual que separa el hioides delcuello.

Estos tres sectores se pueden a su vez subdividir, desde el punto de vista estético y funcional, en regiones. Estas regiones son las siguientes (figs. 4 y 5):

1. Frontal.
2. Nasal.
3. Labial.
4. Mentoniana.
5. Temporomalar.
6. Orbitaria.

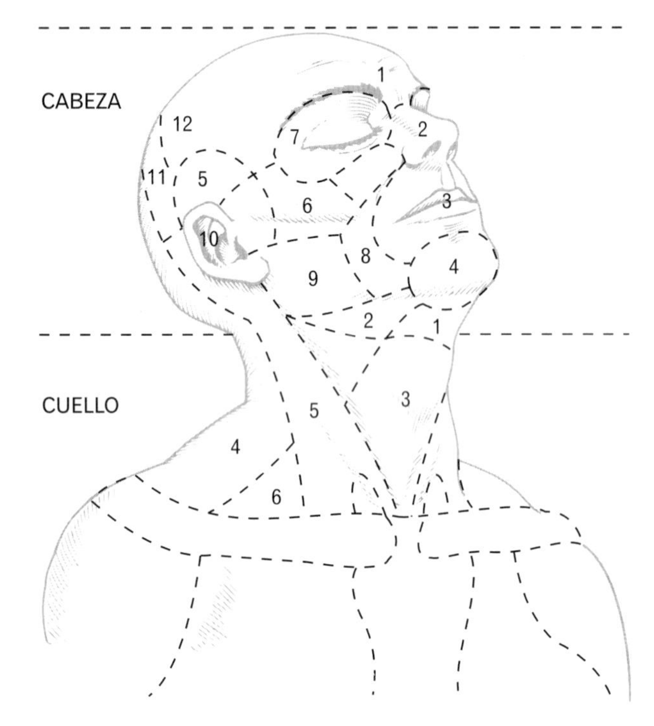

Fig. 1.1.—**Regiones de cabeza y cuello:** *Cabeza:* 1. Frontal. 2. Nasal. 3. Labial. 4. Mentoniana. 5. Temporal. 6. Cigomatica. 7. Orbitaria. 8. Geniana. 9. Maseterica-Parotidea. 10. Auricular. 11. Occipital. 12. Parietal. *Cuello:* 1 Submentoniana. 2. Submandibular. 3. Anterior. 4. Lateral. 5. Esternocleidomastoidea. 6. Supraclavicular.

7. Geniana
8. Maseterina.
9. Suprahioidea.
10. Infrahiodea.

Todas estas regiones se describirán con detalle en los capítulos correspondientes del libro. No obstante, y citando literalmente a Ginestet, «**si estas regiones guardan un interés nosológico que permite situar de modo preciso una lesión, sin embargo la ausencia de divisiones reales, lo intrincado de los elementos que las componen y pasan de una región a otra, hacen que desde el punto de vista práctico la cara forme a su vez una unidad y un todo que justifica la especialidad maxilofacial**».

1.2. Incisiones y vías de abordaje

La práctica de incisiones para abordar los diferentes problemas quirúrgicos de la cara y de las estructuras profundas subyacentes se ve dificultada por los vasos y nervios que circulan entre las diferentes capas tisulares. Por ese motivo es esencial conocer el trayecto de estas estructuras, especialmente del nervio facial, de las arterias que nutren la cara y del conducto de Stenon.

Las incisiones cutáneas que se realicen deben permitir un acceso directo y sin obstáculos a la zona deseada, evitar las estructuras nobles y ser lo más invisibles posible.

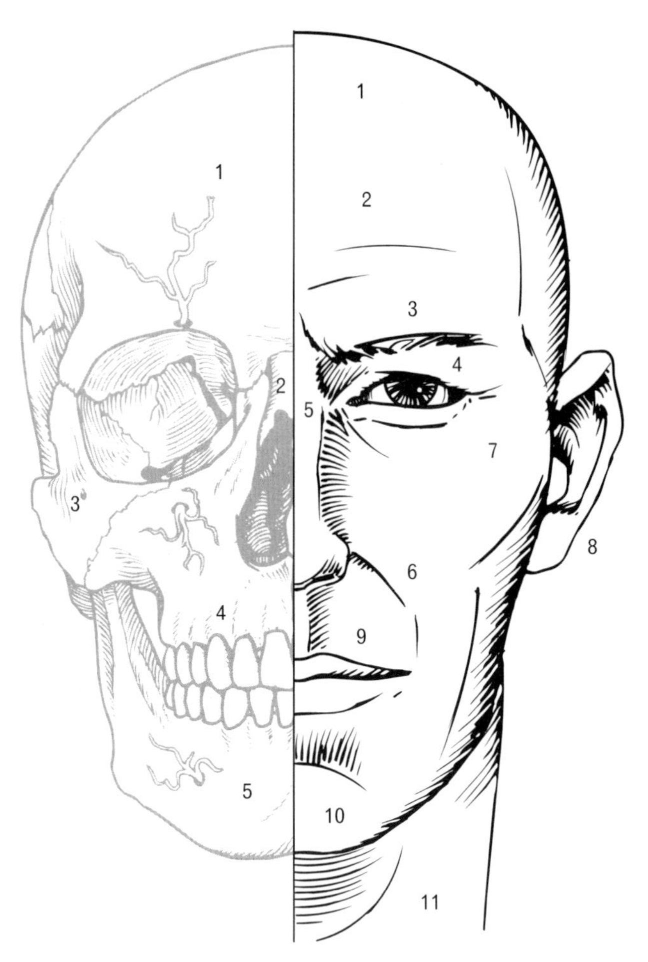

Fig. 1.2.—**Relaciones entre el esqueleto y los tejidos blandos:** *Esqueleto:* 1. Frontal. 2. Nasal. 3. Malar. 4. Maxilar. 5. Mandíbula. *Tejidos blandos:* 1. Cuero cabelludo. 2. Frente. 3. Cejas. 4. Párpados. 5. Nariz. 6. Mejilla. 7. Pómulo. 8. Oreja. 9. Labios 10. Mentón. 11. Cuello.

1.2.1. Incisiones en cirugía reconstructiva. Siempre que sea posible, la cirugía reconstructiva del esqueleto facial se realizará sin incisiones cutáneas (figura 6). Las vías de abordaje más frecuentemente utilizadas para este tipo de procedimientos, son:

• *Incisión coronal* (fig. 7). Se utiliza en la región frontal, base anterior del cráneo y región nasoorbitaria. El punto crítico es la rama frontal del nervio facial. Para conservarla en la región temporal, a la altura del reborde supraorbitario, se incidirá la hoja superficial de la fascia temporal profunda y se continuará la disección por el plano ocupado por la grasa entre las dos hojas de la fascia temporal profunda, hasta el arco cigomático.

• *Incisión de blefaroplastia o cola de ceja.* Útil para abordar la sutura frontocigomática.

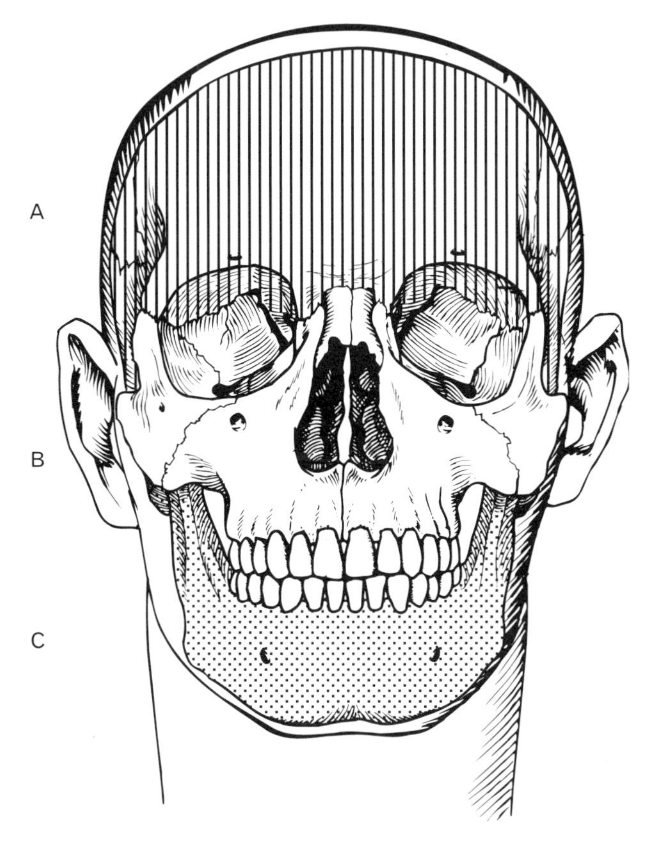

Fig. 1.3.—**Tercios del esqueleto craneofacial:** *A. Superior:* Frontal, temporal, parietal. *B. Medio:* Maxilar, nasal, malar. *C. Inferior:* Mandíbula.

• *Incisión transconjuntival* (con o sin cantotomía externa, pre o retroseptal).

• *Incisión subciliar.*

• *Incisión intraoral* (fig. 8). Para abordar el maxilar superior, arbotante zigomático-maxilar y mandíbula.

• *Incisión submandibular* (fig. 9). Abordajes de ángulo mandibular y de cóndilo.

• *Incisión preauricular* (fig. 9). Abordaje de ATM, parótida.

1.2.2. Incisiones en Oncología. Por otra parte, las incisiones más utilizadas en oncología son (cap. 20) (fig. 9):

• *Incisión de Hayes Martin.* Esta incisión está formada por una incisión en doble Y, proporcionando un campo excelente para la disección cervical, pero presenta como inconvenientes la presencia de una doble trifurcación encima del trayecto de la arteria carótida, la rama vertical proporciona un resultado estético poco aceptable y arriesga a la irrigación del colgajo.

• *Incisión de Mac Fee.* Se compone de dos incisiones horizontales paralelas y presenta como inconveniente una exposición cervical dificultosa y la sección de la irrigación vertical inferior y superior.

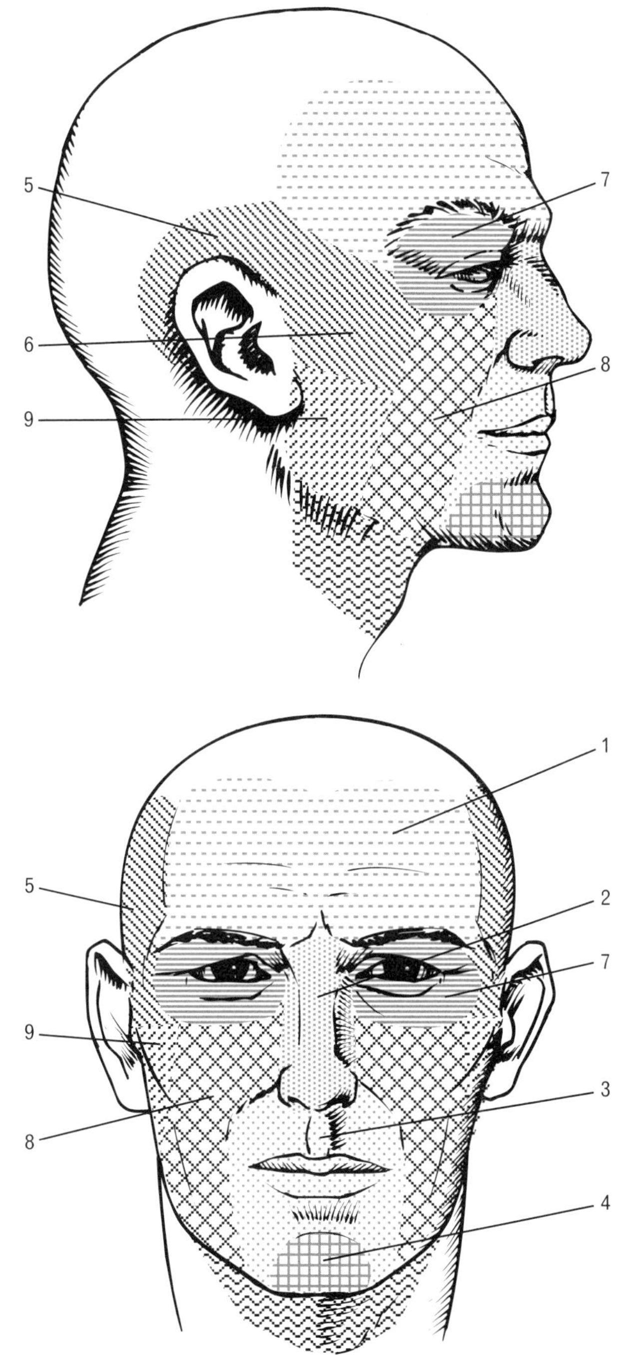

Fig. 1.4.—**Regiones faciales:** *A. Medias:* 1. Frontal. 2. Nasal. 3. Labial. 4. Mentoniana. *B. Laterales:* 5. Temporal. 6. Cigomatica- malar. 7. Orbitaria. 8. Geniana-yugal. 9. Maseterina-Parotídea.

• *Incisión de Schobinger.* Incisión con una rama horizontal que transcurre dos centímetros por debajo del ángulo de la mandíbula, y la rama vertical parte a partir de este punto en el ángulo de la mandíbula hacia el borde anterior del músculo trapecio, para después curvarse y dirigirse hacia adelante para cruzar la clavícula.

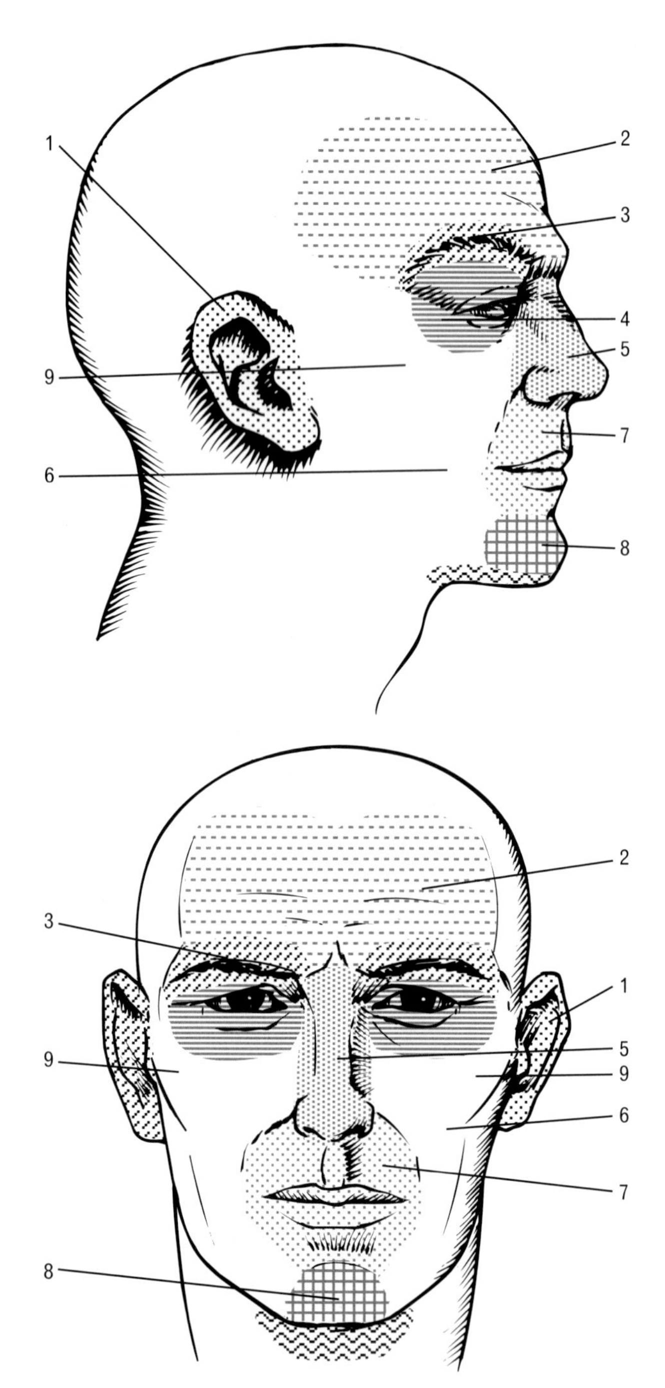

Fig. 1.5.—**Unidades estéticas faciales:**. 1. Orejas. 2. Frente. 3. Cejas. 4. Párpados. 5. Nariz. 6. Mejillas. 7. Labios. 8. Mentón. 9. Pómulos.

- *Incisión en «palo de hockey».* La incisión se origina en el mastoides y desciende verticalmente siguiendo el borde posterior de los dos tercios superiores del esternocleidomastoideo, para a partir de este punto dirigirse medialmente a través del triángulo posterior.

- *Incisión en «palo de hockey invertido».* En esta incisión la rama horizontal transcurre paralela al borde inferior de la mandíbula desde la región mentoniana hasta la porción superior del esternocleidomastoideo, y a partir de este

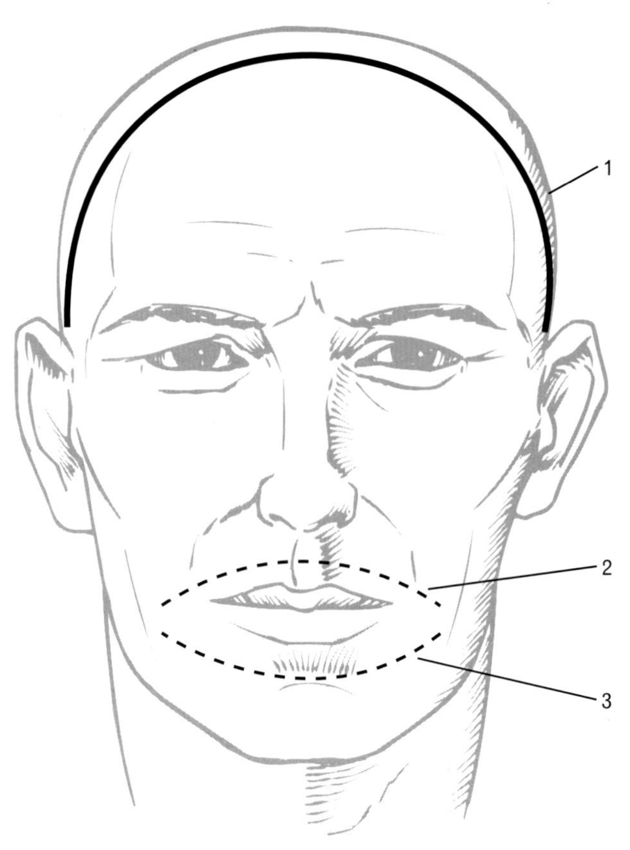

Fig. 1.6.—**Incisiones y vías de abordaje invisibles:**. 1. Coronal. 2. Vestíbulo bucal superior. 3. Inferior.

punto desciende verticalmente en el triángulo posterior, cerca del borde anterior del esternocleidomastoideo.

- *Colgajo en delantal.* Incisión muy utilizada en la actualidad, y que es la de elección en caso de practicar vaciamientos ganglionares supraomohioideos. El componente vertical parte del mastoides, desciende por detrás del borde posterior del esternocleidomastoideo y sigue un trayecto curvado para pasar en la línea media a nivel de la membrana cricotiroidea. En caso de disección unilateral esta línea se incurva para dirigirse a nivel submental, transcurriendo a nivel medial por encima de la prominencia del cartílago tiroides para evitar posibles decúbitos.

1.2.3. Incisiones en Cirugía oral. La boca no sólo permite abordar los problemas propiamente orales, sino que debe considerarse la vía de acceso natural a gran parte del esqueleto facial. Los colgajos de acceso en inclusiones dentarias y en cirugía periapical fueron discutidos en detalle en el libro Cirugía Oral (G. Raspall).

1.3. Enfermedades y procedimientos

Esta obra pretende recoger las enfermedades del territorio tratado por los cirujanos maxilofaciales, así como des-

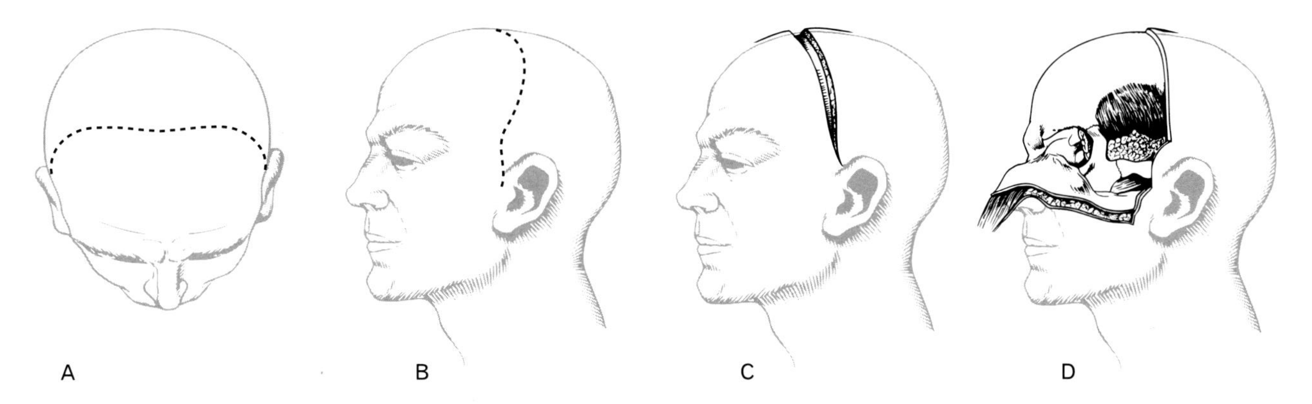

Fig. 1.7.—**Abordaje Coronal:** A y B. Incisión. C. Plano subaponeurotico. D. Exposición.

cribir las técnicas utilizadas para ello. La estructura del libro presenta inicialmente seis grandes categorías nosológicas, para después entrar en una exposición por regiones. Esta estructura, aunque práctica desde el punto de vista docente, puede no serlo si se pretende clasificar y codificar los datos. La International Classification of Diseases tiene el propósito de proporcionar un método cómodo de codificar las enfermedades y procedimientos.

Los principales objetivos de la ICD son:

a) Orientar hacia el diagnóstico detallado de cada paciente, utilizando una clasificación completa y estable de las enfermedades.

b) Proporcionar un sistema uniforme para el registro de todas las enfermedades y entidades patológicas.

c) Recopilar datos epidemiológicos y comparar la prevalencia de enfermedades utilizando el mismo sistema de registro.

2. Heridas y sus secuelas

2.1. Tipos de heridas

En la región maxilofacial se pueden encontrar los mismos tipos de herida que en cualquier otra región del cuerpo. Según el tipo de agente causante de la lesión se pueden clasificar en:

2.1.1. Heridas incisas. Son las heridas producidas por objetos cortantes. La separación de los bordes de la herida será mayor cuanto más perpendicular sea la incisión a las líneas de Langer. En el cuello son frecuentes las heridas incisas por intento de suicidio u homicidio.

2.1.2. Heridas contusas. La herida se debe a la acción de un objeto obtuso que actúa sobre un plano duro subyacente.

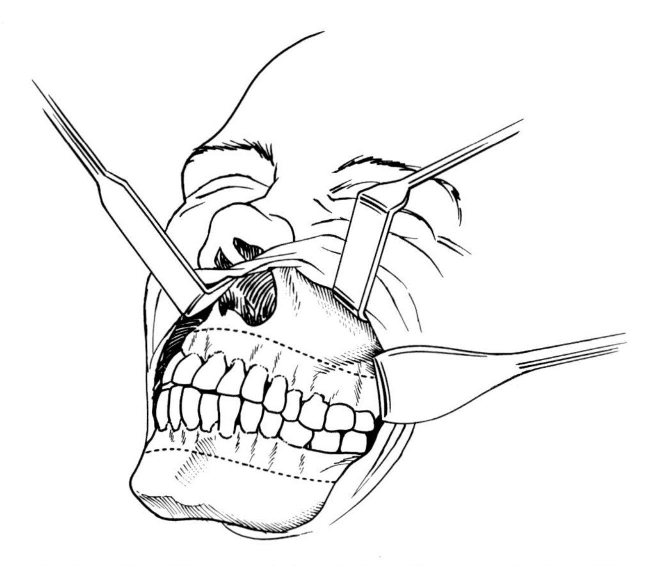

Fig. 1.8.—**Abordaje intraoral:** 1. Incisión vestíbulo superior. 2. Incisión vestíbulo inferior.

2.1.3. Heridas punzantes. Se deben a agentes traumáticos puntiagudos. La solución de continuidad a nivel externo es mínima; sin embargo, en profundidad es más importante. Suelen deberse a punzones, agujas, navajas u otros instrumentos con la extremidad puntiaguda. Pueden sangrar en profundidad. Su riesgo más importante es la infección por proliferación de gérmenes en un ambiente con poco oxígeno.

2.1.4. Heridas con colgajo. Se deben a la acción de un agente traumático que impacta tangencialmente a la superficie cutánea. La sutura simple produce una elevación de la cicatriz. Su corrección será, pues, alargar la incisión mediante una plastia como la Z-plastia.

2.1.5. Heridas por arrancamiento o avulsión. El agente traumático arranca una región de forma total o parcial. Si es de forma parcial, existe una conexión entre la avulsión y el resto del organismo.

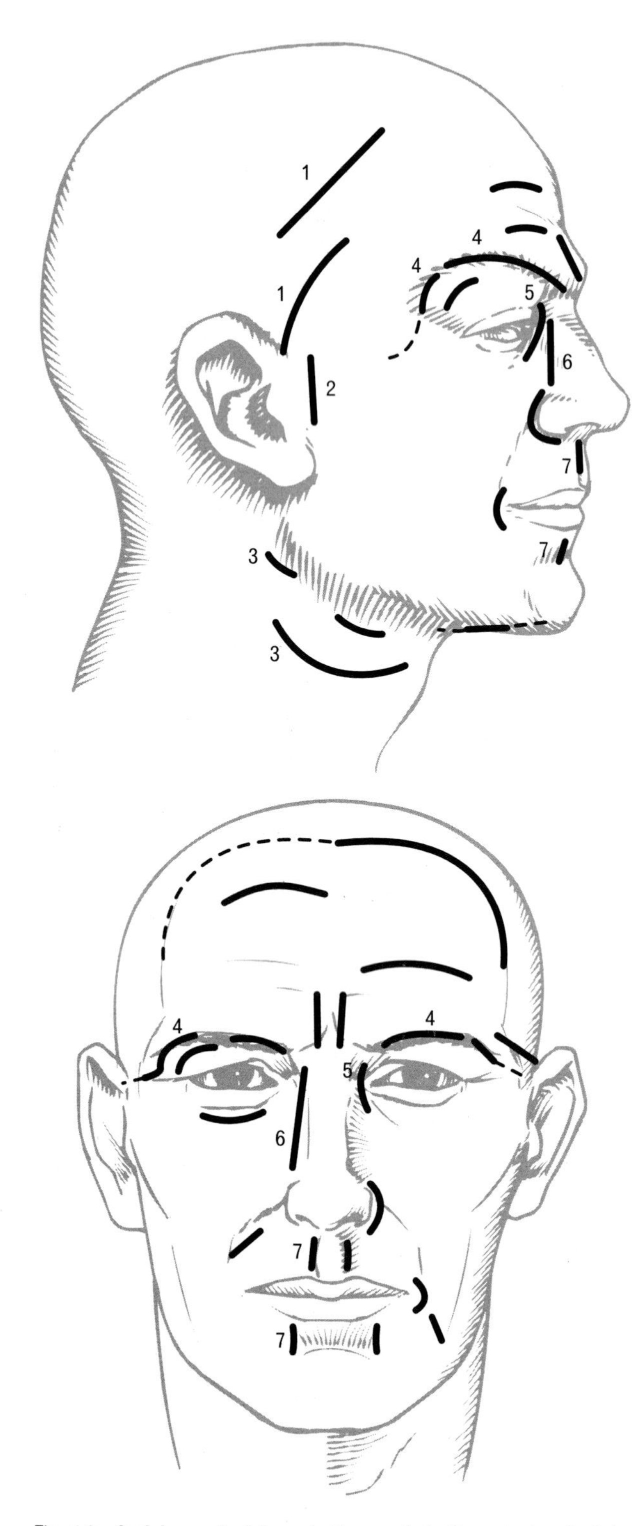

Fig. 1.9.—**Incisiones faciales:**. 1. Temporal. 2. Preauricular. 3. Submandibular. 4. Ciliar. 5. Cantal. 6. Lateronasal. 7. Labial.

2.1.6. Heridas por mordedura. Pueden ser mordeduras humanas o de animales. Se trata de heridas contaminadas, con alto riesgo de infección. Será pues importante limpiar la herida, controlar al animal responsable de la mordedura y realizar una cobertura antibiótica adecuada. Este tipo de heridas son candidatas a ser cerradas por segunda intención.

2.1.7. Heridas por armas de fuego. Sus características especiales merecen consideración aparte, que se aleja de los objetivos de este texto.

2.2. Principios generales de tratamiento

El tratamiento se debe individualizar según el tipo de herida. Los hematomas no requieren tratamiento quirúrgico. Se tratan con antibióticos, fibrinolíticos, y si es preciso se puncionan.

Las erosiones superficiales del epitelio cutáneo sólo requieren limpieza de la herida y dejar que granule. Las heridas con colgajo con avulsión parcial pueden reponerse con un pequeño pedículo. Es importante realizar la profilaxis antitetánica ante cualquier herida en la cara.

Las normas que deben aplicarse a todo tipo de heridas son limpieza de la herida, resección de los bordes de forma muy conservadora, hemostasia, sutura y aplicación de un apósito.

La sutura de los tejidos blandos faciales requiere una atención especial (fig. 11). Hay que tratar los tejidos de forma muy delicada, con un material e instrumental adecuados. La reparación deberá ser muy meticulosa, buscando puntos de referencia como el ala de la nariz, el bermellón de los labios o los párpados. Habrá también que eliminar los espacios muertos, y evitar suturar a tensión. Los bordes cutáneos deben estar ligeramente evertidos. La sutura se realiza con puntos simples reabsorbibles (fig. 10), *catgut* para planos profundos y nailon para los planos superficiales (Prolene). En la cara se usan del calibre de 5 ceros, y de 7 ceros para los párpados.

Si hay pérdida de sustancia se hacen injertos, en general a partir de la región retroauricular, donde la piel es del color más parecido a la cara. La revisión de cicatrices para mejorar la estética de éstas no se hará hasta el año de la intervención. En las heridas de la región parotídea se pueden producir fístulas salivares u obstrucciones del conducto de Stenon, por lo que se ha de reconstruir el conducto excretor de la parótida.

La peor secuela de un traumatismo facial es la sección del nervio facial. Este nervio deberá suturarse lo más rápido posible, pues de lo contrario se formará un tejido fibroso que impide su posterior recuperación. La principal secuela en este caso será la imposibilidad de cerrar el ojo, con lo que quedarán expuestas la córnea y la conjuntiva. Una buena solución en estos casos es colocar una lámina de oro (de 2 g), que por la gravedad permite cerrar

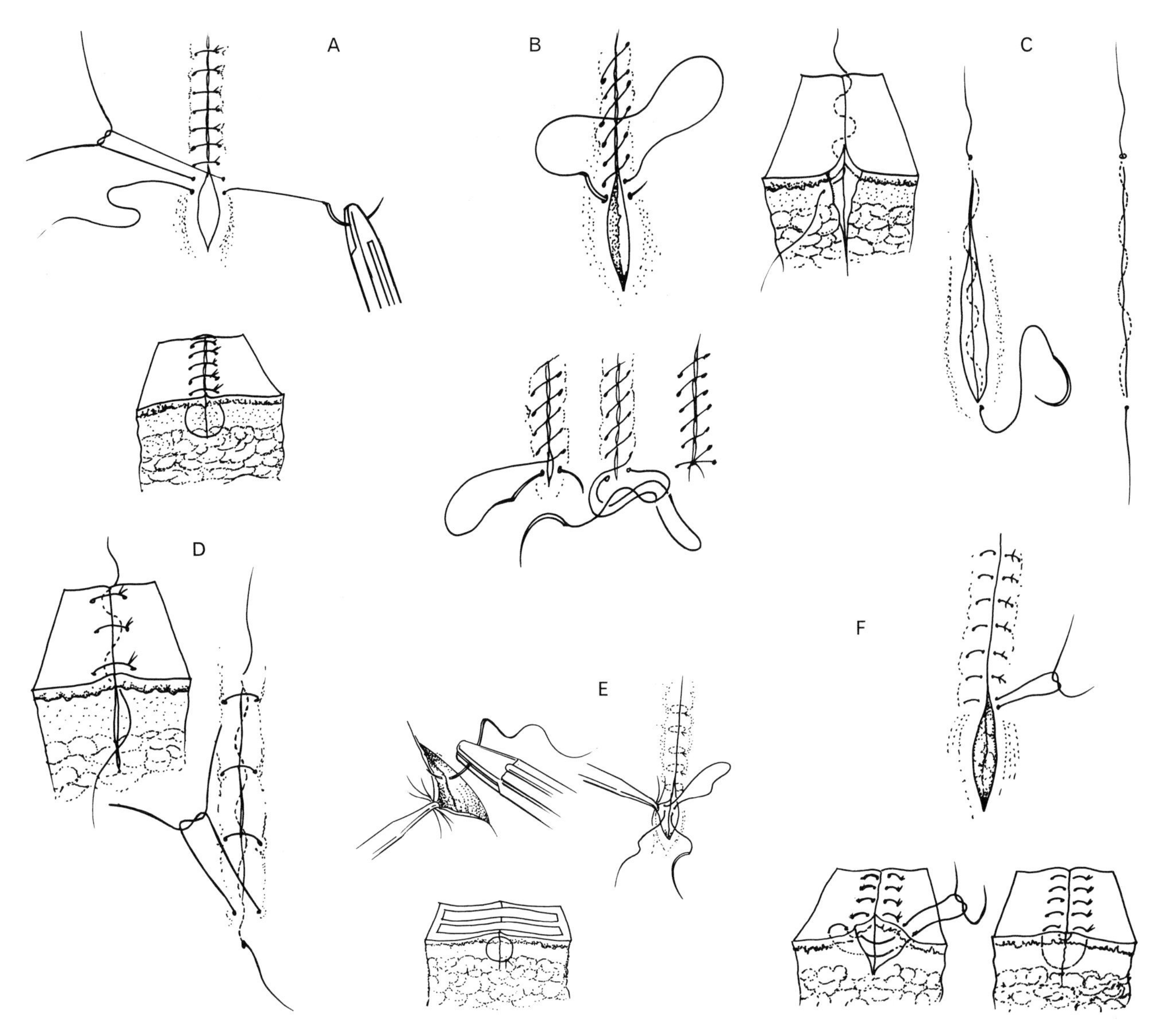

Fig. 1.10.—**Suturas tipos:** A. Discontinua. B. Continua. C. Intradérmica. D. Intradérmica con puntos interrumpidos de refuerzo. E. Subcutánea y tiras de esparadrapo. F. Colchonero vertical.

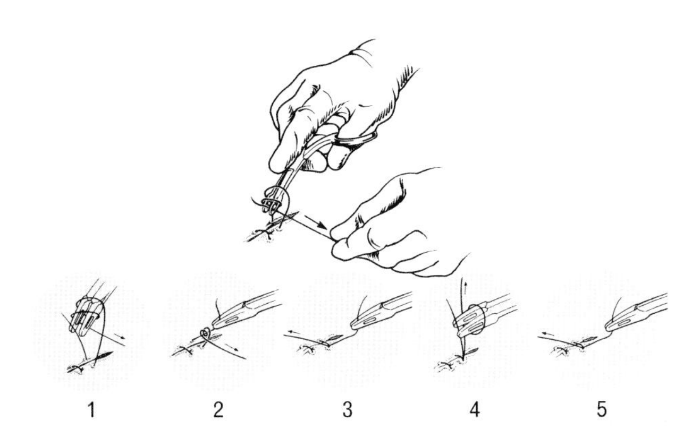

Fig. 1.11.—**Técnica de sutura instrumental.**

el ojo. Al ser ligera, permite que el músculo orbicular pueda abrir el ojo. Funcionalmente, el resultado es correcto (fig. 19.13).

Para la correcta valoración de estas heridas hay que realizar una historia clínica, hacer una correcta exploración física que incluya una minuciosa inspección de la boca y de la cara, su palpación, en caso de sospecha de fracturas solicitar las proyecciones radiográficas pertinentes y clasificar las lesiones para marcar un orden de prioridad de su tratamiento (ver capítulo 3, **Traumatología**).

2.3. Curación de las heridas

La fisiología de la cicatrización tiene importantes implicaciones en el tratamiento de las heridas y en la calidad de las cicatrices obtenidas.

2.3.1. Etapas de la cicatrización

- **Fase vascular:** La fase vascular comienza inmediatamente después de la formación de la herida, y se compone de un primer período de vasoconstricción de 5 a 10 minutos, seguido de una fase de vasodilatación donde multitud de células y productos plasmáticos se ponen en contacto con la herida.

• Fase inflamatoria: Durante la fase inflamatoria se produce la fagocitosis y eliminación de las bacterias y cuerpos extraños que contaminan la herida. Asimismo se activan diversas cascadas inflamatorias (complemento, quininas, etc.) y células (macrófagos, plaquetas) que producen factores quimiotácticos, vasoactivos y proliferativos, esenciales en la regulación de las siguientes fases de la cicatrización. La fibrina producida actúa como un verdadero «pegamento tisular», permitiendo la eliminación de los puntos de sutura en esta fase, en las heridas no sujetas a tensión. Dura, aproximadamente, cuatro días en la curación por primera intención. Continúa hasta que se cierra la herida en la cicatrización por segunda intención.

• Fase de reepitelización: La reepitelización es crítica para la restauración de la función «barrera» de la piel. Durante esta fase se produce un aumento de la proliferación de las células epiteliales en los márgenes de la herida, y una migración de las mismas con el fin de cubrir la herida denudada de epitelio. Si la herida es una erosión superficial, la reepitelización se origina en los folículos pilosebáceos y otros anejos cutáneos.

El plano de movimiento de las células epidérmicas viene determinado, en parte, por el contenido en agua de la herida. Esto es importante desde el punto de vista clínico, y explica por qué las erosiones superficiales que se dejan secar al aire epitelizan más lentamente que las que se protegen con un apósito oclusivo o semioclusivo («op-siter», «bioclusiver», etc.). En las erosiones expuestas al aire, las células epiteliales se mueven por un plano profundo a la costra y la dermis desecada, buscando el nivel de humedad óptimo. En contraste, las heridas ocluidas tienen la humedad correcta en la superficie de la herida, y ello permite una reepitelización más rápida.

• Fase de formación de tejido de granulación: El tejido de granulación consiste en una matriz de colágeno, fibronectina, glicoproteínas y glicosaminoglicanos que contiene fibroblastos, miofibroblastos, células inflamatorias y neovasos formados por la migración de células endoteliales. Aparece de tres a cinco días después del inicio de la cicatrización, solapándose con las fases anteriores. La rápida síntesis de colágeno por los fibroblastos es la responsable del aumento de la resistencia tensional de la cicatriz durante los diez a catorce días que siguen a la fase inflamatoria. Durante la última fase (remodelación) esta fuerza sólo se incrementará ligeramente. La contracción de la herida (movimiento centrípeto de sus bordes para facilitar el cierre del defecto) está mediada principalmente por los miofibroblastos y es máxima entre los días cinco y quince.

• Fase de remodelación: Finalmente, y aproximadamente, durante los nueve meses siguientes, se produce la remodelación de las fibras de colágeno y la matriz. En esta fase se pasa de una cicatriz abultada y eritematosa a una cicatriz blanquecina, estrecha y aplanada. La corrección secundaria de las cicatrices deberá realizarse cuando esta fase haya terminado, y tanto el paciente como el cirujano puedan evaluar el resultado final de la cicatriz.

El tipo de colágeno predominante en la piel normal y en las cicatrices maduras es el tipo I, mientras que en las etapas iniciales de la cicatrización predomina el tipo III. La formación de puentes cruzados entre las fibras colágenas, y su reorientación en dirección paralela a la piel, es la responsable del aumento de la resistencia tensional de la última fase de la cicatrización.

2.3.2. Factores que influyen en la cicatrización

• Técnica quirúrgica: La desvitalización de los bordes de la herida por el manejo poco cuidadoso de los tejidos, utilización de instrumental o sutura no apropiada o excesivamente apretada favorece la infección y la formación de cicatrices inestéticas. En caso de que exista tensión excesiva se deberá considerar un «despegamiento» de los bordes. La sutura de la dermis debe liberar a la epidermis de toda tensión.

• Hematomas y seromas. Su formación favorece la dehiscencia de la sutura y la infección de la herida. Para prevenirlos es esencial realizar una hemostasia cuidadosa y cerrar los espacios muertos.

• Infección de la herida. La infección es la causa local que más frecuentemente alarga la cicatrización, conduciendo a resultados pobres en la misma. La fuente más habitual de contaminación bacteriana es el propio paciente. Las fuentes exógenas de contaminación se dan en tan sólo un 5% de los casos. Las heridas se pueden clasificar, según el grado de contaminación bacteriana, en:

a) *Heridas limpias.* Son las originadas en condiciones de esterilidad, y en las que no se afecta el sistema genitourinario, ni gastrointestinal, ni traqueobronquial.

b) *Herida limpia contaminada.* Si se abre uno de los aparatos antes mencionados, pero el contacto con el resto de tejidos ha sido mínimo. En general se pueden cerrar por primera intención.

c) *Herida contaminada.* En este caso la contaminación ha sido importante. Así, las heridas en contacto con material purulento tienen un riesgo de infección del 50%, por lo que es aconsejable dejarlas abiertas.

Para reducir la incidencia de infección de las heridas conviene recurrir a profilaxis antibiótica. Esta profilaxis resulta de escasa utilidad en el caso de heridas limpias. De hecho, en el caso de intervenciones limpias la profilaxis antibiótica sólo se ha demostrado útil cuando una infección sería fatal para el paciente, como en el caso de prótesis vasculares. Para la heridas claramente contaminadas, los antibióticos son terapéuticos, no profilácticos. De todas formas, la irrigación y el desbridamiento quirúrgico son fundamentales en el manejo de este tipo de pacientes. Así, la indicación más clara de la profilaxis antibiótica son las heridas limpias contaminadas. Los antibióticos deben administrarse antes o durante la intervención. Si se administran tres horas después de la contaminación bacteriana tienen escaso efecto. El antibiótico más apropiado depende de la zona del organismo a intervenir. Así, en el caso de cirugía de cabeza y cuello se escogerán antibióticos eficaces contra cocos grampositivos.

• Otros factores locales. Los cuerpos extraños (como el empleo excesivo de sutura reabsorbible), la desecación (por no utilización de apósitos oclusivos o semioclusivos), la isquemia y la radioterapia previa retrasan y dificultan la cicatrización.

• Factores generales. Numerosas enfermedades (diabetes mellitus, estados carenciales, enfermedades graves debilitantes, etc.) y fármacos (corticoides, anticoagulantes, quimioterápicos, etc.) retrasan la cicatrización. Su descripción detallada escapa del ámbito de este libro.

• Tabaco. Estudios recientes han relacionado un mayor número de cicatrices hipertróficas y dehiscencias en fumadores. Además, el tabaco afecta la inmunidad tanto sistémica como localmente, favoreciendo así las infecciones de la herida.

2.3.3. Manejo clínico de las heridas. Las heridas pueden curar por primera intención, por segunda intención o por tercera intención.

• Primera intención. Se habla de cierre por primera intención cuando la herida cierra tras aproximar sus bordes inmediatamente después de la agresión. La epitelización tiene lugar a las cuarenta y ocho-setenta y dos horas, y empieza el proceso de cicatrización tal y como se ha descrito.

• Segunda intención. Se habla de cierre por segunda intención cuando los bordes de la herida no se aproximan tras la agresión. Este procedimiento nos permite un buen control y desbridamiento de tejidos supuestamente necróticos o infectados. Se usará, pues, para cerrar heridas contaminadas. En tal caso en la superficie de la herida se formará tejido de granulación. Éste es un tejido con abundantes células inflamatorias y capilares, de aspecto rojo carnoso. El tejido de granulación no es un tejido estéril, pero posee muchos fagocitos que harán de barrera frente a posibles infecciones. Cuando en el tejido de granulación existen menos de 10.000 organismos por milímetro cúbico la herida puede cerrarse, ya sea por aproximación de los bordes, mediante un injerto de piel o por crecimiento progresivo de células epiteliales adyacentes.

Se habla de granulación crónica como un tejido de granulación edematoso asociado a un exudado. Este tejido está menos vascularizado que el tejido de granulación sano, por lo que no podrá ser un buen soporte para la posterior epitelización. Deberá resecarse quirúrgicamente para así permitir el cierre de más tejido de granulación.

• Tercera intención. Se habla de cierre por tercera intención cuando se pospone el cierre de la herida sospechando un bajo grado de contaminación. En este caso se deja la herida abierta y en observación durante un tiempo. Si hacia el tercer o cuarto día los bordes de la herida están sanos, éstos se aproximarán y la herida cicatrizará como si se tratara de un cierre por primera intención.

2.3.4. Injertos de piel. Los injertos de piel pueden ser utilizados para cubrir heridas abiertas grandes con tejido de granulación sano. El injerto no es más que un segmento de epidermis y dermis tomado de otra zona del organismo. Cuando se implanta el injerto en la herida, éste se vasculariza a partir del tejido subyacente.

Existen injertos de dos grosores distintos utilizados en la práctica habitual. Así, los injertos de grosor parcial comprenden la epidermis y una porción de dermis de unos 0,01-0,015 mm de grosor. Un injerto de este grosor permite una rápida vascularización y es el más comúnmente usado. Los injertos de grosor total incluyen la totalidad de dermis y epidermis. Su grosor es de unos 0,02-0,025 mm de grosor. Se usarán principalmente en zonas donde prima el aspecto cosmético. Es importante que los bordes entre la herida y el injerto permanezcan inmóviles, puesto que un movimiento de cizallamiento impediría el crecimiento de capilares, poniendo la viabilidad del injerto en entredicho, hasta que no se establezca una adhesión firme entre las dos superficies.

Técnica de toma de injertos de piel. En primer lugar se realiza un molde de la zona a injertar para así realizar una toma adecuada de piel dadora. El molde puede ser realizado con hojas de aluminio o papel. A continuación se demarcará con azul de metileno la zona dadora gracias a la aplicación previa del molde. La extracción del injerto se facilita si a continuación se infiltra y abomba la zona dadora con una solución de adrenalina al 1 por 100.000. Se escindirá y cortará el injerto tal y como está previsto. Según el tamaño del defecto creado, se podrá realizar una sutura directa, o, de lo contrario, si la superficie es demasiado grande, se cubrirá con un injerto de piel parcial.

La aplicación del injerto, ya sea de piel total o parcial, es semejante. Las suturas que fijan el injerto en posición se mantendrán largas, de forma que se puedan ligar por encima del injerto, manteniendo una torunda de gasa ejerciendo presión sobre el injerto.

A nivel de la región maxilofacial, los injertos de piel total más frecuentemente utilizados son los de piel retroauricular, párpado superior, piel de la fosa supraclavicular, piel de zonas de flexión como la ingle o la fosa antecubital y piel de muslo o de la pared abdominal.

En los casos de injertos finos, con gran cantidad de folículos pilosos cortados, la cicatrización tiene lugar a los siete-nueve días. Este hecho se debe al gran poder de epitelización residente en los folículos pilosos. En casos de injertos más gruesos se cortan glándulas sudoríparas, que están a más profundidad que los folículos pilosos. Esto hará que la cicatrización sea mucho más lenta. Podemos decir que el intervalo de tiempo medio necesario para la cicatrización de la zona donante es de diez días.

2.3.5. Factores que afectan a la cicatrización. La finalidad del tratamiento de las heridas faciales no es sólo la recuperación funcional y el cierre de las heridas. Tiene una gran importancia el resultado estético.

Contrariamente a la creencia general, una correcta técnica no es garantía de una buena cicatriz, y el cirujano maxilofacial debe conocer las etiologías de las cicatrices inestéticas para, en la medida de lo posible, saber prevenirlas o, al menos, predecirlas y así evitar pacientes insatisfechos.

Los principales factores que afectan al pronóstico de una cicatriz son:

• Relación con las RSTL (fig. 7.1) (Relaxed Skin Tension Lines o líneas de tensión de la piel relajada): Estas líneas son distintas de las clásicas descritas por Langer en el cadáver. Una herida o incisión producida en ángulo recto a las RSTL se abrirá ampliamente (dando una cicatriz ancha o hipertrófica), mientras que en una de dirección paralela a estas líneas los bordes no tenderán a separarse (dando una cicatriz fina). Es por ello que una cicatriz resultará más estética cuanto más paralela sea a las RSTL.

• Grosor de la piel: Depende de la zona de la cara sobre la que asiente la herida. Es más inestética una cicatriz perpendicular a las RSTL si asienta sobre piel fina que si lo hace sobre piel gruesa.

• Unidades estéticas afectadas: Una cicatriz que pase de una unidad estética (frente, órbita, nariz, etc.) a otra será más inestética.

• Forma de la cicatriz: Las heridas en forma de línea quebrada (como las resultantes de una revisión secundaria de una cicatriz con «W-plastia» o extirpación geométrica) tienen un resultado estético superior a las rectilíneas (fig. 1.13).

• Ángulo entre el plano de la herida y la superficie cutánea: Las heridas e incisiones perpendiculares a la superficie de la piel dan mejores resultados estéticos.

• Tensión de la piel: Las cicatrices sometidas a tensión son más anchas y desagradables. Por ello se obtienen mejores resultados en el anciano que en el joven y en el delgado que en el obeso.

• Idiosincrasia: Algunas personas son más propensas a formas anormales de cicatrización (cicatrices hipertróficas y queloides). No se conoce la causa.

2.3.6. Corrección secundaria de las cicatrices inestéticas

2.3.6.1. **Objetivos.** Antes de realizar una corrección secundaria de una cicatriz inestética el cirujano debe explicar detenidamente al paciente los objetivos que se pretenden alcanzar, para evitar decepciones por espectativas poco realistas. El paciente ha de comprender que no se busca la «desaparición» de la cicatriz, sino el camuflaje de la misma.

2.3.6.2. **Momento de realizarla.** Si se trata de revisar una cicatriz elevada, se deberá esperar hasta que haya terminado la fase de remodelación de la cicatriz (unos nueve meses). De la misma forma, zonas despigmentadas pueden volver a la normalidad con el tiempo.

Si se pretende revisar una cicatriz con mala alineación del bermellón del labio o de la ceja, poco se ganará si se espera. Nunca se producirá una realineación espontánea de las mismas, y en ellas puede estar indicada una revisión precoz.

2.3.6.3. Extirpación simple. La forma más simple de revisión de una cicatriz es la extirpación de la misma y la sutura simple. La extirpación se hace en forma de elipse, evitando el tejido redundante («orejas de perro») al final de la misma. Este tratamiento sólo está indicado cuando los factores que produjeron la cicatriz inestética pueden ser controlados en la revisión. Por ejemplo, si la cicatrización inicial fue dificultada por una deficiente sutura, dehiscencia de la herida o infección, y si la dirección de la cicatriz es paralela a las RSTL y no va a haber tensión en la herida tras la extirpación, este método puede brindar buenos resultados.

2.3.6.4. Z-plastia simple y múltiple. W-plastia. Después de la contracción cicatricial, las heridas largas y rectilíneas se acortan y pueden convertirse en cicatrices inestéticas si no están orientadas paralelamente a las RSTL. Pueden producir deformidad estética considerable, sobre todo si son cercanas a partes móviles de la cara, como el párpado inferior (ectropión cicatricial) o la comisura de la boca.

La contracción cicatricial es también responsable de las cicatrices inestéticas en «trampilla» *(trap-door deformity)*. Cuando los colgajos semicirculares o en forma de herradura se contraen se produce un bloqueo del drenaje linfático y el edema del colgajo lo hace claramente visible, destacándolo de la piel circundante. Este problema es difícil de tratar, pero puede responder al alargamiento de la cicatriz con las técnicas que se describirán a continuación.

La técnica de la **Z-plastia** es útil para alargar una cicatriz contraída y para reorientar la dirección de la cicatriz más favorablemente en relación con las RSTL. Esta técnica puede ser también útil en la sutura primaria de heridas con alto riesgo de desarrollar una contractura desfigurante durante su cicatrización. Se tallan dos colgajos triangulares a 60°, y luego se trasponen, alargando la longitud de la cicatriz y cambiando 90° la dirección inicial de la cicatriz prominente (fig. 12). En cicatrices largas, donde la realización de colgajos triangulares grandes se considera inapropiada, o donde no se requieren cambios radicales en la dirección de la cicatriz, se pueden utilizar varias pequeñas Z-plastias para alargar la cicatriz y disminuir el impacto visual de una cicatriz lineal larga. Otra técnica que se puede utilizar para disminuir el impacto visual de una cicatriz rectilínea es la **W-plastia** (figura 13). Esta técnica alarga la cicatriz rompiendo las líneas de contracción de la herida.

2.3.6.5. Inyecciones de grasa y de colágeno. Las inyecciones de grasa autóloga y de colágeno se emplean para el tratamiento de las cicatrices deprimidas (como las del

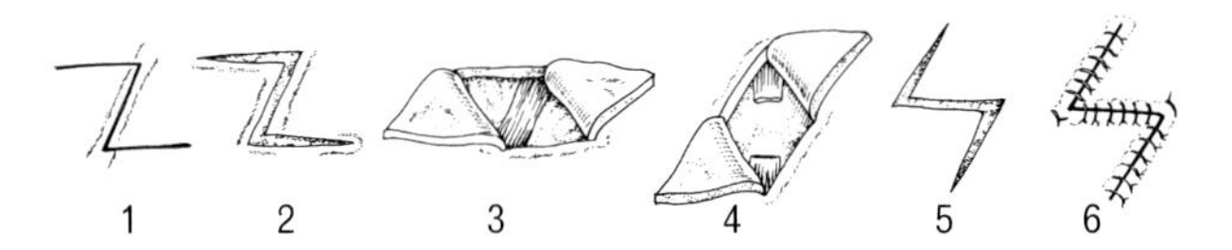

Fig. 1.12.—**Z-Plastia:**. 1. Incisión. 2. Excisión. 3. Elevación colgajos. 4. Sección muscular. 5. Transposición colgajos. 6. Sutura.

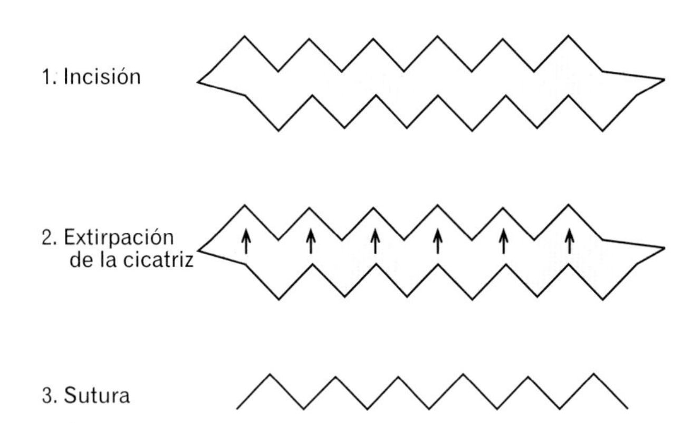

Fig. 1.13.—**W-Plastia:** 1. Incisión. 2. Extirpación cicatriz. 3. Sutura.

acné). Este tratamiento cuenta con ventajas y con inconvenientes. Entre las primeras cabe citar que se puede realizar de forma ambulatoria en la consulta, bajo anestesia local. Entre las desventajas figuran el alto coste del colágeno, la posibilidad de reacciones alérgicas al mismo (siempre se debe administrar una dosis-test de colágeno previamente al tratamiento) y que los resultados son limitados en el tiempo (ambas sustancias se reabsorben). Recientemente se han relacionado las inyecciones de colágeno con el desarrollo de algunas colagenosis.

2.3.6.6. Dermabrasión y *peeling* químico. Algunas cicatrices postraumáticas, cicatrices de acné y arrugas pueden ser tratadas satisfactoriamente con dermabrasión, asociada o no a un *peeling* químico. Este tratamiento está especialmente indicado en lesiones localizadas en una ancha franja de piel, como por ejemplo las cicatrices irregulares resultantes de grandes abrasiones. Las capas superficiales de la piel y la cicatriz se eliminan con una fresa de diamante (dermabrasión) o con un producto químico (*peeling* con fenol o ácido tricloroacético) que provoca una lesión similar a una quemadura de espesor parcial, dejando que la dermis residual reepitelice toda la zona de una forma más uniforme. El *peeling* con fenol tiene la desventaja de provocar una despigmentación permanente de la piel, lo que contraindica su uso en pacientes de piel oscura o a los que les gusta tomar el sol. La reepitelización es completa en dos semanas.

2.3.6.7. Tatuajes. Las zonas despigmentadas a consecuencia de heridas, abrasiones y quemaduras pueden ser tratadas con técnicas de tatuaje para mejorar el resultado estético. Normalmente se requieren varias sesiones para tatuar todas las áreas despigmentadas.

2.4. Alteraciones de la cicatrización

Las principales alteraciones que se pueden encontrar son la dehiscencia de la herida, las cicatrices hipertróficas y los queloides.

2.4.1. Dehiscencia de la herida. Suele verse en heridas comprometidas. En general la dehiscencia tiene lugar a los siete-diez días de la intervención, cuando existe una baja resistencia de una herida sometida a altas tensiones. Es el caso de distensiones abdominales o dificultades respiratorias. La dehiscencia puede ser el resultado de cualquiera de los factores antes mencionados que afectan la cicatrización. Además, durante la cicatrización se liberan colagenasas en los bordes de la herida como consecuencia del depósito de colágeno y su remodelamiento. En casos de pacientes comprometidos esto puede debilitar el tejido suturado. Los pacientes con enfermedades sistémicas, como insuficiencia renal o hepática, también tienen una alta incidencia de dehiscencias. En general la dehiscencia de la herida requiere cirugía inmediata para prevenir complicaciones mayores.

2.4.2. Cicatrices hipertróficas. Son cicatrices patológicas, sobreelevadas, que permanecen dentro de los límites de la herida inicial, y que suelen mejorar espontáneamente con el tiempo. Con la regresión se convierten en cicatrices anchas y aplanadas, y si el proceso continúa terminan como cicatrices anchas y deprimidas. Contienen abundante tejido fibroso denso a nivel de la dermis de la herida cutánea. Éste permanece dentro de los límites de la herida, a diferencia de los queloides. Histológicamente se aprecia más colágeno del habitual y numerosos fibroblastos maduros. La cicatriz hipertrófica se estabiliza hacia los tres meses. A partir de entonces puede regresar algo y reblandecerse. Es más frecuente en la raza negra, en orientales, en personas de piel oscura y en jóvenes.

La etiología de este proceso cicatricial patológico es multifactorial, pero lo más frecuente es que estén en relación con un tratamiento inicial incorrecto de la herida.

Las cicatrices hipertróficas mejoran con el tiempo, pero a menudo no lo suficiente como para satisfacer al paciente o al cirujano. En estos casos está indicada la revisión de la cicatriz (escisión, Z-plastia, W-plastia, etc.), obteniéndose, por regla general, buenos resultados.

2.4.3. Queloide. Son cicatrices patológicas, sobreelevadas, que se extienden más allá de los límites de la herida inicial, y que no mejoran con el tiempo. Normalmente presentan ciclos sintomáticos de prurito y sensación urente. En los primeros tres a cuatro meses de cicatrización puede ser imposible distinguir clínicamente entre una cicatriz hipertrófica y un queloide, pero según va pasando el tiempo la primera regresa, mientras que el queloide sigue con un comportamiento agresivo.

La etiología es desconocida, pero se sabe que son más frecuentes en individuos de piel oscura, por debajo de los treinta años, en ciertas localizaciones anatómicas (lóbulo de la oreja, hombros, esternón) y en heridas cerradas a tensión, con bordes traumatizados, espacios muertos o infectadas.

Tratamiento. Se basa en tres puntos: cirugía, presión-oclusión y fármacos. El tratamiento es difícil y, a menudo, desalentador para el cirujano maxilofacial, acostumbrado a obtener cicatrices finas, paralelas a las RSTL. Es muy importante ser prudente al explicar al paciente los resultados que puede esperar. No existe ningún método de tratamiento que provoque siempre buenos resultados, y las recurrencias son frecuentes en este proceso.

El método aislado con el que se obtienen mejores resultados son las inyecciones intralesionales de corticoides (acetónido de triamcinolona). Los efectos secundarios locales son la atrofia de la piel adyacente y la hipopigmentación. El tratamiento de estas cicatrices es muy difícil. La escisión de la misma puede acabar en recidiva de la cicatriz hipertrófica o queloide. Se han hecho ensayos aplicando radioterapia peroperatoria sobre la zona afecta. El tratamiento no ha sido más eficaz que con cirugía sola. Incluso en casos en que se ha realizado un injerto sobre la zona afecta, el resultado no ha sido plenamente satisfactorio.

El tratamiento basado en ejercer presión sobre la zona afecta también ha sido extensamente ensayado. La presión disminuiría el metabolismo tisular e incrementaría la actividad colagenasa en la herida.

Por último, la administración de intralesional de esteroides (acetónido de triamcinolona) actuaría tanto a nivel de la degradación del colágeno como de la respuesta local inmune, inhibiéndola. También se han hecho ensayos con penicilamina, ácido retinoico, dextrán sulfato e incluso con TGF-B *(transforming growth factor)*. El resultado no ha pasado de ser parcialmente satisfactorio inyectando esteroides en la herida o haciendo radioterapia previa a la cirugía.

3. Reemplazo de tejidos

3.1. Injertos cutáneos

Los injertos cutáneos son segmentos de epidermis y dermis extraídos de una zona del organismo a partir de la cual recibían un aporte sanguíneo nativo de esa zona y que son trasplantados a otra zona del organismo, desde donde recibirán una nueva vascularización.

Un injerto cutáneo puede ser un *autoinjerto* (si proviene de la misma persona), un *aloinjerto* (si proviene de un individuo genéticamente distinto, pero de la misma especie) o un *xenoinjerto* (si proviene de un individuo de otra especie).

3.1.1. Tipos de injertos cutáneos (1.14). Se clasifican, según su grosor, en:

3.1.1.1. Injertos cutáneos de grosor parcial. Son aquellos que contienen la epidermis y una porción de dermis. Éstos, a su vez, se subdividen en delgados, medios y gruesos, según la cantidad de dermis incluida en el injerto (0,2-0,45 mm). Las áreas donantes más utilizadas son el abdomen, las nalgas y los muslos.

Las ventajas de los injertos cutáneos de grosor parcial son éstas:

a) Existen muchas zonas del organismo candidatas a ser donantes.

b) Son fáciles de obtener.

c) Disponibilidad de zona dadora para reutilizar a los diez-catorce días.

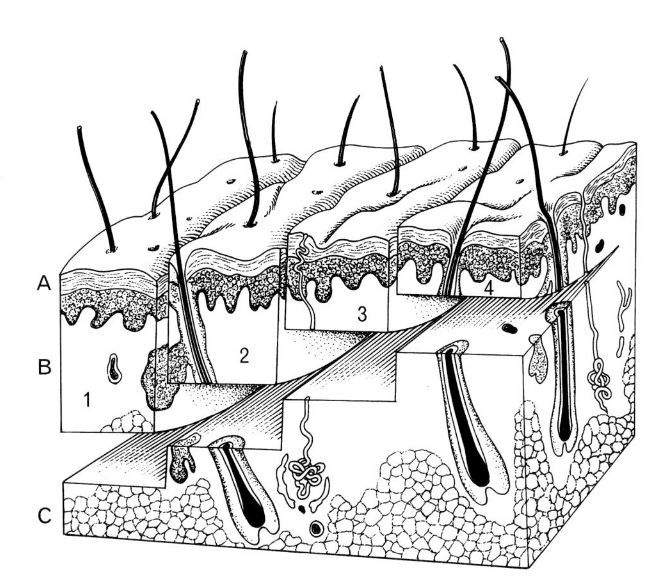

Fig. 1.14.—**Injertos libres de piel:** *Tipos:* 1. Piel total. 2. Piel parcial grueso. 3. Mediano. 4. Fino.

d) Ligera contracción primaria.

e) Cubre grandes áreas.

f) Posibilidad de ser almacenada para su uso posterior.

Entre sus inconvenientes figuran:

a) Estéticamente son menos adecuados que los de grosor total.

b) Pueden durar menos.

c) Pueden hiperpigmentarse.

d) Importante contracción secundaria.

3.1.1.2. Injertos cutáneos de grosor total. Son aquellos que contienen la epidermis y la dermis en su totalidad, pero sin grasa subcutánea. Son muy útiles para cubrir defectos de la cara, que no son aptos para ser cubiertos con un colgajo cutáneo (ver apartado 3.2.1.1. Colgajos cutáneos). Se pueden obtener injertos de un color aceptable para ser implantados en la cara a partir de las zonas retroauricular y supraclavicular.

Las ventajas de los injertos de grosor total son:

a) Estéticamente son más aceptables que los anteriores.

b) Ligera contracción secundaria (el tamaño del injerto será el mismo que el de la zona a recubrir).

c) Mayor durabilidad.

Los inconvenientes de los injertos de grosor total son los siguientes:

a) Escasez de zonas dadoras.

b) Contracción primaria importante.

3.1.1.3. Injertos compuestos. Son aquellos que comprenden distintos tipos de tejidos (por ejemplo, piel, grasa subcutánea, hueso o cartílago si se tratara de segmento de oreja). Estos injertos pueden ser efectivos en pacientes jóvenes o cuando su extremo está a menos de 1 cm del aporte sanguíneo.

3.1.2. Manejo clínico de los injertos

Injertos de grosor parcial.

3.1.2.1. Instrumental. Los injertos de grosor parcial se obtienen mediante unos instrumentos especiales. Los métodos más utilizados son los siguientes:

a) *Modificado de Humby o Weck.* Tienen un sistema que permite determinar el grosor del corte. El filo avanza lentamente mientras va cortando en un movimiento de vaivén.

b) *Dermatomo en tambor.* Fija la epidermis al tambor de forma que cortará el injerto a medida que se retira el tambor. Así se logrará un corte de grosor uniforme.

c) *Dermatomo eléctrico*, como el de Brown o Padgett, que con una cuchilla de movimiento oscilante rápido y una sonda permite ajustar el grosor del corte. Este instrumento es adecuado para la obtención de largas tiras de piel.

3.1.2.2. **Cuidados de la zona dadora.** Tras el sangrado capilar, unos cuidados apropiados de la zona dadora ayudarán a reepitelizar la herida. La aplicación de una gasa no adherente permite la incorporación de la costra al vendaje. En dos días el vendaje estará seco, en dos semanas la costra se desprenderá de la herida.

Otro método es la aplicación de membranas semipermeables que se impregnan del fluido de la herida, rico en leucocitos, formando así una ampolla artificial que estimula la reepitelización. Además, este método calma el dolor a nivel de la zona donante del paciente.

3.1.2.3. **Cuidados de la zona receptora.** En primer lugar, se precisa de una hemostasia cuidadosa para asegurar un íntimo contacto entre la zona dadora y receptora. Si existe peligro de infección, o un excesivo exudado de la herida, se puede cortar el injerto para posteriormente aplicar una malla que permita un correcto drenaje del injerto.

Esta técnica también es adecuada cuando se precisa expandir la superficie de un injerto. Las zonas cortadas rápidamente se reepitelizarán.

El injerto puede ser fijado a la zona receptora mediante suturas o vendajes. La fijación externa del injerto será importante en zona donde la inmovilización pueda ser difícil, o en zonas sometidas a una cierta tensión. La exposición del injerto, sin ninguna protección, puede ser útil en casos de grandes superficies, en pacientes quemados, donde la inspección diaria de la herida, para controlar el riesgo de infección, es importante.

Injertos de grosor total

3.1.2.4. **Método de obtención del injerto.** El injerto se obtiene «manualmente», sin ningún otro instrumento que un bisturí con una hoja del número 10 o 15. Con esta técnica habitualmente queda una fina capa de tejido graso bajo el injerto, que deberá ser eliminada cuidadosamente.

3.1.2.5. **Cuidados en la zona donante.** Habitualmente la zona dadora puede suturarse y cerrarse por primera intención. No obstante, en algunos casos puede ser necesario usar un injerto de grosor parcial.

3.1.2.6. **Cuidados en la zona receptora.** Son similares a los aplicados para los injertos de grosor parcial. A menudo se recubren con una bola de gasas que se mantiene sujeta sobre el injerto, y realizando una cierta presión.

3.3.3. Supervivencia de los injertos cutáneos

3.3.3.1. **Lecho receptor.** Es fundamental que exista un buen lecho vascular que aporte los nutrientes necesarios a los tejidos recién trasplantados. En las primeras cuarenta y ocho horas la nutrición se hace por imbibición a partir del plasma que exuda de la herida. Posteriormente se forma una capa de fibrina sobre la herida, que ayuda a mantener el injerto inmóvil. A continuación existe un crecimiento de los capilares subyacentes, de forma que hacia el cuarto o séptimo día el injerto ya tiene circulación propia. Es durante esta etapa cuando el injerto adquiere un color rosado. Los vasos linfáticos establecen conexiones con el injerto a partir del quinto día.

3.3.3.2. **Contacto tisular.** Es imprescindible el contacto entre el injerto y la zona receptora para que tenga lugar el crecimiento de los capilares a nivel del injerto. Las causas de pérdida de contacto entre ambos son las siguientes:

a) Tensión a nivel del injerto.

b) Presencia de líquido (sangre, suero, pus) bajo el injerto.

c) Movimiento de cizallamiento entre el injerto y su lecho.

3.3.3.3. **Preparación de las heridas para recibir un injerto.** No todos los tejidos del organismo son aptos para recibir un injerto. Así, el hueso denudado de periostio, el cartílago denudado de pericondrio y los tendones no son aptos para aceptar un injerto. En estos casos habrá que realizar un colgajo.

Por otra parte, las heridas infectadas tampoco son aptas para ser el asiento de un injerto. La máxima concentración de bacterias aceptable es de 100.000 por gramo de tejido. El recuento de bacterias es útil a la hora de predecir la viabilidad del injerto. El desbridamiento de la zona, así como el uso de un recubrimiento biológico del mismo (como un aloinjerto o un xenoinjerto) permite reducir el número de bacterias.

3.2. Colgajos

Los colgajos son segmentos de piel y tejidos subcutáneos que son transportados de una parte del cuerpo a otra, ya sea conservando su aporte vascular, ya sea utilizando los vasos de la zona a que son destinados. El aporte vascular propio del colgajo llega a través de una arteria segmentaria que se convierte en arteria perforante, la cual a su vez se convierte en arteria cutánea, que se ramificará a nivel de la dermis, originando el plexo subdérmico. Gracias a su aporte sanguíneo intrínseco los colgajos son útiles para cubrir defectos que necesitan ser cerrados.

3.2.1. Tipos de colgajos (Figs. 15-19)

3.2.1.1. Colgajos cutáneos.

• Colgajos contingentes (fig. 20). Son aquellos colgajos que reciben su aporte sanguíneo a través del plexo dérmico o subdérmico. Estos colgajos no tienen un sistema

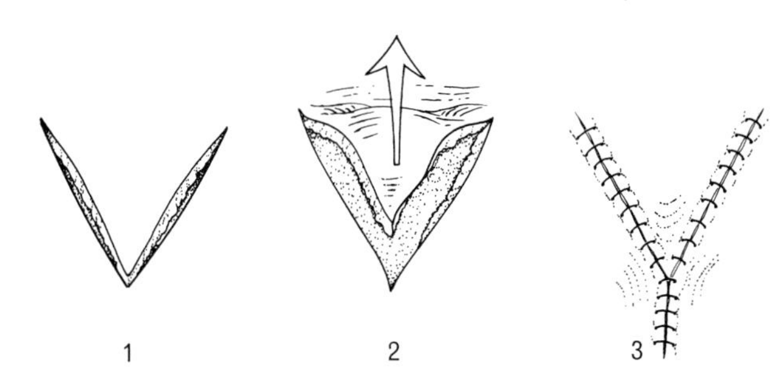

Fig. 1.17.—**Colbajo de avance V-Y:** 1. Incisión en forma de V. 2. Elevación y desplazamiento del colgajo. 3. Sutura en Y.

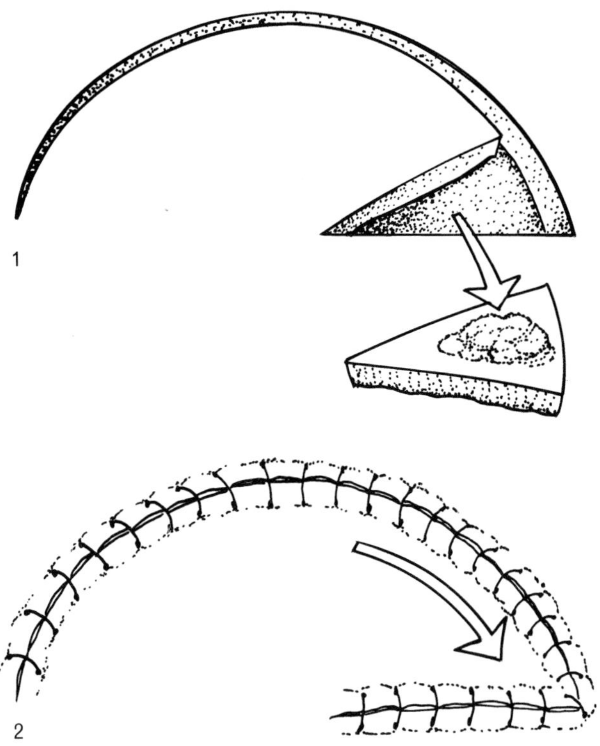

Fig. 1.15.—**Colgajo de rotación:** 1. Defecto de forma triangular. 2. Sutura.

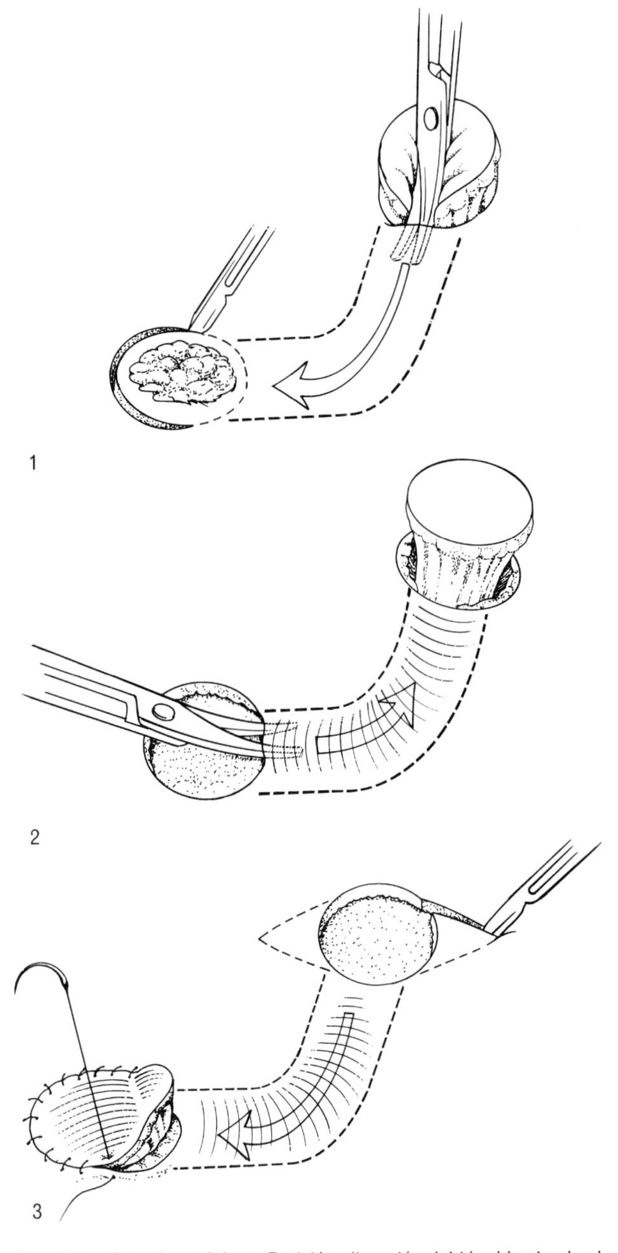

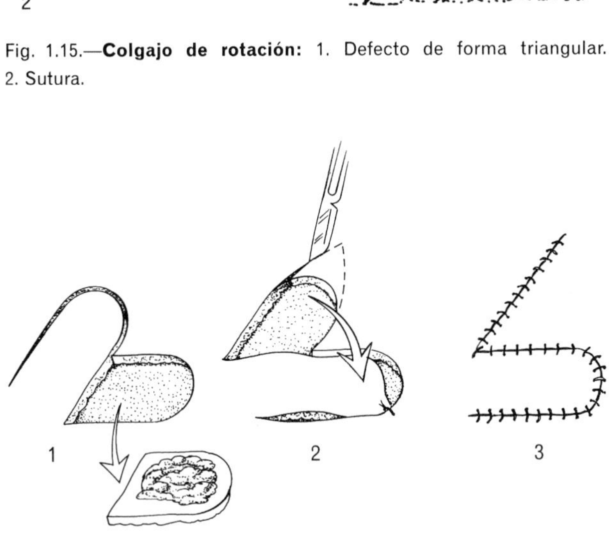

Fig. 1.16.—**Colgajo de transposición:** 1. Defecto rectangular. 2. Elevación colgajo y escisión para facilitar el cierre. 3. Sutura.

Fig. 1.18.—**Colgajo en isla.** 1. Excisión, disección del túnel hasta el colgajo en isla. 2. Trasposición del colgajo hasta el defecto. 3. Sutura del colgajo.

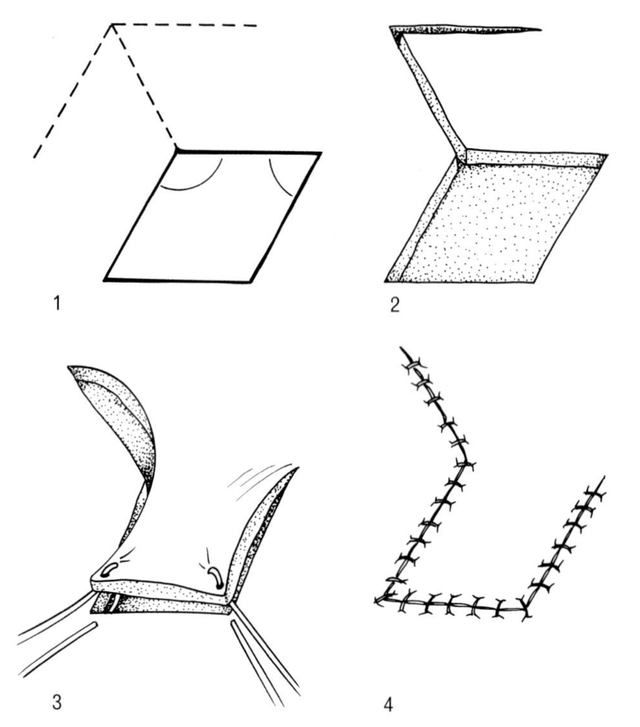

Fig. 1.19.—**Colgajo romboidal:** 1. Defecto. 2. Elevación colgajo. 3. Fijación de los ángulos del colgajo. 4. Sutura.

arterial y venoso claramente sistematizable, sino que se nutren a través del plexo vascular subcutáneo. Ejemplos de estos colgajos son la plastia en Z, la plastia en V-Y, los colgajos por rotación o los colgajos por transposición.

- **Colgajos axiales** (fig. 20). Colgajos que tienen una arteria y una vena claramente identificadas que dan lugar a todo el plexo subdérmico. Así pues, el aporte vascular queda más garantizado que en el caso de los colgajos contingentes. Esto permitirá realizar colgajos más largos que en el caso anterior. Los colgajos axiales pueden ser liberados, como colgajos libres, siendo transportados a otras zonas del cuerpo al alcance de la longitud del pedículo axial del colgajo. Ejemplos de colgajos axiales son los colgajos deltopectoral y frontal.

3.2.1.2. **Colgajos musculares.** Los colgajos musculares son capaces de aportar mayor soporte vascular que los anteriores. En general se utilizan para cubrir superficies con hueso expuesto. Suelen liberarse junto con la piel de lugar de origen. En los casos en que se incluye la piel y tejido subcutáneo con el colgajo muscular, hablamos de colgajo miocutáneo (o musculocutáneo). Dicho colgajo miocutáneo tiene músculo nutrido por una arteria propia que debe ser identificada y preservada, resecando el colgajo según determine su aporte vascular. Los colgajos musculares se utilizan para recubrir zonas pobremente vascularizadas.

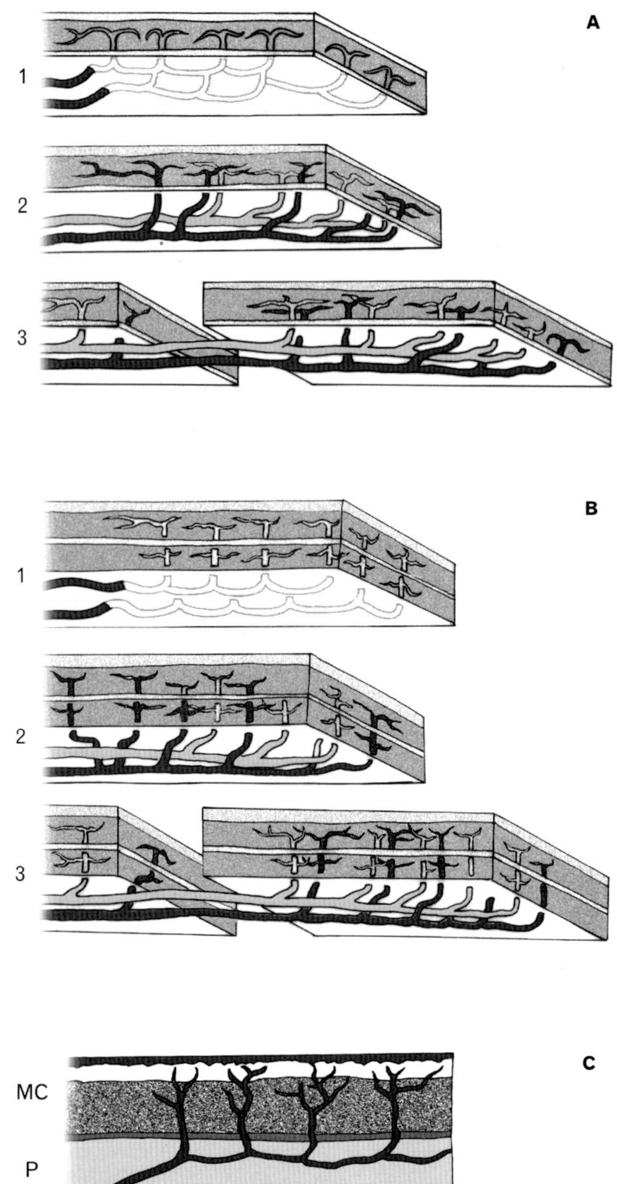

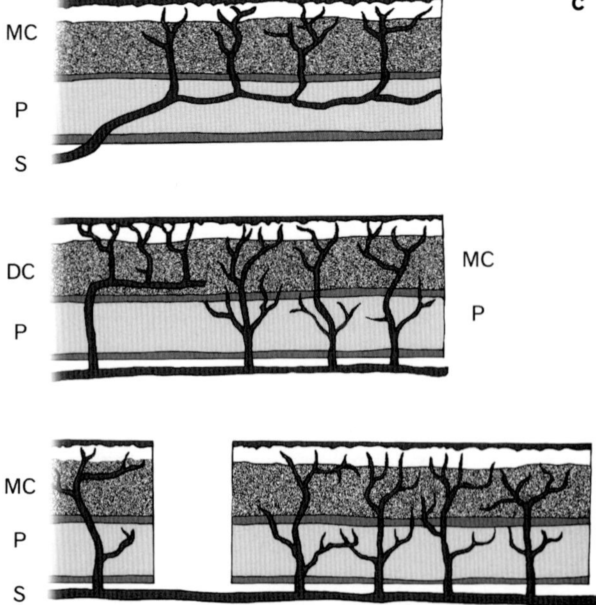

Fig. 1.20.—**Vascularización colgajos:** *A. Cutáneos:* 1. Arbitrario. 2. Axial. 3. En isla. *B. Miocutáneos:* 1. Arbitrario. 2. Axial. 3. En isla. *C. Miocutáneos:* S: Vasos segmentarios. P: Vasos perforantes. DC: Vasos cutáneos directos. MC: Vasos musculocutáneos.

3.2.1.3. Colgajos fasciocutáneos. Son aquellos que comprenden la piel, tejido subcutáneo, y la fascia subyacente, con una arteria anatómicamente distinta. Debido a que se respeta el músculo subyacente, no existe una pérdida funcional tan importante como en el caso anterior. Posteriormente, la zona dadora deberá ser recubierta con un injerto cutáneo. Estéticamente estos colgajos son inferiores a los colgajos musculares.

3.2.1.4. Colgajos libres. Son aquellos en los que el aporte sanguíneo nativo es transportado a otra zona del cuerpo al trasplantar el colgajo, liberándose por completo de su zona de origen. Pueden ser colgajos musculares, miocutáneos, fasciocutáneos o axiales. Pueden utilizarse para suplir defectos funcionales (como sería un colgajo libre muscular neurotizado para corregir una parálisis facial). La revascularización del colgajo se lleva a cabo mediante técnicas de anastomosis microvascular.

3.2.2. Indicaciones de los colgajos

- Cierre de heridas en zonas con pobre vascularización (como zonas con hueso o cartílago denudado expuesto, o heridas con exposición de nervios o tendones).
- Reconstrucción facial (de nariz o labios).
- Zonas sobre hueso denudadas que necesitan ser recubiertas.

3.2.3. Viabilidad vascular de los colgajos. La viabilidad de los colgajos puede comprobarse por distintas técnicas, como el estudio del color y temperatura del colgajo, por flujometría con Doppler, por inyección de contraste fluorado o por láser Doppler.

3.2.4. Causas de la necrosis de los colgajos. Las principales causas de necrosis de los injertos son la tensión mecánica, la torsión del colgajo, el edema que implica una insuficiencia circulatoria y la infección. Todos estos factores pueden, de forma independiente, provocar la necrosis del colgajo.

En colgajos de patrón vascular aleatorio la necrosis se presenta como edema, cianosis y palidez a la presión, pero con repleción vascular posterior. Si el proceso continúa, llega un momento en que la piel no puede cumplir sus requerimientos metabólicos y la necrosis, siempre asociada a la infección del colgajo, es irreversible.

En los colgajos axiales la necrosis es más lenta que en el caso anterior. De hecho existe un intervalo de tiempo en el que no se puede predecir qué evolución va a seguir el colgajo. La lentitud del proceso a menudo permite el establecimiento de una revascularización marginal, de forma que la necrosis sólo tiene lugar en la isla central del colgajo.

En los colgajos miocutáneos la secuencia todavía es más compleja. A veces tan sólo sufre necrosis la isla de piel, quedando el músculo denudado pero viable. En estos casos la superficie del músculo puede cubrirse con un injerto de piel parcial. No obstante, esta maniobra raramente es viable si el colgajo recubría un defecto oral y hay que esperar la reepitelización espontánea.

3.2.5. Profilaxis de la necrosis. La profilaxis de la necrosis de los colgajos empieza con un correcto diseño de los mismos. Aspectos a tener en cuenta en su diseño incluyen su localización anatómica, su patrón vascular intrínseco y su proporción longitud-anchura.

El colgajo debe poder tener un margen de inflamación sin que se afecte su aporte vascular. Es imprescindible también realizar una correcta hemostasia de la zona, con el fin de evitar hematomas.

Asimismo los cuidados posoperatorios tienen una importancia capital. Así, la correcta aplicación de vendajes compresivos, o la colocación de un sistema de aspiración conectado a una botella (redón) nos permitirá la correctá valoración continua del colgajo.

4. Colgajos e injertos más utilizados en Cirugía maxilofacial

4.1. Colgajos miocutáneos

4.1.1. Colgajo deltopectoral

4.1.1.1. Anatomía. El colgajo deltopectoral es un colgajo de tipo axial que tiene como eje vascular las ramas perforantes del sistema mamario interno. Gran parte de su perfusión proviene de la segunda rama de la arteria mamaria interna, aunque también contribuyen la tercera y cuarta ramas. Discurren lateralmente a través del músculo pectoral, para posteriormente situarse sobre su fascia hasta alcanzar la dermis y la epidermis. Este patrón axial acaba a nivel de la vena cefálica. El tercio distal del colgajo deltopectoral sigue un patrón de vascularización aleatorio.

4.1.1.2. Características (fig. 21). El colgajo deltopectoral es útil para cubrir defectos de la cavidad oral y región maxilofacial. Provee una piel fina y en general se adapta bien sin crear excesos de tejido importantes. Es además

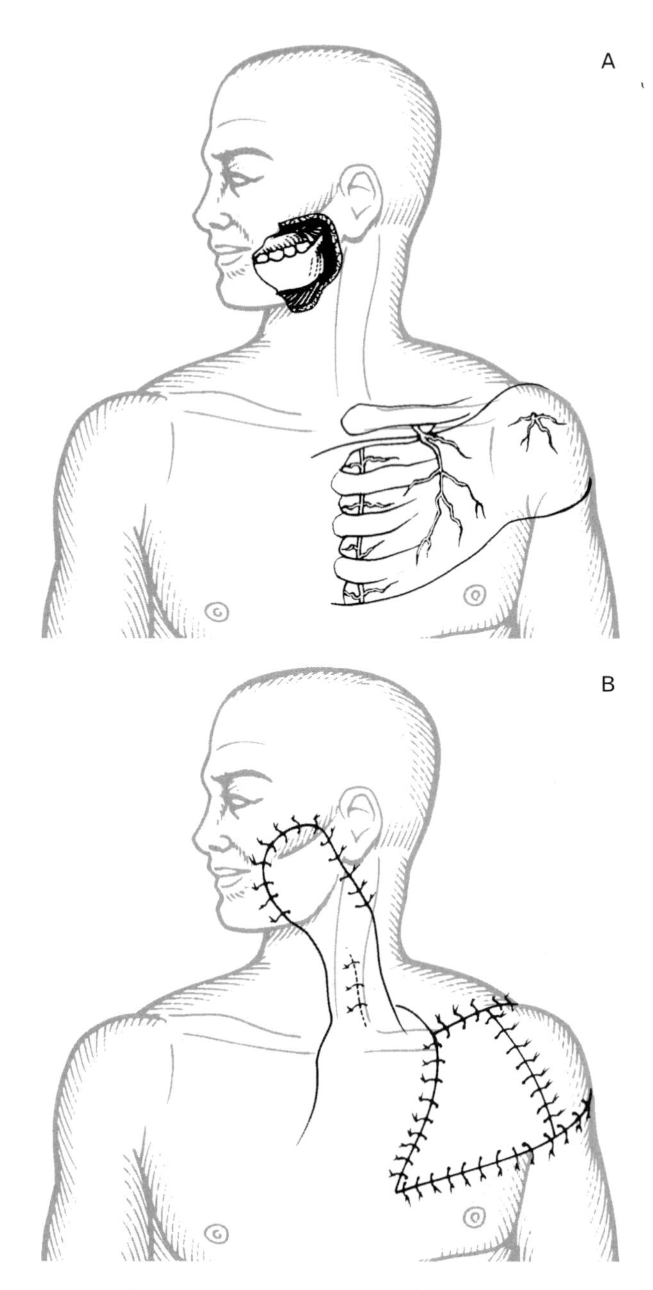

Fig. 1.21.—**Colgajo deltopectoral:** A. Defecto y diseño del colgajo. B. Transferencia del colgajo e injerto libre de piel.

un colgajo fuera de la región maxilofacial, por lo que en caso de haberse realizado radioterapia no tiene por qué haberse visto afectado. Su alcance es muy grande, abarcando hasta el suelo de la órbita. Puede dividirse su base epidérmica, de forma que se puede acomodar a la vez intra y extraoralmente. Al ser su base por debajo de la región maxilofacial, el drenaje venoso se ve favorecido por la gravedad. En general el colgajo se tubula de forma que haga un puente por encima de los tejidos no afectos. Este colgajo puede además ser utilizado conjuntamente con un colgajo miocutáneo pectoral para proveer dos fuentes separadas de piel vascularizada.

4.1.1.3. **Desventajas.** Uno de los principales inconvenientes de este colgajo es que casi siempre requiere dos tiempos quirúrgicos, con sus correspondientes anestesias. Por otra parte, en individuos obesos las proporciones del colgajo no pueden modificarse a la hora de realizar la transferencia, con los inconvenientes que esto pueda acarrear. En ocasiones, la zona dadora es dolorosa, sobre todo si se han utilizado injertos de piel parcial para recubrir el defecto o si existe una dehiscencia de la piel injertada.

4.1.1.4. **Técnica.** El cirujano deberá hacer una estimación de la longitud del colgajo a utilizar, y marcar éste sobre el paciente. La incisión debe extenderse sobre la fascia del deltoides. Se eleva hasta alcanzar el plano cutáneo y subcutáneo. Los vasos perforantes que vienen del deltoides serán divididos. La vena cefálica se identifica en una posición medial al deltoides. La fascia que recubre el músculo pectoral mayor debe incluirse en el colgajo. Los límites horizontales del colgajo son cranealmente la clavícula e inferiormente la cuarta rama de la arteria mamaria interna. El colgajo se tubula si las estructuras del cuello deben ser puenteadas por el colgajo.

La zona dadora se recubre de piel de espesor parcial con un injerto. En general se recomienda esperar veintiún días hasta cortar el pedículo del colgajo.

4.1.2. Colgajo miocutáneo pectoral (CMP)

4.1.2.1. **Anatomía.** Tradicionalmente se ha calificado este colgajo como el caballo de batalla en Oncología maxilofacial. Se basa en la arteria pectoral, rama de la arteria acromiotorácica, de trayecto muy predecible. El drenaje venoso corre a cargo de las venas que acompañan la arteria pectoral.

4.1.2.2. **Ventajas.** Una de las principales ventajas que ofrece es que no precisa cambiar al paciente de posición. Raramente falla, probablemente gracias a su tamaño y fácil identificación del pedículo vascular. Una vez en posición, recubrirá la carótida, proporcionando una buena protección de la misma. Además, el extremo distal puede dividirse creando un colgajo bilobulado apto para recubrir a la vez defectos tanto intra como extraorales.

4.1.2.3. **Desventajas.** No es un colgajo de fácil utilización en pacientes obesos. En ocasiones es demasiado voluminoso para recubrir defectos intraorales. Por otra parte, si se utiliza en un paciente en el que se ha realizado un vaciamiento radical puede comprometer la función de la espalda. Otro inconveniente es que puede transferir epitelio con pelos a la cavidad oral. En mujeres puede comportar un defecto estético importante.

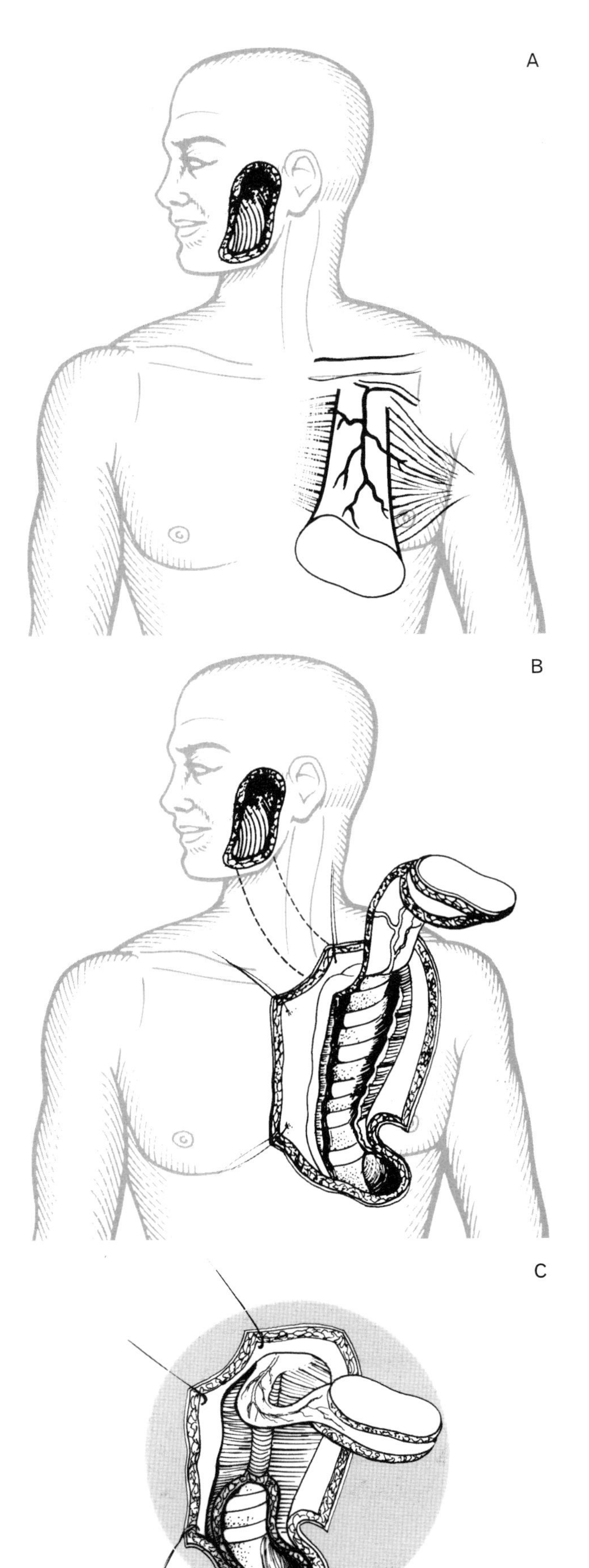

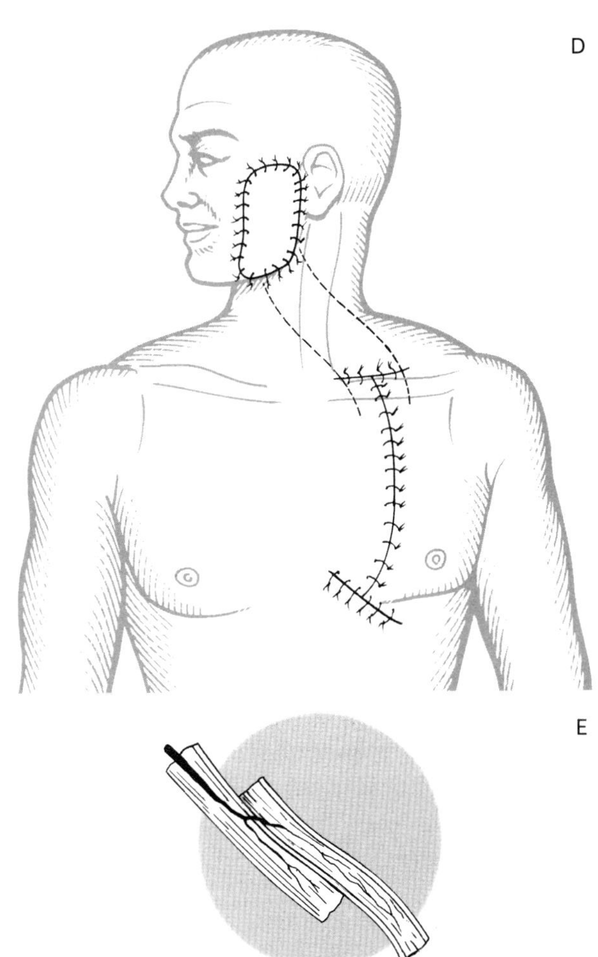

Fig. 1.22.—**Colgajo pectoral mayor:** A. Diseño colgajo en isla. B. Elevación colgajo y túnel subcutáneo hasta el defecto. C. Pedículo vascular. D. Transposición del colgajo y sutura. E. Extensión hasta el músculo recto mayor del abdómen.

4.1.2.4. Técnica quirúrgica (fig. 22). Es conveniente preservar el colgajo deltopectoral y su sistema mamario por si debe utilizarse en el futuro. Por ello es conveniente preservar la fascia pectoral con su tejido subcutáneo, con el fin de evitar cualquier daño al sistema mamario interno.

Antes de levantar la isla cutánea, el cirujano deberá asegurarse de la longitud del colgajo. La continuidad del pedículo vascular deberá preservarse visualizándolo por transiluminación, palpación por debajo de la cara interna del pectoral o bien usando un Doppler. Es conveniente realizar la sutura del colgajo transpuesto por planos, muscular y cutáneo mucoso, de forma que quede minimizado el riesgo de contaminación y fistulización. La región donante se puede cerrar en general por primera intención despegando lo suficiente los planos a aproximar.

Una vez elevado el colgajo, la isla cutánea será suturada al plano muscular con suturas reabsorbibles de 4.0. La identificación del pedículo vascular puede realizarse craneal, lateral, medial o inferiormente a la isla cutánea.

4.1.3. Colgajo miotrapecial. Son colgajos miocutáneos importantes en la región maxilofacial, debido a su proximidad y su pedículo vascular identificable. Para realizar un colgajo trapecial, el paciente debe estar en decúbito lateral, apoyado sobre un cojín.

4.1.3.1. **Anatomía.** El colgajo trapezoidal inferior en isla se basa en la rama descendente de la arteria cervical transversa y sus venas acompañantes. El sistema cervical transverso deberá, pues, ser identificado y preservado.

4.1.3.2. **Ventajas.** En general proporciona una isla miocutánea delgada y consistente, carente de pelos. Permite preservar la función del trapecio en su parte craneal, evitando así la alteración que comporta su afectación. En mujeres es una buena alternativa al colgajo pectoral, con el fin de no crear asimetrías mamarias. También es una buena alternativa en caso de realizar un vaciamiento radical, ya que altera menos que el colgajo pectoral la función de la espalda. La región donante en general puede ser cerrada primariamente.

4.1.3.3. **Desventajas.** Entre sus inconvenientes destaca la posición en que debe colocarse el paciente y la dificultad para identificar la rama descendiente de la arteria cervical transversa, sobre todo a nivel del tercio superior del músculo.

4.1.3.4. **Técnica quirúrgica** (fig. 23). En general, y debido a la posición en que debe encontrarse el paciente, el colgajo trapecial se levanta antes de realizar el abordaje quirúrgico cervical definitivo. Esto permitirá monitorizar la perfusión cutánea del colgajo durante la intervención. No es una mala costumbre sobreestimar la longitud del colgajo necesaria para conseguir una adecuada longitud del mismo. El cuadrante cutáneo deberá ser suturado al plano muscular con el fin de evitar separar la isla cutánea de los vasos perforantes durante la manipulación del tejido.

El uso intraoperatorio del Doppler facilita la identificación de la arteria cervical transversa en la región del trapecio, así como posibles contribuciones de la arteria escapular dorsal.

Caso de estar indicado, se realizará una traqueotomía antes de colocar al paciente en decúbito lateral. El borde inferior del trapecio en general es palpable entre las costillas y la piel que las recubre. La isla cutánea puede extenderse sin peligro hasta 2-3 cm por debajo del borde inferior del músculo. El colgajo se levantará lateral y medialmente, hasta llegar a exponer el trapecio. Se disecará el plano entre el trapecio y la musculatura romboidal con la ayuda de la mano. El trapecio se corta adyacente a la escápula y medialmente a nivel de su inserción fibrosa paraespinosa, hasta llegar a identificar y palpar la arteria cervical transversa en su trayecto por debajo del trapecio. Llegado a este punto se puede proseguir la disección superiormente protegiendo el pedículo vascular. La arteria dorsal escapular se anastomosa con la cervical transversa en la región superomedial a la escápula. Si se incluye esta arteria en el pedículo vascular, se logrará aumentar significativamente el aporte sanguíneo al colgajo, así como aumentar su base. Antes de ligar esta arteria es recomendable pinzarla con el fin de comprobar el flujo a la arteria cervical transversa. Si persiste un buen flujo, la arteria dorsal escapular puede ligarse sin peligro.

La isla miocutánea junto con su pedículo puede ser transpuesta a la zona receptora pasando el colgajo por encima del borde superior del trapecio, o creando un túnel a través del músculo. La región dadora suele suturarse directamente con suturas de retención, que se dejarán al menos veintiún días. Debido a que estas heridas tienen tendencia a desarrollar seromas, es conveniente dejar un sistema de drenaje durante un tiempo prudencial.

4.1.4. Colgajo temporal (fig. 24)

4.1.4.1. **Características generales.** Se trata de un colgajo muy bien vascularizado que destaca por su versatilidad. Puede ser utilizado tanto para recubrir defectos orales, obliterando espacios muertos y aumentando el contorno facial, como en defectos que impliquen la base del cráneo o el seno maxilar.

4.1.4.2. **Anatomía.** El músculo temporal se encuentra por debajo de la fascia temporal y recibe su aporte sanguíneo de los vasos temporales profundos, ramas de la arteria maxilar interna, que entran en el músculo por su cara medial, adyacente al proceso coronoides anteriormente, y posteriormente por debajo del arco cigomático. Medialmente el músculo se origina en la galea, y superficialmente, en la fascia temporal profunda. La fascia temporoparietal puede usarse independientemente como un colgajo basado en la arteria temporal superficial o puede incorporarse al colgajo de músculo temporal, según el caso.

4.1.4.3. **Ventajas.** Entre las ventajas de este colgajo destaca que no precisa cambiar de posición al paciente, su excelente aporte sanguíneo, se puede realizar como

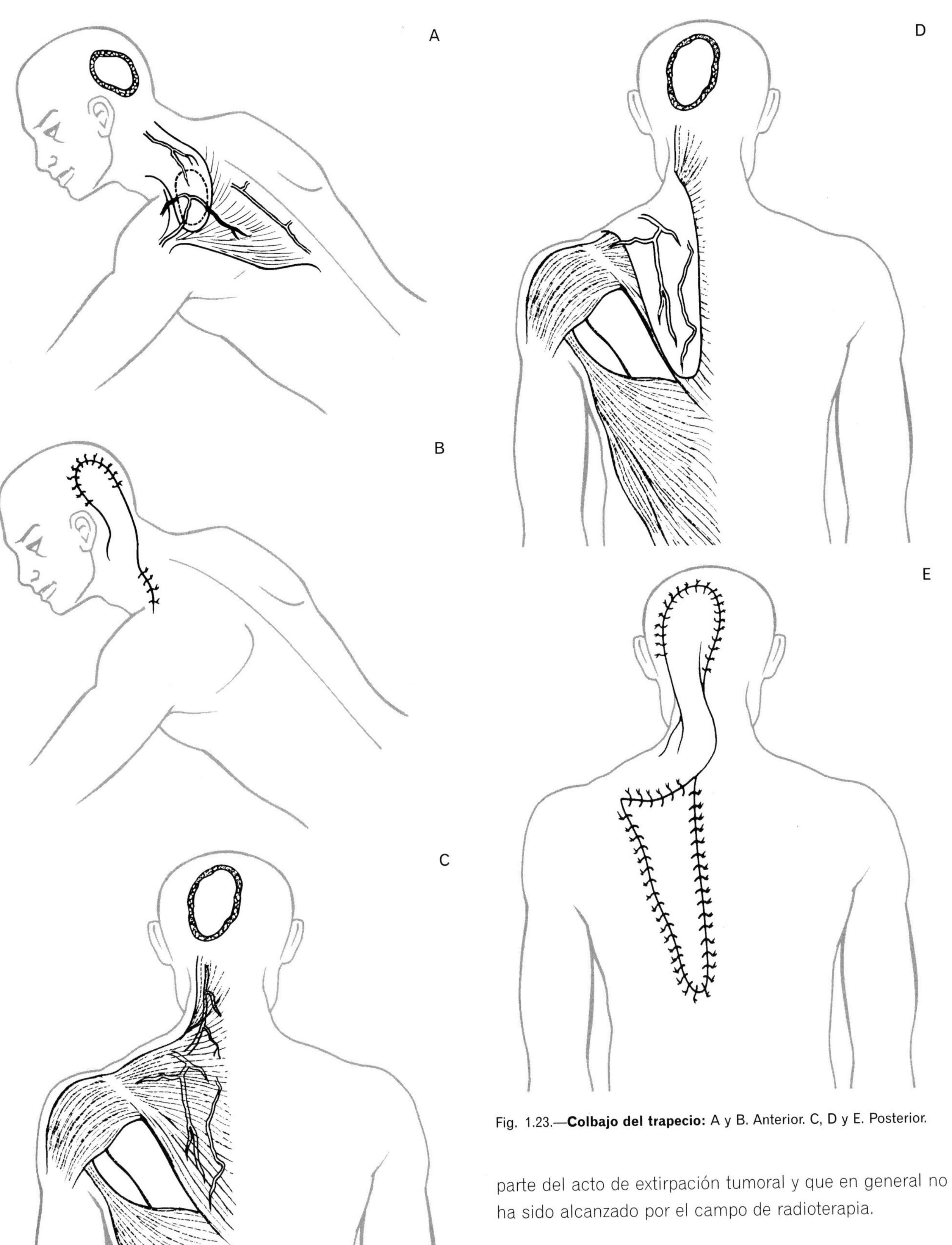

Fig. 1.23.—**Colbajo del trapecio:** A y B. Anterior. C, D y E. Posterior.

parte del acto de extirpación tumoral y que en general no ha sido alcanzado por el campo de radioterapia.

4.1.4.4. **Desventajas.** Entre los inconvenientes destaca su dependencia del sistema carotídeo externo ipsilateral, con lo que es obligatoria su conservación. También destaca el defecto originado a nivel de la fosa temporal al levantar el colgajo.

4.1.4.5. **Técnica quirúrgica** (fig. 24). El colgajo deberá levantarse disecando por debajo de la fascia temporoparietal, de forma que el nervio facial queda protegido al avanzar la disección caudalmente. Es importante recalcar la importancia de conservar el sistema arterial maxilar interno, del cual depende la viabilidad del colgajo. El arco cigomático puede resecarse y reponer posteriormente a la transposición caudal del pedículo vascular. Con esta maniobra se logra aumentar el alcance del colgajo.

La incisión cutánea se realiza de forma oblicua y posterior a la línea de inserción del pelo. Es importante ser generosos en la disección de la fascia temporoparietal, de forma que se tenga un fácil acceso al colgajo. La fascia temporoparietal puede ser escindida o incorporada al colgajo temporal según el caso. La porción distal del colgajo se levanta de forma que quede incluido el periostio correspondiente. Si se precisa mayor longitud se puede abarcar el tejido pericraneal posterosuperior con el colgajo.

El colgajo se va levantando superoinferiormente, a nivel de la fascia temporal parietal o más profundamente para proteger el nervio facial y sus ramas. El colgajo se transpondrá lateralmente al arco cigomático hasta la zona receptora. Se puede obtener una mayor movilidad resecando el arco cigomático y reponiéndolo después de hacer pasar el pedículo vascular. Las arterias temporales profundas se identifican y protegen a nivel de la apófisis coronoides. Caso de realizarse una disección de cuello simultánea, es imperativo preservar el sistema carotídeo externo para asegurar la viabilidad de este procedimiento reconstructivo.

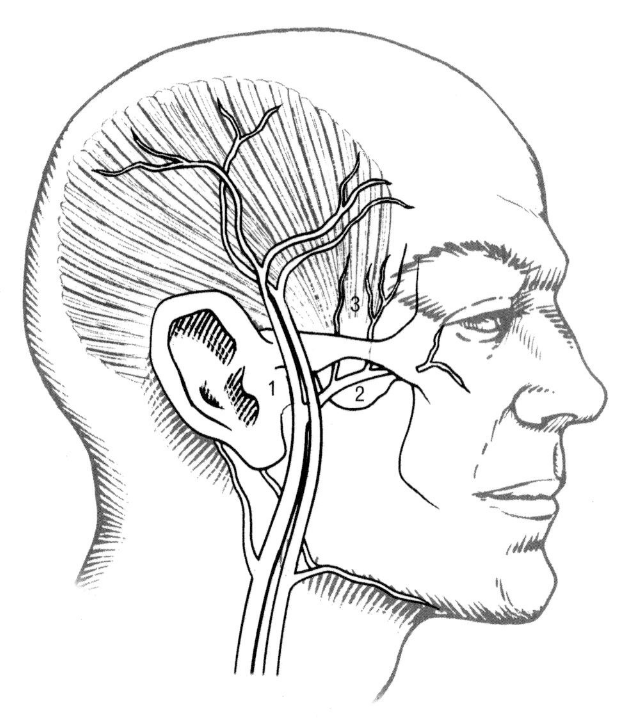

Fig. 1.24.—**Colgajo temporal:** 1. Arteria y vena temporal superficial. 2. Arteria maxilar interna. 3. Arterias y venas temporales profundas.

4.2. Injertos óseos

4.2.1. Introducción. Uno de los principios básicos de la cirugía maxilofacial, y que fue dictado por Pichler, es que el esqueleto facial es el armazón que sustenta la cara; en otras palabras, en la corrección de anomalías el planteamiento debe ser **«primero el hueso, luego los tejidos blandos»**. Este principio es especialmente aplicable en toda la cirugía reconstructiva de la cara.

El tejido óseo es uno de los más frecuentemente trasplantados en el organismo. De hecho, su utilización es rutinaria para la reparación de defectos traumáticos, congénitos, oncológicos o incluso infecciosos. El mejor injerto óseo sería aquel constituido por hueso del propio paciente. No obstante, existen una serie de inconvenientes como la indispensable incisión adicional para obtener el injerto, mayor morbilidad posoperatoria, debilidad de la zona dadora y otras posibles complicaciones derivadas de los postulados anteriores. Es por todo ello que se ha investigado y conseguido un gran avance en el campo de los injertos óseos alogénicos.

Los injertos óseos pueden clasificarse según su origen, según la estructura de hueso utilizado y según la técnica de colocación del injerto. Así, según el origen se diferencian autoinjertos, aloinjertos o xenoinjertos. La estructura diferencia los injertos en tres tipos: cortical, esponjoso y corticoesponjoso. Finalmente, la técnica de implantación los diferencia en injertos en *onlay, inlay,* injertos óseos pediculados e injertos óseos libres.

4.2.2. Fisiología de la curación de los injertos óseos. Se pueden encontrar tres tipos de regeneración ósea en los injertos:

4.2.2.1. **Osteogénesis:** Es la formación de nuevo hueso por los preosteoblastos y osteoblastos supervivientes del injerto. Este tipo de regeneración ósea es más importante en los injertos óseos esponjosos que en los corticales, debido a la más rápida revascularización de los primeros. La revascularización de un injerto esponjoso puede ser completa en dos semanas, mientras que la de un injerto cortical puede llevar varios meses. Los injertos óseos con anastomosis microvasculares curan por este mecanismo.

4.2.2.2. **Osteoconducción:** La curación de un injerto óseo por osteoconducción es un proceso lento y prolongado, donde el injerto funciona únicamente como un «andamio» o esqueleto. Es el tipo de curación ósea que predomina en los injertos corticales, donde el injerto es progresivamente colonizado por vasos sanguíneos y células osteoprogenitoras de la zona receptora, que van lentamente reabsorbiéndolo y depositando nuevo hueso *(creeping substitution)*.

4.2.2.3. **Osteoinducción:** Es la transformación de células mesenquimales indiferenciadas perivasculares de la zona receptora en células osteoformadoras, en presencia de ciertas sustancias polipeptídicas (BMP o *Bone Morphogenic Protein*). Es el tipo de curación ósea que aparece con los injertos óseos desmineralizados.

Es muy importante manejar adecuadamente el injerto para no disminuir la viabilidad de las células osteogénicas supervivientes. Para ello se debe:

a) **Evitar calentar el hueso por encima de 42°:** Se utilizarán fresas de corte a baja velocidad (entre 750 y 1.250 rpm) e irrigación profusa con suero salino.

b) **Conservar en el medio adecuado el injerto** (gasas empapadas en sangre o en dextrosa al 5%) **y durante el menor tiempo posible.** El potencial osteogénico del injerto se pierde si se mantiene expuesto al aire durante más de media hora, inmerso en suero salino por más de una hora o si se sumerje en soluciones antibióticas como bacitracina o neomicina.

La fijación rígida mediante tornillos de compresión *(lag screws)* y placas disminuye la reabsorción de los injertos.

4.2.3. Clasificación según el origen

4.2.3.1. **Injertos autólogos.** Sin duda, son el tipo de injerto con un mayor índice de supervivencia. Pocos osteoblastos sobreviven al proceso de trasplante del injerto autólogo. Así pues, la función del injerto, más que proporcionar el tejido óseo deseado, es la de estimular el crecimiento óseo por parte de los tejidos vecinos. Se dice que el injerto es osteoinductor, pero no intrínsecamente osteogénico.

En cirugía maxilofacial las zonas donantes utilizadas más frecuentemente son la calota craneal, la cresta ilíaca y las costillas.

4.2.3.2. **Injertos alógenos.** La principal alternativa a los autoinjertos son los injertos tomados de un individuo y que se trasplantan a otro de la misma especie. El injerto proporciona la forma y matriz del tejido óseo, pero no existen células vivas. Son marcadamente inmunológenos, pero se puede reducir con la congelación o liofilización o desmineralización. No son materiales tan efectivos desde el punto de vista clínico como los autoinjertos, siendo elevados los costos de su procesado. No obstante evitan la morbilidad derivada de la toma de material y obvia la restricción de material disponible.

*4.2.3.2.1. **Aloinjertos congelados.*** Este material se ha utilizado como sustituto de los autoinjertos. El problema es que conservan, al menos parcialmente, su poder inmunogénico.

*4.2.3.2.2. **Aloinjertos liofilizados.*** Representan el sustituto más utilizado de los injertos autógenos. Su preparación implica la eliminación del agua presente en el tejido en el proceso de congelación. De esta forma, además de reducir la antigenicidad se incrementa la duración de su conservación.

*4.2.3.2.3. **Aloinjertos autolizados sin antígenos.*** Se trata de un hueso cortical desmineralizado que tiene la propiedad de estimular o inducir la osteogénesis. Esta propiedad se debe a la presencia de proteína morfogénica ósea (BMP). Esta proteína se destruía con los procedimientos anteriores. Recientemente se ha utilizado cartílago liofilizado tratado con BMP, con lo cual ha logrado inducir una osificación del injerto en un tiempo significativamente más corto, y con resultados esperanzadores.

4.2.3.3. **Xenoinjertos.** Los xenoinjertos óseos provienen de donantes no humanos. Clínicamente no son aceptables debido a su gran antigenicidad. La disparidad inmunológica del xenoinjerto no tratado causa una rápida reabsorción del mismo, lo que es un obstáculo para su empleo.

Se han ideado diferentes técnicas para preparar los xenoinjertos, incluyendo la congelación, liofilización, desclasificación y desproteinización.

Básicamente el xenoinjerto actúa como un mantenedor de espacio que obstaculiza la entrada de los tejidos blandos, y así favorece la osteogénesis.

4.2.3.4. **Materiales aloplásticos.** Los materiales aloplásticos se utilizan como sustituto del hueso en sus diferentes formas, cuando existen limitaciones al empleo de éste, como pueden ser la morbilidad de la zona dadora, el volumen de material que se puede obtener o la dificultad de modelado del injerto. El material aloplástico ideal para cirugía maxilofacial debería reunir las siguientes condiciones:

a) Estar disponible en forma de bloque y premodelado.
b) Facilidad de esterilización.
c) Facilidad de modelado y carencia de memoria.

d) Permitir la entrada de tejido fibroso que lo estabilice.

e) No producir deformación del tejido subyacente.

f) Compatibilidad de color.

g) Facilidad de retirada o de ajustes posquirúrgicos.

h) Biocompatible, sin toxicidad local o a distancia.

En la actualidad no existe ningún material que reúna todos los requisitos mencionados.

4.2.3.4.1. ***Polimetilmetacrilato.*** Cemento de polímero acrílico que posee gran capacidad adhesiva, alta resistencia y alta rigidez. Se presenta en forma de polvo y catalizador que se mezclan y son utilizables diez minutos después. Entre sus inconvenientes figuran la marcada inflamación tisular que generan, la reacción exotérmica que suscitan y la elevada tasa de extrusión del material. No obstante, han sido ampliamente utilizados en procedimientos neuroquirúrgicos.

4.2.3.4.2. ***Silicona.*** Las siliconas se han utilizado durante mucho tiempo en la práctica clínica. El material es un polímero del dimetilpolisiloxano, responsable de su estabilidad. Desde el punto de vista comercial se puede modificar su viscosidad desde líquidos inyectables hasta bloques de silicona sólida. Aunque es biocompatible, no se adhiere directamente al hueso. Los tejidos reaccionan a la silicona sólida formando una cápsula de tejido fibroso. Entre sus complicaciones figuran la inflamación crónica, el seroma, la movilización y la extrusión. Además se trata de materiales rígidos y con memoria, lo que dificulta la perfecta adaptación al hueso subyacente y puede causar una cierta reabsorción del mismo.

4.2.3.4.3. ***Polietileno sólido.*** Materiales muy rígidos y duros con una alta tasa de extrusión.

4.2.3.4.4. ***Injertos de hidroxiapatita.*** Los injertos de hidroxiapatita y fosfato tricálcico se comercializaron con el fin de obviar el problema de la disponibilidad de volumen y la eventual antigenicidad de los injertos óseos. Son materiales bastante biocompatibles. Su problemática viene derivada de dos inconvenientes: sufren un proceso de remodelación impredecible y no soportan cargas fuertes. Estos inconvenientes han sido resueltos por algunos autores realizando injertos mixtos de hidroxiapatita porosa con esponjosa triturada de huesos autólogos.

4.2.3.4.5. ***Polietileno poroso de alta densidad (HDPE).*** Material constituido por cadenas muy ramificadas y cadenas laterales de etileno. Se trata de un material duro, difícil de modelar, pero muy estable y con una mínima reacción inflamatoria. El tamaño de los poros permite el crecimiento en su interior de tejido fibroso que le da estabilidad.

4.2.3.4.6. ***Politetrafluoretilenos (PTFE).*** Grupo de materiales que se presenta en forma sólida y porosa, consistentes en un polímero de teflón-fluorocarbono. Su forma porosa («Proplast») era blanda y fácil de modelar, con poros de tamaño suficiente para permitir el crecimiento de tejido fibroso en su interior. El polímero se acompañaba en sus diferentes modelos de carbono, óxido de aluminio e hidroxiapatita. Posteriormente se descubrió que el material se fragmentaba fácilmente, suscitaba una reacción inflamatoria intensa, se infectaba y finalmente se extruía.

Se ha introducido recientemente una forma fibrilar que se presenta en forma de láminas de diferente grosor, fáciles de cortar y de modelar («Gore-Tex»). Los estudios animales de este material demuestran un crecimiento limitado de tejido fibroso, una encapsulación mínima y una reacción inflamatoria menor.

4.2.3.4.7. ***Metales y aleaciones.*** Los metales son algunos de los materiales que se han utilizado desde hace más tiempo en cirugía reconstructiva. Su aplicación primaria en la cara es para fijación esquelética, y desempeñan un papel menor en la cirugía de camuflaje debido a su rigidez y a las dificultades técnicas para modelarlos.

4.2.3.4.7.1. Oro. El oro es un material muy dúctil y que no se puede utilizar como material de soportes estructural; no obstante, ha resultado ser útil en la técnica de *lid loading* en la parálisis facial.

4.2.3.4.7.2. Acero inoxidable. Material que se utiliza primariamente en fijación esquelética, aunque ha sido sustituido por el titanio en la mayor parte de aplicaciones.

4.2.3.4.7.3. Titanio. El titanio es un metal noble con capacidad de osteointegración y que se utiliza para fijación esquelética del armazón óseo facial, así como pilar de prótesis dentales o faciales. El titanio, si se utiliza correctamente, genera una respuesta inflamatoria mínima en los tejidos vecinos.

4.2.4. Clasificación según la estructura. Los injertos óseos no vascularizados suelen ser de dos tipos: corticales, esponjosos o corticoesponjosos, aunque existen otras formas como la pasta de hueso, las virutas de hueso y el hueso en partículas. La elección del cirujano dependerá de la morfología y función de la zona dadora, de forma que la colocación del injerto se siga del proceso natural de cicatrización.

Hueso cortical. El hueso cortical contiene solamente el córtex de hueso denso, y la única entrada para la revascularización es la de los vasos nutrientes Produce un buen relleno mecánico del defecto, aunque el tiempo para que prenda puede ser mucho más largo. Tiene aplicaciones clínicas limitadas, y dado que se emplea en zonas de gran exigencia mecánica debe estar correctamente fijado para que funcione correctamente. Es más efectivo en huesos largos que en el esqueleto facial, aunque se puede utilizar como *onlay* para modificar el contorno facial.

Hueso esponjoso. Es el hueso más utilizado, dado que rápidamente se fusiona con el área receptora y permite corregir defectos de continuidad. Los amplios espacios abiertos que presenta permiten una rápida revascularización del mismo. Se puede utilizar en heridas contaminadas. Suele tomarse de la cresta ilíaca anterior y posterior. El hueso esponjoso no tiene resistencia mecánica suficiente para tolerar grandes tensiones en defectos de gran tamaño. La revascularización suele ser rápida, lo que permite la neoformación ósea.

Hueso corticoesponjoso. El hueso corticoesponjoso es el que produce mejores resultados, ya que tiene las ventajas de las dos estructuras de hueso: el hueso esponjoso se revasculariza rápido y se incorpora precozmente a las estructuras circundantes, mientras que el hueso cortical ofrece resistencia mecánica.

Otras variedades:

Hueso en partículas. Pequeños *chips* de hueso sin resistencia mecánica y que se utilizan para rellenar defectos. Suelen ser de diferentes formas y tamaños.

Pasta de hueso. Mezcla de partículas de hueso de pequeño tamaño (100-250 micras). Derivan del hueso cortical o esponjoso y se mezclan con sangre u otros componentes para darles forma. El tamaño de la partícula permite la vascularización actuando como matriz osteoinductora. Se debe utilizar en zonas sin compromiso mecánico.

4.2.5. Zonas donantes (fig. 25). Las zonas donantes de injertos óseos más empleadas en cirugía craneofacial son:

4.2.5.1. **Calota craneal** (fig. 26): Los huesos de la bóveda craneal se forman embriológicamente, al igual que los de la cara, por osificación membranosa. Varios estudios han demostrado que los injertos de hueso membranoso mantienen más el volumen inicial (menor reabsorción) que los de hueso endocondral (cresta ilíaca, costilla). Muchos consideran por esto al injerto desdoblado de calota craneal

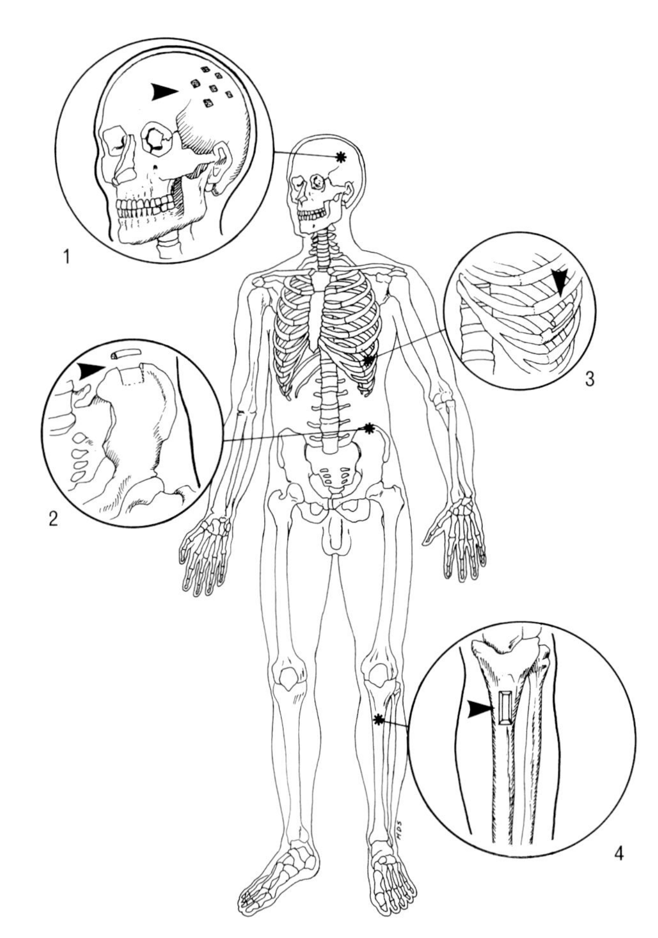

Fig. 1.25.—**Zonas donantes de injertos óseos:** 1. Parietal. 2. Cresta ilíaca. 3. Costilla. 4. Tibia.

(cortical externa) como el de primera elección para la reparación de defectos óseos en fracturas craneofaciales. Ventajas adicionales de esta zona donante son la ausencia de dolores posoperatorios (en relación con la toma de cresta ilíaca o de costilla) y que la cicatriz queda oculta por el pelo. La principal desventaja es la dificultad para modelarlo debido a su gran componente cortical (Tessier propone conservar el periostio en la cara externa, para que sirva de soporte a las microfracturas que se producen al doblar estos injertos). Pueden obtenerse desdoblando el hueso obtenido en una craniotomía o directamente del cráneo del paciente, separando la cortical externa de la interna con la ayuda de un escoplo curvo (la incidencia de penetración de la cortical interna con esta técnica es del 14,5% en las series de Jackson). Son complicaciones posibles de esta zona donante: hematoma epidural o subdural, fístula de líquido cefalorraquídeo y daño cerebral.

4.2.5.2. **Cresta ilíaca** (fig. 27): La cresta ilíaca es una excelente zona donante de injertos corticoesponjosos y esponjosos. Son posibles complicaciones de la obtención

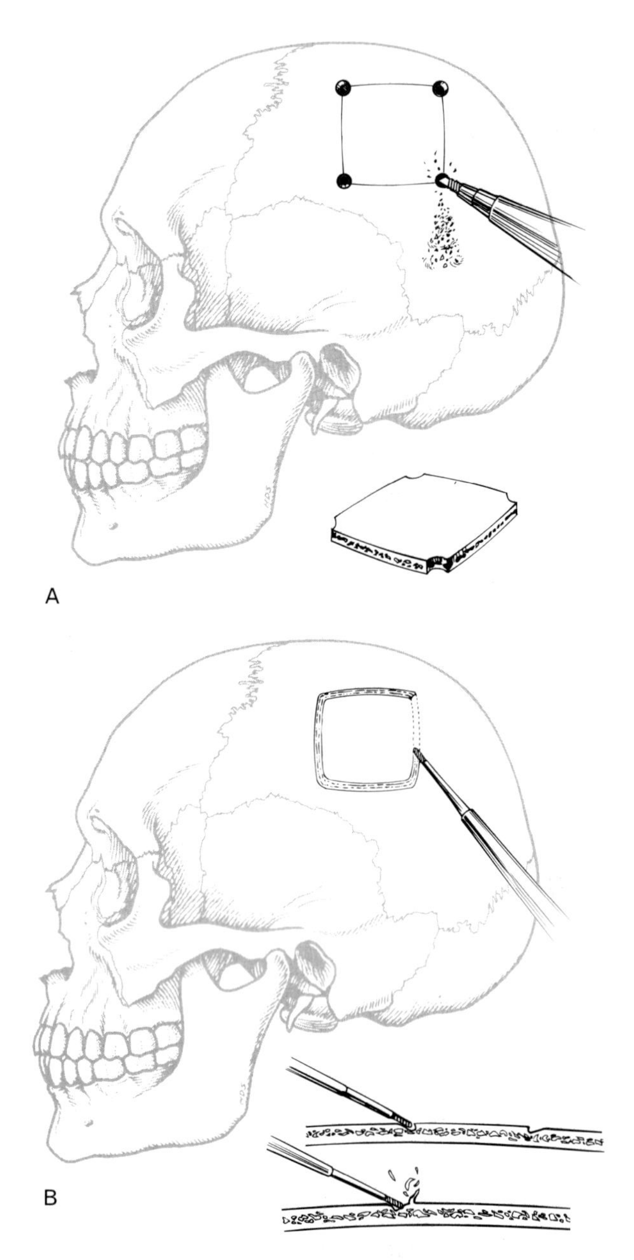

Fig. 1.26.—**Injerto hueso parietal:** A: 1. Total. 2. Polvo de hueso. B: Parcial cortical externa.

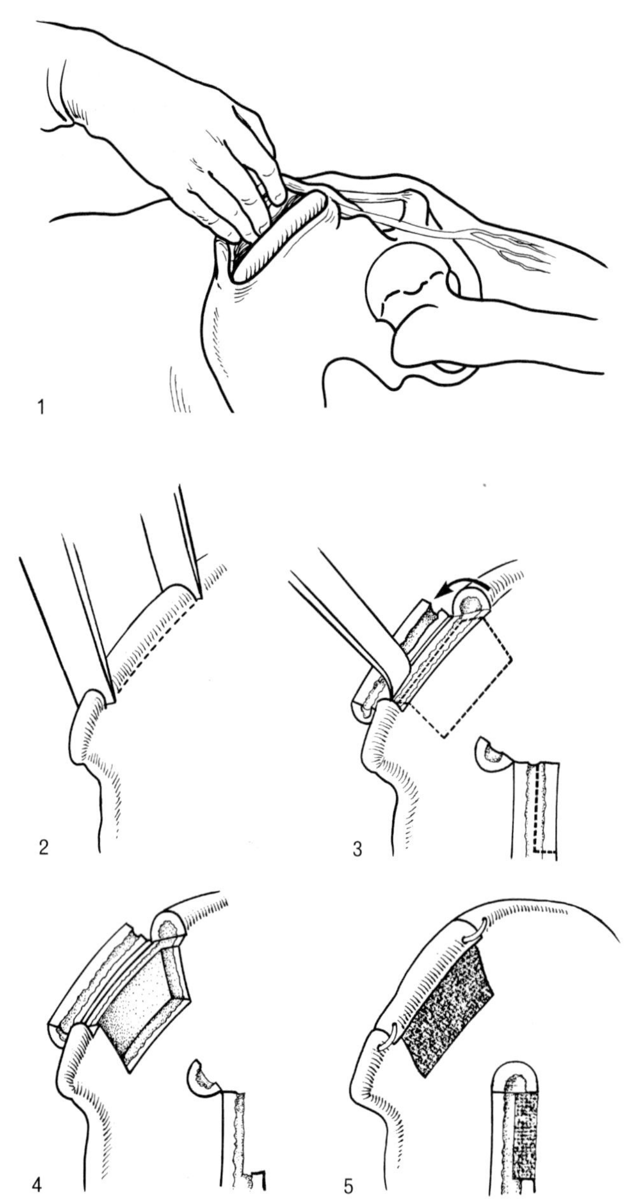

Fig. 1.27.—**Injerto hueso iliaco:** 1. Exposición. 2. Corte cresta iliaca. 3. Separación borde cresta. 4. Toma del injerto. 5. Reposición del borde de la cresta.

de estos injertos: dolor posoperatorio, meralgia parestésica (por lesión del nervio femorocutáneo), deformidad estética e íleo paralítico.

4.2.5.3. Costilla: La principal ventaja de los injertos de costilla es su gran maleabilidad. Fragmentos de hasta 10-15 cm pueden ser tomados de la parrilla costal, desdoblados y fácilmente curvados para adaptarse a las complejas formas del esqueleto craneofacial (especialmente la órbita). La principal desventaja del injerto óseo costal es la gran reabsorción que sufren (por el contrario el cartílago costal autógeno se reabsorbe muy poco). Son posibles complicaciones de la toma de injertos de la parrilla costal: neumotórax, depresión en el tórax y dolor pleurítico persistente con el ejercicio.

5. Microcirugía

5.1. Generalidades

La microcirugía ha transformado el espectro de la resección y reconstrucción en cirugía maxilofacial. Los colgajos pediculados tienen una anchura y longitud limitadas, y en ocasiones no alcanzan la zona receptora. Pueden causar cicatrices inaceptables, pueden requerir varios procedimientos o pueden no ser aceptables por su volumen o textura. La disponibilidad de técnicas de microcirugía liberan al cirujano de estas restricciones en el momento de la resección, lo que permite una mayor radicalidad en la misma.

La transferencia de colgajos libres microvascularizados consiste en la transferencia en una sola intervención de un segmento de tejidos nutrido por una sola arteria y vena a un área distante mediante anastomosis microvasculares.

Los colgajos microvascularizados presentan diversas ventajas, entre las que figuran la práctica de una sola intervención, la reducción del tiempo de estancia hospitalaria, o que el área donante y el defecto remanente son menos evidentes y más aceptables estéticamente por el paciente. Además, la disponibilidad de diferentes áreas donantes permite elegir tamaño, textura y color del colgajo donante. No obstante, entre sus inconvenientes figuran el mayor tiempo quirúrgico y la alta sensibilidad a la técnica del cirujano.

El origen de las técnicas de anastomosis vascular comienza en 1906 con el artículo de Carrel *The surgery of blood vessels*, donde se presentaron los fundamentos de las técnicas utilizadas actualmente. Durante las grandes guerras se desarrollaron técnicas para salvar extremidades amputadas. Pero no fue hasta la década de 1960, al introducirse el microscopio y el instrumental específico para microcirugía, cuando dichos procedimientos alcanzaron su actual difusión. En 1972 se realizó el primer trasplante libre de tejidos. A partir de ese momento, en la literatura se han descrito numerosos colgajos libres con diferentes indicaciones. El éxito de las técnicas microquirúrgicas depende de la experiencia del cirujano, de una correcta magnificación y del empleo de instrumental adecuado.

5.1.1. Instrumental. La microcirugía precisa instrumental específico, incluyendo pinzas, tijeras portaagujas y clamps vasculares. Estos clamps sujetan los extremos de los vasos en posición constante para asegurar un cierre sin tensiones. El material de sutura utilizado depende de las dimensiones del vaso que se va a anastomosar, pero suele utilizarse nailon monofilamento de 10-0 o 11-0.

5.1.2. Entrenamiento en microcirugía. Los fracasos en cirugía microvascular suelen deberse a errores técnicos del cirujano, por lo que es esencial que éste disponga de una amplia experiencia en el procedimiento. Por ello, el cirujano debe haber pasado por un período largo de prácticas en animales de experimentación con anastomosis de vasos de tamaño decreciente. Un programa de entrenamiento debería incluir anastomosis terminoterminales de arterias, anastomosis terminoterminales de venas, anastomosis terminolaterales, transferencia de colgajos libres microvascularizados y reimplantes de tejidos.

La cirugía microvascular es compleja desde el punta de vista técnico y precisa un período de formación largo, así como la realización de un mínimo número de casos al año para no perder el «toque» de este procedimiento.

5.1.3. Requisitos técnicos. El éxito de las técnicas de microcirugía depende del cumplimiento de una serie de requisitos técnicos que incluyen:

a) Manejo cuidadoso de los tejidos.
b) Desbridamiento adecuado.
c) Tamaño similar de los vasos.
d) Permeabilidad adecuada del vaso.
e) Tensión de la sutura.
f) Espacio adecuado entre suturas.

5.1.4. Áreas donantes (fig. 28)**.** Las condiciones necesarias para un área donante de injertos libres vascularizados

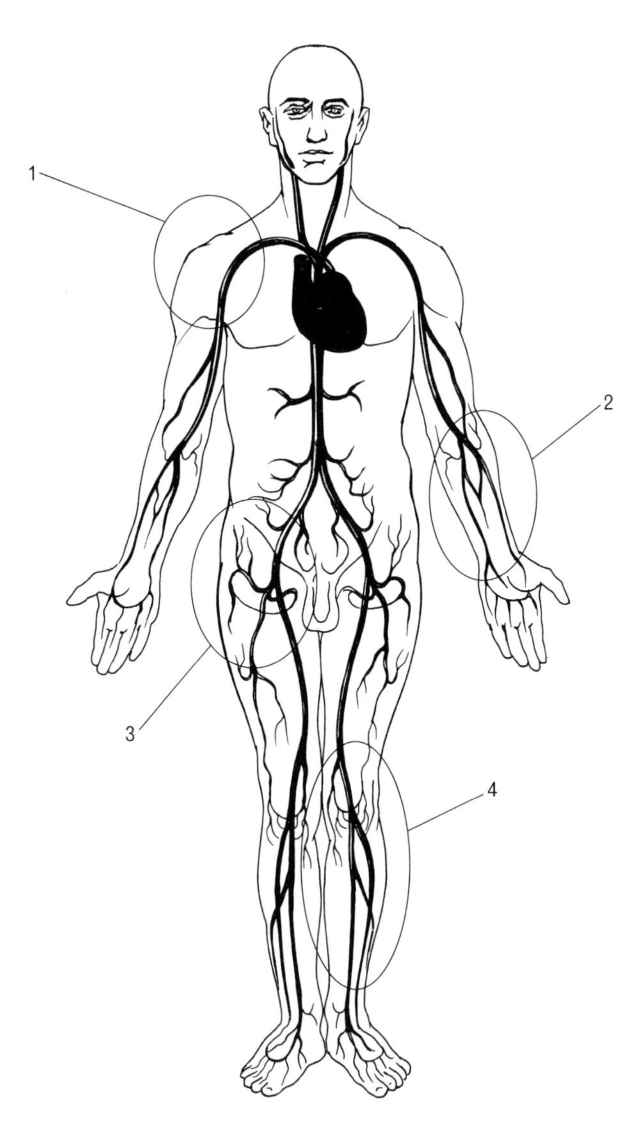

Fig. 1.28.—**Colgajos libres microvascularizados:** *Zonas donantes:* 1. Escápula. 2. Radial. 3. Iliaco. 4. Peroné.

dos son la existencia de una arteria y una vena principales y visibles y que formen un sistema arteriovenoso cerrado, una anatomía vascular constante y la existencia de unos vasos de longitud y anchura suficiente. Estos criterios se cumplen en la mayor parte de zonas del organismo en las que existe un patrón de vascularización axial. Además, aunque de forma secundaria, deben ser delgados, sin pelo, y debe ser posible levantarlos en posición de decúbito supino.

5.2. Colgajo libre radial (fig. 30)

Concepto. Colgajo fasciocutáneo nutrido por la arteria radial y las venas subcutáneas del antebrazo, que se puede utilizar también en forma de colgajo osteofasciocutáneo. Se trata de un colgajo versátil y fiable, que contiene piel fina y sin pelo y que se adapta muy bien a la cavidad oral, con una contracción posoperatoria mínima. El área donante presenta una morbilidad mínima y pueden tomarse islas cutáneas de 20 × 10 cm. El colgajo está especialmente indicado en defectos intraorales menores, en los que se ha conservado la continuidad del hueso mandibular.

Anatomía. La arteria radial aparece entre el braquirradial y el flexor carpirradial, haciéndose superficial y estando cubierto solamente por la piel, tejido subcutáneo y fascia profunda. La arteria y sus dos venas acompañantes están revestidas por el septo intermuscular lateral, que separa los compartimentos flexor y extensor del antebrazo. La posición superficial de arteria y venas, su diámetro constante generalmente superior a 3 mm y la virtual ausencia de enfermedad ateromatosa hacen que el colgajo radial sea ideal para técnicas de microcirugía.

Técnica quirúrgica. Se señalan el trayecto de la arteria y las venas acompañantes. El colgajo puede ser proximal o distal. El colgajo distal suele ser más delgado que el proximal, y es de elección si se desea tomar hueso. Se dibuja el colgajo, cuyo eje longitudinal debe coincidir con los vasos radiales. Se procede a la disección tras la ex sanguinación por elevación. La disección comienza distalmente para acceder a la arteria y las venas acompañantes, que se ligan a ese nivel. Se elevan los márgenes del colgajo hasta la fascia profunda, conservando las venas que sean necesarias, comenzando proximalmente en el borde cubital, donde la fascia es más gruesa. El colgajo se eleva en un plano subfascial exponiendo los músculos y los tendones. El plano subfascial asegura que la arteria radial quede incluida en el colgajo. Se secciona la inserción del septo intermuscular al radio y se elevan la arteria y las venas. Se identifica y conserva el nervio radial. Se separa el colgajo de la base a la que está unido proximalmente por la arteria. La supervivencia del injerto y los resultados estéticos a largo plazo son mejores en los defectos proximales que en los distales.

Los defectos de pequeño tamaño se pueden cerrar directamente, pero la mayor parte necesitan injertos de piel de grosor parcial.

5.3. Colgajos libres derivados de la arteria subescapular

El patrón de arborización de la arteria subescapular permite la trasferencia de numerosos colgajos entre los que figuran el fasciocutáneo escapular, el fasciocutáneo paraescapular, el dorsal ancho (miocutáneo, osteomiocutáneo) y el serrato (miocutáneo, osteomiocutáneo).

5.4. Injertos óseos microvascularizados

La reconstrucción de la continuidad mandibular es una parte muy importante de la cirugía reconstructiva de cabeza y cuello, no sólo por motivos estéticos, sino también por el papel que desempeña la misma en la masticación, deglución o fonación. Puede ser necesario emplear un injerto compuesto de hueso y piel para reconstruir la mandíbula y los tejidos blandos intraorales o la piel. El injerto de hueso microvascularizado mantiene el aporte nutricio a la unidad de hueso, permitiendo así la trasferencia de osteocitos y osteoblastos viables, lo que permite una cicatrización ósea convencional.

Existen diferentes zonas dadoras distribuidas por todo el organismo, cada una de ellas con diferentes características, de los que se mencionarán solamente aquellos más utilizados en nuestro territorio.

5.4.1. Colgajo osteocutáneo peroneal vascularizado. Entre las ventajas del colgajo figuran que se puede tomar en posición supina simultáneamente a la cirugía primaria, la disponibilidad de un segmento de hueso cortical largo y fácilmente moldeable, y finalmente la fiabilidad de la anatomía de la zona donante.

El vaso nutricio del colgajo es la arteria peroneal en su emergencia de la arteria tibial posterior. Esta arteria proporciona múltiples ramas musculoperiósticas al peroné, así como perforantes cutáneas.

Técnica quirúrgica (fig. 29). La intervención comienza marcando una línea de puntos que une la cabeza del peroné y el epicóndilo lateral, que identifica el septo intermuscular. Se diseña una isla cutánea fusiforme centrada en el septo y localizada en la unión del tercio medio e inferior. Tras la ex sanguinación se efectúa una incisión anterior en

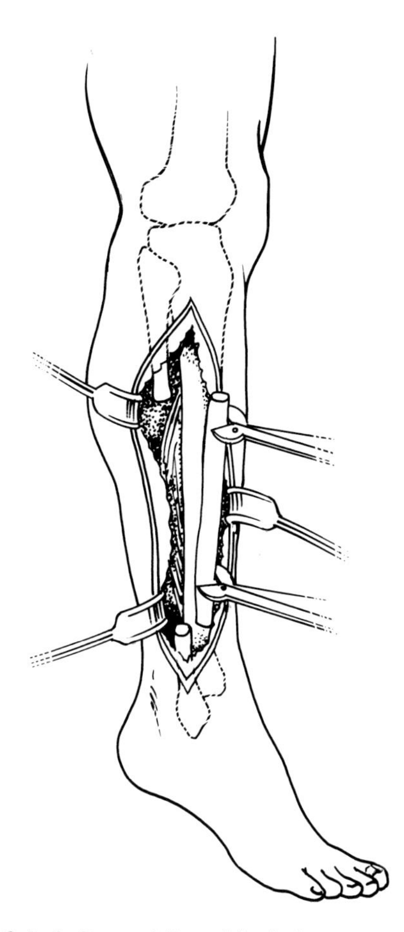

Fig. 1.29.—**Colgajo Peroneal**: Toma del colgajo.

piel, tejido subcutáneo y fascia de los peroneos, dirigiéndose el plano subaponeurótico hacia el septo intermuscular. Se diseca el sector anterior del hueso elevando la musculatura. Se identifican el nervio peroneo, la arteria y la vena tibial anterior. La disección del sector medial del peroné revela la membrana interósea. En este momento se practican osteotomías en el peroné. A continuación comienza la disección posterior. Mediante distracción ósea se identifica la porción distal de la arteria y de la vena, ligándose el pedículo distal. Se secciona la membrana interósea y se cortan las fibras del músculo tibial posterior para seguir el trayecto proximal de los vasos, que se continúa hasta la bifurcación de los vasos tibiales posteriores. La zona donante se cierra de forma directa o se puede utilizar un injerto cutáneo.

5.4.2. Colgajo osteocutáneo radial (fig. 30). Las características generales del colgajo radial se han mencionado previamente. Se pueden tomar al menos 10 cm de radio. Los inconvenientes de este colgajo incluyen un hueso extremadamente rígido y difícil de modelar, la necesidad de injertos cutáneos para cerrar la zona dadora y la limitación de la cantidad de hueso que se puede tomar. Es

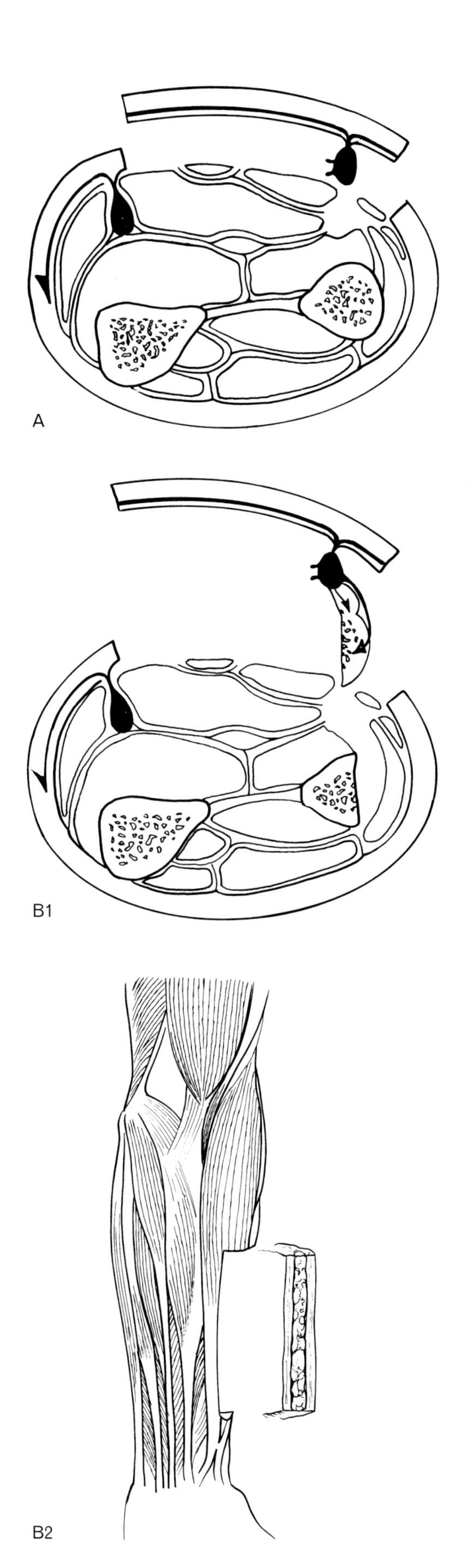

Fig. 1.30.—**Colgajo radial del antebrazo:** Patrón vascular. A. Fasciocutáneo. B. Osteofasciocutáneo.

Tabla. Recurrencias del queloide con distintos tratamientos

Tratamiento	Recurrencia
Corticoides intralesionales y escisión posterior	0-50%
Corticoides intralesionales	10-50%
Escisión con láser (CO_2, argón) y corticoides intralesionales intraoperatorios	45%. En estudio
Radioterapia y escisión	18-74%
Escisión	Más del 50%
Criocirugía y corticoides	En estudio

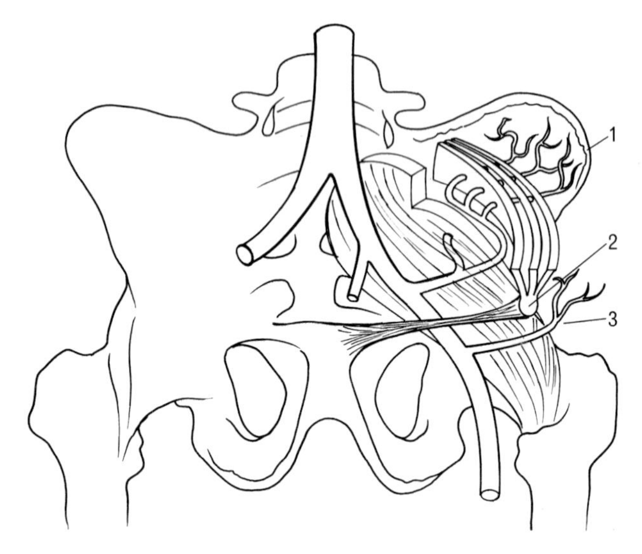

Fig. 1.31.—**Colgajo iliaco:** 1. Colgajo cutáneo. 2. Espina iliaca anterosuperior. 3. Vasos iliacos superficiales.

necesario inmovilizar la zona después de la intervención como prevención ante posibles fracturas. Se aconseja practicar radiografías del antebrazo antes de la intervención para descartar enfermedad o deformidad y para evaluar el grosor del hueso.

5.4.3. Colgajo ilíaco microvascularizado (figura 31). La vascularización de la cresta ilíaca depende de la arteria ilíaca circunfleja profunda, que penetra en la misma por encima del músculo ilíaco. Su rama ascendente atraviesa el músculo transverso y se distribuye por la piel suprayacente. El hueso donante puede ser mono o bicortical.

Entre las ventajas de este colgajo figuran su pedículo de gran tamaño (1,5 a 3 mm de diámetro y longitud de 5 a 9 cm) y su curvatura, que puede ser idónea para la reconstrucción mandibular cuando los defectos son de gran envergadura. Entre sus inconvenientes figuran la posibilidad de hernias del contenido abdominal.

Anatomía. La arteria ilíaca circunfleja profunda se origina en el sector posterolateral del ligamento inguinal, dirigiéndose junto con las venas acompañantes superolateralmente hasta la espina ilíaca anterosuperior. A este nivel se desprende una rama muscular que atraviesa el músculo transverso y el oblicuo interno. La rama terminal de la arteria aparece como una gran perforante a 8-10 cm de la espina ilíaca anterosuperior.

La arteria tiene un diámetro constante de 1,0 a 1,5 mm, lo que hace que sea ideal para la anastomosis. Tras dividir la pared abdominal, la arteria ilíaca circunfleja profunda se encuentra situada en el pliegue que forman el músculo transverso y el ilíaco.

Bibliografía

Ariyan S. The pectoralis major myocutaneous flap: a versatile flap for reconstruction in the head and neck. Plast Reconstr Surg 1979; 63:73.

Bakamjian VY. The recontructive use of flaps in cancer surgery of the head and neck. En: Saad MN, Reviews in Plastic Surgery. Amsterdam: Excerpta Medica, 1974.

Demergasso F, Piazza M. Trapezius myocutaneous flap in reconstructive surgery of head and neck cancer: an original technique. Am J Surg 1979; 138:533.

Ginestet G. Atlas de técnica operatoria de Cirugía estomatológica y maxilofacial. Buenos Aires: Ed. Mundi, 1967.

Limberg AA. Design of local flaps. En: T Gibson (ed.) Modern trends of plastic surgery. Londres: Butterworth, 1966, pp. 38-61.

MacGregor IA (ed.) Fundamental techniques of plastic surgery 6.ª ed. Londres: Churchill Livingstone, 1975.

Manchester WM. Some technical improvements in the reconstruction of the mandible and TMJ. Plast Reconstr Surg 1972; 50:249.

Quillen CG, Shearin JC, Georgiade NG. Use of the latissimus dorsi myocutaneous flap for reconstruction in the head and neck area. Plast Reconst Surg 1978; 62:113.

Song R, Gao Y, Song Y, Yu Y. The forearm flap. Clin Plast Surg 1982; 9:21.

Soutar DS, Scheker LR, Tanner NSB. The radial forarm flap: a versatile method for intraoral reconstruction. Br J Plast Surg 1983; 36:1.

Taylor GI, Corlett RJ. Microvascular free transfer of a compound deep circunflex groin and ailiac crest flap to the mandible. En: Grabb's Encyclopedia of flaps. Boston, Little Brown and Co, 1990, 589.

Urken ML, Cheny ML. Atlas of regional and free flaps for head and neck reconstruction. New York, Raven Press, 1995.

Capítulo 2

Anomalías y deformidades congénitas y del crecimiento

1. Introducción

El término cirugía ortognática define aquellas técnicas de la Cirugía Maxilofacial que tienen como objetivo la corrección de las deformidades de la forma, tamaño y posición de los huesos maxilares y de sus estructuras anexas. En la literatura anglosajona estas anomalías se denominan, en general, «deformidades dentofaciales», término en nuestra opinión algo restrictivo, dada la frecuente implicación en su desarrollo de trastornos del esqueleto que conforma la base del cráneo.

En los últimos tiempos el manejo de los pacientes con deformidades craneomaxilofaciales se ha convertido en un tratamiento multidisciplinario, en el que intervienen varios especialistas, pero con mayor importancia el ortodoncista y el cirujano maxilofacial.

El papel que juega la ortodoncia en el tratamiento de estos pacientes es esencial. La nivelación de las arcadas dentarias, la eliminación de compensaciones dentales o las extracciones terapéuticas son condiciones para el éxito del tratamiento y para obtener unos resultados estables a largo plazo.

Las intervenciones que practica el cirujano maxilofacial en estos pacientes son diferentes variedades de osteotomías de los huesos maxilares, en las que se busca la normalización de dichas bases óseas con el cráneo, entre sí y con la arcadas dentarias respectivas. Siguiendo los principios básicos de la Ortopedia y Traumatología, existen tres fundamentos para el éxito del tratamiento:

a) Reducción. Normalización de la posición y forma de los huesos maxilares, para lo que resulta imprescindible el conocimiento de las normas cefalométricas de nuestra población.

b) Fijación. Empleando diferentes técnicas de osteosíntesis (alambre, miniplacas, microplacas, tornillos de compresión...).

c) Inmovilización. Variable, según la técnica de osteosíntesis empleada (cero-ocho semanas).

Las alteraciones craneomaxilofaciales se pueden clasificar en dos grandes grupos. El primero incluye síndromes congénitos en los que puede existir afectación facial como forma de presentación única, o como un signo más dentro de un complejo más severo. El segundo grupo incluye trastornos de crecimiento que aparecen durante el mismo, con causa conocida o de forma idiopática.

2. Malformaciones congénitas

2.1. Craneosinostosis

El término craneosinostosis define aquellos procesos secundarios a la obliteración prematura de una o más suturas del cráneo. Se pueden dividir en varias clases. Pueden ser simples, que es lo más frecuente (89%), o múltiples, afectando a varias de las suturas craneales. Pueden ser aisladas (95%) o bien aparecer en forma sindrómica. También pueden ser primarias (97,5%) o bien secundarias, resultantes de múltiples enfermedades (fig. 1). Aparecen aproximadamente en uno de cada 1.000 nacidos vivos y la cara se ve involucrada en un 10% de los casos.

Las deformidades esqueléticas presentes en las diferentes formas de craneosinostosis pueden acompañarse de diversos trastornos funcionales.

a) *Alteraciones del SNC.* La disparidad entre el volumen craneal y el volumen del cerebro causan la elevación de la presión intracraneal (PIC) y puede detectarse en la radiografía como thumb printing en la cortical interna. Este aumento de la PIC es más frecuente cuando la craneosinostosis es múltiple, apareciendo en el 42% de los niños no tratados y afectados en más de una sutura.

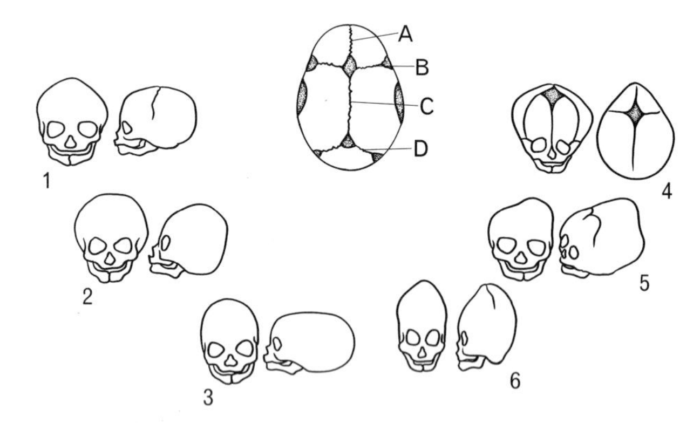

Fig. 2.1.—**Craneosinostosis.** *Variedades clínicas:* 1. Normocefalia. 2. Braquicefalia: CP suturas coronales. 3. Dolicocefalia-Escafocefalia: CP sutura sagital. 4. Trigonocefalia: CP sutura metópica. 5. Plagiocefalia: CP de una sutura coronal o lambdoidea. 6. Oxicefalia: CP de todas las suturas. Suturas craneales: A. Metópica. B. Coronal. C. Sagital. D. Lamdoidea.

La incidencia de retraso mental no se conoce con certeza, porque con frecuencia se ha atribuido incorrectamente a estos individuos debido a su aspecto facial. Este fenómeno se puede achacar al aumento de la PIC, hidrocefalia, anomalías asociadas o a antecedentes familiares. La mayor incidencia de retraso mental aparece en el síndrome de Apert y en la deformidad en hoja de trébol.

b) *Alteraciones visuales.* La atrofia óptica y el papiledema son hallazgos de las craneosinostosis. La primera se ha atribuido a la compresión del nervio óptico por sobrecrecimiento de las paredes del canal óptico. El papiledema, por su parte, es secundario al aumento de la PIC.

Etiopatogenia. Las anomalías de desarrollo son: a) trastornos del desarrollo normal como lesiones tisulares o alteraciones obstructivas, o b) procesos evolutivos anormales como alteraciones metabólicas, displasias tisulares o anomalías genéticas.

El cráneo se desarrolla como islotes de hueso incluidos en una membrana fibrosa. En su periferia aparecen «frentes osteogénicos» que cuando entran en contacto desarrollan una sutura craneal. Las suturas permiten la separación de los huesos durante el crecimiento. Moss afirmó que la duramadre podía desempeñar un papel importante en el desarrollo de las sinostosis.

Las craneosinostosis se caracterizan por la ley de Virchow, que afirma que la fusión prematura de una sutura causa una alteración del crecimiento perpendicular del cráneo con un desarrollo paralelo compensador.

Las alteraciones primarias en la craneosinostosis parecen localizarse en la base del cráneo. La anormal inserción de la duramadre en esta región modifica las respuestas de la cápsula neural a las fuerzas del cerebro en crecimiento, predisponiendo a la fusión prematura de la sutura. Los cambios en la morfología craneal que se producen tras el nacimiento se deben a la dirección anómala de crecimiento del cerebro.

La clasificación de las craneosinostosis se basa en la forma resultante del cráneo, tal como se expondrá a continuación.

2.1.1. *Craneosinostosis sagital (escafocefalia)* (figura 2).

La sutura sagital une en la línea media los dos huesos parietales. Escafocefalia o dolicocefalia son los términos asignados para denominar la obliteración y sinostosis prematura de dicha sutura.

Características clínicas. La craneosinostosis sagital es la más frecuente de las fusiones prematuras de las suturas del cráneo, representando el 80% del total. Suele ser no familiar y es más frecuente en varones.

Los pacientes afectados por una craneosinostosis sagital se presentan con una cabeza larga y estrecha, que se asemeja a la quilla de un barco. Los pacientes con fusión anterior aislada presentarán *bossing* frontal secundario al aumento del depósito de hueso en la sutura coronal, mientras que aquellos que presentan una fusión predominantemente posterior presentarán una tumefacción occipital debido al incremento de depósito óseo en la sutura lambdoidea. El hueso de la vecindad de la sutura continúa su crecimiento, por lo que frecuentemente es palpable una cresta en la línea media del cráneo.

Pueden aparecer exoftalmos, estrabismo y atrofia óptica, aunque en los casos leves la deformación de la calota puede ser la única alteración observable.

Características radiológicas. La forma de presentación radiológica de cada una de las craneosinostosis depende de la forma de la calota craneal y de las características de la sutura específica que está implicada. No es un requisito que la fusión ósea sea total, sino que una sinostosis parcial puede presentarse con una malformación craneal semejante. Así, en la escafocefalia la bóveda craneal es estrecha y alargada, con una reducción de la dimensión bitemporal.

2.1.2. *Craneosinostosis coronal unilateral (plagiocefalia)* (fig. 3).

Cuadro clínico que es consecuencia del cierre prematuro unilateral de la sutura coronal o frontoparietal. Este término significa literalmente «asimetría craneal».

Etiopatogenia. Desconocida. Se trata de un cuadro que se transmite por una herencia multifactorial. Representa

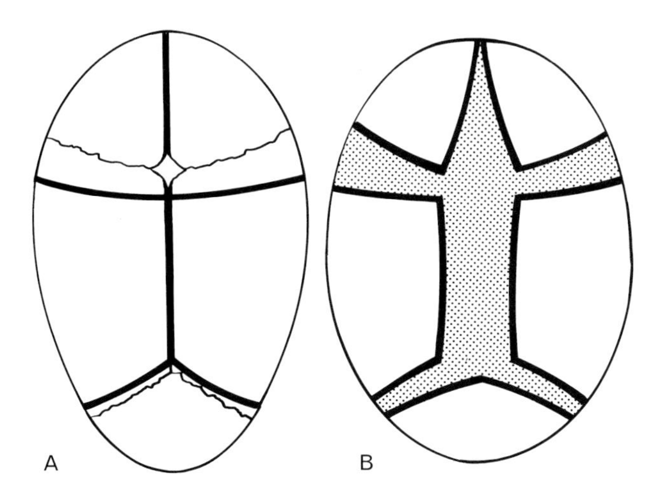

Fig. 2.2.—**Escafocefalia-dolicocefalia.** *Tratamiento:* A. Osteotomías. B. Expansión de la fosa craneal anterior y de las órbitas y expansión del área temporoparietal.

entre el 9 y el 15% de las craneosinostosis, aproximadamente 1/10.000 nacidos vivos.

Clasificación:

Plagiocefalia simple (categoría I). Sinostosis unilateral de la sutura coronal y de la sutura frontoetmoidal.

Plagiocefalia occipital (categoría II). Resultado de la fusión prematura de la sutura lambdoidea contralateral.

Plagiocefalia compleja (categoría III). Sinostosis coronal unilateral o lambdoidea asociada al menos a otra sutura prematura del cráneo.

Plagiocefalia metabólica (categoría IV). Sinostosis debida al déficit de vitamina D, policitemia vera, talasemia o anemia de células falciformes.

Pseudoplagiocefalia (categoría V). Cabeza asimétrica sin sinostosis coronal. Secundaria a lesiones del parto o a anomalías posturales. Ha aumentado considerablemente en EE.UU. tras la recomendación de posicionar al recién nacido en decúbito supino para evitar el riesgo de síndrome de muerte súbita infantil.

Clínica. Aunque originariamente sea una entidad unilateral, en realidad debe considerarse bilateral debido a los cambios compensadores que sufre el lado no afectado. Entre las características anatómicas de la plagiocefalia figuran:

Aplanamiento y depresión del hueso frontal en el lado afectado.

Malposición orbitaria y desplazamiento del malar. Por tanto, se observa exoftalmos.

Desviación de la pirámide nasal hacia el lado «normal».

Sobrecrecimiento del hueso frontal en el lado no afectado con hipoplasia del hueso malar.

Modificación del eje craneal y del tercio facial superior, con mantenimiento vertical de los dos tercios inferiores.

Se considera que la plagiocefalia no causa una elevación de la presión intracraneal, por lo que su corrección tiene como objetivo impedir el aumento de la deformidad.

Características radiológicas. Las series radiográficas de cráneo y la tomografía computarizada revelarán las diversas alteraciones anatómicas presentes.

2.1.3. Craneosinostosis coronal bilateral: braquicefalia (fig. 4).

El término braquicefalia define aquellas malformaciones que se caracterizan por el cierre prematuro de la sutura coronal, que une el hueso frontal con los dos huesos parietales. También el cierre de la sutura lambdoidea, entre los parietales y el occipital, presenta esta malformación.

Etiopatogenia. La craneosinostosis se considera una alteración primaria de los huesos membranosos del cráneo. En un 15% de todos los casos de fusión prematura, especialmente en las braquicefalias, existen malformaciones asociadas, como sindactilias o cardiopatías congénitas. Puede aparecer como parte de varios síndromes complejos, como la displasia craneofrontonasal, acrocefalosindactilia, síndrome de Crouzon.

Características clínicas. Es la segunda entidad en frecuencia dentro del grupo. La sinostosis coronal bilateral produce un acortamiento del hueso frontal, protrusión bitemporal y con aumento de la oblicuidad de ambas órbitas. El reborde supraorbitario suele estar retruido con un cierto grado de exoftalmos e hipertelorismo.

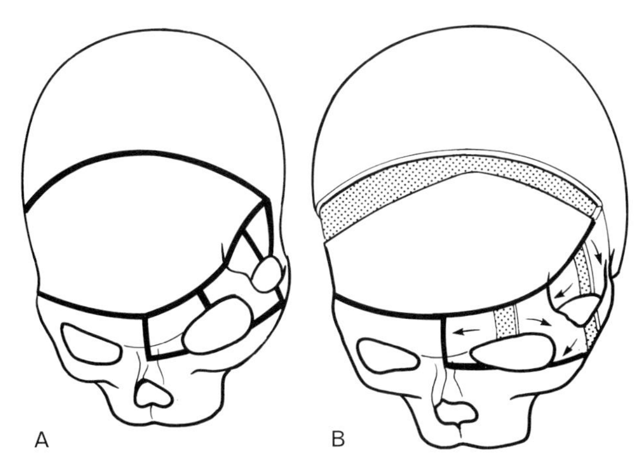

Fig. 2.3.—**Plagiocefalia.** *Tratamiento:* A. Osteotomías para craniosinostosis coronal unilateral. B. Expansión y avance de la órbita, expansión de la fosa craneal media y ala del esfenoides, el colgajo de hueso frontal se invierte para obtener simetría.

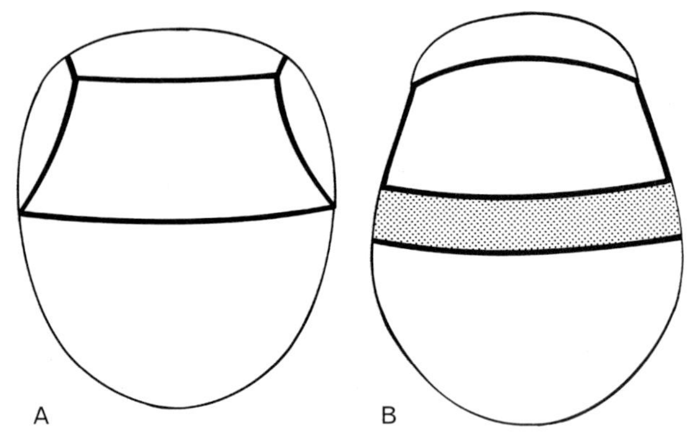

Fig. 2.4.—**Braquicefalia.** Corrección de craneosinostosis bilateral. A. Osteotomías. B. Avance de reborde supraorbitario y frontal con 180° rotación de huesos temporales expandidos.

Características radiológicas. Los hallazgos típicos del síndrome son la disminución de la distancia interorbitaria y la forma aguda y prominente del hueso frontal en la proyección basal.

2.1.4. Craneosinostosis metópica (trigonocefalia) (fig. 5). La sutura metópica divide en dos el hueso frontal, disponiéndose en sentido vertical. Dicha sutura se cierra entre el segundo y el tercer año de edad, y en un 10% de los casos persiste de por vida. La *trigonocefalia* se refiere al cierre prematuro de la sutura metópica.

Etiopatogenia. La mayor parte de casos afectan a varones. Parece existir una tendencia familiar a presentar la alteración, pero no ha podido definirse un mecanismo exacto. La trigonocefalia se ha asociado también con la delección del brazo corto del cromosoma 9. En un 9% de los casos existen otras malformaciones asociadas.

Características clínicas. La fusión prematura de la sutura metópica tiene como resultado un cráneo triangular en forma de quilla en su sector anterior, con una cresta ósea en la línea media frontal. La deformidad es más evidente en la proyección axial. Son frecuentes, pero no constantes, el hipotelorismo y la hipoplasia de los lóbulos frontales. Se han descrito casos leves que han regresado con el fin del crecimiento esquelético.

Características radiológicas. Reflejan la deformidad anatómica del cráneo. Los hallazgos típicos del síndrome son la disminución de la distancia interorbitaria y la forma aguda y prominente del hueso frontal en la proyección basal.

2.1.5. Craneosinostosis múltiple. Son posibles diversas variaciones en las suturas que se ven afectadas. En la *oxicefalia o acrocefalia* existe una fusión de las suturas sagital y coronal. Por su parte, el *cráneo en hoja de trébol* se debe a la asociación de sinostosis sagital y escamosa (que

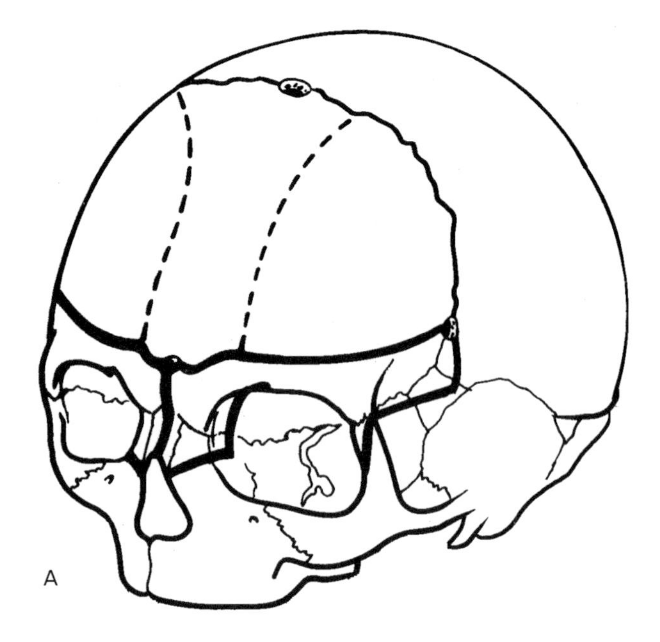

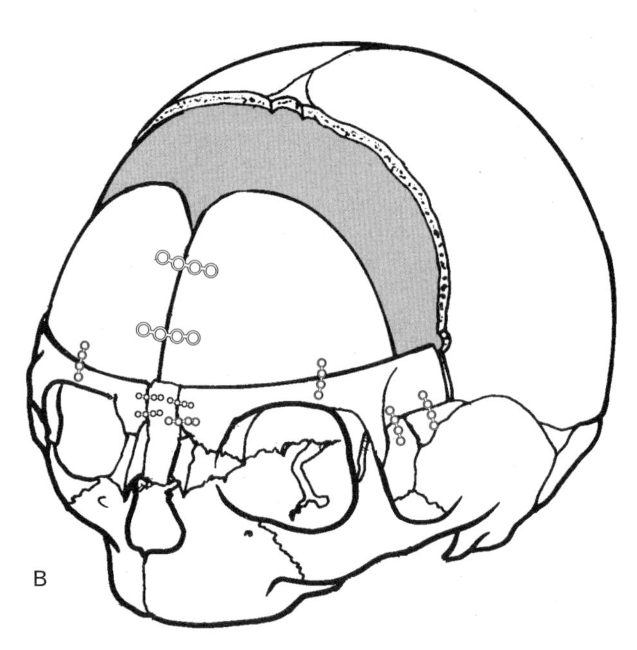

Fig. 2.5.—**Trigonocefalia.** Liberación sutura metópica y rebordes supraorbitarios desplazados lateralmente, remodelado frontal e injertos óseos.

separa el hueso temporal del parietal), o de las suturas coronal, lambdoidea y metópica.

Etiopatogenia. La mayor parte de casos de cráneos en hoja de trébol son esporádicos. Es frecuente su asociación con los síndromes de Crouzon, Apert y Carpenter.

Características clínicas. El *cráneo en hoja de trébol* es un cráneo trilobular que se asocia a hidrocefalia. Existe desplazamiento inferior de los pabellones auriculares, exoftalmos y deformidades faciales graves, con hipoplasia del tercio medio facial. Frecuentemente, el cierre palpebral es incompleto y causa lesiones corneales. También existen deformidades de los huesos largos de tipo acondroplásico. Son frecuentes la hidrocefalia y el retraso mental y psicomotor.

En la *acrocefalia*, el cráneo sigue un crecimiento vertical, las órbitas son poco profundas y existe un exoftalmos grave. Además se asocia a una polisindactilia de manos y de pies.

Características radiológicas. Los pacientes con cráneo en hoja de trébol muestran dicha forma trilobular con una gravedad variable, siendo posibles las asimetrías. La bóveda craneal está adelgazada y muestra características de «panal de miel». En la oxicefalia las características son las de todas las craneosinostosis; es decir, la anomalía de la forma del cráneo y la fusión de las suturas con esclerosis marginal.

2.1.6. *Craneosinostosis sindrómicas*

2.1.6.1. Síndrome de Crouzon

Generalidades. Síndrome autosómico dominante que aparece en 1/25.000 de los nacidos vivos.

Características clínicas. Se presenta como una craneosinostosis con retrusión del tercio medio facial y síntomas oculares como exoftalmos, nistagmo, estrabismo, hipertelorismo y atrofia del nervio óptico.

La sutura craneal afectada es variable: coronal, sagital o lambdoidea, lo que explica la variabilidad de la forma del cráneo. La posición baja del esfenoides, y especialmente la posición adelantada de las alas mayores, es responsable del menor volumen de las órbitas y, por ende, de los síntomas oculares asociados.

2.1.6.2. Síndrome de Apert: acrocefalosindactilia.

Características clínicas. Enfermedad autosómica dominante que se caracteriza por craneosinostosis, exoftalmos, hipoplasia del tercio medio facial y sindactilia simétrica de pies y manos.

A diferencia del síndrome de Crouzon, la sutura afectada es siempre la misma, observándose una sinostosis coronal. El hipertelorismo y el exoftalmos son hallazgos frecuentes. Asimismo, en un 70% de los casos se puede observar fisura palatina, especialmente en el paladar blando.

La deformidad de las extremidades es simétrica y consiste en la fusión de los dedos 2, 3 y 4 de las manos, con una alteración semejante en los pies.

2.1.6.3. Síndrome de Pfeiffer

Características clínicas. Enfermedad autosómica dominante que se caracteriza por craneosinostosis, pulgares de manos y pies aumentados de tamaño, exoftalmos e hipoplasia del tercio medio facial.

2.1.6.4. Síndrome de Saethre-Chotzen

Conceptos generales. Enfermedad autosómica dominante (penetrancia completa y expresividad variable).

Características clínicas. Craneosinostosis variable (en general plagiocefalia), implantación baja del cabello, deformidad del tabique nasal y pirámide nasal en forma de pico, ptosis palpebral y braquidactilia. La inteligencia de estos sujetos está conservada.

Tratamiento de las craneosinostosis. El tratamiento de las craneosinostosis se puede emprender de manera precoz (antes de un año de edad) o tardío (después de un año).

a) *Tratamiento precoz* (figs. 2-5). La cirugía precoz tiene como objetivos la descompresión intracraneal con el fin de evitar problemas visuales y permitir el desarrollo mental normal y la consecución de una morfología craneofacial satisfactoria. Entre los procedimientos disponibles figuran la craneoctomía en tiras, el adelantamiento frontal *(floating forehead),* el remodelado de la bóveda craneal, el avance monobloc o craneofacial y la cirugía de la hidrocefalia.

b) *Tratamiento tardío* (figs. 6-7). El tratamiento tardío consiste en las diferentes formas de osteotomía de Lefort III, o el avance frontoorbitario monobloc.

2.2. Fisuras faciales

Tessier propuso en 1976 una nueva clasificación de las fisuras craneofaciales en la que tomaba como estructura de referencia primaria la órbita. Podía identificar un total de 15 localizaciones de fisuras. Esta clasificación permitía, según su autor, eliminar terminología confusa, facilitar la comunicación entre profesionales, mejorar la comprensión espacial de estas deformidades y mejorar la calidad del tratamiento.

Las fisuras faciales se distribuyen alrededor de la órbita y párpados y de los maxilares y labios, existiendo fisuras comunes a ambas. Estas fisuras siguen unos ejes constantes. Las fisuras de tejidos blandos y duros no siempre coinciden, y en un mismo paciente pueden coexistir diferentes fisuras.

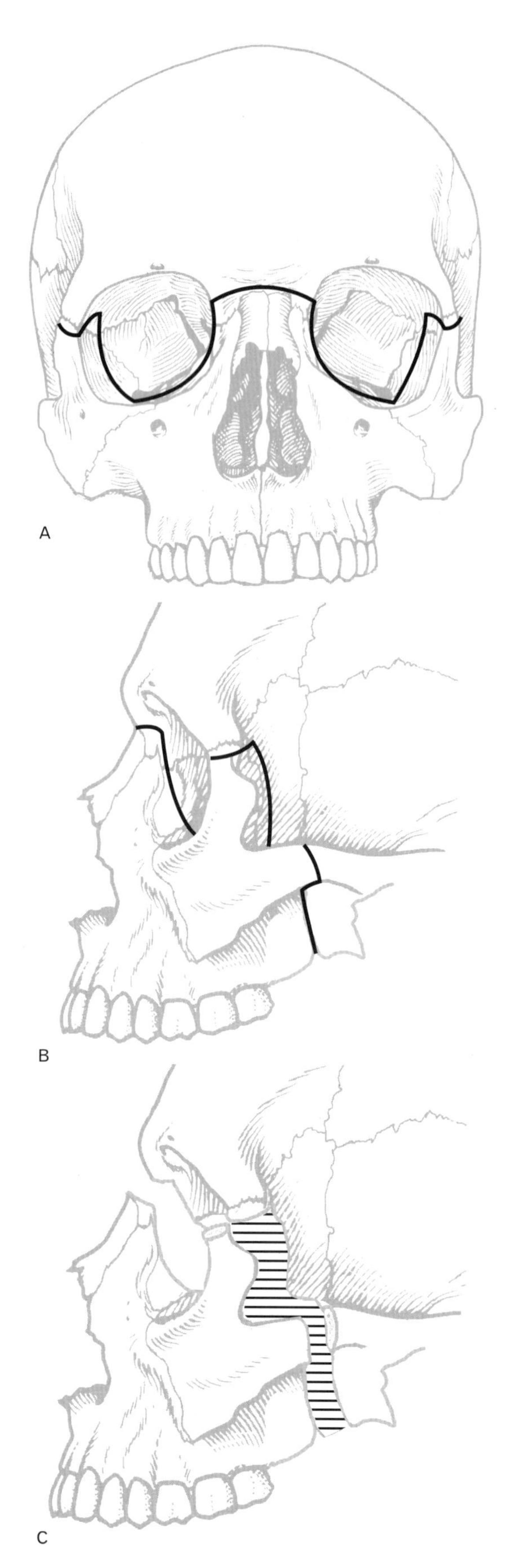

Fig. 2.6.—**Osteotomía de Le Fort III**. A y B. Líneas de osteotomía subcraneal. C. Colocación de injertos óseos.

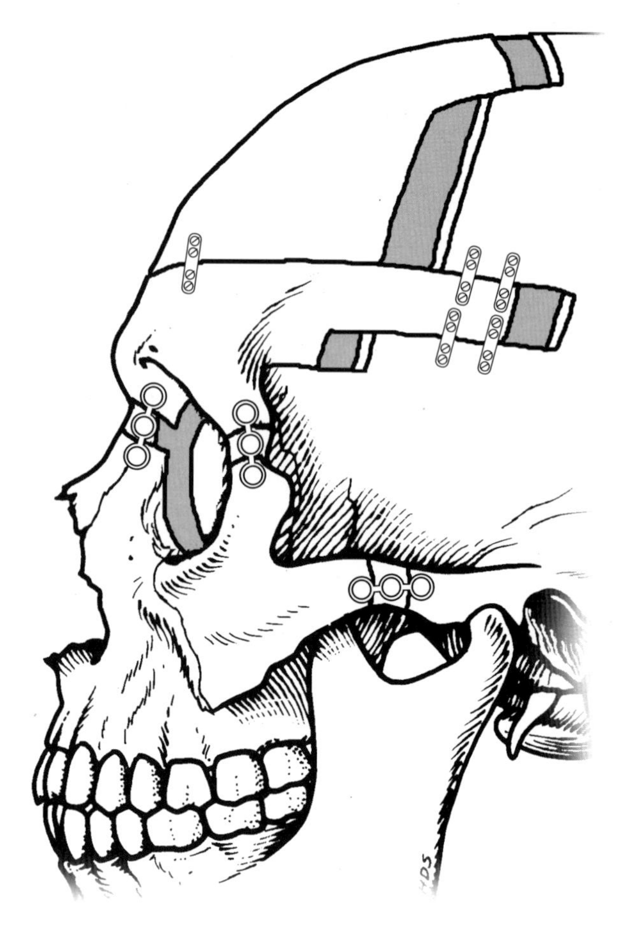

Fig. 2.7.—**Avance frontomaxilar monobloc.** Avance de región frontal, reborde supraorbitario y maxilar, fijación rigida con placas.

Las fisuras se clasificaron numéricamente del 0 al 14, correspondiendo la número 0 a la fisura mediana y distribuyéndose el resto siguiendo las agujas del reloj.

2.2.1. Descripción de las fisuras de Tessier (figs. 8-9). *Números 0 y 14.* Disrafia craneofacial mediana. Atraviesa el hueso frontal formando un encefalocele medial y duplicando la *crista galli,* duplicación del septo nasal y atraviesa la columela, el maxilar y el labio.

Número 1. Fisura craneofacial paramediana. Atraviesa hueso frontal, surco olfatorio de lámina cribiforme, sutura frontonasal y ocasionalmente alveolo y labio.

Número 2. Semejantes a la anterior, aunque algo más laterales.

Número 3. Fisura oculonasal. Atraviesa la porción lacrimal del párpado inferior. Rodea la base de los alares, llegando a alveolo y labio en forma de labio leporino.

Número 4. Fisura oculofacial I. Atraviesa verticalmente la porción lacrimal del párpado inferior, reborde infraorbitario, medial al nervio infraorbitario, a través de seno maxilar y mejilla. Atraviesa labio y alveolo.

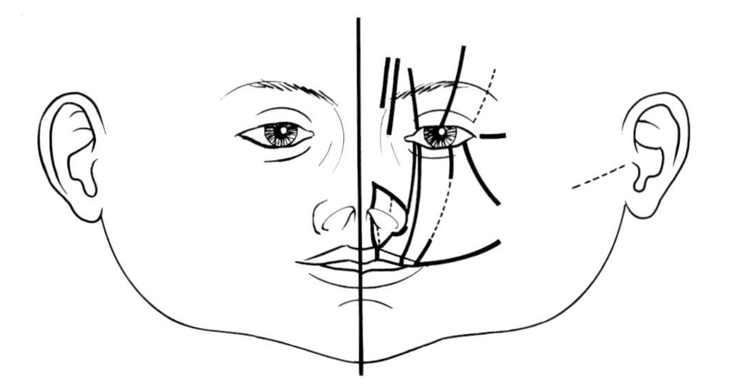

Fig. 2.8.—**Fisuras tejidos blandos.** Clasificación de Tessier.

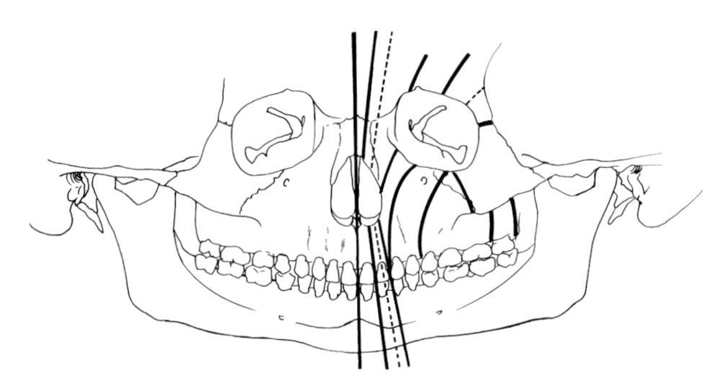

Fig. 2.9.—**Fisuras óseas.** *Clasificación de Tessier:* 15 localizaciones 0-14 usando la órbita como referencia distribuidos en ocho zonas de tiempo.

Número 5. Fisura oculofacial II. Atraviesa el tercio medio del párpado inferior, forma un pliegue en la mejilla y se acerca a la comisura labial. En tejidos duros surca el reborde infraorbitario, lateralmente al nervio infraorbitario y el alveolo por detrás del canino.

Números 6-7-8. Corresponde al síndrome de Treacher Collin. Aparecen defectos óseos en malar y mandíbula. Las fisuras 6, 7 y 8 pueden aparecer individualmente o en cualquier combinación.

Número 6. Fisura maxilocigomática con coloboma de párpado inferior entre tercio medio y lateral.

Número 7. Síndrome de Treacher-Collins y microsomía hemifacial. Fisura temporocigomática: existe ausencia del arco cigomático, con afectación de la rama ascendente, cóndilo y coronoides. Se acompaña de malformaciones del CAE y pabellón auricular.

Número 8. Fisura frontocigomática. Corresponde a los síndromes de Teacher Collins y al síndrome de Goldenhar.

Número 9. Fisura orbitaria lateral superior. Afecta al tercio superior del párpado superior. Parece corresponderse a la fisura facial número 5.

Número 10. Fisura orbitaria central superior. Afecta al tercio medio de la cresta supraorbitaria, afectando al techo de la órbita y al hueso frontal, formando un encefalocele. Existe un coloboma en el párpado superior. Corresponde a la extensión de la fisura número 4.

Número 11. Fisura orbitaria medial superior. Coloboma en tercio medio de párpado superior. Sigue a la fisura número 3.

Número 12. Medial al canto interno, formando telecanto. Coloboma en la zona medial de la ceja. Corresponde a la fisura 12.

Número 13. Se localiza entre el hueso nasal y la apófisis frontal del maxilar. Corresponde cranealmente a la fisura número 1.

Número 14. Extremo craneal de la fisura número 0.

2.3. Microsomía hemifacial

Sinónimos. Síndrome de primer y segundo arco, disostosis otomandibular, displasia auriculobranquiogénica.

Etiopatogenia. El factor hereditario tiene una importancia menor, atribuyéndose la mayor parte de responsabilidad a factores intrauterinos que afectan al embrión en desarrollo. Entre las teorías existentes para explicar la lesión figuran la teoría de la deficiencia mesodérmica, o los defectos en la arteria estapedia. También la ingesta de talidomida se asoció con un número elevado de nacimientos de sujetos con la deformidad.

Clínica. La deformidad de la microsomía hemifacial varía en su extensión y gravedad, pudiendo estar afectadas todas las estructuras derivadas de los primero y segundo arcos branquiales. En cualquier caso aparece hipoplasia auricular, maxilar y mandibular, pudiendo afectar secundariamente a estructuras vecinas: cigoma, oído medio, nervio facial, musculatura de la mímica y masticatoria, piel y tejido subcutáneo. Un fenómeno característico de esta deformidad es el efecto dominó, en el que el defecto en un área concreta desencadena la afectación de todas las estructuras vecinas.

2.3.1. Deformidad mandibular. Hipoplasia en la hemimandíbula afecta que presenta una rama corta e incurvación acentuada del cuerpo mandibular con desviación del mentón hacia el lado afecto. La severidad de la deformidad es variable y se ha clasificado en tres estadios:

- Grado I. Mandíbula de forma normal con hipoplasia mínima o ligera.
- Grado II. Cóndilo y rama pequeños, fosa glenoidea ausente, ausencia de coronoides. Desplazamiento anterior y medial de la articulación temporomandibular.

• Grado III. Rama ausente o reducida a una fina lámina de hueso. No existe articulación temporomandibular. El cuerpo mandibular se interrumpe en la región molar.

2.3.2. Deformidad auricular. Estas deformidades del pabellón auricular son una manifestación frecuente del cuadro. La gravedad de esta deformidad auricular no es paralela a la de la deformidad mandibular. En general, el pabellón está desplazado inferior, medial y anteriormente. También se ha presentado una clasificación en estadios.

• Grado I. Orejas pequeñas y malformadas con la mayor parte de los componentes normales y cierto grado de estenosis del conducto auditivo externo.

• Grado II. Hipoplasia variable de la concha, con atresia completa del canal.

• Grado III. Ausencia total de oreja, con presencia de un lóbulo de forma y posición anómala.

2.3.3. Otras alteraciones

2.3.3.1. **Deformidades esqueléticas.** Puede existir afectación de otros huesos del esqueleto craneofacial, especialmente la porción timpánica y petrosa del temporal. El cigoma puede ser hipoplásico, dando a la cara del individuo un aspecto aplanado. También pueden observarse distopias orbitarias.

2.3.3.2. **Deformidades musculares.** Hipoplasia neuromuscular que afecta a los músculos masticatorios. Este hecho no hace más que (siguiendo la ley de Moss) acrecentar la hipoplasia de los huesos sobre los que se insertan.

2.3.3.3. **Deformidades del SNC.** Existen anomalías cerebrales y de los pares craneales. La anomalía más frecuente es la parálisis facial que puede ser secundaria a la agenesia de los músculos faciales y a alteraciones del nervio facial tanto en su trayecto extra como intracraneal.

2.3.3.4. **Deformidades de los tejidos blandos.** Hipoplasia de piel, tejido subcutáneo, musculatura de la mímica y glándula parótida.

Tratamiento (fig. 10). El tratamiento va dirigido a corregir la asimetría facial mediante las diferentes variedades de osteotomías faciales disponibles, así como a la reconstrucción del pabellón auricular (ver capítulo correspondiente).

2.4. Disostosis mandibulofacial (síndrome de Treacher-Collins)

2.4.1. Conceptos generales. Enfermedad autosómica dominante que se caracteriza por la aparición de defectos

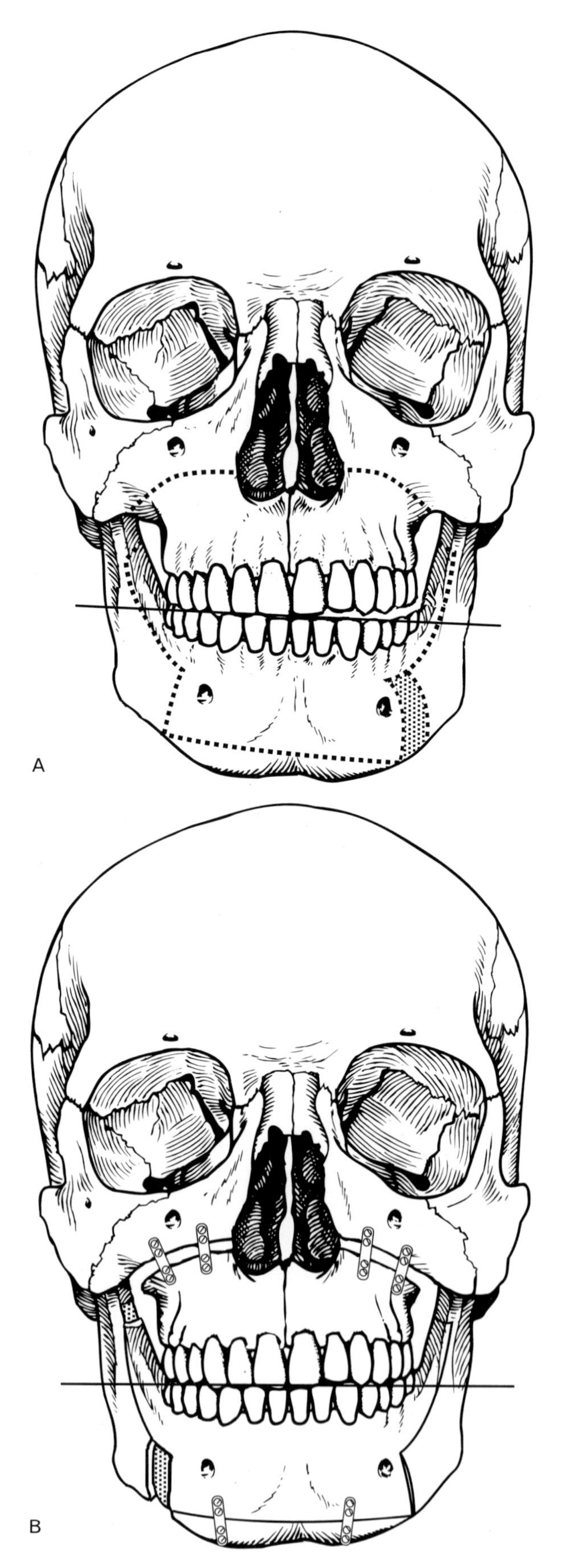

Fig. 2.10.—**Microsomía craneofacial.** *Tratamiento:* A. Osteotomías maxilar , mandíbula y mentón. B. Fijación rígida.

bilaterales en las estructuras que derivan de los primero y segundo arcos branquiales. Siguiendo la clasificación de Tessier de las fisuras faciales, el síndrome completo corresponde a las fisuras 6, 7 y 8.

En el 50% de los casos existe historia familiar. En el resto puede deberse a nuevas mutaciones o a factores exógenos.

2.4.2. Etiopatogenia. El síndrome se ha atribuido al fracaso en la diferenciación del mesodermo del arco branquial, osificación facial defectuosa, isquemia por lesión de la arteria estapedia o defectos de desarrollo de las células de la cresta neural.

2.4.3. Características clínicas. La expresividad del síndrome es variable pero puede incluir:

a) Inclinación antimongoloide de la apertura palpebral.
b) Colobomas de los párpados inferiores, especialmente en su porción lateral.
c) Ausencia de pestañas en los dos tercios mediales de los párpados inferiores.
d) Hipoplasia o ausencia del hueso malar y arco cigomático.
e) Defectos del pabellón auricular, con afectación del conducto auditivo externo y sordera de conducción.
f) Hipoplasia mandibular.

No existen formas unilaterales de este síndrome, aunque sí pueden observarse formas asimétricas.

2.4.4. Tratamiento (fig. 11). El tratamiento de estos pacientes es largo y complejo, requiriendo la colaboración de diferentes especialidades. Debe establecerse un plan de tratamiento que considere las prioridades físicas y psíquicas del paciente. En cualquier caso la reconstrucción del armazón óseo debe ser anterior a la reconstrucción de los tejidos blandos. Los objetivos de la cirugía pretenden:

- Cerrar el coloboma palpebral.
- Reconstruir cigoma y arco cigomático.
- Corregir la malformación auricular.
- Restablecer la oclusión dental normal.
- Corregir el perfil.

2.5. Fisura labioalveolopalatina

2.5.1. Epidemiología. La fisura labioalveolopalatina (FLAP) es la malformación congénita más frecuente de la región facial. Su incidencia en USA está alrededor de 8-15/10.000 nacidos vivos. En España, la frecuencia de fisura palatina está en 4,8/10.000 nacidos vivos, y la del labio leporino es del 5,5. Globalmente son más frecuentes en varones que en mujeres, aunque la fisura palatina aislada es más frecuente en el sexo femenino.

2.5.2. Embriología. La FLAP es resultado de un trastorno embrionario originado entre la quinta y la décima semanas de gestación, y que conduce a la falta de fusión de los procesos embrionarios que forman la cara.

La cara se forma entre las semanas cuarta a octava del desarrollo embrionario gracias al desarrollo de cinco mamelones: dos mandibulares, dos maxilares y uno frontonasal. Las placodas nasales medias están limitadas por los mamelones nasales medios y laterales y están localizados a cada lado del mamelón frontonasal. Los mamelones nasales medios se fusionan con la prominencia frontonasal, formando la porción principal del mamelón frontal. Estos mamelones medios también se unen en la línea media, dando lugar al *filtrum* labial, columela, punta nasal, septo cartilaginoso y paladar primario. El mamelón frontonasal forma el puente y la raíz nasales, mientras que los procesos laterales forman las alas nasales.

Los mamelones maxilares se originan en el primer arco branquial, migran en sentido medial y se fusionan con unas prolongaciones inferiores de los procesos nasales medios denominados procesos globulares. Formarán el labio superior. Los mamelones maxilares también forman mejilla, maxilar y paladar secundario.

Los mamelones mandibulares forman el labio inferior, mandíbula y porción anterior de la lengua.

La teoría clásica de la formación de las fisuras afirma que se debe al fracaso en la fusión de los mamelones faciales. Durante la formación de la porción central de la cara, el epitelio de los mamelones entra en contacto, y luego la penetración del mesodermo completa la fusión. La interferencia con esta secuencia tendría como resultado la aparición de una fisura facial.

La fisura labial asociada o no a la fisura palatina se debe diferenciar de la fisura palatina aislada. Se cree que estas últimas son debidas a que la lengua impide mecánicamente la fusión de las láminas palatinas.

2.5.3. Etiología. La FLAP es un proceso de origen multifactorial, en el que factores genéticos están implicados en un 30% de los casos. El entorno puede también influir de una forma aún no totalmente comprendida: trastornos nutritivos, radioterapia, fármacos o hipoxia.

2.5.4. Clínica (figs. 12, 15). La FLAP puede afectar a labio, cresta alveolar, paladar duro y paladar blando, con

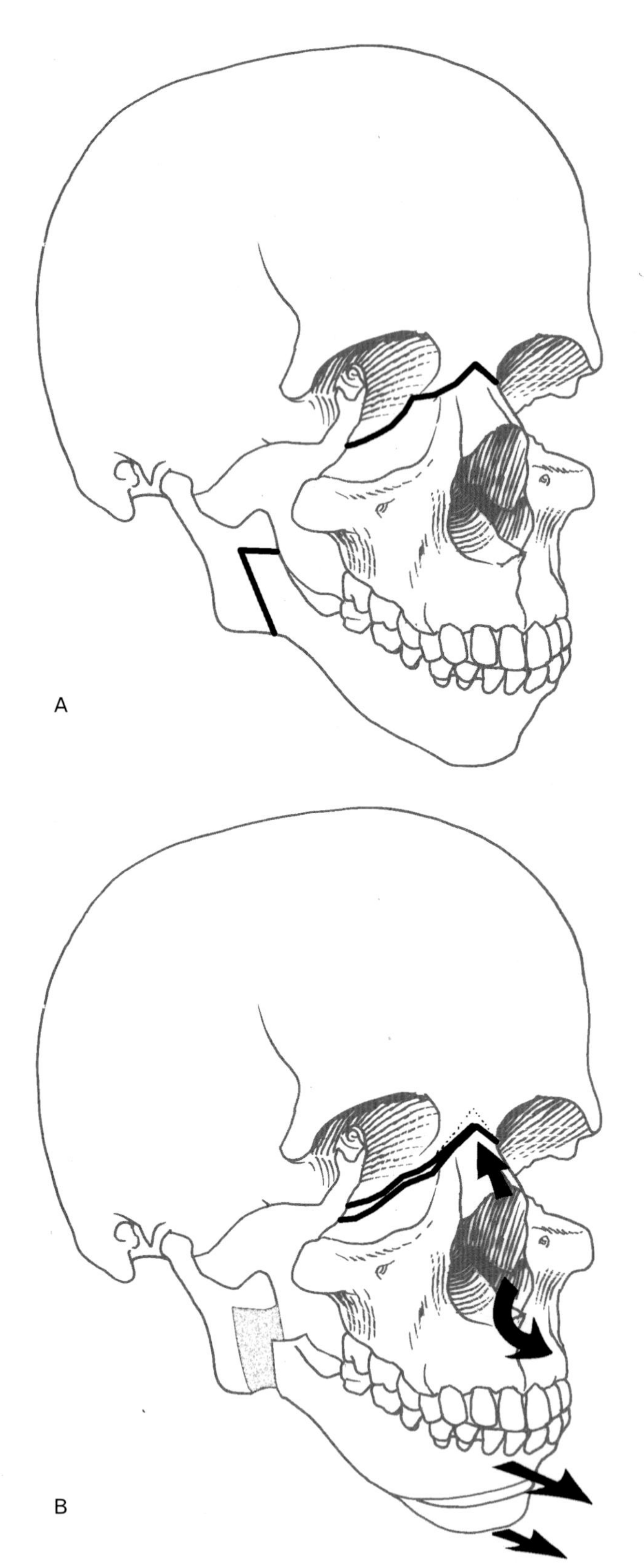

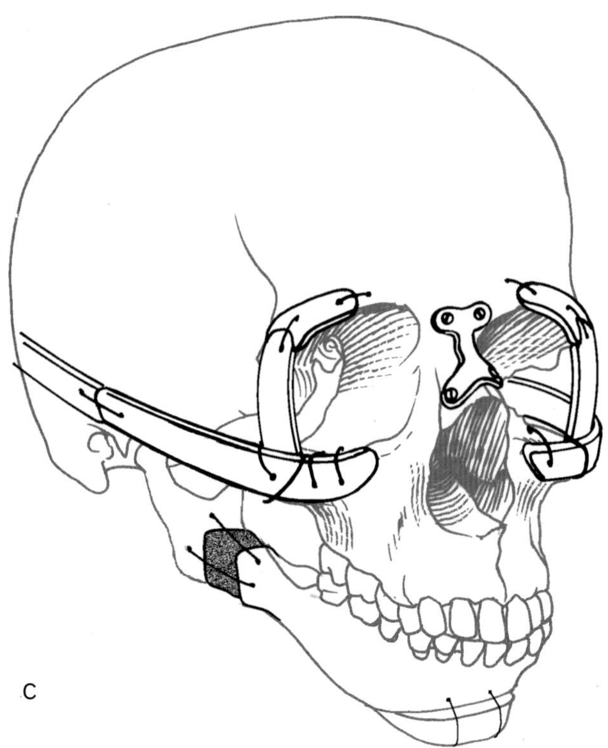

Fig. 2.11.—**Disostosis mandibulofacial.** *Tratamiento:* A. Osteotomías Le Fort II , mandíbula y mentón. B. Avance facial. C. Injertos óseos y fijación.

La fisura labial puede oscilar entre una muesca en el bermellón hasta una fisura que se extiende hacia el suelo de la fosa nasal.

La fisura palatina puede afectar, por su parte, al paladar primario (por delante del foramen incisivo) o al paladar secundario (por detrás del foramen incisivo). Asimismo puede manifestarse como una forma menor (úvula bífida o fisura subcutánea) o como una solución de continuidad total que afecta al paladar blando, al duro y a la cresta alveolar.

La FLAP se acompaña de defectos de estructuras vecinas.

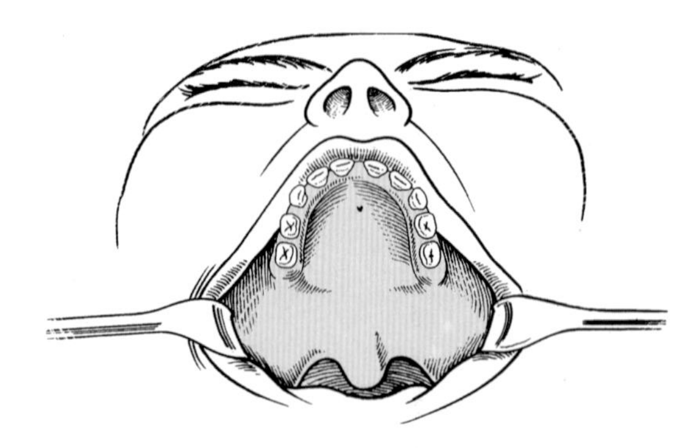

Fig. 2.12.—**Fisuras labio-alveolo-palatinas.** *Clasificación.* Paladar primario y paladar secundario. El foramen incisivo delimita la separación unilateral, bilateral, completo, incompleto.

diferente grado de intensidad. El 75% de los defectos son unilaterales, mientras que el resto son bilaterales. El lado izquierdo suele estar más afectado que el derecho. Las fisuras labiales y palatinas pueden presentarse independientemente.

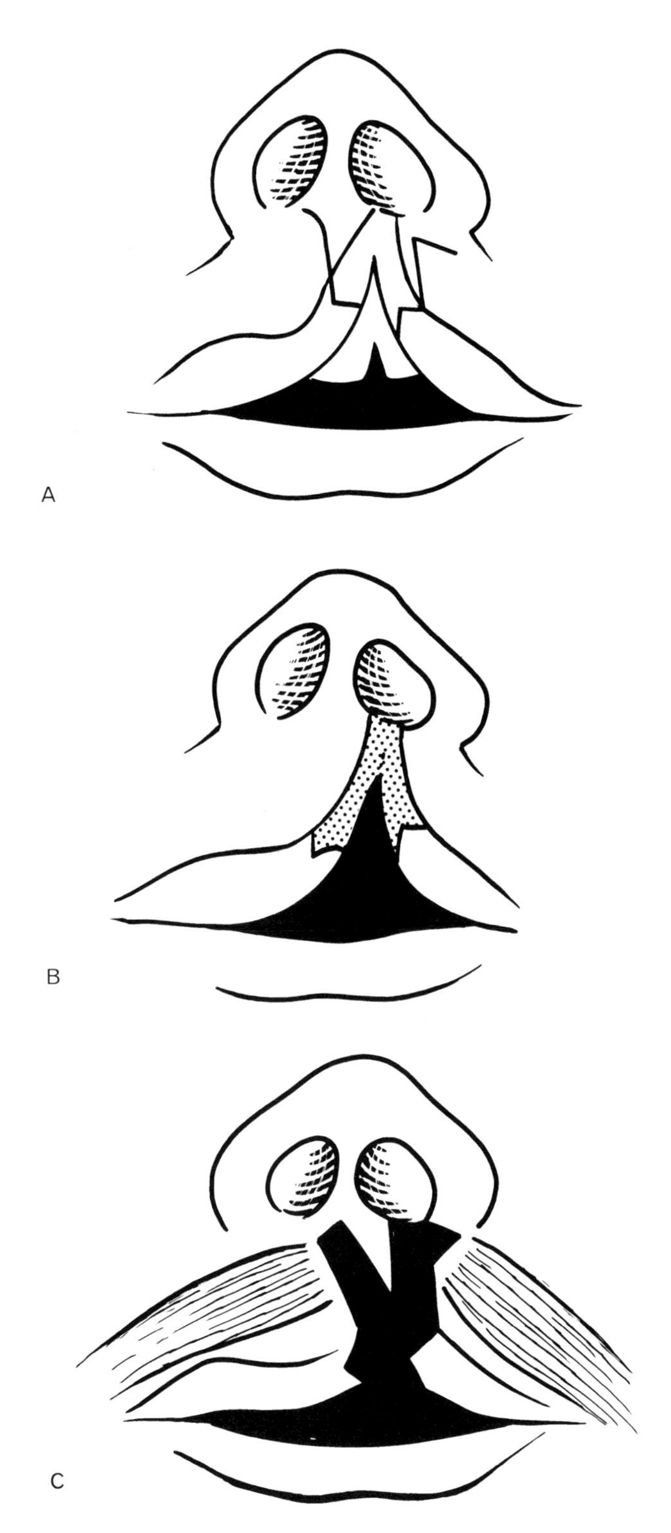

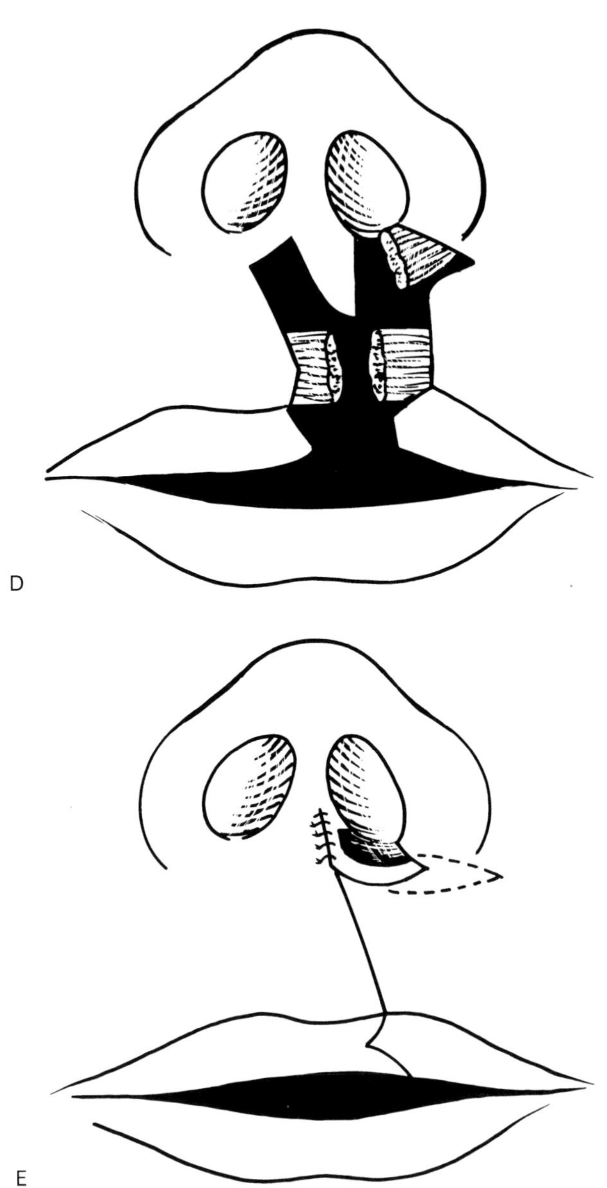

Fig. 2.13.—**Labio leporino unilateral.** A. Diseño de la técnica de rotación avance. B. Incisión mucosa labial. C. Colgajo medio elevado y colgajos laterales. D. Identificar músculos orbicular y nasal. E. Suturas de músculos y piel.

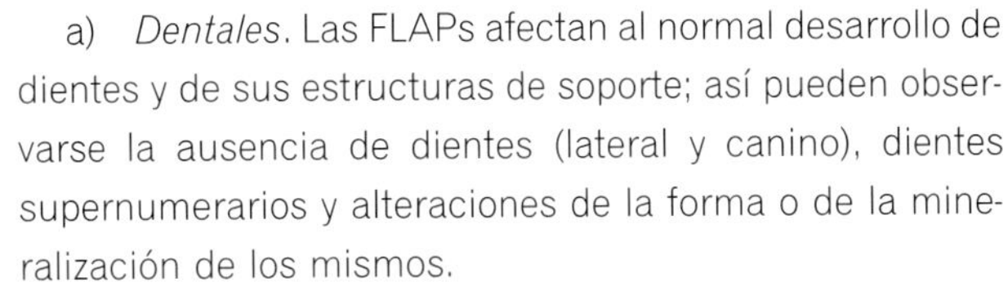

a) *Dentales*. Las FLAPs afectan al normal desarrollo de dientes y de sus estructuras de soporte; así pueden observarse la ausencia de dientes (lateral y canino), dientes supernumerarios y alteraciones de la forma o de la mineralización de los mismos.

b) *Nasales*. Ver capítulo 13.

c) *Oclusales*. Maloclusión esquelética de clase III, por retrusión maxilar, que se puede ver acrecentada por procedimientos quirúrgicos agresivos o inapropiados sobre el maxilar.

d) *Otológicos*. La afectación del tensor y elevador del velo del paladar permiten la comunicación de la trompa de Eustaquio con la nasofaringe. Así, puede aparecer otitis media, que puede conducir a sorderas de conducción.

e) *Fonación*. Dificultad en la pronunciación de las consonantes p, b, t, d, k.

2.5.5. Tratamiento. La rehabilitación de los pacientes fisurados es prolongada y debe dirigirse al aspecto del paciente y a su fonación, masticación, deglución y audición. La situación ideal es aquella en la que el paciente es introducido desde el nacimiento en un equipo multidisciplinario de tratamiento. En los pacientes fisurados, la cronología del tratamiento es uno de los temas más controvertidos.

En nuestro medio, la pauta seguida es la siguiente: La fisura labial se opera a los seis meses. La fisura palatina se corrige a los dieciocho meses en el defecto de tejidos blandos, y a los cuatro-cinco años en el defecto correspondiente a paladar duro.

El defecto alveolar se corrige antes de la erupción del canino, entre los siete y los diez años. Finalmente se deben practicar la corrección de las deformidades esqueléticas secundarias a la FLAP, que siguen la misma pauta que en sujetos no fisurados, y las deformidades nasales.

2.5.5.1. **Queilorrafia** (figs. 13-14). La corrección quirúrgica de la fisura labial tiene como objetivos restaurar la continuidad del músculo orbicular de los labios para otorgar funcionalidad al labio, así como conseguir un labio anatómica y estéticamente normal. Se han descrito numerosas técnicas de corrección labial, aunque se destaca la técnica de Millard 2.

2.5.5.2. **Palatorrafia** (figs. 16-17). Generalmente se consideran la estafilorrafia (o corrección quirúrgica de la fisura del paladar blando) y la uranorrafia (conjunto de técnicas dirigidas a cerrar la fisura del paladar duro). Tiene como objetivo la creación de un mecanismo de deglución correcto, sin interferir con el crecimiento del tercio medio facial.

2.5.5.3. **Cierre fisura alveolar.** En la actualidad, la mayor parte de centros realizan el injerto de hueso en la fisura alveolar hacia los diez-doce años, cuando el canino definitivo está formado y próximo a erupcionar. El diente puede erupcionar a través del injerto y posteriormente posicionarse correctamente con técnicas ortodóncicas. Estas técnicas evitan la pérdida o malposición dental en los márgenes de la fisura, la comunicación oronasal y los trastornos respiratorios secundarios. Además, estabilizan los segmentos maxilares.

2.6. Síndrome (o secuencia) de Pierre-Robin

Concepto. Asociación de hipoplasia y retrusión mandibular con glosoptosis y ocasionalmente con fisura palatina.

Epidemiología. Puede ser hereditario o familiar o aparecer aisladamente. Su incidencia es de 1/30.000. Aunque la etiología se desconoce con seguridad, se ha propuesto una posición de hiperflexión extrema en útero como una

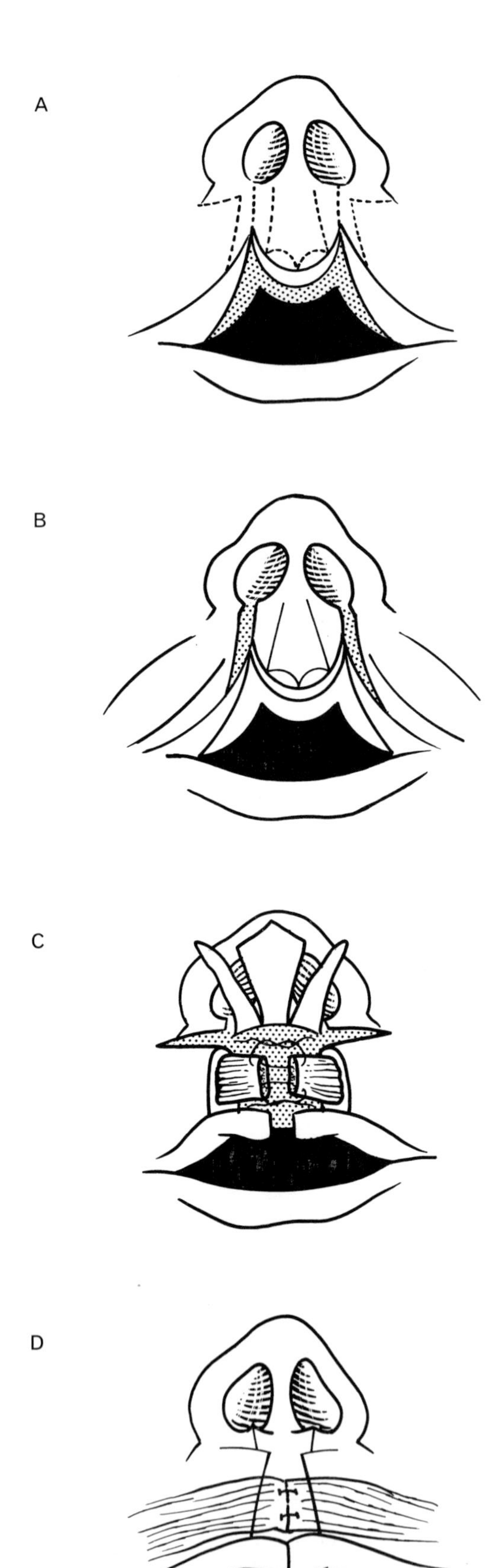

Fig. 2.14.—**Labio leporino bilateral.** A. Diseño incisiones. B. Excisión de piel, colgajos laterales de mucosa rotados. C. Disección y sutura músculo orbicular. D. Sutura.

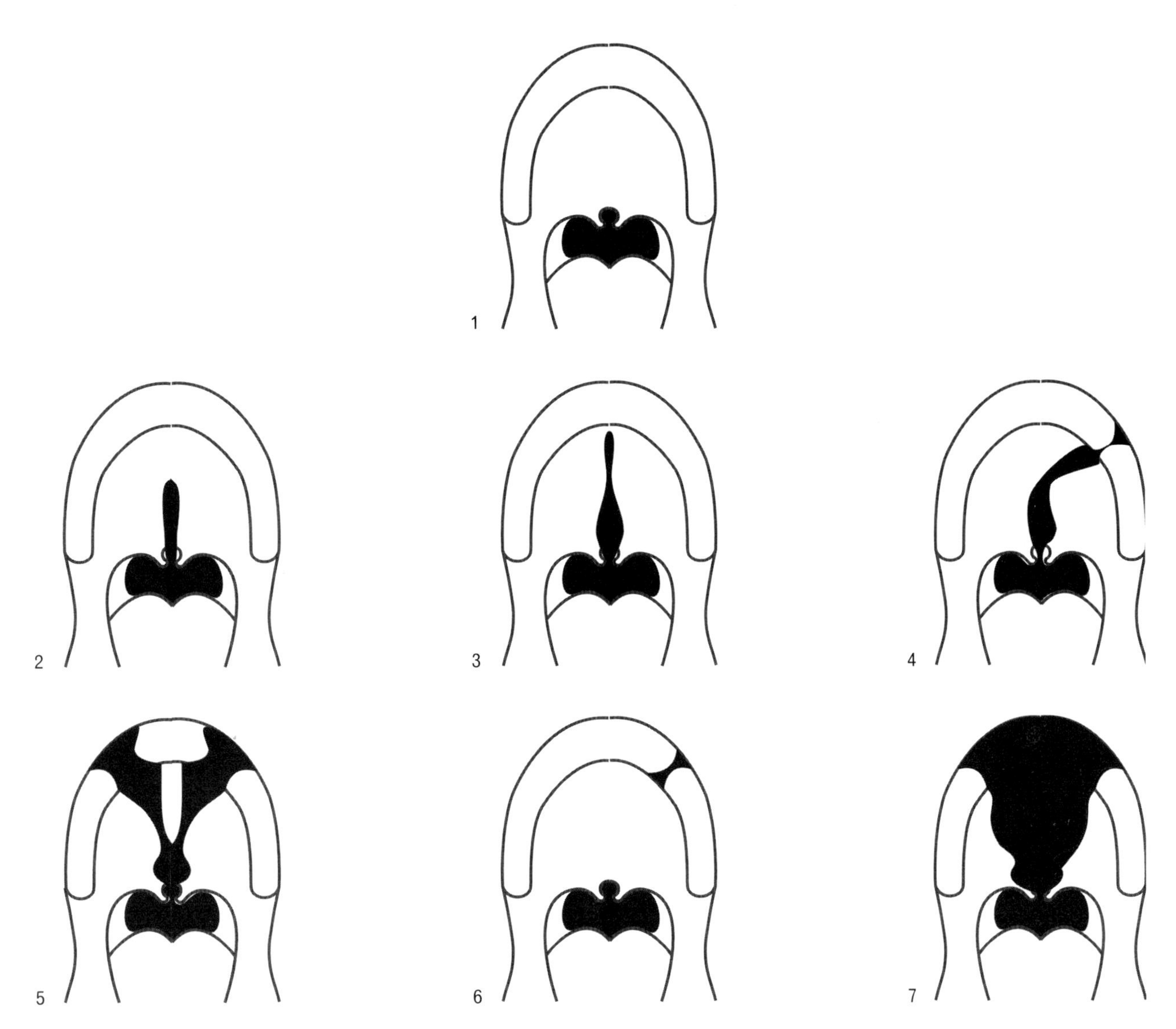

Fig. 2.15.—**Fisura palatina.** *Tipos:* 1. Submucosa. 2. División palatina simple estafilosquisis. 3. Simple uranoestafilosquisis. 4. Unilateral total. 5. Bilateral total. 6. Alveolar. 7. Central.

de las posibles causas. El período crítico parece ser el comprendido entre el cuarto y el sexto mes de gestación.

Clínica. La hipoplasia mandibular condiciona una retroposición de la musculatura suprahioidea (músculo geniogloso), lo que explica la glosoptosis. Esta situación dificulta la inspiración, comportando tiraje esternal y cianosis. La respiración se puede mantener si el niño lucha y llora. Si se relaja o se duerme, se vuelve a instaurar la obstrucción.

Además, existen dificultades en la alimentación y deglución derivadas de la incoordinación lingual, que comportan regurgitación y aspiración. La situación se ve empeorada por el enclavamiento de la lengua en la fisura palatina.

Clínicamente se presentan con una retrusión mandibular acentuada que les otorga el característico perfil de pájaro. El defecto del paladar puede afectar a paladar duro, duro y blando o ser submucosa. No se asocia, sin embargo, con fisura labial. La retrognatia se corrige con el desarrollo del individuo.

Tratamiento. El momento del tratamiento depende de la severidad de la obstrucción respiratoria. El criterio quirúrgico más importante es observar si el niño puede respirar sin obstrucción mientras está en reposo. Si la posición de decúbito prono no es suficiente para aliviar el problema respiratorio, o si existen problemas de deglución, entonces se debe recurrir a alguna técnica invasiva.

La primera opción es la intubación o la aplicación de una sutura de tracción en la lengua. Una medida más efectiva es la adhesión de la base de la lengua al labio inferior. La última opción es la traqueotomía.

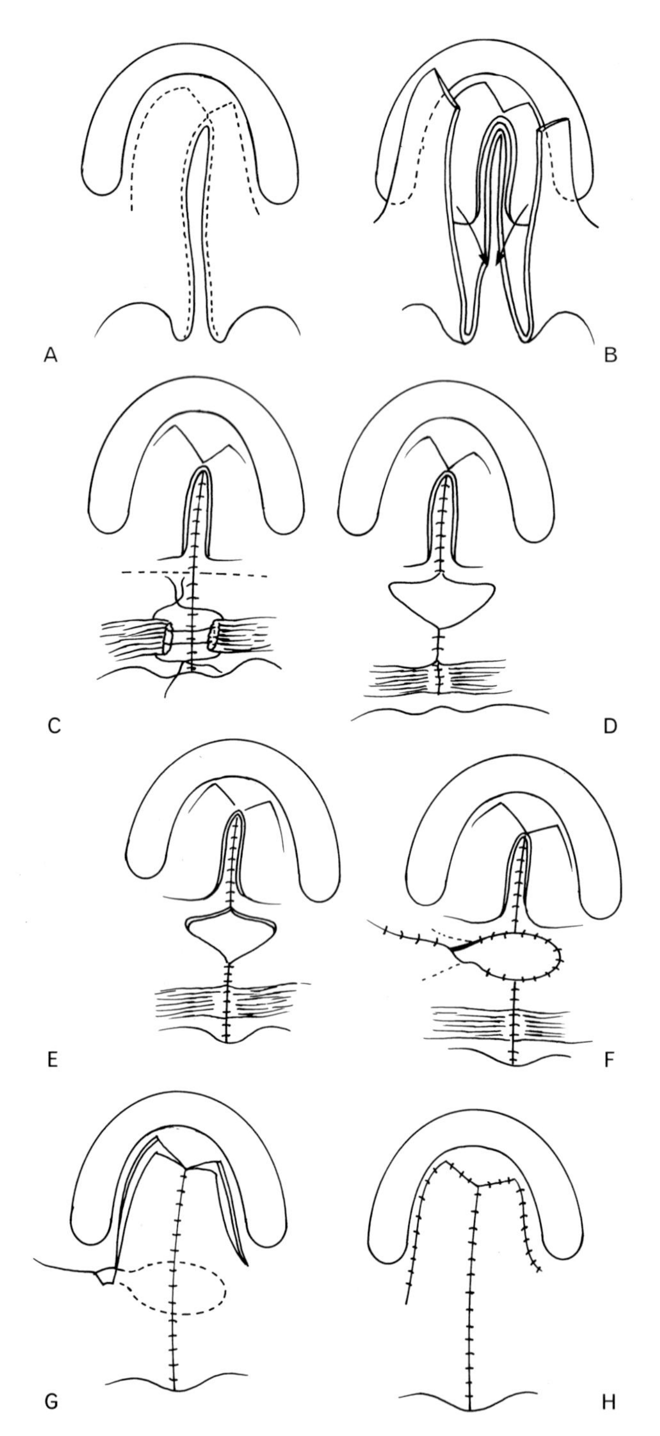

Fig. 2.16.—**Fisura palatina.** *Tratamiento:* A. Diseño. B. Elevación colgajos, disección músculos. C. Cierre plano nasal y muscular. D. Elongación del paladar blando. E. Diseño colgajo bucal. F .Transposición colgajo bucal al paladar blando. G, H. Suturas.

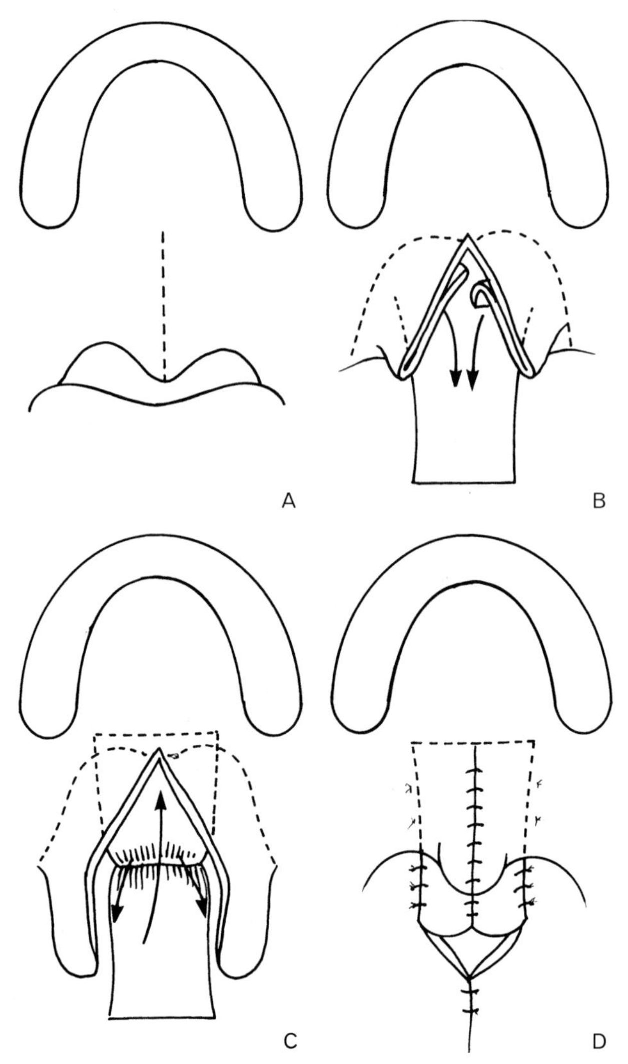

Fig. 2.17.—**Insuficiencia velofaringea.** *Faringoplastia:* A. División del paladar blando por la línea media. B. Disección plano nasal. C. Elevación colgajo faríngeo de base superior. D. Sutura.

2.7. Encefalocele

Concepto. Protrusión del contenido craneal por fuera de los límites craneales normales.

Tipos

- *Meningocele.* Herniación de meninges y de LCR.
- *Encefalomeningocele.* Herniación de cerebro y meninges.
- *Hidroencefalomeningocele.* Herniación de una porción de ventrículo, tejido cerebral y meninges.

Patogénesis. Trastorno de desarrollo en la separación del ectodermo neural y de superficie, que sucede durante la cuarta semana de gestación.

Clínica. Tumefacción de tamaño variable en la región frontal, sesil o pedunculado, sólida o blanda. La piel puede presentar hiperpigmentación e hipertricosis. Se observa una desviación inferior del canto interno. Es característica la elongación nasal. Su localización determina su abordaje quirúrgico, subdividiéndose en supranasales, nasales, orbitales o retronasales (figs. 18-20).

2.8. Hipertelorismo

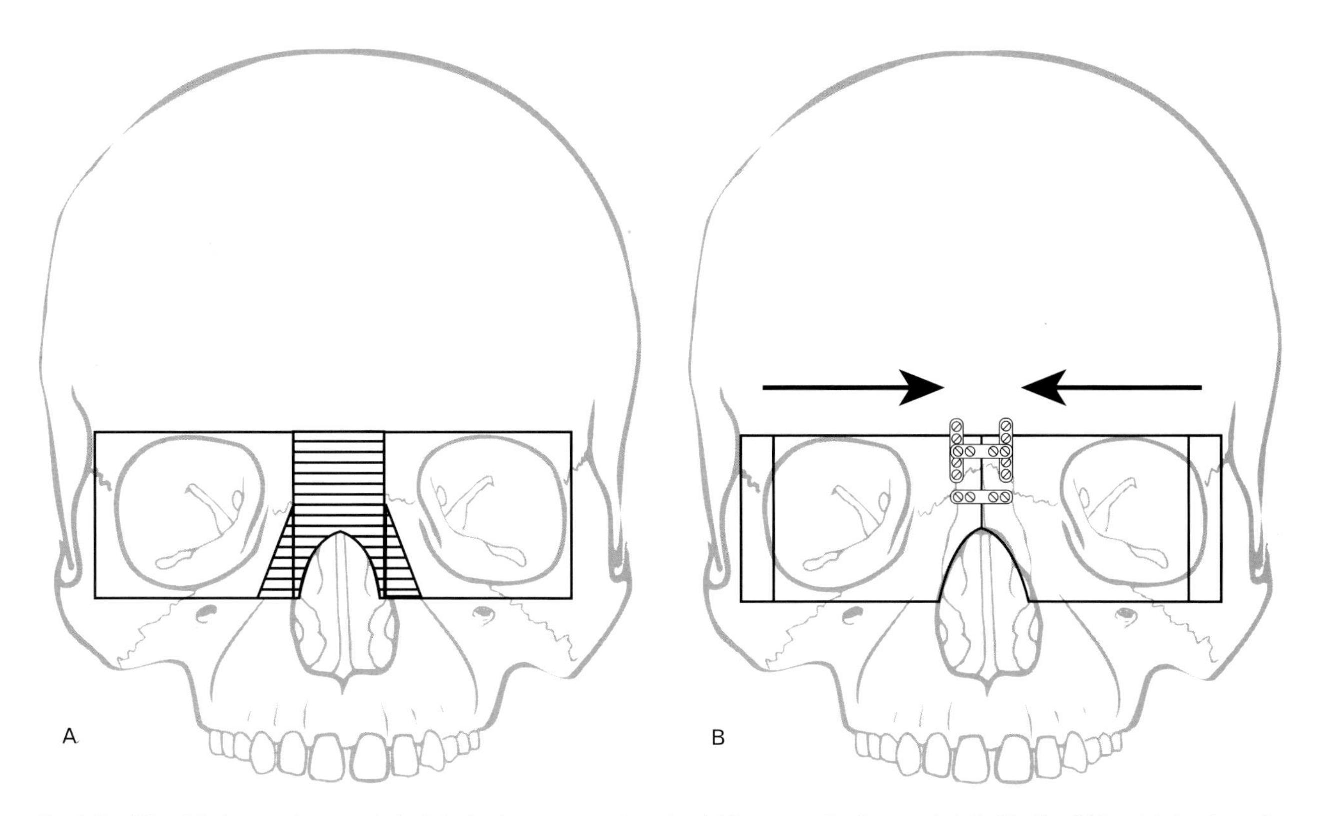

Fig. 2.18.—**Hipertelorismo extracraneal.** A. Osteotomias para aproximar las órbitas, resección ósea central. B. Fijación rígida e injertos óseos laterales.

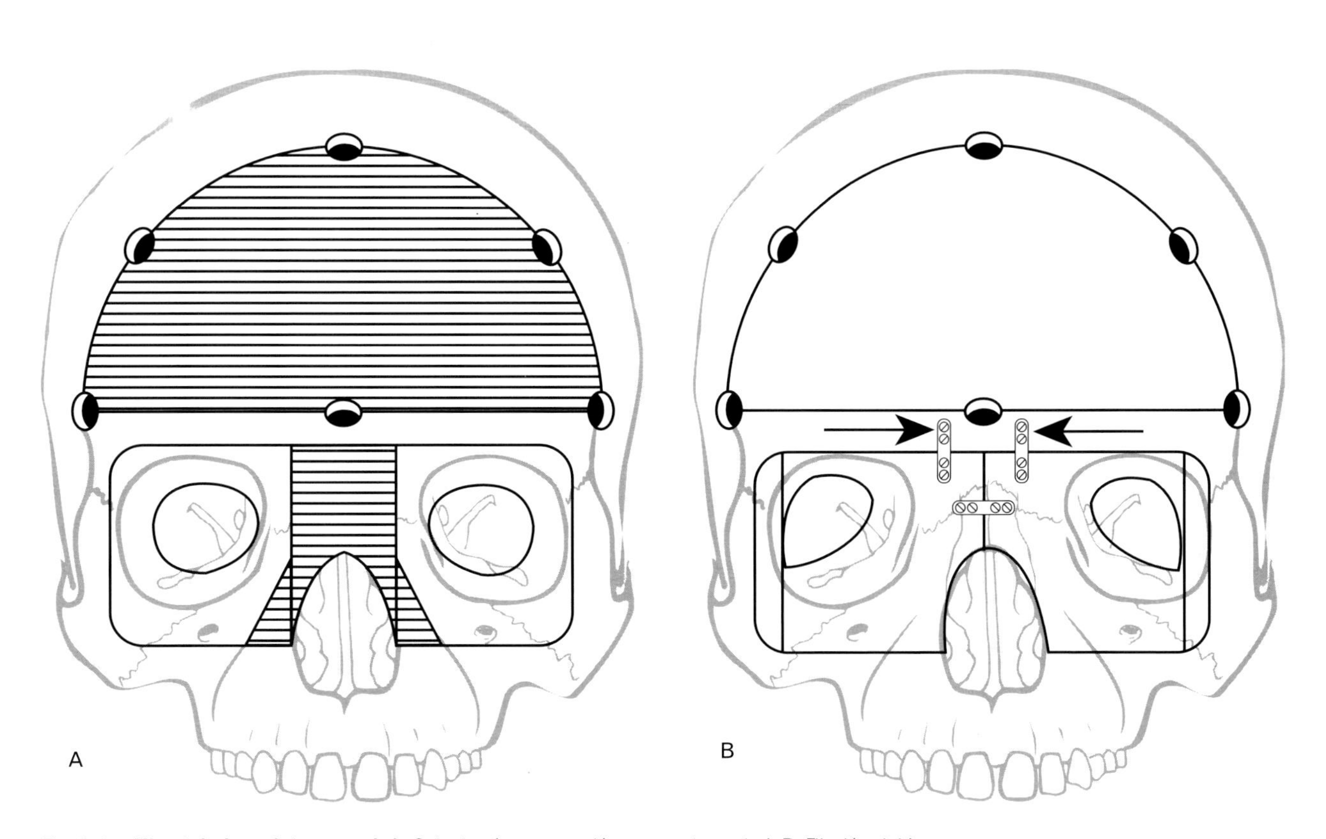

Fig. 2.19.—**Hipertelorismo intracraneal.** A. Osteotomías y resección segmento central. B. Fijación rigida.

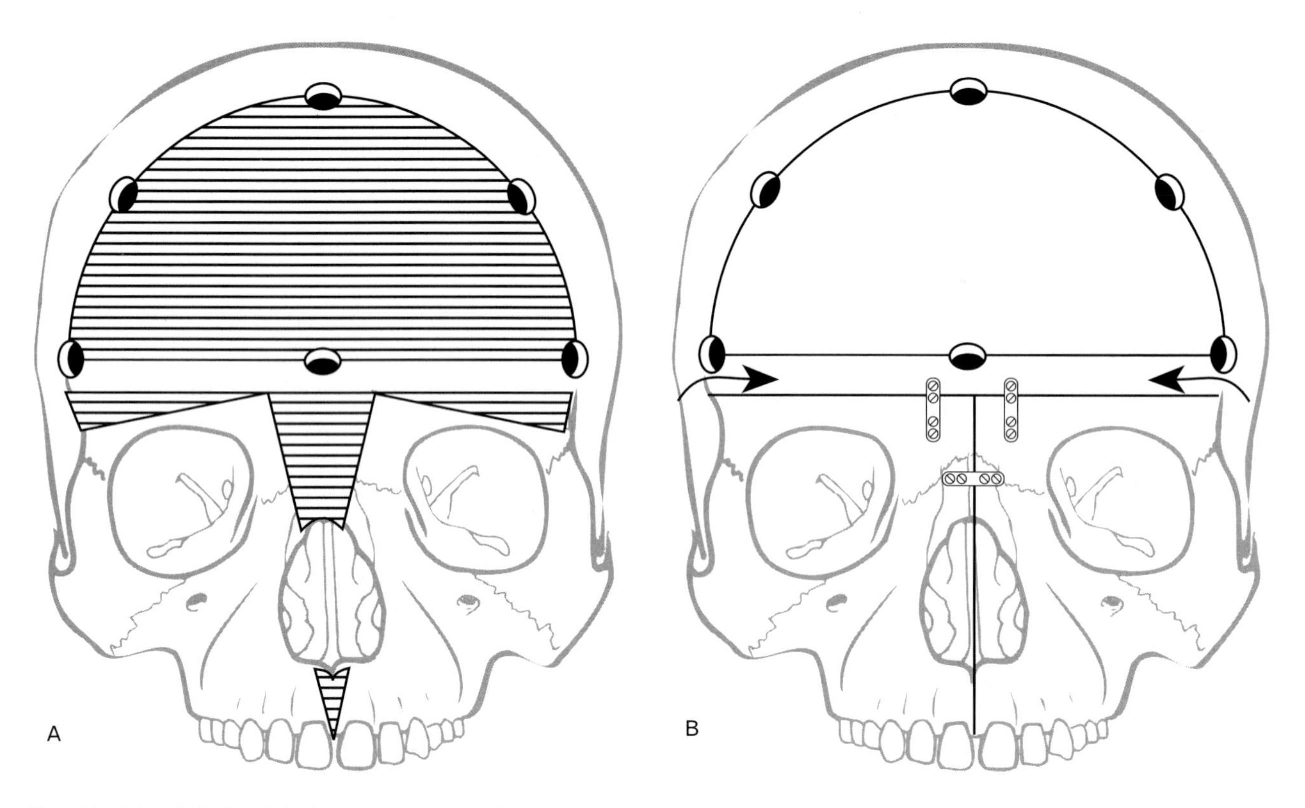

Fig. 2.20.—**Bipartición facial.** A. Osteotomías y resección central y lateral para rotar los segmentos. B. Fijación rígida.

3. Deformidades dentofaciales

3.1. Clasificación (fig. 21)

Los pacientes con anomalías de desarrollo suelen presentar características que convierten cada caso en único. No obstante, es necesario, por motivos de claridad expositiva, clasificar las alteraciones del crecimiento.

a) Alteraciones sagitales.
b) Alteraciones verticales.
c) Alteraciones transversales.

3.2. Causas de las deformidades dentofaciales

Las maloclusiones dentales y las manifestaciones esqueléticas acompañantes pueden ser adquiridas o de desarrollo. Los trastornos adquiridos pueden ser debidos a noxas externas como traumatismos o infecciones que alteran el crecimiento facial. Las alteraciones de desarrollo, por su parte, se deben al crecimiento anómalo de las estructuras faciales.

Las influencias genéticas desempeñan un papel importante en el desarrollo de un patrón facial, y es frecuente ver el mismo defecto en miembros de una misma familia.

Así pues, las deformidades dentofaciales deben considerarse entidades de origen multifactorial.

3.3. Epidemiología

En Estados Unidos, el National Research Council estudió la epidemiología de los trastornos esqueléticos de los huesos maxilares, concluyendo que aproximadamente el 5% de la población presenta problemas que se pueden considerar incapacitantes, tanto desde el punto de visto físico como del ajuste psicosocial. Si trasladamos estas cifras a esta comunidad autónoma, observamos que existe una población potencial de 300.000 pacientes tributarios de cirugía correctora de los huesos maxilares.

En Catalunya, y basándonos en la pirámide de edad del Plá de Salut, se observa que aproximadamente el 20% de la población se encuentra en el segmento de edad tributario de tratamiento (dieciocho-treinta años), lo que equivaldría a un total de 1.100.000 personas. Podemos recurrir a encuestas epidemiológicas que presentan la distribución de la población española en lo que se denominan clases de Angle (clasificación que permite determinar en sentido anteroposterior las relaciones que establecen entre sí los huesos maxilares). No obstante, no todos los pacientes que presentan anomalías de clase II o III precisan cirugía, y Proffit-White han establecido para cada deformidad el porcentaje de pacientes que potencialmente necesitarían alguna forma de osteotomía. Relacionando estos datos

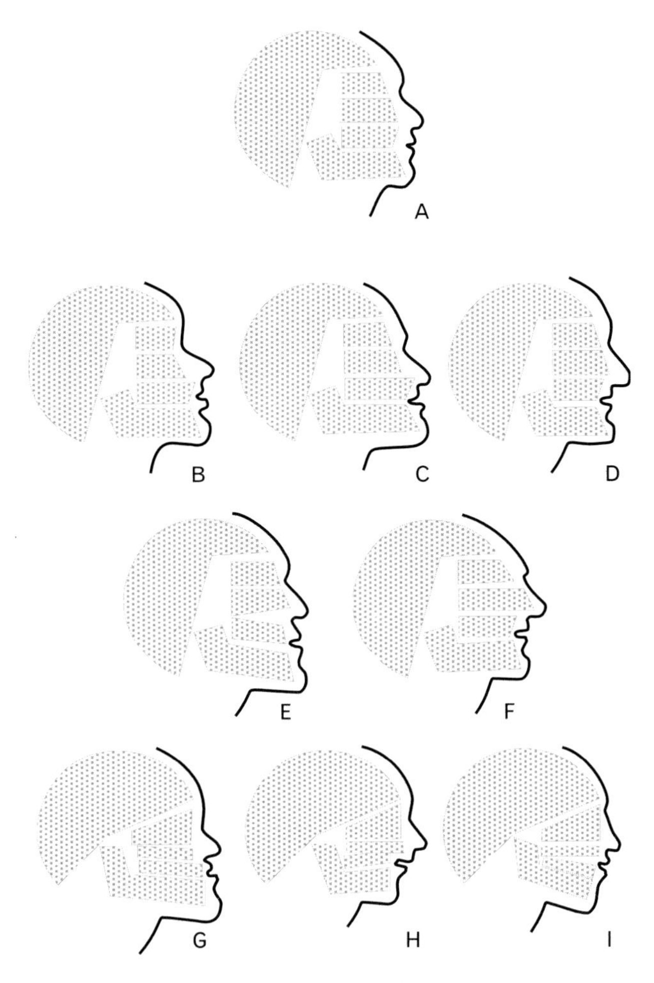

Fig. 2.21.—**Clasificación deformidades dentofaciales.** A. Normal. B. Déficit maxilar. C. Exceso mandibular. D. Déficit mandibular. E. Exceso vertical maxilar. F. Exceso maxilar. G. Exceso mandibular y déficit maxilar. H. Déficit mandibular sobremordida. I. Mordida abierta anterior, síndrome de cara larga.

podemos hacer una previsión del número de personas de la población de Catalunya que presentan una deformidad tributaria de cirugía ortognática (tabla I).

En el anterior apartado se evidencia el elevado número de pacientes potencialmente tributario de este tipo de intervenciones. En cualquier caso, existen numerosos factores que hacen disminuir drásticamente el número de pacientes que solicitan tratamiento. Por ejemplo:

a) El paciente ignora que padece una deformidad, y no ha sido nunca informado de ello por su médico.

b) El paciente se sabe portador de una deformidad, pero existe una buena adaptación psicosocial y no desea emprender tratamiento. Por ejemplo, aunque en nuestro medio el número de pacientes con clase II es muy superior al de pacientes con clase III, la mayor parte de pacientes intervenidos son sujetos prognáticos (90%). La retrusión mandibular (clase II) es bien tolerada en nuestro medio.

c) El paciente se sabe portador de una deformidad, pero desconoce que existe tratamiento.

d) El paciente ha seguido tratamiento ortodóncico de camuflaje, pero no desea ser sometido a una intervención mayor.

3.4. Diagnóstico

El diagnóstico de los pacientes con deformidades dentofaciales incluye una batería de registros que evalúan de forma exhaustiva diferentes aspectos del paciente. Un buen tratamiento de los pacientes con deformidades dentofaciales precisa el concurso de varios especialistas expertos en el manejo de estos casos. No se puede aceptar el tratamiento ortodóncico aislado en pacientes que presentan trastornos esqueléticos, dado que de esta forma solamente se corrige la oclusión. Tampoco es aceptable el tratamiento quirúrgico que no toma en consideración la oclusión del paciente.

3.4.1. Historia clínica. Los pacientes que solicitan tratamiento por presentar DDF suelen ser sujetos jóvenes y sanos. No obstante, es obligatorio proceder a un cuestionario de salud exhaustivo.

Una de las cuestiones más importantes es el reconocimiento de síndromes congénitos que se acompañen de DDF. Estos pacientes pueden presentar otras alteraciones generales como cardiopatías congénitas que deben considerarse al planificar el tratamiento. Asimismo suelen presentar alteraciones cronológicas en el patrón de crecimiento óseo.

Tabla I. Epidemiología de las deformidades dentofaciales

	Prevalencia[1]		*Tribut. de cirugía*[2]		*Nuevos casos/año*[3]
Clase II	32%	352.000	5%	17.600	592
Clase III	9%	99.000	33%	33.000	1.692
Mordida abierta	0,6%	6.600	25%	1.150	85
FLAP	0,1%	1.100	10%	110	6

[1] Sobre una población de 1.100.000 en edad de recibir tratamiento.
[2] Según datos de Proffit-White, 1991.
[3] Según una media de nacimientos anual de 57.000/año (Plá de Salut).

3.4.2. *Exploración clínica y dental.*

3.4.2.1. **Dental.** Los pacientes que van a emprender un tratamiento combinado deben estar en posesión de un estado de salud oral impecable. La exploración dental debe incluir no sólo la exploración clínica convencional, sino también una radiografía panorámica. Las radiografías pericapicales o las aletas de mordida están indicadas ante sospecha de patología en áreas puntuales. Se debe evaluar la forma, simetría y alineamiento dental, así como los trastornos oclusales en los tres planos del espacio. Es necesario proceder a la restauración de dientes careados o con obturaciones defectuosas, o bien practicar aquellas extracciones que sean precisas.

3.4.2.2. **Periodontal.** Se debe evaluar el estado periodontal mediante la exploración clínica y el sondaje periodontal. Se deben evaluar el hueso de soporte y las dimensiones de la encía adherida, dado que tanto el tratamiento ortodóncico como la cirugía pueden causar efectos deletéreos.

3.4.2.3. **Función oral-ATM.** Los pacientes con DDF severas pueden presentar trastornos severos en la masticación y en la fonación. Existe relación entre los problemas de la ATM y las DDF; esta relación es compleja e inconstante, pero existen evidencias de que determinados tipos de DDF predisponen a la aparición de trastornos de ATM. Se debe registrar la existencia de dolor en la articulación o la musculatura, la historia de ruidos articulares, dolor o hipersensibilidad a la palpación y también el rango de movilidad de la ATM.

3.4.3. Evaluación estética del paciente. Ver capítulo 6.

3.4.4. Estudio de motivación y evaluación psicológica. La evaluación psicosocial del paciente que presenta una deformidad dentofacial constituye una parte esencial del plan de tratamiento. El análisis de la motivación de pacientes sometidos a intervenciones correctoras de este tipo de trastornos conjuntamente con un estudio sobre la satisfacción con los resultados alcanzados deben formar parte integral de una base de datos de pacientes sometidos a corrección quirúrgica (tabla II).

La correción quirúrgica de las maloclusiones dentarias asociadas con alteraciones esqueléticas está convirtiéndose cada vez más en una modalidad terapéutica asequible. Es evidente que el aspecto estético de la cara ejerce una importante influencia en la aceptación social y en el bienestar psíquico del individuo, y también es obvio que muchos de los pacientes afectados por las deformidades dentofaciales (especialmente aquellos con una clase III esquelética o prognatismo) presentan unas característiscas faciales (mesurables con la cefalometría) que se alejan notablemente de los patrones que se consideran como «norma estética».

Numerosas investigaciones han demostrado que la motivación estética prima sobre los trastornos funcionales en el momento de la solicitud del tratamiento, aunque circunstancias concretas puedan sesgar las respuestas.

El éxito de la intervención no depende solamente del tratamiento ortodóncico-quirúrgico al que es sometido el paciente, sino también de la información y expectativas del paciente ante la intervención a la que será sometido. Es

Tabla II.

Factores positivos en la satisfacción del paciente

A) Defecto
   1. Observable
   2. Congénito o traumático
   3. Bloquea claramente el logro de una vocación o necesidad social realista

B) Factores psicológicos
   1. La percepción de la magnitud del defecto se corresponde con la realidad.
   2. El paciente comprende que la cirugía no es la panacea a sus problemas

C) Factores sociológicos
   1. Aprobación de la operación por familia y amigos
   2. Adolescente que solicita tratamiento para mejor aceptación entre su grupo de amigos
   3. Paciente que percibe el coste de la cirugía como una ganga
   4. Buena relación con el cirujano

Factores negativos en la satisfacción del paciente

A) Defecto
   1. Mínimo o no observable
   2. Traumático

B) Factores psicológicos
   1. Los fracasos personales se atribuyen al defecto
   2. Expectativas irracionales sobre el Yo o sobre los resultados de la cirugía
   3. El interés en la cirugía deriva de un cambio reciente en la vida del paciente
   4. Ciertas presiones internas y externas
   5. Historia anterior de experiencias desagradables con otros médicos
   6. Historia de intervenciones anteriores sin éxito

C) Factores sociales
   1. Comentarios desfavorables de personas allegadas
   2. Dificultades económicas
   3. Relación mala con el cirujano

posible que el paciente no quede satisfecho con los resultados, y generalmente será debido a la falta de comunicación entre el paciente y los profesionales que van a tratarlo, lo que conlleva una discrepancia entre los resultados y las expectativas del paciente, o a la no comprensión por parte del paciente del tratamiento que va a emprender.

En 1939, Baker y Smith estudiaron la personalidad de los pacientes que acudían para la corrección de malformaciones faciales. El estudio permitió catalogar a los pacientes en tres grandes grupos: I) personas bien ajustadas; II) personas con personalidades inadecuadas que inconscientemente utilizan su defecto como defensa, y III) pacientes psicóticos y prepsicóticos, cuya anomalía facial es el foco de su proceso esquizofrénico. El primer grupo deseaban la corrección por motivos puramente estéticos y no como respuesta a todos sus problemas, y constituyen el grupo ideal de pacientes. El segundo grupo de pacientes ha desarrollado un comportamiento que se puede calificar de «antisocial», escudándose en su deformidad. La corrección de este defecto deja a la luz que los problemas tenían un origen más profundo que lo que el paciente suponía. Este grupo es aquel que plantea serios problemas al cirujano que ha obtenido unos resultados técnicamente intachables. El grupo tercero está formado por personas con trastornos de personalidad de base que no se pueden adaptar al entorno. A partir de un defecto trivial construyen un delirio de dificultades absolutamente desproporcionado con su enfermedad. Son pacientes a rechazar de forma inmediata por el cirujano.

Edgerton y Knorr (1971) presentaron los diferentes tipos de motivación y la clasificaron según la presión que sienta el paciente, sea interna o externa. La motivación externa crea malos pacientes y se fundamenta en la necesidad de complacer a otros, en la ideación paranoide creyendo que su cambio de apariencia hará que el entorno sea menos amenazador o en ambiciones sociales o profesionales irreales. La motivación interna se origina en sentimientos internos de larga evolución sobre la deficiencia física, y estos pacientes son receptivos a la información ofrecida por el profesional. Un paciente especialmente peligroso es aquel que solicita una identidad física específica.

La entrevista personal con el paciente es una parte fundamental del plan de tratamiento en los casos de deformidad dentofacial. En ella, el profesional debe evaluar cuáles son las motivaciones que conducen al paciente a su consulta, si el origen de la preocupación por su aspecto es interno o externo, las expectativas ante el tratamiento que se le propone, la descripción del propio paciente de su deformidad (centrándose en aquellos aspectos que más le inquietan). Además es esencial que el cirujano y el paciente «sintonicen»: el médico debe reconocer cuáles son las necesidades del paciente y qué es lo que espera de su tratamiento, de forma que no inicie un tratamiento en individuos con expectativas desmesuradas.

La satisfacción del paciente ha sido uno de los temas preferidos en la literatura de la especialidad. Un paciente satisfecho no sólo es una fuente de satisfacción para el cirujano, sino también una fuente de referencia de pacientes potenciales. La satisfacción del paciente sometido a un tratamiento corrector de una deformidad dentofacial depende no sólo de la consecución de un perfil facial dentro de la norma y de unas relaciones oclusales correctas, sino también de las expectativas del paciente y de su percepción de los resultados obtenidos.

Esta eventualidad debería considerarse antes del tratamiento para preparar al paciente, aumentar su comprensión de los procedimientos a los que será sometido y corregir o matizar unas expectativas desmesuradas.

Es fundamental la comunicación entre el clínico y el paciente previa a la intervención, aconsejando además prolongar el contacto durante los doce primeros meses del posoperatorio.

Olson, en 1980, efectuó un estudio sobre la motivación de sus pacientes. Un 39% solicitaba tratamiento por motivos funcionales, un 17% por motivos puramente estéticos y el 49% restante por una combinación de ambos. El 10% obtuvo unos resultados satisfactorios desde el punto de vista funcional, y el 92% lo obtuvo desde el punto de vista estético. Afirma que si el cirujano proporciona una explicación detallada de la intervención puede disminuir el temor psicológico y aumentar la satisfacción del paciente.

3.4.5. Estudio radiográfico. Las dos exploraciones fundamentales en cirugía ortognática son la ortopantomografía y la telerradiografía de perfil de cráneo. La telerradiografía de perfil se discutirá con más detalle en el apartado siguiente.

La radiografía panorámica permite obtener de una forma rápida una visión global de diferentes estructuras de interés para la intervención: senos, características del hueso, trastornos temporomandibulares, patología dental y periodontal. La existencia de algún trastorno pueden obligar a efectuar otras proyecciones, como son:

- Radiografía cefalométrica de frente.
- Tomografías de ATM.
- RMN o TC de ATM.
- Radiografía de Waters o TC de senos paranasales.
- Gammagrafía ósea.

Se deberá remitir al paciente al odontoestomatólogo para que practique las radiografías periapicales o de aleta de mordida que considere oportunas para el diagnóstico y tratamiento de los problemas dentales del paciente.

3.4.6. Técnicas cefalométricas empleadas. Los aspectos estéticos deben valorarse cuidadosamente al emprender un tratamiento ortodóncico-quirúrgico de una deformidad dentofacial, siendo un factor fundamental en la motivación de los pacientes que solicitan tratamiento.

Angle, en 1907, escribió: «El estudio de la ortodoncia está unido de forma inseparable con el estudio del arte donde está implicado el rostro humano. La boca es un factor decisivo en la determinación de la belleza y equilibrio de la cara.» La cara ideal, según Angle, era la de la estatua griega de Apollo Belvedere, y consideraba fundamental la posición de los incisivos superiores.

La radiografía cefalométrica es uno de los instrumentos diagnósticos estándar empleados por ortodoncistas y cirujanos maxilofaciales en el plan del tratamiento de la corrección de las deformidades dentofaciales. Esta técnica se empleó por vez primera por Broadbent en 1931, y desde entonces han aparecido numerosas variedades que analizan las diferentes radiografías empleando diferentes planos y puntos de referencia, recurriendo asimismo a mediciones lineales o angulares variadas. En 1987, Wylie, Fish y Epker presentaron un estudio comparativo de cinco análisis empleados actualmente para evaluar las deformidades dentofaciales: método de McNamara, método de Fish y Epker, método de Burstone, análisis cuadrilateral de Di Paolo y análisis fotométrico lateral de Butow. Los análisis demostraron una notable inconsistencia en el diagnóstico de cada paciente. Por ello, la cefalometría aisladamente no puede considerarse como el instrumento diagnóstico primario para la corrección de las deformidades dentofaciales. Se ha observado que los diagnósticos y planes terapéuticos obtenidos en cada uno de estos análisis cefalométricos pueden variar considerablemente. En consecuencia, el análisis del paciente debe ser global.

No todos los análisis, ni siquiera la totalidad de mediciones de un método aislado permiten obtener los datos que nos interesen desde el punto de vista de estética del perfil facial. Por este motivo se han reunido diversas mediciones correspondientes a métodos de análisis diferentes para obtener una visión global (con sus limitaciones) del paciente.

En los análisis cefalométricos se deben incluir parámetros relativos a los tejidos blandos, a los tejidos duros y a la dentición.

3.4.6.1. Análisis cefalométrico de Rickets. El análisis de Rickets fue presentado en 1959. El método consta de dos partes bien definidas: 1) el análisis cefalométrico propiamente dicho, y 2) la síntesis, que comprende unos términos para llevar a cabo una predicción de los cambios previstos por el tratamiento y el crecimiento. En el método cefalométrico todas las mediciones poseen correcciones para la edad, sexo y tipo facial.

En el análisis cefalométrico se utilizan 22 puntos cefalométricos. La descripción cefalométrica se agrupa en 10 campos.

Campo I. Problema dentario: determina la posición dentaria.

Campo II. Problema óseo: determina la posición entre ambos maxilares.

Campo III. Problema oseodentario: relaciona los dientes con sus bases apicales.

Campo IV. Problema estético: determina cómo afectan las anomalías dentomaxilares a la armonía estética de la cara.

Campo V. Problema determinante: indica cuál es el responsable del problema: la mandíbula, el maxilar o ambos.

Campo VI. Problema estructural interno: determina si existe alguna deformidad estructural que condiciona el pronóstico de la maloclusión.

3.4.6.2. Análisis cefalométrico de McNamara. Este análisis cefalométrico fue presentado por su autor en 1974 con el fin de disponer de un método de estudio que permitiera determinar tanto las posiciones de los dientes en un hueso determinado como las posiciones relativas de los huesos maxilares entre sí y con la base craneal.

La línea de referencia utilizada es la perpendicular al plano de Frankfort por Nasion y analiza la posición de ambos maxilares con relación a esta línea. Los valores que analiza se presentan a continuación.

1. Relación del maxilar con la base craneal.
2. Relación de la mandíbula con el maxilar.
3. Altura facial anteroinferior.
4. Ángulo del plano mandibular.
5. Ángulo del eje facial.
6. Relación del incisivo superior con el maxilar.
7. Relación del incisivo inferior con la mandíbula.
8. Relación de la mandíbula con la base craneal.
9. Análisis de la permeabilidad de las vías aéreas.

Las ventajas del empleo de este método son resumidas por el propio autor:

a) El método depende de mediciones lineales y no de ángulos, de forma que se facilita la planificación en pacientes sometidos a cirugía ortognática.

b) Es un método más sensible a los cambios verticales que el análisis de Steiner, que se basa en ANB.

c) Este procedimiento de análisis presenta directrices referentes a los incrementos de crecimiento normales.

d) Los principios de este análisis se explican fácilmente a no especialistas y a personas profanas, como pacientes y padres.

3.4.7. Cirugía de modelos. Los movimientos quirúrgicos de los maxilares requieren una predicción tridimensional precisa. Tras efectuar los estudios de predicción estética y cefalométrica, la intervención debe ser efectuada sobre modelos de estudio. Los modelos dentales montados en un articulador semiajustable simulan las estructuras faciales del paciente tanto estructural como funcionalmente. El empleo de un articulador de este tipo permite simular los movimientos quirúrgicos de los maxilares en el esqueleto facial.

El modelo del maxilar superior se transfiere con un arco facial al articulador según un eje de bisagra arbitrario, y el modelo mandibular se monta en relación céntrica.

3.5. Plan de tratamiento

La exploración e interrogatorio exhaustivo que se ha llevado a cabo sobre el paciente han permitido determinar lo que se puede calificar como «base de problemas» del paciente, que a su vez nos va a determinar el plan de tratamiento a instaurar. Epker establece tres preguntas a responder antes de comenzar el tratamiento de un paciente con DDF:

1. ¿Qué procedimiento quirúrgico es más apropiado para el paciente?
2. ¿Qué tratamiento ortodóncico es necesario conjuntamente con la cirugía?
3. ¿En qué orden se emprenderá dicho tratamiento?

Los objetivos quirúrgicos se deben basar no tanto en las cifras que se obtienen del análisis cefalométrico (que son una guía, pero no un fin), sino de las características faciales que se determina obtener en un paciente determinado.

3.5.1. Predicción de resultados en cirugía ortognática. La intervención quirúrgica sobre caras con una deformidad del desarrollo debe, pues, ir precedida de un diagnóstico preciso. Además, el cirujano debe estar en condiciones de predecir de forma precisa los resultados de la cirugía propuesta y de explicar al paciente cuál será su apariencia futura. Lo ideal sería disponer de una imagen tridimensional de los tejidos duros y blandos, y conocer el comportamiento de los tejidos blandos en relación con los movimientos de los tejidos duros. La primera inquietud del paciente es su futuro aspecto, fundamentalmente en lo que se refiere a los tejidos blandos de la cara, con poco interés respecto a la naturaleza de la cirugía que se va a practicar sobre los huesos faciales. La mayor parte de métodos, no obstante, presentan información precisa respecto a los tejidos duros, pero escasos datos sobre los tejidos blandos. Además es necesario poder monitorizar la estabilidad o la tendencia a la recidiva de una intervención concreta.

3.5.1.1. Cirugía sobre modelos de estudio.

3.5.1.1.1. Fotografías seccionadas. Este método suele separar la fotografía del perfil de la cara del paciente en sectores maxilar y mandibular a nivel del plano oclusal. El inconveniente es que los diferentes tejidos blandos del perfil responden de forma diferente a un cambio de tejidos duros determinado. No proporciona datos cefalométricos de los resultados y existen grandes escalones en el perfil.

3.5.1.1.2. Modificación manual de los trazados cefalométricos. Propuesta por Fish y Epker (1980), Proffit y Epker (1980) y Moshiri y cols. (1982). Tiene el inconveniente de su mayor complejidad en los tejidos blandos.

3.5.1.1.3. Combinación de trazados y transparencia fotográfica. Presentado por Henderson en 1974, ha resultado muy útil en manos de su autor, pero sigue teniendo los inconvenientes de los dos anteriores para el clínico, aunque para el paciente puede resultar más informativa.

3.5.1.1.4. Computarización de telerradiografías. Tiene la ventaja de que se incluyen los mejores datos disponibles sobre los cambios de los tejidos blandos que se asocian con cada intervención, se reducen los errores de medición cefalométrica (no los de identificación), no se requieren habilidades artísticas, permite un fácil archivo de los registros, estandariza la recogida de datos y es un método rápido.

Su inconveniente es que requiere un equipo caro. Cara a los pacientes también está el problema de que el resultado se presenta como una silueta. Un problema común a todos los métodos es la variabilidad en la relación de los cambios de tejidos duros y tejidos blandos. En el prognatismo se ha observado que el cambio AP de labio inferior y pogonión siguen una relación superior a 0,9 con los tejidos duros subyacentes.

3.5.1.1.5. Análisis cefalofotométrico. Este análisis es una ampliación del análisis fotométrico lateral que permite una mejor localización de determinados puntos antropométricos. Pretende ser una ayuda para la cirugía estética y ortognática de los tejidos blandos, que se basa fundamentalmente en el perfil facial, en el que solamente se añaden unos pocos puntos de referencia óseos.

3.5.1.1.6. Vídeo. Sistema que presenta el perfil del paciente en un monitor de vídeo superpuesto sobre la telerradiografía del sujeto. La imagen es digitalizada y se modifica según las relaciones promedio de los tejidos blandos con respecto a los tejidos duros, que son inducidas por los movimientos de estos últimos.

3.5.1.1.7. Morfoanálisis. Introducido por Rabey en 1977, permite unificar los registros radiográficos del paciente con fotografías sobre acetato.

3.5.2. Mecanismos de recidiva en pacientes intervenidos quirúrgicamente por presentar prognatismo mandibular. La recidiva esquelética tiende a aparecer tanto con la osteotomía sagital como con la osteotomía vertical. Los factores que parecen influir sobre esta incidencia son: a) la modificación de la posición de reposo de los músculos masticatorios, b) integridad y cicatrización de la rama ascendente de la mandíbula, c) posición del cóndilo en la fosa glenoidea durante la fijación intermaxilar y d) consideraciones biomecánicas.

El grado de superposición de los fragmentos afectará a la consolidación de la fractura; la osteotomía sagital proporciona una mayor superficie de contacto. Sin embargo, según Bell, el contacto estrecho entre fragmentos, la unión precoz después de las osteotomías y la inmovilización a largo plazo no producen necesariamente estabilidad.

El cóndilo debe estar asentado correctamente en la fosa glenoidea durante la fijación intermaxilar para evitar la recidiva. Si en las radiografías de control posoperatorias se observa una malposición del fragmento proximal debe considerarse seriamente la reintervención; en caso contrario, los músculos masticatorios pueden llevarlo a su posición correcta después de la intervención y causar una mordida abierta anterior inmediata. Además, todo el fragmento proximal se debe fijar en su posición preoperatoria.

Otra posible complicación es la tendencia posquirúrgica a la clase II, consecuencia de una fijación intermaxilar en una posición adelantada del cóndilo. Para evitarlo se sugiere dejar las inserciones musculares intactas en el fragmento proximal, que permiten el correcto asentamiento del cóndilo en la fosa. Si se va a hacer una osteosíntesis en el fragmento proximal debe asegurarse que éste está correctamente posicionado.

La tendencia hacia la clase III en el posoperatorio tardío puede ser debida a dos causas:

a) Crecimiento mandibular después de la intervención. Los procedimientos quirúrgicos para corregir el prognatismo tienen pocos efectos sobre el potencial de crecimiento óseo. Cuanto más precoz sea la intervención, más probables son los problemas debidos al crecimiento.

b) Cambios en la posición mandibular debidos a la aplicación de carga precoz.

Por último es posible observar una mordida abierta lateral que es atribuible a la eliminación del tratamiento ortodóncico.

La recidiva vertical parece asociada con la actividad muscular, de forma semejante a lo que sucede con el desplazamiento de los fragmentos de fractura en los traumatismos mandibulares. Están implicados la musculatura supra e infrahioidea, maseteros, pterigoideos y temporal.

En las correcciones de prognatismo, el fragmento distal es llevado hacia atrás, lo que causaría la relajación de la musculatura supra e infrahiodea; estos músculos no son afectados directamente durante la intervención, por lo que no aparece tejido cicatricial y su longitud de trabajo efectiva no se ve alterada. No están implicados en los cambios del fragmento proximal, por lo que su papel en los casos de recidiva de clase III es mínima.

Lo que sí se modifica es la posición de la cincha pterigomasterina y el músculo temporal siempre que la coronoides sea desplazada. La deglución, la fonación y la masticación son causas fisiológicas de contracción de estos músculos. El vector de fuerzas es en ángulo recto con el eje longitudinal del hueso. En cualquier intervención en la que se altere la relación entre el hueso y los músculos elevadores de la mandíbula puede tener lugar una deformación de los segmentos, que se puede producir incluso durante los períodos de actividad normal de la mandíbula. Se ha postulado que la cicatrización ósea no es suficientemente fuerte para resistir las fuerzas de la masticación en el momento en que se retira el bloqueo intermaxilar a las tres-ocho semanas.

La osteotomía sagital es un procedimiento establecido en cirugía ortognática. Sin embargo, continúa existiendo polémica referente a la necesidad de fijación de los fragmentos y a la forma de llevar a cabo dicha fijación. Se acusa a la fijación con alambre de no proporcionar suficiente estabilidad, y en consecuencia de ser responsable de la recidiva posoperatoria. Por otra parte, la fijación con tornillos de compresión tiene más probabilidades de lesionar el nervio alveolar inferior y de provocar el desplazamiento de los cóndilos, lo que motivaría mecanismos de remodelado óseo que resultarían en la disfunción de la articulación temporomandibular.

3.5.3. Estimaciones de tiempo en el tratamiento combinado ortodóncico-quirúrgico

3.5.3.1. **Ortodoncia prequirúrgica:** dos-doce meses.

3.5.3.2. **Cirugía/hospitalización:** tres-siete días.

3.5.3.3. **Posoperatorio:** tres-ocho semanas.

3.5.3.4. **Ortodoncia posquirúrgica:** tres-seis meses.

3.6. Secuencia de tratamiento

3.6.1. Tratamiento ortodóncico. Los objetivos fundamentales del tratamiento ortodóncico prequirúrgico en pacientes con deformidades dentofaciales son los siguientes:

a) Alinear individualmente las arcadas.

b) Conseguir la compatibilidad (poscirugía) de las arcadas.

c) Establecer la posición anteroposterior y vertical de los incisivos.

Estos objetivos pasan por la eliminación de las compensaciones dentales, lo que puede agravar temporalmente la deformidad del paciente, eventualidad de la que debe ser informado.

3.6.2. Cirugía ortognática. Tras completar el tratamiento dental restaurador necesario y la preparación prequirúrgica, el paciente es reevaluado y se confirma la técnica quirúrgica a efectuar. Las técnicas empleadas son diferentes variedades de osteotomías de los huesos maxilares destinadas a modificar tanto las relaciones oclusales como el perfil del tercio medio facial (ver apartado 3.7, sobre técnicas quirúrgicas). También se deben prever aquellas técnicas quirúrgicas coadyuvantes que pueden convertir un buen resultado en un resultado excelente (rinoplastia, osteotomías cigomáticas, liposucción/lipectomía submental...).

3.6.3. Ortodoncia posquirúrgica. Transcurridas varias semanas de las osteotomías maxilares, el paciente es remitido nuevamente al ortodoncista para completar el tratamiento. Se pretende el alineamiento y posición final de los dientes cerrando los diastemas remanentes. En principio este tratamiento no debe exceder los seis meses de duración.

3.7. Técnicas quirúrgicas

3.7.1. Mentoplastia (fig 22)

La mentoplastia es una técnica quirúrgica que puede efectuarse bajo anestesia local, local y sedación o aneste-

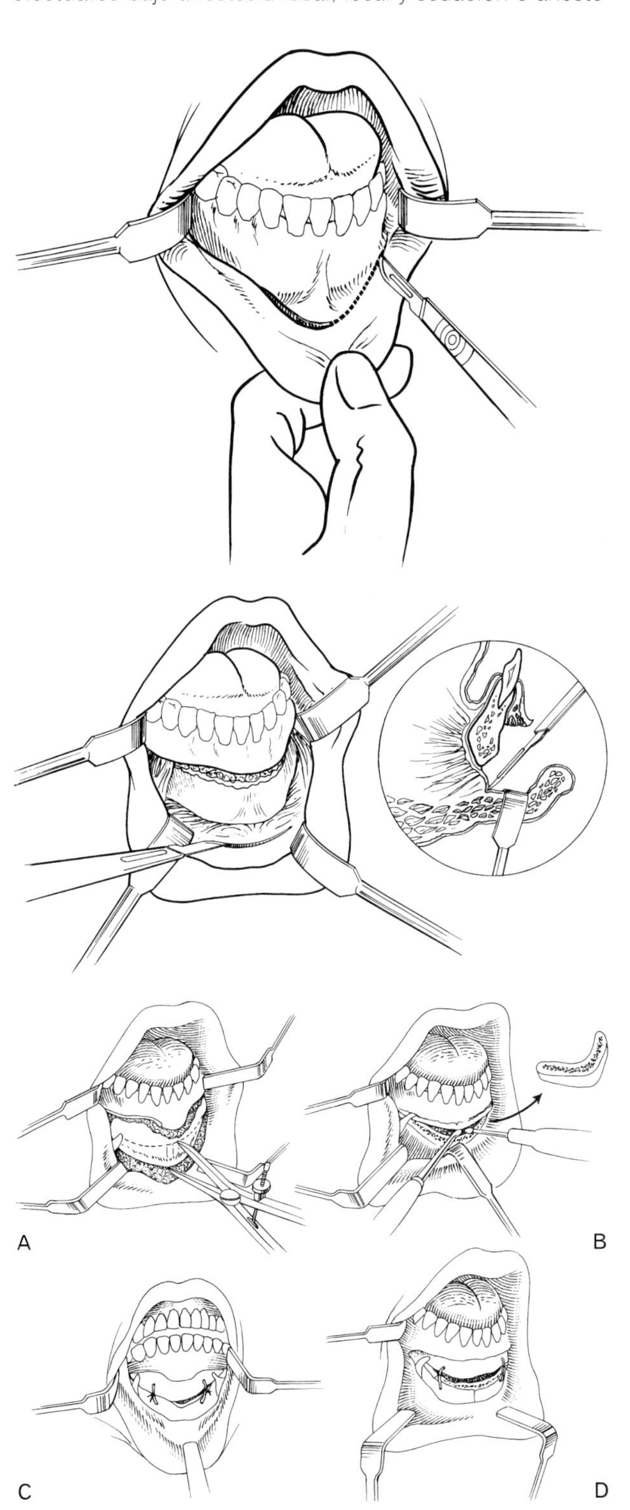

Fig. 2.22.—**Mentoplastia.** A. Osteotomía del mentón. B. Reducción mediante extirpación cuña ósea. C. Movilización para corregir asimetría. D. Aumento.

sia general con el paciente intubado por vía nasotraqueal. El fundamento de la intervención es una osteotomía horizontal de la sínfisis por debajo de los dos agujeros mentonianos, que permite movilizar el fragmento libre en sentido anterior o posterior, lateral, descenderlo interponiendo injertos óseos o elevarlo mediante la osteotomía de un fragmento intermedio.

Se aplican dos separadores de Minnesota en la comisura bucal para exponer ampliamente el campo quirúrgico. Con bisturí eléctrico se efectúa una incisión en la vertiente labial del vestíbulo de unos 4 cm de longitud. Mediante periostiótomos se diseca el periostio lateralmente hasta localizar el foramen de emergencia del nervio mentoniano, que debe mantenerse a la vista. La elevación del periostio debe ser mínima y limitarse a la zona en la que se va a practicar la osteotomía. A continuación se dibujan con sierra dos líneas verticales en la sínfisis mandibular, que permitirán la correcta reposición de la sínfisis sin desviaciones laterales. La siguiente etapa es la osteotomía horizontal propiamente dicha. Su trazo depende del tipo de movimiento que se quiera efectuar, aunque en movimientos anteroposteriores en los que no se den modificaciones de la dimensión vertical es práctico que el diseño sea el de una suave V invertida con el vértice en la línea media. Debe prestarse especial atención a la protección de los nervios mentonianos durante esta maniobra, y también a conseguir un buen trazo de fractura en los extremos laterales, dado que de lo contrario pueden producirse espolones laterales que son palpables desde el exterior.

Se moviliza el fragmento libre y se lleva a la posición deseada. La fijación del fragmento puede efectuarse con diversas técnicas de osteosíntesis. El método más tradicional es la osteosíntesis alámbrica, que resulta útil en situaciones de reducción de la dimensión vertical; en los movimientos anteroposteriores puede resultar algo más inestable incluso cuando se emplea el alambre en forma de 8. La siguiente opción es el empleo de miniplacas de titanio. Estas miniplacas pueden ser de los sistemas estándar utilizados en traumatología facial, o bien pueden emplearse las placas de Paulus, que consisten en unas miniplacas preformadas en forma de S, y cuya rama intermedia tiene una longitud en milímetros previamente determinada. Tiene la ventaja de la mayor precisión en los movimientos de avance y el inconveniente de su mayor coste económico. La tercera opción es el empleo de tornillos transfixiantes que se introducen desde el borde inferior del fragmento móvil y que van a buscar la cortical del hueso mandibular. Son necesarios dos tornillos de 20 mm para conseguir resultados estables.

La incisión se sutura en un plano con material reabsorbible tipo Dexon. Con la actual técnica de disección mínima de los tejidos blandos de la sínfisis no resulta necesario la sutura en dos planos para conseguir la pexia del mentón, dado que el clásico perfil de bruja ha desaparecido.

3.7.2. Osteotomía de Lefort I (fig. 23)

La osteotomía maxilar tipo Lefort I se practica bajo anestesia general con el paciente intubado por vía nasotraqueal. Se infiltra el área quirúrgica con anestésico local con vasoconstrictor para obtener un campo exangüe. Se introducen dos separadores tipo Minnesota para obtener una buena exposición del campo. Con bisturí eléctrico se practica una incisión en la vertiente labial del fondo de vestíbulo entre el primer premolar de cada lado. Se desperiostiza de forma conservadora exponiendo el área de la osteotomía. Se tuneliza el sector posterior de cada hemiarcada hasta alcanzar el extremo posterior de la tuberosidad maxilar y poder introducir un separador tipo Langenbeck con pala invertida.

Se procede a separar la mucosa nasal del hueso de soporte, para lo cual se introduce un periostomo con el que delicadamente se practican dos túneles en el suelo y parte inferior del tabique nasal.

A continuación comienza el trazo de la osteotomía, que se efectúa en tres sectores. La primera osteotomía se realiza en la cara externa del maxilar superior, comenzando en el ángulo inferoexterno de la escotadura piriforme. Con

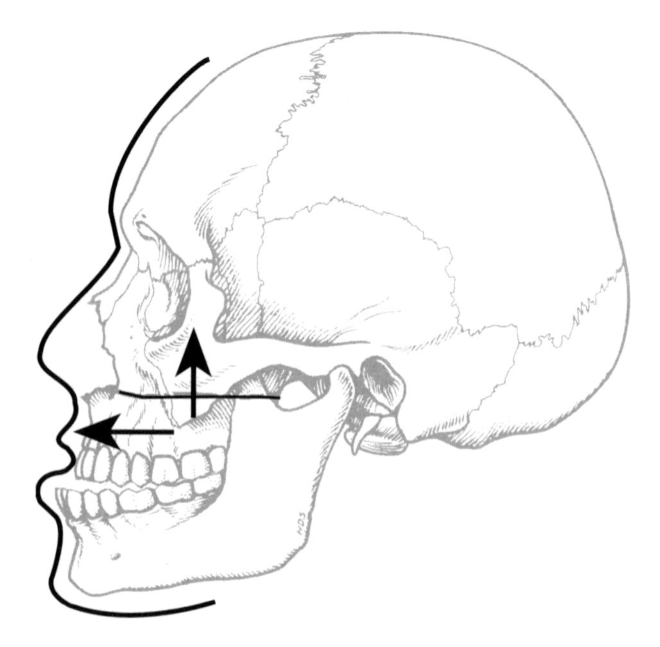

Fig. 2.23.—**Osteotomía de Le Fort I.** Avance, reducción, aumento, asimetría.

sierra se extiende hasta el borde posterior de la tuberosidad, teniendo precaución en no lesionar la mucosa sinusal. La inclinación de la línea de osteotomía depende también de los cambios verticales que se busquen. La segunda osteotomía se practica en el pie del tabique nasal, y se busca separarlo de su unión con los huesos maxilares y palatinos sin producir desgarros en la mucosa nasal. Se efectúa con martillo y un escoplo ranurado especialmente diseñado con este fin. Una vez liberado el tabique se separa el maxilar del resto del cráneo utilizando un escoplo fino en la línea de osteotomía que se ha dibujado en la cara externa del maxilar. La última osteotomía se realiza en la tuberosidad, y consiste en una disyunción pterigomaxilar. Se realiza por vía transmucosa con un escoplo corto, recto o curvo que se introduce desde el vestibular mediante un golpe seco. Es importante controlar dicha osteotomía desde el sector palatino mediante la aplicación de un dedo del cirujano.

Una vez practicadas las tres osteotomías, se procede a la maniobra de push down, que pretende movilizar totalmente el fragmento libre dejándolo pediculado de las arterias palatinas en su sector posterior. En esta maniobra el cirujano se coloca a las 12, y aplica presión digital hacia abajo para separar el hueso maxilar. En algunos casos es útil recurrir a los fórceps de Rowe para completar dicha movilización.

El fragmento óseo se lleva a la posición deseada; son posibles movimientos anteriores, posteriores (difíciles y de magnitud limitada), laterales, de descenso con interposición de injertos óseos, o de intrusión con eliminación de cuñas de hueso intermedias.

Antes de fijar el maxilar en la posición deseada, el cirujano debe eliminar todos aquellos obstáculos que puedan interferir con un correcto posicionamiento óseo, o que puedan causar fuerzas indeseadas que condicionen recidivas. Es necesario eliminar los septos óseos que quedan en la pared interna del seno maxilar así como aquellos fragmentos de la tuberosidad maxilar.

La fijación del maxilar puede hacerse con diferentes técnicas de osteosíntesis:

a) Alambre. La aplicación de dos alambres en cada hemimaxilar es una técnica ampliamente utilizada para fijar la osteotomía de Lefort I. Su adaptabilidad se considera en la actualidad un factor favorable, especialmente en casos de osteotomías bimaxilares.

b) Miniplacas. La industria ha presentado numerosos sistemas y modelos de miniplacas, y cada cirujano ha adaptado su técnica de fijación a sus necesidades. Nosotros optamos por el empleo de dos miniplacas en L en cada lado de la osteotomía, una de ellas se aplica junto a la escotadura piriforme en el arbotante canino, y la segunda se aplica en el arbotante cigomático. En mujeres, especialmente, puede resultar práctico que la L del arbotante canino sea una microplaca o una miniplaca de perfil bajo, dado que son menos palpables.

La incisión del Lefort I se sutura en un solo plano, pero existen dos detalles importantes que vale la pena remarcar:

a) En la línea media, es necesario efectuar un cierre en V-Y de la incisión para conseguir una cierta eversión del labio superior y evitar así un perfil envejecido que es muy característico de las osteotomías de Lefort I.

b) La osteotomías de Lefort I, sea cual sea el movimiento que se efectúe, se acompaña ineludiblemente de un ensanchamiento de la base de los cartílagos alares. Por este motivo se diseñó una maniobra, denominada sutura en cincha, que pretende, mediante un punto en 8, cerrar los alares, manteniendo una posición parecida a la preoperatoria. No obstante, algunos autores dudan de la efectividad de esta maniobra.

3.7.3. Osteotomía sagital de Obwegeser-Dal Pont (fig. 24)

El paciente es intervenido bajo anestesia general con intubación nasotraqueal y con sonda nasogástrica.

Se infiltra el área de la incisión mucosa con un agente anestésico local y vasoconstrictor para facilitar la hemostasia. Se introduce una cuña abrebocas de goma en el lado contralateral.

La incisión comienza por fuera del segundo molar para evitar dificultades durante la sutura. Puede practicarse con bisturí normal o con electrocauterización.

Comienza la disección subperióstica en el sector lateral y anterior de la rama ascendente de la mandíbula llegando hasta la escotadura sigmoidea. Los tejidos blandos se separan con un separador de Obweggeser ranurado o bien con una pinza hemostática potente curva. Se identifica la escotadura, y se prosigue hacia el borde posterior de la mandíbula con elevador de Obweggeser curvo. No es necesario despegar la totalidad de las fibras musculares del masetero, sino que es suficiente con crear un canal para introducir un separador, que a la vez protegerá de la lesión las estructuras retromandibulares. En cualquier caso, no parece justificado el riesgo de necrosis que se atribuye a la práctica habitual del despegamiento total del periostio lateral.

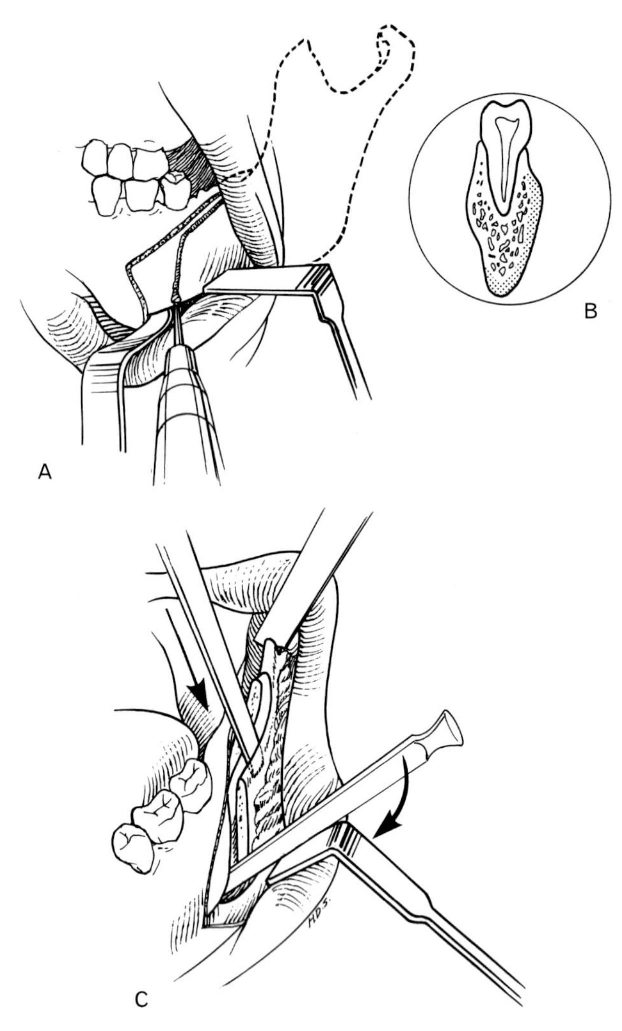

Fig. 2.24.—**Osteotomia sagital de ramus.** A. Osteotomía de la cortical externa mandibular. B. Línea de la osteotomía. C. Separación con escoplos.

Seguidamente, se introduce un separador acanalado en el borde posterior de la mandíbula, que a su vez nos sirve para traccionar de la mandíbula hacia delante. El sector interno o medial de la rama se diseca a 1 cm por debajo de la escotadura sigmoidea (el nervio dentario está en promedio a 18 mm de la parte más baja de la escotadura). Como norma orientativa, el separador debe quedar paralelo a la línea dentogingival de los molares superiores. Se debe contactar con el separador que se ha introducido desde el sector lateral. Se introduce un nuevo separador acanalado por el sector medial. Es difícil visualizar la espina de Spix.

Tras tomar 2-3 mm del borde anterior de la mandíbula, la osteotomía comienza en el lado medial con una fresa de Lindeman que debe atravesar el 75% del grosor de la mandíbula.

La segunda osteotomía es la vestibular, con una línea vertical que afecta solamente a la cortical externa de la mandíbula. Se prefiere hacer inmediatamente detrás del segundo molar, habiéndose practicado previamente la cordalectomía. El punto clave de esta osteotomía es alcanzar holgadamente e incluso sobrepasar el borde inferior de la mandíbula.

Finalmente, se unen las dos líneas de osteotomía haciendo orificios con fresa redonda sobre la cresta oblicua externa. Estos orificios se conectan llegando hasta la esponjosa.

Se procede a la separación progresiva de los dos fragmentos con escoplos, y aplicando la presión en el fragmento externo. Se podrá comprobar que la osteotomía ha finalizado cuando pueda movilizarse libremente el fragmento proximal, y pueda visualizarse en el fragmento distal la totalidad del nervio, incluido en la esponjosa correspondiente.

El fragmento distal se lleva entonces a las relaciones oclusales correctas. Se acompaña hacia atrás el fragmento proximal con el fin de posicionar el cóndilo correctamente en la fosa. Puede ser necesario eliminar hueso de la parte anterior del segmento proximal.

A continuación se procede a la fijación de los fragmentos, para lo cual puede recurrirse a varios métodos:

a) Tornillos percutáneos. Es una técnica útil pero que exige tiempo. Son necesarios tres tornillos en movimientos sagitales puros y cuatro en casos de mordida abierta,

b) Miniplacas intraorales. Su colocación exige llevar el trazo de osteotomía a una posición más anterior.

c) Tornillos de compresión intraorales.

d) Otras técnicas: alambre de borde superior, inferior o cerclaje perimandibular.

En cualquier caso, debe practicarse una radiografía de control para asegurar la correcta posición del cóndilo y corregirlo en caso de que sea necesario.

La duración del bloqueo intermaxilar es tema de polémica. Así, mientras algunos cirujanos optan por fijación rígida y apertura inmediata de la boca, aplicando elásticos para corregir alteraciones menores, otros prefieren recurrir al tradicional bloqueo intermaxilar durante un período variable de seis-ocho semanas (tabla III).

Tabla III. Complicaciones de la osteotomía sagital
Lesión nervio dentario inferior
Lesiones relacionadas con material de osteosíntesis
Rotación del fragmento distal

3.7.4. Osteotomía subcondílea vertical

Término que se refiere a la osteotomía que se practica desde la parte media de la escotadura sigmoidea en dirección posteroinferior hasta un punto situado inmediatamente por encima del ángulo mandibular en la rama ascendente. Fue descrita por Limberg en 1923 para corregir una mordida abierta, pero fue popularizada por Hinds (1955) y Robinson (1955) independientemente por un abordaje extraoral. Durante muchos años fue la técnica preferida para corregir el prognatismo por:

a) Acceso simple y rápido al área operatoria, con una duración de la intervención relativamente corta.

b) Excelente visibilidad y capacidad de maniobra.

c) Mejoría del ángulo gonión.

d) Período de hospitalización mínimo.

e) Inmovilización de corta duración.

Sus inconvenientes principales son (tabla IV):

a) Cicatriz externa, aunque mínima.

b) Riesgo de lesionar el nervio facial.

c) No puede utilizarse para corregir otras deformidades dentofaciales.

A continuación se describe la técnica estándar de la osteotomía vertical por vía externa etapa por etapa (fig. 25):

El paciente es intervenido bajo anestesia general con intubación nasotraqueal y con sonda nasogástrica.

Se palpa la rama ascendente y se dibuja su contorno en la piel con azul de metileno. Se dibuja la incisión de 2,5-4 cm de longitud y 2-3 cm por debajo del ángulo, intentando que quede incluido en alguno de los pliegues cutáneos.

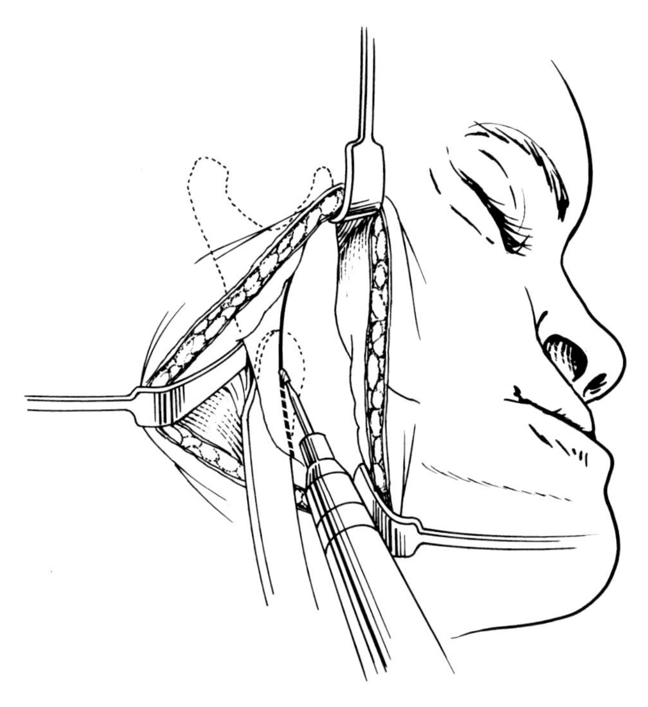

Fig. 2.25.—**Osteotomía oblicua de ramus extraoral.**

Tabla IV. Complicaciones de la osteotomía subcondílea vertical

1. Malposición del cóndilo
2. Ausencia de retroposición mandibular
3. Hemorragia (art. dentaria, art. maxilar interna)
4. Infección: necrosis avascular del cóndilo
5. Paresia nervio marginal
6. Atrofia condilar
7. Anquilosis ATM
8. Pseudosíndrome de Eagle

Se inciden piel y tejido subcutáneo; se coapta la hemorragia con electrocauterización.

Con dos separadores de Senn-Muller el ayudante tracciona piel y tejido subcutáneo externamente, de forma que se cree un túnel y se separen los planos aponeuróticos de la región, facilitando así la disección. Se hace una incisión en el músculo platisma de la misma longitud que la herida cutánea. Se busca digitalmente el ángulo de la mandíbula.

Con disección roma, se localiza el ángulo mandibular. Es útil identificar el tejido adiposo situado inmediatamente medial al ángulo. La disección desde este tejido hacia afuera permite asegurar la integridad de la rama marginal del nervio facial.

Se hace una incisión con bisturí eléctrico del periostio del borde inferior de la mandíbula, separando la inserción del músculo masetero. Con un periostiótomo se eleva el músculo de la rama ascendente hasta exponerla completamente llegando hasta la escotadura sigmoidea. Se introduce en la escotadura sigmoidea un retractor de Obwegeser o de Ginestet que permiten un excelente acceso al campo, además de guiar sobre la correcta localización de la osteotomía.

Se libera el borde posterior de la rama ascendente, así como la parte más inferior de su cara medial de las inserciones del músculo pterigoideo interno. La práctica de esta maniobra en esta fase facilita el ulterior solapamiento de los dos fragmentos óseos.

Se marca la línea de osteotomía comenzando en un punto medio o anterior de la escotadura sigmoidea, hasta un punto arbitrario del borde posterior de la rama ascendente, quedando siempre por detrás de la prominencia antilingular (que señala la entrada del paquete vasculonervioso en el lado medial).

Tras completar el trazo de fractura, bien con periostiótomo o bien con martillo y escoplo, se separan los dos fragmentos, llevando el fragmento proximal hacia fuera. Se comprueba que el fragmento proximal esté libre de adherencias del músculo pterigoideo interno y que quede apuesto sin tracciones sobre la cara lateral del fragmento distal.

Se introduce una gasa húmeda en la herida operatoria y se repite el procedimiento en el lado contralateral. Aunque puede recurrirse a la decorticación de los fragmentos y a su osteosíntesis con alambre o catgut grueso, ninguna de estas maniobras parece imprescindible para el buen curso de la intervención. Se practica el bloqueo intermaxilar.

Se cierran las heridas operatorias por planos. El platisma se cierra con catgut crómico. La piel se sutura con nailon trenzado de 5-0. La herida operatoria se cubre con Steri-Strip y se aplica un vendaje compresivo. Se dejan dos drenajes tipo Redon, que se retiran a las cuarenta y ocho horas, cuando han dejado de ser productivos

3.7.5. Osteotomía subcondílea vertical intraoral (fig. 26)

Esta técnica fue descrita por vez primera por Winstanley, en 1968, que utilizaba un motor y pieza de mano estándar. Abordaba la cara lateral de la rama ascendente de la mandíbula practicando una osteotomía desde la escotadura sigmoidea hasta un punto inmediatamente posterior al ángulo mandibular. La técnica más popular, sin embargo, fue presentada por Hebert, Kent y Hinds, que realizaban esta osteotomía con una sierra oscilante en ángulo recto. Los inconvenientes de la técnica estriban en: a) la dificultad técnica, generalmente por falta de visión en los casos de rama curvada, o en los pacientes con mejillas potentes y apertura bucal limitada; b) dificultad de cohibir una eventual hemorragia; c) necesidad de utilizar un instrumental específico.

Técnica

El paciente es intervenido bajo anestesia general e intubación nasotraqueal. El día antes de la intervención se le han colocado las férulas en ambas arcadas maxilares.

Se inyecta anestesia local con adrenalina para obtener hemostasia en la región operatoria. Se espera unos minutos para que el vasoconstrictor haga su efecto. La incisión mucoperióstica se practica desde la apófisis coronoides hasta el fondo del vestíbulo correspondiente al segundo molar.

Se expone completamente la cara lateral de la rama ascendente. Se introduce un separador de Obweggeser en el borde posterior de la mandíbula. Se localizan el cóndilo, la escotadura sigmoidea y la apófisis coronoides.

La osteotomía se realiza con una sierra tipo Stryker con una hoja de 3-6 mm en ángulo recto. Con un periostiótomo en la línea de fractura se ejerce presión sobre la mandíbula en sentido anteroposterior, de forma que el fragmento proximal quede desplazado externamente.

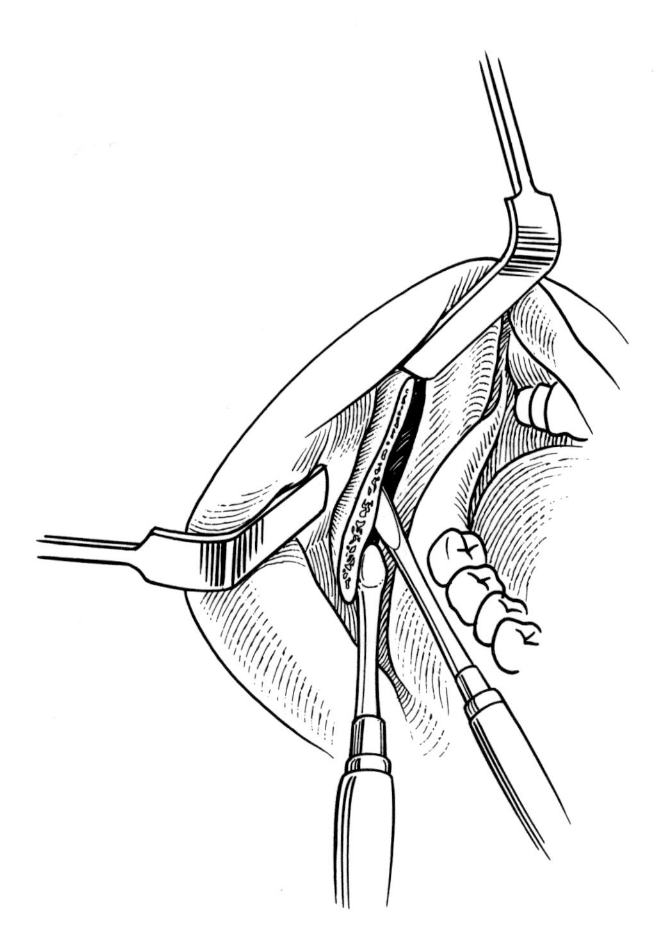

Fig. 2.26.—**Osteotomía oblicua de ramus intraoral.**

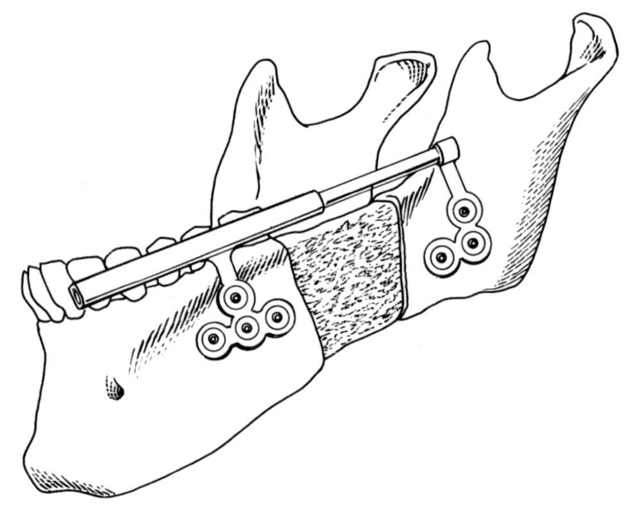

Fig. 2.27.—**Distracción ósea.** Para tratamiento de la mandíbula hipoplásica.

No es necesaria la fijación interfragmentaria.

Se practica el mismo procedimiento en la rama ascendente contralateral.

Se cierran las heridas operatorias con catgut crómico de 2-0, y se procede al bloqueo intermaxilar. Se dejan drenajes tipo Redon extraorales.

Bibliografía

Benoist M. Chirurgie orthognatique. En: Traité de techniques chirurgicales stomatologique et maxillofaciale. Paris: Masson, 1988.

Cottrell DA, Wolford LM. Altered orthognatic sequencing and a modified approach to model surgery. J Oral Maxillofac Surg 1994; 52:1010-1020.

Crawford JG, Stoelinga PJW, Blijdorp PA, Brouns JJA. Stability after reoperation for progresive condylar resorption after orthognatic surgery: report of seven cases. J Oral Maxillofac Surg 1994; 52:460-466.

Ellis E. Condylar positioning devices for orthognatic surgery: are they necesary. J Oral Maxillofac Surg 1994; 52:536-551.

Enlow DH. Manual sobre crecimiento facial. Buenos Aires: Intermédica, 1982.

Epker BN. Modifications in the sagital osteotomy of the madible. J Oral Surg 1977; 35:157-159.

González J. Modificación del perfil facial en pacientes sometidos a cirugía ortognática. Tesis doctoral, Barcelona, 1994.

González J, Raspall G, Durán J. Motivación en el paciente sometido a cirugía ortognática. Rev Esp Cir Maxilofacial 1994.

Gorlin RJ, Pindborg JJ, Cohen MM. Síndromes de la cabeza y el cuello. Barcelona: Toray, 1979.

Kaban LB. Cirugía bucal y maxilofacial en niños. Méjico: Interamericana, 1992.

Ministerio de Sanidad y Consumo. Defectos congénitos en España. Madrid, 1989.

Moreno A, Bell WH, You ZH. Esthetic contour analysis of the submental region: a study based on idea subjects and surgical patients. J Oral Maxillofac Surg 1994; 52:704-712.

Obwegeser H. The surgical correction of mandibular prognathism and retrognathia with consideration of genioplasty. Oral Surg 1957; 10.677.

Obwegeser H. Indications for surgical correction of the mandibular deformity by sagital spliting technique. Br J Oral Surg 1964; 1:157-168.

Paulus GW, Steinhauser EW. A comparative study of wire osteoynthesis versus bone screws in the treatment of mandibular prognathism. Oral Surg, Oral Med, Oral Pathol 1982; 54:2.

Proffit WR, White RP. Surgical-orthodontical treatment. St Louis: Mosby, 1991.

Souyris F. Osteotomies intermediaires de l'etage moyen de la face. Ann Chir Plast 1973; 18:149-154.

Tresserra L. Tratamiento del labio leporino y fisura palatina. Barcelona: Ed Jims, 1977.

Capítulo 3

Traumatología Maxilofacial

1. Evaluación inicial del paciente politraumatizado

1.1. ABC

El primer paso en la valoración del traumatizado facial es realizar un rápido reconocimiento y tratamiento de las lesiones con peligro vital. En muchas ocasiones estas lesiones no están situadas en la cara, y la mayor espectacularidad de las lesiones faciales no debe distraer de una valoración global del enfermo. Esta primera evaluación puede resumirse con las siglas «ABC»:

- Vías aéreas («A», «Airway»).
- Respiración («B», «Breathing»).
- Circulación («C», «Circulation»).

El transporte del herido desde el lugar del accidente debe realizarse en decúbito lateral o prono, y nunca en decúbito supino. Con esta medida se evita que se acumulen sangre o secreciones en la boca y que se caiga la lengua hacia atrás, lo que produciría dificultades respiratorias.

El paciente politraumatizado debe ser rápidamente desvestido a su ingreso en el hospital. La monitorización del estado del paciente debe realizarse de forma sistemática:

- Obtener una vía venosa periférica para la infusión de sueros y medicación.
- Medir tensión arterial, frecuencia cardíaca (si es posible con monitor de ECG) y frecuencia respiratoria.
- Extracción de sangre para los estudios iniciales (hematócrito, hemoglobina, etc.).
- Valorar la colocación de sonda de Foley, sonda nasogástrica y vía venosa central.

Una vez que el paciente está adecuadamente estabilizado y monitorizado se puede tratar de obtener una historia clínica (causa del accidente, antecedentes medicoquirúrgicos del paciente, posibles alergias, etc.) y realizar un examen físico general del paciente. Tras la estabilización inicial de las fracturas de las extremidades se pueden solicitar las exploraciones radiográficas.

Se debe prestar mucha atención a no hiperextender el cuello en los pacientes en los que se sospeche una lesión de la columna cervical. Se colocará un collar cervical a todos los pacientes inconscientes, a los politraumatizados y siempre que se sospeche lesión de la columna cervical. El collar no se retirará hasta que se descarte radiográficamente la existencia de lesiones.

1.2. Obstrucción de vías respiratorias

Si existe dificultad respiratoria debe excluirse en primer lugar la presencia de obstrucción de vías aéreas. Se sospechará obstrucción en presencia de estridor o ronquido inspiratorio o de esfuerzos ventilatorios que no se siguen de entrada de aire en los pulmones. En caso de que exista obstrucción se deberá permeabilizar urgentemente la vía aérea.

Se extraerán y aspirarán de la boca y faringe los restos de vómito, sangre y cuerpos extraños (prótesis dentales, dientes avulsionados, etc.). Si persiste la obstrucción debe evitarse que la lengua caiga hacia atrás taponando la faringe, protruyendo el mentón o los ángulos de la mandíbula hacia delante para después colocar un tubo de Guedel si la maniobra previa es efectiva (fig. 1).

Ciertas fracturas, como las múltiples de mandíbula, favorecen la caída de la lengua hacia atrás, por pérdida de las inserciones musculares que la sostienen normalmente (fig. 2). Para prevenir esa potencial causa de obstrucción ventilatoria se puede dar un punto de sutura a la punta de la lengua que permita traccionar de ésta hacia fuera. El retrodesplazamiento del tercio medio facial y caída del paladar blando sobre la base de la lengua puede producir también una dificultad respiratoria severa, y para evitarlo se debe movilizar hacia delante el maxilar superior, bien con tracción manual o pasando unas sondas flexibles por ambas fosas nasales, sacándolas por la boca y traccionando de ellas.

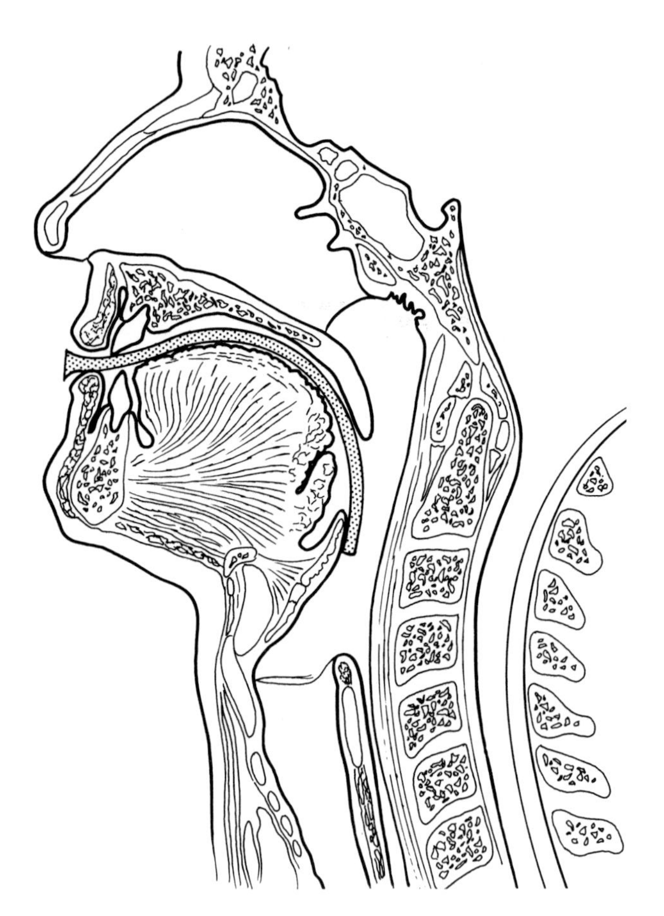

Fig. 3.1.—**Tubo de Guedel** para permeabilizar la vía aérea.

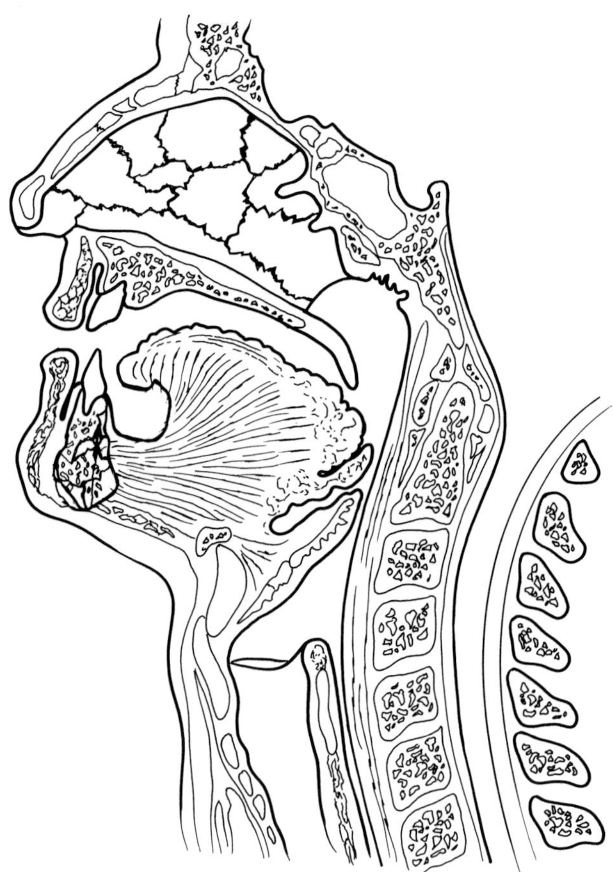

Fig. 3.2.—**Obstrucción de la vía aérea** por caída de la lengua hacia atrás en una fractura doble de mandíbula.

Si con estas maniobras no se consigue mejorar los signos de obstrucción debe procederse a la intubación. La vía orotraqueal es de elección en el paciente en apnea y en el paciente con traumatismo severo del tercio medio facial. La vía nasotraqueal es preferible en caso de sospecha de lesión de columna cervical.

Si la intubación no es posible por edema, traumatismo sobre la laringe o dificultades técnicas, debe realizarse una cricotirotomía de urgencia. Para ello se perfora la membrana cricotiroidea (fig. 3) con una cánula especial o con varios trocares gruesos, y a continuación se insufla oxígeno por esta vía de forma intermitente (30 a 40 veces por minuto). La traqueotomía no debe realizarse prácticamente nunca de urgencia, sino de forma electiva en quirófano después de haber garantizado la vía aérea mediante una intubación o una cricotirotomía. La traqueotomía habitual se realiza entre el segundo y el tercer anillo traqueal (fig. 4).

1.3. Respiración

Una vez que está garantizada la vía aérea se debe realizar una rápida evaluación de la función respiratoria. Ésta debe incluir la inspección de la frecuencia y profundidad de la respiración, simetría de los movimientos torácicos y color

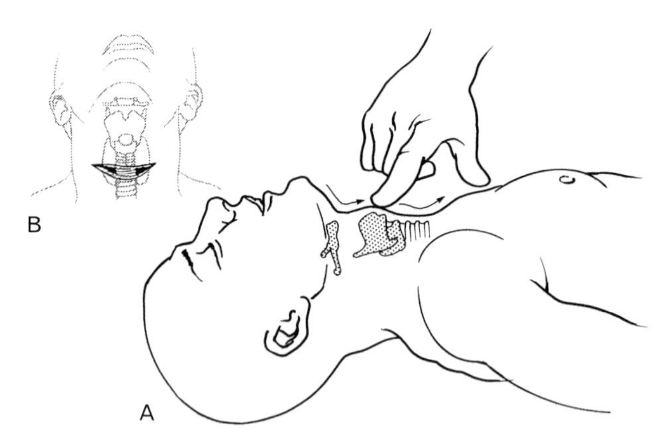

Fig. 3.3.—**Cricotirotomía y traqueostomía de urgencia**: A. Posición del paciente. B. Incisión para traqueostomía.

de la piel buscando signos de cianosis. La palpación de la pared torácica ayudará en la identificación de fracturas costales o de un volet costal. La percusión y la auscultación constatarán el timpanismo del neumotórax o la matidez de un hemotórax.

Son criterios para ventilación mecánica de un paciente traumatizado dos o más de los siguientes:

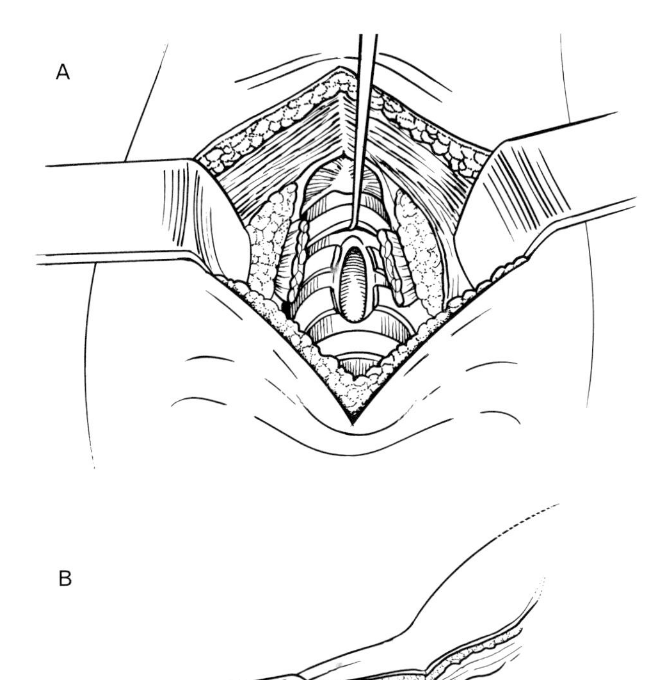

Fig. 3.4.—**Traqueostomía:** A. División itsmo tiroideo y apertura a nivel 3º-4º anillo traqueal. B. Inserción cánula.

- Frecuencia respiratoria superior a 35 por minuto.
- Cianosis.
- $PaCO_2$ superior a 50 (basal) o a 80 mm Hg (con oxígeno suplementario a FiO_2 de 40%).
- Disminución progresiva del nivel de conciencia.
- Agitación.

Si se sospecha la existencia de un neumotórax a tensión está indicada la colocación de un tubo de tórax urgentemente.

1.4. Circulación

Asimismo deben objetivarse urgentemente los problemas cardíacos severos:

- **Parada cardíaca.** Debe intentarse la reanimación con masaje cardíaco siempre que el período de asistolia sea razonablemente corto. La causa más frecuente es la hipovolemia por sangrado, por lo que es esencial canalizar dos o tres vías de alto flujo y transfundir grandes cantidades de líquidos.
- **Taponamiento pericárdico.** Cursa con hipotensión, aumento de la presión venosa central y pulso paradójico. Debe realizarse una pericardiocentesis de urgencia.
- **Hemorragia.** Toda hemorragia visible debe ser controlada mediante compresión antes de su tratamiento quirúrgico. Ante un deterioro hemodinámico severo o caída rápida del hematócrito sin hemorragia externa visible que justifique el cuadro, deben considerarse como posibles puntos sangrantes el abdomen (lesión de bazo, hígado o vasos, objetivable por punción-lavado peritoneal), tórax, retroperitoneo y fracturas de grandes huesos (en las fracturas de pelvis se pierden como media 1.500 ml de sangre).

La cara es una región que sangra abundantemente, y casi siempre de forma alarmante, pero, a pesar de ello, es poco frecuente que exista lesión de un vaso importante. Casi siempre se puede conseguir una buena hemostasia en la cara por compresión de la herida con compresas estériles empapadas en suero fisiológico, y si ello no fuera suficiente, puede pinzarse el vaso sangrante y luego ligarlo. El sangrado de fosas nasales se controla con taponamiento posterior y/o anterior.

Para el tratamiento del *shock* hipovolémico deben utilizarse inicialmente cristaloides *(Ringer lactato)* en una proporción en relación a las pérdidas sanguíneas estimadas de 3:1. Una vez remontada la hipotensión inicial se transfundirá sangre cruzada según la evolución del hematócrito.

1.5. Evaluación del traumatismo craneal

El 30% de los pacientes politraumatizados presentan trauma craneal. Habrá que descartar la presencia de signos de deterioro neurológico severo (anisocoria, midriasis, disminución del nivel de conciencia según la escala de Glasgow), ya que su presencia exige medidas urgentes para disminuir la presión intracraneal (manitol al 20%, hiperventilación) y la realización de un TAC cerebral urgente para valorar la necesidad de una intervención neuroquirúrgica inmediata (tabla I).

Los pacientes con trauma craneofacial pueden ser sometidos a intervenciones prolongadas con anestesia general sin aumentar la incidencia de complicaciones si la presión intracraneal se mantiene por debajo de los 25 mm Hg.

2. Principios generales para el tratamiento de las fracturas

2.1. Principios

Los factores etiológicos fundamentales de estas fracturas son los accidentes de tráfico (causa más frecuente), agresio-

Tabla I. Escala del coma de Glasgow

***Apertura* de los ojos**	
Espontánea	4
Al hablarle	3
Al dolor	2
Ninguna	1
Mejor respuesta verbal	
Orientado	5
Conversación confusa	4
Palabras inapropiadas	3
Sonidos incomprensibles	2
Ninguna	1
Mejor respuesta motora	
Obedece órdenes	6
Localiza	5
Flexión normal	4
Flexión (postura) anormal	3
Extensión (postura) anormal	2
Ninguna	1

nes, traumatismos casuales (caídas), accidentes deportivos y laborales. Son más frecuentes en varones jóvenes.

El tratamiento de las fracturas craneofaciales ha cambiado radicalmente durante las dos últimas décadas. Se ha pasado de un tratamiento diferido y conservador a un tratamiento temprano, agresivo y en una sola fase de todas las lesiones, utilizando los principios de la cirugía craneofacial desarrollados por Tessier para las deformidades congénitas y cirugía estética. Los conceptos tradicionales de diferir la intervención hasta la desaparición del edema, utilización de incisiones mínimas, exposición limitada de los fragmentos óseos para evitar desperiostizarlos, osteosíntesis con alambre de acero y bloqueo intermaxilar durante un tiempo prolongado han sido desechados, siendo sustituidos por:

- Tratamiento temprano y en una sola fase de todas las lesiones de tejidos blandos y duros (fracturas).
- Exposición amplia de todos los focos de fractura.
- Reducción anatómica precisa de todos los fragmentos y fijación rígida de los mismos con placas, miniplacas, microplacas y tornillos de titanio. Reconstrucción de los arbotantes verticales y transversales de los huesos faciales.
- Injertos óseos primarios para la reconstrucción de los segmentos óseos desaparecidos o conminutos.
- Suspensión del periostio y tejidos blandos para evitar el efecto de «envejecimiento» asociado con la desperiostización de grandes superficies del esqueleto facial. Si no es posible suturar el periostio se pueden resuspender los tejidos blandos a las miniplacas utilizadas para la inmovilización de las fracturas.

La exposición limitada de los focos de fractura preconizada tradicionalmente puede ser responsable de una mala reducción de los fragmentos, y al ser éstos estabilizados en posiciones inadecuadas, de deformidades difíciles de corregir secundariamente. Utilizando los principios de tratamiento actuales, preconizados por Manson y Gruss, la mayor parte de las secuelas estéticas y funcionales que acompañaban antes a las fracturas faciales han disminuido o desaparecido, permitiendo que la mayoría de los pacientes puedan recuperar la apariencia y oclusión que tenían antes del traumatismo.

Las vías de abordaje más frecuentemente utilizadas son:

- Para la región frontal, base anterior del cráneo, y región nasoorbitaria: se utiliza la incisión coronal (fig. 1.7). En disecciones extensas de la cara lateral de la órbita se debe evitar lesionar la rama frontal del nervio facial, para lo cual en la región temporal, a la altura del reborde supraorbitario, se incidirá la hoja superficial de la fascia temporal profunda y se continuará la disección por el plano ocupado por la grasa entre las dos hojas de la fascia temporal profunda hasta el arco cigomático.
- Para la sutura frontocigomática: incisión parcial de blefaroplastia superior o en cola de ceja.
- Para el suelo de la órbita: incisión transconjuntival (con o sin cantotomía externa), subciliar, incisión palpebral media o infraorbitaria.
- Para el maxilar superior y arbotante cigomatico-maxilar: incisión intraoral en el vestíbulo superior.
- Para la mandíbula: incisión intraoral en el vestíbulo inferior o incisión submandibular.
- Para el cóndilo: incisión preauricular, retromandibular o submandibular.

2.2. Fisiología de la curación de las fracturas

2.2.1. Curación ósea secundaria o indirecta. Es la que se produce en las fracturas sin inmovilización rígida, donde la curación ósea se produce a través de un callo de fractura. En las fracturas inmovilizadas con yesos (en extremidades) o con osteosíntesis con alambre de acero (en la cara) se producen micromovimientos que favorecen la curación ósea secundaria.

Inicialmente se forma un hematoma en el foco de fractura debido a la ruptura de los vasos del periostio y del endostio. Durante la fase inflamatoria subsiguiente hay una proliferación de las células del periostio y el endostio, que van reemplazando gradualmente el hematoma por tejido fibrovascular y células osteogénicas. Se forma el callo de fractura, compuesto por tejido fibroso denso, fibrocartílago y cartílago. El callo es penetrado por vasos procedentes del periostio y endostio, y las células osteogénicas se diferencian en osteoblastos, que forman hueso inmaduro. También aparecen osteoclastos, y por un proceso de reabsorción y aposición, el callo fibrocartilaginoso es reemplazado por un callo óseo. En la última fase se produce la remodelación ósea.

2.2.2. Curación ósea primaria o directa. Es el tipo de curación que se produce en las fracturas inmovilizadas rígidamente, donde los fragmentos óseos son puestos en íntimo contacto por la utilización de placas de compresión. Cuando se inmoviliza rígidamente una fractura con placas y tornillos, y los fragmentos están suficientemente próximos, la curación ósea se produce de forma directa, por remodelación intracortical, sin la necesidad de un callo de fractura.

3. Métodos de fijación rígida

Los métodos de fijación rígida han revolucionado en los últimos años el tratamiento de las fracturas y deformidades del esqueleto craneofacial, permitiendo una curación directa o primaria de los focos de fractura, así como una menor reabsorción de los injertos óseos.

3.1. Materiales utilizados

El primer material empleado para fijación rígida craneofacial fue el acero inoxidable (Champy, AO/ASIF). Su gran rigidez y la posibilidad de corrosión han desaconsejado su uso en favor de materiales más biocompatibles y fáciles de adaptar al hueso, como el vitalio y el titanio. La mayoría de los sistemas comercializados en la actualidad emplean titanio. Se están realizando investigaciones para la fabricación de placas y tornillos de material reabsorbible.

3.2. Métodos de fijación rígida

La utilización de placas y tornillos permite la fijación rígida de las fracturas en los tres planos del espacio. Para evitar movimientos rotacionales se requiere colocar un mínimo de dos tornillos a cada lado del foco de fractura, aunque es preferible utilizar tres (para garantizar la inmovilidad de la fractura si se afloja uno de ellos).

Según su tamaño se clasifican en placas, miniplacas y microplacas. El tamaño de las mismas se ha ido reduciendo progresivamente, buscando disminuir la posibilidad de que sean visibles o palpables en las zonas de la cara con piel más fina (sobre todo alrededor de la órbita), sin menoscabo de permitir una fijación rígida. La mayor resistencia del vitalio (Lurh, Howmedica) en comparación con el titanio permite fabricar en este material placas de menor grosor (perfil) y con barras más estrechas que conecten los agujeros. Buscando este mismo efecto recientemente ha aparecido un nuevo sistema: las placas cuadrangulares «de tres dimensiones», cuyo diseño permite, según el fabricante, una fijación rígida con placas de menor longitud y grosor.

En el tratamiento de las fracturas faciales con afectación del maxilar o la mandíbula se comienza por restablecer la oclusión por medio de un bloqueo intermaxilar para, a continuación, reducir las fracturas e inmovilizarlas con placas y tornillos. Según el tipo de fijación utilizado se puede mantener el bloqueo intermaxilar durante un período limitado o quitarlo tras la aplicación de las placas.

Por los mayores requerimientos biomecánicos de las fracturas de la mandíbula, el grupo AO/ASIF recomienda para su tratamiento, además de fijación rígida, compresión del foco de fractura. Con ello se aumentan las superficies óseas en contacto y se favorece la curación ósea primaria. Para ello se pueden utilizar dos técnicas:

3.2.1. **Placas de compresión.** Son placas con un número variable de agujeros ovales para los tornillos de fijación. Su diseño especial obliga a los tornillos a desplazar los fragmentos óseos al ser apretados sobre la placa. La parte más estrecha del óvalo se sitúa alejada del foco de fractura. Para obtener compresión, el lecho para el tornillo se prepara en el hueso a través de la parte «estrecha» del agujero de la placa. Cuando se aprieta el tornillo, el diseño especial del agujero de la placa fuerza a la cabeza del tornillo a desplazarse medialmente hacia la parte más ancha del agujero, lo que produce compresión en el foco de fractura (fig. 5). Existen dos tipos de placas de compresión:

- **DCP** («Dinamic Compresion Plate», o placa de compresión dinámica). Las fuerzas musculares que actúan sobre la mandíbula producen compresión en el borde inferior y distracción del reborde alveolar (superior) (fig. 6). Si se utiliza una sola placa de compresión en el borde inferior, será necesario colocar una férula en los dientes a ambos lados de la línea de fractura *(tension band)* para evitar la separación de los fragmentos en el borde superior (fig. 7)

- **EDCP** («Excentric Dinamic Compresion Plate», o placa de compresión dinámica excéntrica). Esta placa posee dos agujeros oblicuos adicionales que producen compresión también en el borde superior de la mandíbula (fig. 8), por lo que obvia la necesidad de la «banda de tensión».

Las placas de compresión deben ser moldeadas escrupulosamente a la superficie externa de la mandíbula (una vez restablecida la oclusión y reducidos los fragmentos). Si la placa no es conformada exactamente, al apretar los tornillos el hueso se adaptará a la placa y no viceversa, con lo que se producirá una maloclusión. Para que las fuerzas de compresión se apliquen en la cortical lingual al igual que en la vestibular, la placa debe ser ligeramente sobrecontorneada (fig. 9).

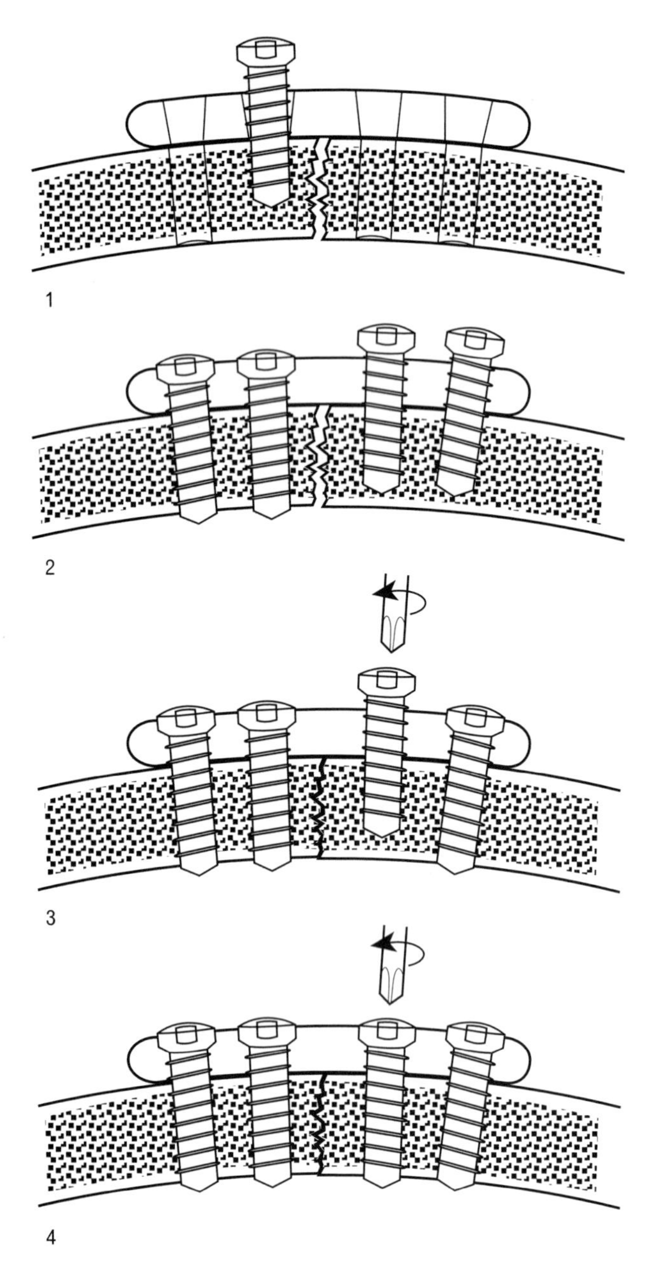

Fig. 3.5.—**Diseño de los agujeros de las placas de compresión**. Al apretar los tornillos producen compresión en el foco de fractura.

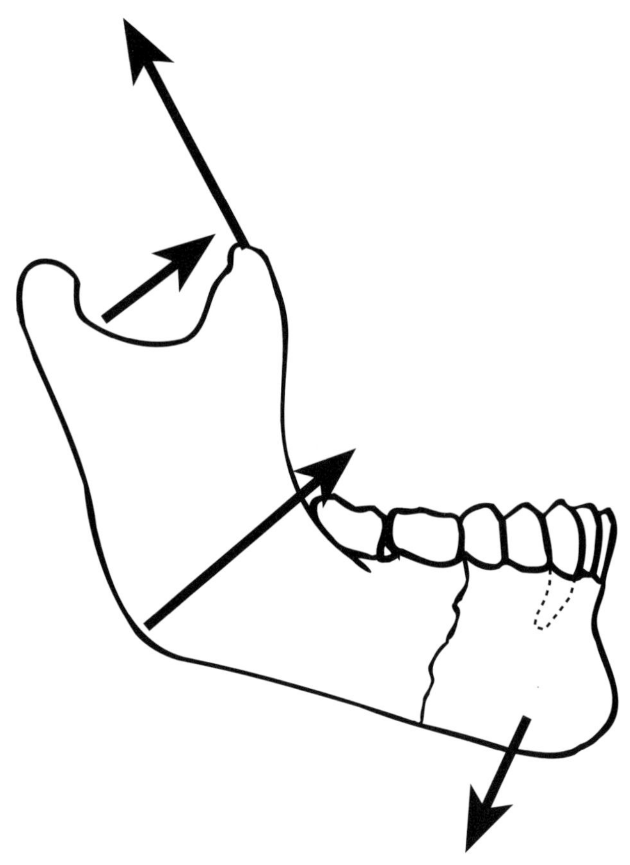

Fig. 3.6.—**Las fuerzas musculares que actúan sobre la mandíbula** producen compresión en el borde inferior y distracción de los fragmentos en el borde superior.

3.2.2. Tornillos de compresión *(lag screw)*. Se utilizan para obtener compresión y fijación rígida de los injertos óseos y en las fracturas oblicuas de mandíbula (fig. 10). El fragmento óseo más próximo a la cabeza del tornillo (medial) se perfora con una fresa más ancha, lo que impide que las roscas del tornillo lo alcancen. El fragmento óseo más alejado de la cabeza del tornillo (distal) se perfora con una fresa más estrecha, para permitir que las roscas del tornillo engranen en él. Al apretar el tornillo e ir avanzando por las roscas labradas en el fragmento distal, la cabeza del tornillo va comprimiendo al fragmento medial contra el distal (fig. 11).

El éxito de estas técnicas depende del seguimiento estricto de los detalles y de la inserción atraumática de los tornillos (a baja velocidad y con abundante irrigación para impedir el calentamiento y necrosis del hueso).

Las infecciones están en relación directa con la movilidad en el foco de fractura, por lo que los métodos de fijación rígida disminuyen la incidencia de estas complicaciones. No obstante, si aparece una infección y no hay movilidad en el foco (no se han soltado los tornillos), generalmente se recomienda tratarla con antibióticos y no remover la placa hasta que haya pasado el período de tiempo necesario para la consolidación ósea. Otras indicaciones para la extracción del material de fijación rígida son la extrusión (a través de mucosa o piel) o molestias por ser excesivamente palpables.

A menudo se solapan las indicaciones de los distintos sistemas de fijación rígida en el tratamiento de las fracturas de las distintas regiones del esqueleto craneofacial:

3.2.2.1. Cráneo. La ausencia de grandes fuerzas musculares permite la utilización de osteosíntesis con alambre de acero inoxidable en la mayoría de los casos. Importantes excepciones son las fracturas conminutas del seno frontal (donde es preferible utilizar microplacas) y las fracturas con-

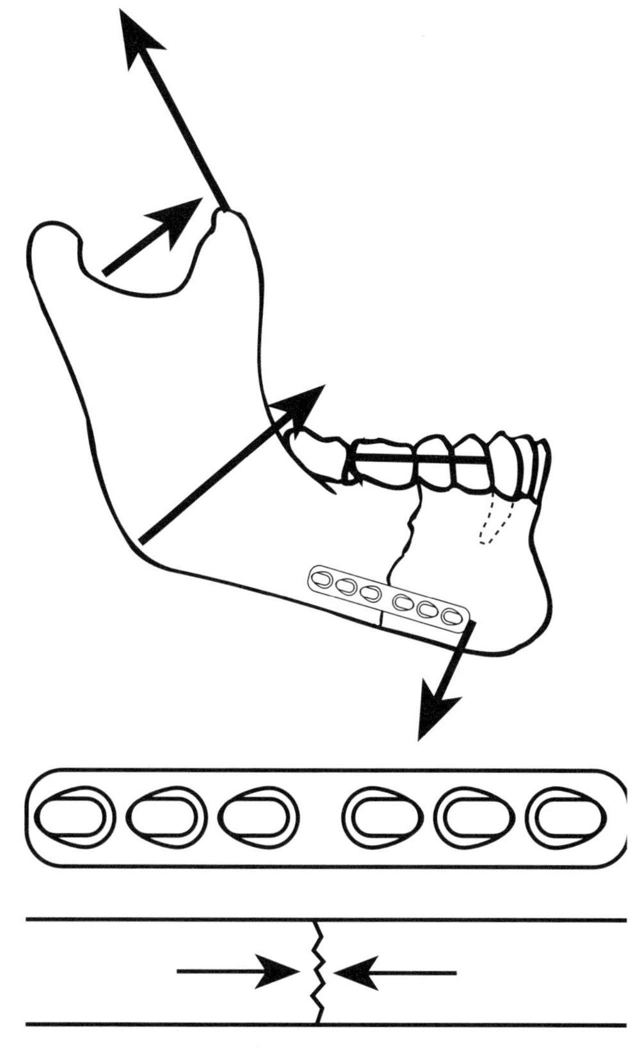

Fig. 3.7.—**Placa de compresión DCP** asociando una banda de tensión en los dientes (férula) para impedir la separación de los fragmentos en el borde superior.

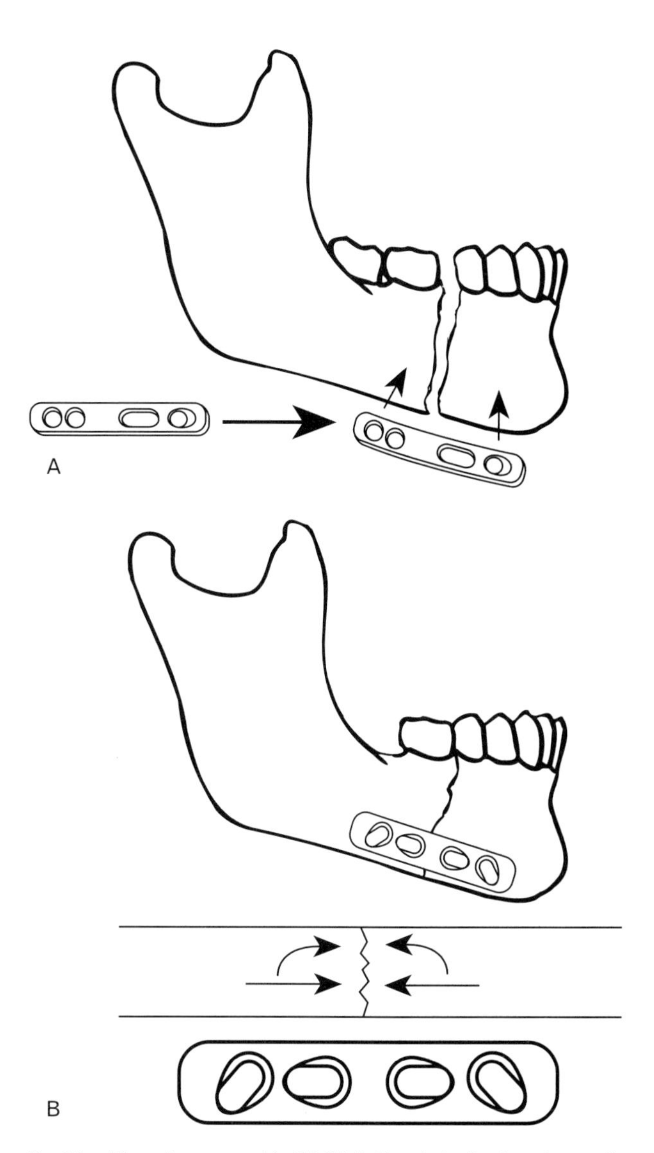

Fig. 3.8.—**Placa de compresión EDCP.** A. Para tratar fractura de mandíbula no es necesario usar banda de tensión en el borde superior. B. Reducción y fijación de la fractura.

minutas del frontal (donde las osteosíntesis con acero no permitirían reconstruir el contorno convexo de la frente, para lo que se requieren miniplacas o microplacas de gran longitud).

3.2.2.2. Región nasoetmoidal. Para evitar que el material de fijación sea fácilmente visible o palpable se utilizan microplacas preferentemente. Los injertos óseos en cantilever para el dorso nasal se pueden fijar con tornillos de compresión *(lag screw)*.

3.2.2.3. Órbita. En fracturas complejas con grandes defectos de la pared inferior o medial de la órbita y márgenes óseos insuficientes para la reconstrucción con injertos de calota se pueden utilizar micromallas de titanio (0,7 mm de grosor) o de vitalio (0,3 mm de grosor).

3.2.2.4. Malar. La piel fina de la región frontocigomática e infraorbitaria hace preferible la utilización en estas zonas de microplacas o de miniplacas de perfil bajo. En el arbotante cigomaticomaxilar se utilizan miniplacas en forma de «L» para evitar lesionar los ápices dentarios.

3.2.2.5. Maxilar. Habitualmente se utilizan miniplacas.

3.2.2.6. Mandíbula. Anteriormente se comentaron las recomendaciones del grupo AO/ASIF relativas al tratamiento de las fracturas de mandíbula con placas y tornillos de compresión. Otro grupo numeroso de autores recomienda la utilización de miniplacas en estas fracturas.

4. Fracturas del seno frontal

4.1. Epidemiología

Suponen entre el 5 y el 12% de todas las fracturas faciales. En el 75% de los casos se asocian a otras lesiones gra-

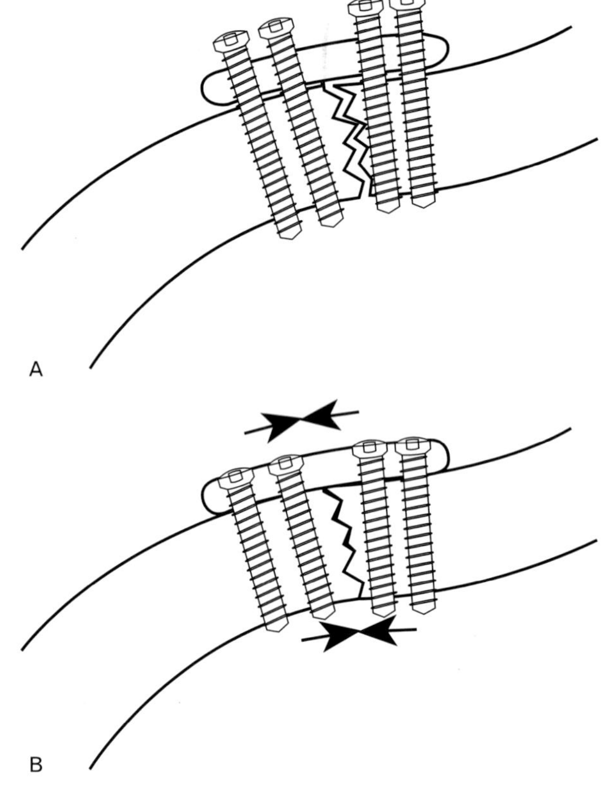

Fig. 3.9.—**Compresión sobre cortical lingual de la mandíbula.** El sobrecontorneado de la placa permite la compresión.

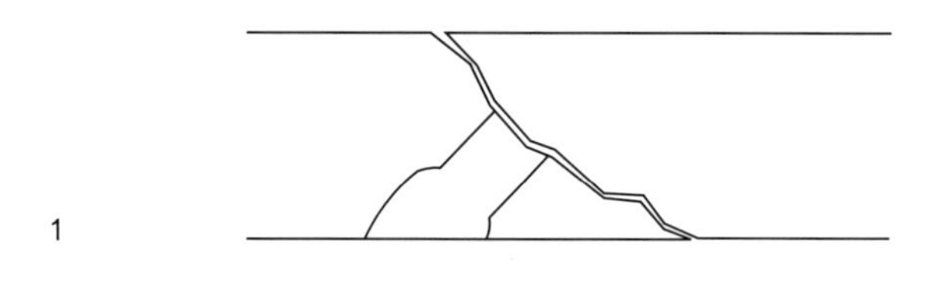

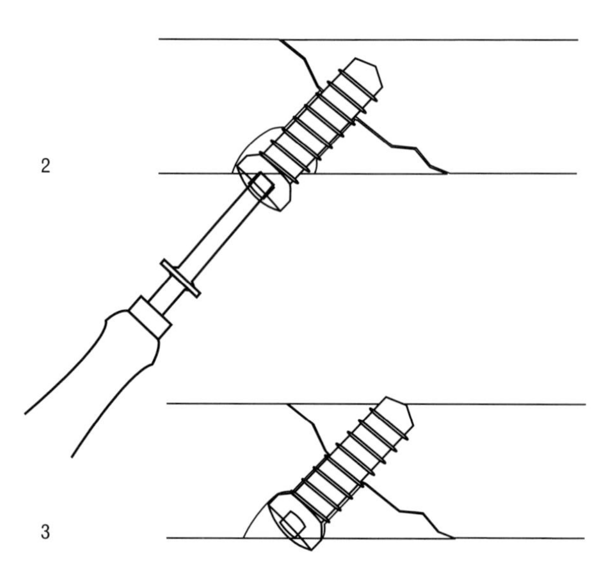

Fig. 3.10.—**Tornillo de compresión.** Mecanismo de actuación: cuando las espiras del tornillo alcanzan el hueso distal la cabeza del tornillo comprime al hueso proximal contra el hueso distal.

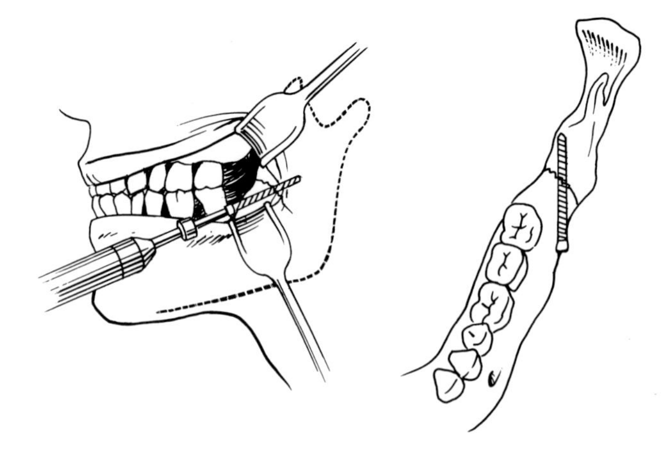

Fig. 3.11.—**Tornillo de compresión** en fractura oblícua de mandíbula.

ves (*shock,* coma, etc.). Es muy importante diagnosticarlas inicialmente, puesto que las complicaciones del tratamiento retrasado o inadecuado pueden poner en peligro la vida del paciente.

4.2. Recuerdo anatómico

La pared anterior del seno frontal es muy gruesa (soporta dos veces más fuerza de impacto que cualquier otro hueso de la cara), mientras que la posterior es fina. Un tercio de las fracturas de senos frontales sólo afectan a la pared anterior, mientras que en las dos terceras partes restantes están afectadas ambas paredes. El conducto de drenaje frontonasal es muy variable, y en el 85% de los pacientes falta, drenando el seno directamente en el meato medio por un amplio orificio.

4.3. Clínica

Sospecharla ante un paciente con contusión, herida o hematoma en la región frontal, nasal, orbitaria o tercio medio facial, epistaxis, depresión en la zona glabelar, enfisema periorbitario, rinolicurrea (si se deja secar una gota del líquido sero-hemorrágico que sale por la nariz sobre un paño, el LCR migrará más allá que la sangre, dejando un cerco u «halo» más claro alrededor de ésta), neumoencéfalo o signos neurológicos de lesión frontal.

4.4. Radiología

- **Radiología simple.** Las radiografías anteroposterior, lateral de cráneo, proyección de Waters y Cadwell, demostrarán la presencia de fracturas de la pared anterior del seno, opacificaciones o niveles hidroaéreos en su interior. Las fracturas del suelo y la pared posterior del seno son difíciles de visualizar.

• **Tomografía axial computarizada.** Es el método de elección para la evaluación de las fracturas de senos frontales.

4.5. Tratamiento

Profilaxis antibiótica. Penicilina o antibióticos que crucen la barrera hematoencefálica.

4.5.1. Fractura de la pared anterior del seno frontal (un tercio de los casos):

• **No desplazadas** (raras): No requieren tratamiento quirúrgico (fig. 12).

• **Desplazadas** (más frecuentes):

Sin lesión del conducto frontonasal. Abordaje por vía coronal (preferible) o heridas locales. Reducción e inmovilización de las fracturas con microplacas. Conservar la mucosa sinusal no dañada. Reconstrucción de los defectos óseos con injertos de calota desdoblados o de costilla (fig. 13).

Con lesión del conducto de drenaje frontonasal (diagnosticado por sospecha preoperatoria por visualización en el TAC de fractura en el suelo del seno o intraoperatoriamente por instilación de fluoresceína en el seno y comprobación de que ésta no pasa a las fosas nasales). Extirpación completa de la mucosa del seno, fresado de las paredes y obliteración del conducto frontonasal con *chips* de hueso. Unos autores prefieren esperar que el refrescamiento de las paredes con el fresado desencadene una neo-osteogénesis con obliteración espontánea del seno frontal, mientras que otros recomiendan rellenarlo con injertos de hueso, músculo, fascia o grasa. Reducción e inmovilización de las fracturas de la pared anterior con microplacas (fig. 14).

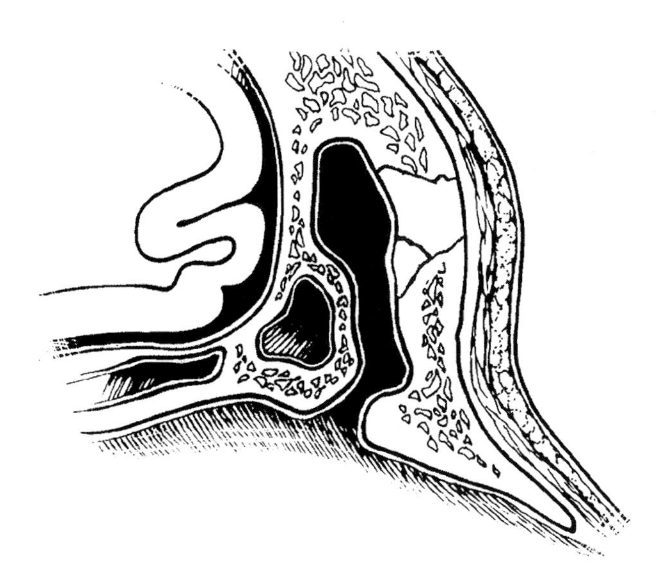

Fig. 3.12.—**Fractura pared anterior seno frontal no desplazada.**

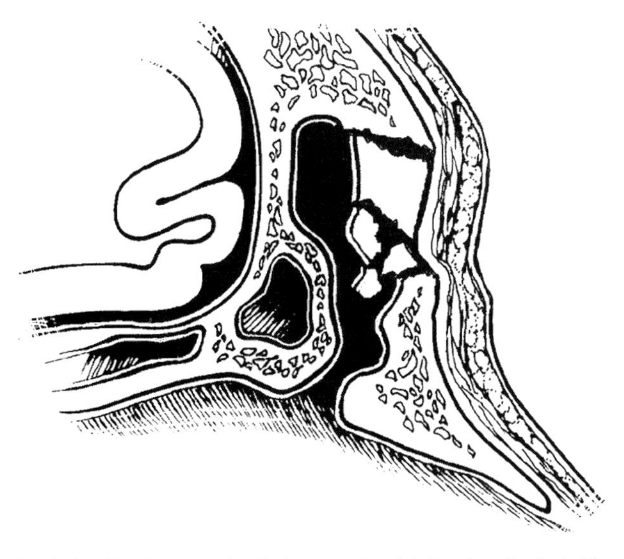

Fig. 3.13.—**Fractura pared anterior seno frontal desplazada** sin lesión del conducto frontonasal.

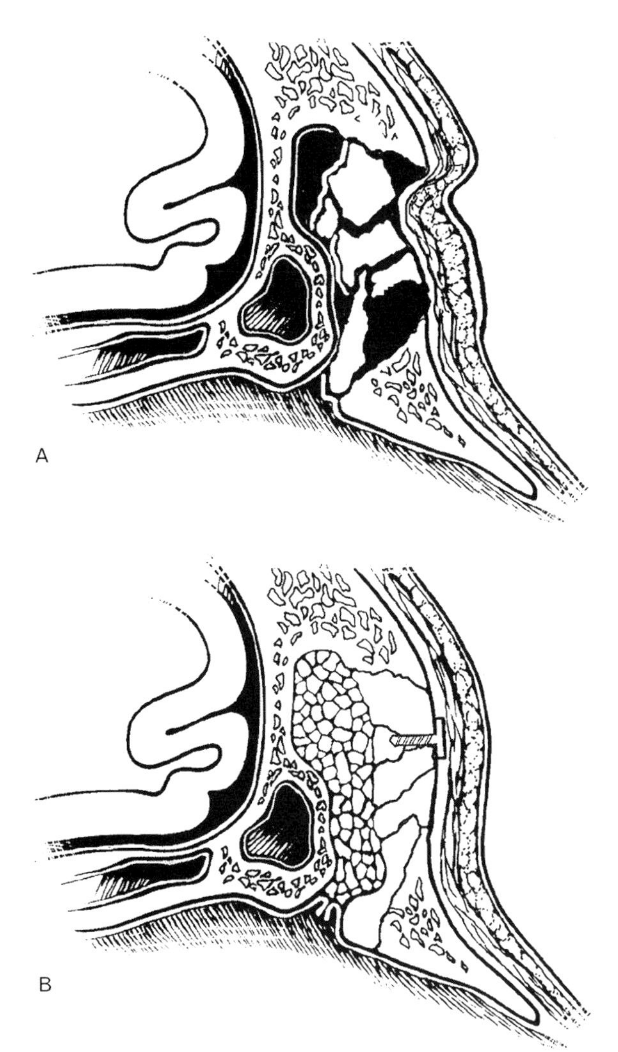

Fig. 3.14.—A. Fractura pared anterior seno frontal desplazada con afectación del conducto de drenaje frontonasal. B. El tratamiento incluye extirpación de la mucosa, obliteración del seno y del conducto frontonasal y reducción e inmovilización de las fracturas con placas.

4.5.2. Fracturas combinadas de la pared anterior y posterior del seno frontal (dos terceras partes de los casos):

• **No desplazadas.** Observación de signos de pérdida de LCR. Si aparece rinolicuorrea se debe esperar entre cuatro y siete días, pues en la mitad de los casos se resolverá espontáneamente.

Ausencia de pérdida de LCR o desaparición espontánea de la rinolicuorrea. No requiere tratamiento quirúrgico.

Rinolicuorrea que no cede espontáneamente en una semana. Intervención conjunta con el equipo de neurocirugía por vía coronal y cranialización del seno.

• **Desplazadas** (fracturas con desplazamiento mayor al grosor de la pared posterior del seno). Observación de signos de pérdida de LCR.

Ausencia de pérdida de LCR. Determinar la funcionalidad del conducto frontonasal:

Conducto frontonasal permeable: Se conservará la mucosa sinusal. Reducción y fijación con microplacas de las fracturas de la pared anterior (fig. 15).

Conducto frontonasal no permeable: Extirpación de la totalidad de la mucosa sinusal. Fresado de las paredes del seno. Obliteración del conducto frontonasal. Obliteración del seno frontal (o no, si se espera una neoosteogénesis con obliteración espontánea). Reducción e inmovilización de las fracturas de la pared anterior del seno.

Pérdida de LCR. Reducción e inmovilización de las fracturas de la pared anterior del seno frontal con microplacas. Cranialización del seno: Incisión coronal conservando un colgajo de pericráneo de pedículo anterior. Craneotomía frontal. Reparación de las lesiones intracraneales. Reparación de los desgarros de duramadre con injerto de pericráneo posterior. Extirpación de la totalidad de la mucosa del seno bajo visión magnificada (lupa). Obliteración del conducto de drenaje frontonasal con injertos óseos o fascia temporal. Extirpación de la pared posterior del seno y del septo intersinusal para permitir que el cerebro se expanda rellenando la cavidad sinusal. Interposición del colgajo de pericráneo en el suelo del seno, como barrera vascularizada entre la cavidad intracraneal y el techo de las fosas nasales.

4.6. Complicaciones

Estos pacientes han de ser seguidos durante al menos diez años para detectar precozmente complicaciones, potencialmente mortales.

4.6.1. Tempranas (seis primeros meses)

• Sinusitis frontal: Si no responde al tratamiento médico se deberá realizar obliteración del seno.

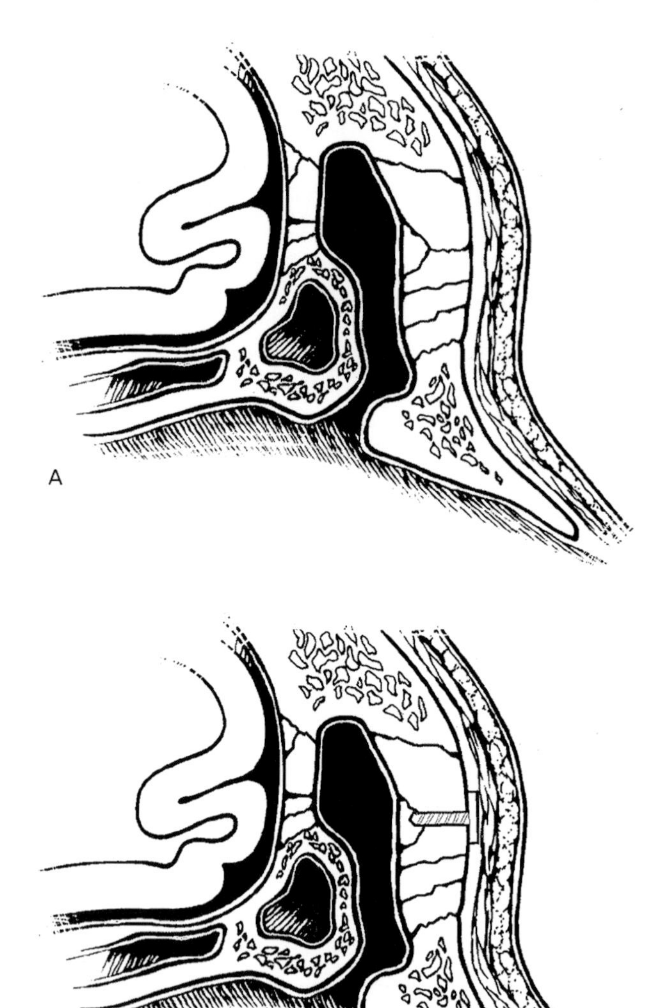

Fig. 3.15.—A. Fractura de ambas paredes del seno frontal. B. Inmovilización con microplacas.

• Meningitis (6%): Requiere una intervención neuroquirúrgica precoz con reparación del defecto de duramadre y cranialización del seno.

4.6.2. Tardías. Mucocele, mucopiocele, absceso cerebral. Se tratan con cranialización.

5. Fracturas del techo de la órbita

5.1. Epidemiología

Son poco frecuentes. Suponen entre el 1 y el 5% de todas las fracturas faciales.

5.2. Clínica

Equimosis, herida supraorbitaria, deformidad visible o palpable del reborde supraorbitario, parestesia del territorio inervado por el nervio supraorbitario, desplazamiento del globo ocular, ptosis, síndrome de la fisura orbitaria superior (oftalmoplejia, ptosis, proptosis, pupila fija y dilatada), síndrome del ápex orbitario (como el anterior y, además, disminución de la agudeza visual), limitación para la mirada hacia arriba.

5.3. Exploraciones complementarias

• Consulta oftalmológica para diagnóstico y tratamiento de cualquier lesión del globo ocular.

• Radiología simple. Las radiografías lateral de cráneo, proyección de Waters y Cadwell, pueden demostrar la presencia de fracturas del reborde supraorbitario.

• Tomografía axial computarizada. El TAC con cortes coronales es el método de elección para la evaluación de estas fracturas.

5.4. Tratamiento

Abordaje por vía coronal (preferible), por incisiones en la ceja o a través de las heridas. Reducción de los fragmentos e inmovilización con miniplacas, microplacas u osteosíntesis con alambre de acero.

6. Fracturas del suelo y otras paredes orbitarias

6.1. Asociaciones

Estas fracturas pueden aparecer de forma aislada, pero habitualmente se asocian a otras fracturas faciales (fractura de malar, nasoórbitoetmoidales, fracturas de Le Fort II y Le Fort III). Las fracturas de *blow-out* son fracturas aisladas del suelo o pared interna de la órbita (las dos paredes más finas y frágiles) a consecuencia de un traumatismo directo (pelota, corcho, etc.) que impulsa al globo ocular hacia el interior de la órbita.

6.2. Clínica

Hematoma o edema periorbitario, hemorragia subconjuntival, anestesia o parestesia del nervio infraorbitario, diplopia (visión doble en la mirada primaria o en posiciones extremas), test de ducción forzada positivo (después de administrar un anestésico local, el tendón del músculo recto inferior se coge con unas pinzas de disección y se intenta rotar el globo ocular hacia arriba; si la maniobra encuentra resistencia existe atrapamiento muscular en el foco de fractura), enoftalmos cuando desaparece el edema, distopia ocular vertical, enfisema orbitario.

El examen oftalmológico es obligado, siendo las lesiones oculares con mayor riesgo para la visión: la neuropatía óptica traumática (que se trata con dosis masivas de corticoides y/o descompresión transetmoidal del nervio óptico), ruptura del globo ocular (que puede requerir enucleación para evitar la oftalmopatía simpática con pérdida de la visión del ojo sano), hemorragia intrarretiniana, hemorragia vítrea, ruptura de coroides, herida penetrante corneal, hemorragia retrobulbar u orbitaria y elevación de la presión intraocular.

6.3. Exploraciones complementarias

• Consulta oftalmológica para determinación de agudeza visual, movimientos extraoculares, reacciones pupilares, examen de las cámaras anterior y posterior y medición de la presión intraocular.

• Radiología simple. Las proyecciones de Waters (fig. 24), Towne y Cadwell pueden demostrar fracturas de paredes orbitarias, veladura de senos paranasales y enfisema orbitario.

• Tomografía axial computarizada. Es el método de elección. El 50% de las fracturas de suelo *blow-out* se asocian a fracturas de la pared medial de la órbita (que no son reconocibles con radiología simple). Se practicarán cortes axiales, coronales y, en casos complejos, reconstrucción en tres dimensiones.

6.4. Tratamiento

Profilaxis antibiótica. Se debe prohibir al paciente sonarse la nariz para disminuir el riesgo de enfisema orbitario.

6.4.1. Fracturas «blow-out». Controvertido (conservador o quirúrgico). La tendencia actual es a retrasar la intervención entre diez y catorce días, ya que en muchos casos al desaparecer el edema desaparece la diplopia. Se realizará tratamiento quirúrgico si persisten o empeoran el enoftalmos, restricción de la motilidad ocular o la distopia ocular (malposición vertical del globo ocular). Los defectos extensos (de más de 2 cm^2) deberán ser explorados y reconstruidos sin demora, habitualmente con injertos óseos de calota acompañados o no de micromalla de titanio de reconstrucción orbitaria.

6.4.2. Tratamiento quirúrgico de las fracturas orbitarias. Consiste en la liberación del tejido orbitario (grasa o músculo) incarcerado en el foco de fractura, reducción de la fractura y reconstrucción del defecto de la pared orbitaria. Con un autoinjerto (cartílago de concha auricular, injerto de calota), con materiales aloplásticos o con homoinjertos (duramadre liofilizada). La ventaja de los autoinjertos es el menor índice de infecciones y extrusiones, y la de los materiales aloplásticos la economía de tiempo operatorio y la ausencia de morbilidad en la zona donante. Con la epidemia del SIDA existe preocupación sobre la utilización de homoinjertos (hay un caso descrito en la literatura de enfermedad de Cruetzfeldt-Jacob en relación con un injerto de duramadre liofilizada). Siempre se debe exponer el límite posterior del defecto del suelo orbitario, para apoyar en él el material de reconstrucción. Las micromallas de titanio o vitalio fijadas al reborde orbitario permiten dar soporte a otros materiales de reconstrucción (injertos óseos) en las fracturas con defectos óseos de la totalidad de una o varias paredes orbitarias. No se deben utilizar aisladamente por el riesgo de enoftalmos y fibrosis de los músculos extraoculares. Las vías de abordaje al suelo orbitario son la incisión transconjuntival acompañada o no de cantotomía externa (fig. 16), subciliar y la incisión en un pliegue medio o inferior del párpado. La pared orbitaria interna se puede abordar por vía coronal, vía subciliar y/o por incisión medial en el párpado superior.

6.5. Complicaciones

Hemorragia, hematoma retrobulbar, infección, extrusión del material aloplástico de reconstrucción, diplopia persistente, enoftalmos, ectropión, anestesia, parestesia o neuralgia del nervio infraorbitario.

7. Fracturas orbitonasoetmoidales

7.1. Concepto y asociaciones

Las fracturas orbitonasoetmoidales son fracturas compuestas de múltiples fragmentos óseos (huesos propios nasales, apófisis frontales del maxilar superior y huesos lacrimales), habitualmente desplazados posterior y lateralmente. Este tipo de fractura se acompaña frecuentemente de fracturas de seno frontal, base anterior de cráneo y fracturas de Le Fort altas (II-III). Pueden aparecer unilateralmente.

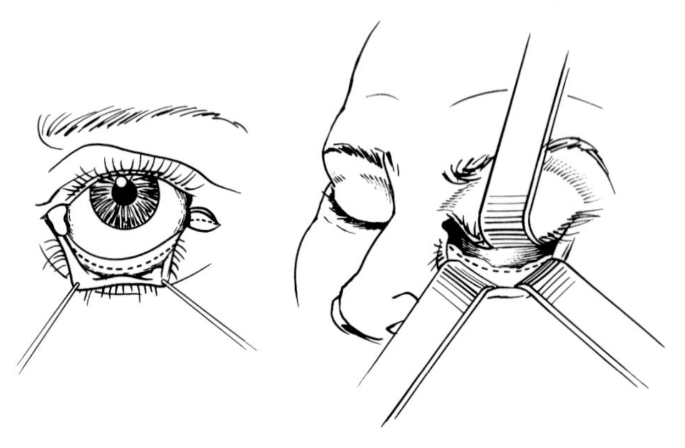

Fig. 3.16.—**Abordaje suelo órbita por vía transconjuntival.**

7.2. Clínica

Hematoma o edema periorbitario, telecanto (distancia entre los dos cantos internos de los ojos aumentada), hemorragia subconjuntival, obstrucción de las vías lagrimales, epistaxis, aplanamiento del dorso nasal y luxación del *septum* (la nariz parece «metida» entre los dos ojos), rinolicuorrea, neumoencéfalo, signos neurológicos de afectación del lóbulo frontal y anosmia.

Manson ha descrito una maniobra para objetivar la inestabilidad del fragmento óseo donde se inserta el ligamento cantal interno. Se introduce un *clamp* de Kelly por dentro de la nariz hasta la apófisis frontal del maxilar superior. Se coloca el dedo índice de la otra mano en la piel sobre la apófisis frontal (no sobre los huesos propios nasales), directamente sobre la inserción del ligamento cantal interno, para detectar cualquier desplazamiento óseo mientras se mueve el *clamp*. Si se aprecia movimiento, existe una fractura inestable y está indicada la reducción y fijación rígida de la misma.

7.3. Tipos

Las fracturas orbitonasoetmoidales han sido clasificadas por Manson en:

a) **Tipo I:** Sólo existe un fragmento fracturado (a cada lado), conteniendo la inserción del ligamento cantal interno (fig. 17). No es necesario desinsertar el ligamento para la corrección del telecanto, basta con reducir el fragmento que lo porta.

b) **Tipo II:** Existen varios fragmentos óseos a cada lado, pero las fracturas no se extiende por detrás del fragmento central, donde se inserta el ligamento cantal interno. No es necesario desinsertar el ligamento para la corrección del telecanto, basta con reducir el fragmento que lo porta.

c) **Tipo III:** Son fracturas conminutas que se extienden por detrás de la inserción del ligamento cantal. Éste suele estar insertado en un fragmento excesivamente pequeño para ser utilizado en la reducción, por lo que se necesita desinsertarlo durante el tratamiento.

Es posible encontrar una fractura tipo III en un lado y una tipo II en el otro.

7.4. Radiología

• **Radiología simple.** Las radiografías lateral de cráneo, proyección de Waters y Cadwell, pueden demostrar veladura del seno etmoidal y un desplazamiento posterior y/o late-

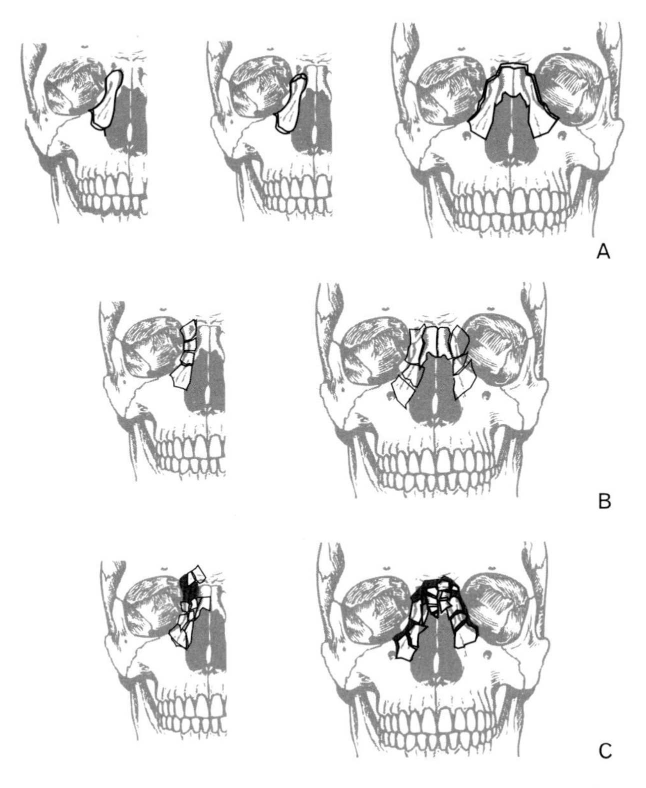

Fig. 3.17.—**Fracturas órbito-naso-etmoidales.** A. Tipo I: Un solo fragmento sin afectar inserción ligamento. B. Tipo II: Varios fragmentos sin afectar inserción ligamento. C. Tipo III: Fracturas comminutas afectando ligamento cantal.

ral del complejo orbitonasoetmoidal, pero no muestran los detalles necesarios para el tratamiento de estas complejas fracturas.

• **Tomografía axial computarizada.** Es el método de elección. Son especialmente útiles los cortes coronales y las reconstrucciones en tres dimensiones.

7.5. Tratamiento

Para obtener el mejor resultado estético y funcional la reconstrucción debe realizarse de forma primaria. El telecanto de estas fracturas se produce por desplazamiento lateral de la inserción de los ligamentos cantales internos. Al contrario de lo que tradicionalmente se pensaba, normalmente dichos ligamentos permanecen insertados en los fragmentos óseos de la apófisis frontal del maxilar y huesos lacrimales, por lo que son reposicionados con la reducción y fijación rígida de dichos fragmentos. Este enfoque actual del tratamiento del telecanto traumático permite alcanzar unos resultados superiores estéticamente y más estables que los obtenidos con la tradicional cantopexia trasnasal. Sólo en los raros casos en los que los ligamentos estén desinsertados o en los que los fragmentos óseos en los que se insertan sean muy conminutos (fracturas tipo III) se deberá realizar una cantopexia interna.

El abordaje se realiza por vía coronal, acompañado de una incisión subciliar o transconjuntival, y en ocasiones incisión en el vestíbulo oral superior. Hay que tener especial cuidado de no desinsertar el ligamento cantal durante la desperiostización de los fragmentos óseos en las fracturas tipo I y II. La transición desde el periostio a la inserción del ligamento es gradual y no se aprecia fácilmente. Puede ser necesario dislocar o extraer temporalmente algún fragmento óseo fracturado para mejorar el acceso. Se deberá tener cuidado de no lesionar el saco lacrimal y el conducto lacrimonasal durante la disección.

El tratamiento se puede sistematizar de la siguiente forma:

a) **Fracturas tipo I:** Se reducirá el fragmento único portador del ligamento cantal y se fijará con microplacas o miniplacas a la raíz nasal, reborde infraorbitario y reborde del agujero piriforme (fig. 18).

b) **Fracturas tipo II:** Se realizará reducción trasnasal del fragmento portador del ligamento cantal, osteosíntesis con alambre de acero para reunir el resto de los fragmentos y finalmente fijación rígida con miniplacas o microplacas (estas últimas son menos palpables después) (fig. 19).

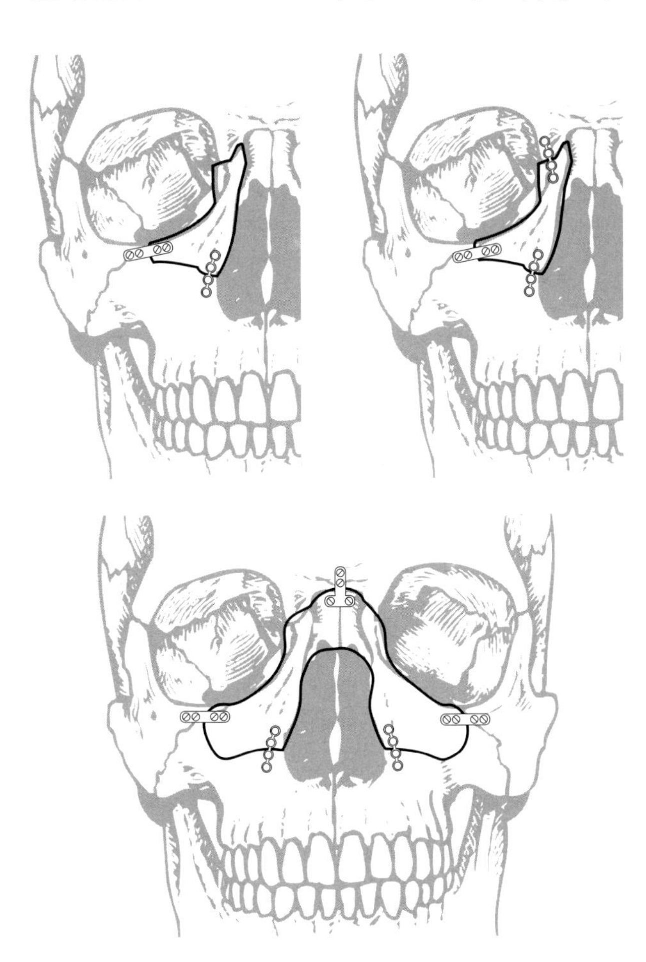

Fig. 3.18.—Tipo I: Tratamiento fijación rígida.

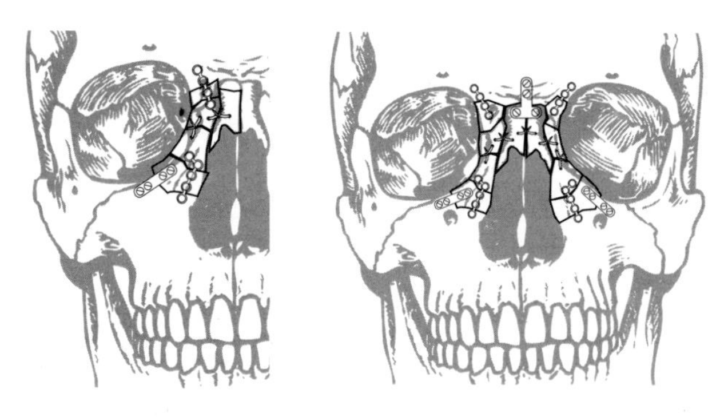

Fig. 3.19.—**Tipo II:** Tratamiento fijación rígida.

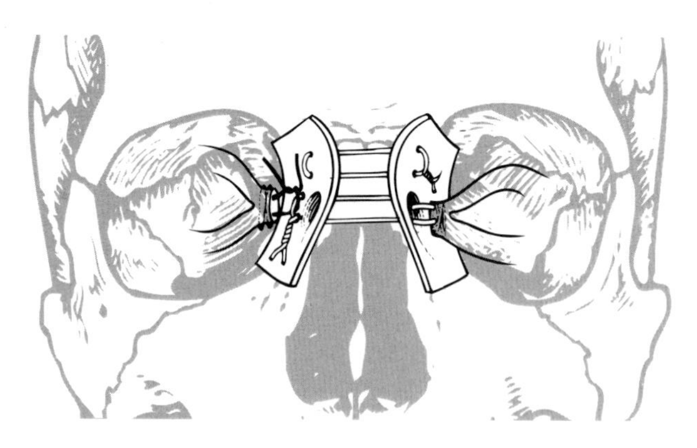

Fig. 3.21.—**Tipo III:** Después de la reducción de la pared medial de la órbita, se procede a la cantopexia transnasal.

La reducción trasnasal debe realizarse por detrás y por encima de la inserción del ligamento cantal interno (fig. 20).

c) **Fracturas tipo III:** Son las únicas que requieren desinsertar el ligamento cantal interno. Primero se realizará, como en el caso anterior, una reducción trasnasal con alambre de acero de la pared interna de la órbita o de un injerto óseo colocado para reconstruirla. A continuación se realizará la cantopexia con un par de suturas metálicas trasnasales (fig. 21). A través de una incisión horizontal de 5 mm en la comisura palpebral, se diseca el ligamento cantal interno cerca del tarso y se libera del tejido blando para permitir un buen contacto posterior con el hueso (la utilización de sondas lagrimales permite identificar el trayecto de las vías para no lesionarlas durante la disección). El ligamento se cose por dos veces con una sutura de acero y ésta se pasa, a través de las fosas nasales, hacia la pared orbitaria medial contralateral, en dirección posterior y superior a la fosa lacrimal. El alambre de cantopexia se puede fijar a un tornillo colocado en el frontal (fig. 22). Para cada ligamento se utiliza una sutura distinta. Se debe procurar sobrecorregir.

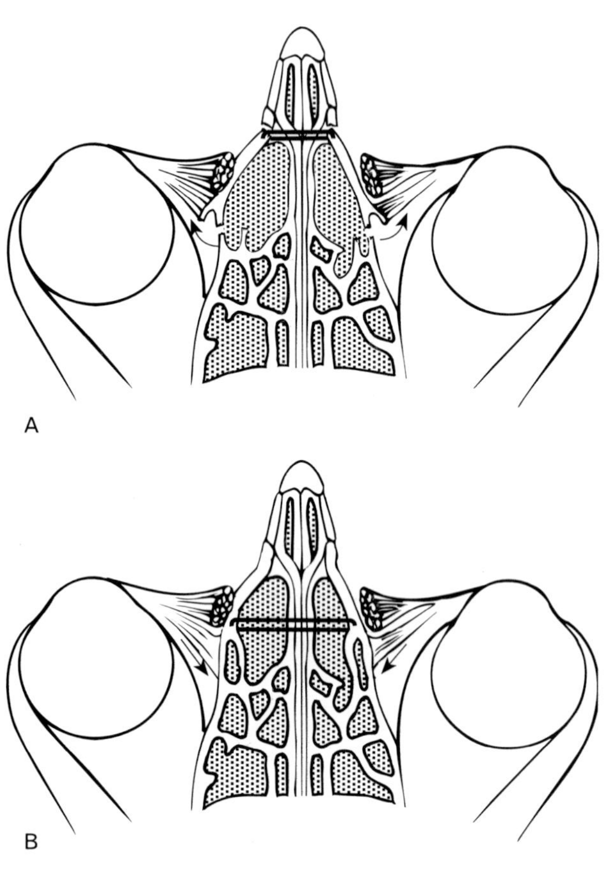

Fig. 3.20.—**Reducción trasnasal.** A. Por delante de la inserción del ligamento cantal, no evita el desplazamiento lateral de las paredes de la órbita. B. La reducción debe realizarse haciendo las perforaciones por detrás y por encima de la inserción del ligamento cantal.

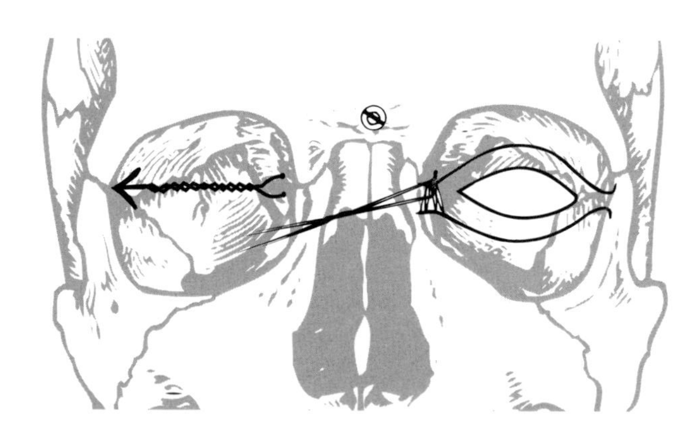

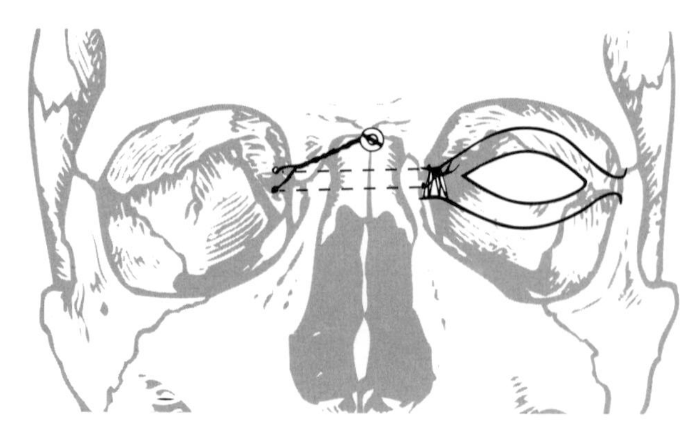

Fig. 3.22.—**Cantopexia con tornillo.** El alambre puede fijarse a un tornillo de titanio colocado en el frontal.

Por último se procederá a la reducción de las fracturas y luxaciones del septum nasal. Puede ser necesario fijarlo con una sutura de acero a la espina nasal anterior. En caso de colapso importante del dorso nasal se realizará reconstrucción con injertos óseos en cantilever fijados a la raíz nasal con miniplacas o tornillos de compresión (fig. 23). La pérdida de soporte de la punta requerirá de un injerto en la columela.

7.6. Complicaciones

Defecto estético por inadecuada reconstrucción primaria (telecanto, etc.), lesión de las estructuras anatómicas adyacentes (duramadre, cerebro, globo ocular, vías lagrimales, etc.).

8. Fracturas de malar

8.1. Clínica

Ocurren por impacto directo sobre el pómulo y suelen pasar inadvertidas si no se las explora meticulosamente. Se asocian frecuentemente a fracturas del tercio medio.

Cursan con edema o equimosis periorbitaria, hemorragia subconjuntival, hematoma en el surco vestibular superior, epistaxis, depresión de la eminencia malar (pómulo) al compararlo con el lado no lesionado, depresión o descenso del canto externo del ojo, diplopia por alteración del nivel bipupilar, movimientos extraoculares limitados (por atrapamiento del músculo recto inferior u oblicuo menor en una fractura del suelo orbitario, lo que produce una limitación en el movimiento hacia arriba del ojo y diplopia en la mirada extrema superior), escalones periorbitarios palpables, distopia vertical o enoftalmos cuando desaparece el edema inicial, anestesia o parestesia del nervio infraorbitario (zona lateral de la nariz y labio superior) y, en ocasiones, limitación de la apertura de la boca por interferencia del malar fracturado con la apófisis coronoides de la mandíbula. Es obligado un examen oftalmológico, pues un 37,5% de las fracturas de malar se asocian a lesiones oculares.

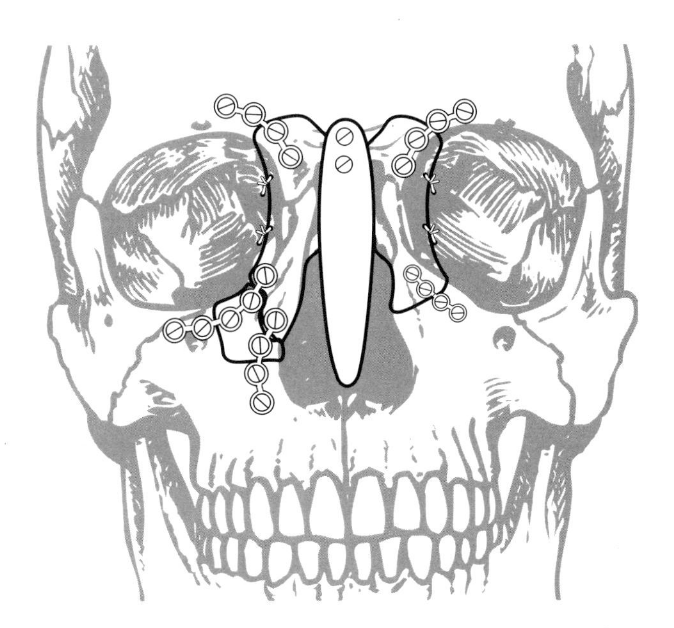

Fig. 3.23.—**Fracturas naso-órbito-etmoidal comminuta.** Injerto óseo para reconstruir la proyección del dorso nasal.

8.2. Radiología

- **Radiología simple.** Las proyecciones de Waters, Cadwell y submentovértex pueden demostrar una opacificación o veladura del seno maxilar y fracturas o escalones en el reborde infraorbitario, suturas cigomaticofrontal y cigomaticomaxilar. En ellas no es posible objetivar el grado de lesión del suelo de la órbita. En la proyección de Waters se ve mejor el desplazamiento del arbotante cigomaticomaxilar y reborde infraorbitario, y en la de Cadwell se visualiza mejor el desplazamiento de la sutura cigomaticofrontal.

- **Tomografía axial computarizada.** Los cortes coronales y axiales son el método de elección para objetivar el desplazamiento de estas complejas fracturas en los tres planos del espacio, además de permitir visualizar los defectos del suelo orbitario.

8.3. Tratamiento

8.3.1. Conservador. Indicado en fracturas no desplazadas, sin signos de afectación del suelo de la órbita. Dichos pacientes deberán ser reevaluados a los siete-diez días para detectar precozmente un posible desplazamiento por la acción del músculo masetero.

8.3.2. Quirúrgico. Indicado en fracturas de malar con deformidad, desplazamiento de los segmentos fracturados, enoftalmos, diplopia, distopia o limitación de los movimientos mandibulares.

En un pequeño número de casos (fracturas recientes, impactadas y sin conminución) puede intentarse la reducción simple sin fijación mediante:

- El *gancho de Ginestet*. Se introduce por una incisión puntiforme en el reborde inferior del malar y se reduce la fractura mediante tracción en la dirección adecuada.

- *Técnica de Gillies*. A través de una incisión en la región temporal se introduce un elevador por el espacio entre el músculo temporal y su fascia, hasta colocarlo por debajo del malar fracturado y poder así elevarlo.

Si tras la reducción el malar no es estable, o en fracturas complejas, se deberá realizar inmovilización con osteosíntesis con miniplacas en al menos dos de las fracturas (preferiblemente en los arbotantes cigomaticomaxilar y cigomaticofrontal). Aunque desde el punto de vista de la estabilidad es suficiente la fijación rígida en dos puntos, la falta de exposición de un tercer foco de fractura puede predisponer a una mala reducción por falta de control del componente rotacional del desplazamiento del malar. Se deberá liberar todo el tejido incarcerado en la fractura del suelo de órbita y reconstruir el mismo con autoinjertos o materiales aloplásticos.

El abordaje a cada uno de los focos de fractura es:

- *Fractura cigomaticofrontal.* Se aborda por incisión en la cola de la ceja, incisión de blefaroplastia superior, extensión lateral de una incisión subciliar o por vía coronal. Se fija con una miniplaca (lo más frecuente), microplaca o con osteosíntesis con alambre (cada vez menos utilizada al no producir una fijación rígida). Manson aconseja visualizar también la articulación entre el malar y el ala mayor del esfenoides, en la cara lateral de la órbita, para asegurarse que la reducción es correcta.

- *Fractura cigomaticomaxilar.* Se aborda por incisión intraoral en el vestíbulo superior. Se inmoviliza con una miniplaca (normalmente en «L»), colocada por encima de los ápices dentarios. Se deben realizar injertos óseos primarios si existen defectos óseos de más de 5 mm.

- *Fractura del reborde infraorbitario.* Se aborda por incisión transconjuntival, subciliar, palpebral media o infraorbitaria. Se preserva el *septum* orbitario y se incinde el periostio por debajo del reborde infraorbitario para exponer el suelo de la órbita. La fractura se inmoviliza con osteosíntesis con alambre o con microplaca (aquí la piel es muy fina y las miniplacas se hacen frecuentemente palpables).

8.4. Complicaciones

Lesión del globo ocular, hemorragia o hematoma, infección, enoftalmos, distopia, diplopia, deformidad, intolerancia al material de osteosíntesis.

9. Fracturas de arco cigomático

9.1. Clínica

Edema o equimosis en la región del arco cigomático, deformidad visible o palpable, limitación de la apertura de la boca por choque de la coronoides contra el arco cigomático fracturado.

9.2. Radiología

a) **Radiología simple.** Proyección submentovértex.

b) **Tomografía axial computarizada.**

9.3. Tratamiento

9.3.1. Conservador. Indicado en fracturas no desplazadas o fracturas desplazadas que no produzcan deformidad visible o limitación en la apertura de la boca.

9.3.2. Quirúrgico. Indicado en fracturas desplazadas que produzcan deformidad o limitación de la apertura oral. El abordaje se puede realizar en la zona temporal, por debajo de la fascia del músculo temporal (técnica de Gillies) o por vía intraoral (técnica de Keen o Carmody-Batson). Habitualmente las fracturas reducidas son estables y no se requiere ningún medio de fijación. En caso de fracturas inestables se puede empaquetar gasa por debajo de la fractura, o se puede estabilizar la fractura con alambres transcutáneos fijados a una férula de resina o de aluminio. También se puede abordar directamente el foco de fractura por una incisión hemicoronal para realizar osteosíntesis con alambres, miniplacas o microplacas.

9.4. Complicaciones

Infección, reducción inadecuada o nuevo desplazamiento de los fragmentos.

10. Fracturas nasales

10.1. Epidemiología

Son las fracturas faciales más frecuentes, afectando tanto a la porción ósea como a la cartilaginosa.

10.2. Clínica

Cursan con deformidad nasal (hundimiento, laterodesviación), edema, equimosis, heridas en el dorso nasal, epistaxis y obstrucción respiratoria nasal. A la palpación se encuentra movilidad o crepitación de los huesos propios nasales. La presión digital sobre el dorso de la nariz puede demostrar el colapso de las estructuras subyacentes. La exploración con rinoscopio puede demostrar luxaciones, heridas o hematomas en el septum nasal.

10.3. Radiología

El diagnóstico de las fracturas nasales debe ser clínico. Entre el 10 y el 40% de las fracturas nasales tienen una apariencia radiográfica compatible con la normalidad. Las proyecciones de elección son el Waters y la proyección lateral de huesos propios nasales.

10.4. Tratamiento

Debe ser lo más precoz posible, con una demora máxima de siete días. El tratamiento está indicado cuando exista deformidad nasal o insuficiencia respiratoria nasal postraumática (ver cap. 13).

Cuando hay una mínima deformidad con desplazamiento lateral sin hundimiento, la fractura puede ser reducida en el mismo momento mediante presión digital sobre el hueso desplazado. Las fracturas con hundimiento de fragmentos pueden reducirse bajo anestesia local (fracturas simples) o general. Para ello se coloca un elevador romo bajo los huesos propios para movilizarlos y reducirlos (también se puede emplear un fórceps de Walsham). Las luxaciones septales simples se corrigen con el fórceps de Ash, las más complejas (sobre todo del borde caudal) pueden requerir una septoplastia y estabilización con sutura a la espina nasal anterior. Las fracturas nasales complejas pueden requerir injertos óseos o cartilaginosos para su corrección. La inmovilización se realiza con un taponamiento endonasal impregnado en pomada antibiótica (que se mantiene tres días), Steri-strips y una férula externa de escayola o aluminio (que se mantiene una semana).

11. Fracturas maxilares y del tercio medio facial

11.1. Clasificación

René Le Fort clasificó las fracturas maxilares en tres tipos, según el trayecto de la línea de fractura (fig. 24). En la práctica es muy frecuente ver asociaciones de varios de estos trazos de fractura en el mismo enfermo. No obstante, seguiremos este sistema de clasificación porque permite una aproximación sistemática a las fracturas del tercio medio facial.

- **Fractura de Le Fort I.** El trazo de fractura es horizontal, por encima de los ápices de los dientes superiores, afectando al seno maxilar, al *septum* nasal, al hueso palatino y a las apófisis pterigoides del esfenoides.

- **Fractura de Le Fort II (fractura piramidal).** La línea de fractura se extiende a través de los huesos propios nasales y el *septum* hacia abajo y hacia atrás por la pared medial de la órbita, cruza el reborde infraorbitario y pasa por el arbotante cigomaticomaxilar.

- **Fractura de Le Fort III (disyunción craneofacial).** Es una verdadera separación de los huesos de la cara de la

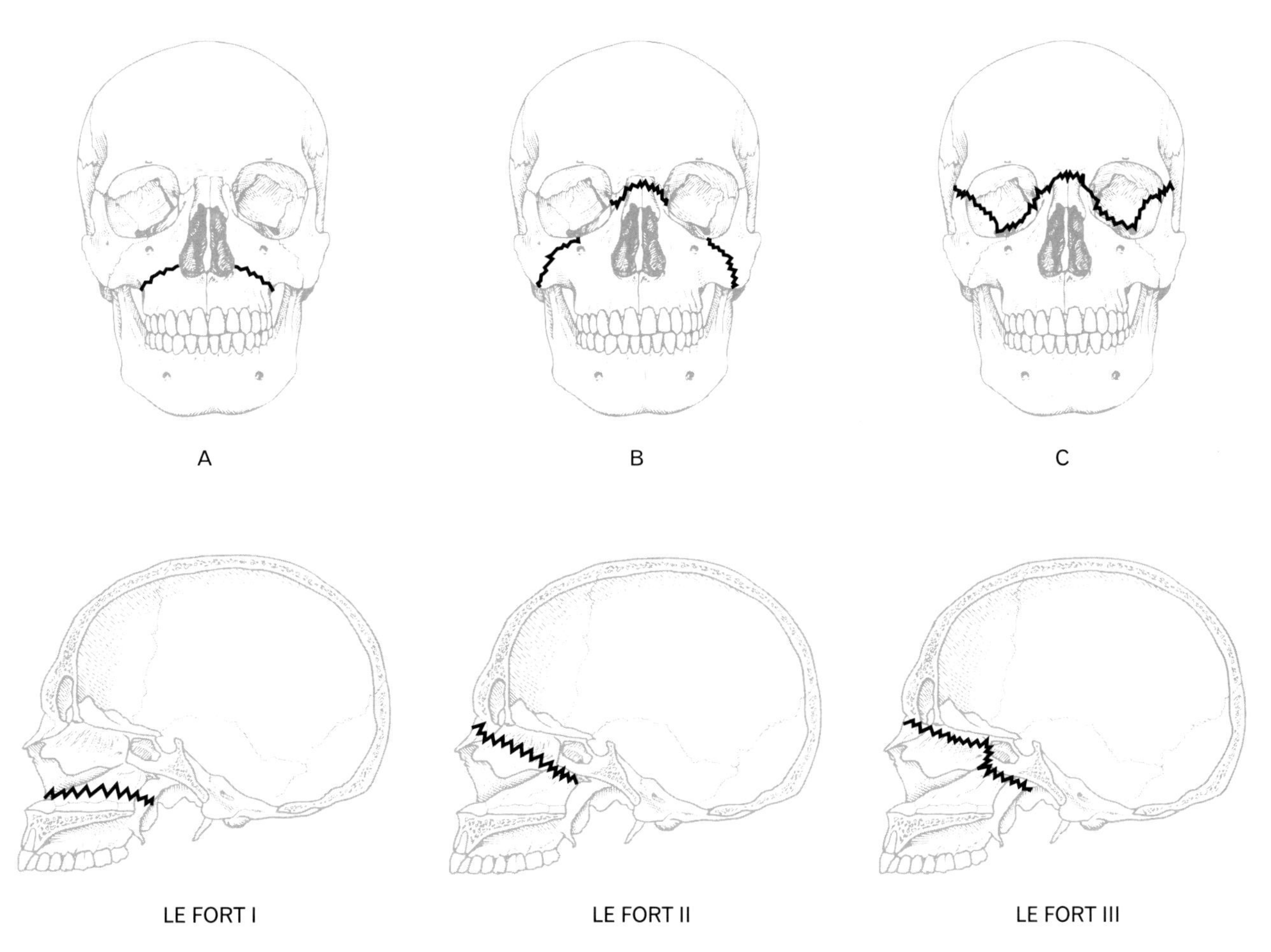

Fig. 3.24.—**Tipos de fracturas de Le Fort:** A. Le Fort I. B. Le Fort II. C. Le Fort III.

base del cráneo. El trazo de fractura pasa por la sutura nasofrontal, por la pared medial de la órbita hasta la fisura orbitaria superior, de ésta a la fisura orbitaria inferior y por la pared lateral de la órbita hasta la sutura cigomaticofrontal y cigomaticotemporal. Hacia atrás se fracturan las apófisis pterigoides del esfenoides, normalmente a un nivel superior al que aparece en las otras fracturas de Le Fort.

11.2. Clínica

Edema, equimosis y heridas en el tercio medio de la cara, signos y síntomas de fracturas cigomáticas, orbitarias, nasales o nasoorbitoetmoidales (en las de Le Fort II y III), maloclusión secundaria al desplazamiento del maxilar hacia abajo y atrás, cara alargada y aplanada (cara de plato, en Le Fort III), rinolicuorrea, neumoencéfalo, enfisema orbitario (en las de Le Fort II y III). En fracturas no impactadas se objetiva movilidad anormal del tercio medio al apoyar los dedos pulgar e índice sobre los incisivos superiores y movilizar el maxilar superior (fig. 25).

11.3. Radiología

- **Radiología convencional.** Proyecciones de Waters, Cadwell y radiografías laterales de cráneo.

- **Tomografía axial computarizada.** Indicada en todas las fracturas complejas del tercio medio facial.

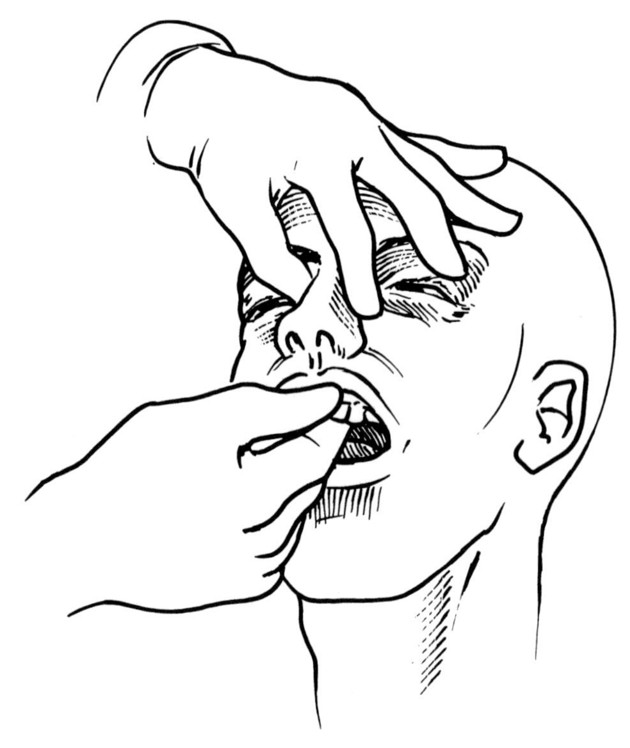

Fig. 3.25.—**Movilidad anormal del tercio medio facial.** Maniobra a realizar cuando sse sospechan fracturas.

11.4. Tratamiento

En todas ellas está indicada la administración profiláctica de antibióticos.

- **Fractura de Le Fort I.** La clave del tratamiento de esta fractura es la fijación del fragmento maxilar a una mandíbula estable. Por lo tanto, toda fractura mandibular previa debe ser reducida y fijada con osteosíntesis.

La fractura debe ser desimpactada totalmente (para impedir la recidiva) con maniobras manuales o con la ayuda de los fórceps de Rowe-Killey (fig. 26). Con la reducción se debe poder restablecer la oclusión que tenía el paciente previamente a la fractura.

La inmovilización se puede realizar con un bloqueo intermaxilar que se mantiene entre cuatro y seis semanas. Mientras el paciente lleva la boca cerrada por el bloqueo, la alimentación será líquida (pasando los alimentos por una trituradora). El paciente succionará los alimentos por el espacio retromolar. Tradicionalmente, para conseguir una mayor estabilización de la fractura, se asociaban al bloqueo unos alambres de suspensión, con los que se fijaba la fractura maxilar a un punto estable más craneal en el esqueleto facial. Las suspensiones más utilizadas son al reborde infraorbitario, a la apertura piriforme (fig. 27) o circuncigomáticas (esta última fijación tiene la desventaja de ejercer una fuerza de dirección posterior que puede retruir el maxilar fracturado). Las suspensiones deben ser utilizadas con precaución en las fracturas conminutas, ya que pueden producir una pérdida de dimensión vertical del tercio medio de la cara.

Para conseguir una fijación rígida de la fractura que disminuya o elimine las seis semanas de bloqueo intermaxilar hay que emplear osteosíntesis con miniplacas en los arbotantes verticales (pared lateral de la apertura piriforme y arbotante cigomaticomaxilar). La utilización de miniplacas en forma de «L» permitirá evitar lesionar los ápices dentarios.

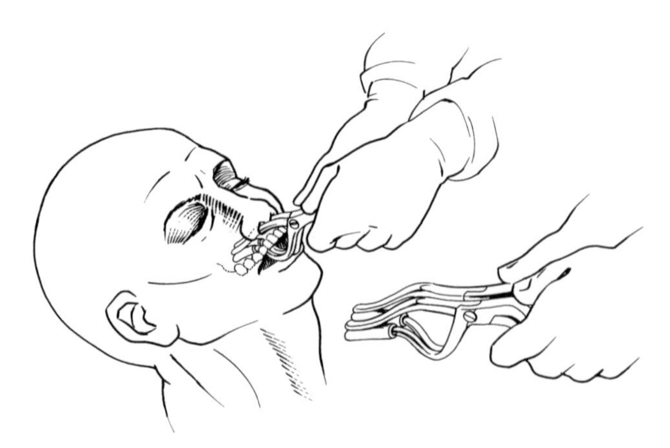

Fig. 3.26.—**Desimpactación de fracturas del tercio medio facial** mediante los fórceps de Rowe.

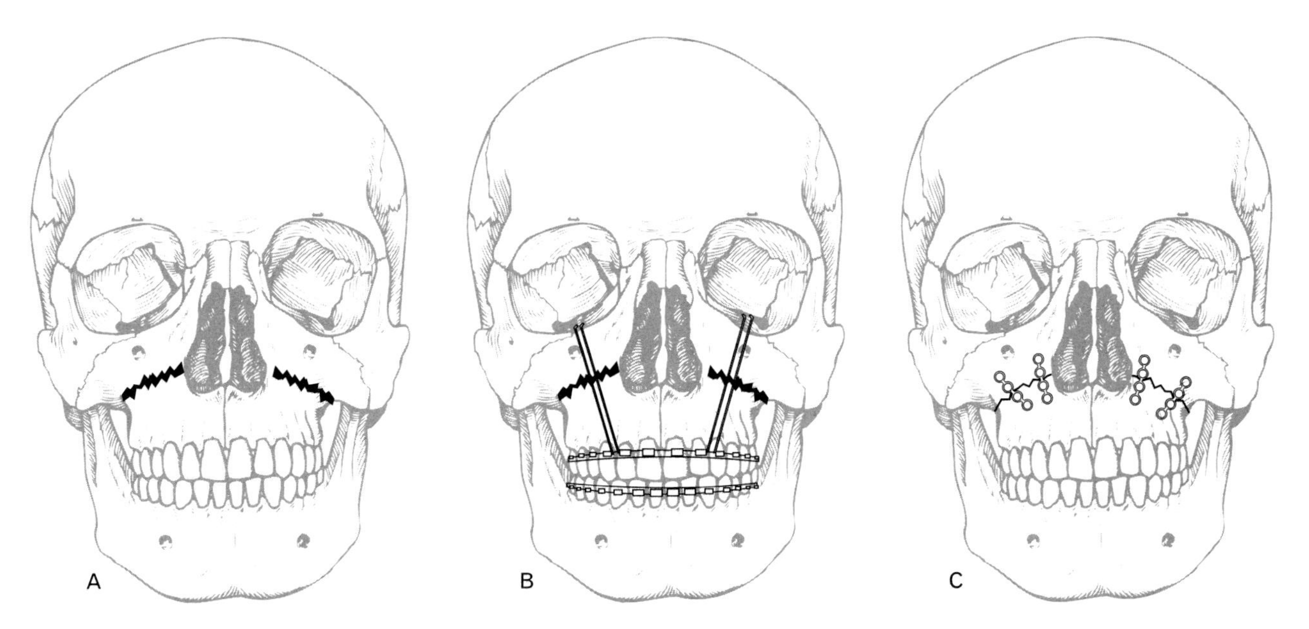

Fig. 3.27.—A. Fractura de Le Fort I. B. Tratada con bloqueo y suspensiones. C. Tratada con miniplacas.

Cuando exista una fractura sagital del paladar asociada se inmovilizará con miniplacas en el proceso alveolar y en el paladar. La utilización de una férula palatina de acrílico impedirá el colapso de los segmentos cuando las miniplacas no aporten la suficiente estabilidad.

• **Fracturas de Le Fort II.** El tratamiento tradicional de estas fracturas está basado en los mismos principios enunciados previamente para las de Le Fort I: desimpactación, reducción, restablecimiento de la oclusión previa y bloqueo intermaxilar. Se puede utilizar la suspensión circuncigomática, pero tiene los mismos inconvenientes que los comentados para las de Le Fort I. Es preferible la fijación rígida con miniplacas (fig. 28) a través de incisiones en párpado inferior, vestíbulo labial superior y coronal.

• **Fracturas de Le Fort III.** Los principios generales de tratamiento enunciados anteriormente son también aplicables para la disyunción craneofacial. Preferiblemente se debe realizar fijación rígida con miniplacas y reconstrucción de las zonas conminutas o defectos óseos de más de 5-7 mm con injertos óseos primarios (fig. 29).

• **Fracturas panfaciales.** Las fracturas conminutas panfaciales, cada vez más frecuentes a consecuencia de accidentes automovilísticos a alta velocidad, son las más inestables y difíciles de tratar de todas las fracturas faciales (fig. 30).

Su tratamiento debe abordarse de forma sistemática, ya que muchas veces la oclusión no puede servir de guía al

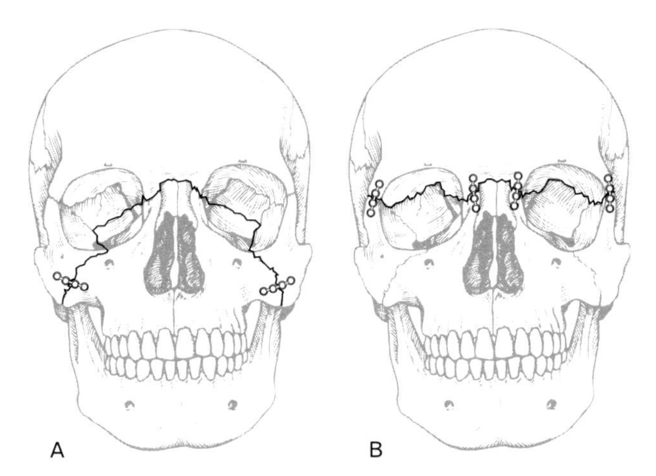

Fig. 3.28.—A. Fractura de Le Fort II tratada con miniplacas. B. Fractura de Le Fort III tratada con miniplacas.

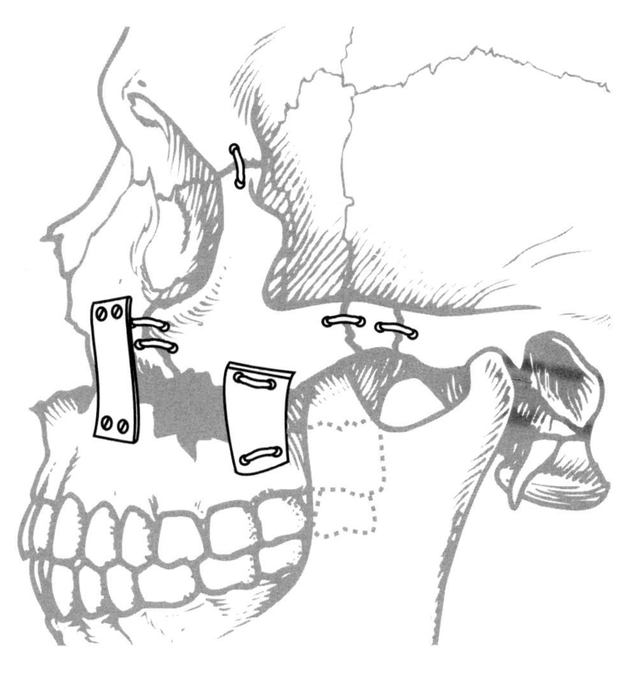

Fig. 3.29.—Injertos óseos para reconstruir los arbotantes.

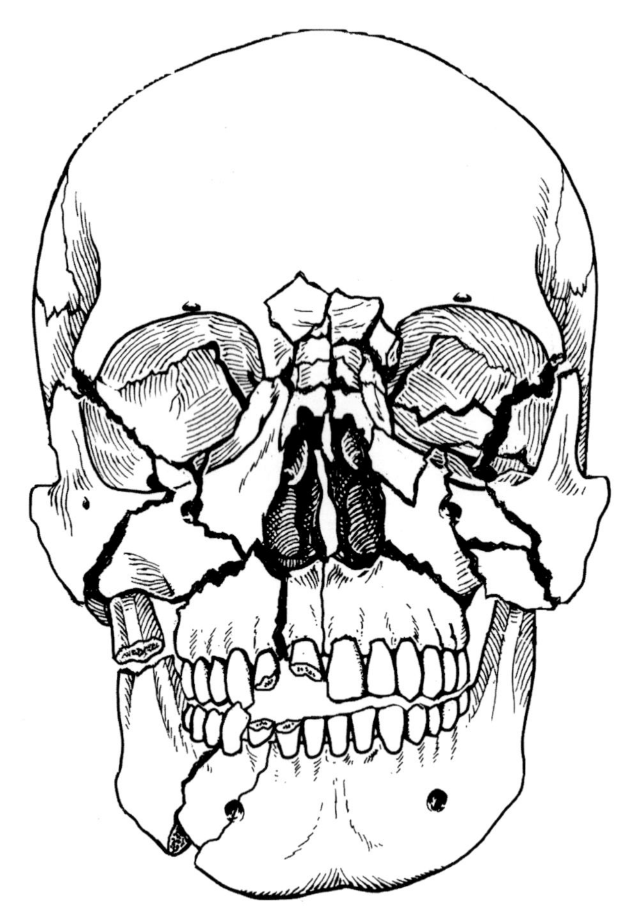

Fig. 3.30.—**Fractura panfacial.**

asociarse fracturas sagitales del paladar con fracturas de mandíbula parasinfisarias, de cóndilo, etc. La reconstrucción de los arbotantes verticales y horizontales del esqueleto craneofacial (fig. 31) permitirá restaurar la dimensión vertical, transversal y la proyección de la cara del paciente (fig. 32).

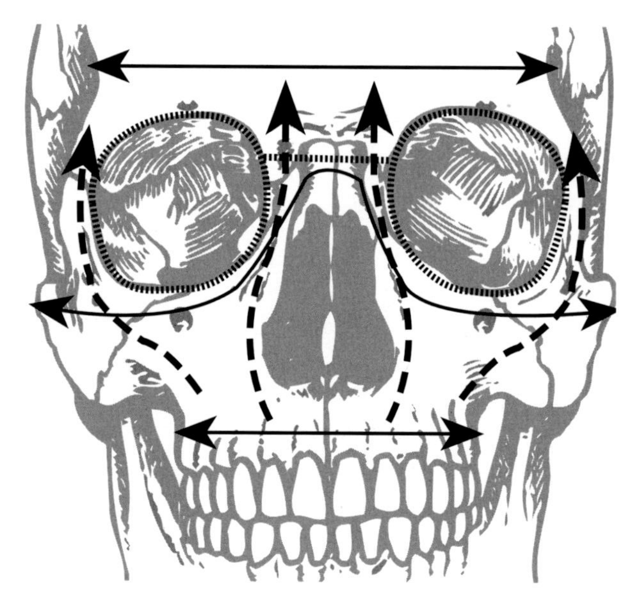

Fig. 3.31.—**Arbotantes verticales y horizontales.**

Primero deben reducirse y fijarse las fracturas frontobasales para construir una base estable sobre la que fijar posteriormente las fracturas del tercio medio facial. Habitualmente las fracturas del tercio medio se reducen y fijan de lateral a medial. Gruss señala la reducción y fijación rígida de los arcos cigomáticos como la clave para restablecer la anchura y proyección de la cara (si no se corrige el aumento en la anchura de la cara de estos pacientes se tendrá, además, una pérdida de la normal proyección de la cara). Posteriormente se reducirá y se inmovilizarán con métodos de fijación rígida las fracturas cigomáticas, infraorbitarias y orbitonasoetmoidales. La dimensión transversal del maxilar se recuperará al poner en relación los arbotantes con el segmento maxilar inferior. Se requiere fijar las fracturas sagitales del paladar con miniplacas para reconstruir una base oclusal estable. Finalmente se reconstruye la anchura y proyección de la mandíbula poniéndola en relación con el maxilar superior. Puede ser necesaria la reducción abierta y fijación rígida de las fracturas subcondíleas, sobre todo en casos de fracturas bilaterales.

11.5. Complicaciones

11.5.1. Tempranas. Sangrado, obstrucción respiratoria, aspiración de dientes o fragmentos de prótesis, infección y las complicaciones regionales (orbitarias, nasales) indicadas en los apartados respectivos a sus fracturas.

11.5.2. Tardías. Maloclusión, retraso en la consolidación, pseudoartrosis, deformidad estética, sinusitis y las complicaciones regionales (orbitarias, nasales) indicadas en los apartados respectivos.

12. Fracturas de mandíbula

12.1. Epidemiología

Las fracturas de mandíbula son, tras las nasales, las más frecuentes. Suponen entre el 10 y el 25% de todas las fracturas faciales. Se clasifican, según su localización anatómica, en fracturas sinfisarias, parasinfisarias, de cuerpo, de proceso alveolar, de ángulo, de rama ascendente, de apófisis coronoides y de cóndilo (fig. 33).

12.2. Clínica

Dolor, maloclusión (en ocasiones con imposibilidad de cerrar la boca, mordida abierta, fig. 34), trismus, parestesia o anestesia en el territorio del nervio mentoniano, hemorragia, edema y equimosis, escalón palpable en el reborde

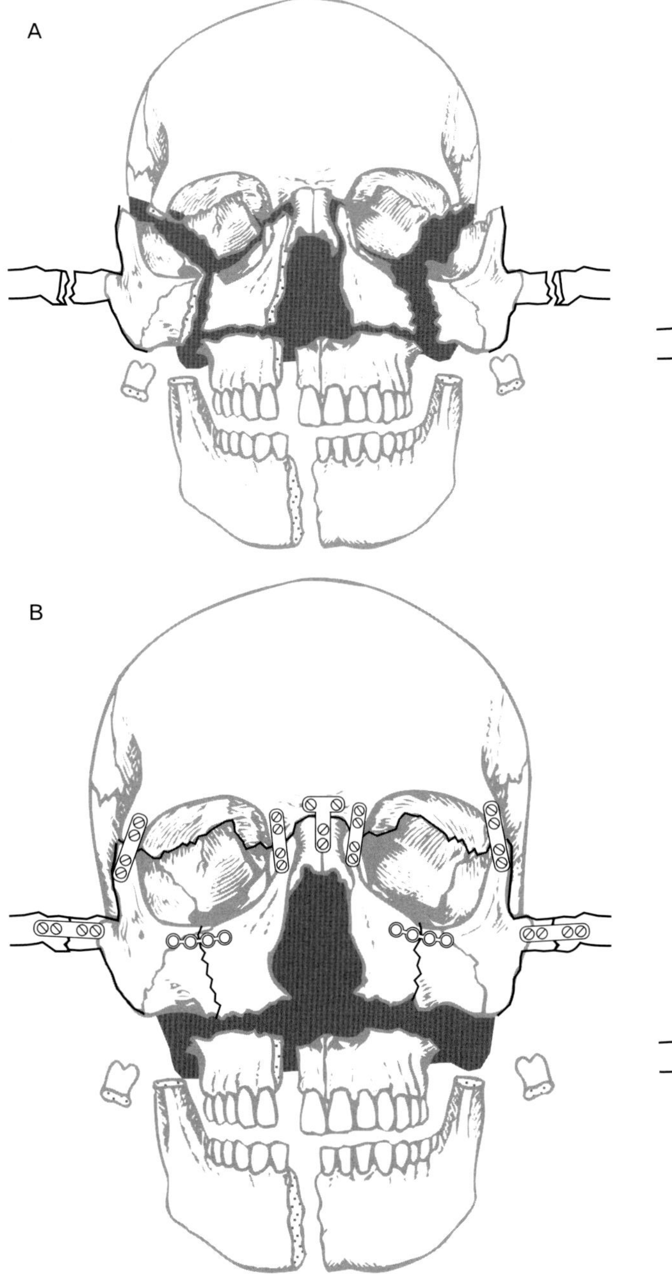

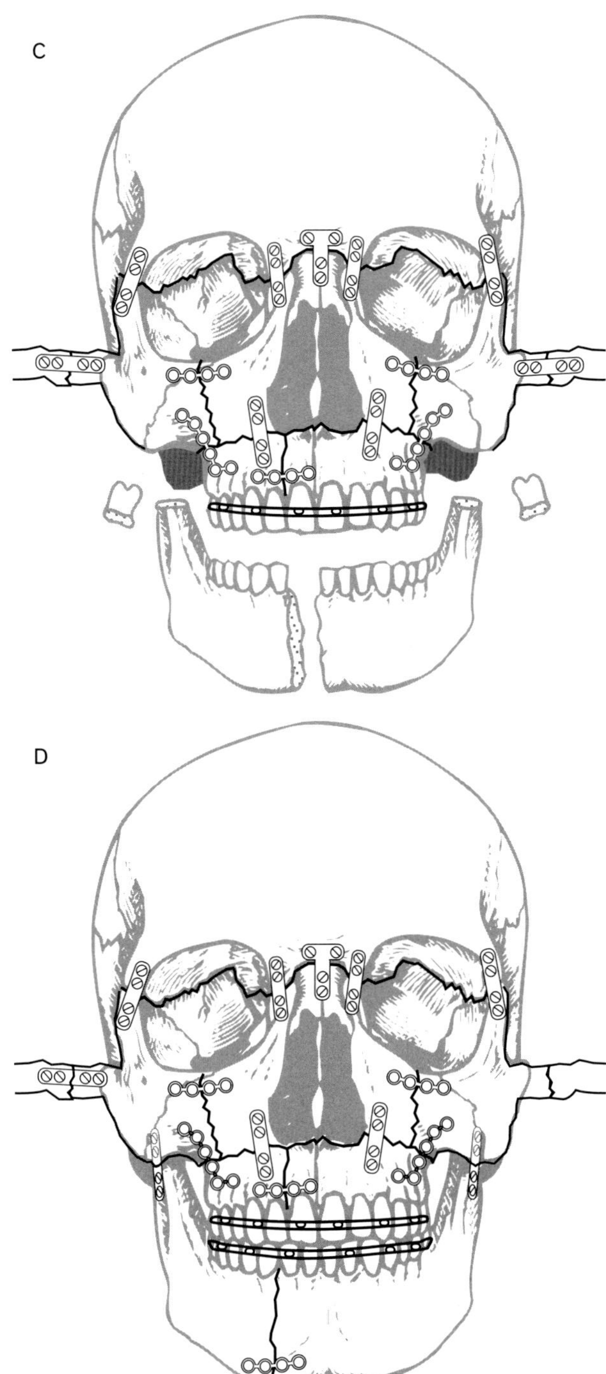

Fig. 3.32.—**Sistemática de tratamiento.** A. Fractura panfacial. B. Reconstrucción superior. C. Reconstrucción maxilar. D. Reconstrucción mandíbula.

mandibular (fig. 35), movilidad anormal (fig. 36) y dientes avulsionados o fracturados. En las fracturas de cóndilo existe una laterodesviación a la apertura de la boca y no se palpa la movilidad normal del cóndilo fracturado (silencio condilar).

El desplazamiento de la fractura depende de las fuerzas musculares: músculos elevadores (temporal, pterigoideo y masetero) insertados en la zona posterior de la mandíbula y músculos depresores (milohioideo, genihioideo y digástrico), insertados más anteriormente (fig. 37).

En las fracturas subcondíleas el cóndilo suele estar desplazado en dirección anterior y medial por la acción del músculo pterigoideo externo (fig. 38). La fuerza de dirección superior ejercida por el temporal, masetero y pterigoideo interno es la responsable de la pérdida de dimensión vertical de la rama ascendente de la mandíbula y de la mordida abierta (fig. 39).

12.3. Radiología

- **Radiología convencional.** Ortopantompografía (es la

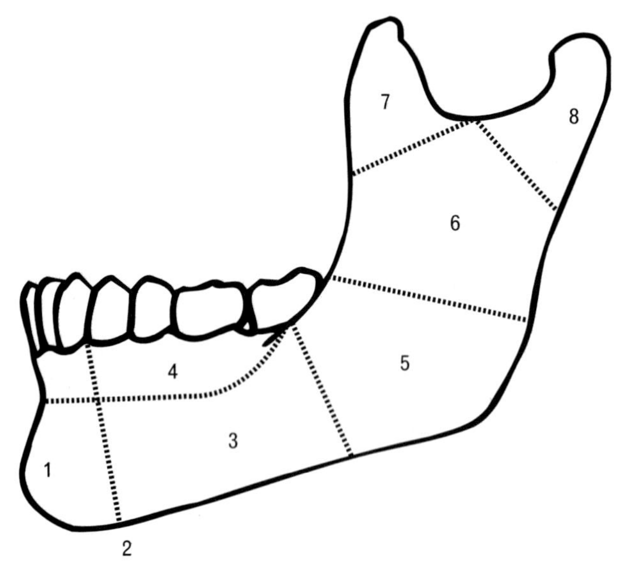

Fig. 3.33.—**Fracturas de mandíbula.** *Tipos:* Según su localización y frecuencia relativa de las mismas. 1. Sinfisarias (14%). 2. Parasinfisarias (10%). 3. Cuerpo (18%). 4. Proceso alveolar (3%). 5. Ángulo (20%). 6. Rama ascendente (2%). 7. Apófisis coronoides (2%). 8. Cóndilo (35%).

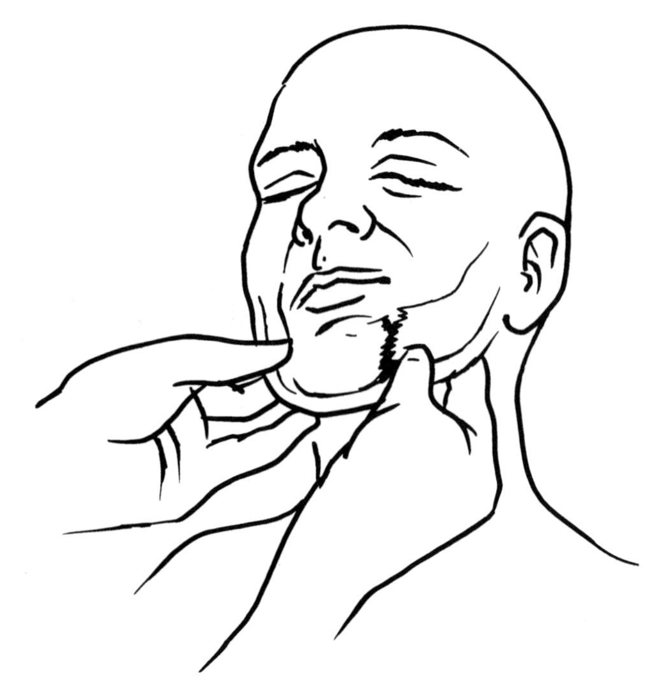

Fig. 3.35.—**Palpación de un escalón** en el reborde mandibular.

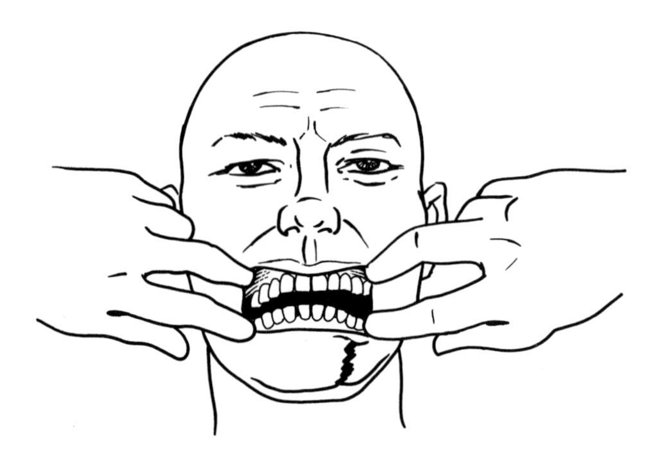

Fig. 3.34.—**Mordida abierta** por una fractura parasinfisaria.

proyección de elección), proyecciones oclusal, posteroanterior de mandíbula, desenfiladas de mandíbula y proyección de Towne.

• Tomografía axial computarizada. Para fracturas de cóndilo.

12.4. Tratamiento

Profilaxis antibiótica: Penicilina.

12.4.1. Tratamiento conservador (reducción cerrada). Es adecuado para la mayoría de las fracturas mandibulares. El objetivo es restablecer la oclusión pretraumática. Para ello se fija una férula de Erich a los dientes de ambas arcadas con ligaduras de alambre y luego se realiza un bloqueo intermaxilar con gomas (fig. 40) o con alambre que debe mantenerse entre cuatro y seis semanas (dos semanas en las fracturas aisladas de cóndilo). Si existen dientes posteriores suficientes no se ferulizan los incisivos para evitar su extrusión.

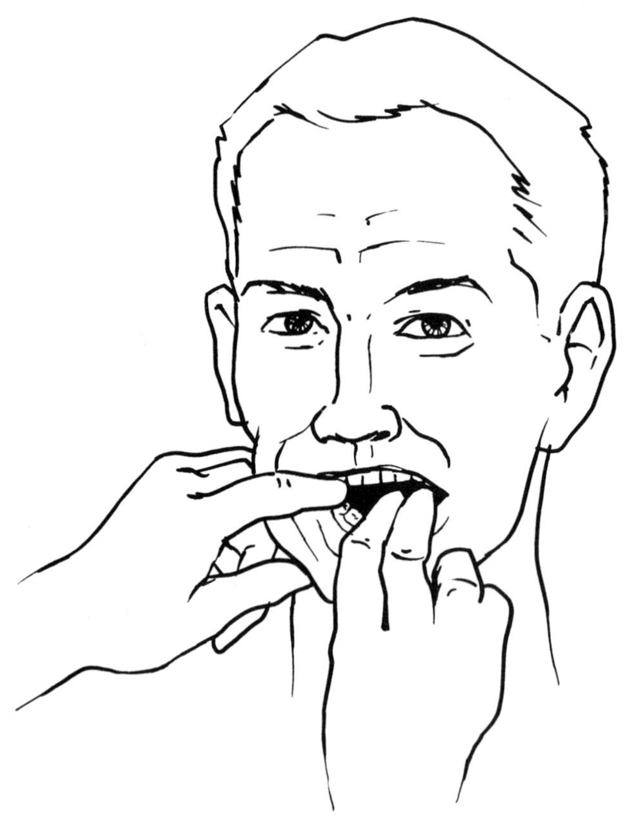

Fig. 3.36.—**Movilidad anormal de la mandíbula.** Exploración bimanual.

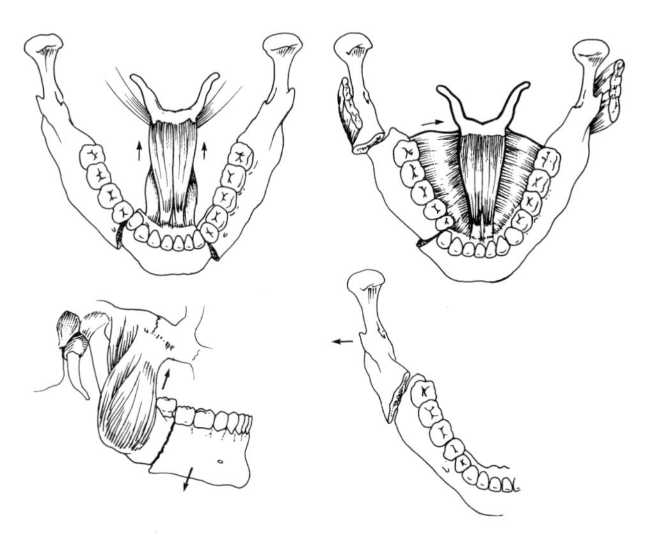

Fig. 3.37.—**Desplazamiento producido por los músculos de la masticación.**

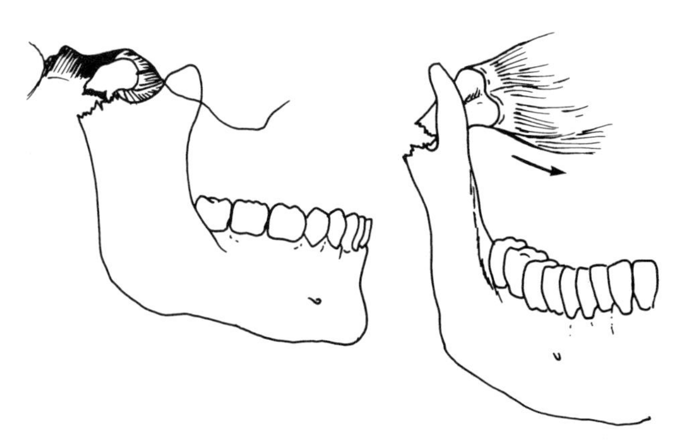

Fig. 3.38.—**Desplazamiento del cóndilo fracturado** en dirección anterior y medial por la acción del músculo pterigoideo externo.

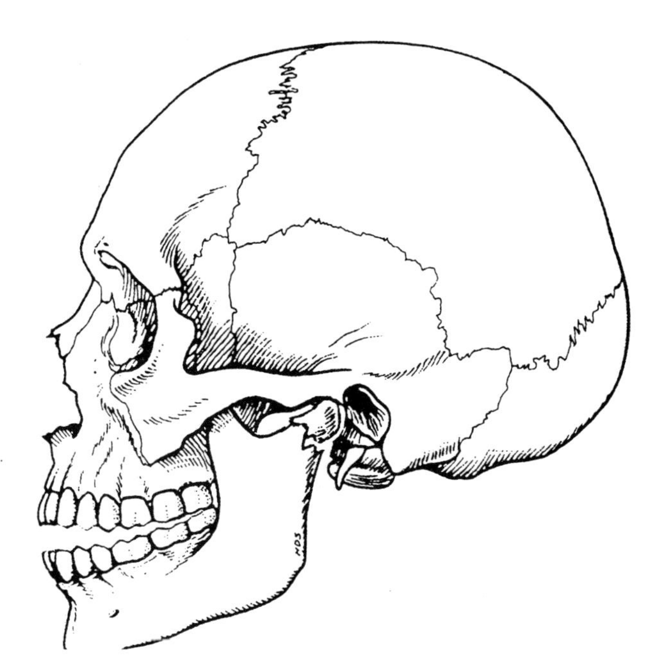

Fig. 3.39.—**Mordida abierta** en una fractura de cóndilo.

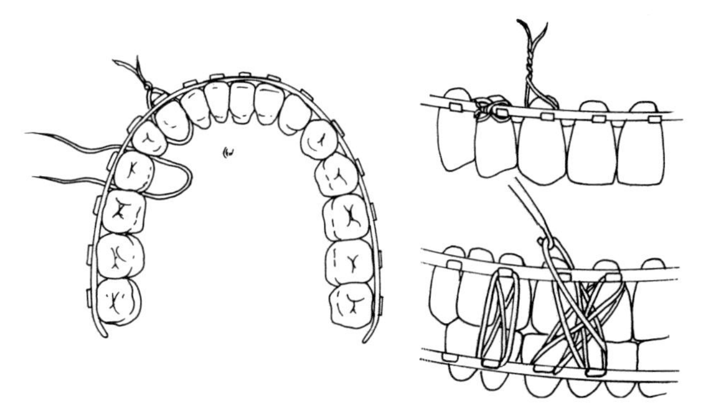

Fig. 3.40.—**Bloqueo intermaxilar.**

12.4.2. Reducción abierta y fijación rígida. El abordaje quirúrgico directo al foco de fractura para reducción exacta de la misma e inmovilización con placas o miniplacas de titanio está indicado:

- Cuando el tratamiento conservador no consigue una reducción anatómica o una inmovilización del foco de fractura.
- Cuando existen fracturas maxilares asociadas.

La fijación rígida debe realizarse después de restablecer la oclusión pretraumática del paciente mediante bloqueo intermaxilar con férula de Erich o asas de Ivy, y permite reducir o eliminar por completo el tiempo que el paciente debe llevar la boca cerrada por el bloqueo tras la intervención. Los métodos de osteosíntesis de las fracturas mandibulares incluyen placas de compresión de titanio (habitualmente colocadas por vía extraoral), tornillos de compresión *(lag screw)* y miniplacas de titanio (que se suelen colocar por vía intraoral). El acceso directo a la fractura y la ausencia de cicatrices visibles hacen que, siempre que sea posible, se prefiera el abordaje intraoral. No obstante, en las fracturas complejas o conminutas se recomienda la vía extraoral.

12.4.3. Extracción del diente localizado en la línea de fractura. Es un tema muy controvertido. Cada vez se tiende a conservar más los dientes localizados en la línea de fractura, ya que ayudan a la estabilización de la misma. Las indicaciones más admitidas para la exodoncia son:

- Diente con una fractura radicular.
- Diente con movilidad excesiva.
- Diente con patología periapical o enfermedad periodontal avanzada.
- Diente que impide la reducción de la fractura.

12.4.4. Tratamiento según la localización

12.4.4.1. Fractura de apófisis coronoides. Es muy raro que requieran reducción abierta, ya que el tendón del músculo temporal y la fascia del masetero suelen limitar el desplazamiento de estas fracturas.

12.4.4.2. **Fractura de rama ascendente**. El tratamiento habitual es la reducción cerrada.

12.4.4.3. **Fractura de ángulo.** Las fracturas mínimamente desplazadas se tratan con reducción cerrada. Las fracturas desplazadas requieren habitualmente, por ser posteriores a la dentición, reducción abierta y fijación rígida por vía intraoral (miniplacas) o extraoral (placas de compresión EDCP, fig. 41). Champy preconiza la utilización de una sola miniplaca en la línea oblicua externa, pero con esta técnica se ven a menudo diástasis de fragmentos en el borde inferior de la mandíbula. Levy consigue una menor tasa de complicaciones con la utilización de dos miniplacas con tornillos monocorticales. Si se utiliza el abordaje intraoral frecuentemente se colocan los tornillos percutáneamente. Las fracturas conminutas o con pérdida de sustancia se tratan con placas de reconstrucción (fig. 42).

12.4.4.4. **Fracturas de cuerpo.** Si hay suficientes dientes a ambos lados de la línea de fractura como para garantizar una buena inmovilización con el bloqueo intermaxilar se tratan con reducción cerrada. Son indicaciones de reducción abierta y fijación rígida la existencia de fracturas desplazadas, la falta de dientes para realizar una inmovilización adecuada con el bloqueo y la asociación con fracturas de cóndilo que requieran una movilización precoz de la mandíbula. En los casos con grandes pérdidas óseas se utilizará una placa de reconstrucción con cuatro o cinco tornillos a cada lado del defecto para, después de que se haya producido la curación de los tejidos blandos, proceder a la reconstrucción con injertos óseos.

12.4.4.5. **Fracturas sinfisarias y parasinfisarias.** Es frecuente que las tracciones musculares produzcan desplazamiento en esta zona, o que se asocien con fracturas de cóndilo, indicando ambas situaciones la necesidad de reduc-

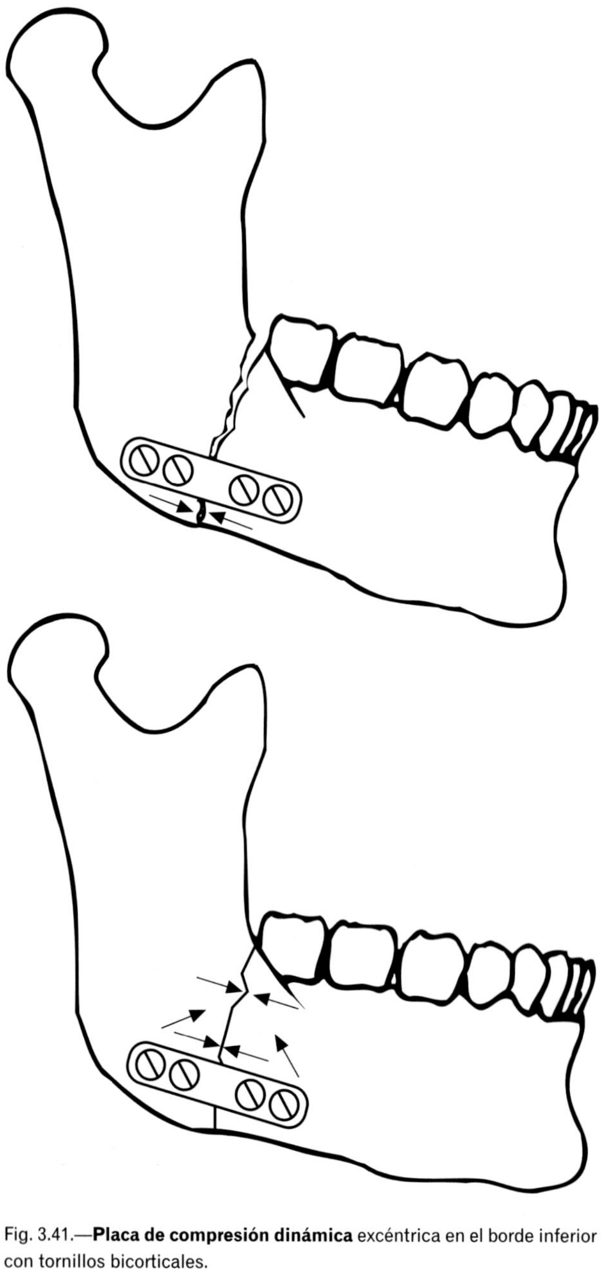

Fig. 3.41.—**Placa de compresión dinámica** excéntrica en el borde inferior con tornillos bicorticales.

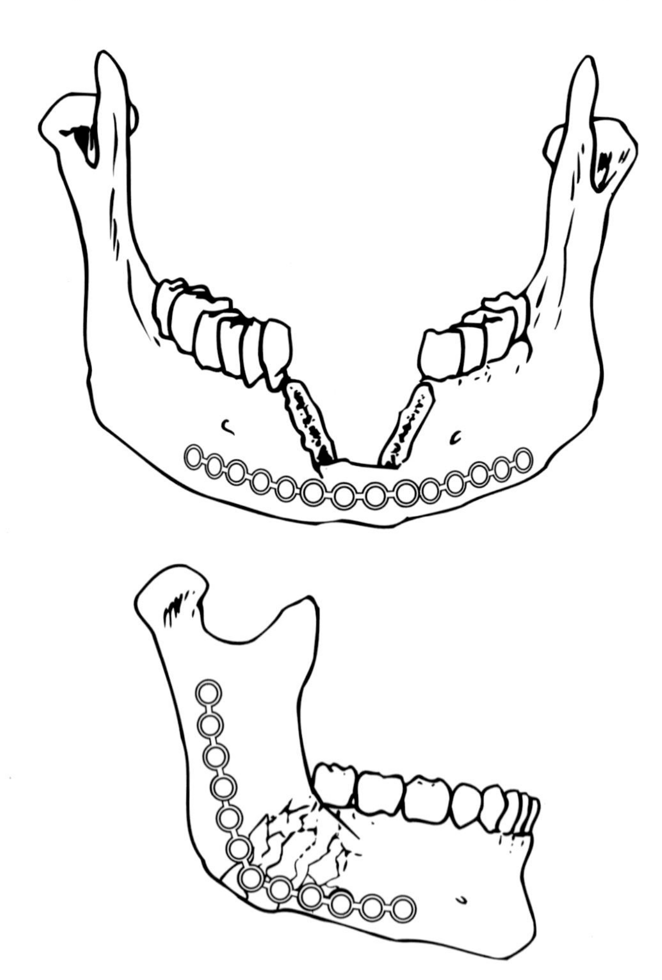

Fig. 3.42.—**Placa de reconstrucción mandibular** en fracturas conminutas y fracturas con pérdida de sustancia.

ción abierta. Champy indica en esta localización la utilización de dos miniplacas con tornillos monocorticales, por debajo del ápice de los dientes.

12.4.4.6. **Fracturas de cóndilo.** Son muy frecuentes, y su tratamiento es controvertido. Ello se debe a la imposibilidad de predecir qué pacientes tendrán maloclusión, retrusión mandibular o excesiva laterodesviación si son tratados con reducción cerrada y a la dificultad técnica de los métodos de reducción abierta (riesgo de lesión del nervio facial). Generalmente se acepta la siguiente pauta:

Fractura o intracapsular de cóndilo. La mayoría son conminutas. Se tratan con reducción cerrada, bloqueo intermaxilar durante un breve período de tiempo y movilización activa precoz de la articulación para prevenir la anquilosis ósea o fibrosa.

Fractura de cuello de cóndilo mínimamente desplazada. Reducción cerrada y bloqueo intermaxilar durante cuatro a seis semanas.

Fracturas de cuello de cóndilo moderadamente desplazada. Habitualmente se tratan con reducción cerrada, pero el resultado suele ser una disminución de la dimensión vertical de la mandíbula en el lado de la fractura. El bloqueo intermaxilar debe retirarse precozmente (de diez a catorce días) y ser sustituido por ejercicios de movilización activa de la articulación con la ayuda de elásticos «guía», para intentar mantener la oclusión previa al traumatismo. La reducción abierta y fijación con miniplaca de titanio permite el mantenimiento de la dimensión vertical posterior de la mandíbula.

Fractura de cuello de cóndilo muy desplazada (cóndilo dislocado). Aunque puede utilizarse la reducción cerrada con movilización precoz, es preferible la reducción abierta, sobre todo en los casos de fracturas de cóndilo bilaterales en asociación con fracturas de tercio medio facial para restablecer la dimensión vertical pretraumática de la cara. Las vías quirúrgicas de abordaje para las fracturas subcondilares o de cuello de cóndilo son: preauricular, retromandibular y submandibular (fig. 43), siendo muchas veces necesario la colocación percutánea de los tornillos.

12.4.4.7. **Fracturas múltiples de mandíbula.** Habitualmente se tratan con reducción abierta y fijación rígida, al menos en el sitio donde hay un mayor desplazamiento. Cuando se asocian con fracturas de cóndilo, normalmente se realiza fijación rígida de todas las fracturas de cuerpo y sínfisis para permitir una movilización precoz.

12.4.5. Fracturas en edéntulos. Se tratan con reducción abierta y fijación rígida. Cuando hay suficiente altura del hueso alveolar y la prótesis dentaria cruza el foco de

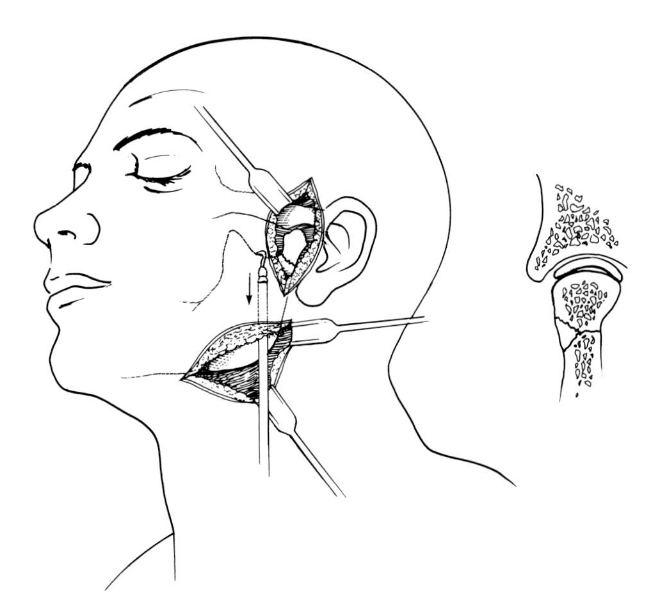

Fig. 3.43.—**Reducción abierta fractura de cóndilo** por vía combinada preauricular y submandibular.

fractura también se pueden tratar con reducción cerrada. Para ello se fija la prótesis del paciente o la férula de Gunning a la mandíbula con al menos tres alambres circunmandibulares para estabilizarla. La prótesis superior se estabiliza de la forma indicada para las fracturas maxilares (fig. 44).

12.4.6. Fracturas de mandíbula en los niños

• *Fracturas de cuerpo y sínfisis*: Habitualmente se tratan con reducción cerrada durante dos semanas, puesto que las técnicas de fijación rígida podrían dañar los gérmenes dentarios. La colocación de la férula de Erich en dentición primaria o mixta es dificil, y a menudo se requiere buscar una estabilidad adicional con alambres circunmandibulares, sus-

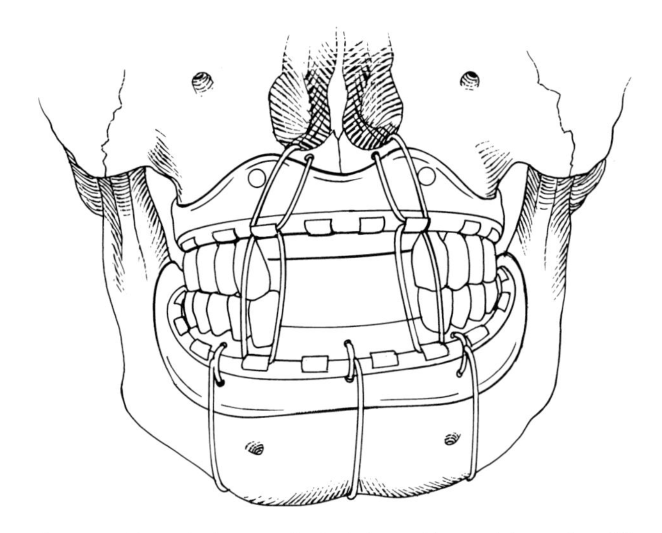

Fig. 3.44.—Tratamiento en un desdentado con bloqueo intermaxilar utilizando las prótesis del paciente fijadas con cerclages perimandibulares y suspensiones de la apertura piriforme.

pensión a la apertura piriforme o férulas oclusales. En casos complejos en los que sea necesario emplear técnicas de fijación rígida se utilizarán microplacas con tornillos monocorticales para evitar lesionar los gérmenes dentarios.

- *Fracturas de cóndilo.* Las fracturas de cóndilo mínimamente desplazadas y sin maloclusión se tratan con movilización activa. Las fracturas intracapsulares y de cuello de cóndilo altas se tratan con reducción cerrada durante catorce días y posteriormente elásticos guía para mantener la oclusión. Las fracturas subcondíleas bajas muy desplazadas pueden requerir reducción abierta. Es necesario un control cuidadoso de todos los niños con fracturas de cóndilo, ya que pueden tener secundariamente alteraciones del crecimiento mandibular.

12.5. Complicaciones

Maloclusión, retraso en la consolidación, pseudoartrosis, infección, parestesia o anestesia en el territorio del nervio mentoniano, lesión del nervio facial (iatrogenia durante la reducción abierta), necrosis avascular del cóndilo, limitación de los movimientos mandibulares (hipomovilidad debida a fibrosis de los músculos de la masticación, patología del menisco de la ATM, fibrosis intracapsular, anquilosis o bloqueo articular por un fragmento óseo intracapsular).

13. Fracturas dentoalveolares

En la mayoría de los casos el segmento óseo alveolar contiene uno o varios dientes (fig. 45). El tratamiento consiste en la reposición del segmento fracturado en su posición inicial (bien por presión digital o con la ayuda de algún instrumento) y la inmovilización del mismo ferulizándolo a los dientes adyacentes durante un mes. Como métodos de inmovilización se pueden utilizar una férula de Erich ligada con hilo de acero a los dientes, *braquetts* y arcos de ortodoncia, o férulas de *composite* o acrílico. Por regla general se requiere tratamiento endodóntico de los dientes desvitalizados una o dos semanas después para prevenir infecciones y reabsorción radicular.

14. Traumatismos dentarios

14.1. Fracturas dentarias

Son muy frecuentes, y pueden verse aisladas o asociadas a otros traumatismos faciales. Se diagnostican por inspección (examinar la corona de los dientes buscando fracturas y exposición pulpar, valoración de la oclusión buscando desplazamientos dentarios), palpación (movilidad de los dientes), percusión, test de vitalidad pulpar y examen radiográfico con placas periapicales.

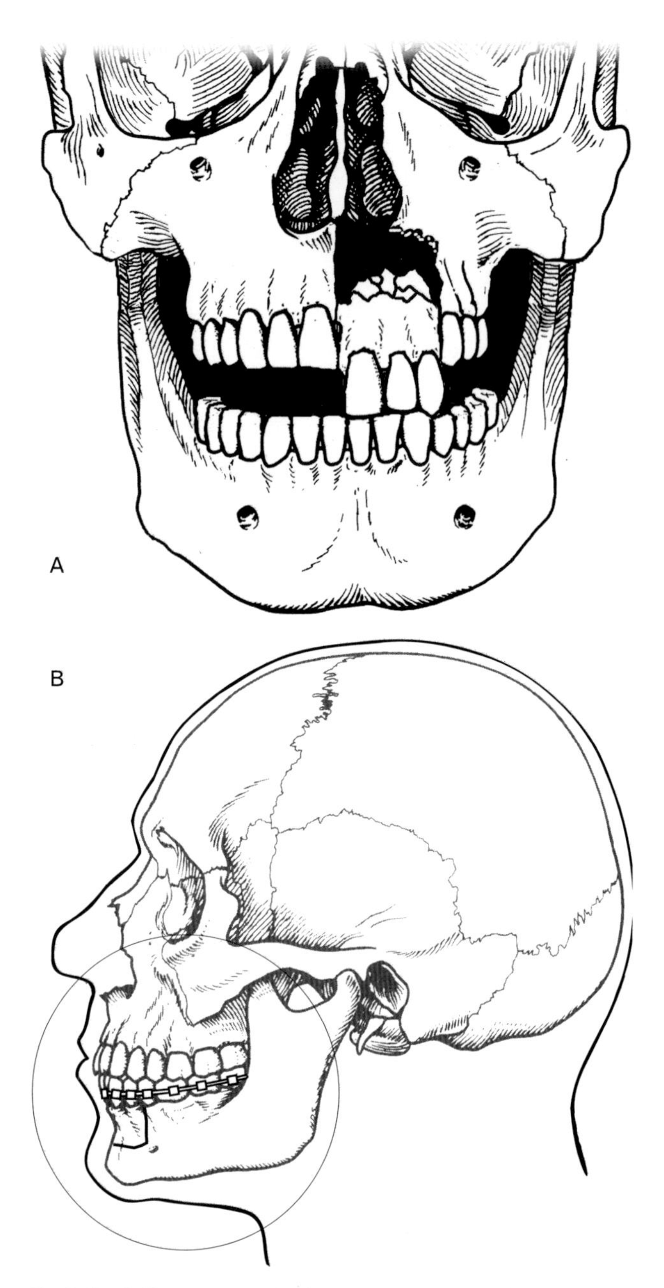

Fig. 3.45.—A. Fractura dentoalveolar de maxilar superior. B. Fractura dentoalveolar inferior, tratamiento con férula.

El tratamiento depende del tipo de fractura, como veremos a continuación, y es similar para los dientes deciduales y permanentes. No obstante, la falta de cooperación de los niños con traumatismos de dientes deciduales obliga a menudo a realizar la extracción del diente lesionado. Si ésta se lleva a cabo, hay que valorar la colocación de algún sistema que permita guardar el espacio.

14.1.1. Fracturas de la corona del diente

- *Fractura del esmalte o fracturas con mínima exposición de dentina.* Sólo requieren redondear los bordes cortantes de la corona.

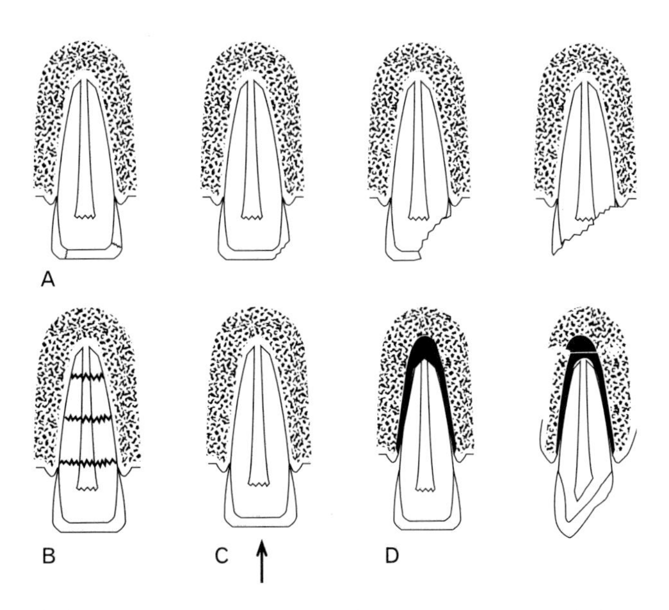

Fig. 3.46.—**Traumatismos dentarios.** A. Fracturas de la corona. B. Fracturas radiculares a distintos niveles. C. Intrusión dentaria. D. Extrusión dentaria.

• *Fractura con importante exposición de dentina.* Aplicación de hidróxido de calcio para promover el depósito de dentina secundaria por la pulpa, y restauración odontológica (habitualmente con *composite*). El estado de vitalidad pulpar debe ser controlado periódicamente, y si se detecta una necrosis pulpar se requerirá endodoncia.

• *Fractura con mínima exposición de la pulpa (cuerno pulpar).* Si las condiciones son favorables (mínima exposición pulpar, el paciente es visto pronto después del traumatismo, no hay fracturas radiculares ni desplazamientos del diente, ni grandes obturaciones previas que indiquen riesgo de pulpitis previa), se puede intentar hacer una protección pulpar con hidróxido de calcio, y posteriormente odontología restauradora. Si las condiciones no son favorables se realizará pulpotomía o endodoncia, según el criterio que se expondrá a continuación.

• *Fractura con gran exposición de dentina.*

— Si el ápice está abierto se realizará una pulpotomía (extracción aséptica de la pulpa inflamada y dañada hasta el nivel en el que se encuentre la pulpa sana), esperando a que la pulpa radicular cierre el ápice. Posteriormente se realizará la endodoncia.

— Si el ápice está cerrado se realizará una endodoncia.

14.1.2. Fracturas coronorradiculares. Si el fragmento coronal permanece en su sitio deberá ser extraído para observar la profundidad (en dirección apical) de la fractura.

• *Si el diente es restaurable* se conservará la raíz, se realizará una endodoncia y luego odontología restauradora (espiga colada y corona, poste, muñón y corona, etc.). Pueden ser necesarios procedimientos de cirugía periodontal para hacer accesible el extremo apical de la fractura a los procedimientos restauradores dentales.

• *Si el diente no es restaurable* deberá ser extraído (exodoncia). Si existe una fractura alveolar asociada, la exodoncia puede ser diferida varias semanas, para permitir la consolidación del hueso alveolar.

14.1.3. Fracturas radiculares

• *Fracturas del tercio coronal de la raíz.* Se puede restaurar el diente conservando la raíz. Se requiere endodoncia y posteriormente odontología restauradora.

• *Fracturas del tercio medio y apical de la raíz.* Deben ser tratadas reposicionando correctamente el fragmento coronal e inmovilizándolo durante tres meses con los métodos citados en el tratamiento de las fracturas alveolares. Habitualmente se produce una curación de la fractura, permaneciendo el diente vital.

14.2. Desplazamiento dentario

14.2.1. Diente con movilidad

• *Ligera movilidad.* No se requiere más tratamiento que liberar el diente de la oclusión y controles periódicos.

• *Movilidad importante.* Ferulizarlo con *composite* a los dientes adyacentes durante un mes. Controles periódicos.

14.2.2. Intrusión dentaria. Es el tipo de desplazamiento dentario con peor pronóstico, exceptuando la avulsión.

• *Intrusión de un diente decidual.* Si está tocando el saco folicular del diente permanente deberá ser exodonciado. Si no está en proximidad directa con el diente permanente puede realizarse observación periódica (habitualmente suelen volver a extruirse espontáneamente).

• *Intrusión de un diente permanente.* El tratamiento es controvertido, pero generalmente se acepta que es necesaria la aplicación de una fuerza ortodóntica inmediata si se quiere evitar la anquilosis. Es frecuente que se requiera tratamiento endodóntico por desvitalización pulpar.

14.2.3. Extrusión dentaria y desplazamientos laterales. Reposición manual del diente en su alveolo y ferulización durante varias semanas a los dientes adyacentes.

14.2.4. Avulsión. El diente avulsionado debe ser limpiado con suero salino y reimplantado en su alveolo. Se inmovilizará a los dientes adyacentes mediante *braquetts* y un arco ligero de ortodoncia (método de elección por permitir pequeños movimientos «fisiológicos», fig. 47), con ligaduras de acero, con una férula de Erich o con una férula de *composite* o acrílico. Se mantendrá inmovilizado durante una semana si tiene el ápice cerrado y durante un mes si lo tiene abierto.

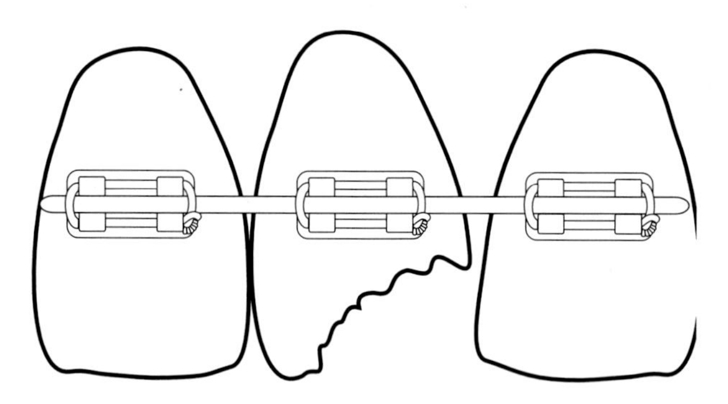

Fig. 3.47.—**Inmovilización con brackets** y arco del diente luxado a los dientes adyacentes.

El diente reimplantado puede sobrevivir, o sufrir una anquilosis y una reabsorción radicular. El pronóstico dependerá de:

- *Estado previo de «salud» del diente.* Un diente con enfermedad periodontal avanzada no debe ser reimplantado.
- *Tiempo transcurrido desde la avulsión hasta la reimplantación.* Cuanto antes sea reimplantado el diente, mejor será el pronóstico (buen pronóstico si han pasado menos de treinta minutos desde la avulsión y malo si es de más de dos horas).
- *Forma en la que ha sido conservado el diente.* Lo ideal es que el diente avulsionado sea guardado y transportado dentro de la boca del paciente (en el vestíbulo) o en un recipiente con suero salino. La raíz debe ser tratada con sumo cuidado para evitar la desvitalización del tejido periodontal remanente.
- *Estado de desarrollo de la raíz.* Es posible una revascularización de la pulpa en un diente con formación incompleta de la raíz y ápice abierto si es reimplantado en menos de dos horas.

El tratamiento endodóntico del diente reimplantado se realizará dos semanas después. Inicialmente, en lugar de gutapercha, el conducto radicular deberá rellenarse con una mezcla 1:1 de hidróxido de calcio y de sulfato de bario (como en las apicoformaciones), lo que parece disminuir la reabsorción radicular. Puede ser necesario volver a rellenar el conducto cada tres meses con hidróxido de calcio. Cuando en los controles radiográficos se objetive la detención de la reabsorción radicular, se podrá realizar un tratamiento endodóntico convencional.

15. Corrección de las secuelas de las fracturas faciales

A pesar de los adelantos en el diagnóstico y tratamiento de las fracturas complejas craneofaciales, continúan existiendo pacientes con deformidades postraumáticas que desfiguran sus rostros. A este tipo de secuelas contribuyen hechos como el retraso en el tratamiento primario de las fracturas cuando coexisten otras lesiones con riesgo vital, la infravaloración de la complejidad de las fracturas durante el diagnóstico, el tratamiento quirúrgico incorrecto de las mismas o la aparición de complicaciones posoperatorias. La corrección de estas secuelas constituye un reto formidable para el cirujano maxilofacial experto, y frecuentemente el resultado final se ve comprometido por el mal estado de los tejidos blandos.

La aplicación de los principios de la cirugía craneofacial a la corrección de estas secuelas ha relegado a los métodos tradicionales de utilización de materiales aloplásticos (Silastic, Proplast) e injertos óseos en *onlay* a un papel secundario, adquiriendo el papel predominante en estos tratamientos las osteotomías correctoras.

Los objetivos de este tipo de reconstrucción son: primero restaurar las dimensiones vertical, anteroposterior y transversal del esqueleto craneofacial, para posteriormente corregir las deformidades de tejidos blandos. Siempre que sea posible, los grandes fragmentos óseos mal reducidos deben ser ampliamente abordados subperiósticamente, osteotomizados y devueltos a su situación anatómica original, reemplazando las pérdidas de hueso con injertos. Habitualmente se requieren varias intervenciones para alcanzar los mejores resultados (una media de dos en los casos de deformidades moderadas y de cinco en las severas, en las series de Kawamoto), siendo la tasa de complicaciones posoperatorias alta (el 52% de los pacientes y el 21% de las intervenciones, en las series citadas anteriormente). La complicación más frecuente, con mucho, es la infección. Como la deformidad de cada paciente es única, cada caso requerirá de un diseño de osteotomías diferente. No obstante repasaremos ahora unas indicaciones generales para el tratamiento de cada región anatómica.

15.1. Reconstrucción de los defectos craneales

Los objetivos de la reconstrucción de defectos óseos craneales son restaurar el contorno externo estético del cráneo y la protección de las estructuras nobles del sistema nervioso central subyacentes. En la mayoría de las ocasiones la craneoplastia se realiza con injertos óseos de calota o con metilmetacrilato. En situaciones con alto riesgo de infección, o cuando la vascularización del lecho receptor está muy disminuida (por ejemplo tras radioterapia), están indicados los injertos microvasculares de hueso y músculo. Cuando existen grandes espacios muertos entre la reconstrucción craneal y la duramadre éstos se pueden rellenar con injertos musculares o de epiplón microvascularizados.

Se puede sistematizar el tratamiento de los defectos craneales más habituales de la siguiente forma:

15.1.1. Defectos supraorbitarios

- **Defectos pequeños** (de menos de la mitad de la estructura ósea). Reconstrucción con injertos desdoblados de calota (fig. 48) o costilla. Las pequeñas irregularidades que se producen tras la reabsorción parcial de los injertos de costilla se pueden disimular colocando sobre ellos injertos dermograsos.

- **Defectos grandes.** Netscher propone la utilización de injertos óseos microvasculares basándose en que esta zona es muy importante estéticamente y no es aceptable el resultado obtenido tras la reabsorción de injertos óseos no vascularizados.

15.1.2. Defectos en la región frontal (entre las cejas y el pelo)

- **Si hay comunicación con el seno frontal.**

Reconstrucción temprana (en los seis primeros meses): Remover la mucosa del seno, obliterar el conducto frontonasal y obliterar el seno frontal con *chips* de hueso, músculo temporal o fascia. Reconstruir el defecto con injertos de calota craneal desdoblada.

Reconstrucción tardía (más de un año):

Si no hay infección y el seno está obliterado. Craneoplastia con metilmetacrilato. Se puede prefabricar preoperatoriamente sobre una impresión del defecto o trasoperatoriamente. Si se opta por esta última, se deberá proteger a la duramadre y al cerebro del calor generado durante el fraguado del material con abundante irrigación con suero salino.

Si hay infección. Debridamiento y diferir la reconstrucción.

- **Si no hay comunicación con el seno frontal.** Craneoplastia con injerto desdoblado de calota (la costilla se reabsorbe casi en su totalidad) o con material aloplástico (metilmetacrilato, fig. 49).

15.1.3. Defectos en la región del cráneo cubierta por el pelo

- **Defectos pequeños.** Craneoplastia con injerto de calota contralateral desdoblada o con metilmetacrilato.

- **Defectos grandes.** Craneoplastia con injertos óseos de múltiples zonas donantes. En casos seleccionados se puede utilizar metilmetacrilato.

15.2. Secuelas de las fracturas de Le Fort

La retroposición del maxilar superior y las maloclusiones que aparecen como secuelas de estas fracturas son usualmente corregidas con osteotomías de Le Fort I. Una vez realizada la osteotomía y liberado el maxilar se realiza un bloqueo intermaxilar y se reconstruyen los arbotantes verticales (nasomaxilar y cigomaticomaxilar) con injertos de calota craneal. Los defectos grandes de la pared anterior del seno maxilar pueden ser reconstruidos con injertos óseos. Los fragmentos se inmovilizan con miniplacas y los injertos se fijan también con ellas o con tornillos de compresión *(lag screw).* Los métodos de fijación rígida no eliminan la recidiva del colapso transversal del maxilar, por lo que en las correcciones de secuelas de fracturas sagitales del maxilar se requiere el empleo adicional de férulas oclusales para ayudar a mantener la nueva dimensión transversal del maxilar.

Para aumentar la proyección del dorso nasal se utilizan injertos óseos en *onlay*. Esta técnica no permite alargar la nariz. Para aumentar la longitud nasal se requiere realizar osteotomía y reposición de la totalidad del tercio medio facial (incluyendo osteotomía del *septum* nasal y el vómer). Cuando exista riesgo de comunicación entre la cavidad

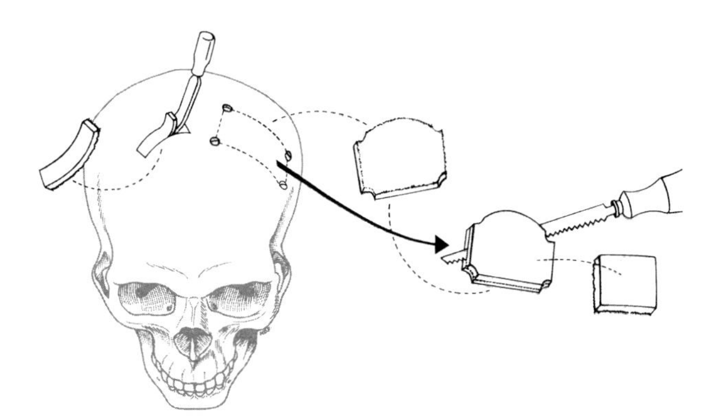

Fig. 3.48.—**Toma de injertos de calota.** Generalmente se utiliza la cortical externa en el caso de ser precisa la craniectomía; pueden utilizarse ambas corticales y dividirlas posteriormente.

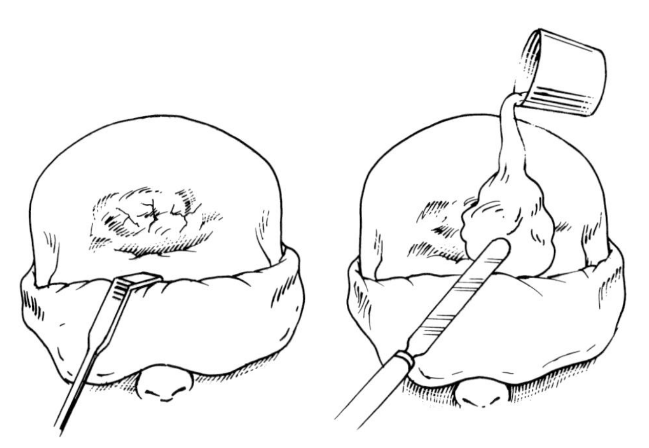

Fig. 3.49.—**Craneoplastia con metilmetacrilato** para relleno de defectos frontales.

endocraneal y la nasal se empleará un colgajo de pericráneo frontal como barrera vascularizada entre ambas.

15.3. Secuelas de las fracturas de malar

El malar debe ser completamente expuesto combinando los abordajes por incisión coronal, párpado inferior e intraoral (vestíbulo superior). Se debe liberar este hueso de las inserciones de los músculos temporal y masetero, para visualizar las líneas de fractura antiguas. Éstas deben ser recreadas mediante una sierra reciprocante y/o escoplos, lo que permitirá reponer al malar en su posición anatómica pretraumática (fig. 50). Se emplean miniplacas para la fijación del arbotante cigomaticomaxilar y arco cigomático, y microplacas en las zonas donde éstas serían fácilmente palpables (cigomaticofrontal e infraorbitaria). Los defectos óseos resultantes en el suelo de la órbita, pared lateral y arco cigomático son obliterados con injertos. Para el suelo de la órbita se puede emplear, según sugiere Tessier, una fina capa de injerto de calota con su periostio (el periostio permite curvar dicho injerto manteniéndolo unido a pesar de las microfracturas resultantes del modelado). Habitualmente se requiere una cantopexia lateral.

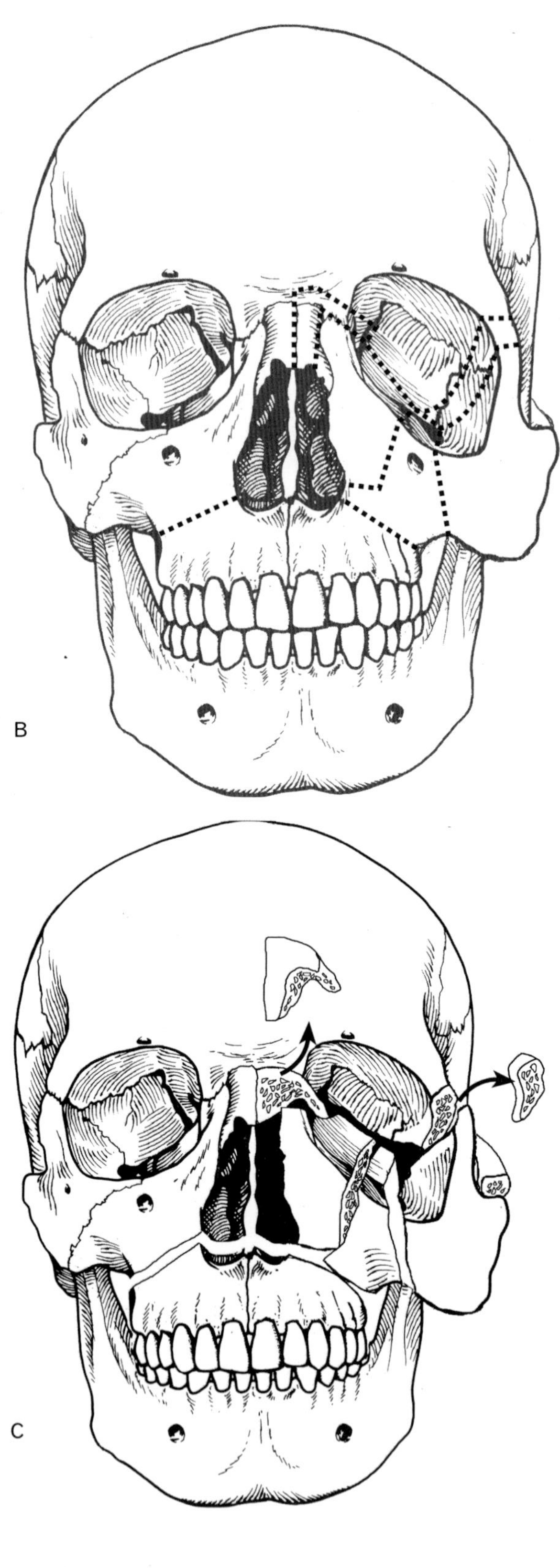

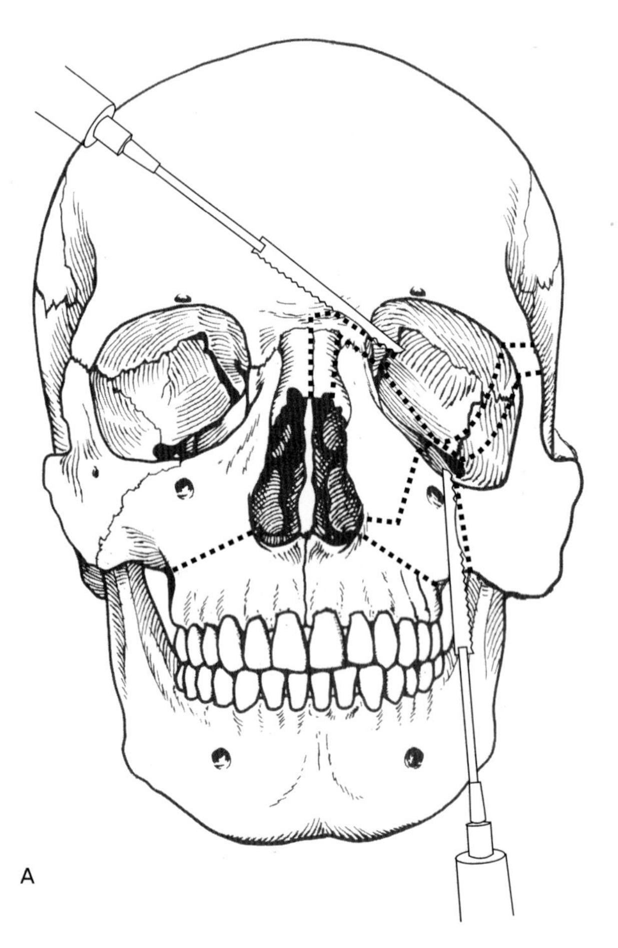

Fig. 3.50.—Fractura consolidada en mala posición. A, B, C. Refracturación, D, E, F. Fijación rígida.

15.4. Secuelas de las fracturas órbitonasoetmoidales

Las secuelas más frecuentes de estas fracturas son el telecanto, aumento de la distancia interorbitaria y una nariz acortada y retruida.

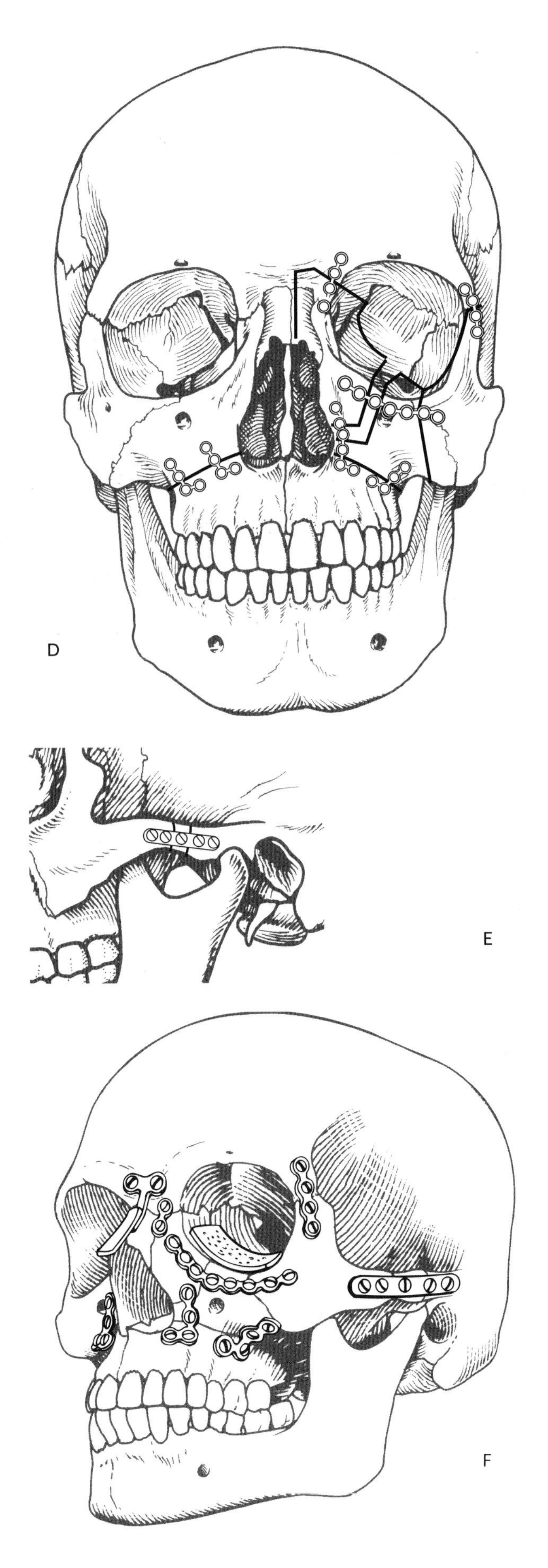

La deformidad nasal se corrige con injertos óseos de calota en cantilever fijados a la raíz nasal con una miniplaca o microplaca en forma de «T» o «Y», o con un tornillo de compresión (cuando no se requiere aumentar tanto la proyección nasal). Es preferible que el extremo distal del injerto quede por debajo de los cartílagos alares, lo que requiere en ocasiones un abordaje de rinoplastia abierta asociado. Es frecuente que sea necesario repetir el injerto.

El tratamiento tradicional del telecanto era la cantopexia trasnasal. La alta tasa de recidivas después de esta intervención, pobre resultado estético y el conocimiento actual de que en la mayoría de las fracturas orbitonasoetmoidales no se desinserta el ligamento cantal interno aconsejan sustituir el tratamiento tradicional por las osteotomías de la pared interna de la órbita. Ello permite recrear la fractura y reponer todo el fragmento de la pared medial de la órbita, con el canto interno insertado en él, en la posición pretraumática. Por regla general, se necesita mover el fragmento (y el canto interno) hacia atrás, arriba y adentro. La osteotomía superior se hará por debajo de las arterias etmoidales anteriores, para evitar entrar en cavidad endocraneal. Si el canto ha sido desinsertado durante cirugías previas se realizará una cantopexia interna trasnasal. Se puede anclar el alambre de cantopexia a un tornillo colocado en la zona ósea supratroclear contralateral.

A pesar de que se realice una adecuada reducción ósea, rara vez se consigue que la distancia intercantal en los tejidos blandos sea igual a la previa al accidente.

15.5. Corrección del enoftalmos

El enoftalmos se produce por un aumento del volumen orbitario por detrás del eje del globo ocular, y no por atrofia de la grasa o fibrosis del tejido blando de la órbita, como se creía tradicionalmente. Las paredes lateral y medial de la órbita están en su totalidad por detrás del eje del globo ocular, mientras que dos terceras partes de la grasa del suelo orbitario son anteriores a él. Por ello las fracturas de pared lateral (malar), medial y fracturas posteriores del suelo orbitario mal reducidas producen enoftalmos, mientras que la mayoría de las fracturas de suelo orbitario, al ser anteriores al eje del globo ocular, no producen enoftalmos, sino distopia vertical. El tratamiento del enoftalmos precisa de corrección volumétrica en la pared lateral, medial o zona posterior del suelo orbitario. El tratamiento de la distopia vertical requiere de corrección volumétrica en la zona anterior del suelo orbitario.

La causa más frecuente de enoftalmos son las fracturas de malar mal reducidas. La corrección depende de la deformidad estética facial asociada. Si hay pérdida de la proyección del pómulo y desplazamiento inferior del ligamento cantal externo se realizará osteotomía de la pared lateral de la órbita, reposición del malar y fijación rígida. Si la apariencia de la cara es casi normal, el enoftalmos se corregirá añadiendo injertos de hueso o cartílago (cartílago costal según técnica de Ortiz-Monasterio) en la zona posterior del suelo de la órbita o en la pared lateral (fig. 51).

Cuando la causa del enoftalmos es una fractura de *blow-out* con desplazamiento de la pared medial de la órbita, el tratamiento es el injerto óseo o cartilaginoso a lo largo de esta pared.

15.6. Secuelas de las fracturas de mandíbula

Para la mayoría de las secuelas de fracturas de mandíbula se emplean las técnicas ya comentadas de refractura-ción, reposición de fragmentos, fijación rígida y férula oclusal. Cuando se trata de corregir una mordida abierta anterior secundaria a fractura bilateral subcondílea o de rama ascendente, es preferible cerrar la mordida con una osteotomía de Le Fort I de intrusión posterior y asociar una genioplastia, ya que el resultado es más estable y hay menos tendencia a la recidiva. Cuando la secuela es una importante asimetría facial inferior, pueden ser necesarias osteotomías sagitales de rama (uni o bilaterales) para rotar la mandíbula hasta la posición adecuada.

15.7. Reconstrucción de las pérdidas dentarias

Los pacientes con pérdidas dentarias secundarias a traumatismos pueden ser reconstruidos con los métodos tradicionales de prótesis fija, prótesis removibles o con la ayuda de implantes oseointegrados. En caso de que la pérdida de hueso alveolar en el traumatismo impida la colocación de implantes pueden ser necesarios procedimientos previos de injerto óseo como el preconizado por Boyne (malla de titanio conformada y rellena de hueso esponjoso de iliaco).

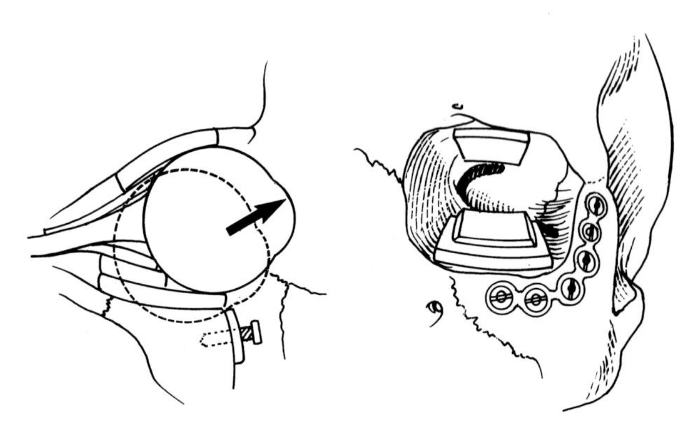

Fig. 3.51.—**Corrección de enoftalmos.** Injertos óseos en zona posterior del suelo y techo orbitario.

16. Heridas faciales

16.1. Generalidades

16.1.1. Tiempo disponible para la reparación de las heridas. La rica vascularización de los tejidos faciales, y su resistencia a la infección permiten diferir la sutura de las heridas durante un tiempo mayor que en el resto del cuerpo. Se debe procurar realizar la reparación en el transcurso de las primeras veinticuatro horas, aunque en situaciones extremas se puede esperar hasta dos días si es necesario para poder realizar una correcta sutura.

Si hay que diferir la sutura, la herida debe ser limpiada cuidadosamente, irrigada profusamente con suero y se debe realizar hemostasia de los vasos sangrantes. Después se cubrirá con gasas empapadas en suero para evitar la desecación de los tejidos.

16.1.2. Anestesia. La mayoría de las heridas faciales simples pueden ser suturadas bajo anestesia locorregional. No obstante, las heridas complejas que requieran un tiempo prolongado para su reparación y las heridas en niños y en pacientes no colaboradores requieren la utilización de anestesia general.

Si se van a utilizar técnicas locorregionales es imprescindible conseguir un adecuado grado de anestesia antes de comenzar a suturar. Si esto no se consigue, la situación se convierte en muy desagradable para el paciente y el cirujano, y los resultados obtenidos son más pobres.

Normalmente se utiliza el anestésico local asociado a un vasoconstrictor (epinefrina) para aumentar la duración de la anestesia y disminuir los efectos tóxicos de la misma.

16.1.3. Inspección. Todas las heridas deben ser inspeccionadas con detenimiento hasta sus límites más profundos, observando las estructuras anatómicas lesionadas (nervio facial, vías lacrimales, conducto de Stenon, músculo, cartílago, vasos, etc.).

16.1.4. Limpieza. Puede ser necesario anestesiar la herida previamente para facilitar el confort y la cooperación del paciente. La limpieza debe realizarse de forma meticulosa. Se comienza irrigando la herida con abundante suero salino para, a continuación, lavarla con jabón o desinfectante quirúrgico (Hibitane, Betadine) y volver a irrigarla abundantemente con suero salino. Finalmente, una inspección y palpación cuidadosa de la herida permitirá eliminar los cuerpos extraños remanentes y los fragmentos desvitalizados de tejido. Los pequeños fragmentos de cristales incluidos profundamente en los accidentes de tráfico son identificados palpando todas las pequeñas heridas con la ayuda de unas pinzas de Adson finas.

La vascularización de la cara es extremadamente rica. Depende de un sistema superficial (arteria facial y colaterales de la arteria temporal superficial) y un sistema profundo (ramas perforantes de la arteria maxilar interna). Los dos sistemas forman una frondosa red anastomótica, lo mismo que las circulaciones de las dos hemicaras. Esta riqueza vascular explica dos hechos fundamentales:

• La notable capacidad defensiva de los tejidos de la cara frente a la infección, que permite diferir, con una limpieza adecuada, hasta dos días la sutura.

• La viabilidad de colgajos con un mínimo pedículo (muy frecuentes en las heridas por accidentes de tráfico donde el parabrisas se pulveriza produciendo multitud de cortes y pequeños colgajos en el rostro cuya reposición exacta exige un trabajo minucioso y delicado). El desbridamiento en las heridas faciales debe ser extraordinariamente conservador.

16.1.5. Hemostasia. El sangrado proveniente de grandes arterias o venas se controla con clampaje y ligadura de las mismas. El sangrado de pequeños vasos puede controlarse con electrocoagulación (evitarla en la proximidad de los bordes). El sangrado difuso y ligero se controla con compresión con gasa empapada en suero durante unos minutos.

16.2. Variantes clínicas

16.2.1. Abrasiones. Es necesario realizar un vigoroso cepillado de la zona con jabón quirúrgico para evitar las secuelas de tatuajes traumáticos por inclusión de cuerpos extraños (tierra, asfalto, gravilla, etc.). Este tipo de abrasiones con incrustaciones son especialmente frecuentes en los atropellos y en los accidentes de vehículos de dos ruedas.

Después de aplicar una solución antiséptica, la abrasión deberá cubrirse con un apósito especial que permita la reepitelización en las mejores condiciones locales posibles.

16.2.2. Contusiones. Las contusiones no requieren habitualmente ningún tratamiento especial. En las primeras veinticuatro horas se puede aplicar frío (bolsa de plástico con hielo triturado). En los días siguientes el calor (compresas calientes) aumentará la circulación local y acelerará la fase inflamatoria. Ocasionalmente, un hematoma subcutáneo se licúa y requiere ser drenado. Las contusiones en el cuello deben ser examinadas cuidadosamente buscando una posible lesión de laringe, tráquea o grandes vasos.

16.3. Sutura de las heridas

La reparación primaria cuidadosa y precisa permite obtener los mejores resultados estéticos y funcionales. Hay que buscar la perfección y no preocuparse por el tiempo empleado en conseguir este fin. Se debe trabajar «sin prisa, sin dolor, sin sangre, con limpieza, con luz, con meticulosidad, con ayudante y con instrumental adecuado» (pinzas de disección, erinas, portaagujas y tijeras finas). Los materiales de sutura más utilizados son (fig. 52):

• *Vicryl:* Poliglactin 910. Multifilamento. Lentamente reabsorbible por hidrólisis, con poca reacción inflamatoria. Mantiene una adecuada resistencia tensional de treinta a cuarenta y cinco días.

• *PDS:* Polidioxinona. Material sintético monofilamento, lentamente reabsorbible, de reciente aparición.

• *Catgut crómico:* Material natural. Rápidamente reabsorbible por digestión celular, con mucha reacción inflamatoria. Mantiene una adecuada resistencia tensional durante siete a diez días.

• *Seda*: Multifilamento irreabsorbible de origen natural. Es fácil de manipular y de anudar.

• *Prolene*: Polipropilene. Material sintético monofilamento irreabsorbible que induce muy poca reacción inflamatoria. Requiere ser anudado con más nudos que la seda para evitar que se suelte.

Se deben utilizar puntos de referencia para evitar escalones y alinear estructuras anatómicas como el borde del bermellón labial (fig. 53), el borde de las narinas, el hélix del pabellón auricular, la ceja (no se debe rasurar nunca, pues ello dificultaría la correcta alineación de la misma, dando lugar a un resultado muy inestético), etc. En heridas irregulares se aproximarán a continuación los segmentos salientes dentro de los entrantes del lado opuesto.

La sutura por planos se hará de la siguiente forma:

• **Planos profundos.** Se debe comenzar suturando las regiones más profundas de la herida y progresando por planos hacia la dermis, utilizando puntos invertidos con sutura reabsorbible de tres o cuatro ceros. Si la zona más profunda de la herida corresponde a la mucosa oral, se deberá reparar ésta en primer lugar, utilizando seda o sutura reabsorbible (Vicryl) de tres o cuatro ceros.

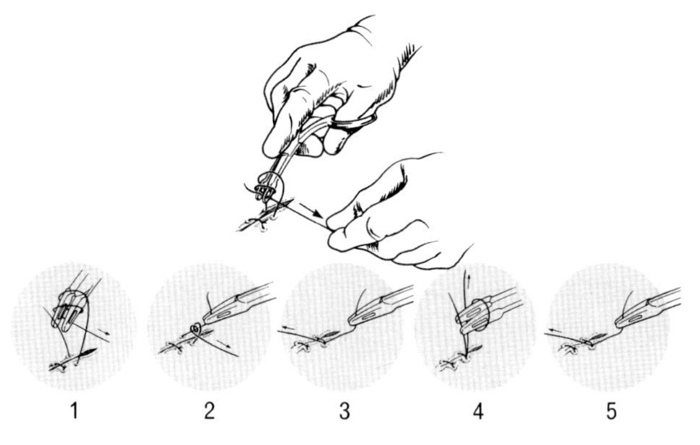

Fig. 3.52.—**Técnica de anudado instrumental de la sutura.**

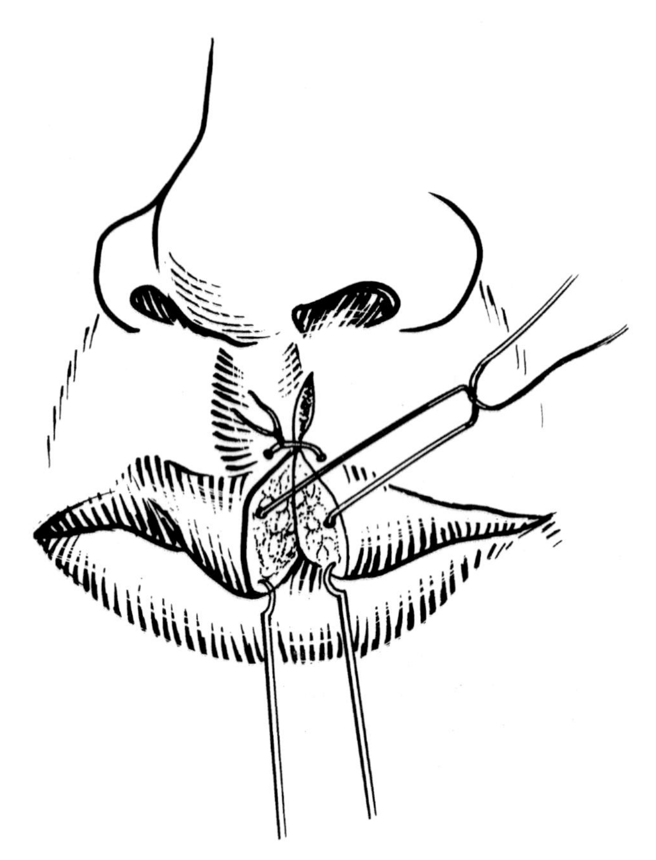

Fig. 3.53.—**Puntos de referencia.** El primer punto de sutura deberá darse en el borde del bermellón del labio.

• **La dermis.** La sutura de la dermis es la máxima responsable de la ausencia de tensión en el cierre de la herida. Debe ser suturada con puntos sueltos invertidos de material reabsorbible de cuatro o cinco ceros, teniendo un especial cuidado de que los bordes de la herida queden alineados simétricamente y aproximados sin tensión para permitir la retirada precoz de los puntos de epidermis.

• **La epidermis.** Se sutura con prolene (material de elección por ser el que menor reacción inflamatoria produce) o seda de cinco o seis ceros, con puntos sueltos, colocados aproximadamente a 2 mm del borde de la herida y separados 2 o 3 mm unos de otros. La aguja debe introducirse perpendicularmente a la superficie cutánea, de forma que los bordes de la herida queden ligeramente evertidos. Estos puntos se retirarán precozmente: en tres a cinco días si son de seda (excepto en el borde libre del párpado, donde se dejarán dos semanas), y en cinco a diez días si son de prolene. Se puede añadir un soporte adicional a la herida, eliminando tensión de los bordes con el uso de cintas adhesivas microporosas (Steri-Strips). El paciente podrá seguir utilizándolas después de remover la sutura.

Habitualmente no se requiere ningún tipo de apósito para cubrir la sutura. El paciente puede limpiar las costras dos veces al día con una gasa empapada en agua oxigenada. La aplicación de vaselina el día anterior facilitará la retirada de los puntos. La sutura se deberá retirar en cuanto la fuerza tensional de la herida sea suficiente para garantizar la aproximación de los bordes, y preferiblemente antes de que se produzca la epitelización de los trayectos de sutura (antes de los seis días). Cuando existan dudas sobre la posibilidad de dehiscencia de la herida se deberán remover sólo puntos alternos.

16.4. Profilaxis antibiótica y antitetánica (tabla II)

Está indicada la profilaxis antibiótica en los casos de heridas faciales «sucias» o comunicadas con cavidades contaminadas (boca, fosas nasales, etc.). La penicilina es una buena elección empírica hasta que se disponga de datos de resistencia bacteriana del cultivo y antibiograma. A pesar del alto riesgo de infección (entre 6 y 29%), las heridas por mordeduras de animales pueden ser suturadas primariamente si se ha realizado una buena limpieza y desbridamiento de las mismas y se realiza una cobertura antibiótica. La tasa de infección de las heridas por mordedura humana es considerablemente más alta, y existe controversia sobre su manejo. Mientras unos autores propugnan la sutura primaria y cobertura con antibiótico de amplio espectro (amoxilina con ácido clavulánico, por ejemplo), otros aconsejan esperar, administrar antibióticos y cuidados locales de la herida y realizar posteriormente una sutura secundaria.

Tabla II. Pauta de inmunización antitetánica

a) **Estado de inmunización desconocido, incorrecto o no inmunización previa:**
   - *Herida potencialmente contaminada*: Primera dosis de vacuna antitetánica (0,5 ml de toxoide) + gammaglobulina humana antitetánica (250 U). El paciente deberá repetir la dosis de toxoide un mes y un año después
   - *Herida limpia:* Primera dosis de vacuna antitetánica (0,5 ml de toxoide). El paciente deberá repetir la dosis de toxoide un mes y un año después

b) **Inmunizado correctamente, pero hace más de diez años**:
   - *Herida potencialmente contaminada:* Dosis de recuerdo de vacuna antitetánica (0,5 ml de toxoide) + gammaglobulina humana antitetánica (250 U)
   - *Herida limpia:* Dosis de recuerdo de vacuna antitetánica (0,5 ml de toxoide)

c) **Inmunizado correctamente, última dosis entre cinco y diez años antes:** Dosis de recuerdo de vacuna antitetánica (0,5 ml de toxoide)

d) **Inmunizado correctamente, hace menos de cinco años:** no se requiere dosis de recuerdo

16.5. Características según la localización

16.5.1. Heridas del pabellón auricular. En todos los casos de traumatismo auricular se deberá realizar una otoscopia buscando lesiones asociadas del tímpano o conducto auditivo externo.

La vascularización del pabellón auricular es muy rica, lo que permite ser muy conservador en el desbridamiento e incluir la mayor parte de los pequeños fragmentos en la reparación.

Herida simple. El hélix debe ser suturado en primer lugar para restaurar la anatomía y el contorno correcto. La piel de la región posterior del pabellón se reparará a continuación, utilizando sutura de cuatro o cinco ceros. Si la herida es pequeña no es necesario suturar el cartílago, pero si es grande y hay pérdida del soporte cartilaginoso del pabellón el cartílago deberá ser suturado con sutura reabsorbible de cinco ceros (puntos sueltos o en ocho). La piel lateral y anterior se repara con puntos sueltos de prolene o seda de cinco o seis ceros.

Avulsión de una porción del pabellón:

- **Si el segmento avulsionado es de menos de 3 cm y se encuentra en buenas condiciones**: La porción avulsionada deberá ser tratada como un injerto compuesto (piel anterior, cartílago y piel posterior) y reimplantada en el defecto. A menudo es frecuente tener que resecar una porción del cartílago para permitir un óptimo contacto entre la dermis del injerto y la zona receptora que garantice una correcta revascularización. Se realizará profilaxis antibiótica.

- **Si el segmento avulsionado es mayor de 3 cm:** La piel del segmento avulsionado debe ser eliminada por dermabrasión y el cartílago enterrado en un bolsillo de piel retroauricular para ser utilizado posteriormente en la reconstrucción del pabellón.

Abrasión:

- **Abrasión superficial:** Si no está expuesto el pericondrio la abrasión del pabellón auricular debe ser tratada como una abrasión normal de la cara, permitiendo que el defecto reepitelice por segunda intención.

- **Abrasión profunda:** Si el pericondrio está expuesto, la abrasión debe ser reparada con un injerto de piel retroauricular del lado sano.

Hematoma. Debe ser evacuado rápidamente por punción-aspiración o por incisión y drenaje. Después se debe aplicar cuidadosamente un vendaje compresivo y administrar profilaxis antibiótica. Se deberá controlar frecuentemente al paciente para detectar precozmente nuevos acúmulos de sangre.

16.5.2. Heridas de los párpados. Ante toda herida palpebral o traumatismo orbitario se deberá proceder a un examen oftalmológico completo. Incluso las pequeñas heridas palpebrales pueden asociarse a heridas perforantes oculares.

Es fundamental conservar todo el tejido posible, ya que una de las principales complicaciones es la aparición de ectropión cicatricial. El arrancamiento total de los párpados (sobre todo el superior) requiere una reconstrucción inmediata para evitar la ceguera por lesión corneal.

Heridas que afecten a piel y músculo. Se suturará por planos utilizando sutura reabsorbible de cinco ceros para el músculo orbicular y seda o prolene de seis o siete ceros para la piel.

Heridas que afectan al espesor total del párpado. Para poder obtener un adecuado resultado estético y funcional es imprescindible conseguir una correcta alineación del borde libre del párpado y de la superficie ocular de la herida (para evitar úlceras corneales por roce con el material de sutura).

Se comenzará con la sutura tarsoconjuntival, con puntos invertidos de material reabsorbible (fig. 54). La reparación del borde libre del párpado se hará con seda de siete ceros: un punto se colocará en la línea de las pestañas, otro en la línea gris y otra en la línea de los orificios de drenaje de las glándulas de Meibomio, para asegurar un correcto alineamiento del borde palpebral. Los hilos se dejarán largos y se anudarán sobre las suturas de la piel para evitar abrasiones corneales. El músculo y la piel se

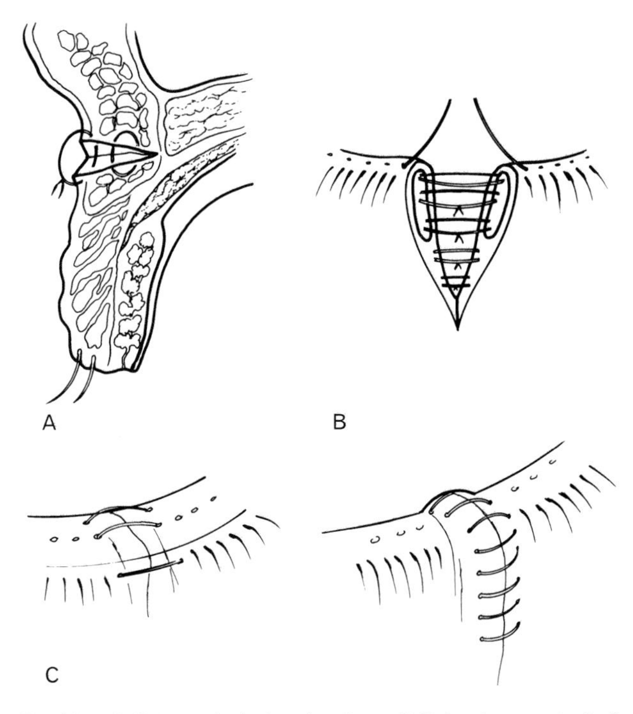

Fig. 3.54.—A. Sutura palpebral en dos planos. B. Sutura tarso-conjuntival con puntos invertidos de material reabsorbible. C. Sutura borde libre párpado con tres puntos de siete ceros línea de las pestañas, línea de desembocadura de las glándulas, línea gris del párpado.

suturarán de la forma indicada para las heridas simples de los párpados.

16.5.3. Sección del nervio facial. El nervio facial, después de su salida del orificio estilomastoideo, penetra en la glándula parótida, donde enseguida se divide en sus dos ramas principales: temporofacial y cervicofacial. Dichas ramas se dividen, a su vez, en las cinco ramas terminales del nervio: temporal, cigomática, bucal, marginal y cervical, que al abandonar la parótida discurren por la cara profunda de los músculos de la expresión facial.

La exploración de la motilidad facial debe realizarse en todo paciente con heridas faciales antes de inyectar anestésicos locales.

La zona donde el nervio facial es más frecuentemente lesionado es en su trayecto anterior a la glándula parótida, donde ya se ha dividido en sus ramas terminales. Las ramas cigomática y bucal tienen frecuentemente anastomosis entre ellas, mientras que la temporal y la marginal, no. Por ello son las secciones de esas dos últimas las que suelen producir lesiones con menos posibilidades de recuperación. Las lesiones nerviosas distales, anteriores a una línea vertical que parta del canto externo del ojo, suelen recuperarse espontáneamente.

Es muy importante el intentar una reparación microquirúrgica precoz del nervio en las primeras setenta y dos horas. Si el paciente es un politraumatizado y existen otras prioridades terapéuticas, la herida debe ser explorada y, con ayuda de un estimulador nervioso, se debe localizar el cabo distal seccionado y marcarlo con una sutura que facilite su identificación posterior. El momento ideal para intentar una reparación diferida es a las tres o cuatro semanas.

La reparación consistirá en una sutura microquirúrgica con nailon de nueve o diez ceros. Idealmente se debe realizar una sutura epineural término-terminal, pero si ella no es posible o si hay tensión en la zona de sutura se deberá recurrir a un injerto de nervio auricular mayor o sural. La tensión favorece la fibrosis, y ésta dificulta la regeneración nerviosa.

Mientras se espera que ocurra la reinervación se debe mantener el trofismo muscular y prevenir las lesiones corneales por exposición (tarsorrafia).

16.5.4. Sección del conducto de Stenon. El conducto excretor de la glándula parótida sigue su trayecto hacia la boca en la línea que va del trago a la mitad del labio superior. La sección del conducto de Stenon da lugar a quistes salivares, que frecuentemente fistulizan hacia el exterior (fig. 55).

El segmento distal se puede identificar pasando una sonda lagrimal desde su desembocadura en la mucosa geniana, frente al cuello del primero o segundo molar superior. También se puede canalizar y pasar una pequeña cantidad de azul de metileno para ayudar a identificar el extremo distal en la herida (esta maniobra no se debe realizar en caso de lesión asociada del nervio facial, pues se teñirían los tejidos y se dificultaría la reparación microquirúrgica del mismo). El extremo proximal a menudo se localiza por expresión de la masa glandular, apareciendo una gota de saliva en el seno de la herida.

Después de la reparación del conducto se debe realizar profilaxis antibiótica y colocar un vendaje compresivo durante setenta y dos horas.

16.5.5. Heridas peribucales

• **Labios.** Se deben suturar en tres planos: mucoso, muscular y cutáneo (fig. 56). Hay que tener un exquisito cui-

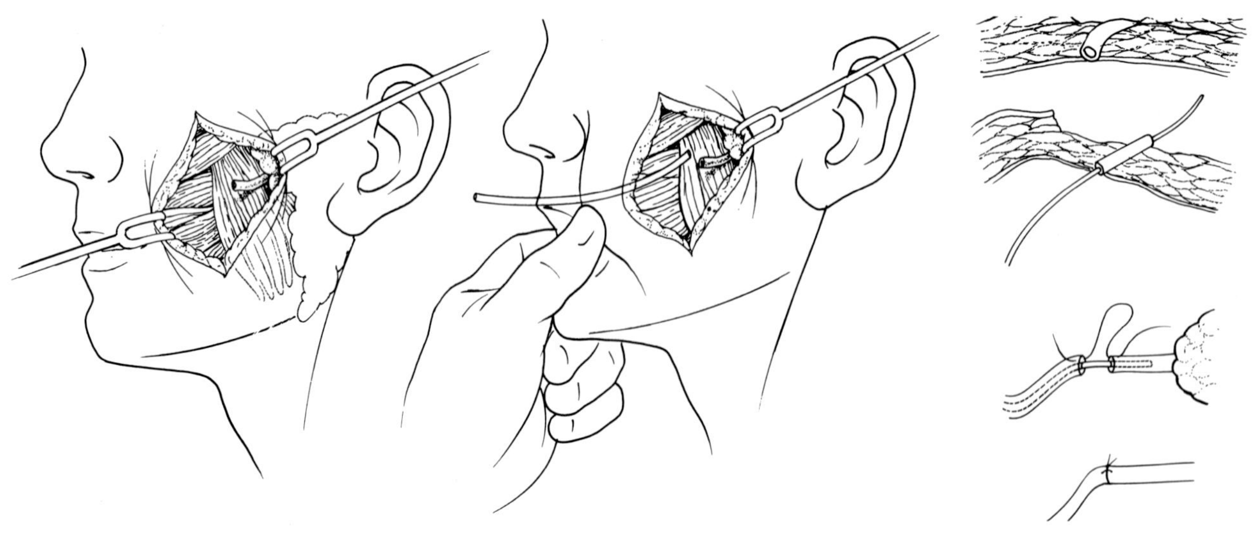

Fig. 3.55.—**Sutura del conducto de Stenon.**

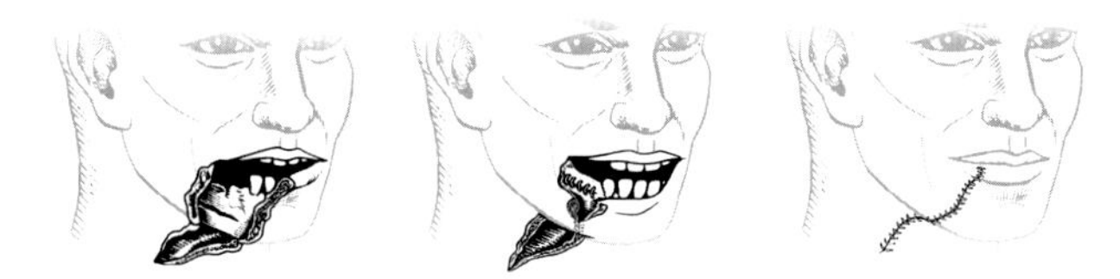

Fig. 3.56.—**Sutura del labio en tres planos.**

dado a la hora de reconstruir la línea de unión entre el borde del bermellón y piel, ya que una ligera disparidad a ese nivel produciría una deformidad franca.

• **Lengua.** Las heridas profundas dan lugar a importantes hemorragias. Para suturarla se debe exponer adecuadamente la herida mediante tracción con gasa o punto de sutura en la punta de la lengua. Se utilizarán preferiblemente puntos de colchonero (en «U») para facilitar la hemostasia.

• **Suelo de boca.** La hemostasia es aquí también muy importante, pues existe el riesgo de que se forme un hematoma asfixiante. Las lesiones del conducto de Wharton suelen fistulizar espontáneamente a la cavidad oral.

• **Paladar.** El paladar blando debe ser reconstruido en dos o tres planos (mucosa nasal, músculo y mucosa oral), dependiendo de la profundidad de la herida. Se utilizará sutura reabsorbible. Las hemorragias de heridas del paladar duro se pueden controlar con taponamiento de gasa mantenido con unos puntos de seda.

16.5.6. Heridas por arma de fuego. Se caracterizan por una gran pérdida de tejidos blandos y de hueso. Durante el tratamiento inicial se deberá realizar un desbridamiento conservador de todo el tejido blando desvitalizado y se intentará extraer el proyectil para evitar complicaciones infecciosas futuras. A continuación se decidirá si se realiza un cierre directo de los tejidos blandos, si se realiza un cierre temporal de piel a mucosa (y una reconstrucción posterior), o si realiza la reconstrucción primaria con colgajos regionales o microvascularizados (éste es el tratamiento de elección que se sigue en la mayor parte de los centros con experiencia en este tipo de heridas por proporcionar los mejores resultados estéticos y funcionales). Las pérdidas óseas se tratarán o bien de forma primaria (colgajos microvasculares osteocutáneos, como el escapular o el de cresta ilíaca), o de forma secundaria (estabilización inicial de las relaciones anatómicas de los segmentos óseos con fijación rígida, y posteriormente, cuando se tenga una adecuada cobertura de tejidos blandos, realización de injertos óseos convencionales en los defectos). Habitualmente se requieren varias intervenciones secundarias correctoras.

Resumen

El tratamiento de las fracturas craneomaxilofaciales ha cambiado radicalmente en las dos últimas décadas, pasándose de intervenciones diferidas y conservadoras a un tratamiento agresivo temprano utilizando los principios desarrollados por Tessier para la cirugía correctora de las malformaciones craneofaciales. Éstos incluyen la exposición amplia de todos los fragmentos, utilización de métodos de fijación rígida, injertos óseos inmediatos y resuspensión del periostio y tejidos blandos.

El tratamiento satisfactorio de las heridas de la cara requiere un conocimiento preciso de la anatomía y fisiología de la curación de las heridas. Los tejidos blandos de la cara deben ser reparados con precisión desde el primer momento si se quieren obtener los mejores resultados estéticos y funcionales.

Bibliografía

Assael L et al. Trauma. Oral and maxillofacial surgery. Clinics of North America. Vol. 2. Núm. 1. WB Saunders, 1990.

Assael L, Ellis III E. Soft tissue and dentoalveolar injuries. En: Peterson L et al. Contemporary oral and maxillofacial surgery. 527-555. CV Mosby, 1988.

Andreasen J, Andreasen F. Lesiones traumáticas dentarias. Editorial Médica Panamericana, 1990.

Baird W, Wornom I, Jurkiewicz MJ. Maxillofacial trauma. En: Jurkiewicz MJ. Plastic surgery, principles and practice. Vol. I: 231-270. CV Mosby, 1990.

Cohen S, Kawamoto H. Analysis and results of treatment of established posttraumatic facial deformities. Plast Reconstr Surg 1992; 90:574-584.

Donoff B et al. Facial trauma. En: Manual of oral and maxillofacial surgery. Massachusetts General Hospital, 259-272. CV Mosby, 1987.

Fonseca R, Walker R. Oral and maxillofacial trauma. Vols. 1 y 2. WB Saunders, 1991.

Furelos T, Sánchez Aniceto G. Heridas faciales. En: Manual de diagnóstico y tratamiento quirúrgico. Hospital Primero de Octubre, 399-409. Arán Ediciones, 1987.

Keith D. Atlas of oral and maxillofacial surgery. WB Saunders, 1992.

Known PH, Laskin DM. Trauma. En: Clinician's manual of oral and maxillofacial surgery, 313-338. Quintessence Publishing, 1991.

Krüger E, Schilli W. Oral and maxillofacial traumatology. Vols. 1 y 2. Quintessence Publishing, 1982.

Jacobs J, Dean J. Soft tissue injuries of the face. En: Peterson J et al. Principles of oral and maxillofacial surgery. Vol. I: 331-355. JB Lippincott, 1992.

Mathog R. Atlas of craniofacial trauma. WB Saunders, 1992.

Motoki S, Mulliken J. The healing of bone and cartilage. En: Wound Healig. Clinics in Plastic Surgery. Vol. 17. Núm 3. 527-544. WB Saunders, 1990.

Raspall G. Enfermedades maxilares y craneofaciales. Atlas Clínico. Salvat Editores, 1990.

Rohrich R. Advances in craniomaxillofacial fracture management. Clinics in Plastic Surgery. Vol. 19. Núm. 1. WB Saunders, 1992.

Salmerón J, Gonzalez Pérez L. Fracturas faciales. En: Manual de diagnóstico y tratamiento quirúrgico. Hospital Primero de Octubre. 399-409. Arán Ediciones, 1987.

Thomas R, Holt R. Facial scars, incision, revision and camouflage.

Capítulo 4

Infecciones del territorio maxilofacial

1. Mecanismos defensivos del huésped frente a la infección

El establecimiento de una infección clínica en el ser humano es el resultado de la interacción de tres factores: el huésped, el ambiente y el microorganismo. En condiciones normales existe un equilibrio entre estos tres factores. La enfermedad aparece cuando el equilibrio se rompe, lo que generalmente ocurre cuando se alteran los mecanismos defensivos del huésped. El ambiente y el microorganismo, aunque son también factores importantes, parecen jugar un papel secundario en el desarrollo de la infección.

La patogenicidad del microorganismo está determinada por dos factores: su concentración en el lugar de la infección y su virulencia. La cantidad de microorganismos hace referencia al número de organismos que inicialmente infectan al huésped y la *virulencia* se refiere a la capacidad invasiva y de generar productos tales como toxinas, enzimas y sustancias de degradación que pueden ser perjudiciales para el huésped. En condiciones normales, el potencial patógeno del microorganismo es detenido por los mecanismos defensivos del huésped. Esta situación no es estática y si se rompe el equilibrio entre estos factores puede ocurrir una infección local o sistémica.

En la mayor parte de los casos el contacto inicial del microorganismo con el huésped ocurre en las superficies mucosas. Aunque existen una serie de mecanismos defensivos generales, humorales y celulares (fig. 1), en este apartado se describen fundamentalmente los mecanismos de defensa local del huésped frente a la infección a nivel del territorio maxilofacial.

1.1. Interferencia bacteriana

La flora residente en un territorio anatómico juega un papel de primera línea en los mecanismos de defensa local,

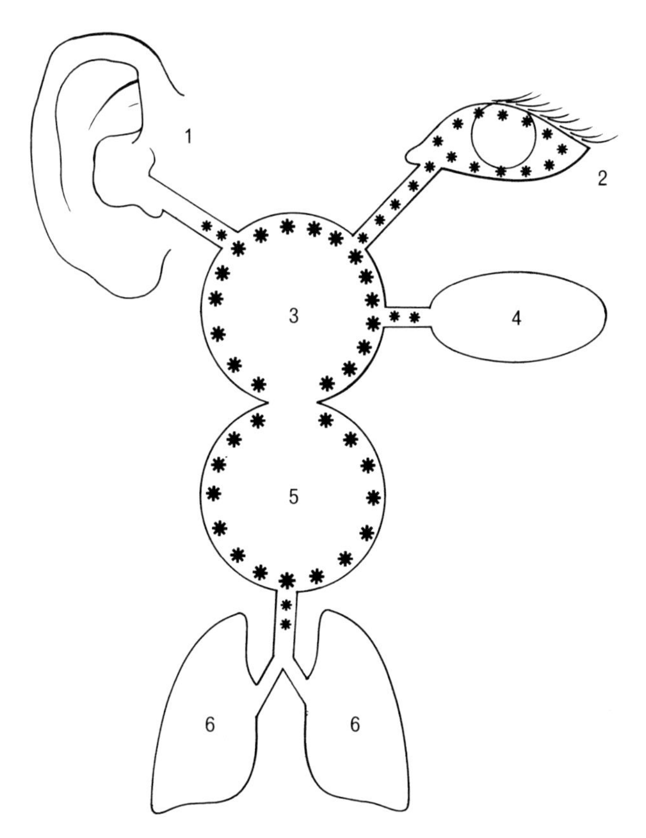

Fig. 4.1.—**Relaciones anatómicas y distribución de la flora normal.** 1. Oído y conducto auditivo interno. 2. Ojo y conducto nasolacrimal. 3. Nariz, nasofaringe. 4. Senos paranasales. 5. Boca y orofaringe. 6. Pulmones y bronquios.

ya que impide la colonización por nuevos microorganismos que pueden ser potencialmente patógenos para el huésped. La alteración de la cualidad de la microflora a nivel de la cavidad oral y otras superficies mucosas, como ocurre por ejemplo en el tratamiento prolongado con antibióticos de amplio espectro, favorece el crecimiento de ciertos microorganismos como bacterias gramnegativas y *Candida* spp.

Los mecanismos que influyen en la interferencia microbiana son la competición por nutrientes, la coincidencia de receptores en las células epiteliales, la secreción de compuestos tóxicos para otros microorganismos y la alteración de las condiciones ambientales como el pH y la tensión de O_2. De esta manera la flora autóctona actúa sobre factores locales impidiendo la colonización por gérmenes patógenos.

1.2. Mecanismo barrera

Diversos procesos mecánicos pueden prevenir el contacto inicial del microorganismo con las superficies mucosas. Éstos son la actividad ciliar, el flujo de secreciones, la deglución, la tos, los estornudos y el parpadeo, todos ellos considerados como mecanismos de defensa inespecíficos.

Si los microorganismos sobrepasan esta primera línea de defensa y llegan a la mucosa, la capa epitelial intacta sirve como barrera que podría prevenir su penetración. Dicho epitelio se encuentra cubierto por una película de mucina, glicoproteínas y geles hidratados, los cuales pueden bloquear los sitios específicos de adhesión bacteriana y prevenir su unión.

Si la adhesión llega a producirse, el microorganismo debe ser capaz de resistir el continuo recambio celular que tiene lugar en el epitelio y que contribuye al aclarado de la mucosa.

1.3. Inhibidores químicos

Los mecanismos de defensa químicos inespecíficos incluyen muchos componentes de las secreciones locales, saliva y lágrimas, los cuales constantemente lubrican las superficies mucosas. Éstos son lisozima, lactoferrina, betalisina y el sistema peroxidasa. Estas sustancias son activas tanto por sí solas como en combinación con otras proteínas, tales como el complemento y la IgA secretora.

1.3.1. Lisozima. Esta proteína se encuentra en muchas secreciones, incluyendo lágrimas, saliva, leche materna y fluidos genitales. Su efecto sobre el peptidoglicano de la pared bacteriana ocasiona la lisis de dichos microorganismos.

Existe una estrecha interacción entre la lisozima y otras proteínas como el complemento, la lactoferrina y la IgA secretora. Las bacterias gramnegativas están protegidas de la actividad de la lisozima por una capa de lipopolisacárido que actúa como un escudo alrededor de la pared celular. Sin embargo, en presencia de anticuerpos y complemento la lisozima es capaz de atacar la pared celular de las bacterias gramnegativas.

1.3.2. Lactoferrina. Esta proteína se encuentra en la mayoría de las secreciones de las superficies mucosas y en los granulocitos. Muchas bacterias necesitan el hierro para su crecimiento y el efecto antibacteriano de la lactoferrina hace referencia a su capacidad de unión al hierro libre haciéndolo inutilizable por las bacterias.

1.3.3. Betalisina. Es una proteína, producida por las plaquetas, que se encuentra en el suero y en algunas secreciones como las lágrimas. Tiene efecto bactericida para un amplio espectro de bacterias.

1.3.4. Sistema peroxidasa. Fue descubierto en la saliva y posee dos componentes, uno termoestable y dializable como el tiocianato y otro termolábil no dializable, identificado como la enzima peroxidasa. En este sistema, el H_2O_2 producido por bacterias tales como *Streptoccus* del grupo *viridans*, en presencia de peroxidasa y tiocianato, inhibe o lisa otras bacterias potencialmente patógenas. Esta combinación ha mostrado ser activa frente a bacterias, hongos y virus.

1.4. Sistema inmune específico

La inmunidad específica de las superficies mucosas está mediada por inmunoglobulinas, fundamentalmente por la IgA secretora, la cual está presente en las diferentes secreciones. Otras inmunoglobulinas que pueden encontrarse son también la IgA e IgM. La estructura de la inmunoglobulina secretora (s-IgA) difiere de la IgA sérica en que está compuesta de un dímero de dos moléculas de IgA y en que tiene una estructura adicional, conocida como el componente secretor encargado de estabilizar la molécula. La IgA secretora se produce localmente por las células plasmáticas presentes en el tejido submucoso por debajo del epitelio mucoso. El componente secretor es producido por las células epiteliales y añadido a la molécula de IgA al atravesar el epitelio hacia la secreción mucosa. Estos anticuerpos naturales son encontrados en sujetos sanos sin historia previa de infección. Su formación parece estar estimulada por microorganismos que colonizan las mucosas y que presentan antigenicidad cruzada con muchas bacterias, por lo que se los considera importantes en los mecanismos de inmunidad mucosa.

La función más importante de la IgA secretora es interferir con la adherencia bacteriana. Se ha demostrado que su capacidad para inhibir la adherencia de *Streptococcus mutans* al diente es un mecanismo de defensa local importante contra la caries. Otra función de la IgA secretora es disminuir la captación por la superficie mucosa de antígenos solubles químicos y metabolitos bacterianos, así como neutralizar virus y toxinas. También la IgA de origen salivar ha demostrado ser importante en la agregación interbacteriana, lo cual puede ser importante en la reducción de la formación de la placa dental y en facilitar la eliminación bacteriana.

Además de las células plasmáticas, que producen y segregan anticuerpos localmente, existen otros tipos de células inmunocompetentes a nivel de las membranas mucosas. Los linfocitos, eosinófilos, granulocitos y macrófagos se encuentran próximos al epitelio en la lámina propia y contribuyen a la eliminación de cuerpos extraños que han roto la barrera epitelial.

1.5. Saliva y lágrimas

1.5.1. Saliva. La saliva es el factor más importante que afecta a la inmunidad local y a la flora indígena de la cavidad oral. La saliva es importante por su acción mecánica y por la actividad de sus componentes.

Mecánicamente la saliva baña las superficies mucosas eliminando bacterias y restos alimentarios, a la vez que diluye los carbohidratos y productos o toxinas bacterianas. Cuando se asocia con el reflejo de la deglución, la saliva barre físicamente las bacterias y los residuos de la mucosa oral. Los componentes antimicrobianos de la saliva incluyen lisozima, lactoferrina, s-IgA_1 H_2O_2 y sistemas enzimáticos similares al sistema peroxidasa.

El flujo salival también es importante por su efecto tampón. Ayuda a mantener el pH local por neutralización y dilución de los ácidos procedentes del metabolismo microbiano y por adición de sustratos nitrogenados, tales como la urea. Los pH ácidos en la cavidad oral (de 4 a 5,5) podrían favorecer la supervivencia de microorganismos acidogénicos, tales como *Lactobacillus*, hongos y algunos estreptococos. Así, por ejemplo, muestras salivales de individuos adultos resistentes a caries parecen tener un pH significativamente más alto que las de adultos con alta actividad de caries. Esta correlación no es tan clara en niños.

Los efectos producidos por la disminución del flujo salival pueden verse claramente en pacientes que desarrollan xerostomía después de tratamiento con citostáticos o radioterapia. Estos pacientes incrementan la población de microorganismos productores de caries *(S. mutans, Lactobacillus, Candida)* en la cavidad oral a expensas de otros microorganismos inocuos.

1.5.2. Lágrimas. Tanto el flujo de lágrimas como su composición son importantes en las defensas locales del ojo. Los trastornos del conducto nasolacrimal, que pueden alterar el flujo normal de las lágrimas, están asociados con un incremento en la incidencia de infecciones oculares superficiales. Los componentes de las lágrimas, lisozima, lactoferrina y s-IgA, son comunes a otras secreciones locales. La lisozima se encuentra en mayor concentración que en la saliva o las secreciones nasal o gastrointestinal.

La conjuntiva posee un gran número de células inflamatorias que incluyen linfocitos, células plasmáticas y neutrófilos y es rica en todos los componentes inmunológicos. La s-IgA es el anticuerpo predominante en la secreción lagrimal y es producido por las células plasmáticas en la glándula lagrimal y en la sustancia propia de la conjuntiva. La IgG también está presente en las lágrimas en bajas concentraciones, aunque se incrementa en los procesos inflamatorios y en los pacientes con síndrome de ojo seco como un efecto compensatorio para aumentar las defensas locales.

2. Microbiología de la infección

2.1. Flora normal

La asociación predecible de ciertos microorganismos con determinadas partes del cuerpo ha sido denominada con diferentes términos: flora normal, flora autóctona, flora indígena, flora residente y asociación microbiana.

El papel de esta flora es todavía controvertido, aunque parece que su presencia tiene una función importante en los mecanismos de defensa local de la superficie mucosa, ya que previene de la colonización e invasión por microorganismos más patógenos. A pesar de este papel defensivo, el mismo grupo de microorganismos posee el potencial de convertirse en patógeno bajo determinadas condiciones.

Hay varias razones por las que es necesario el conocimiento de la microflora al considerar las infecciones del territorio maxilofacial. La primera, porque puede ayudar en la interpretación de los cultivos obtenidos en estas áreas. La segunda, porque cuando existe una infección clínicamente establecida el conocimiento de la flora nativa puede ayudar a determinar la probable etiología y establecer una terapia antimicrobiana precoz. Esto es importante en las infecciones del territorio maxilofacial causadas frecuentemente por flora mixta, aerobia y anaerobia, en las que los resultados de los cultivos y antibiograma pueden demorarse varios días. Y la tercera, porque puede facilitar la decisión del tratamiento cuando los resultados de los cultivos no se correlacionan con el cuadro clínico.

2.1.1. Naturaleza y distribución de la flora normal.

En el territorio maxilofacial existe una estrecha interrelación entre las diversas estructuras anatómicas que hace que parte de los microorganismos sean superponibles. Existen, sin embargo, diferentes microambientes donde pueden encontrarse microorganismos específicos, como puede observarse en la figura 1.

A continuación se describirán la naturaleza y distribución de la microflora en diferentes lugares de la región maxilofacial.

2.1.1.1. Piel. Las bacterias que viven sobre la piel varían de acuerdo a la edad del individuo y a las condiciones de las diferentes regiones del cuerpo. La bacteria predominante es *Staphylococcus epidermidis*, que constituye más del 90% de la flora habitual. *Staphylococcus aureus* se encuentra ocasionalmente sobre la piel de los brazos y tronco. *Propionibacterium acnes* se localiza en áreas de la cara que tienen numerosas glándulas sebáceas y es el mayor responsable del acné, por lo que se encuentra generalmente en pacientes de edad peripuberal. Los bacilos gramnegativos como *Klebsiella* spp., *E. coli* y *Proteus* spp. se localizan normalmente en zonas con alto contenido de humedad y raramente en superficies secas.

La piel es constantemente contaminada con microorganismos procedentes de fuentes exógenas y endógenas. Sin embargo, debido al rápido recambio de su cubierta celular y tratarse de una superficie ácida y seca, es un ambiente poco favorable a la colonización por estos microorganismos, siendo rápidamente desplazados por la flora indígena.

2.1.1.2. Cavidad oral. La población más compleja de bacterias dentro del territorio maxilofacial se localiza a nivel de la cavidad oral. La razón de esta complejidad es la confluencia de diferentes microecosistemas. La lengua y mucosa bucal proporcionan un ambiente aerobio que es limpiado continuamente con saliva y por barrido mecánico. La superficie de los dientes y la encía queratinizada proporcionan un segundo microambiente que promueve el crecimiento de bacterias aerobias en la placa que es formada sobre ellas. El tercer microsistema es un área relativamente anaerobia localizada a nivel del surco gingival.

*2.1.1.2.1. **Lengua y saliva.*** La saliva humana adulta contiene 6^{10} microorganismos por mililitro. La microflora salival representa el conjunto de microorganismos de varias zonas de la cavidad oral, siendo la superficie lingual el lugar de mayor predominio de gérmenes. Los microorganismos predominantes en el dorso de la lengua son los estreptococos del grupo *viridans*, siendo *S. salivarius* la especie aislada con mayor frecuencia.

*2.1.1.2.2. **Placa dentaria.*** La placa dentaria se define como una masa de microorganismos que se adhiere fuertemente a la superficie dentaria y que no puede ser eliminada con un simple aclarado. Los microorganismos constituyen el 90% de la masa y están incluidos en una matriz orgánica derivada de la glucoproteína salivar y productos microbianos. Estudios cuantitativos y cualitativos de la placa indican una media total de 250 billones de microorganismos por gramo de peso húmedo. Los microorganismos se cultivan a los cinco minutos de la limpieza de la superficie dentaria, siendo *S. sanguis* la primera bacteria en colonizar el diente. A los pocos días aparecen otros estreptococos, *Neisseria* spp., bacilos grampositivos y formas filamentosas, y a la semana se detectan anaerobios y espiroquetas.

*2.1.1.2.3. **Surco gingival.*** El ambiente del surco gingival está influido por la presencia o la ausencia de placa supragingival, ya que la placa dentaria en esta localización impide la salida de fluido gingival y la entrada de saliva. Esto favorece el crecimiento de bacterias anaerobias como *Fusobacterium* spp., *Bacteroides* spp., *Peptostreptococcus* spp. y *Actinomyces* spp. La media de bacterias puede ser de hasta 130 billones por gramo de peso húmedo.

En general en la flora normal de la cavidad oral las bacterias aerobias predominantes son los estreptococos alfahemolíticos. Las bacterias anaerobias más importantes son bacilos gramnegativos, *Bacteroides* spp. y *Fusobacterium* spp., y cocos grampositivos como peptoestreptococos. Desde el punto de vista de las infecciones en este territorio, sólo unos pocos de estos microorganismos desempeñan un papel importante, siendo la mayoría de etiología mixta.

2.1.1.3. Orofaringe. La orofaringe está habitada primariamente por estreptococos del grupo *viridans*. En este grupo se incluyen *S. mitior*, *S. milleri*, *S. sanguis*, *S. salivarius* y *S. mutans*. Otro grupo de microorganismos también presente de manera significativa en la microflora orofaríngea son los cocos gramnegativos, *Branhamella catarrhalis* y *Neisseria* spp.

Los bacilos entéricos a gramnegativos (*Klebsiella* spp., *Pseudomonas aeruginosa* y *E. coli*) son aislados raramente a nivel de la cavidad oral y orofaringe de individuos adultos sanos, pero pueden colonizar con frecuencia estas áreas en personas con enfermedades crónicas o en pacientes hospitalizados.

2.1.1.4. **Nariz y nasofaringe.** La microflora de las fosas nasales, especialmente a nivel del vestíbulo nasal, es similar a la de la piel. *S. epidermidis* es el microorganismo más frecuente, aunque *S. aureus* puede aislarse también en aproximadamente un 30% de la población.

Menos frecuentemente puede aislarse *Neisseria* spp., *Haemophilus influenzae* y *Streptococcus pneumoniae*.

2.1.1.5. **Senos paranasales.** Aunque los senos maxilares habían sido considerados como ambientes estériles, estudios recientes indican que esta área está frecuentemente colonizada por una variedad de microorganismos aerobios y anaerobios. Las bacterias aerobias son sobre todo estreptococos, estafilococos y *Haemophilus* spp., y las bacterias anaerobias *Peptostreptococcus* spp., *Fusobacterium* spp. y *Bacteroides* spp. Esta microflora es captada por la capa de moco que tapiza la mucosa sinusal y es constantemente removida como resultado de la actividad ciliar. La lisozima puede contribuir a mantener un bajo número de bacterias a nivel de los senos maxilares.

2.2. Patogenicidad y virulencia bacteriana

Algunos tipos de bacterias tienen mayor capacidad para causar infecciones. Las características intrínsecas de las bacterias que les permiten invadir los tejidos, evadir las defensas del huésped y causar daño tisular se conocen como *virulencia*. Algunas bacterias no son virulentas, y por lo tanto se las considera no patógenas o colonizantes.

La característica de las bacterias que les permite colonizar la mucosa e invadir el tejido subyacente se conoce como *adhesión*. Las bacterias patógenas tienen la capacidad de adherirse a la superficie mucosa a través de apéndices de superficie llamados *fimbrias*, los cuales se unen a los receptores de las células epiteliales. Una vez que tiene lugar la adhesión, la bacteria puede multiplicarse, incrementando su capacidad de invadir el tejido subyacente. Cuando la bacteria ha accedido al tejido, necesita protegerse de las defensas del huésped, lo cual realiza por diferentes mecanismos. Bacterias tales como *Fusobacterium* spp. y *Bacteroides* spp. producen factores que inhiben la quimiotaxis y son tóxicos para los leucocitos. Muchas bacterias producen enzimas que degradan las inmunoglobulinas, sobre todo la IgA y la IgG, y factores del complemento como C3 y C5. Algunas bacterias, tales como *S. pneumoniae* y algunas especies de *Bacteroides*, tienen cápsula que las protejen de la fagocitosis.

Las bacterias patógenas pueden causar destrucción tisular de diferentes maneras. Algunas bacterias, como los estreptococos, elaboran enzimas que provocan extensa destrucción tisular. Otras bacterias, como los anaerobios, elaboran enzimas proteolíticos que causan daño tisular en un área localizada. Las endotoxinas y exotoxinas, así como una gran variedad de enzimas, pueden causar extensos daños tisulares.

3. Diagnóstico de la infección

3.1. Técnicas microbiológicas. Diagnóstico de laboratorio

Es muy importante para el cirujano oral y maxilofacial que maneja las infecciones de este territorio el conocimiento de los principios y técnicas de laboratorio empleados actualmente en el diagnóstico de estas infecciones.

Las infecciones de esta región presentan algunos problemas específicos, que son básicamente la gran cantidad y variedad de microorganismos presentes y la presencia de bacterias anaerobias que dificultan el diagnóstico microbiológico. Esto crea un gran riesgo de contaminación de las muestras obtenidas para cultivo a partir de la flora normal sin significado en el cuadro clínico y favorece la aparición de cultivos negativos cuando las bacterias implicadas son microorganismos anaerobios debido a la dificultad de transporte y cultivo de los mismos.

En general, el diagnóstico clínico de cualquier infección debe ser confirmado por técnicas de laboratorio antes de comenzar el tratamiento. Sin embargo, existen algunas limitaciones a este principio que se comentan a continuación:

— Los datos de laboratorio influyen estadísticamente en la obtención de un correcto diagnóstico, pero no siempre excluyen otros diagnósticos alternativos o confirman el diagnóstico primario.

— Los cultivos convencionales para bacterias requieren al menos veinticuatro horas para su crecimiento e identificación, mientras que los cultivos para hongos, mycoplasmas, *chlamydias* y bacterias anaerobias necesitan de períodos más prolongados de incubación y de técnicas especiales. Esto supone un retraso en la instauración del tratamiento antibiótico en espera de la confirmación del diagnóstico microbiológico.

— La obtención de muestras puede ser difícil y ocasionar molestias locales y morbilidad. Esto ocurre cuando la infección se encuentra situada profundamente y requiere técnicas invasivas para la obtención de muestras.

— La preparación del lugar de la infección puede ser difícil y a veces no es posible evitar la contaminación con la flora indígena.

El clínico debe de valorar siempre si la instauración de una terapéutica precoz, basada en criterios clínicos, podría beneficiar al paciente más que la confirmación del diagnóstico microbiológico, que supondría un retraso en la iniciación del tratamiento. Hay que considerar que la probabilidad de llegar a un diagnóstico correcto basado sólo en criterios clínicos disminuye en aquellos pacientes con factores predisponentes a la infección, tales como diabetes, discrasias sanguíneas, disproteinemia, estados de inmunodeficiencia, deficiencias nutricionales, etc. En muchos casos, por tanto, la terapéutica antimicrobiana se inicia de forma empírica mientras que se esperan los resultados de laboratorio.

3.1.1. Obtención y transporte de muestras. La correcta obtención de muestras con técnicas eficaces y su adecuado transporte son fundamentales para realizar un correcto diagnóstico microbiológico. Los especímenes deben ser representativos del lugar de la infección y obtenerse en cantidad suficiente para permitir el examen directo y el cultivo.

La exhaustiva preparación de la zona de la lesión es esencial para minimizar el riesgo de contaminación de la muestra a partir de la flora residente. Deben realizarse lavados repetidos con suero fisiológico evitando la utilización de antisépticos que podrían lesionar las bacterias antes de que puedan ser aisladas.

La colección y transporte de especímenes puede realizarse mediante varias técnicas. Los fluidos y exudados de lesiones superficiales pueden ser recogidos con una espátula metálica e insertados en tubos estériles para transporte al laboratorio. De forma preferente han de ser recogidos mediante aspiración con aguja y jeringa y transpor-

Tabla I. Microorganismos encontrados en varias localizaciones del territorio maxilofacial

Microorganismo	*Cavidad oral*	*Orofaringe*	*Nariz Nasifaringe*	*Conjuntiva*	*Piel*
AEROBIOS					
Cocos Gram positivos					
Estreptococos	4*	4	3	1	
S. mutans	4	3			
S. sanguis	4	4			
S. mitior	4	4			
S. salivarius	4	4			
S. pneumoniae		2	2	+ -	
S. pyogenes		1	1		
Enterococos					
E. faecalis	1				
Estafilococos					
S. aureus				2	2
S. epidermidis	4	3	4	4	4
Bacilos Gram positivos					
Corynebacterium spp.	2	4	4	4	
Cocos Gram negativos					
Branhamella catarrhalis	1	3	2	1	
Neisseria spp.	2	3	1	+ -	
Neisseria meningitidis			1		
Bacilos Gram negativos					
Eikenella corrodens	1				
Enterobacterias	1	+ -	+ -	+ -	
Haemophilus influenzae		2	2	1	
Haemophilus parainfluenzae		3	3	2	
ANAEROBIOS					
Cocos Gram positivos					
Peptostreptococcus spp.	4	4			
Bacilos Gram positivos					
Actinomyces spp.	4				
Lactobacillus spp.	4				
Propionibacterium acne				3	3
Cocos Gram negativos					

tados directamente al laboratorio, ya que la jeringa, por sus buenas condiciones de anaerobiosis, proporciona un medio apropiado de transporte de muestras. En caso de existir trayectos fistulosos el material debe obtenerse en profundidad a partir de la inserción de un catéter o aguja roma en el orificio de la fístula. El material así obtenido debe enviarse directamente al laboratorio.

La torunda de algodón es el medio de recolección y transporte menos seguro. Algunas células, bacterias y, sobre todo, hongos pueden quedar atrapados en las fibras y no ser recuperables para estudio. Se ha de evitar la desecación del medio de transporte donde se incluye la torunda y permitir su transporte en condiciones anaerobias.

Cuando se obtienen muestras de tejido procedentes de zonas sospechosas de infección, el material debe ser enviado siempre para estudio histológico y microbiológico. Una ha de ser fijada en formol para estudio histológico, y la otra será enviada en fresco para estudio microbiológico.

El tiempo máximo recomendado entre la obtención y el examen microbiológico de las muestras es de dos horas. Existe una pérdida progresiva de la viabilidad, crecimiento y alteración en la morfología de los microorganismos con el paso del tiempo. Deben evitarse técnicas de refrigeración o congelación para la conservación de las muestras.

3.1.2. Técnicas de diagnóstico rápido

3.1.2.1. **Tinción de Gram.** Existe mucha información que puede ser rápidamente obtenida a través del examen directo de las muestras. Uno de los primeros pasos para procesar una muestra en el laboratorio es la realización de un frotis. Dos características son analizadas en un frotis: los microorganismos presentes y el número y tipo de células. La presencia de leucocitos polimorfonucleares y la ausencia de células escamosas indica la existencia de una inflamación aguda sin que haya habido contaminación a partir de la piel o mucosas. Por el contrario, las muestras con abundante células epiteliales indican con mucha probabilidad la contaminación a partir de la flora normal, y por lo tanto se consideran inaceptables para ser procesadas.

La tinción de Gram (tabla II) es particularmente útil en la valoración de las infecciones de cabeza y cuello, ya que mediante la misma pueden detectarse los casos producidos por flora mixta, teniendo en cuenta que las bacterias anaerobias pueden requerir más de cuarenta y ocho horas para su crecimiento en medios de cultivo. En estos casos la morfología de la bacteria puede ser suficiente (como ocurre con *Bacteroides* spp., *Clostridium* spp. y *Actinomyces* spp.) para sugerir un diagnóstico etiológico provisional y establecer la terapéutica antibiótica más apropiada.

Tabla II. Información aportada por la tinción de Gram

1. Indica si el microorganismo es Gram positivo o Gram negativo
2. Diferencia morfológicamente a las bacterias
3. Indica el microorganismo predominante
4. La abundancia de neutrófilos y la ausencia de células escamosas indica que se trata un exudado no contaminado
5. Puede identificar una infección por microorganismos anaerobios
6. Sirve como control de la calidad de los cultivos

3.1.2.2. **Detección de antígenos microbianos.** En los últimos años se han desarrollado nuevas técnicas de diagnóstico microbiológico que son capaces de detectar antígenos bacterianos, aún en ausencia de crecimiento de dichos microorganismos en los cultivos convencionales. Su utilización no es rutinaria y, en principio, deben ser reservadas para los pacientes que hayan recibido tratamiento con antimicrobianos de forma previa a la recogida de las muestras para estudio microbiológico.

3.1.3. Aislamiento y cultivo de microorganismos. Aunque los métodos directos de examen proporcionan una evidencia rápida de la presencia de gérmenes, la identificación exacta de los mismos y la obtención del antibiograma requiere de su aislamiento y cultivo.

La mayoría de las infecciones están causadas por bacterias y su cultivo puede ser llevado a cabo sobre medios artificiales simples. El cultivo de micobacterias, *Actinomyces*, hongos, *Chlamydia,* y virus requiere de medios especiales.

3.2. Técnicas de imagen

Para realizar un correcto manejo de las infecciones del territorio maxilofacial es necesario el conocimiento de las diferentes técnicas de imagen utilizadas en la actualidad, así como de sus indicaciones en las diferentes infecciones.

Aunque la radiología convencional sigue teniendo vigencia, otras técnicas de imagen más sofisticadas adquieren relevancia en el diagnóstico de las infecciones de este territorio anatómico. La tomografía computarizada (TC) y la resonancia magnética (RM), por su extraordinario potencial de imagen y amplio campo de aplicación, constituyen dos técnicas indispensables en la actualidad.

Los datos obtenidos a partir de la historia clínica y la exploración, junto con el conocimiento de las características de las diferentes técnicas de imagen, deben orientar a la elección de la técnica más apropiada en cada caso.

3.2.1. Técnicas más utilizadas

3.2.1.1. **Radiología convencional.** La radiografía simple más utilizada en el diagnóstico de las infecciones del territorio maxilofacial es la radiografía panorámica u ortopantomografía. Proporciona una visión panorámica de las estructuras maxilares y de las piezas dentarias.

Las radiografías simples de los senos paranasales en sus cuatro proyecciones estándar (posteroanterior, occipitomental o Waters, basal y lateral) son útiles para el diagnóstico de patología sinusal.

La sialografía sigue teniendo su utilidad en aquellas enfermedades inflamatorias difusas de la glándulas parótida y submaxilar. Es capaz de detectar cálculos y obstrucciones a nivel de los conductos que no pueden ser visualizados en las radiografías simples. Se trata de una técnica invasiva en la que se introduce un medio de contraste en los conductos excretores de la glándula parótida o submaxilar. Se obtienen radiografías en dos planos o mediante control de imagen.

3.2.1.2. **Gammagrafía.** La gammagrafía con tecnecio-99 difosfonato o pirofosfato es la técnica más utilizada en el diagnóstico de la osteomielitis. El tecnecio-99 tiene afinidad biológica por los cristales de hidroxiapatita y la cantidad de captación en el hueso es directamente proporcional a la cantidad de hueso reactivo, actividad osteoblástica y flujo sanguíneo regional. Se distribuye por vía intravenosa en todo el esqueleto y se concentra en áreas donde existe aumento del flujo sanguíneo y hueso reactivo. Las imágenes son obtenidas tres horas después de la inyección e indican la distribución del radioisótopo en áreas de actividad ósea incrementada. La radiación para el paciente es menor que en una serie de radiografías convencionales y el coste es comparable.

La gammagrafía con galio-67 es otra técnica útil en el diagnóstico de osteomielitis. Su mecanismo de captación es a través de la unión a leucocitos o lactoferrina. El galio es aclarado desde la sangre más lentamente, por lo que para visualizar la captación ósea la obtención de imágenes debe de realizarse a las setenta y dos horas. El galio-67 fue inicialmente utilizado para el estudio de lesiones tumorales, por lo que no es un marcador específico de infecciones.

Otra técnica de gran utilidad para el estudio de las infecciones son los leucocitos marcados. Los leucocitos del paciente son separados del resto de células sanguíneas, marcados con indio-111 e inyectados nuevamente en el paciente para distribuirse en el lugar de la infección. A diferencia del galio, los leucocitos marcados no son captados por lesiones tumorales y se fijan predominantemente en zonas con infecciones agudas, tendiendo a no ser positivos en infecciones crónicas. La desventaja de esta técnica es la cantidad de tiempo requerido para su preparación y el elevado coste.

3.2.1.3. **TC y RM.** Mientras que las técnicas de imagen anteriormente citadas tienen una utilidad limitada en el diagnóstico de las infecciones del territorio maxilofacial, la TC y la RM tienen un amplio espectro de aplicación. Se trata de dos técnicas con un extraordinario potencial de imagen. Las dos poseen algunas características comunes, pero otras muy diferentes, lo que hace que puedan ser complementarias en muchas ocasiones.

Las mayores ventajas de la TC son: la rapidez en la obtención de imágenes, que permite reducir los artefactos derivados del movimiento, y su alta resolución de las imágenes óseas. En general el coste es menor que el de la RM. Una desventaja importante de la TC es el limitado contraste que muestra entre los diferentes tejidos blandos, lo que hace necesaria la administración de contraste para diferenciar los vasos y procesos patológicos a partir de los tejidos blandos adyacentes. También en la TC pueden aparecer artefactos producidos por diferentes metales, como prótesis dentarias o placas de reconstrucción, que alteran la imagen alrededor de las estructuras faciales. Otra desventaja de la TC es la dificultad de obtener imágenes multiplanares, y así es difícil obtener imágenes oblicuas y sagitales. Finalmente, la TC utiliza radiaciones ionizantes, lo cual representa un pequeño riesgo para el paciente.

Alguna de las ventajas de la RM son la excelente diferencia de contraste obtenida entre los diferentes tejidos blandos y la capacidad de producir imágenes multiplanares de alta resolución. Así pueden obtenerse imágenes en planos coronal, axial sagital y oblicuo. También los artefactos metálicos producidos en las imágenes de RM son significantemente menores que en la TC. Existen también algunas desventajas en la utilización de esta técnica. El tiempo necesario para la obtención de imágenes puede ser elevado, por lo que las imágenes pueden alterarse con los movimientos del paciente. Otra desventaja es que la exposición a un campo magnético utilizado para la realización de esta técnica puede ser peligroso en determinados pacientes portadores de marcapasos, cuerpos extraños intraoculares y algunas prótesis metálicas. En estos pacientes la RM estaría contraindicada.

3.2.2. Técnica de elección en algunas infecciones

3.2.2.1. **Infección de los senos paranasales.** El estudio radiológico convencional de los senos paranasales se basa en cuatro proyecciones. La proyección posteroanterior (Caldwell) permite ver el seno frontal y etmoidal, la proyección occipitomental (Waters) proporciona una visión óptima de los senos maxilares, la proyección lateral permite ver todos los senos paranasales, especialmente la pared anterior del seno frontal y la proyección basal que permite ver los senos etmoidales y esfenoidal.

Los criterios radiológicos para el diagnóstico de sinusitis aguda incluyen: opacificación del seno, engrosamiento de la mucosa sinusal evidente si existe suficiente aire en la cavidad, niveles hidroaéreos y desaparición de la línea mucoperióstica.

La sinusitis crónica se caracteriza por un engrosamiento mucoso denso con una posible opacificación total del seno y paredes óseas mal definidas y escleróticas. También pueden verse algunas complicaciones de la sinusitis crónica, como la presencia de pólipos, quistes de retención y mucoceles.

Muchas veces es difícil diferenciar clínica y radiológicamente los procesos inflamatorios benignos de los procesos tumorales de los senos paranasales y son necesarias técnicas de imagen más sofisticadas, como la TC o la RM. La TC con o sin contraste intravenoso, debido a la superior definición del hueso frente a la RM, es la técnica de imagen de elección después de la radiología convencional en la patología sinusal. Algunas de las indicaciones para la utilización de la TC se enumeran en la tabla III.

Tabla III. Indicaciones de la TC en la patologia de los senos paranasales

1. Dolor persistente en pacientes con sinusitis crónica
2. Patología sinusal aislada o unilateral que no responde al tratamiento médico
3. Evidencia de destrucción ósea o expansión clínica o radiológica
4. Signos o síntomas clínicos que sugieran afectación del sistema nervioso central u orbitaria
5. Dolor facial progresivo, especialmente en el territorio de distribución de la segunda rama del trigémino
6. Cefalea progresiva en pacientes con sinusitis crónica, sobre todo si es retroorbital o referida al vértex

3.2.2.2. **Infecciones orbitarias.** La clasificación de las infecciones orbitarias incluye cinco estadios: celulitis preseptal, celulitis orbitaria, absceso subperióstico, absceso orbitario y trombosis del seno cavernoso. El diagnóstico en base únicamente a las manifestaciones clínicas puede ser difícil y las técnicas de imagen pueden ser de gran utilidad para establecer el diagnóstico de seguridad y el estadio clínico.

La técnica de elección en las infecciones orbitarias es la TC con contraste intravenoso, ya que permite una clara definición entre el proceso inflamatorio en el interior de la órbita y el hueso. La TC puede dar información acerca del origen de la infección, localización anatómica y extensión del proceso en la órbita y estructuras adyacentes. Por lo tanto, puede ser de gran ayuda en la planificación del tratamiento quirúrgico cuando esté indicado.

3.2.2.3. **Osteomielitis.** Las radiografías convencionales son relativamente insensibles para el diagnóstico precoz de osteomielitis, ya que requieren que exista una pérdida ósea de más del 50% para que los cambios sean apreciables radiológicamente. Estos cambios ocurren entre el décimo y decimocuarto día del inicio de la infección. Los cambios que pueden observarse en la radiografía son: reacción perióstica, irregularidades en la cortical, desmineralización y formación de secuestros. Las tomografías y la TC son útiles en la determinación de la extensión y localización del proceso, así como en la detección de lesiones líticas y secuestros. Sin embargo, la TC tampoco es útil en el diagnóstico precoz de la osteomielitis.

Las técnicas más utilizadas para el diagnóstico precoz de la osteomielitis son las isotópicas. Estas técnicas son más sensibles y específicas en la detección de osteomielitis que la TC. La gammagrafía con tecnecio-99 es una técnica muy utilizada y cuya captación ósea está en relación directa con la cantidad de actividad osteoblástica, hueso reactivo y flujo sanguíneo regional. La sensibilidad de esta prueba es del 95% y su especificidad del 92%, a diferencia de la radiografía convencional, cuya sensibilidad es del 32% y la especificidad del 89%. Con esta técnica pueden darse falsos negativos en caso de existir focos fríos secundarios a isquemia o trombosis y falsos positivos durante los procesos reparativos óseos cuando la osteomielitis ya está curada. También puede ocurrir hipercaptación después de fracturas y cirugía.

Otra técnica utilizada es la gammagrafía con galio-67, cuya ventaja frente al tecnecio es que refleja mejor la actividad clínica de la infección ósea. Así, la gammagrafía con galio revierte a la normalidad más rápidamente después de un tratamiento antibiótico eficaz y tras la curación de una osteomielitis crónica.

Recientemente se ha utilizado la técnica de leucocitos marcados con indio-111. Ésta se distingue porque diferencia procesos infecciosos de enfermedades tumorales, ya que no hay captación en estos últimos, es predominantemente positiva en infecciones agudas y menos en las osteomielitis crónicas. La sensibilidad de esta técnica es del 80-96%, y la especificidad, del 90-99%.

3.2.2.4. **Infección de las glándulas salivales.** La sialografía sigue siendo hoy la técnica de elección para el estudio de los procesos inflamatorios difusos de las glándulas submaxilar y parótida, ya que permite detectar la presencia de cálculos y obstrucciones a nivel de los conductos de las glándulas. Los procesos agudos de sialoadenitis son, sin embargo, una contraindicación absoluta para la realización de esta técnica. La segunda técnica de elección para el estudio de los procesos inflamatorios difusos de las glándulas salivales es la TC con contraste, ya que la misma es capaz de diferenciar celulitis difusas de abscesos, así como detectar la presencia de cálculos y obstrucciones a nivel de los conductos.

Los procesos inflamatorios de las glándulas salivales pueden presentarse con frecuencia como una «masa» que clínicamente es difícil de diferenciar de un tumor glandular. En estos casos dos técnicas de imagen pueden ser utilizadas, la TC con contraste y la RM. Ambas técnicas permiten determinar la extensión y localización de la lesión, la relación de la tumoración con estructuras vecinas, como el nervio facial y lingual, así como las características de agresividad de la lesión. En ningún caso la TC o la RM tienen especificidad histológica y el estudio de la masa suele requerir estudio citológico mediante aspiración con aguja fina.

En general, cuando el paciente se presenta con una tumoración de las glándulas salivales y en la exploración física se observan signos inflamatorios, la técnica recomendada es la TC con medio de contraste. Cuando el paciente presenta una tumoración sin signos inflamatorios, se recomienda la realización de una RM, ya que en estudios recientes esta técnica ha demostrado su superioridad en el diagnóstico y estadiaje de las neoplasias de las glándulas salivales.

3.2.2.5. **Infecciones cervicales.** El estudio del cuello incluye la nasofaringe, el espacio parafaríngeo, la cavidad oral, la orofaringe, la laringe y la hipofaringe, ya que las infecciones frecuentemente se diseminan a estas regiones anatómicas contiguas a través de los espacios fasciales.

La TC con contraste es la técnica de elección en el diagnóstico de las infecciones cervicales más frecuentes, como son las celulitis y los abscesos de los espacios cervicales profundos. La TC permite establecer el diagnóstico diferencial entre ambos procesos. La principal distinción entre ambos es que el absceso produce una masa única o multiloculada rodeada por un halo periférico bien definido, mientras que la celulitis es un proceso difuso, sin límites bien definidos. Ambas entidades pueden provocar alteración de los planos fasciales, engrosamiento de la piel y estructuras musculares y alteración de la densidad de los espacios grasos. La TC permite también determinar la localización, extensión y origen de los abscesos, lo que puede ser de gran ayuda para establecer la terapéutica adecuada y planificar el abordaje quirúrgico.

Aunque en la mayoría de los casos la imagen obtenida por TC no es específica de un tipo de microorganismo, existen algunas excepciones. Algunos autores indican que la combinación de quistes parotídeos y adenopatías cervicales es sugestiva de la infección por HIV. También la presencia de masas multiloculadas que son conglomerados de adenopatías, con radiolucidez central y rodeadas de un halo bien definido con mínima afectación de planos fasciales es muy sugestiva de tuberculosis.

La RM es una técnica también utilizada en el diagnóstico de las infecciones cervicales. La RM se considera igual de sensible que la TC en el diagnóstico de abscesos, pero menos específica. Por lo tanto, diremos que la TC con contraste se considera la técnica de elección en la evaluación y diagnóstico de las infecciones cervicales.

4. Terapéutica antimicrobiana

4.1. Antibióticos

Los antibióticos son fármacos con actividad intrínseca frente a bacterias y algunos protozoos. En relación a su estructura molecular, los antibióticos se clasifican en grupos o familias: betalactámicos, aminoglucósidos, glucopéptidos, lincosaminas, macrólidos, nitroimidazoles, quinolonas, sulfonamidas y tetraciclinas. En este apartado se valoraran las características de cada uno de estos grupos en lo que hace referencia a su mecanismo de acción, su farmacocinética, sus efectos secundarios y la posología más habitual en los componentes más usados de cada una de las familias.

4.1.1. Antibióticos betalactámicos. Los antibióticos betalactámicos tienen una característica común en relación a su estructura química: la presencia en todos ellos del denominado anillo betalactámico. Las modificaciones de dicho anillo dan lugar a los grupos penam (penicilinas), carbapenem (imipenem), cefem (cefalosporinas) y monobactam (aztreonam).

Aunque no está plenamente aclarado el mecanismo de acción de estos antibióticos, se conoce que son capaces de interferir la síntesis de la pared bacteriana y estimular su lisis mediante un bloqueo de la actividad transpeptidasa de las proteínas fijadoras de penicilina (PBP). Son por ello fármacos con acción bactericida, aunque sólo tienen actividad cuando las bacterias sensibles se encuentran en la fase de crecimiento.

En relación a sus características farmacocinéticas generales, estos agentes proporcionan buenas concentraciones en suero y en orina y difunden bien a los diferentes espacios corporales. La penetración en el LCR es de alrededor de un 5-10% de las concentraciones plasmáticas, preferentemente si las meninges se hallan inflamadas.

La toxicidad de los betalactámicos es escasa y generalmente de características clínicas leves. Los efectos secundarios más comunes son a nivel cutáneo y gastrointestinal. Los antibióticos de este grupo de amplio espectro y acción más potente pueden ocasionar disbacteriosis intestinal o superinfecciones por bacterias resistentes u hongos.

4.1.1.1. Penicilinas. En la tabla IV se relacionan los diferentes tipos de penicilinas, su actividad microbiológica, su vía de administración y su posología más usual.

4.1.1.1.1. Penicilinas naturales. Dentro del grupo de penicilinas naturales se encuentran las diversas formas de la penicilina G, sódica, procaína y benzatina, y la penicilina V o fenoximetilpenicilina. Son activas frente a la mayoría de bacterias grampositivas, aerobias y anaerobias, aunque en nuestro medio más de una cuarta parte de las cepas de *Streptococcus pneumoniae* muestran una reducción de su sensibilidad (CMI 0,1-1 mcg/ml) o resistencia (CMI > > 1 mcg/ml). La mayoría de microorganismos del género *Staphylococcus* producen una betalactamasa que inhibe a las penicilinas naturales, y frente a *Enterococcus* su actividad es únicamente bacteriostática. Dentro de las bacterias gramnegativas son activas frente a *Neisseria meningitidas* y *N. gonorrhoeae*, aunque entre un 10-20% de las cepas muestran una reducción de su sensibilidad. Por último, las penicilinas naturales son muy activas para bacterias espiroquetales (*Treponema pallidum*, *Leptospira* spp. y *Borrelia* spp.).

4.1.1.1.2. Penicilinas resistentes a la penicilinasa. El agente representante de este grupo es la cloxacilina y su actividad más relevante es frente a *S. aureus,* productor de betalactamasa. En relación con el resto de cocos grampositivos su actividad es muy inferior a la de las penicilinas naturales y no tienen efecto bactericida frente a gérmenes anaerobios.

4.1.1.1.3. Aminopenicilinas. En el grupo de las aminopenicilinas se encuentran la ampicilina y la amoxicilina. Su espectro de acción es similar al de las penicilinas naturales, aunque con menor actividad intrínseca, siendo también eficaces frente a ciertas enterobacterias. Su actividad frente a enterococos y *Listeria monocytogenes* es superior a la de la penicilina.

La diferencia fundamental entre ambos agentes radica en su absorción digestiva, ya que la amoxicilina se absorbe hasta el 80% de la dosis y la ampicilina solamente el 40%. La única indicación de la ampicilina oral es el tratamiento de la gastroenteritis por *Shigella* spp.

La unión con ácido clavulánico en el caso de la amoxicilina y con sulbactam en la ampicilina, inhibidores de las betalactamasas producidas por bacterias aerobias y anaerobias, hace recuperar la sensibilidad a dichos agentes de

Tabla IV. Tipos de penicilinas, actividad microbiológica y posologia más usual

Fármaco	*Actividad microbiológica*	*Dosificación más usual en adultos*	
		Parenteral	*Oral*
Amoxicilina	CGP y BGN	1-2 g/6-8 h	0,25-0,5 g/8 h
Amoxicilina-clavulánico	BGN, anaerobios	1-2 g/8	500 mg/8 h
Ampicilina	CGN y BGN	1-2 g/4-6	0,5-1 g/6 h
Aztreonam	BGN	0,5-2 g/8 h	
Cloxacilina	*S. aureus*	1-2 g/4	0,5-1 g/6 h
Imipenem	BGN, aneorobios, CGP	0,5-1 g/6 h	
Penicilina G	CGP	1-4 × 10^6 U/4 h	
Penicilina	CGP	0,25-0,5 g/6 h	
Penicilina procaína	CGP	0,3-4,8 × 10^6/día	
Penicilina benzatina	CGP	2,4 × 10^6 U/semana	
Piperacilina	BGN, anaerobios, CGP	4 g/6 h	
Ticarcilina	*P. aeruginosa*	3 g/4-6 h	

CGP: Cocos grampositivos BGN: Bacilos gramnegativos

microorganismos productores de betalactamasas plasmídicas.

4.1.1.1.4. Carboxi y ureidopenicilinas. Dentro del grupo de carboxipenicilinas el agente más utilizado es la ticarcilina, cuya actividad más importante es frente a *Pseudomonas aeruginosa* y enterobacterias. Las ureidopenicilinas están representadas por la piperacilina, antibiótico eficaz frente a un gran número de microorganismos grampositivos y gramnegativos, incluyendo anaerobios, enterococos y *P. aeruginosa*. Las cepas productoras de betalactamasas son resistentes, por lo que se hace necesaria su utilización asociado al inhibidor de betalactamasas tazobactam.

4.1.1.2. **Carbapenem.** El imipenem, asociado a cilastatina en una proporción 1:1, es el fármaco representante de este grupo. Su espectro de actividad es muy amplio, abarcando la mayoría de bacterias grampositivas y gramnegativas aerobias y anaerobias e incluyendo a especies multirresistentes a otros antimicrobianos.

La dosis usual en el adulto oscila entre 0,5 y 1 g cada seis-ocho horas, en función de la gravedad del cuadro clínico, por vía endovenosa. En los niños se administran 100 mg/kg/día divididos en cuatro dosis. Recientemente se ha comercializado un preparado para uso intramuscular que permite su utilización a nivel ambulatorio.

4.1.1.3. **Monobactámicos**. El aztreonam es el primer monobactámico introducido para su uso en terapéutica. Como el resto de fármacos del grupo betalactámico, es un agente bactericida que interfiere con la biosíntesis de las paredes celulares bacterianas. Su actividad biológica está limitada a los microorganismos aerobios gramnegativos, presentando una alta resistencia intrínseca a la inactivación enzimática por las betalactamasas producidas por los mismos. En adultos se utiliza a dosis de 1-2 g cada ocho horas, y en niños 100-150 mg/kg/día, por vía endovenosa.

4.1.1.4. **Cefalosporinas.** Las cefalosporinas son antibióticos betalactámicos muy utilizados en medio hospitalario y ambulatorio por su amplio espectro de actividad y su relativa escasa toxicidad. En relación con su acción microbiológica se agrupan en generaciones. Las cefalosporinas de primera generación son especialmente activas frente a los cocos grampositivos, incluyendo los estafilococos productores de penicilinasa, excepto las especies del género *Enterococcus*. Las cefalosporinas de segunda generación tienen aún eficacia frente a cocos grampositivos y una mayor actividad frente a bacilos aerobios gramnegativos que las de primera generación. Dentro de este grupo existen algunas con actividad aumentada frente a bacterias anaerobias, como cefoxitina y cefmetazol. Las cefalosporinas de tercera generación son muy activas frente a los micoorganismos gramnegativos y únicamente conservan su actividad frente a *Streptococcus pneumoniae*. En este grupo se encuentran las cefalosporinas con actividad intrínseca frente a *Pseudomonas aeruginosa*, como ceftazidima y cefoperazona. En la tabla V se describen las posologías de las cefalosporinas de uso más común.

Tabla V. Cefalosporinas de uso más común. Generación y posología habitual

Fármaco	*Generación*	*Dosificación más usual en adultos*	
		Parenteral	*Oral*
Axetilcefuroxima	2.ª	0,25-1 g/12 h	
Cefaclor	2.ª	0,5-1 g/8 h	
Cefadroxilo	1.ª	0,5-1 g/12 h	
Cefalexina	1.ª	0,5-1 g/6 h	
Cefamandol	2.ª	0,5-2 g/4-6 h	
Cefazolina	1.ª	1-2 g/8 h	
Cefixime	3.ª	200-400 mg/12-24 h	
Cefmetazol	2.ª	1-2 g/8-12 h	
Cefonicid	2.ª	1-2 g/día	
Cefotaxima	3.ª	1-2 g/6-8 h	
Cefoxitina	2.ª	1-2 g/4-6 h	
Ceftazidima	3.ª	1-2 g/8 h	
Ceftizoxima	3.ª	1-3 g/8-12 h	
Ceftriaxona	3.ª	1-4 g/12-24 h	
Cefuroxima	2.ª	0,75-1,5 g/8 h	

4.1.2. Aminoglucósidos. Los aminoglucósidos son agentes bactericidas que, por un mecanismo de transporte activo con consumo de energía, penetran en la pared celular y la membrana uniéndose a las subunidades 30S y 50S del ribosoma bacteriano e inhibiendo la síntesis proteica.

En su espectro de actividad se encuentran la mayoría de bacilos gramnegativos, los cocos grampositivos y bacilos grampositivos, como *Listeria monocytogenes*. Solamente son eficaces frente a bacterias aerobias y poseen el denominado efecto posantibiótico, es decir, mantenimiento de actividad bactericida en ausencia de niveles de antibiótico por encima de la CMI de las bacterias, especialmente las gramnegativas. Para el tratamiento de infecciones causadas por microorganismos grampositivos se utilizan por su efecto sinérgico asociados a antibióticos betalactámicos.

Los aminoglucósidos no se absorben por vía digestiva y su difusión a los tejidos es limitada, incluyendo una muy escasa penetración en el LCR aun con las meninges inflamadas. Su eliminación es fundamentalmente realizada por vía renal a través de un mecanismo de filtración glomerular.

Los efectos tóxicos a nivel nefrológico y ótico son los principales limitantes de su utilización, ya que los mismos pueden aparecer entre un 5 y un 25% de los pacientes que reciben terapia con aminoglucósidos. La toxicidad es superior en ancianos, en pacientes con hiperbilirrubinemia y en los que reciben algún otro medicamento con acción nefrotóxica. Para la detección de efectos tóxicos es conveniente la monitorización de los niveles plasmáticos, con la finalidad de mantener unos niveles valle inferiores a los considerados potencialmente peligrosos. La administración en dosis única diaria, en lugar de su fraccionamiento cada ocho o doce horas, posiblemente reduce la nefrotoxicidad de los aminoglucósidos. Por último, se ha de mencionar que la administración de aminoglucósidos en *bolus* endovenoso está absolutamente contraindicada por la aparición de bloqueo neuromuscular.

Los aminoglucósidos más utilizados en terapéutica son: a) Amikacina, que tiene actividad, además de frente a las bacterias anteriormente mencionadas, frente a micobacterias y *Nocardia* spp. La dosis usual es de 15 mg/kg/día. b) Estreptomicina, que es también eficaz frente a *Mycobacterium tuberculosis*, *Brucella* spp. y especies de *Yersinia*. Se utiliza generalmente a dosis de 0,5-1 g/12-24 horas en los adultos, y de 20-40 mg/kg/día en los niños. Tiene menos nefrotoxicidad que el resto de los aminoglucósidos, aunque su toxicidad vestibular es muy superior, especialmente en personas de edad avanzada. c) Gentamicina, aminoglucósido que muestra una mayor sinergia con betalactámicos o glucopéptidos frente a estreptococos. No tiene actividad frente a micobacterias. La dosis usual es de 3-5 mg/kg/día. d) Neomicina es un aminoglucósido de uso exclusivo oral, a dosis de 1 g/6 horas en adultos y de 50-100 mg/kg/día en niños, para decontaminación del tubo digestivo en situaciones especiales, como la cirrosis hepática en encefalopatía. e) Netilmicina, utilizada a dosis única diaria de 4-6 mg/kg, tiene una actividad similar a la de la gentamicina. f) Tobramicina es similar en su espectro y actividad a gentamicina, utilizándose con un mismo esquema de dosificación.

4.1.3. Glicopéptidos. Los glicopéptidos son antibióticos bactericidas cuyo mecanismo de acción consiste en una inhibición de la síntesis de la pared bacteriana en un paso metabólico diferente y previo al de los betalactámicos. Su espectro de acción es muy reducido, ya que únicamente son fármacos activos frente a bacterias grampositivas de crecimiento aerobio.

El antibiótico representante de este grupo es la vancomicina. Su absorción por vía oral es prácticamente nula y no se aconseja su uso por vía intramuscular porque puede producir una importante necrosis tisular. Administrada por vía endovenosa difunde bien en el organismo, alcanzando niveles terapéuticos en el LCR en pacientes con meninges inflamadas. El mecanismo de eliminación es mediante filtración glomerular, por lo cual deben ajustarse las dosis a la función renal.

La toxicidad de la vancomicina es fundamentalmente nefrológica, aunque cuando se administra de forma aislada es poco frecuente. La administración simultánea de otros fármacos nefrotóxicos potencia la toxicidad renal de la vancomicina, especialmente cuando se asocian aminoglucósidos. La presencia de niveles séricos muy elevados, sobre todo en pacientes con insuficiencia renal, puede condicionar la aparición de toxicidad coclear y vestibular, que puede ser irreversible. La administración de forma rápida (menos de una hora) de las infusiones de vancomicina puede dar lugar a una liberación de histamina que ocasiona una erupción cutánea (síndrome del hombre rojo), hipotensión e incluso paro cardíaco. Por ello, se recomienda la administración en un período de tiempo no inferior a las dos horas. La existencia de importantes efectos adversos de la vancomicina hacen aconsejable la monitorización de sus niveles plasmáticos para ajustar la dosificación necesaria en cada paciente.

La vancomicina se utiliza a dosis de 30 mg/kg/día, dividido cada doce horas en adultos. En los niños la dosis es de 40 mg/kg/día cada doce horas. Puede usarse también la vía intratecal en pacientes con infección del LCR asociada a una derivación del mismo, a dosis de 10-20 mg/día.

Recientemente se ha introducido un nuevo glucopéptido en terapéutica, la teicoplanina, con una actividad similar a la vancomicina pero exenta de los efectos adversos propios de dicho fármaco. Puede administrarse por vía endovenosa e intramuscular. La dosis usual es de 3-6 mg/kg/día en dosis única diaria, aunque en infecciones severas o de difícil tratamiento pueden administrarse hasta 10 mg/kg/día.

4.1.4. Lincosaminas. Dentro del grupo de las lincosaminas el representante usado en terapéutica actualmente es la clindamicina. Son fármacos que actúan inhibiendo la síntesis proteica a nivel de los ribosomas bacterianos. La clindamicina puede ser bactericida o basteriostática, dependiendo de la especie bacteriana, de la concentración disponible del antibiótico y del inóculo de microorganismos.

La clindamicina es activa, y generalmente bactericida, frente a las bacterias aerobias grampositivas, excepto los enterococos y las cepas de *S. aureus,* resistentes a la cloxacilina. No tiene actividad frente a micoorganismos aerobios gramnegativos. La mayoría de anaerobios son sensibles a clindamicina, aunque en los últimos años las tasas de resistencia en algunas especies pueden llegar a ser de hasta el 20% de los aislamientos. Por último, la clindamicina muestra actividad frente a los siguientes protozoos: *Plasmodium falciparum*, *P. vivax*, *Toxoplasma gondii* y *Babesia*.

La clindamicina puede utilizarse por vía oral, con unos niveles de absorción adecuados, y por vía parenteral. Su difusión tisular es buena excepto al LCR. El metabolismo es principalmente hepático y deben modificarse las dosis en casos de insuficiencia renal severa.

Los efectos adversos de la clindamicina son escasos, aunque hasta un 10% de los pacientes pueden presentar alteraciones digestivas, en especial un síndrome diarreico. El tratamiento prolongado con dosis elevadas por vía oral se acompaña más a menudo de dichas complicaciones. Algunos pacientes desarrollan un cuadro clínico de mayor gravedad denominado colitis pseudomembranosa, ocasionado por el sobrecrecimiento en el tubo digestivo de *Clostridium difficile,* productor de toxina.

La dosis por vía oral en adultos es de 150-450 mg/6-8 horas y de 300-600 mg/6 horas por vía endovenosa. En los niños se administran de 25-40 mg/kg/día, por vía oral y parenteral, divididos en cuatro dosis.

4.1.5. Macrólidos. Los macrólidos son antibióticos capaces de inhibir la síntesis proteica a nivel del ribosoma bacteriano. Al igual que las lincosaminas, pueden ser bactericidas o bacteriostáticos, en función de la concentración del fármaco y del inóculo bacteriano.

En relación al número de átomos del anillo macrolactónico existen tres grupos de macrólidos, que se especifican en la tabla VI.

Tabla VI. Clasificación de los macrólidos en función del número de átomos del anillo macrolactónico

14 átomos	*15 átomos*	*16 átomos*
Eritromicina	Azitromicina	Espiramicina
Roxitromicina		Josamicina
Claritromicina		Diacetil-midecamicina

Los macrólidos son antibióticos de amplio espectro con actividad frente a bacterias grampositivas, aerobias y anaerobias, gramnegativas, como *Branhamella catarrhalis*, *Neisseria* spp., *Bordetella pertussis*, *Haemophilus ducreyi*, *Legionella* spp., *H. influenzae* y algunas cepas de anaerobios gramnegativos. También son eficaces frente a *Chlamydia* spp., *Mycoplasma pneumoniae*, espiroquetas y especies de micobacterias.

Los macrólidos se utilizan generalmente por vía oral, teniendo una buena absorción digestiva y distribución a los tejidos, excepto al sistema nervioso central. El metabolismo es hepático y la eliminación es renal. Algunos preparados, como la eritromicina y la claritromicina, pueden usarse por vía parenteral.

Los efectos tóxicos de los macrólidos son escasos y se centran de forma casi exclusiva en molestias gastrointestinales de poca relevancia. Los pacientes ancianos con insuficiencia renal pueden presentar sordera relacionada con el uso de eritromicina a dosis elevadas.

La claritromicina, macrólido de 14 átomos de carbono, se administra a dosis de 250-500 mg/12 horas, oral, en adultos. La eritromicina, también con 14 átomos, se usa a dosis de 500-1.000 mg/6 horas por vía endovenosa, y de 500 mg/6 horas por vía oral en adultos. Los niños reciben 30-50 mg/kg/día divididos en cuatro dosis. La roxitromicina se administra a dosis de 300 mg/día, en una o dos dosis, por vía oral en adultos, y a dosis de 2,5-5 mg/kg/día en dos dosis en niños. Por último, la azitromicina, macrólido de 15 átomos de carbono, tiene la particularidad de acumularse en los tejidos y mantener su efecto antibiótico durante varios días. Su dosis usual es de 500 mg/día por vía oral durante tres días.

4.1.6. Nitroimidazoles. Los fármacos de este grupo, metronidazol, ornidazol y tinidazol, son antibióticos bactericidas con acción frente a gérmenes de crecimiento anaerobio. Su mecanismo de acción consiste en penetrar en el citoplasma de los microorganismos, en donde se produce una reducción a productos intermedios que son capaces de afectar al DNA microbiano. Posteriormente se descomponen e inactivan los productos intermedios de los nitroimidazoles y son eliminados.

Los antibióticos de este grupo se absorben bien por vía oral y tienen una excelente distribución a todos los tejidos, incluyendo una buena penetración en el LCR, aun con meninges no inflamadas. La metabolización es hepática y su eliminación fundamentalmente renal.

La administración oral puede producir molestias digestivas y sabor metálico. El tratamiento prolongado puede ocasionar un cuadro de polineuritis sensitiva.

En adultos, el metronidazol se usa a dosis de 250-750 mg cada 8 horas y el ornidazol a dosis de 0,5-2 g en una sola administración, vía oral o endovenosa. La dosificación para los niños es de 15-35 mg/kg/día en tres dosis para el metronidazol, y de 25-40 mg/kg/día en dosis única para el ornidazol. Existe un preparado de metronidazol para uso por vía vaginal a dosis de 500 mg/12 horas. El tinidazol se utiliza de forma exclusiva por vía oral a dosis única diaria de 0,5-2 g en adultos, y de 50-60 mg/kg/día en niños.

4.1.7. Quinolonas. Las quinolonas son antibióticos de acción bactericida rápida que interfieren con la síntesis del ADN bacteriano al inhibir la actividad de la ADN-girasa, que es una enzima esencial para su replicación.

Estos antibióticos son activos frente a cocos grampositivos, cocos gramnegativos, la mayoría de bacilos gramnegativos, incluyendo *P. aeruginosa*, y una miscelánea de microorganismos entre los que se encuentran micoplasmas, clamidias, micobacterias, *Actinomices* spp. y *Nocardia* spp. No tienen actividad generalmente frente a bacterias de crecimiento anaerobio.

Las quinolonas de primera generación, menos eficaces que las de segunda generación o quinolonas fluoradas, son utilizadas generalmente por vía oral para infecciones del tracto urinario. El preparado más utilizado es el ácido pipemídico, ya que otros fármacos de esta generación desarrollan frecuentemente resistencias bacterianas durante el tratamiento. Las quinolonas de segunda generación se pueden utilizar por vía oral, y en algunos preparados por vía endovenosa. La absorción oral de todas las quinolonas es extraordinaria y su difusión a los tejidos es buena. Alcanzan una concentración en orina que puede ser cien veces superior a la plasmática y penetran escasamente en el LCR.

Los efectos secundarios son escasos y de poca relevancia clínica, ocasionando en general molestias digestivas o bien alteraciones leves del sistema nervioso central. El acúmulo en el cartílago de crecimiento hace desaconsejable su uso en niños y mujeres embarazadas o en período de lactancia.

El ciprofloxacino se puede utilizar por vía endovenosa a dosis de 200-400 mg cada 12 horas en adultos, y por vía oral a dosis de 250-750 mg/12 horas. El norfloxacino sólo puede utilizarse por vía oral a dosis de 400 mg/12 horas. Este preparado no difunde a los tejidos, por lo que se usa de forma exclusiva para infecciones de las vías urinarias. El ofloxacino se utiliza a dosis de 200 mg/12 horas por vía oral y es la quinolona que presenta una mejor penetración en el LCR. Recientemente se ha comercializado un preparado para uso endovenoso. El ácido pipemídico, de características similares al norfloxacino en relación a la difusión tisular, se utiliza con una dosificación de 400 mg/12 horas por vía oral.

4.1.8. Sulfonamidas. Las sulfamidas, o sulfonamidas, fueron los primeros antibacterianos sistémicos eficaces empleados en los seres humanos. Son fármacos, en general bacteriostáticos, que actúan interfiriendo el metabolismo del ácido fólico de las bacterias.

Aunque tienen una actividad intrínseca frente a un gran número de microorganismos, la mayoría de cepas inicialmente sensibles tienen unas elevadas tasas de resistencia. Por este motivo en el momento actual su utilización en terapéutica es muy reducida.

Se usan generalmente por vía oral, se distribuyen bien por el organismo y se excretan por vía urinaria. Los efectos tóxicos son fundamentalmente intolerancia digestiva, reacciones cutáneas, que pueden ser severas como el denominado síndrome de Stevens-Johnson, y discrasias sanguíneas de forma especial en los pacientes de edad avanzada.

Las sulfonamidas más comúnmente utilizadas son el cotrimoxazol, asociación sinérgica y bactericida de trimetoprima con sulfametoxazol en proporción un quinto, y la sulfadiazina. Estos antibióticos son útiles para el tratamiento y la profilaxis de la neumonía por *Pneumocystis carinii*, de las infecciones por *Nocardia* spp. y de la toxoplasmosis cerebral. El cotrimoxazol se usa a dosis de 160/800 mg cada 12 horas oral o parenteral en infecciones poco severas y a dosis más elevadas repartidas cada seis horas en el tratamiento de la neumonía por *P. carinii*. En los niños la dosis es de 6 a 12 mg/kg/día del preparado trimetoprima oral o endovenoso en dos dosis. La sulfadiazina solamente se usa por vía oral a dosis de 0,5-1 g cada seis horas en adultos, y de 100-150 mg/kg/día divididos en cuatro dosis en niños.

4.1.9. Tetraciclinas. Las tetraciclinas, antibióticos bacteriostáticos, son fármacos que actúan interfiriendo la síntesis de las proteínas a nivel del ribosoma bacteriano.

Aunque la actividad intrínseca de las tetraciclinas es de amplio espectro, un gran número de bacterias tienen actualmente unas tasas elevadas de resistencia. Su uso clínico queda limitado a infecciones por rickettsias, clamidias, uretritis no gonocócica, enfermedad de Lyme, brucelosis y diarrea del viajero.

En general las tetraciclinas se administran por vía oral, existiendo preparados de vida media corta, como la tetraciclina, clortetraciclina u oxitetraciclina, y preparados de vida media prolongada, como la doxiciclina y la minociclina. La absorción intestinal es buena cuando se toma en ayunas, y su distribución a los tejidos es adecuada, aunque con escasa penetración en el LCR. La eliminación es fundamentalmente renal.

Los efectos secundarios pueden aparecer a nivel cutáneo, digestivo o neurológico. El uso en pediatría y durante el embarazo o la lactancia está desaconsejado por su acúmulo a nivel de los dientes, produciendo una decoloración gris-marrón permanente de los mismos.

Las tetraciclinas de vida media corta se utilizan a dosis de 1-2 g/día divididos en cuatro dosis. La doxiciclina se administra a dosis de 100 mg/12 horas por vía oral. Este último preparado es también eficaz para la profilaxis de las infecciones por *Plasmodium* spp. en los viajes a países endémicos, siendo necesaria la toma de un comprimido diario de 100 mg.

4.2. Antifúngicos

4.2.1. Polienos: anfotericina B. Es activa frente a la mayoría de especies de hongos y levaduras, por lo cual es considerada como el tratamiento de elección de las infecciones graves producidas por estos microorganismos.

No se absorbe por vía oral, por lo que su administración es exclusiva por vía intravenosa. Se elimina en una pequeña proporción (5%) por vía renal y se metaboliza de forma lenta en los tejidos, en donde puede permanecer varias semanas después de su administración. Requiere diluirse en suero glucosado y no permite su mezcla con otras sustancias, excepto con heparina y corticoides.

La toxicidad de la anfotericina B puede estar en relación con su administración, en forma de fiebre, escalofríos, trastornos del ritmo cardíaco, náuseas y vómitos, o bien presentarse durante el tratamiento como flebitis y, sobre todo, nefrotoxicidad, que suele ser reversible si la dosis total administrada no supera los 3 o 4 g. También no son inusuales la toxicidad medular y la aparición de hipocaliemia.

La dosificación de la anfotericina B se inicia con una dosis de prueba de 1 mg. Si la misma es bien tolerada se administra una dosis progresiva diaria hasta alcanzar la dosis máxima de 0,7-1 mg/kg/día (no es conveniente sobrepasar los 50 mg por día), en perfusión continua durante unas cuatro horas.

En la actualidad se dispone de un preparado de anfotericina B, incluida en el interior de liposomas, que permite aumentar la dosis hasta 5 mg/kg/día con una mayor efectividad y sin incremento apreciable de la nefrotoxicidad. Su elevado coste puede ser un factor limitante de su utilización.

4.2.2. Imidazoles. El ketoconazol es activo frente a numerosas especies de hongos y levaduras, aunque su espectro de actividad es menor que el de la anfotericina B. Se absorbe bien por vía oral, excepto si existe aclorhidria, y se recomienda administrarlo con las comidas.

El efecto adverso más común es la intolerancia digestiva, pudiendo también producir ginecomastia y trastornos del metabolismo androgénico. Es común la elevación de las transaminasas, aunque la hepatitis clínica es rara.

La dosis usual de ketoconazol es de 200 mg cada 12 horas y sus indicaciones más comunes son las infecciones superficiales producidas por especies de *Candida*.

Existen una serie de imidazoles para uso por vía tópica (clotrimazol, econazol, tioconazol y miconazol) que se pueden utilizar para el tratamiento de las infecciones cutáneas y mucosas causadas por especies fúngicas.

Recientemente se han introducido unos derivados triazólicos, el fluconazol y el itraconazol, cuyas características más remarcables son su vida media prolongada de hasta treinta horas, su buena difusión tisular y su menor capacidad de producir efectos adversos en relación con el ketoconazol. El fluconazol se puede usar por vía oral y parenteral, siendo su dosis habitual entre 100 y 400 mg por día. El itraconazol sólo está disponible para uso por vía oral y su dosis común es de 100 a 200 mg por día (se aconseja no superar la dosis de 400 mg por día).

4.2.3. Flucitosina. Es un antifúngico de riesgo reducido y que se usa siempre asociado a otros antifúngicos. Se absorbe bien por vía oral y difunde a la mayoría de tejidos. Su toxicidad más importante es a nivel de médula ósea, que aparece si los niveles plasmáticos superan los 100 mcg/ml. La dosis usual es de 50-150 mg/kg/día administrada cada seis horas.

4.3. Antivíricos

El único fármaco con actividad antiviral que se utiliza en las infecciones del territorio maxilofacial es el aciclovir, que es activo frente a los virus del grupo herpes. El aciclovir puede usarse en forma tópica, oral o parenteral. Está bien comprobado que su actividad es superior cuando se inicia la terapéutica coincidiendo con la aparición de los primeros síntomas. No es activo frente a la fase latente del virus.

La dosis usual por vía oral oscila entre 1 y 4 g por día divididos en cinco dosis, en función primordialmente del estado inmunitario del paciente. Cuando se utiliza por vía intravenosa la dosis es de 10 mg/kg/8 horas.

La toxicidad del aciclovir es escasa y únicamente puede presentarse cristaluria en casos de utilización intravenosa, por lo que se recomienda administrar una sobrecarga de líquidos durante su perfusión.

5. Entidades clínicas

En este capítulo se revisarán algunas de las infecciones que afectan al territorio maxilofacial, e incluiremos las infecciones odontógenas, la osteomielitis maxilar, las infecciones orbitarias y las infecciones cervicales. El resto de infecciones de los diferentes territorios topográficos serán tratados detalladamente en cada capítulo.

5.1. Infecciones odontógenas

Las infecciones odontógenas y sus complicaciones constituyen una patología muy frecuente del territorio maxilofacial. Estos procesos engloban un amplio espectro de entidades desde infecciones localizadas en el diente, como pulpitis o periodontitis, hasta infecciones graves diseminadas en los espacios fasciales de cabeza y cuello que pueden poner en peligro la vida del paciente.

La incidencia de infecciones odontógenas graves ha disminuido en las últimas décadas debido fundamentalmente a una mejora en la salud dental y a una mayor y mejor utilización de la terapéutica antibiótica. También ha influido de forma importante los avances en las técnicas diagnósticas, tanto en las técnicas microbiológicas, que han permitido un mayor conocimiento de la microbiología de las infecciones odontógenas, como en las técnicas de imagen, tomografía computerizada y resonancia magnética, que permiten el diagnóstico preciso de infecciones que afectan a espacios profundos de difícil diagnóstico clínico.

5.1.1. Microbiología. En la tabla VII se muestran los microorganismos que con mayor frecuencia se asocian a las infecciones odontógenas. Aproximadamente el 25% de los mismos son bacterias aerobias, siendo el 85% cocos grampositivos, y en su mayoría estreptococos del grupo *viridans*. El 75% de los aislamientos son anaerobios, la mayoría cocos grampositivos como *Peptostreptococcus* spp. y bacilos gramnegativos como *Fusobacterium* spp. y *Bacteroides* spp.

Tabla VII. Microorganismos asociados con la infección odontógena

	Porcentaje
Aerobios (25 %)	
Cocos Gram positivos	85
Estreptococos	90
Estafilococos	10
Cocos Gram negativos	2
Bacilos Gram positivos	3
Bacilos Gram negativos	6
Miscelánea	4
Anaerobios (75 %)	
Cocos Gram positivos	30
Estreptococos	25
Peptoestreptococos	75
Cocos Gram negativos	4
Bacilos Gram positivos	14
Bacilos Gram negativos	50
Fusobacterium spp.	25
Lacteroides spp.	75
Miscelánea	2

El tipo de bacteria causal puede variar dependiendo del tiempo de evolución y de la gravedad del proceso infeccioso. Así, en la fase aguda o de celulitis es frecuente aislar un solo microorganismo, en general estreptococos aerobios o facultativos como *S. milleri*. En la fase de absceso generalmente se aísla una flora polimicrobiana con tres a seis microorganismos y predominio de anaerobios. Esto puede indicar que las bacterias invasoras aerobias y facultativas proporcionan un ambiente favorable para el crecimiento de bacterias anaerobias al proporcionar nutrientes, como la vitamina K, y producir un pH favorable.

La gravedad de la infección también se puede relacionar con un microorganismo determinado. Se ha encontrado una asociación significativa de *Fusobacterium nucleatum* con infecciones odontógenas más agresivas que pueden afectar a diferentes espacios fasciales o causar intensa inflamación y dolor. También se ha visto en estas infecciones graves un alto porcentaje de bacterias aerobias, especialmente de *S. milleri*, lo que puede indicar un tipo de simbiosis que da lugar a una infección más severa.

5.1.2. Etiología y cuadros clínicos

5.1.2.1. Pulpitis y absceso periapical.

Etiopatogenia. La infección de la pulpa dentaria puede ocurrir a través de diferentes vías (fig. 2). Lo más frecuente es a partir de defectos en el esmalte y dentina secundario a caries extensas, fracturas traumáticas del diente o como resultado de procedimientos dentales. También puede ocurrir la infección, a través del orificio apical o de los canales laterales por invasión de pus desde bolsas periodontales o de abscesos periapicales de dientes adyacentes.

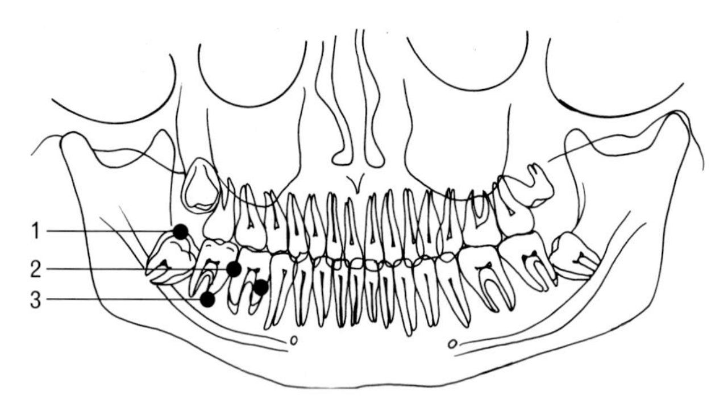

Fig. 4.2.—**Orígenes principales de la infección odontógena.** 1. Pericoronal. 2. Periodontal. 3. Periapical.

Una vez que la pulpa está infectada, el pus y el material necrótico tienden a salir del canal pulpar extruyéndose a través del orificio apical hacia el hueso alveolar circundante, dando como resultado un *absceso periapical o alveolar.* Este acúmulo de pus causa pérdida ósea y puede extenderse y afectar a los dientes próximos o puede drenar a través del hueso en la cavidad oral o bien hacia fuera, originando los abscesos de tejidos blandos de diferentes localizaciones en el territorio maxilofacial (fig. 3).

Clínica y diagnóstico. Los síntomas más frecuentes de la pulpitis aguda son el dolor intenso que aumenta con la masticación y los cambios térmicos. El diente es sensible a la palpación y percusión. Las radiografías periapicales pueden mostrar la presencia de caries o fractura dentaria, así como una radiolucidez que envuelve el periápice en el caso de un absceso periapical. En los casos de abscesos alveolares agudos en los que todavía no ha transcurrido el tiempo necesario para que exista reabsorción del componente mineralizado del hueso alveolar, puede no existir alteración radiológica alguna. En caso de que el absceso alveolar se cronifique puede aparecer un trayecto fistuloso en la mucosa alveolar, a través del cual se produce la supuración. Para la localización del diente causal puede ser de ayuda la realización de una radiografía con una punta de gutapercha introducida a través de la fístula.

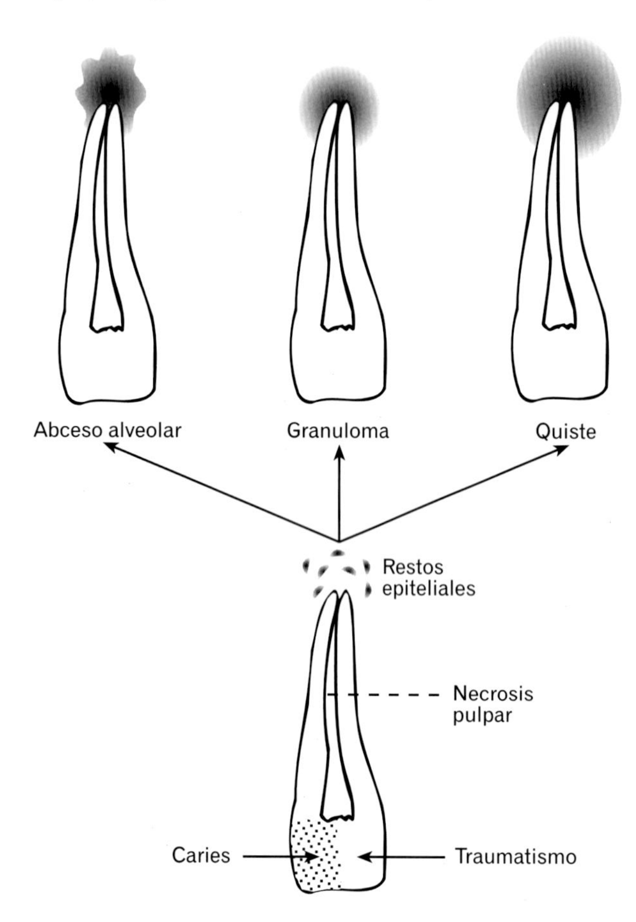

Fig. 4.3.—**Fisiopatología de la lesión periapical.**

5.1.2.2. Pericoronaritis.

Concepto. La pericoronaritis es una infección aguda localizada causada por el atrapamiento de partículas de comida y microorganismos bajo la encía de dientes parcialmente erupcionados. En pacientes adolescentes y adultos la infección afecta generalmente a terceros molares, mientras que en niños puede ocurrir durante la erupción de cualquier diente permanente.

Clínica. Los síntomas más frecuentes son dolor, molestias a la masticación, inflamación y trismus. El tejido pericoronal puede estar eritematoso e inflamado y puede obtenerse un exudado purulento a la expresión manual. Es frecuente la halitosis, así como la presencia de adenopatías dolorosas.

5.1.2.3. Infección periodontal.

Concepto. La enfermedad periodontal es una patología del tejido conectivo de soporte del diente. El periodonto incluye el hueso alveolar, el ligamento periodontal, el cemento radicular y la encía. La complicación más frecuente de la enfermedad periodontal es la pérdida dentaria, aunque también pueden producirse sobreinfecciones de bolsas periodontales que conducen a la formación de abscesos periodontales.

Variedades.

Gingivitis. Se trata de la enfermedad periodontal más frecuente en la infancia, con un pico de incidencia en la adolescencia. La causa de esta infección reversible es la mala higiene oral con acúmulo de placa bacteriana sobre el diente, próxima a la encía en el surco gingival. Clínicamente se caracteriza por inflamación y enrojecimiento de la encía, con tendencia al sangrado después de las comidas y del cepillado.

La *gingivitis ulcerativa necrosante aguda (GUNA)* se caracteriza por ser un cuadro agudo doloroso, con erosión de la encía y formación de pseudomembranas. No afecta de forma homogénea a toda la dentición y se acompaña de halitosis, fiebre, malestar y linfadenopatías. La patogenia de esta enfermedad es desconocida, pero existen factores predisponentes de tipo local, como la mala higiene oral y la proliferación de espiroquetas y bacterias fusiformes y de tipo general, como el estrés y el tabaquismo.

Periodontitis. La *periodontitis crónica del adulto* se caracteriza por una inflamación gingival asociada con una pérdida del soporte de tejido conectivo. Existe pérdida de hueso alveolar y de las uniones del ligamento periodontal al cemento, con migración apical del epitelio de unión que origina la formación de bolsas alrededor del diente. Puede existir una sobreinfección de las bolsas periodontales que origina la formación de un absceso periodontal. La periodontitis crónica es un proceso destructivo lentamente progresivo que resulta del acúmulo de placa por una higiene oral deficiente junto con una gingivitis crónica de años de evolución.

La *periodontitis rápidamente progresiva* aparece en adultos jóvenes y se trata de un proceso acelerado de pérdida de soporte que afecta a toda la dentición.

La *periodontitis juvenil localizada* aparece en adolescentes y se caracteriza por una pérdida rápida de soporte óseo vertical que con frecuencia afecta a los incisivos y primeros molares. La etiología es desconocida, ya que el acúmulo de placa es mínimo o inexistente. Es constante el hallazgo de bacterias del tipo *Haemophilus actinomycetemcomitans* y *Capnocytophaga ochracea* y también se ha hecho referencia a una posible disfunción de los neutrófilos y a factores hereditarios.

5.1.3. Vías de propagación de la infección odontógena

5.1.3.1. Fases de propagación de la infección (fig. 4). Cuando la infección odontógena está establecida y los factores de resistencia del huésped no son suficientes para delimitar la infección se produce la diseminación de la misma siguiendo unas fases que son predecibles.

Cuando se produce la inoculación del tejido periapical por bacterias a partir de un foco odontógeno, la primera barrera local que limita la propagación de la infección periapical es el hueso alveolar. Cuando la infección queda circunscrita dentro de este hueso alveolar el proceso se denomina *absceso alveolar o periapical*. En esta etapa el diente es sensible a la percusión y a veces se halla extruido de la cavidad alveolar.

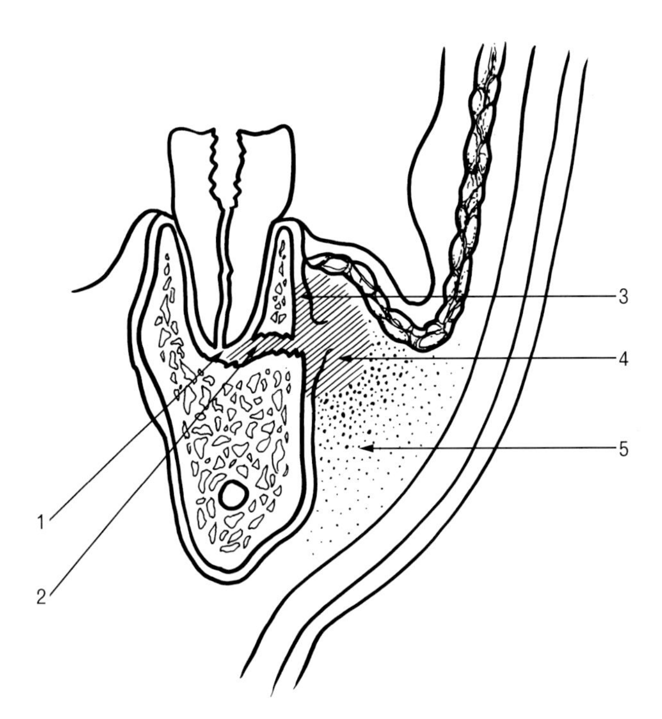

Fig. 4.4.—Fases de propagación de la infección: 1. Periodontitis apical. 2. Osteitis. 3. Periostitis. 4. Celulitis. 5. Absceso.

Si la infección progresa tiende a diseminar a través del hueso esponjoso hasta encontrar una de las placas corticales. Cuando la infección ha erosionado el hueso cortical la siguiente barrera local es el periostio, que puede retrasar la propagación hacia los tejidos blandos, dando lugar entonces a la formación de un *absceso subperióstico.* En este caso el pus se acumula entre el hueso y el periostio y la disección del mismo debido a la presión hidrostática del pus da lugar a un proceso agudo muy doloroso. Clínicamente aparece como una inflamación firme y dolorosa a la palpación por encima de la superficie cortical del maxilar.

En la mayoría de los casos la barrera del periostio no es suficiente para frenar la propagación y la infección sigue progresando hacia los tejidos blandos. La localización anatómica de la infección desde un diente determinado dependerá de dos factores: en primer término del lugar donde se haya producido la perforación en el hueso cortical, que a su vez se relaciona con la longitud y posición de la raíz del diente, y en segundo término, de la disposición anatómica de los músculos y aponeurosis adyacentes a los maxilares (figs. 5, 6, 7 y 8).

Esto significa que cada diente tiene una localización primaria de una infección en los tejidos blandos en relación al lugar más frecuente de perforación en el hueso y en relación a las inserciones musculares más próximas.

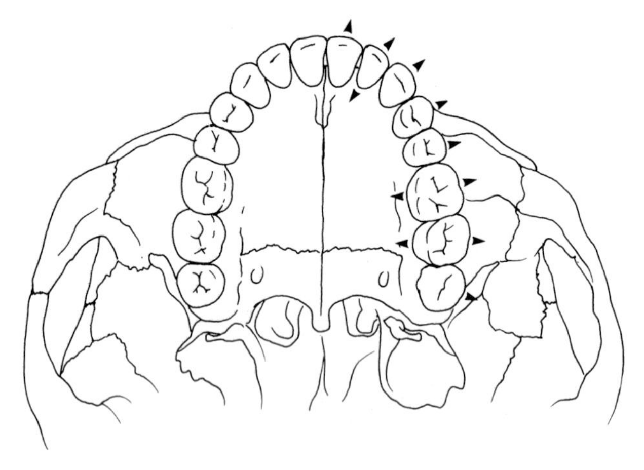

Fig. 4.5.—**Situación de los alveolos dentarios del maxilar** y vías de propagación habitual de las infecciones.

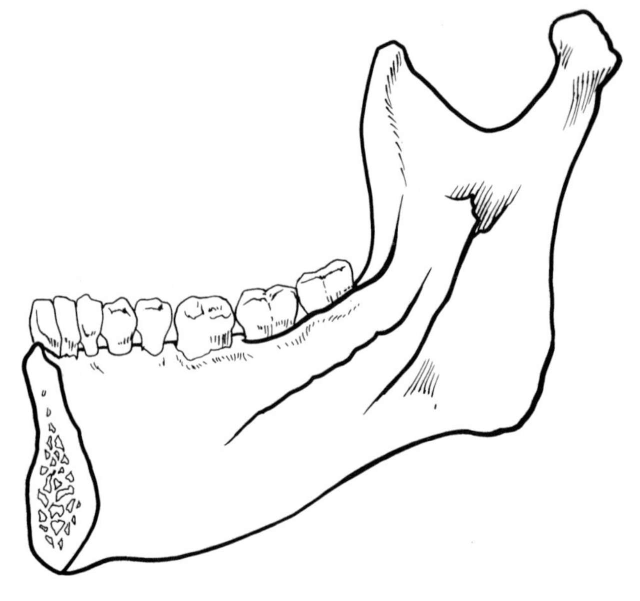

Fig. 4.7.—**Relación de los dientes mandibulares y la inserción** del músculo milohioideo,que condiciona la localización o propagación cervical de las infecciones odontógenas.

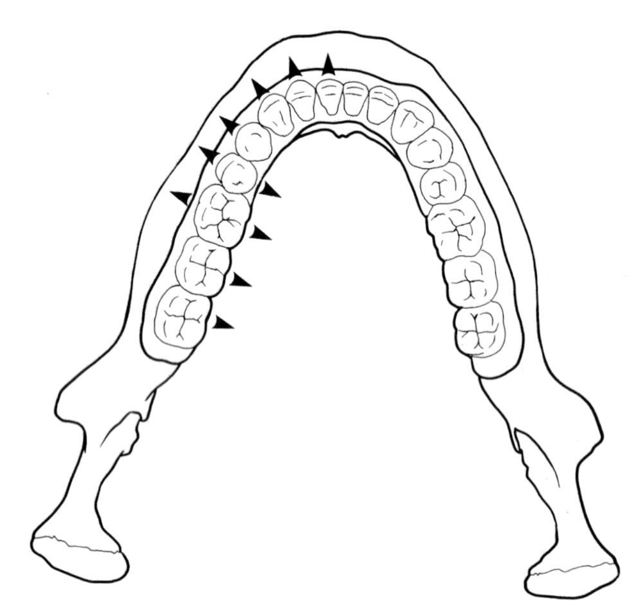

Fig. 4.6.—**Situación de los alveolos dentarios de la mandíbula** y vías de propagación habitual de las infecciones.

Desde el punto de vista diagnóstico y de tratamiento es importante, además de la localización anatómica, el reconocimiento de la etapa clínica de la infección en los tejidos blandos:

Celulitis: Se caracteriza por una tumefacción pastosa, con límites mal definidos, sin que exista destrucción de tejidos ni formación de pus.

Absceso: La infección se localiza dando lugar a una tumefacción blanda con bordes bien definidos, existiendo destrucción de tejidos y formación de pus.

5.1.3.2. **Tipos de abscesos.** La infección odontogénica puede progresar a los tejidos blandos dando lugar a la formación de celulitis o abscesos. Esta infección puede

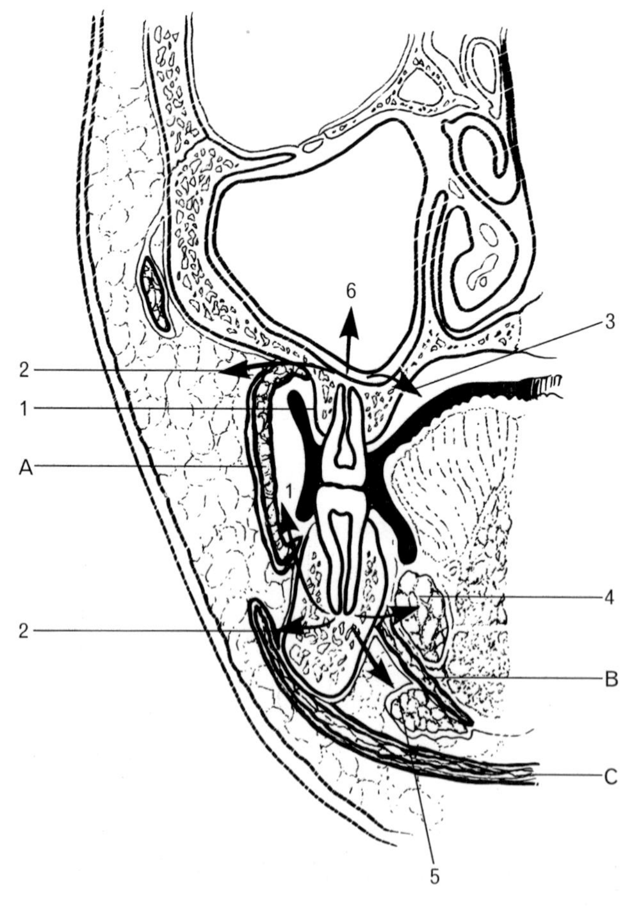

Fig. 4.8.—**Inserciones de los músculos:** A) Buccinador. B) Milohioideo. C) Platysma. Su relación con los ápices dentarios condiciona la localización de los abscesos en los espacios: 1. Vestibular. 2. Bucal. 3. Palatino. 4. Sublingual. 5. Submandibular. 6. Seno maxilar.

quedar confinada en la cavidad oral, o bien afectar a los diferentes espacios fasciales (figs. 9-10).

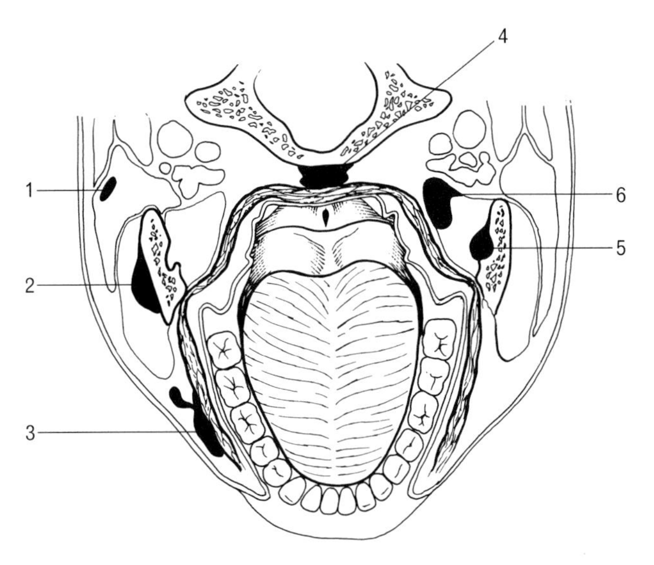

Fig. 4.9.—**Sección axial de la cabeza mostrando los espacios virtuales de infecciones.** 1.Parotideo. 2. Submaseterino. 3. Buccinador. 4. Retrofaringeo. 5. Pterigomaxilar. 6. Parafaringeo.

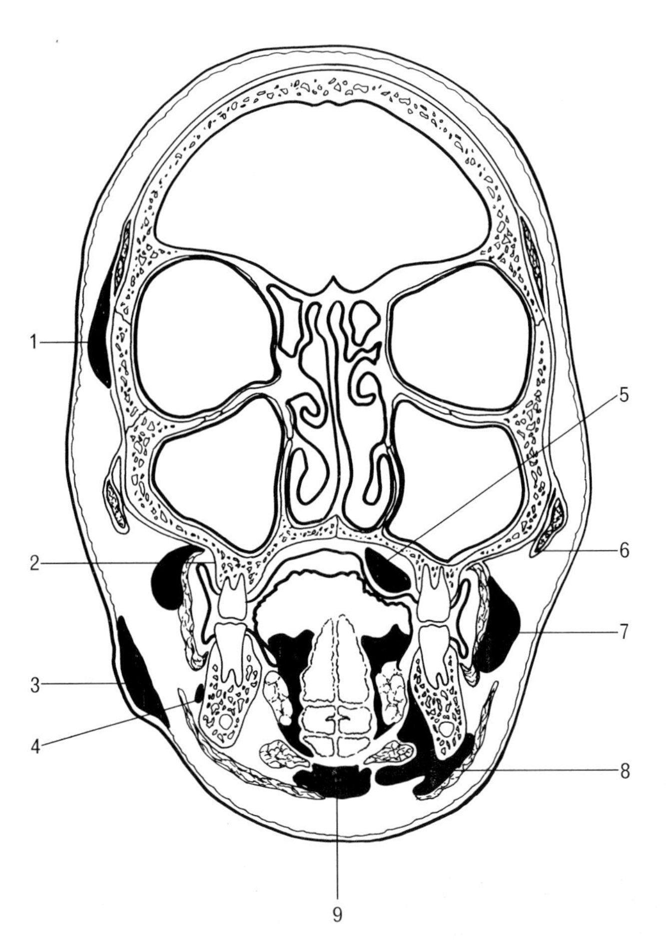

Fig. 4.10.—**Sección coronal de la cabeza** mostrando los espacios virtuales de infecciónes 1. Temporal. 2. Vestibular. 3. Subcutáneo. 4. Subperióstico. 5. Palatino. 6. Parotídeo. 7. Buccinador. 8. Submandibular. 9. Submentoniano.

Los espacios fasciales son espacios virtuales entre los planos aponeuróticos que contienen tejido conectivo y diversas estructuras anatómicas. Estas áreas son espacios potenciales que pueden distenderse y llenarse de pus cuando tiene lugar la infección. Además son espacios estrechamente comunicados y la infección puede difundirse rápidamente de unos a otros. Los espacios fasciales pueden clasificarse, en relación con las infecciones odontógenas, en primarios y secundarios.

Espacios fasciales primarios: Son aquellos que pueden afectarse directamente a partir de una infección odontógena, ya que se encuentran inmediatamente adyacentes a los maxilares. Los espacios fasciales primarios maxilares son: canino, bucal e infratemporal. Los espacios fasciales primarios mandibulares son: bucal, submental, sublingual y submaxilar.

Espacios fasciales secundarios: Son aquellos que se afectan a partir de la extensión de la infección de los espacios primarios. Cuando esto ocurre frecuentemente la infección es más severa, difícil de tratar y con mayor número de complicaciones y morbilidad. Estos espacios son: maseterino, pterigomandibular, temporal superficial y temporal profundo, faríngeo lateral, retrofaríngeo y prevertebral.

5.1.3.2.1. Abscesos limitados a la cavidad oral.

5.1.3.2.1.1. Absceso vestibular (fig. 11). Es la forma de propagación de la infección odontógena más frecuente en los tejidos blandos. Se produce cuando la infección erosiona a través de la cortical labial y por encima o debajo de las inserciones musculares, según sea maxilar superior o inferior, en el vestíbulo de la cavidad oral. La mayoría de los abscesos de origen en los dientes del maxilar superior aparecen inicialmente como abscesos vestibulares. En la mandíbula son sobre todo los incisivos, caninos y premolares los que presentan este tipo de absceso.

La clínica consiste en una tumefacción en el vestíbulo de la cavidad oral que oblitera el pliegue mucobucal. La mucosa puede estar tensa y pálida por la presión del pus subyacente.

5.1.3.2.1.2. Absceso palatino (fig. 12). Se trata de un absceso subperióstico que resulta de la infección de un incisivo lateral o de la raíz palatina del primer molar superior o de un premolar. En el 50% aproximadamente de los incisivos laterales superiores los ápices radiculares curvos están más cerca de la apófisis alveolar palatina que de la cortical bucal, de forma que la perforación y la localización de la infección se produce en el paladar. La mucosa palatina densamente insertada limita mucho la propagación de la infección.

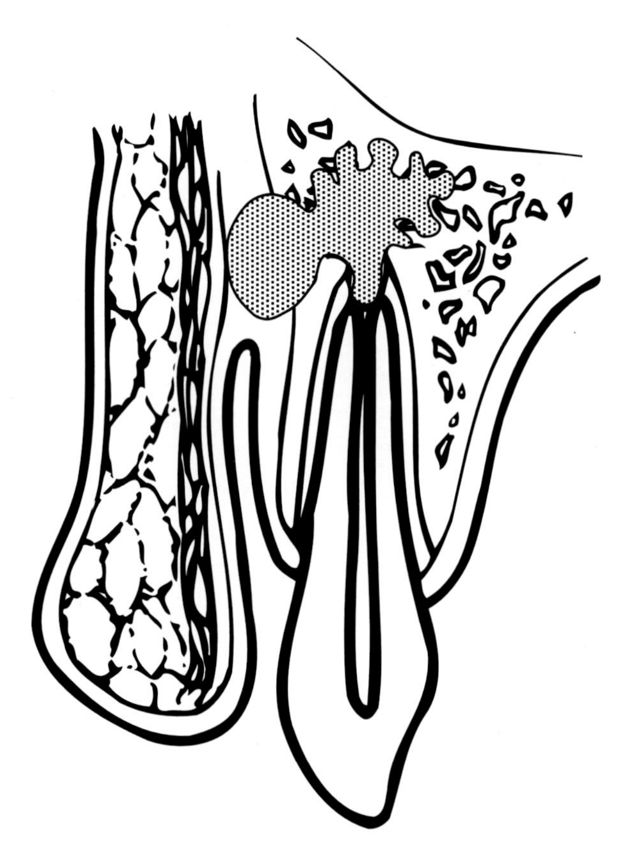

Fig. 4.11.—**Absceso vestibular.**

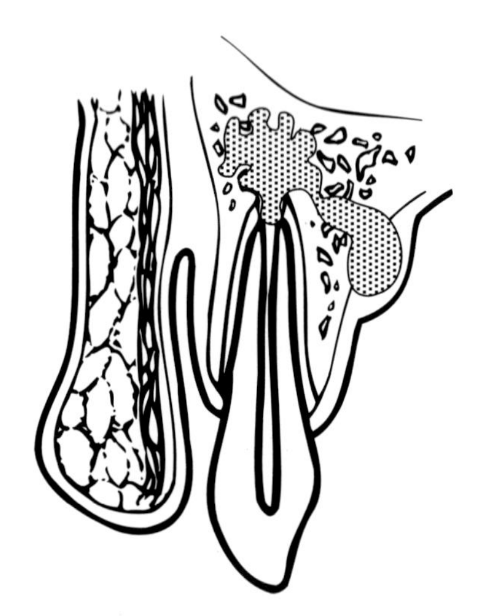

Fig. 4.12.—Absceso palatino.

La clínica consiste en una tumefacción dura muy dolorosa en la mucosa del hemipaladar afecto en relación al diente causal.

5.1.3.2.2. Abscesos de espacios fasciales primarios maxilares.

5.1.3.2.2.1. Absceso de espacio canino (fig. 13). Es un espacio potencial entre los músculos elevador del ángulo y elevador del labio superior. Este espacio es afectado por

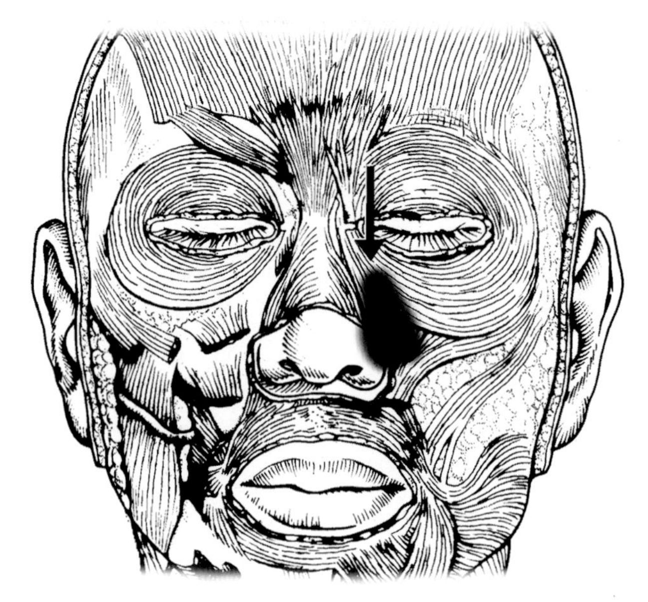

Fig. 4.13.—**Absceso canino.**

la infección del canino del maxilar superior, ya que este diente es el único con la raíz lo suficientemente larga para erosionar la cortical por encima de la inserción del músculo elevador del labio superior. La progresión de la infección hacia la piel se produce a través de una brecha entre el elevador del labio superior y del ala nasal, cerca del canto interno del ojo.

La clínica de la infección del espacio canino se caracteriza por una tumefacción por fuera de la nariz que oblitera el pliegue nasolabial. Puede ocurrir el drenaje espontáneo de pus inferiormente hacia el canto interno del ojo.

5.1.3.2.2.2. Absceso de espacio bucal (fig. 14). El espacio bucal está delimitado lateralmente por la piel de la mejilla y medialmente por el músculo buccinador. El espacio puede afectarse por la extensión de la infección desde molares inferiores y superiores que perfora la cortical por encima de la inserción del músculo buccinador. Con mayor frecuencia la infección está causada por dientes maxilares, sobre todo molares, aunque también los premolares pueden provocarla.

La clínica consiste en una inflamación por debajo del arco cigomático y por encima del borde inferior de la mandíbula, en la zona de la mejilla. El área periorbitaria no resulta afectada directamente, pero muchas veces el compromiso del drenaje venoso y linfático ocasiona un edema considerable en esta región.

5.1.3.2.2.3. Absceso de espacio infratemporal (fig. 15). El espacio infratemporal es un espacio posterior al maxilar

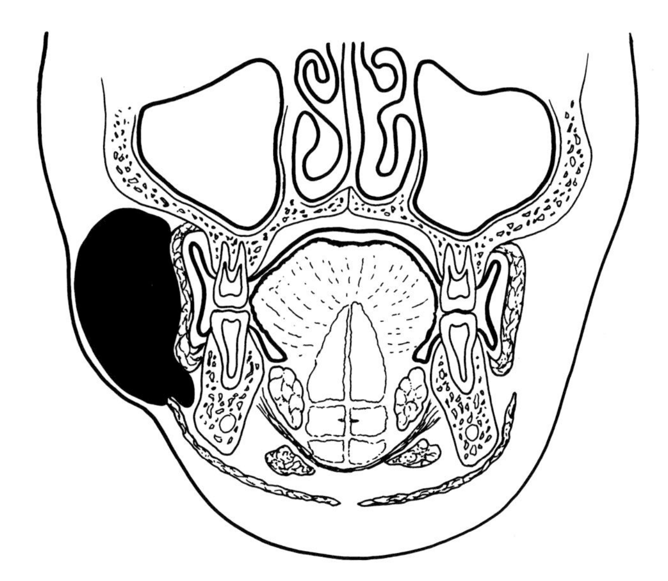

Fig. 4.14.—Absceso bucal.

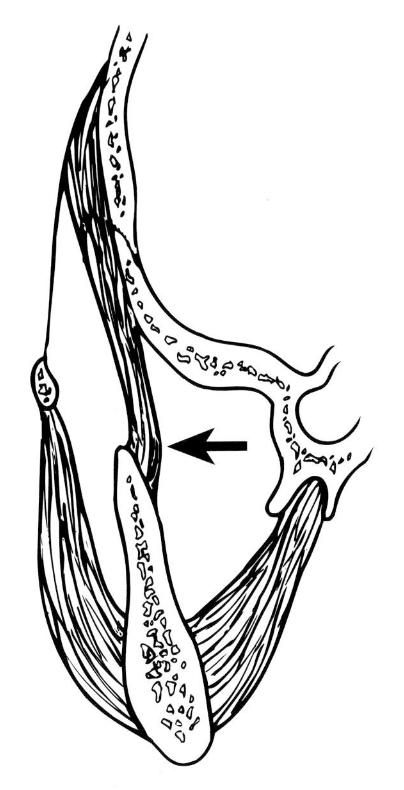

Fig. 4.15.—**Absceso espacio infratemporal.**

superior, limitado medialmente por la lámina pterigoidea, la porción inferior del músculo pterigoideo externo y la pared lateral de la faringe, hacia arriba por la base del cráneo y lateralmente por el tendón del músculo temporal y la apófisis pterigoides. En este espacio se encuentran la arteria maxilar interna, el nervio mandibular y el plexo venoso pterigoideo.

Este espacio se afecta con escasa frecuencia a partir de la infección de terceros molares superiores. En estos casos es común la diseminación de la infección hacia los espacios fasciales secundarios, temporal profundo y superficial. La proximidad del plexo venoso pterigoideo permite también que la infección pueda propagarse a través de la hendidura esfenomaxilar a la vena oftálmica, para pasar después a través de la hendidura esfenoidal al seno cavernoso.

El absceso infratemporal puede producir tumefacción extrabucal sobre la región de la escotadura sigmoidea y tumefacción intrabucal en la región de la tuberosidad. El signo característico es el trismus.

5.1.3.2.3. Abscesos de espacios fasciales primarios mandibulares.

5.1.3.2.3.1. Absceso submental. Es un espacio limitado por fuera por los dos vientres anteriores del músculo digástrico, por arriba por el músculo milohioideo y por fuera por la piel. La infección de este espacio se produce en general a partir de dientes incisivos inferiores, cuyas raíces son lo suficientemente largas para perforar la cortical labial por debajo de las inserciones de los músculos mentonianos. La afectación aislada de este espacio es poco frecuente, ya que por lo general suele haber afectación de los espacios sublingual y submaxilar.

La clínica consiste en una tumefacción que llega hasta la punta del mentón bajo el borde inferior de la mandíbula.

5.1.3.2.3.2. Absceso sublingual (fig. 16). Este espacio se encuentra limitado por debajo por el músculo milohioideo, por fuera por la cara lingual de la mandíbula, por encima por la mucosa del suelo de la boca y por dentro por los músculos genihioideo, geniogloso y estilogloso. La infección de este espacio se produce a partir de la perforación de la cortical lingual de origen en premolares y molares

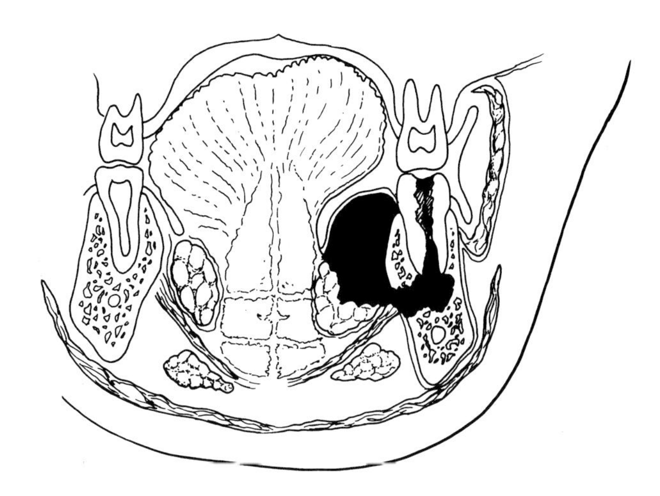

Fig. 4.16.—**Absceso sublingual.**

inferiores, sobre todo el primer molar inferior, cuyos ápices dentarios se localizan por encima de la inserción del músculo milohioideo. El borde posterior de este espacio está abierto y comunica libremente con el espacio submaxilar, por lo que la infección puede propagarse con facilidad a este espacio y a los espacios fasciales secundarios posteriores. También puede propagarse a través de la línea media hasta el otro lado, así como hacia el cuerpo de la lengua.

No existe inflamación extraoral, pero sí una gran inflamación intraoral del suelo de la boca. Con frecuencia la inflamación se hace bilateral y la lengua aparece protruida, ocasionando a veces disfagia y disnea.

5.1.3.2.3.3. Absceso submandibular (fig. 17). El espacio submandibular se halla limitado por fuera por la piel, la aponeurosis superficial, el músculo platisma y la capa superficial de la aponeurosis cervical profunda. Por dentro está limitado por los músculos milohioideos, hiogloso y estilogloso, y por arriba por la cara medial de la mandíbula y la inserción en ella del músculo milohioideo. La infección de este espacio ocurre a partir de segundos y terceros molares inferiores, cuyas raíces se encuentran por debajo de la inserción del milohioideo. La perforación de la tabla lingual se produce por debajo de este músculo hacia el espacio submandibular.

La clínica consiste en una tumefacción de forma triangular que empieza en el borde inferior de la mandíbula y se extiende hasta el hueso hioides.

5.1.3.2.3.4. Angina de Ludwig (fig. 18). La afectación bilateral de los espacios submental, submaxilar y sublingual es conocida con el nombre de angina de Ludwig. Se trata de una celulitis que se propaga rápidamente hacia los espacios fasciales secundarios y provoca con frecuencia obstrucción de la vía aérea.

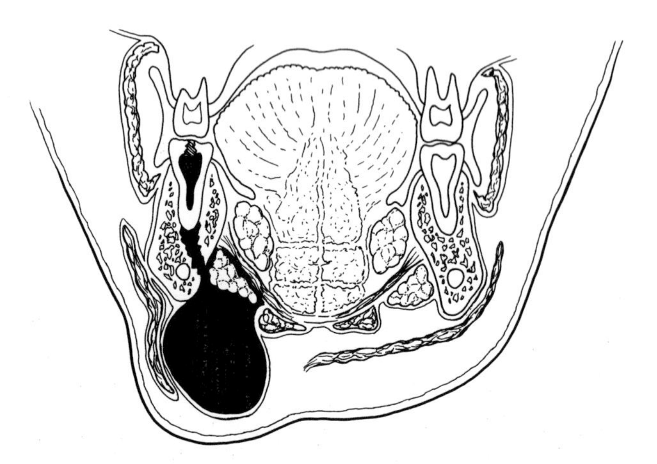

Fig. 4.17.—**Absceso submandibular.**

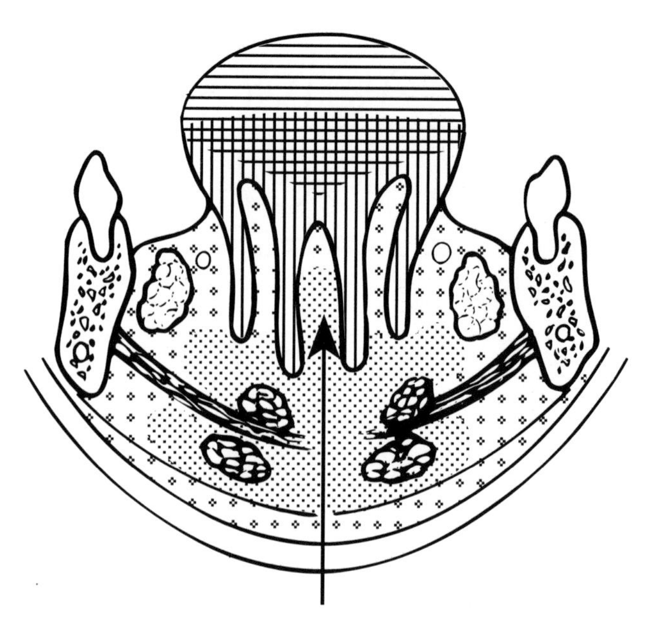

Fig. 4.18.—**Angina de Ludwig.**

La clínica consiste en una inflamación tensa e indurada del espacio submaxilar, con elevación y desplazamiento posterior de la lengua. El paciente suele presentar trismus, disfagia y obstrucción progresiva de la vía aérea. Se trata de un cuadro grave que requiere tratamiento agresivo con desbridamientos amplios y antibioterapia, así como una especial atención a la vía aérea.

5.1.3.2.4. Abscesos de espacios fasciales secundarios. En este apartado se tratarán los abscesos de los espacios maseterinos, pterigomandibular y temporales superficial y profundo. Estos tres espacios son conocidos con el nombre de espacio masticador, ya que están delimitados por fascias y músculos masticadores. Los abscesos que afectan los espacios fasciales cervicales faríngeo lateral, retrofaríngeo y prevertebral se trataran en el capítulo de infecciones de los espacios cervicales profundos.

Los espacios fasciales secundarios se afectan a partir de la propagación de la infección de los espacios fasciales primarios. Cuando esto ocurre, la infección es generalmente más severa, presenta mayor número de complicaciones y entraña mayor dificultad de tratamiento.

5.1.3.2.4.1. Absceso maseterino (fig. 19). El espacio maseterino está limitado por fuera por el músculo masetero y por dentro por la superficie lateral de la rama mandibular. Por arriba se extiende hasta el nivel del arco cigomático y se comunica con el espacio infratemporal. El límite anterior es la extensión facial de la aponeurosis parotidomaseterina y el límite posterior la aponeurosis parotídea.

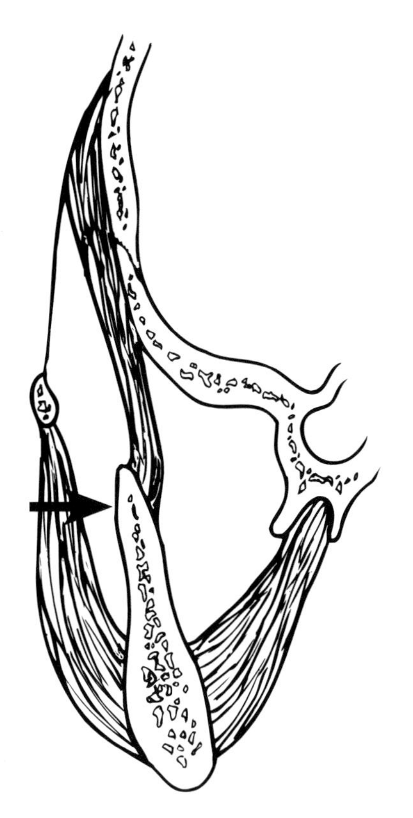

Fig. 4.19.—**Absceso maseterino.**

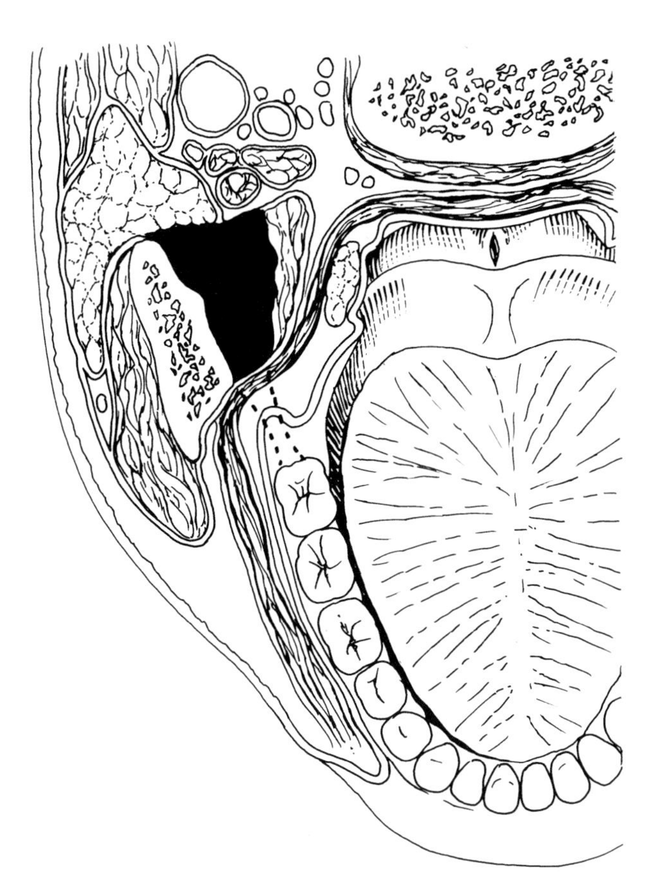

Fig. 4.20.—**Absceso pterigomandibular.**

La afectación de este espacio se produce con mayor frecuencia como resultado de la diseminación de una infección del espacio bucal o a partir de una infección pericoronaria alrededor del tercer molar.

La clínica consiste en una tumefacción en el ángulo y rama mandibular que puede alcanzar el arco cigomático y el borde anterior del músculo masetero. Se acompaña de trismus intenso por la afectación muscular.

5.1.3.2.4.2. Absceso pterigomandibular (fig. 20). El espacio pterigomandibular se localiza medialmente a la cara interna de la rama ascendente mandibular y lateralmente al músculo pterigoideo interno. Por detrás se comunica con el espacio faríngeo lateral. Éste es el espacio en el que se realiza la infiltración anestésica en la anestesia troncular del nervio alveolar inferior. Este espacio se afecta por la propagación de la infección desde los espacios sublingual y submandibular. Se afecta también con frecuencia por pericoronaritis o tratamiento quirúrgico del tercer molar.

El trismus intenso sin inflamación externa, junto con disfagia y dolor profundo, son los síntomas más usuales. Si es posible la exploración de la cavidad oral o se realiza bajo anestesia general, se observa un abultamiento anterior de la mitad del paladar blando y del pilar amigdalino anterior, con desviación de la úvula al lado sano. Debe establecerse el diagnóstico diferencial con un absceso periamigdalino, en cuyo caso no existe patología dentaria ni trismus.

5.1.3.2.4.3. Absceso del espacio temporal (fig. 21). Este espacio está dividido por el músculo temporal en dos espacios: temporal superficial y temporal profundo. El superficial está limitado por fuera por la aponeurosis temporal y por dentro por el músculo temporal. El profundo se halla limitado por fuera por la superficie medial del músculo temporal y por dentro por el hueso temporal y el ala mayor del hueso esfenoides. Ambos espacios comunican entre sí y con el espacio infratemporal, por lo que la mayoría de veces todos suelen estar afectados.

La clínica consiste en una tumefacción limitada por el contorno de la aponeurosis temporal y el arco cigomático por debajo. Existe intenso dolor por la distensión de la aponeurosis temporal y trismus. Si sólo está afectado el espacio temporal profundo, la tumefacción es menos intensa y puede ser difícil de diagnosticar, aunque también hay dolor y trismus. Estos espacios se afectan con muy poca frecuencia y generalmente en infecciones severas que no responden al tratamiento.

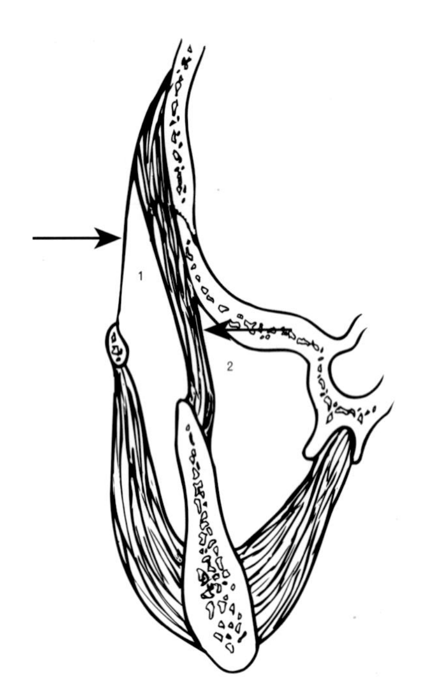

Fig. 4.21.—**Absceso espacio temporal.** 1.Superficial. 2. Profundo.

5.1.4. Tratamiento de la infección odontógena

5.1.4.1. Principios de tratamiento.

5.1.4.1.1. Determinación de la severidad de la infección. Antes de comenzar el tratamiento de una infección odontógena es muy importante determinar la severidad de la infección. Esto se consigue con una historia clínica y una exploración detalladas.

La mayoría de las infecciones odontógenas tienen una gravedad de leve a moderada y pueden tratarse de forma ambulatoria con terapéutica antibiótica oral. En algunos casos, sin embargo, son necesarias la hospitalización del paciente y la instauración de medidas más agresivas.

Es muy importante, por tanto, el reconocimiento de los signos y síntomas que determinan la gravedad del proceso para establecer en cada caso el tratamiento más adecuado.

Las infecciones odontógenas que cursan sin inflamación intraoral o extraoral pueden tratarse con medidas locales (pulpectomía o curetaje de bolsas periodontales) y terapéutica médica con antibióticos, antiinflamatorios y analgésicos orales. La extracción del diente causal puede estar indicada cuando los hallazgos clínicos y radiológicos indiquen que no puede ser reconstruido o bien exista afectación ósea. Dicha extracción se realizará bajo protección antibiótica para evitar complicaciones secundarias debidas a la presencia de infección en el foco.

Cuando existe una inflamación fluctuante intraoral en relación con el diente causal se aplicarán las medidas anteriormente mencionadas, añadiendo la incisión quirúrgica y drenaje del foco. La mayoría de estos abscesos son vestibulares y la incisión se efectuará con bisturí colocando un drenaje de goma que permita la salida de pus. Este procedimiento puede realizarse bajo anestesia local, aunque a menudo es recomendable la sedación del paciente.

Cuando la inflamación se extiende más allá de la mucosa bucal y afecta al paladar blando, el suelo de la boca, la lengua o los distintos espacios fasciales, los signos y síntomas deben valorarse con cuidado porque la infección puede ser grave y requerir hospitalización del paciente. En primer lugar, debe determinarse la fase de la infección, celulitis o absceso. El tratamiento del absceso requiere un procedimiento quirúrgico, mientras que la celulitis debe ser tratada médicamente hasta su maduración en forma de absceso. En segundo lugar, hay que determinar los signos, síntomas y datos de laboratorio que indicarán la gravedad de la infección. Éstos son:

a) Signos y síntomas: fiebre, escalofríos, rápida progresión de la infección, deshidratación, trismus, dolor intenso, disnea y disfagia, elevación de la lengua e inflamación del paladar blando.

b) Laboratorio: elevación del recuento de leucocitos (superior a 10.000 por mm^3) y desviación a la izquierda.

5.1.4.1.2. Determinación del estado defensivo del paciente. Las condiciones médicas que con mayor frecuencia pueden comprometer los mecanismos defensivos del paciente son: diabetes, alcoholismo, malnutrición, leucemias, linfomas, tumores malignos y tratamientos con fármacos inmunosupresores. Se debe conocer el estado inmunológico porque en los pacientes inmunocomprometidos la infección odontógena adquiere unas características especiales. Los microorganismos implicados son generalmente inusuales en la infección odontógena como bacterias gramnegativas, tipo *Pseudomonas* spp. o *Proteus* spp., o levaduras tipo *Candida* spp. El cuadro clínico en estos pacientes puede ser diferente, siendo característica la existencia de síntomas menos floridos, con poca inflamación y pus, sin fiebre ni aumento del recuento leucocitario.

5.1.4.2. Tratamiento antimicrobiano.

5.1.4.2.1. Consideraciones generales. La selección del antibiótico se basa en los siguientes puntos:

a) Siempre que sea posible se debe determinar la etiología de la infección y la sensibilidad del microorganismo al antibiótico mediante la obtención de muestras válidas para su cultivo y posterior procesamiento según las técnicas reseñadas con anterioridad. Esta recomendación es obligada en abscesos que requieren tratamiento quirúrgico con drenaje extraoral, en pacientes inmunocomprometidos o en casos de sospecha de infecciones producidas por microorganismos resistentes a los antibióticos usuales.

b) Considerar siempre factores del paciente, como hipersensibilidad, presencia de enfermedades asociadas e inmunosupresión.

c) Se deben tener en cuenta factores farmacológicos, como la vía de administración, la dosis, la distribución a los tejidos, la toxicidad y el coste del antibiótico.

d) Durante el tratamiento puede aparecer sensibilización del paciente al antibiótico, así como resistencias del microorganismo. El tratamiento debe de ser continuamente revisado y reevaluado.

5.1.4.2.2. Antibióticos utilizados. Las características de los antibióticos más utilizados en las infecciones odontógenas, así como las vías y dosis de administración, se especifican en la tabla X-VIII de cirugía oral. En general los antibióticos más utilizados son: penicilinas, clindamicina, cefalosporinas y macrólidos. La aplicación específica de cada uno de ellos se basa en las características clínicas de la infección, la vía de administración necesaria y su espectro antimicrobiano.

Numerosos estudios bacteriológicos de las infecciones odontógenas indican que más del 95% de los microorganismos responsables son sensibles a la penicilina, por lo que este antibiótico puede administrarse de forma empírica cuando se sospeche una infección por bacterias habituales sin necesidad de cultivo ni antibiograma.

Las cefalosporinas tienen un espectro comparable al de las penicilinas, pero tienen la ventaja de que son resistentes a la inactivación por las betalactamasas producidas por los estafilococos y por muchas bacterias entéricas. Puede presentar reacciones alérgicas cruzadas con la penicilina en el 10-20% de los casos.

Los macrólidos son una alternativa para pacientes alérgicos a los antibióticos betalactámicos. Los principales problemas asociados a su utilización son de tipo gastrointestinal en forma de vómitos y epigastralgias.

La clindamicina es uno de los antibióticos más eficaces en las infecciones de la cavidad oral. Es útil para el manejo de las infecciones odontógenas cuando los antibióticos betalactámicos han sido ineficaces o están contraindicados. También puede administrarse en combinación con ellos para el tratamiento empírico de infecciones odontógenas antes de obtener el resultado de cultivos y antibiograma. Como efecto secundario se ha relacionado con la producción de colitis pseudomembranosa, en pacientes que precisan de tratamientos prolongados a dosis elevadas.

5.1.4.3. Tratamiento quirúrgico.

5.1.4.3.1. Indicaciones de incisión y drenaje. Tradicionalmente se considera que debe realizarse el desbridamiento quirúrgico de la infección cuando existen signos claros de formación de pus, es decir, cuando el absceso está organizado. Sin embargo, muchos autores consideran que el desbridamiento precoz en la fase de celulitis acelera la resolución del proceso e impide su diseminación a espacios profundos.

El tratamiento quirúrgico de las infecciones que afectan a espacios fasciales está indicado en las siguientes circunstancias:

a) Diagnóstico de celulitis o absceso en uno o más de los espacios fasciales de cabeza y cuello.

b) Signos clínicos significativos de infección: fiebre, postración, deshidratación y escalofríos.

c) Infecciones en espacios que puedan comprometer la vía aérea o sean susceptibles de complicaciones.

5.1.4.3.2. Principios de tratamiento quirúrgico (figs. 22 y 23).

a) La incisión debe situarse en tejido sano de piel o mucosa. Esto permite la formación de una cicatriz más aceptable que si la incisión se realiza en tejido necrótico.

b) La incisión debe situarse en lugares estética y funcionalmente aceptables. Las incisiones extraorales deben realizarse debajo del reborde mandibular, paralelas a las líneas de tensión. Las incisiones intraorales deben de evitar sitios funcionalmente comprometidos, como la profundidad del vestíbulo.

c) La incisión inicial en la piel o mucosa debe hacerse con hoja de bisturí, para realizar luego una disección roma con una pinza hemostática hasta localizar la cavidad del absceso evitando estructuras vitales.

d) La exploración y el desbridamiento del espacio deben realizarse completamente con disección roma o digital. Puede ser necesario el desbridamiento de varios espacios comunicados por distintas incisiones.

e) En todos los casos hay que colocar un drenaje de goma para permitir la salida de pus y secreciones y fijarlo con puntos a la piel o a la mucosa. Pueden colocarse varios drenajes comunicando varios espacios. Los drena-

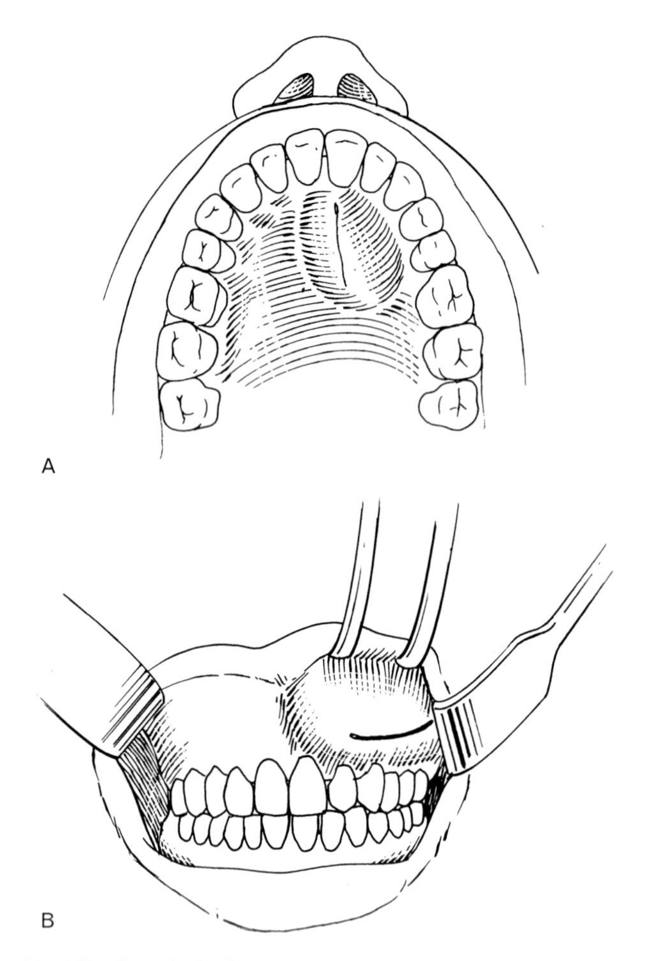

Fig. 4.22.—**Drenaje de abscesos intraorales.** A. Vía palatina. B. Vía vestibular.

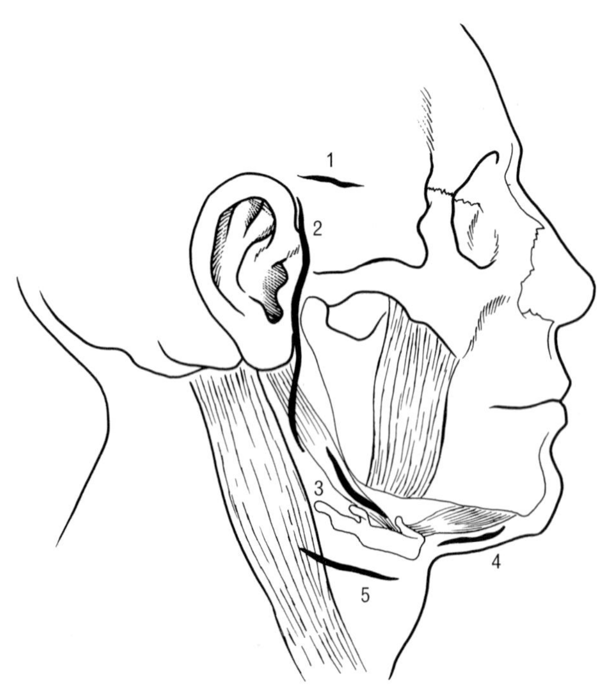

Fig. 4.23.—**Drenaje de abscesos extraorales.** 1. Temporal. 2. Parotida. 3. Espacio masticatorio. 4. Submental. 5. Submandibular, laterofaringeo, retrofaringeo.

jes deben ser movilizados de forma gradual hasta retirarlos totalmente.

5.2. Osteomielitis maxilar

La osteomielitis se define estrictamente como un proceso inflamatorio que afecta a la porción medular del hueso. Sin embargo, con mucha frecuencia el proceso se extiende más allá del endostio, afectando también al hueso cortical y periostio, y por ello la osteomielitis puede ser considerada como un proceso inflamatorio del hueso que comienza como una infección de la cavidad medular y del sistema de Havers y se extiende hacia el periostio del área afecta.

La incidencia de la osteomielitis de los maxilares ha descendido en la actualidad, fundamentalmente debido a la amplia utilización de antibióticos y a una mejora de la salud dental. Parece, sin embargo, haberse incrementado la dificultad de su manejo asociado a la aparición de organismos resistentes a los antibióticos más frecuentemente utilizados, mayor frecuencia de pacientes inmunocomprometidos en nuestra sociedad y la pérdida de experiencia en el manejo de la enfermedad. Todo ello hace de la osteomielitis una infección perseverante y de difícil tratamiento.

La osteomielitis puede ser clasificada como supurativa y no supurativa y en aguda y crónica. Las formas agudas son generalmente supurativas y las crónicas pueden ser supurativas o no. Las formas más comunes de osteomielitis son discutidas en este capítulo y son clasificadas como se muestra en la tabla VIII.

Tabla VIII. Clasificación de las osteomielitis de los maxilares

Osteomielitis supurativa	*Osteomielitis no supurativa*
Osteomielitis aguda supurativa	Osteomielitis crónica esclerosante Esclerosante focal Esclerosante difusa
Osteomielitis crónica supurativa Primaria Secundaria	
	Osteomielitis esclerosante de Garré
Osteomielitis infantil	Osteomielitis crónica multifocal recurrente del niño

5.2.1. Patogenia

5.2.1.1. Osteomielitis asociada a diseminación hematógena. La osteomielitis hematógena es más frecuente en niños y representa aproximadamente el 1% del total de las osteomielitis maxilares. Se produce por la diseminación de un trombo séptico desde un foco infeccioso periférico a la cavidad medular del hueso maxilar. El maxilar es más frecuentemente afectado que la mandíbula por su mayor irrigación y mayor cantidad de hueso esponjoso.

5.2.1.2. **Osteomielitis asociada a enfermedad sistémica o patología ósea.** Se trata de enfermedades sistémicas o de patología ósea que comprometen el flujo sanguíneo del hueso y que por lo tanto disminuyen la capacidad de respuesta del mismo ante una agresión bacteriana.

Estos procesos sistémicos incluyen estados de malnutrición, diabetes, leucemia, agranulocitosis, anemia grave, fiebre tifoidea, síndrome de inmunodeficiencia adquirida, alcoholismo crónico y abuso de drogas.

Las condiciones del hueso que alteran la vascularización y predisponen a la osteomielitis son: osteopetrosis, enfermedad de Paget, displasia fibrosa y tratamientos con quimio y radioterapia de procesos malignos.

5.2.1.3. **Osteomielitis asociada a procesos locales odontogénicos y no odontogénicos.** La causa más frecuente de la osteomielitis maxilar es la infección odontógena originada a partir de un foco pulpar o periodontal. La segunda causa en frecuencia son los traumatismos asociados a fracturas complejas y contaminadas de los huesos maxilares. Otras causas menos frecuentes de osteomielitis asociadas a procesos locales son la infección de tejidos blandos adyacentes como ulceraciones o laceraciones gingivales y la sinusitis maxilar.

5.2.2. Fisiopatología. El factor clave en el desarrollo de la osteomielitis es el compromiso del sistema vascular del hueso. Esta disminución del flujo sanguíneo es el resultado de la respuesta inflamatoria a un agente infeccioso que provoca el acúmulo de exudado inflamatorio en la cavidad medular y debajo del periostio, comprometiendo el flujo central y periférico del hueso.

Para el entendimiento de la fisiopatología de la osteomielitis, así como de las posibilidades de tratamiento, es necesario el conocimiento de la estructura e irrigación sanguínea de los huesos maxilares como se describe a continuación.

5.2.2.1. **Maxilar inferior.** La mandíbula se asemeja a los huesos largos en que posee una cavidad medular, placas corticales y periostio bien definidos. A excepción de la apófisis coronoides, que recibe su irrigación de los vasos musculares temporales y el cóndilo mandibular irrigado en parte por vasos del músculo pterigoideo lateral, la mayor parte del flujo sanguíneo mandibular procede de la arteria alveolar inferior. El resto de la irrigación procede de los vasos periósticos que corren paralelos a la placa cortical, dando vasos nutrientes que penetran el hueso cortical y se anastomosan con ramas de la arteria alveolar inferior. Sin embargo, parece ser que esta irrigación es limitada y que el hueso cortical también se vería afectado en caso de lesión del flujo central de la mandíbula a pesar de la abundante vascularización del periostio.

La trombosis de la arteria alveolar inferior disminuye el flujo sanguíneo en el lado ipsilateral de la mandíbula y parece ser el factor precipitante en el inicio y desarrollo de la osteomielitis mandibular. Cuando la infección progresa desde los ápices dentarios o a través del proceso alveolar hacia el hueso esponjoso, los vasos mandibulares se colapsan por el aumento de la tensión intraósea debido a la presencia de exudado inflamatorio en el interior del rígido compartimento óseo. La extensión del área de isquemia también se ve influenciada por la obstrucción del retorno venoso debida al edema y a la trombosis venosa. El aumento de la tensión intraósea da lugar a la compresión del nervio alveolar inferior, que causa parestesia o anestesia del nervio dentario inferior.

Después del proceso inflamatorio agudo tiene lugar la necrosis del hueso endostal. Los fragmentos del hueso esponjoso que han perdido su irrigación se convierten en secuestros. La extensión del proceso inflamatorio causa isquemia de la placa cortical y el pus se extruye hacia el periostio. Fragmentos necróticos de hueso cortical se separan del hueso vivo como resultado de la actividad osteoclástica. Este hueso, que ha perdido su vitalidad como resultado del proceso infeccioso, tiene un aspecto sucio, opaco y gris y no sangra cuando se manipula.

Tras la fase aguda tiene lugar la formación de nuevo hueso a partir de células que sobreviven a la infección. Este nuevo hueso, llamado involucro, se forma alrededor del secuestro y es perforado por senos a partir de los cuales tiene lugar la descarga de pus. El involucro impide la extrusión del secuestro y perpetúa el proceso infeccioso.

5.2.2.2. **Maxilar superior.** Debido a que el flujo sanguíneo del maxilar superior es mucho más difuso y no dependiente de un vaso, como en el caso de la mandíbula, la osteomielitis de este hueso es mucho menos frecuente y generalmente se presenta en el recién nacido. En su patogenia se han implicado pequeños traumatismos a nivel del maxilar en relación con el parto, extensión de infecciones cutáneas faciales próximas e infecciones nasales. El desarrollo del proceso infeccioso es igual en el maxilar que en la mandíbula, desde la fase de inflamación aguda del hueso esponjoso hasta la formación de secuestro e involucro.

5.2.3. Microbiología. Los agentes etiológicos de la osteomielitis maxilar dependen del mecanismo por el que se produce la infección. Así, en los casos por diseminación hematógena *S. aureus* es el microorganismo implicado en más del 50% de los pacientes. Las osteomielitis relacionadas con patología local odontógena o no odontógena están producidas en su mayoría por flora mixta de origen bucal, con un porcentaje importante de bacterias anaerobias. En los casos asociados a enfermedades sistémicas pueden observarse una amplia variedad de etiologías, desde las ya mencionadas con anterioridad hasta enterobacterias, neumococos, *Actinomyces* spp., entre otras.

5.2.4. Localización. El cuerpo de la mandíbula es el lugar más frecuentemente afectado en la osteomielitis mandibular (83%). Siguen en frecuencia la parte anterior de la mandíbula (20%), ángulo (18%), rama mandibular (7%) y cóndilo (2%). El maxilar superior sólo se ve afectado en el 1% de los casos. Cuando más de un área está afectada (23% de los casos), el cuerpo y la parte anterior de la mandíbula son las áreas más comunes de localización múltiple simultánea.

5.2.5. Clínica. En el curso de la osteomielitis maxilar pueden distinguirse básicamente dos formas clínicas: la osteomielitis aguda supurativa y la osteomielitis crónica. El concepto de osteomielitis crónica indica la persistencia de la infección durante un largo período de tiempo. Este tiempo ha sido considerado arbitrariamente superior a un mes, aunque lo más importante es que indica una refractariedad de la infección a las defensas del huésped o la terapéutica antibiótica utilizada.

En la osteomielitis aguda supurada, la infección en fases iniciales se localiza intramedularmente. En esta fase los hallazgos son: dolor intenso y constante, fiebre intermitente y parestesias o anestesia del nervio mentoniano cuando la mandíbula se encuentra afectada. La inflamación puede ser mínima, y los dientes, dolorosos a la percusión. Puede existir drenaje purulento alrededor de los cuellos de los dientes afectados y adenopatías cervicales dolorosas. Los estudios de laboratorio muestran únicamente una leucocitosis y no se evidencian cambios radiológicos. La obtención de material para cultivo puede ser difícil en esta fase y será necesaria la aplicación de una antibioterapia empírica precoz, que muchas veces puede prevenir la progresión de la infección.

Cuando la osteomielitis se ha establecido con afectación del hueso cortical y del periostio, los síntomas incluyen: dolor profundo, malestar general, fiebre y anorexia. Los dientes en el área afectada son sensibles a la percusión y pueden comenzar a perderse. Generalmente existen fístulas cutáneas o mucosas con drenaje purulento y pueden aparecer celulitis o abscesos de diferentes localizaciones. Las adenopatías regionales son un hallazgo constante. Los datos de laboratorio muestran una leucocitosis con desviación a la izquierda y la velocidad de sedimentación globular suele estar elevada.

La osteomielitis crónica puede ser primaria o secundaria, así como supurativa o no supurativa. La osteomielitis crónica secundaria aparece después de osteomielitis agudas mal tratadas o que no han respondido al tratamiento médico. Los hallazgos clínicos se limitan generalmente a inflamación de tejidos blandos, formación de fístulas y engrosamiento del hueso, que es sensible y doloroso a la palpación. La forma crónica primaria de osteomielitis no está precedida de un episodio agudo y casi siempre corresponde a una infección de baja virulencia. Se caracteriza por un comienzo insidioso con dolor leve o moderado, lento incremento del tamaño del hueso mandibular y desarrollo gradual de secuestros, en muchas ocasiones sin formación de fístulas.

Las formas clínicas de la osteomielitis no supurativa serán vistas en relación a los cuadros clínicos descritos posteriormente.

5.2.6. Diagnóstico. El diagnóstico clínico de esta infección debe confirmarse mediante técnicas de cultivo de muestras y técnicas de imagen. Es esencial la recogida de material para cultivo antes de que sea instaurada la terapéutica antimicrobiana. La muestra debe de ser enviada al laboratorio en medios de transporte adecuados para la recuperación de la flora aerobia y anaerobia, procediéndose a su siembra y a la posterior realización de antibiogramas de los aislamientos realizados. La interpretación de los resultados obtenidos en el laboratorio debe de ser valorada según el curso clínico de la enfermedad y en cada paciente de forma individualizada.

Las radiografías convencionales, tomografías, TC y RM proporcionan una visión anatómica de las estructuras óseas. Los signos radiológicos aparecen de forma tardía en el curso de esta infección, ya que requieren que exista una pérdida del 50% de la estructura ósea mineralizada antes de que la lesión se evidencie radiológicamente. En la osteomielitis aguda estos cambios ocurren a partir de la segunda semana del comienzo de la infección, por lo que estas técnicas no son de utilidad en el diagnóstico precoz de la infección. Una vez que la osteomielitis está establecida los cambios radiológicos que pueden observarse son: reacción perióstica, irregularidades en la cortical, desmineralización y formación de secuestros. Las tomografías y la TC son útiles en la determinación de la extensión y localización del proceso, así como en la detección de lesiones líticas y secuestros.

En los estadios iniciales, la técnica de elección es la gammagrafía ósea. Las imágenes funcionales que proporciona permiten realizar un diagnóstico precoz, ya que pueden ser positivas a las veinticuatro horas del comienzo de la infección. La gammagrafía con tecnecio-99 es una técnica muy utilizada, estando la captación ósea en relación directa con la cantidad de actividad osteoblástica, hueso reactivo y flujo sanguíneo regional. Otra técnica utilizada es la gammagrafía con galio-67, cuya ventaja frente al tecnecio es que refleja mejor la actividad clínica de la infección ósea. Así, la gammagrafía con galio revierte a la normalidad más rápidamente después de un tratamiento antibiótico eficaz y tras la curación de una osteomielitis crónica. Recientemente se ha utilizado la técnica de leucocitos marcados con indio-111, que es predominantemente positiva en infecciones agudas y menos en las formas crónicas de osteomielitis.

El diagnóstico diferencial de la osteomielitis debe establecerse con la displasia fibrosa, enfermedad de Paget y tumores óseos malignos. Se ha de tener en cuenta que puede existir una infección secundaria a estos procesos y confundirse con el verdadero diagnóstico.

5.2.7. Cuadros clínicos

5.2.7.1. **Osteomielitis crónica multifocal recurrente del niño.** Esta forma de osteomielitis se caracteriza por períodos de remisión y exacerbación de duración impredecible durante muchos años. La edad media de comienzo son catorce años, con unos límites entre cuatro y veintiséis años. Clínicamente, los períodos de exacerbación se caracterizan por fiebre, inflamación local y dolor leve o moderado. El proceso afecta más frecuentemente a los huesos largos que a los maxilares, aunque en ambas localizaciones se caracteriza por la afectación simétrica a ambos lados de la línea media. Radiológicamente se caracteriza por lesiones radiolúcidas irregulares y multiloculadas localizadas bilateralmente en ambas ramas de la mandíbula. La hipótesis del mecanismo de infección es la vía hematógena a partir de una puerta de entrada aerodigestiva. El diagnóstico se basa en criterios radiológicos, histopatológicos y bacteriológicos. Se han descrito diversos agentes etiológicos en esta enfermedad, tales como S. aureus, S. epidermidis, micobacterias y especies de Actinomyces. El tratamiento consiste en antibioterapia y desbridamiento quirúrgico, sin que ninguno de ellos tenga mayor impacto en el curso de la enfermedad.

5.2.7.2. **Osteomielitis esclerosante de Garré.** Se trata de una forma de osteomielitis crónica que afecta generalmente a niños y adultos jóvenes y que suele afectar a la región molar de la mandíbula. Parece tratarse de una infección de bajo grado en la que el sistema defensivo del huésped autolimita la progresión de la infección. Clínicamente se caracteriza por una expansión ósea del reborde inferior de la mandíbula asociada a un diente con caries. Se trata de una tumoración dura y no dolorosa, sin que exista otra sintomatología asociada. Radiológicamente existe un depósito de hueso subperióstico con una cortical ósea intacta. El diagnóstico diferencial debe establecerse con el sarcoma de Ewing, el osteosarcoma, la hiperostosis cortical infantil (síndrome de Caffey) y la displasia fibrosa. No han sido identificados microorganismos específicos responsables de la infección y generalmente se aíslan bacterias habituales de la flora oral. El tratamiento consiste en la eliminación del foco infeccioso mediante endodoncia o exodoncia del diente causal. Generalmente no es necesaria la utilización de antibióticos, salvo que existan signos de progresión de la infección. La resolución del proceso es confirmada clínica y radiológicamente en controles periódicos cada dos semanas durante los dos primeros meses, y posteriormente en intervalos de seis meses.

5.2.6.3. **Osteomielitis crónica esclerosante difusa.** Esta forma de osteomielitis afecta sobre todo a adultos jóvenes, aunque también puede verse en pacientes mayores. Clínicamente se caracteriza por intenso dolor, que puede ir acompañado de ligera tumefacción mandibular, sin que exista formación de fístulas ni supuración. El diagnóstico diferencial debe establecerse con la displasia fibrosa y la displasia ósea florida. Radiológicamente existe una esclerosis intramedular difusa con mala definición de márgenes, pudiendo existir áreas de radiolucidez en la zona de esclerosis. La enfermedad puede afectar cualquier región de la mandíbula, aunque generalmente se localiza en el cuerpo y el ramo mandibular. La etiología de esta infección es todavía oscura, ya que en muchos casos no ha podido ser hallado ningún organismo responsable. Estudios recientes indican que podría tratarse de una forma de osteomielitis por *Actinomyces*. Aunque la osteomielitis por *Actinomyces* spp. tiene también formas supurativas, la respuesta de esclerosis podría tratarse de una variante que afecta a individuos jóvenes. La isquemia producida como consecuencia de la respuesta esclerótica, junto con la inflamación endostal, explicaría el dolor intenso y constante. El tratamiento de esta forma de osteomielitis es el mismo que el de otras formas de osteomielitis crónicas. Sin embargo, debido a la extremada persistencia de la enfermedad, se recomienda un tratamiento quirúrgico agresivo en forma de decorticación e inserción de drenajes para irrigación. Se recomienda mantener la irrigación durante al menos una semana y seguir el tratamiento antibiótico a altas dosis de forma rigurosa. El tratamiento con oxígeno hiperbárico también es una modalidad de tratamiento cada vez más importante en el protocolo de este tipo de osteomielitis, y se recomienda su utilización después de la decorticación quirúrgica.

5.2.8. Tratamiento. El tratamiento de la osteomielitis de los maxilares requiere con frecuencia un tratamiento combinado médico y quirúrgico. Las bases del tratamiento de la osteomielitis se fundamentan en los siguientes puntos: diagnóstico precoz, eliminar la posible causa de la infección, drenaje del pus y obtención de muestras para cultivo y antibiograma, terapéutica antibiótica apropiada, terapéutica de soporte, desbridamiento quirúrgico y reconstrucción del defecto en los casos que sea necesario.

Cuando se realiza un diagnóstico precoz de la osteomielitis, la terapéutica antibiótica puede ser curativa, evitando la necesidad del tratamiento quirúrgico. Debe tenerse siempre en cuenta la posible existencia de factores predisponentes a la infección, como malnutrición, anemia o diabetes y otros tipos de enfermedades locales o sistémicas, para iniciar una terapéutica de soporte.

5.2.8.1. **Tratamiento antibiótico.** Como norma general, la terapéutica antibiótica no debe ser iniciada en el tratamiento de la osteomielitis hasta obtener muestras representativas para cultivo y antibiograma. Sin embargo, en aquellos pacientes con importante sintomatología, o en los que sea difícil obtener material para cultivo, estaría justificada la iniciación de una terapéutica antibiótica empírica precoz. El antibiótico más utilizado es la penicilina, y en pacientes alérgicos la clindamicina o los macrólidos. El régimen de tratamiento se especifica en la tabla IX.

En la osteomielitis aguda supurada se recomienda una duración de la antibioterapia de dos a cuatro semanas después de la desaparición de los síntomas. El tratamiento en la osteomielitis crónica debe ser mucho más largo y se requiere generalmente de la obtención de múltiples cultivos repetidos a lo largo del proceso y de drenaje quirúrgico. En estos casos se recomienda continuar la antibioterapia dos a cuatro meses después de la cirugía y de la resolución de la sintomatología clínica.

5.2.8.2. **Tratamiento quirúrgico.** El desbridamiento quirúrgico y la eliminación de tejido necrótico, así como el tratamiento del foco etiológico, son fundamentales para la resolución de la osteomielitis y pueden frenar la progresión de la infección.

El desbridamiento quirúrgico puede realizarse extra o intraoralmente, dependiendo del área de la mandíbula afectada. Cualquier factor etiológico debe ser eliminado, tales como abscesos periodontales o dientes con caries, y ha de realizarse el desbridamiento de tejidos duros y blandos, así como la evacuación de pus mediante la inserción de drenajes en el área afecta.

La secuestrectomía y saucerización es útil en la osteomielitis crónica, ya que permite la eliminación de secuestros de hueso cortical o corticoesponjoso, así como la eliminación de los márgenes de tejido necrótico por encima del foco de osteomielitis. El procedimiento debe realizarse intraoralmente siempre que sea posible siguiendo los pasos que se muestran en la figura 24. Se elimina la placa bucal del hueso hasta el nivel de la mucosa junto con dientes afectos, fragmentos óseos y tejido de granulación y se coloca un apósito, como una gasa yodoformada o impregnada en antibiótico. La herida es irrigada diariamente y la gasa disminuida de tamaño, lo que permite el desbridamiento continuo de la herida hasta la curación por segunda intención a las dos o tres semanas.

Tabla IX. Tratamiento antibiótico empírico en la osteomielitis de los maxilares

De elección:	
— Penicilina G sódica: 2 millones de unidades IV cada 4 horas	
Si asintomático durante 48 a 72 horas, comenzar con pencilina V 500 mg PO cada 6 horas de 2 a 4 semanas	
Pacientes alérgicos a penicilina:	
— Clindamicina:	600 mg IV cada 6 horas, continuar con 300-450 mg cada 6 horas PO
— Eritromicina:	2 mg IV cada 6 horas, continuar con 500 mg cada 4 horas PO
— Cefalosporinas*:	Cefazolina 1 gm IV cada 8 horas, continuar con 500 mg cada 6 horas

* 10-15% de reacción cruzada con penicilina

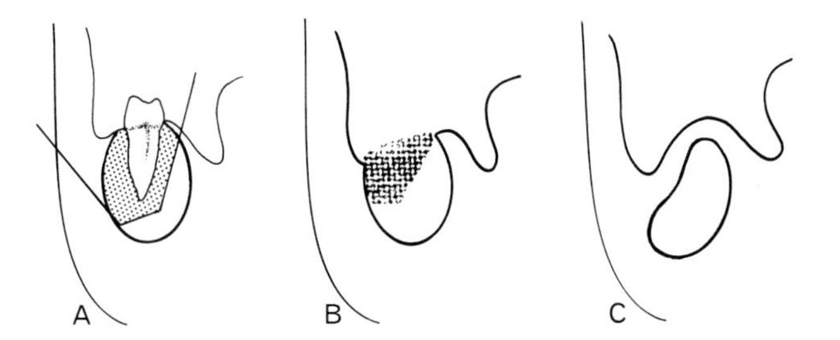

Fig. 4.24.—**Secuestrectomía mandibular**. A. Legrado óseo. B. Antibiótico en la cavidad. C. Remodelado óseo tras la curación.

La decorticación de la mandíbula consiste en la eliminación de las placas corticales lateral e inferior, extendiéndose 1 o 2 cm desde el área afecta. Su utilización debe reservarse para estadios crónicos, osteomielitis crónica primaria o secundaria, y frecuentemente cuando han fallado tratamientos iniciales conservadores. El diagrama de la decorticación puede verse en la figura 25. El abordaje puede realizarse por vía intraoral en la mayoría de los casos y el colgajo es cerrado primariamente aplicando presión para poner en contacto el tejido blando bien vascularizado con el defecto óseo.

Si el área afectada es extensa y comprende la placa ósea lingual, puede plantearse la necesidad de una resección ósea. La reconstrucción de los defectos es un tema controvertido y algunos autores abogan por una reconstrucción inmediata, mientras que otros la contraindican hasta que el lecho receptor sea aséptico y esté revascularizado. La reconstrucción inmediata con placas de reconstrucción o injertos óseos se asocia con una alta incidencia de reinfección, por lo que se recomienda un tiempo de espera de dos a tres meses antes de la reconstrucción definitiva, y de seis a doce meses para la colocación de implantes en áreas previamente afectadas por la osteomielitis.

Los sistemas de irrigación y drenaje pueden también ser utilizados en osteomielitis crónicas refractarias que retienen tejido necrótico y abundantes microorganismos. Las soluciones fisiológicas o desbridantes como la de Dakin

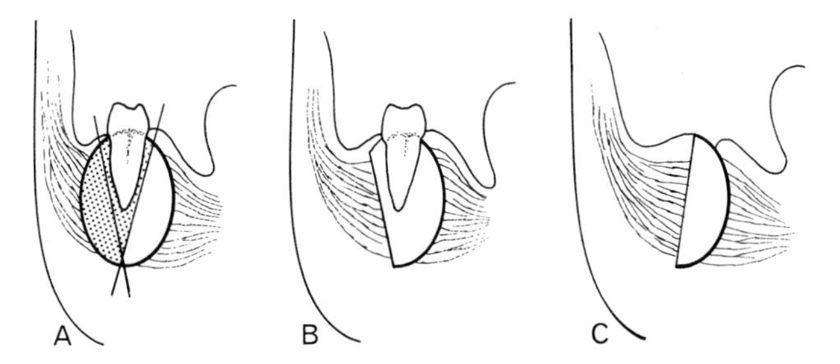

Fig. 4.25.—**Decorticación mandibular**. A. Extirpación ósea. B y C. Colgajo de músculo vascularizado adosado al defecto.

(2,5% NaOCl y 10% $NaHCO_3$) parecen ser más eficaces que las soluciones antibióticas. La solución desbridante es utilizada hasta obtener un líquido claro durante 24 horas para pasar luego a una solución fisiológica como suero salino o *Ringer lactato*.

5.2.7.3. **Oxígeno hiperbárico.** El oxígeno hiperbárico parece jugar en la actualidad un papel importante en el tratamiento de la osteomielitis. Su utilización en la osteomielitis maxilar es menos frecuente que en la osteomielitis de huesos largos, ya que la irrigación del territorio maxilofacial es mayor. La indicación de oxígeno hiperbárico en el tratamiento de la osteomielitis son aquellos casos refractarios al tratamiento estándar al menos durante un mes siempre que éste haya sido realizado correctamente.

El objetivo de la utilización de oxígeno hiperbárico es revertir el estado de hipoxia del hueso, lo cual tiene un efecto bacteriostático directo sobre los microorganismos. Adicionalmente la actividad bactericida de los leucocitos mejora con el incremento en la tensión de oxígeno. El tejido de granulación incrementa su proliferación y avanza en el interior del tejido necrótico favoreciendo la curación. El oxígeno se administra en cámara hiperbárica a una presión de 2,4 atmósferas, en ciclos de 90 minutos, cinco días a la semana durante 30 a 60 sesiones.

5.3. Infecciones orbitarias

5.3.1. Anatomía. Las infecciones orbitarias son infecciones potencialmente graves que pueden causar ceguera, afectación intracraneal y muerte del paciente, por lo que el diagnóstico y tratamiento precoz es fundamental.

Algunas características de la anatomía orbitaria hacen que esta región sea más propensa a la infección (fig. 26). Las órbitas se encuentran adyacentes a las fosas nasales y senos paranasales en su aspecto superior, medial e inferior. Las paredes óseas que los separan son delgadas y perforadas por estructuras neurovasculares, lo que permite con facilidad la diseminación de la infección a través de ellas. El aspecto posterior de la órbita se continúa con estructuras intracraneales y la periórbita, que tapiza las paredes óseas orbitarias, conecta con la duramadre a nivel del foramen óptico y de la fisura orbitaria superior. En su extensión anterior, a nivel del reborde orbitario, la periórbita se fusiona con el periostio circundante. El *septum* orbitario se forma en esta unión delimitando la órbita anteriormente y separa la órbita de los párpados. Por delante del *septum* orbitario está el espacio preseptal, rodeado

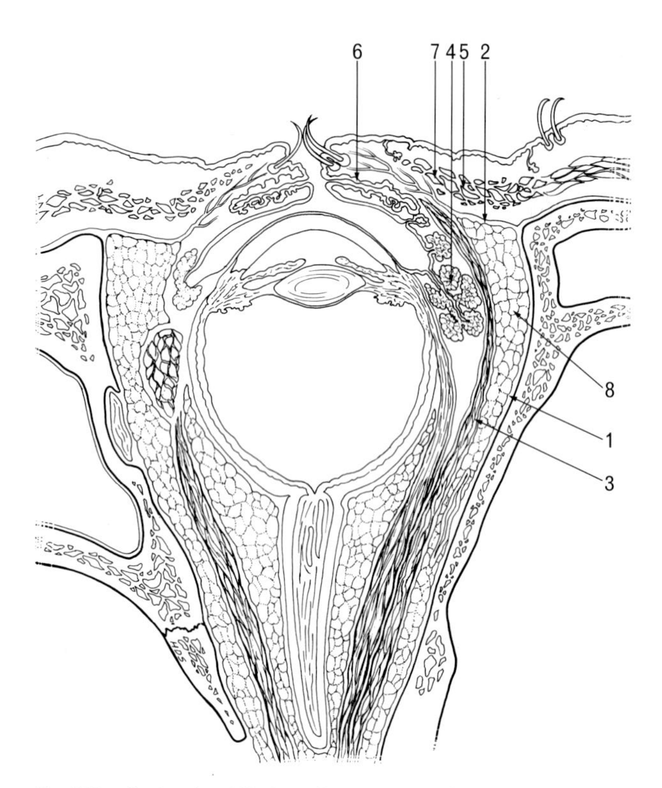

Fig. 4.26.—**Anatomía orbitaria.** 1. Espacio subperlóstico. 2. Septum orbital. 3.Músculo elevador del párpado. 4. Glándula lacrimal. 5. Espacio preseptal. 6. Tarso. 7. Músculo orbicular. 8. Grasa orbitaria.

anteriormente por el músculo orbicular y posteriormente por el *septum* orbitario y el músculo elevador en el párpado superior.

En resumen, delimitados por estas estructuras podemos encontrar tres espacios: el espacio preseptal, el espacio orbitario y el espacio subperióstico, que son importantes en la clasificación clínica de las infecciones orbitarias y para establecer el grado de severidad de las mismas.

El sistema venoso de la órbita se encuentra formado por un sistema anastomótico de vasos avalvulares en el que la sangre puede circular en ambas direcciones. Las venas oftálmicas se anastomosan anteriormente con la vena angular y sistema venoso facial anterior y drenan posteriormente en el seno cavernoso. El plexo venoso pterigoideo se comunica inferiormente con las venas orbitarias vía la fisura orbitaria inferior. El sistema linfático de los párpados drena lateralmente a los ganglios preauriculares y parotídeos y medialmente a los ganglios submaxilares, mientras que la órbita propiamente dicha no posee un verdadero sistema de vasos linfáticos.

Los factores, por tanto, que predisponen en la región orbitaria a la infección y a las complicaciones graves son los siguientes: proximidad y pobres barreras con las estructuras adyacentes, senos paranasales y fosas nasales, continuidad con estructuras intracraneales, drenaje linfático limitado y sistema venoso anastomótico y avalvular.

5.3.2. Etiología. La vía más frecuente por la que se produce una infección orbitaria es a través de la diseminación directa a partir de estructuras anatómicas próximas. La vía hematógena es mucho menos frecuente (tabla X). La causa más frecuente de infección orbitaria es la diseminación a partir de una infección de los senos paranasales que generalmente se produce por extensión directa a través de orificios anatómicos o erosiones de las paredes óseas orbitarias. Los traumatismos orbitarios, quirúrgicos o no, también son una causa frecuente de infecciones orbitarias. Las infecciones cutáneas faciales que afectan a las mejillas y párpados también pueden extenderse a la órbita.

Tabla X. Etiología de la infección orbitaria

A. Hematógena
B. Diseminación local
   1. Sinusitis
   2. Infección odontógena
   3. Infección cutánea
   4. Traumatismos
   5. Infección estructuras intraorbitarias: dacrioadenitis panoftalmitis
   6. Otras: infección seno cavernoso, espacio retro y parafaríngeo

Las infecciones odontógenas pueden llegar a la cavidad orbitaria por varias vías. La primera, a través de la extensión por los tejidos blandos a lo largo de la superficie anterior del maxilar. La segunda vía es a través de la fosa pterigopalatina y fisura orbitaria inferior al interior de la órbita. La tercera, a partir de la inducción de una sinusitis maxilar causada por la infección de un diente del maxilar superior, y la última, menos frecuente, es a partir de la diseminación hematógena vía la vena facial anterior o plexo venoso pterigoideo.

Otras causas locales de infección, como una conjuntivitis, dacrioadenitis o panoftalmitis, también pueden causar una infección orbitaria.

El agente responsable de la infección variará dependiendo de la patogenia de la infección. El organismo más frecuentemente asociado a traumatismos y cirugía orbitaria es *Staphylococcus aureus*. *Haemophilus influenzae* y *Streptococcus pneumoniae* son los organismos más frecuentemente asociados a infecciones orbitarias secundarias a sinusitis. *Staphylococcus aureus* y estreptococos betahemolíticos del grupo A se asocian a infecciones secundarias a erisipela e impétigo. En casos secundarios a infecciones odontógenas suele identificarse una flora mixta aerobia y anaerobia.

Las infecciones orbitarias por hongos son poco frecuentes y pueden ser muy graves. La mucomicosis de la órbita es la más frecuente y generalmente ocurre en pacientes inmunodeprimidos o diabéticos en cetoacidosis, con un curso rápido que causa pérdida de visión y complicaciones intracraneales.

5.3.3. Clasificación. Cuadros clínicos. Las infecciones orbitarias pueden dividirse en cinco categorías atendiendo a la localización anatómica y al estadio de evolución de la infección: celulitis preseptal, celulitis orbitaria, absceso subperióstico, absceso orbitario y trombosis del seno cavernoso (fig. 27). Esta clasificación es de ayuda para describir y delimitar las infecciones orbitarias, pero su valor clínico y pronóstico es relativo. Con frecuencia varios espacios pueden estar afectados o bien puede producirse un absceso subperióstico sin que tenga lugar la formación de una celulitis preseptal u orbitaria.

Básicamente estas infecciones pueden clasificarse en preseptales, localizadas anteriormente al *septum* orbitario y orbitarias localizadas posteriormente al *septum* orbitario.

5.3.3.1. **Infección preseptal.** La infección preseptal, en forma de celulitis o absceso, puede estar causada por pequeños traumatismos alrededor de la piel de la órbita, fracturas orbitarias, sinusitis, infecciones cutáneas o infecciones odontógenas. Se caracteriza por la aparición de un edema de párpados e inflamación periorbitaria que aparece tres o cuatro días después del comienzo del proceso infeccioso, pudiendo variar de acuerdo a las características del mismo. Puede aparecer inflamación del párpado contralateral debida a linfedema y exudado purulento en las formas abcesificadas. La agudeza visual está conservada, así como la totalidad de los movimientos oculares. No suele haber signos sistémicos de infección.

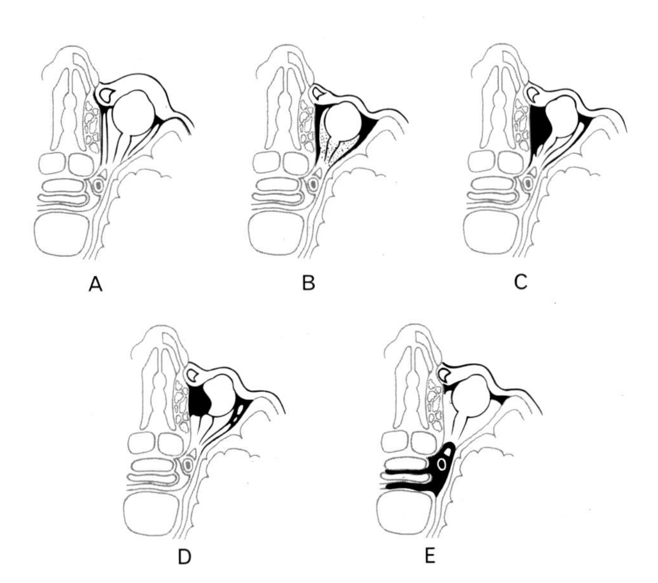

Fig. 4.27.—**Clasificacion infecciones orbitarias.** A.Celulitis preseptal. B. Celulitis orbitaria. C. Absceso subperióstico. D. Absceso orbitario. E. Trombosis del seno cavernoso.

5.3.3.2. **Infección orbitaria.** La afectación orbitaria se caracteriza por la aparición de hiperemia conjuntival y quemosis, proptosis axial, limitación de movimientos oculares y dolor. La limitación del movimiento en una dirección puede indicar la localización del absceso o afectación nerviosa secundaria a trombosis del seno cavernoso. Suelen estar presentes eritema y edema de las estructuras periorbitarias. Generalmente existen signos sistémicos de infección como fiebre, malestar general y leucocitosis. Si existe un absceso intraorbitario formado, puede existir disminución de la agudeza visual y alteración del reflejo pupilar. En el estudio de fondo de ojo puede detectarse una disminución del flujo arterial y éxtasis venoso.

5.3.4. Diagnóstico. Clínicamente es importante distinguir entre infecciones localizadas únicamente en el espacio preseptal e infecciones que afectan propiamente a la órbita. El estudio por la imagen, TC o RM, está indicado en todos los casos de infección intraorbitaria y en aquellos casos de celulitis preseptal en los que se sospeche afectación orbitaria.

Aunque la RM puede ser de utilidad, la técnica de elección en las infecciones orbitarias es la TC con contraste intravenoso, ya que permite una clara definición entre el proceso inflamatorio en el interior de la órbita y el hueso. La información que proporciona es la siguiente:

— Permite distinguir entre celulitis orbitarias difusas y abscesos localizados que requieren drenaje quirúrgico.

— Permite la localización del absceso a nivel intraorbitario o subperióstico.

— Posibilita el diagnóstico de la posible etiología como sinusitis, cuerpos extraños o fracturas, así como de la afectación de tejidos blandos y perforaciones óseas.

— Y, por último, permite detectar posibles complicaciones intracraneales de las infecciones orbitarias como abscesos epidurales, subdurales o cerebrales.

5.3.5. Tratamiento

5.3.5.1. **Infección preseptal.** La hospitalización del paciente y la antibioterapia parenteral están indicadas en caso de edema palpebral importante e infección primaria grave o sospecha de afectación orbitaria.

Es fundamental el tratamiento del foco primario y la elección del antibiótico estará basada en el origen primario de la infección cuando haya que realizar una antibioterapia empírica, antes de conocer los resultados de los cultivos y antibiograma. El drenaje quirúrgico será necesario cuando exista formación de abscesos.

5.3.5.2. **Celulitis orbitaria.** El protocolo de tratamiento de estos pacientes se expone en la tabla XI. En estos casos deberá procederse a la hospitalización del paciente y a la instauración de una antibioterapia parenteral. La selección del antibiótico variará dependiendo del origen de la infección, aunque deberá cubrir con su espectro a *S. aureus*. La obtención de cultivos debe realizarse a partir del foco primario y de cualquier drenaje orbitario si es posible.

Tabla XI. Protocolo de tratamiento en las infecciones orbitarias

1. Hospitalización del paciente
2. Obtención de muestras para cultivo y antibiograma del foco primario orbitario posible
3. Instauración antibioterapia parenteral
4. TC con contraste. Repetir ante sospecha de formación de abscesos o complicaciones
5. Examen oftalmológico 1 o 2 veces al día
6. Terapéutica de mantenimiento, analgésicos y sedantes
7. Tratamiento quirúrgico ante la sospecha de formación de abscesos

Debe realizarse un examen oftalmológico al ingreso del paciente y repetirse una o dos veces al día. También deberán practicarse estudios radiológicos seriados para descartar la formación de un absceso. Los signos que indican la formación de absceso son:

— No mejoría de signos y síntomas después de cuarenta y ocho a setenta y dos horas de tratamiento.
— Disminución de la agudeza visual.
— Aumento de la proptosis.
— Limitación selectiva de la movilidad ocular.

5.3.5.3. **Absceso orbitario.** Los abscesos orbitarios diagnosticados clínica y radiológicamente deben ser desbridados quirúrgicamente. Consiste en la incisión y drenaje del espacio afecto, así como la eliminación de restos necróticos o de cuerpos extraños.

La antibioterapia parenteral ha de continuarse por lo menos una semana después del desbridamiento quirúrgico.

5.3.6. Complicaciones. Las complicaciones de las infecciones orbitarias pueden dividirse en locales, sistémicas e intracraneales. La complicación local más grave es la pérdida de visión, que puede ocurrir por aumento de la presión intraorbitaria, congestión venosa o extensión directa de la infección al nervio óptico. Otra complicación local infrecuente es la osteomielitis de los huesos orbitarios que puede seguir a infecciones orbitarias mal tratadas. La complicación sistémica, como ocurre en cualquier tipo de infección, es la septicemia. Las complicaciones intracraneales son la meningitis, la formación de abscesos (epidural, subdural o cerebral) y la trombosis del seno cavernoso. Esta última debe sospecharse si el paciente experimenta disminución de la agudeza visual, congestión venosa retiniana, oftalmoplejia, dilatación pupilar, signos de irritación meníngea y cambios mentales. La afectación orbitaria bilateral es también un signo característico, aunque no patognomónico.

5.4. Infecciones cervicales

Los procesos inflamatorios cervicales son muy frecuentes. No todo cuadro inflamatorio cervical es de origen infeccioso y hay que realizar el diagnóstico diferencial con tumores, alteraciones del desarrollo, patología de la piel y estructuras anejas y enfermedades de las glándulas salivales.

5.4.1. Linfadenitis cervical. La linfadenitis cervical se caracteriza por la inflamación de uno o más ganglios linfáticos cervicales. La inflamación reactiva del tejido linfático generalmente ocurre en respuesta a un agente infeccioso, aunque algunos procesos inmunológicos y tumores pueden producir el mismo cuadro clínico e histológico. Estos cuadros deben ser siempre descartados, sobre todo si se trata de pacientes adultos.

Las cadenas linfáticas cervicales incluyen el anillo de Waldeyer, ganglios submentales, submaxilares, cadena yugular superficial y profunda, triángulo cervical posterior, ganglios nucales, occipitales y mastoideos. Estos ganglios sirven como línea de defensa contra las infecciones que afectan a las estructuras anatómicas de la cabeza y cuello, y la mayoría de organismos causantes de una infección local a ese nivel pueden invadirlos causando un cuadro de linfadenitis cervical.

5.4.1.1. **Etiología**. En la tabla XII se muestran los microorganismos que con mayor frecuencia se asocian a inflamación de los ganglios linfáticos cervicales. Los asociados a traumatismos faciales o infecciones cutáneas son *S. aureus* y *S. pyogenes*. Las linfadenitis asociadas a infecciones dentales o periodontales frecuentemente están pro-

Tabla XXII. Microorganismos asociados con linfadenitis cervical

Microorganismo	*Frecuente*	*Raro*
Bacterias	*Staphylococcus aureus* *Streptococcus pyogenes* *Peptostreptococcus* spp. *Bacteroides* spp. Enfermedad por arañazo de gato	Estreptococos no grupo A Enterobacterias *Pseudomonas* spp. *Haemophilus influenzae* *Actinomyces israelii* *Fusobacterium* spp. *Yersinia* spp. *Brucella* spp. *Corynebacterium* spp. *Listeria monocytogenes* *Bacillus anthracis* *Chlamydia trachomatis* *Mycoplasma pneumoniae*
Virus	Virus de Epstein-Barr Virus del herpes simple Citomegalovirus Adenovirus Virus de la inmunodeficiencia humana	Rubéola Sarampión
Micobacterias	*Mycobacterium tuberculosis* *Mycobacterium avium-intracellulare* *Mycobacterium scrofulaceum*	
Hongos		*Aspergillus* spp. *Candida albicans* *Cryptococcus neoformans* *Sporothrix schenckii*
Parásitos	*Toxoplasma gondii*	*Leishmania donovani* *Trypanosoma cruzi* Filariasis

vocadas por anaerobios como *Bacteroides* spp. y *Peptostreptococcos* spp. Las adenitis en el recién nacido se deben generalmente a estreptococcos del grupo B, mientras que en niños la causa más común son las infecciones víricas.

La linfadenitis por micobacterias o escrófula es más frecuente en el paciente de edad avanzada que en el niño. *Mycobacterium tuberculosis* es el responsable de la mayor parte de infecciones en adultos, mientras que en el niño lo son las micobacterias atípicas (*Mycobacterium avium-intracellulare* y *Mycobacterium scrofulaceum*).

La enfermedad por arañazo de gato es una linfadenitis autolimitada causada por arañazo o mordedura de gato, cuyo agente causal parece ser un pequeño bacilo gram-negativo. La linfadenitis cervical, que forma parte en muchos casos de un cuadro de linfadenopatías generalizadas en el síndrome de inmunodeficiencia adquirida (SIDA), puede tener una etiología múltiple. La más frecuente es la infección por microorganismos oportunistas, aunque también puede formar parte del cuadro clínico de la propia infección por el virus de la inmunodeficiencia humana (VIH) o ser secundaria a tumores (linfomas o sarcoma de Kaposi).

5.4.1.2. **Clínica.** A medida que la inflamación progresa el tamaño de los ganglios aumenta debido fundamentalmente al edema, infiltración por neutrófilos y formación de microabscesos. Clínicamente estos cambios se manifiestan como aumento del tamaño del ganglio, calor y enrojecimiento y, finalmente, abscesificación y supuración, que no ocurre en todos los casos.

La presentación clínica de la linfadenitis cervical varía de acuerdo al agente causal. Las formas agudas unilaterales están asociadas con frecuencia a la infección por *S. aureus* o *S. pyogenes*. Los ganglios suelen alcanzar un tamaño entre 2 y 6 cm, son dolorosos a la palpación, y la piel aparece roja y caliente. Pueden aparecer signos sistémicos de infección.

La linfadenitis de neonato es un cuadro generalmente debido a la infección por *S. aureus*. Se ha descrito también un síndrome en estos pacientes denominado «síndrome adenitis-celulitis», causado por estreptococos del grupo B.

La linfadenitis cervical recurrente, causada por gérmenes poco usuales, se asocia con un defecto en la función de los granulocitos.

Las infecciones víricas generalmente provocan un cuadro de linfadenitis cervical bilateral, en el cual los nódulos son pequeños y rodaderos con pocos signos inflamatorios.

La linfadenitis cervical crónica unilateral suele estar asociada a infección por micobacterias, toxoplasma o enfermedad por arañazo de gato. Su cuadro clínico se describe en el apartado correspondiente.

5.4.1.3. **Diagnóstico.** En primer lugar debe establecerse el diagnóstico diferencial entre procesos infecciosos y no infecciosos. La duración de los síntomas y la localización pueden ayudar en el diagnóstico. La realización de una historia clínica detallada y exploración física son fundamentales para establecer el diagnóstico. Los pasos que deben seguirse se detallan a continuación:

1.° Anamnesis y exploración clínica: Deben evaluarse la existencia de lesiones cutáneas, exposición a animales, contacto con pacientes con tuberculosis activa, historia de infección dental o periodontal, así como posibles tratamientos odontológicos. Ha de realizarse una exploración clínica completa que incluya examen de piel y mucosas, orofaringe, cavidad oral y dientes, así como una exploración sistémica general. Debe realizarse palpación de la masa para determinar su localización, consistencia y movilidad. En caso de sospecha de tuberculosis es conveniente la realización de una prueba de intradermorreacción de Mantoux.

2.° Estudio radiológico. En primer lugar puede realizarse una ortopantomografía para descartar posible patología dentaria o maxilar. La TC o RM son de ayuda para establecer el diagnóstico diferencial, determinar la extensión y localización de la infección y valorar sus características.

3.° Punción aspiración con aguja fina (PAAF). Si la infección no se resuelve en pocos días de tratamiento ha de establecerse un diagnóstico específico. Debe seleccionarse el nódulo de mayor tamaño y fluctuación y realizarse la punción con una aguja fina. El aspirado se ha de enviar para cultivo de bacterias aerobias y anaerobias, hongos y micobacterias. Asimismo, en la muestra obtenida por punción se ha de realizar un examen histopatológico.

4.° Estudios de laboratorio. Se realizarán pruebas serológicas para toxoplasmosis, virus de Ebstein-Barr, VIH, citomegalovirus, brucelosis y sífilis.

5.° Biopsia. Si el diagnóstico sigue sin confirmarse con las anteriores exploraciones, debe realizarse una exéresis biopsia de la adenopatía para estudio definitivo microbiológico y anatomopatológico.

5.4.1.4. **Tratamiento.** La mayoría de los casos de linfadenitis cervical no requieren tratamiento específico, ya que son secundarios a procesos víricos o bacterianos de la cavidad oral u orofaringe. El antibiótico empírico utilizado ha de cubrir *S. aureus* y *S. pyogenes*, por lo que se recomienda la utilización de una penicilina penicilinasa resistente como la cloxacilina, o bien la combinación de amoxicilina y ácido clavulánico. La terapéutica por vía parenteral puede ser necesaria en algunos pacientes con síndrome tóxico general. Los pacientes alérgicos a la penicilina pueden ser tratados con un macrólido o una lincosamina. La duración de la antibioterapia debe ser de al menos catorce días. La falta de mejoría clínica en las cuarenta y ocho horas siguientes a la instauración de la antibioterapia nos indicará la necesidad de reevaluar el tratamiento, siendo necesaria la obtención de cultivos y antibiograma para la selección del antibiótico específico.

En caso de existir fluctuación, la antibioterapia sola es insuficiente y será necesaria la incisión y drenaje quirúrgico del absceso. Este desbridamiento quirúrgico generalmente ayuda a la resolución del proceso. Si existe sospecha de enfermedad por arañazo de gato o infección por micobacterias se ha de evitar la incisión y drenaje quirúrgico, ya que puede desarrollarse una fístula cutánea crónica.

5.4.2. Tiroiditis

5.4.2.1. **Etiología.** La infección de la glándula tiroidea es un proceso poco frecuente pero que puede poner en peligro la vida del paciente si no se realiza un tratamiento precoz. La baja frecuencia de infección de esta glándula se debe a varios factores, entre ellos su alta concentración de yodo, su rico aporte sanguíneo y linfático y su estructura anatómica aislada. La infección puede producirse por vía hematógena, por extensión directa de estructuras próximas, como quistes y fístulas tiroglosas, o por perforación de esófago. Los microorganismos aislados más frecuentemente en las tiroiditis supuradas son, en orden de frecuencia: *S. aureus*, *S. pyogenes*, *S. epidermidis* y *S. pneumoniae*.

5.4.2.2. **Clínica.** La tiroiditis aguda bacteriana se caracteriza por dolor, inflamación, eritema, fiebre, disfagia, disfonía y faringitis concurrente. También puede observarse limitación a la extensión del cuello debido a la presión sobre los músculos cervicales. La infección puede afectar a ambos lóbulos, a un solo lóbulo o al istmo tiroideo.

La infección puede extenderse localmente o de forma sistémica y dar lugar a complicaciones graves como neumonía, perforación u obstrucción traqueal, mediastinitis, pericarditis y sepsis. Todas ellas suelen deberse a un retraso en la instauración del tratamiento y pueden poner en peligro la vida del paciente. Como secuelas de la infección, aunque raras, pueden aparecer parálisis de cuerdas vocales, hipotiroidismo transitorio, mixedema, disrupción de los nervios simpáticos regionales e infección recurrente.

5.4.2.3. **Diagnóstico.** Los datos de laboratorio muestran una elevación en el recuento leucocitario. Las pruebas de función tiroidea podrían mostrar un incremento de T3 y T4 debido a una mayor liberación de hormonas desde la glándula inflamada.

La gammagrafía tiroidea puede mostrar una disminución en la captación del radioyodo en una porción del tiroides, aunque generalmente la captación suele ser normal. La TC o RM pueden ser de utilidad para la localización de abscesos y determinar la extensión de posibles complicaciones en estructuras próximas.

La punción aspiración con aguja fina de la masa cervical y la realización de una tinción de Gram es de utilidad para el diagnóstico etiológico y en la instauración de la terapéutica adecuada.

5.4.2.4. **Tratamiento**. Debido al amplio espectro de bacterias que pueden ser causantes de esta infección, la selección del antibiótico debe realizarse en base a los resultados de la tinción de Gram obtenida del aspirado de pus. El antibiótico será modificado en relación a los resultados definitivos de los cultivos y del antibiograma.

El tratamiento quirúrgico está indicado cuando la infección progresa con evidencia de leucocitosis, fiebre continuada y empeoramiento de los signos locales de inflamación. Debe realizarse incisión y drenaje quirúrgico de la áreas fluctuantes y desbridamiento de tejido necrótico.

El pronóstico con tratamiento médico y quirúrgico apropiado es excelente. El hipotiroidismo ocurre muy raramente y las pruebas de función tiroidea vuelven a la normalidad al eliminar la infección.

5.4.3. Quistes infectados. Los quistes cervicales tiene generalmente un lento crecimiento y son asintomáticos. Pueden estar presentes al nacimiento o aparecer tardíamente en la juventud o en la edad adulta. Estos quistes incluyen los del conducto tirogloso, el higroma quistico, los branquiales, los laringoceles y los quistes dermoides.

5.4.3.1. **Etiología.** La infección secundaria de estos quistes ocurre generalmente a partir de bacterias de la piel u orofaringe. Los aerobios más frecuentemente implicados son *S. aureus* y *S. pyogenes*, mientras que los anaerobios predominantes son *B. melaninogenicus* y *Peptostreptococcus* spp.

5.4.3.2. **Clínica.** La infección se caracteriza por inflamación, enrojecimiento, calor local y adenopatías regionales. La infección puede extenderse a estructuras adyacentes y producirse el drenaje de pus a través de la piel o hacia la orofaringe o la tráquea. Los signos y síntomas sistémicos son raros, así como las complicaciones.

5.4.3.3. **Tratamiento.** La selección del antibiótico se realiza en base a los resultados de la tinción de Gram obtenida del aspirado de pus. La mayoría de casos responden al tratamiento antibiótico; sin embargo, cuando tiene lugar la formación de abscesos puede ser necesario el desbridamiento quirúrgico. La extirpación quirúrgica completa debe ser retrasada hasta la resolución del cuadro agudo infeccioso.

5.4.4. Infección de espacios cervicales profundos. Las complicaciones de las infecciones que asientan en el territorio maxilofacial pueden ocurrir por diseminación de las mismas hacia los espacios fasciales cervicales. Cuando esto ocurre la posibilidad de complicaciones potencialmente graves es elevada, como septicemia, hemorragia de grandes vasos, aspiración de pus, mediastinitis y muerte del paciente. Por ello el diagnóstico y tratamiento precoz es esencial.

La mayoría de los espacios cervicales han sido tratados en el apartado de infecciones odontógenas, por lo que en este apartado se hará referencia a los espacios faríngeo lateral y retrofaríngeo.

5.4.4.1. **Espacio faríngeo lateral.** Este espacio se extiende desde la base del cráneo hasta el hueso hioides y está limitado medialmente por el músculo pterigoideo medial y lateralmente por el constrictor superior de la faringe. La apófisis estiloides y sus músculos dividen este espacio en dos compartimentos; uno de ellos, el posterior, es el que contiene los grandes vasos del cuello y los pares craneales. La afectación del espacio faríngeo lateral se produce por extensión posterior de la infección desde el espacio pterigomandibular.

La clínica consiste en la presencia de trismus intenso e inflamación lateral del cuello y de la pared lateral faríngea hacia la línea media. Existe fiebre y dificultad para la deglución. Pueden producirse complicaciones asociadas a la afectación de las estructuras anatómicas, como trombosis de la vena yugular interna, erosión de la arteria carótida y afectación de los pares craneales IX y XII.

5.4.4.2. **Espacio retrofaríngeo**. La infección a partir del espacio faríngeo lateral puede progresar hacia el espacio retrofaríngeo. Este espacio se extiende desde la base del cráneo hasta el nivel de C7 o D1 y está limitado por delante por el músculo constrictor superior de la faringe y por detrás por la lámina alar de la fascia prevertebral. Este espacio no contiene estructuras anatómicas, pero la consecuencia más grave de su afectación es que la infección puede extenderse rápidamente hacia el mediastino. Otra posible complicación es la diseminación de la infección al espacio prevertebral a partir de una perforación de la capa alar de la fascia prevertebral, lo que permitiría la diseminación de la infección por debajo del diafragma.

La TC con contraste es la técnica de elección para su diagnóstico. La RM se considera igual de sensible en la detección de abscesos, pero no tan específica.

En el tratamiento deben seguirse los siguientes principios:

1. Soporte médico del paciente en una unidad de vigilancia intensiva, con especial atención a la vía aérea. El paciente debe estar generalmente intubado o puede requerir una traqueotomía.
2. Administración intravenosa de antibióticos según los cultivos y antibiograma.
3. Tratamiento quirúrgico con desbridamiento y drenaje de los focos, así como eliminación del factor causal.

6. Entidades clínicas específicas

6.1. Infecciones crónicas granulomatosas

6.1.1. Actinomicosis. La actinomicosis es una infección bacteriana, generalmente subaguda o crónica, producida por especies del género *Actinomyces*. Aunque puede afectar a cualquier órgano, son las lesiones de la cavidad oral y de la región cervicofacial las más usualmente diagnosticadas, abarcando las mismas más de la mitad de los casos.

La mayoría de actinomicosis son causadas por *A. israelii*, existiendo además un buen número de especies que pueden originar el mismo cuadro clínico. En esta entidad no es excepcional la asociación con otros microorganismos patógenos, tanto aerobios como anaerobios.

Los agentes de la actinomicosis pueden aislarse de la flora oral endógena cuando se realizan cultivos en medios de anaerobiosis. La infección puede observarse en todos los grupos de edad, aunque es más común en individuos de edad media. La proporción de casos observados en hombres es tres veces superior a la de las mujeres, relacionado en parte con una peor higiene bucal y un riesgo mayor de traumatismos orales en los hombres.

La forma oral y cervicofacial de la enfermedad se asocia a circunstancias que producen una alteración de la mucosa, como son los procedimientos dentales, traumatismos o cirugía de la cavidad oral. Una vez iniciado el proceso local existe una clara tendencia a su diseminación por contigüidad de manera lenta y progresiva, ignorando los diferentes planos tisulares. No existe una predisposición específica a la infección en sujetos inmunodeprimidos.

La forma de presentación más común es una tumefacción del tejido celular subcutáneo, un absceso, o bien, una masa. Es inusual la aparición simultánea de adenopatías. Puede existir una diseminación por contigüidad a cráneo, columna cervical o tórax. Las manifestaciones de infección aguda son poco frecuentes, siendo necesario sospechar esta entidad ante cualquier masa poco sintomática que aparezca en la región de la mandíbula o del cuello. La evolución natural de la lesión es hacia la aparición de una fistulización espontánea o hacia la formación de un absceso tórpido. La mejoría temporal tras tratamiento antibiótico con posterior recaída ha de hacer pensar en el diagnóstico de actinomicosis.

Existe una forma de la enfermedad, la denominada actinomicosis periapical, que requiere de intervención dental y de terapia antibiótica apropiada para su curación.

La localización más común de la forma oral y cervicofacial es la zona del ángulo mandibular, pudiendo afectarse además cualquier zona de la mandíbula, el maxilar superior, el paladar duro, la lengua, el tejido celular subcutáneo del cuello, las glándulas salivares, el conducto tirogloso y el tiroides.

La enfermedad facial puede diseminarse y afectar al oído externo e incluso al hueso temporal. Si se produce una afectación de la mastoides, con otitis media acompañante, la lesión puede comprometer al sistema nervioso central.

La identificación de verdaderos gránulos de sulfuro actinomicóticos en material inflamatorio junto a un cuadro clínico compatible es suficiente para realizar el diagnóstico. La confirmación del mismo se efectúa mediante el aislamiento de cualquier especie de *Actinomyces* en los gránulos de sulfuro o en material procedente de sitios estériles. Los cultivos de la cavidad oral no son válidos para el diagnóstico. Las muestras para cultivo han de obtenerse mediante aspiración o biopsia de las zonas afectadas. En la periferia de los gránulos se pueden observar los bacilos grampositivos, filamentosos y ramificados, mediante tinciones especiales. El cultivo del material puede ser negativo si el paciente ha recibido de forma previa antibióticos. El crecimiento puede demorarse hasta una semana y la identificación hasta dos o cuatro semanas, por lo que es necesario avisar al laboratorio de microbiología de la sospecha diagnóstica.

La penicilina es el tratamiento de elección de la actinomicosis. La dosis usual es de 18 a 24 millones de unidades por día durante dos a seis semanas por vía endovenosa, seguida de terapia oral con penicilina o amoxicilina durante seis a doce meses. Los casos menos extensos pueden responder a períodos más cortos de tratamiento. En pacientes alérgicos a betalactámicos se pueden utilizar tetraciclinas, macrólidos o clindamicina. Los abscesos bien localizados han de ser drenados de forma percutánea.

6.1.2. Tuberculosis. La linfadenitis tuberculosa es la forma más frecuente de la enfermedad extrapulmonar. En los individuos no infectados por el virus de la inmunodeficiencia humana (VIH) suele ser cervical y unilateral, denominándose en este caso escrófula. La localización más común es sobre el borde superior del músculo esternocleidomastoideo en forma de masa consistente, enrojecida y poco dolorosa. Puede observarse en personas de cualquier edad y usualmente no se asocia a otras localizaciones de la infección ni a síntomas sistémicos. No es excepcional la fistulización espontánea.

En general el test de la tuberculina es positivo y la aspiración con aguja fina muestra la presencia de granulomas caseificantes característicos. En la tinción de Ziehl-Neelsen de dicho material, en raras ocasiones se demuestra la existencia de bacilos acido-alcoholrresistentes. Por dicho motivo, la confirmación diagnóstica requiere a menudo la escisión completa del ganglio afecto, evitando la colocación de drenajes en la zona para reducir la formación de fístulas en el lugar de la cirugía.

La combinación de isoniazida, rifampicina y pirazinamida en un régimen de seis a nueve meses es el tratamiento de elección. En alrededor de un tercio de los pacientes pueden aparecer nuevos ganglios afectados o complicaciones de los iniciales durante o después del tratamiento adecuado, no significando en ningún caso fracaso terapéutico.

Los pacientes VIH positivos padecen a menudo una enfermedad ganglionar difusa y multifocal con síntomas sistémicos importantes. No es infrecuente la concomitancia con la afectación pulmonar. Es más común en los casos de antecedentes de adicción a drogas por vía parenteral. En contraste con las personas VIH negativas, la tinción apropiada del especimen obtenido mediante la punción con aguja fina muestra en la mayoría de casos la presencia de bacilos acidoalcoholrresistentes. El tratamiento tuberculostático en estos pacientes es idéntico al descrito con anterioridad.

6.1.3. Enfermedad por arañazo de gato. La EAG es un síndrome caracterizado por la aparición de una linfadenopatía regional después de un arañazo o mordedura producidos por un gato distal al ganglio afectado. La enfermedad puede observarse en todas las edades, en ambos sexos, es de distribución universal y ocurre más a menudo en verano y otoño. Alrededor del 90% de los casos los pacientes tienen historia de exposición a dichos animales, que en general no muestran ningún signo de enfermedad.

Desde hace poco tiempo se ha reconocido a *Rochalimaea henselae* ser el agente causal de la EAG, ya que dicho microorganismo se ha encontrado en los nódulos linfáticos de pacientes mediante diversas técnicas, y además se ha demostrado por inmunofluorescencia la presencia de títulos elevados de anticuerpos frente al mismo en pacientes y en gatos implicados en su transmisión. Recientemente se ha descrito algún caso de EAG causada por *Afipea felis*.

La linfadenopatía regional crónica es la manifestación más común de la enfermedad y suele aparecer al cabo de dos semanas del arañazo o del contacto con el gato. En alrededor de la mitad de los pacientes puede hallarse la lesión inicial cutánea en forma de pápula o pústula, que casi siempre desaparece entre una y tres semanas después. Los síntomas sistémicos son en general leves y no se observan en todos los pacientes. La localización más frecuente de los ganglios afectados es a nivel del cuello y de la cabeza, aunque no es inusual la aparición simultánea de adenopatías axilares. La mitad de los pacientes tienen una única adenopatía, y alrededor de un 20% tienen varios ganglios en una misma localización. La duración de la linfadenopatía es a menudo superior a los tres meses y pueden observarse hasta períodos de tiempo superiores a un año. Sólo un 10% de los casos se acompañan de supuración espontánea.

El diagnóstico de la EAG se efectúa por la sospecha clínica en personas con linfadenopatía regional, antecedentes de exposición a gatos y presencia de lesión inicial cutánea de inoculación. Si es posible se ha de realizar una aspiración del nódulo linfático y se ha de practicar un cultivo en medios especiales para el agente causal, o bien se ha de practicar un estudio serológico específico. En la actualidad la práctica de un test cutáneo para el diagnóstico de la EAG está totalmente desaconsejada.

Aunque *R. henselae* es sensible a múltiples antibióticos, no está demostrado que ninguna pauta terapéutica altere la historia natural de la enfermedad. Las adenopatías muy dolorosas o supurativas han de aspirarse para reducir la sintomatología. La enfermedad cura espontáneamente después de varios meses del diagnóstico.

6.2. Infecciones víricas

6.2.1. Infecciones por virus del grupo herpes

6.2.1.1. Virus del herpes simple. Los virus del grupo herpes simple (VHS) producen una variedad de infecciones, afectando a superficies mucocutáneas, al sistema nervioso central y, ocasionalmente, a órganos viscerales.

Desde el punto de vista de su estructura, su genoma está formado por una molécula de DNA bicatenario, distinguiéndose dos subtipos, el VHS-1 y el VHS-2.

Tras la primera exposición al virus de una superficie mucosa o de una lesión cutánea, el mismo penetra en las células de la epidermis y la dermis iniciando su replicación a dicho nivel. La nucleocápside del virus se transporta a través de los axones de los nervios hasta el ganglio, lugar donde continúa la replicación viral y desde cuya localización, por vía centrífuga, puede diseminarse de nuevo a la piel o a superficies mucosas tras períodos más o menos prolongados de latencia. Esta patogénesis de la infección explica el fenómeno de las recidivas, característico de la enfermedad herpética.

Las infección por el VHS-1 se adquiere en general durante la infancia o la adolescencia, en especial en sociedades de bajo nivel de desarrollo socioeconómico. Las manifestaciones clínicas y el curso de la infección dependen del lugar anatómico afectado, de la edad, del estado inmune del huésped y del tipo antigénico del virus. El primer episodio se acompaña de signos y síntomas sistémicos, de duración más prolongada y con posibilidad de complicaciones.

La gingivoestomatitis y la faringitis son las manifestaciones clínicas más frecuentes de la infección primaria por el VHS-1, mientras que el herpes labial recurrente es el cuadro más común de la reactivación de la infección herpética. Las lesiones anatómicas son a menudo ulcerativas y exudativas, acompañándose de síntomas locales, febrícula y adenopatías cervicales. A nivel ocular, el VHS produce una queratitis que cursa con dolor, visión borrosa, quemosis, inyección conjuntival y con lesiones dendríticas características en la córnea. El tratamiento inapropiado con corticoides tópicos en esta localización puede producir afectación de las capas profundas del ojo y posterior ceguera.

El diagnóstico de la infección herpética es fundamentalmente clínico al observar las lesiones características vesiculares múltiples con fondo eritematoso. La confirmación puede efectuarse mediante la tinción de Giemsa, Wright o Papanicolau de una muestra obtenida por rascado de la base de la lesión, donde se observa las típicas células de inclusión, o bien mediante el aislamiento del virus en cultivos celulares.

Los pacientes inmunocompetentes con infección mucocutánea por el VHS no se benefician del tratamiento antiviral con aciclovir, el cual está reservado para enfermos con déficit inmunitarios. En las infecciones oculares pueden utilizarse antivirales tópicos como el aciclovir, la idoxuridina, la trifluorotimidina y la vidarabina.

6.2.1.2. Citomegalovirus. El citomegalovirus (CMV) es un agente etiológico de un amplio espectro de procesos, desde infecciones subclínicas similares a la mononucleosis infecciosa a enfermedades diseminadas en inmunodeprimidos.

La clínica más común en el sujeto sano es el síndrome mononucleósico, que afecta fundamentalmente a jóvenes sexualmente activos. La clínica consiste en la aparición de fiebre, astenia profunda, mialgias, cefalea y esplenomegalia, que pueden prolongarse hasta seis semanas. La faringitis exudativa y la linfadenopatía cervical son poco comunes, al contrario de lo observado en la infección por el virus de Epstein-Barr. En el laboratorio es usual el hallazgo de linfocitosis con más de un 10% de linfocitos atípicos y ausencia de anticuerpos heterófilos. El diagnóstico se realiza por criterios clínicos y no se requiere tratamiento antiviral.

6.2.1.3. Virus de Epstein-Barr (mononucleosis infecciosa). El virus de Epstein-Barr (VEB) es un herpesvirus humano linfotrópico de distribución universal. La infección primaria en la infancia es en general subclínica, mientras que en adolescentes y adultos ocasiona el síndrome de la mononucleosis infecciosa. Dicho síndrome está definido por la tríada de fiebre, linfadenopatías de predominio cervical y faringitis exudativa, combinado con la aparición transitoria de anticuerpos heterófilos y linfocitosis atípica. Es frecuente la presencia de esplenomegalia.

El VEB es ubicuo y se transmite usualmente a través de la saliva, ocasionando la infección primaria durante la adolescencia. La mayoría de la población adulta es seropositiva para este virus.

La mononucleosis infecciosa es una enfermedad autolimitada, con desaparición de los síntomas en un período inferior a las cuatro semanas. En ocasiones, la astenia puede persistir durante varias semanas después de la desaparición de otros síntomas clínicos.

El diagnóstico de la enfermedad se establece por la asociación de un cuadro clínico compatible con la demostración de la presencia de anticuerpos heterófilos (prueba de Paul-Bunnell), o bien, mediante un test rápido usando un kit comercial denominado Monosticon®, que es más sensible y fácil de realizar que el primer método mencionado.

El tratamiento de la mononucleosis infecciosa requiere únicamente de medidas sintomáticas, entre las que se encuentran el reposo y los analgésicos y antipiréticos. No existe un beneficio demostrado del uso de antivirales en esta infección.

6.3. Infecciones fúngicas

6.3.1. Candidiasis. La candidiasis está usualmente producida por Candida albicans, aunque otras especies, como C. tropicalis, C. parapsilosis, C. glabrata y C. krusei, pueden causar también esta infección. Todas las especies son patógenas, siendo además halladas como comensales en la boca, en las heces y en la vagina.

La invasión tisular por *Candida* es debida a la existencia de factores locales o sistémicos favorecedores, tales como la maceración de la piel, el embarazo, la diabetes o el tratamiento con corticoides o antibióticos de amplio espectro.

En la boca, la candidiasis da lugar a la aparición de unas placas blancas, adherentes y confluentes, que afectan a toda la mucosa y llegan hasta la faringe. En general, son poco dolorosas, aunque si afectan a los extremos de los labios produciendo una fisuración ocasionan dolor intenso a la movilización. El diagnóstico es clínico, confirmándose mediante cultivo de una muestra obtenida por rascado de las lesiones.

El tratamiento de la mucositis candidiásica consiste en la supresión, si es posible, de los factores favorecedores y en la administración de tratamiento tópico con nistatina. Los pacientes inmunodeprimidos, en especial los afectos de SIDA, han de ser tratados con fluconazol 100-200 mg/día durante una semana, siendo frecuentes las recidivas al finalizar la terapéutica.

6.3.2. Aspergilosis. La infección por *Aspergillus* spp. se observa de forma fundamental en pacientes inmunodeprimidos, ocasionando patología sobre todo a nivel pulmonar y cerebral. La puerta de entrada son a menudo los senos paranasales, el tracto gastrointestinal, la piel y el paladar.

El diagnóstico se sospecha por la observación de hifas en las muestras respiratorias y en el aislamiento repetido de *Aspergillus*. La forma invasiva de la enfermedad requiere para su confirmación la demostración histológica en los tejidos.

La mortalidad de la aspergilosis es muy elevada, observándose algunas respuestas terapéuticas con el uso prolongado de anfotericina B.

6.3.3. Mucormucosis. La mucormucosis es una infección fúngica causada por especies de *Rhizopus* y *Rhizomucor*. Estos hongos son ubicuos en la naturaleza y pueden hallarse también en alimentos ricos en azúcares. A nivel del territorio facial la infección se observa casi de forma exclusiva en diabéticos mal controlados, siendo característica la invasión vascular por hifas, con la consiguiente necrosis isquémica o hemorrágica acompañante.

El cuadro clínico a nivel nasal y de senos es característico, ocasionando febrícula, dolor sordo sinusal y en ocasiones congestión nasal o descarga nasal sanguinolenta, seguido a los pocos días de visión doble, aumento de la fiebre y obnubilación. En el examen físico se observa una reducción generalizada del movimiento ocular unilateral, quemosis y proptosis. La aparición progresiva de necrosis a nivel del paladar duro y de la zona de la nariz y senos, respetando la línea media, es la evolución más usual. La invasión de toda la órbita ocasiona ceguera y puede afectarse además el sistema nervioso central a nivel frontal, el seno cavernoso, produciéndose una trombosis, y el sifón de arteria carótida. Sin tratamiento apropiado, la muerte ocurre en pocos días o semanas.

El diagnóstico de la forma craneofacial se realiza por biopsia y demostración histológica o por cultivo en medios adecuados de los hongos en los tejidos afectos de la infección.

El tratamiento consiste en la corrección de la diabetes, el desbridamiento amplio de las lesiones craneofaciales, incluyendo la enucleación si es necesario, y la administración de anfotericina B durante diez-doce semanas. Con esta terapéutica se consigue la curación en alrededor de la mitad de los pacientes.

7. Consideraciones especiales

7.1. Infecciones asociadas a tratamiento quirúrgico

7.1.1. Profilaxis en cirugía maxilofacial. Los procedimientos quirúrgicos en el territorio maxilofacial presentan un riesgo elevado de infección posoperatoria si los mismos requieren de una incisión de la mucosa oral o faríngea. Teniendo en cuenta la flora de estas cavidades, la pauta de antimicrobianos recomendada es la combinación de gentamicina, a dosis de 1,7 mg/kg de peso, y clindamicina 300 mg administradas de forma preoperatoria y posteriormente cada ocho horas hasta completar tres o cuatro dosis. El momento adecuado para la administración de la profilaxis es la hora previa a la práctica de la incisión quirúrgica. Como alternativas a esta pauta puede usarse una cefalosporina de primera generación, como la cefazolina, a dosis de 1 g cada ocho horas, o bien, amoxicilina-ácido clavulánico a la misma dosis, durante un período de veinticuatro horas.

La existencia de infección previa a la cirugía, en el territorio donde se ha de realizar la misma, obliga a la prolongación del tratamiento antibiótico en función del tipo de infección, como se ha descrito en el apartado correspondiente.

Diversos procedimientos dentales pueden ocasionar una bacteriemia transitoria en un porcentaje elevado de personas. El riesgo es significativo en aquellos que pueden producir sangrado (extracción, examen detallado, eliminación del cálculo), o bien en cirugía oral con afectación de los dientes o de la encía. Sin embargo, el riesgo es bajo o nulo en procedimientos menores dentales que no causen sangrado o en la pérdida espontánea de un diente deciduo. Los pacientes con enfermedades valvulares cardíacas o portadores de materiales sintéticos han de seguir una profilaxis antibiótica según las recomendaciones de reuniones de expertos. En las tablas XIII y XIV se describen las recomendaciones actuales de profilaxis antibiótica en procedimientos dentales.

7.2. Infecciones asociadas a traumatismos

7.2.1. Osteomielitis asociada con fracturas. Cuando el hueso maxilar, más frecuentemente la mandíbula, está fracturado puede tener lugar una sobreinfección bacteriana que dará lugar a una osteomielitis aguda o crónica. La infección aguda del foco de fractura normalmente está causado por la flora bacteriana de la cavidad oral. Esta infección puede ser generalmente prevenida con una cobertura antibiótica que cubra el espectro de gérmenes de la flora oral, como pueden ser la penicilina y sus derivados.

Otra causa frecuente de osteomielitis es el fracaso en el método de reducción, fijación e inmovilización del foco de fractura, que permite el movimiento de los fragmentos óseos y la incorporación de microorganismos. En estos casos deben realizarse de forma precoz la limpieza y desbridamiento del foco, así como la exodoncia de dientes y retirada de cuerpos extraños del foco de fractura. Habrá de realizarse seguidamente una técnica de fijación rigurosa mediante placas y fijación intermaxilar que permitan la inmovilización del foco durante el tiempo de consolidación del mismo.

7.2.2. Mordeduras de animales y personas. Las mordeduras de animales están producidas generalmente por perros y, ocasionalmente, por gatos y animales salvajes. Las bacterias que causan la infección después de estas mordeduras son bastante predecibles. El 25% están causadas por *Pasteurella multocida*, el 10% por *S. aureus*, el

Tabla XIII. Riesgo estimado de desarrollo de endocarditis infecciosa en relación a la patología cardiovascular

Relativamente elevado	*Intermedio*	*Bajo o ausente*
Prótesis valvulares	Prolapso mitral con regurgitación	Prolapso mitral sin regurgitación
Endocarditis previa	Enfermedad valvular tricuspídea	Placas arterioscleróticas
Cardiopatía congénitas cianóticas	Cardiopatía hipertrófica	Enfermedad coronaria
Comunicación interventricular	Enfermedad valvular degenerativa en ancianos	Marcapasos cardíaco
Coartación aórtica		Comunicación interauricular
Enfermedad valvular aórtica		
Regurgitación mitral		
Síndrome de Marfan		
Fístulas arteriovenosas		

Tabla XIV. Recomendaciones de profilaxis antibiótica en procedimientos dentales

Régimen estándar
Amoxicilina 3 g oral 1 hora antes y después 1,5 g a las 6 horas
Regímenes especiales

a) Oral para pacientes alérgicos a la penicilina
Clindamicina 300 mg 1 hora antes y después 150 mg a las 6 horas
b) Parenteral para pacientes de riesgo elevado
Ampicilina 2 g IM o IV más gentamicina 1,5mg/kg IM o IV 30 minutos antes y después la misma dosis a las 8 horas
c) Parenteral para pacientes alérgicos a la penicilina
Vancomicina 1 g IV 1 hora antes

40% por estreptococos alfahemolíticos y el 20% por *Bacteroides* spp. y *Fusobacterium* spp. Las infecciones en las que se aislan anaerobios tienden a ser más severas que aquéllas en las que no están presentes.

Trabajos recientes indican que la modalidad de tratamiento de elección en las mordeduras animales es el quirúrgico. Dicho tratamiento consiste en el desbridamiento del tejido necrótico, irrigación y limpieza del foco con suero salino y cierre primario de la herida. Cuando la herida está altamente contaminada o macerada ha de instaurarse tratamiento antibiótico. La amoxicilina con ácido clavulánico, a dosis de 500-1.000 mg cada ocho horas durante siete a diez días, es el antibiótico de elección, ya que cubre todo el espectro de bacterias habitualmente presentes.

Las mordeduras humanas están contaminadas con flora de la cavidad oral, así como con estafilococos de la piel de la víctima. Cuando la infección tiene lugar, el 25% está causada por *S. aureus*, el 10% por estreptococos alfahemolíticos y el 50% por bacterias anaerobias. *Eikenella corrodens* aparece en el 15% de los pacientes infectados e indica mayor severidad de la infección. El tratamiento es el mismo que para la mordedura de animales, siendo la cirugía la modalidad terapéutica de elección. El antibiótico más útil, al igual que en las mordeduras de animales, es la amoxicilina con ácido clavulánico.

7.3. Infecciones asociadas a radioterapia

La radioterapia, sola o combinada con la cirugía, es un tratamiento habitual en el cáncer de cabeza y cuello. Los efectos de la radiación sobre tejidos blandos y hueso continúan teniendo todavía en la actualidad graves secuelas, como son mucositis, atrofia de la mucosa, xerostomía, caries dental y osteorradionecrosis. Esta última es la complicación más grave de la radioterapia y será tratada a continuación.

7.3.1. Osteorradionecrosis. Debido a su composición mineralizada, el hueso absorbe mayor energía que el tejido blando, por lo que es más susceptible a las complicaciones y secuelas del tratamiento radioterápico. Se trata de una afectación crónica del hueso irradiado causada por hipoxia, hipocelularidad e hipovascularidad y que cursa con dolor, pérdida ósea y alteración de la función y de la estética del paciente en el área afecta.

7.3.1.1. Fisiopatología. Los efectos de la radiación sobre el hueso dependen de la cualidad y cantidad de la radiación, de la localización y extensión de la lesión y del estado de los dientes y del periodonto. La utilización actualmente de megavoltaje, obtenido desde las unidades de telecobaltoterapia, que ha sustituido al ortovoltaje empleado antiguamente, ha disminuido la incidencia de osteorradionecrosis desde un 17 a 35% hasta un 2 a 5%. La utilización de dosis hiperfraccionadas, la protección de los tejidos sanos y el mantenimiento de una correcta salud dental han influido también en la disminución de la incidencia de esta complicación.

La mandíbula se ve afectada mucho más frecuentemente que el hueso maxilar debido a su limitada irrigación y a la existencia de densas placas corticales. La irradiación de la mandíbula a dosis mayores de 5.000 rads causa la muerte de las células óseas y una progresiva arteritis obliterante. Los vasos periósticos y la arteria alveolar inferior se ven afectados. El resultado es una necrosis aséptica de la porción de hueso expuesto en el campo de irradiación debido al compromiso vascular del hueso y del tejido blando. Los microorganismos juegan sólo un papel secundario como contaminantes, sin que intervengan en la etiopatogenia del cuadro clínico. Los traumatismos, como las extracciones dentarias, pueden ser un factor desencadenante, aunque se ha observado que más de un tercio de las osteorradionecrosis ocurren de manera espontánea.

7.3.1.2. Clínica. El dolor y la evidencia de exposición ósea son los dos signos clínicos característicos de la osteorradionecrosis. Puede existir *trismus,* halitosis y elevación de la temperatura, aunque no son frecuentes la aparición de signos o síntomas de infección aguda.

El hueso expuesto presenta un color gris amarillento y una superficie irregular que erosiona el tejido blando adyacente causando intenso dolor. El tejido que rodea al hueso expuesto puede estar indurado y ulcerado y es difícil de distinguir de una posible recidiva tumoral, por lo que es necesaria la realización de biopsias para establecer el diagnóstico. Generalmente suelen existir fístulas extra o intraorales y es frecuente la aparición de fracturas patológicas.

7.3.1.3. **Tratamiento.** El tratamiento inicial de la osteorradionecrosis va dirigido al control de la sobreinfección. Si existen signos de toxemia o deshidratación, se recomienda el ingreso hospitalario del paciente para la administración parenteral de antibióticos y líquidos. El antibiótico de elección es la penicilina por vía oral o parenteral, y en caso de alergia puede utilizarse la eritromicina. Es muy importante el tratamiento de soporte del paciente consistente en aporte de líquidos, dieta rica en proteínas y vitaminas y control del dolor con analgésico. El tratamiento quirúrgico del hueso es controvertido. Algunos autores abogan por un tratamiento inicial conservador, consistente en irrigación y desbridamiento del hueso expuesto. En caso de ser necesaria la resección ósea se aconseja realizarla intraoralmente para reducir el riesgo de formación de fístulas orocutáneas. El tratamiento con cámara hiperbárica puede ser beneficioso y se aconseja su utilización de manera profiláctica cuando sea necesaria la extracción dentaria en pacientes irradiados.

7.4. Infecciones en pacientes inmunocomprometidos

7.4.1. Síndrome de inmunodeficiencia adquirida.

7.4.1.1. **Infecciones bacterianas.** En el paciente VIH positivo es frecuente observar un tipo de infecciones bacterianas características que prácticamente son exclusivas de estos pacientes. La periodontitis rápidamente progresiva es una de ellas. La destrucción periodontal y ósea puede ser extremadamente rápida, con pérdidas de más del 90% en un período de entre tres a seis meses. Generalmente son formas localizadas en zonas anteriores asociadas a fiebre, malestar general y halitosis. Los microorganismos implicados son *Bacteroides gingivalis*, *Actinobacillus actinomycetemcomitans* y *Candida albicans* en asociación con una respuesta inmune alterada. El tratamiento incluye curetaje y antisépticos locales (gluconato de clorhexidina al 7,5% tres veces al día). En los casos más severos deberán administrarse antibióticos sistémicos, como amoxicilina-ácido clavulánico.

La infección por *Mycobacterium avium-intracellulare* también puede verse en estos pacientes afectando a la cavidad oral en forma de úlceras en la mucosa con centros necróticos que pueden extenderse hasta el hueso.

7.4.1.2. **Infecciones víricas**. Las infecciones de origen vírico son también muy frecuentes en los pacientes VIH positivos. El virus de Epstein-Barr se asocia con lesiones orales y leucoplasia vellosa. La leucoplasia vellosa se trata de una lesión asintomática que aparece casi exclusivamente en estos pacientes y que se localiza en el borde lateral de la lengua, presentando el aspecto de una leucoplasia con proyecciones irregulares similares a pelos en su superficie. El tratamiento utilizado para esta lesión ha sido aciclovir por vía oral a dosis de 400 mg cada ocho horas, aunque se observa una reaparición de la lesión cuando se suspende el tratamiento.

La infección por el virus del herpes simple puede producir importantes lesiones orales y faciales que recurren con gran frecuencia y que tardan mucho tiempo en resolverse. El tratamiento es con dosis altas de aciclovir, 10 mg/kg cada ocho horas por vía intravenosa durante siete días. El herpes zóster recurrente también es común en estos pacientes y su tratamiento consiste en aciclovir a dosis de 800 mg cada cuatro horas (cinco dosis por día) por vía oral durante siete-diez días.

7.4.2. Tratamiento inmunosupresor. El aumento de pacientes en programa de trasplante de órganos y la utilización de fármacos inmunosupresores para el tratamiento de tumores malignos y enfermedades autoinmunes ha incrementado la frecuencia de las infecciones a nivel del territorio maxilofacial en estos grupos de población.

La infección bacteriana más frecuente es la sinusitis maxilar por *S. aureus*. La infección fúngica más común es la mucositis por *Candida albicans*, aunque también son frecuentes las infecciones por otros hongos oportunistas como *Cryptococcus neoformans*, *Aspergillus* spp. y *Mucor*.

La infección por los virus del grupo herpes son frecuentes en este grupo de pacientes. El manejo de estas infecciones se basa en un diagnóstico precoz y tratamiento agresivo. En la mayoría de las ocasiones ha de comenzarse un tratamiento empírico con antibióticos, antifúngicos o antivíricos.

7.4.3. Diabetes mellitus El efecto de la diabetes mellitus sobre el sistema inmune incluye un retraso de la respuesta celular, alteración en la fagocitosis de los neutrófilos, de la quimiotaxis y de la adherencia. Esto se traduce clínicamente en un incremento de la severidad de la infección y en un aumento de la susceptibilidad a las infecciones oportunistas.

Como ocurre en otros estados de inmunodepresión, la candidiasis oral y perioral es un hallazgo frecuente y puede ser el primer signo de diabetes en un paciente previamente asintomático. Otras infecciones fúngicas menos frecuentes, pero con mayor morbi-mortalidad, son las infecciones por *Mucor*, que se observan en pacientes con cuadros de diabetes mal controlada.

Las infecciones de las heridas son también frecuentes en estos pacientes. Éstas posiblemente sean debidas a que existe un retraso en su cicatrización. El organismo más frecuentemente implicado es *S. aureus*.

8. Complicaciones de las infecciones de cabeza y cuello

8.1. Complicaciones de la vía aérea

8.1.1. Clínica. El compromiso de la vía aérea en relación con procesos infecciosos puede estar asociado a abscesos del espacio sublingual, submaxilar (angina de Ludwig), faringeolateral y retrofaríngeo. Las manifestaciones clínicas que pueden indicar compromiso de la vía aérea son: *trismus,* disfagia, salivación excesiva y elevación del suelo de la boca con una lengua inmóvil y protruida. El paciente puede presentar taquipnea, estridor y adoptar una posición rígida y erecta.

8.1.2. Tratamiento. Las opciones terapéuticas para el manejo de la vía aérea en estos pacientes comienzan con un tratamiento antibiótico adecuado y drenaje quirúrgico, o bien con terapéutica antibiótica y observación clínica si la cirugía no está indicada. El paciente ha de ser monitorizado en una unidad de cuidados intensivos y la vía aérea periódicamente evaluada desde el punto de vista clínico y con radiografías laterales de cuello y TC.

Cuando se ha de obtener el control de la vía aérea previo a la cirugía, puede ser de utilidad la realización de una intubación endotraqueal con un laringoscopio de fibra óptica (fig. 28). La intubación a ciegas puede provocar laringospasmo con facilidad, y cuando se realiza debe preparase el cuello con anestesia local en anticipación de la necesidad de una cricotirotomía. La necesidad de realizar una traqueotomía debe ser siempre considerada ante la presencia de estridor y cianosis.

8.2. Infecciones orbitarias

Las complicaciones oftalmológicas pueden ser secundarias a extensión directa de infecciones sinusales, odontógenas o infecciones secundarias a traumas orbitarios. La infección puede producirse, aunque menos frecuentemente, por vía hematógena. La estructura orbitaria parcialmente cerrada, junto con la ausencia de un drenaje linfático profundo, contribuye a complicaciones oftalmológicas potencialmente graves.

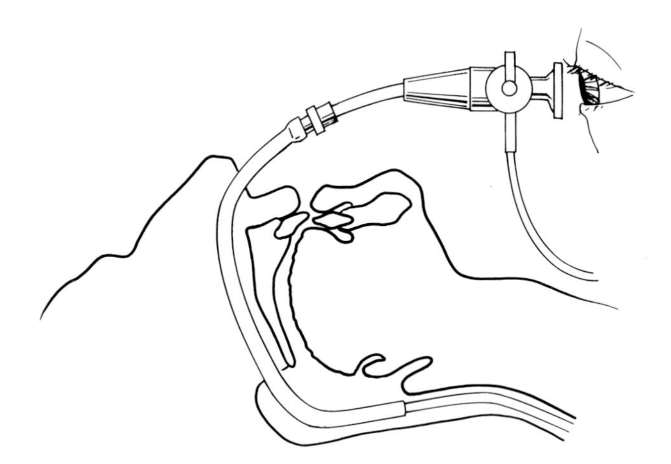

Fig. 4.28.—**Intubación endotraqueal con un laringoscopio de fibra óptica.**

En relación a la clínica, la movilidad orbitaria puede verse afectada antes que la agudeza visual. El dolor al movimiento ocular puede ser un signo de aumento de la presión intraocular y la proptosis generalmente aparece posterior al comienzo del dolor. Los signos clínicos de gravedad son: proptosis, oftalmoplejia y pérdida del reflejo corneal. El diagnóstico se establece mediante TC o RM para la delimitación y la valoración de la extensión de la celulitis o el absceso.

El tratamiento consiste en la administración de antibioterapia intravenosa según la sospecha del agente causal, que deberá modificarse según cultivo y antibiograma, y tratamiento quirúrgico con desbridamiento y drenaje de los abscesos orbitarios. El foco odontógeno debe tratarse simultáneamente.

8.3. Mediastinitis

Resulta de la diseminación de la infección en el espacio retrofaríngeo a través de la fascia alar en el mediastino (fig. 29). Es una complicación poco frecuente que tiene en la actualidad una mortalidad del 35 al 50% a pesar del tratamiento antibiótico y quirúrgico. La clínica consiste en fiebre, dolor torácico, disfagia y disnea. Puede aparecer edema y crepitación en el tórax superior. Radiológicamente puede observarse ensanchamiento mediastínico, desplazamiento anterior de la tráquea, enfisema mediastínico y pérdida de la lordosis cervical. La TC es necesaria para confirmar el diagnóstico y la extensión de la lesión. El tratamiento consiste en un desbridamiento del mediastino por vía cervical o torácica.

8.4. Fascitis necrotizante

Se trata de una entidad poco frecuente que puede ser secundaria a trauma, cirugía, infección odontógena, infec-

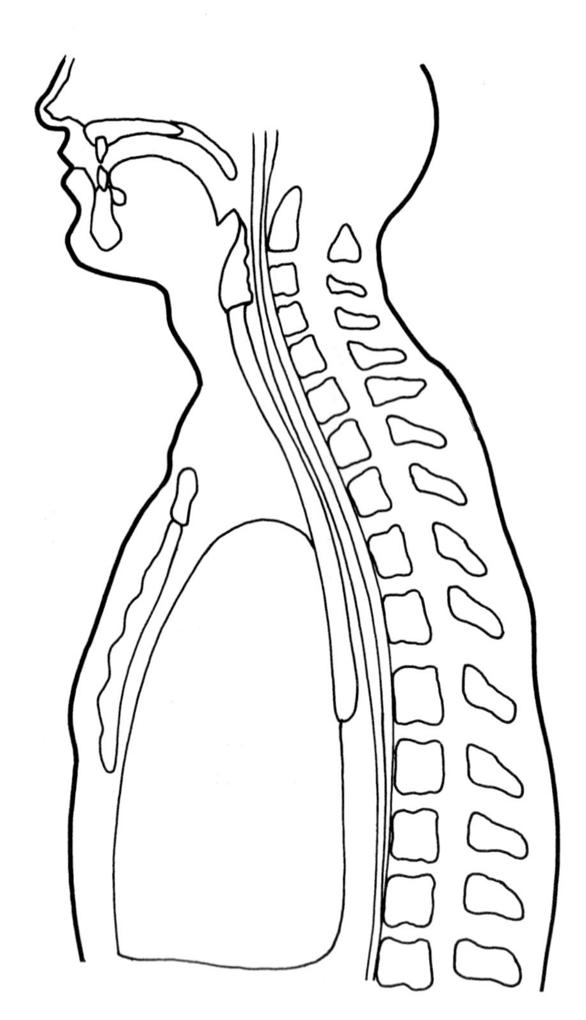

Fig. 4.29.—**Diseminación hacia el mediastino.**

ción periamigdalar, entre otras causas, y que presenta una alta mortalidad, del 30 al 50%, debido a sepsis. Generalmente se produce en pacientes diabéticos e inmunocomprometidos.

El signo patognomónico de la fascitis necrotizante consiste en un oscurecimiento purpúreo de la piel, con bordes mal definidos, formación de ampollas y exudado maloliente purulento. La infección progresa y puede ocurrir licuefacción y necrosis de la grasa subcutánea. Se acompaña de manifestaciones sistémicas de infección. Los microorganismos causales pueden ser estreptococos hemolíticos, *S. aureus* y bacterias gramnegativas anaerobias.

El tratamiento es fundamentalmente quirúrgico, con desbridamiento y eliminación de todo el tejido necrótico, así como medidas de soporte del paciente. De forma empírica se utilizarán antibióticos de amplio espectro, como imipenem o piperacilina-tazobactam. Una vez resuelta la infección, el defecto debe cubrirse con injertos o colgajos locales o a distancia de forma definitiva.

8.5. Complicaciones vasculares

Las complicaciones vasculares ocurren por extensión de la infección hacia el eje vascular del cuello por la vaina carotídea, a partir de la infección de los espacios cervicales profundos. Las posibles complicaciones son: absceso de la vaina carotídea, erosiones de las arterias carótidas y tromboflebitis séptica de la vena yugular interna.

El absceso de la vaina carotídea se manifiesta como una tumefacción dolorosa laterocervical debajo del músculo esternocleidomastoideo. Puede existir tortícolis hacia el lado sano. La rotura arterial o la formación de falsos aneurismas se produce en ocasiones cuando la infección erosiona la adventicia del vaso. Algunos signos clínicos premonitorios de la rotura arterial son: hemorragia recurrente por nariz, boca u oído; inflamación periamigdalina persistente, síndrome de Horner ipsilateral y parálisis de los pares craneales IX y XII, y formación de hematoma en los tejidos circundantes. La clínica de la tromboflebitis séptica consiste en picos febriles, escalofríos, postración y *shock*. Puede ocurrir la diseminación de un trombo séptico localmente o a distancia. El tratamiento consiste en antibioterapia intravenosa durante dos o tres semanas, combinada con drenaje quirúrgico del foco. Para el control de la hemorragia puede ser necesaria la ligadura de la arteria carótida externa o común. Se aconseja el tratamiento con anticoagulantes para prevenir el tromboembolismo.

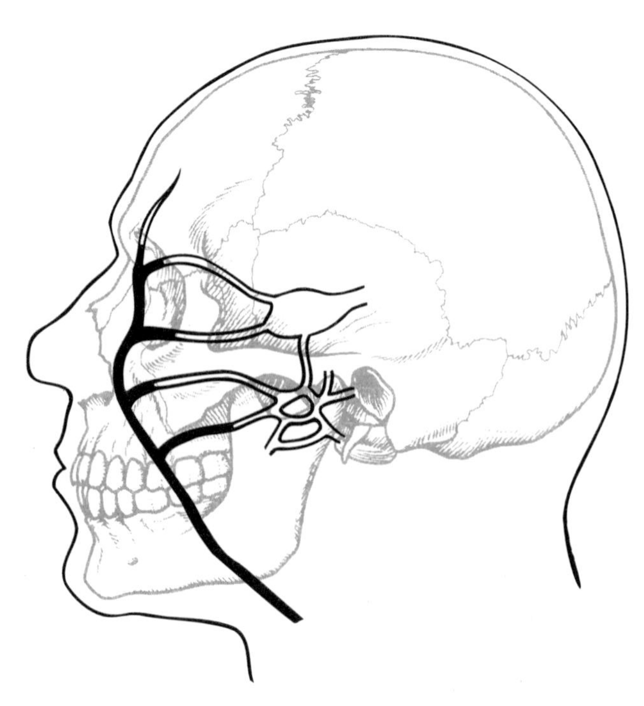

Fig. 4.30.—**Mecanismo de afectación del seno cavernoso.**

8.6. Complicaciones neurológicas

Cualquier infección del territorio maxilofacial puede dar lugar a varias complicaciones neurológicas, como meningitis, abscesos cerebrales y empiema subdural. La meningitis es la más frecuente y se manifiesta clínicamente con cefalea, fiebre, alteración de conciencia, signos neurológicos focales, rigidez nucal y parálisis de los pares craneales.

Una vía por la cual la infección puede propagarse al sistema nervioso central es a través de la tromboflebitis de diversas venas, como la trombosis del seno cavernoso (fig. 30). La trombosis del seno cavernoso puede deberse a la propagación directa por el sistema venoso o a la siembra de émbolos sépticos. Los trombos pueden originarse en los plexos venosos pterigoideos, palatinos o de la cara. Los síntomas iniciales suelen ser dolor ocular y sensibilidad a la presión. Posteriormente aparecen edema palpebral, ptosis, quemosis, afectación de los pares craneales (III, IV, VI y primera rama del trigémino) con oftalmoplejía, disminución del reflejo pupilar y dilatación pupilar. En etapas avanzadas pueden aparecer signos de afectación del SNC, llegando hasta diferentes grados de coma.

Capítulo 5

Tumores de la región maxilofacial

1. Consideraciones generales

La composición diversa de la región maxilofacial explica la variedad de neoformaciones que ocurren en ella. La Organización Mundial de la Salud diferencia claramente distintos grupos de tumores en sus publicaciones sobre tipaje histológico de tumores:

- Tumores odontogénicos.
- Tumores óseos.
- Tumores de tejidos blandos.
- Tumores orales y orofaríngeos.
- Tumores del tracto respiratorio superior y oído.
- Tumores de glándulas salivales.
- Tumores del globo ocular y sus anejos.
- Tumores de tiroides.
- Tumores de piel.
- Enfermedades neoplásicas de los tejidos hematopoyéticos y linfoides.

1.1. Terminología

• **Tumores de cabeza y cuello**. En «tumores de cabeza y cuello» se incluyen una gran variedad de procesos benignos y malignos cuyo origen procede de alguna parte de la cabeza o el cuello, excepto los tumores del sistema nervioso central y de la piel. Excluye también los tumores de tejidos blandos y los linfomas. Tampoco se consideran los tumores de tiroides y paratiroides, por estar sistematizados dentro del sistema endocrino.

Suelen incluir, por tanto, los tumores de la parte superior del sistema respiratorio y del digestivo, las glándulas salivales y, según algunas clasificaciones, la órbita y estructuras asociadas (fig. 1). Otras clasificaciones consideran la órbita independientemente.

• **Cáncer de cabeza y cuello**. El término «cáncer de cabeza y cuello» comprende todos aquellos tumores malignos cuyo origen procede de alguna parte de la cabeza o el cuello, excepto los tumores de piel y del SNC. Básicamente hace referencia a tracto aerodigestivo superior, cavidades y glándulas anexas. Tampoco considera los tumores de tiroides y paratiroides. Así, el término «cáncer de cabeza y cuello» hace referencia principalmente, por su mayor frecuencia, al carcinoma epidermoide de cabeza y cuello.

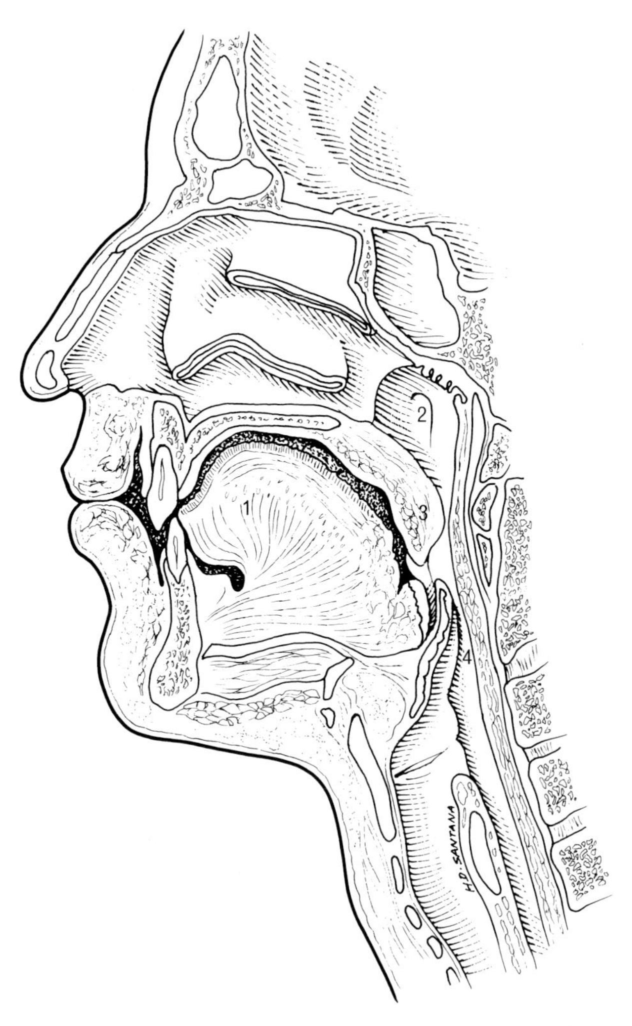

Fig. 5.1.—**Vías aerodigestivas superiores:** 1. Cavidad oral. 2. Nasofaringe. 3. Orofaringe. 4. Hipofaringe.

• Tumores de tejidos blandos (tablas I-II-III). Es difícil saber qué excluir del término «tejidos blandos». En una interpretación amplia podría significar todo excepto los huesos. Es habitual, sin embargo, excluir todos los órganos sólidos, cavidades y órganos huecos tapizados de epitelio, estructuras epiteliales de la piel, médula ósea y ganglios linfáticos. Las neoplasias de tejidos blandos se desarrollan a partir del mesodermo y del neurectodermo del sistema nervioso periférico. Del mesénquima primitivo provienen los tejidos de soporte y los tejidos reticuloendoteliales y sus correspondientes tumores. Del neurectodermo provienen la vaina de Schwartz, el endoneuro y el perineuro, que a su vez originan los distintos tumores de los nervios periféricos.

Tabla I. Tumores de tejidos blandos. Tumores y lesiones mesenquimales [3]

1. Benignos
   - 1.1. Fibroma por irritación (pseudopapiloma, papiloma por succión o diapnéusico)
   - 1.2. Fibroma periférico y fibroma periférico con calcificación
     - — Fibroma de células gigantes (granuloma gigantocelular periférico)
     - — Mucinosis focal oral
   - 1.3. Mixoma (de los tejidos blandos)
   - 1.4. Épulis fisurado
   - 1.5. Hiperplasia pseudoepitelial (queratoacantoma)
   - 1.6. Hiperplasia papilar inflamatoria
   - 1.7. Granuloma piógeno
   - 1.8. Granuloma gravídico (tumor del embarazo)
   - 1.9. Hemangiomas (capilar, cavernoso, juvenil)
   - 1.10. Linfangioma
   - 1.11. Higroma quístico (linfangioma quístico)
   - 1.12. Neuroma (neuroma traumático)
   - 1.13. Schwanoma (neurilemoma), (neurinoma, lemnocitoma)
   - 1.14. Neurofibroma
   - 1.15. Neurofibromatosis generalizada (neurofibromatosis múltiple, enfermedad de Von Recklinghausen); esclerosis tuberosa
   - 1.16. Lipoma
   - 1.17. Mioblastoma de células granulosas
   - 1.18. Épulis congénito
   - 1.19. Nevoxantoendotelioma (xantogranuloma juvenil, xantogranuloma)
   - 1.20. Xantoma verrugiforme
   - 1.21. Plasmocitoma de tejidos blandos (plasmocitoma extramedular)
   - 1.22. Granuloma de células plasmáticas
   - 1.23. Leiomioma
   - 1.24. Rabdomioma
   - 1.25. Angiofibroma nasofaríngeo juvenil
   - 1.26. Hamartoma y coristoma
2. Malignos
   - 2.1. Fibrosarcoma
   - 2.2. Fascitis
   - 2.3. Rabdomiosarcoma
   - 2.4. Rabdomiosarcoma embrionario
   - 2.5. Plasmocitoma de tejidos blandos
   - 2.6. Linfoma maligno
     - — Linfosarcoma
     - — Sarcoma de células reticulares
   - 2.7. Leucemia
   - 2.8. Granuloma letal de línea media y granulomatosis de Wegener
   - 2.9. Sarcoma de Kaposi

Tabla II. Lesiones y tumores mesenquimales [6]

Benignos

1. Hiperplasias de tejido conjuntivo de la mucosa oral
   - 1.1. Hiperplasia fibrosa inflamatoria (épulis fisurado)
   - 1.2. Granuloma piógeno
   - 1.3. Granuloma gravídico
   - 1.4. Granuloma gigantocelular periférico
   - 1.5. Fibromatosis gingival
   - 1.6. Hiperplasia por dilantin
2. Tumores benignos
   - 2.1. Fibroma
   - 2.2. Linfoma
   - 2.3. Osteoma
   - 2.4. Condroma
   - 2.5. Tumores benignos de origen muscular
     - — Mioma
     - — Rabdomioma
     - — Leiomioma
     - — Mioblastoma granulocítico
     - — Épulis congénito
   - 2.6. Tumores benignos de origen vascular
     - — Hemangioma
     - — Hemangiopericitoma
     - — Linfangioma
   - 2.7. Tumores benignos neurógenos
     - — Neuroma traumático
     - — Neurofibroma
     - — Neurilemoma

El estudio histológico de estos tumores es complejo, así como su clasificación. La dificultad en etiquetar adecuadamente los tumores de tejidos blandos, y especialmente los malignos, ha conducido a la confusión existente respeto a la distribución, frecuencia y malignidad de muchos de ellos. Igualmente, para ofrecer una visión completa de las neoplasias de tejidos blandos se suelen incluir dentro de las clasificaciones no sólo las neoplasias benignas y malignas, sino también las lesiones pseudotumorales, sobre las que no existe la certeza absoluta de si son o no neoplasias.

• **Tumores no odontogénicos** (tablas IV-V). Los tumores de los maxilares que no se originan a partir de la lámina dental o sus derivados se clasifican como no odontogénicos y pueden ser benignos o malignos. Las neoplasias malignas de los maxilares son relativamente raras. Los tumores no odontogénicos de los maxilares comprenden un grupo variado de lesiones que pueden incluir estructu-

Tabla III. Lesiones y tumores mesenquimales [4]

1. Benignos
   - 1.1. Fibroma (hiperplasia fibrosa polipoidea)
   - 1.2. Fibroma odontogénico periférico
   - 1.3. Fibroma osificante periférico
   - 1.4. Granuloma piogénico
   - 1.5. Granuloma de células gigantes periférico
   - 1.6. Lesiones vasculares de tejidos blandos
     - — Hemangioma
     - — Malformaciones vasculares
     - — Varices
     - — Telengiectasia hereditaria hemorrágica
     - — Linfangioma
   - 1.7. Lesiones neurales
     - — Neuroma traumático
     - — Neurilemoma (Schwanoma)
     - — Neurofibroma
   - 1.8. Tumor de células granulares
   - 1.9. Épulis congénito del recién nacido
   - 1.10. Lipoma
2. Malignos
   - 2.1. Osteosarcoma
   - 2.2. Condrosarcoma
   - 2.3. Fibrosarcoma
   - 2.4. Tumor de Ewing
   - 2.5. Melanoma maligno

ras fibrosas, óseas, cartilaginosas, linfáticas, glandulares salivales, neurales, etc. Estas lesiones se agrupan en cinco categorías mayores: lesiones fibroosteocondrales, lesiones de células gigantes, lesiones vasculares, tumores neurogénicos e histiocitosis idiopáticas. Las neoplasias malignas de los maxilares son relativamente raras. Incluyen el osteosarcoma, el condrosarcoma, el condrosarcoma mesenquimal y el linfoma de Burkitt.

• **Tumores odontogénicos** (tablas VI-IX). Los tumores odontogénicos son tumores infrecuentes que derivan de los tejidos dentarios especializados. Derivan de los tejidos epiteliales y mesenquimales que forman los dientes. Se trata primariamente de tumores intraóseos (centrales), aunque se han descrito varios que ocurren en forma ocasional fuera de los huesos (periféricos) y exhiben un comportamiento distinto al de los de origen central. Estos tumores tienen un aspecto clínico y radiográfico diverso y pueden consistir con exclusividad en tejido blando, en una mezcla de tejido blando y calcificado o tejido calcificado por entero. Sin embargo, aunque algunos de estos tumores forman estructuras dentales calcificadas, la mayoría consisten en tejido blando. Radiológicamente pueden aparecer desde completamente radiolúcidos a intensamente radiopacos. Un rasgo singular es la amplia gama de comportamientos biológicos que despliegan, pudiéndose comportar como una neoplasia inocua que crece con lentitud, considerados incluso por algunos como no neoplásicos, o como una

Tabla IV. Tumores no odontogénicos.—Tumores no odontogénicos benignos [4]

1. Lesiones fibroosteocondrales
   - — Osteoma
   - — Osteoma osteoide y osteoblastoma
   - — Condroma
   - — Osteocondroma
   - — Displasia fibrosa craneofacial
   - — Enfermedad de Paget (osteitis deformante)
   - — Fibroma osificante
   - — Fibroma desmoplásico (fibroma central de los maxilares, fibroma no osificante, fibroma no odontógeno)
2. Lesiones de células gigantes
   - — Tumor de células gigantes
   - — Granuloma de células gigantes
   - — Tumor de células gigantes del hiperparatiroidismo (tumor pardo)
   - — Querubismo (enfermedad fibrosa intraósea familiar de los maxilares o enfermedad quística familiar de los maxilares)
3. Lesiones vasculares
   - — Hemangioma
   - — Quiste óseo aneurismático
   - — Quiste óseo traumático (quiste hemorrágico)
   - — Malfomaciones arteriovenosas (fístulas arteriovenosas)
   - — Osteolisis ósea masiva (enfermedad de Gorham) (enfermedad fantasma del hueso)
4. Tumores neurogénicos
   - — Schwanoma y neurofibroma
   - — Neuroma traumático
   - — Tumor melánico neuroectodérmico de la infancia
5. Histiocitosis idiopática (histiocitosis X)
   - — Histiocitosis aguda diseminada (enfermedad Letterer-Siwe)
   - — Granuloma eosinófilo unifocal
   - — Granuloma eosinófilo multifocal (enfermedad de Hand-Schuller-Christian)

lesión muy agresiva de crecimiento rápido. Estas lesiones serán tratadas con más detalle en el capítulo 8.

Esta parte del capítulo se centrará principalmente en generalidades del cáncer de cabeza y cuello, y básicamente en el carcinoma epidermoide. En la parte segunda de este libro, en los capítulos correspondientes, se tratará también más específicamente, por localizaciones.

1.2. Definición

El término cáncer de cabeza y cuello (CCC) comprende todos aquellos tumores malignos cuyo origen procede de alguna parte de la cabeza o el cuello, excepto los tumores de piel y del SNC. Básicamente hace referencia al tracto aerodigestivo superior, cavidades y glándulas anexas. No considera los tumores de tiroides y paratiroides por estar sistematizados dentro del sistema endocrino.

Histología. La mayoría de los tumores malignos de cabeza y cuello son carcinomas epidermoides. En la cavidad

Tabla V. Tumores no odontogénicos [3]

1. Benignos
   - 1.1. Granuloma gigantocelular (central)
   - 1.2. Tumor de células gigantes
   - 1.3. Mixoma
   - 1.4. Condroma
   - 1.5. Lesiones osteofibrosas centrales
     - — Fibroma
     - — Fibroma osificante
     - — Displasia fibrosa monostótica
     - — Fibroma con osificación
     - — Fibroma con calcificación
   - 1.6. Osteoblastoma
   - 1.7. Querubismo
   - 1.8. Osteoma
   - 1.9. Torus
   - 1.10. Hemangioma
   - 1.11. Fibroma
2. Malignos
   - 2.1. Sarcoma osteogénico
   - 2.2. Condrosarcoma
   - 2.3. Mieloma múltiple y solitario
   - 2.4. Tumor de Ewing
   - 2.5. Sarcoma de células reticulares
   - 2.6. Sarcoma de Burkitt
   - 2.7. Tumores metastásicos
   - 2.8. Tumores raros

oral, por ejemplo, aproximadamente el 90% son carcinomas epidermoides. El carcinoma epidermoide puede aparecer en cualquier localización de las membranas mucosas de cabeza y cuello.

1.3. Epidemiología

1.3.1. Incidencia. La incidencia del cáncer de cabeza y cuello varía del 5 al 50% del total de tumores malignos (caso extremo de la India) según condicionamientos geográficos y socioeconómicos. En la mayoría de los países desarrollados representa alrededor del 5%.

El cáncer orofaríngeo es uno de los diez cánceres más frecuentes en el mundo. Sin embargo, existe gran heterogeneidad. Casi el 75% de estos casos ocurren en países en desarrollo:

- En los países en desarrollo es el tercero en frecuencia, siendo el primero en frecuencia en India.
- En países desarrollados es el octavo en frecuencia. Sin embargo, entre ellos destaca Francia, donde es el primero en frecuencia.

Existe pues, una notable variabilidad según los países, y según condicionamientos geográficos y socioeconómicos. Existe igualmente una gran variabilidad por sexos, por razas y por sublocalizaciones.

Tabla VI. Tumores odontogénicos.—Neoplasias y otros tumores relacionados con el aparato odontogénico
(Histological Classification of Odontogenic Tumors, WHO) [1]

1. Benignos
   - 1.1. Epitelio odontogénico sin ectomesénquima odontogénico
     - 1.1.1. Ameloblastoma
     - 1.1.2. Tumor escamoso odontogénico
     - 1.1.3. Tumor odontogénico epitelial calcificante (tumor de Pindborg)
     - 1.1.4. Tumor odontogénico de células claras
   - 1.2. Epitelio odontogénico con ectomesénquima odontogénico con o sin formación de tejidos duros dentarios
     - 1.2.1. Fibroma ameloblástico
     - 1.2.2. Fibrodentinoma ameloblástico (dentinoma) y fibroodontoma ameloblástico
     - 1.2.3. Odontoameloblastoma
     - 1.2.4. Tumor odontogénico adenomatoide
     - 1.2.5. Quiste odontogénico calcificante
     - 1.2.6. Odontoma complejo
     - 1.2.7. Odontoma compuesto
   - 1.3. Ectomesénquima odontogénico con o sin inclusión de epitelio odontogénico
     - 1.3.1. Fibroma odontogénico
     - 1.3.2. Mixoma (mixoma odontogénico, mixofibroma)
     - 1.3.3. Cementoblastoma benigno (cementoblastoma, cementoma verdadero)
2. Malignos
   - 2.1. Carcinomas odontogénicos
     - 2.1.1. Ameloblastoma maligno
     - 2.1.2. Carcinoma primario intraóseo
     - 2.1.3. Variantes malignas de otros tumores odontogénicos
   - 2.2. Sarcomas odontogénicos
     - 2.2.1. Fibrosarcoma ameloblástico (sarcoma ameloblástico)
     - 2.2.2. Fibrodentinosarcoma ameloblástico y fibro-odontosarcoma ameloblástico
     - 2.2.3. Carcinosarcoma odontogénico
   - 2.1. Carcinoma odontogénico
     - — Carcinoma intraóseo primario
     - — Ameloblastoma maligno
   - 2.2. Sarcoma odontogénico
     - — Fibrosarcoma ameloblástico (sarcoma ameloblástico)
     - — Odontosarcoma ameloblástico

La tasa de incidencia anual para la Comunidad Europea es de 35 casos cada 100.000 habitantes, mientras que para España es de 28 casos cada 100.000 habitantes.

Desglosándolo, la tasa de incidencia del cáncer oral es de 7,7 casos por 100.000, siendo el cáncer de lengua la localización más frecuente, comprendiendo el 30% del total del cáncer oral (lengua, 29,9%, seguido por el labio, 17,4%, y suelo de boca, 16,4%). Para el cáncer faríngeo es de 3,6 casos por 100.000, de los cuales orofaringe y amígdala fue-

Tabla VII. Tumores odontogénicos [9]

1. Epiteliales
   - 1.1. Ameloblastoma
   - 1.2. Ameloblastoma acantomatoso
   - 1.3. Tumor odontogénico adenomatoide (adenoameloblastoma)
   - 1.4. Tumor neuroectodérmico de la infancia (melanoameloblastoma)
2. Mesénquimales
   - 2.1. Cementoma
   - 2.2. Cementoblastoma benigno (cementoma verdadero)
   - 2.3. Fibroma cementificante
   - 2.4. Mixoma odontogénico
   - 2.5. Fibroma odontogénico
   - 2.6. Dentinoma
3. Mixtos
   - 3.1. Fibroma ameloblástico
   - 3.2. Fibroma ameloblástico de células granulares
   - 3.3. Fibrodontoma ameloblástico
   - 3.4. Odontoma ameloblástico (odontoameloblastoma)
   - 3.5. Odontoma (compuesto, complejo, quístico)
4. Raros
   - 4.1. Ameloblastoma de células granulosas
   - 4.2. Tumor odontogénico epitelial calcificante
   - 4.3. Fibrosarcoma ameloblástico
   - 4.4. Tumor odontogénico escamoso
   - 4.5. Tumor odontogénico extraóseo

Tabla VIII. Tumores odontogénicos [8]

1. Epiteliales
   - 1.1. Ameloblastoma
   - 1.2. Tumor odontogénico adenomatoide
   - 1.3. Tumor odontogénico epitelial calcificante
   - 1.4. Tumor odontogénico escamoso
2. Mesenquimales
   - 2.1. Mixoma odontogénico
   - 2.2. Fibromixoma odontogénico
   - 2.3. Fibroma odontogénico
   - 2.4. Cementoblastoma
   - 2.5. Fibroma cementificante
3. Mixtos
   - 3.1. Odontoma, odontoma ameloblástico (odontoameloblastoma)
   - 3.2. Fibroma ameloblástico, fibrodontoma ameloblástico

ron los más frecuentes, representando el 40% del total de cáncer faríngeo.

Evolución en la incidencia. Durante un período de quince años (1973-1987) en EE.UU., la incidencia de cáncer oral y faríngeo presentó pocas variaciones. Mientras unas localizaciones mostraron una disminución en la incidencia, en otras localizaciones no se modificó o la aumentaron.

- El **cáncer oral** disminuyó un 0,4% anual durante este período: variando desde una disminución anual de 4,1% para el cáncer de labio a un aumento anual de 1% para el cáncer de lengua.
- El **cáncer faríngeo** aumentó un 1% anual.

Tabla IX. Tumores odontogénicos [7]

1. Benignos
   - 1.1. Epiteliales
     - 1.1.1. Tumores que producen un cambio inductivo mínimo en el tejido conjuntivo
       - 1.1.1.1. Ameloblastoma
       - 1.1.1.2. Tumor odontogénico epitelial calcificante
       - 1.1.1.3. Tumor adenomatoide odontogénico (adenoameloblastoma)
     - 1.1.2. Tumores que producen un cambio inductivo en el tejido conjuntivo
       - 1.1.2.1. Fibroma ameloblástico
       - 1.1.2.2. Fibrodontoma ameloblástico
       - 1.1.2.3. Odontoma ameloblástico
       - 1.1.2.4. Odontoma (compuesto, combinado, compuesto complejo)
   - 1.2. Mesodérmicos
     - 1.2.1. Fibroma central odontogénico
     - 1.2.2. Mixoma odontogénico (mixofibroma)
     - 1.2.3. Cementoma
       - — Displasia cemental periapical (cementoma)
       - — Fibroma cementante
       - — Cementoblastoma benigno
     - 1.2.4. Dentinoma
   - 1.3. De origen desconocido
     - 1.3.1. Tumor neuroectodérmico melanótico de la infancia (progronoma melanótico, tumor del primordio retiniano)

1.3.2. Sexo. El CCC es más frecuente en el sexo masculino. El ratio entre sexo masculino-femenino, sin embargo, varía considerablemente tanto en los distintos países como por sublocalizaciones anatómicas.

1.3.2.1. **Variabilidad por países.** El CCC representa en los EE.UU. aproximadamente el 5% del total de los cánceres masculinos y el 2% de los femeninos. Algunas publicaciones permiten suponer que en España la proporción relativa es parecida, aunque no existen datos exhaustivos al respeto.

1.3.2.2. **Variabilidad por sublocalizaciones.** Desglosando el cáncer oral y orofaríngeo en EE.UU., la incidencia anual ajustada a la edad es de:

- **Cáncer oral**: En los hombres, el doble que en las mujeres (11,6 *vs.* 4,6 por 100.000).
- **Cáncer faríngeo**: En los hombres, el triple que en las mujeres (5,7 *vs.* 1,9 por 100.000).

La mayor preponderancia en el sexo masculino es previsible que disminuya como consecuencia directa del aumento del hábito tabáquico en el sexo femenino. Sin embargo, a lo largo de tres décadas no han ocurrido grandes cambios en cuanto a incidencia del CCC en ambos sexos, lo que contrasta con la existencia de un factor etiológico común (tabaquismo), el cual sí ha incrementado el cáncer de pulmón.

1.3.3. Raza. Existen diferencias raciales, tanto en cuanto a incidencia como a mortalidad. La mayor mortalidad guarda relación con el estadio más avanzado de la lesión en el momento del diagnóstico. En cuanto a la incidencia:

- **Cáncer oral y faríngeo.** Incidencia anual ajustada a la edad (EE.UU., 1983-1987): La raza negra mostró mayor incidencia que la blanca (14,7 *vs.* 11,10), presentando los hombres negros la mayor incidencia (24,5 por 100.000).

- **Cáncer oral**: Negros y blancos presentaron una tasa similar (8,0 *vs.* 7,9).

- **Cáncer faríngeo**: Casi el doble en negros que en blancos (6,7 *vs.* 3,2).

1.3.4. Edad. La mayoría de los CCC son carcinomas epidermoides y se presentan en la segunda mitad de la vida, siendo la edad de máxima incidencia las sexta y séptima décadas. El diagnóstico se realiza con frecuencia después de los cuarenta años de edad, excepto los tumores nasofaríngeos y salivales, que pueden aparecer en gente más joven.

1.3.5. Mortalidad. En estadios iniciales de CCC, el tratamiento permite conseguir tasas de curación, altas mientras que, por el contrario, en tumores evolucionados el tratamiento es difícil y con pocas posibilidades de curación. Son notables las tasas de mortalidad y de supervivencia a los cinco años asociadas a estos tumores.

1.3.5.1. **Tasas de supervivencia.**

- **Cáncer de cabeza y cuello.** La tasa de supervivencia global en pacientes tratados por CCC (supervivencia global libre de enfermedad a los cinco años) se estima en alrededor del 70% en la enfermedad temprana, pero del 30% en la enfermedad avanzada. Estas cifras no han variado mucho en los últimos veinte años.

- **Cáncer de cavidad oral y faringe.** La tasa de supervivencia global (estadios iniciales y tardíos) para los cánceres de cavidad oral y faringe en EE.UU. es sólo del 51%. Dicha supervivencia cae hasta el 27% en hombres de raza negra.

1.3.5.2. **Tasas de mortalidad.** El CCC es responsable del 3% del total de las muertes por cáncer. A nivel mundial, el cáncer oral y faríngeo ocupa el undécimo puesto de mortalidad por cáncer en hombres y el vigésimo séptimo en mujeres. En España ocupa el vigésimo segundo puesto de mortalidad por cáncer en hombres y el vigésimo séptimo en mujeres.

Existe una notable variabilidad según los países, según condicionamientos geográficos y socioeconómicos. Así, por ejemplo, en Francia, donde existe un gran uso de alcohol y tabaco, la tasa de mortalidad ajustada a la edad para hombres con cáncer oral es incluso tres veces mayor que en el total de los EE.UU. Existe igualmente una gran variabilidad por sexos, por razas y por sublocalizaciones:

- **Cáncer de cabeza y cuello:**

Comunidad Europea. 15 casos cada 100.000 habitantes.

España. 13 casos por 100.000.

- **Cáncer oral y faríngeo.** Tasa de mortalidad quinquenal (1978-1982):

Mundial. En varones 4,1 *vs.* 0,6 en mujeres.

España. En varones 5,1 *vs.* 0,7 en mujeres.

1.3.5.3. **Evolución de la supervivencia y la mortalidad.** En la mayoría de países desarrollados la mortalidad por cánceres orales y faríngeos en el sexo masculino ha ido aumentando. En el sexo femenino es más difícil de valorar, al ser en general menos frecuente. El aumento en la mortalidad se observa particularmente en los grupos más jóvenes. También destaca el aumento de mortalidad en los varones de raza negra.

1.4. Patogénesis

La patogénesis del cáncer de cabeza y cuello es multifactorial. Se han identificado una serie de factores etiológicos, entre los que destacan el tabaco y el alcohol, acerca de los cuales existen datos concluyentes que permiten clasificarlos como factores de riesgo en los tumores de la cavidad oral, la faringe y la laringe.

1.4.1. Tabaco y alcohol. Son factores de riesgo importantes para cáncer oral, de orofaringe, hipofaringe y laringe. Son dosisdependientes. En los consumidores de ambos productos el riesgo se combina de forma multiplicativa, y no aditiva. El hábito de mascar betel es importante en la incidencia de cáncer oral y orofaríngeo en Asia.

1.4.2. Vitaminas A, C y carotenoides. Protegerían contra el cáncer epitelial.

1.4.3. Factores ocupacionales. Particularmente en laringe.

1.4.4. Genética. Parece muy probable que la susceptibilidad genética individual a los mencionados factores carcinogénicos sea importante. Muchas personas están expuestas a los factores de riesgo mencionados, como son tabaco y alcohol, y sin embargo muy pocos desarrollan cáncer en el tracto respiratorio superior y vías digestivas. Avances en biología molecular y genética proporcionan la oportunidad de explorar el concepto de susceptibilidad genética a carcinogénesis ambiental en la población.

1.4.5. Virus. Otros factores, como el virus de Epstein-Barr en la nasofaringe, son altamente sugestivos como factores etiológicos. Se ha sugerido una asociación entre el cáncer oral y el herpes simple tipo I (HSV-1). Se ha descrito igualmente la implicación del papilomavirus (HPV) en el cáncer oral.

1.5. Factores pronóstico

El pronóstico del paciente oncológico está determinado por tres tipos de factores: los determinados por el tumor, los determinados por el huésped y los determinados por el tratamiento.

Es un hecho ampliamente aceptado que el pronóstico del carcinoma epidermoide de cabeza y cuello es distinto para las diferentes localizaciones de cabeza y cuello. Idealmente, por tanto, los factores pronóstico deberían discutirse para cada una de las distintas localizaciones.

1.5.1. Factores del huésped

1.5.1.1. **Edad.** Puede afectar a la supervivencia de cinco formas:

- La proporción de pacientes que pueden ser tratados decrece con la edad.
- La tasa de muertes por segundos primarios aumenta con la edad.
- La tasa de muertes por patologías intercurrentes aumenta con la edad.
- El estadio de presentación puede cambiar con la edad.
- Podría existir algún efecto biológico dependiente de la edad que influyese en la tasa de crecimiento del mismo tumor.

En general, parece que la tasa de supervivencia decrece al aumentar la edad. Se ha afirmado que el pronóstico es pobre en pacientes muy jóvenes, particularmente en adultos jóvenes con carcinoma de lengua. Sin embargo, parece que son las características intrínsecas del tumor, su localización y extensión, más que la edad cronológica del huésped, lo que determina la supervivencia.

1.5.1.2. **Sexo.** La supervivencia en mujeres con cáncer oral es mucho mayor que en hombres. No se ha podido relacionar con una mayor frecuencia de tumores más pequeños, estadios más precoces, edades más jóvenes, ni tumores mejor diferenciados. Se ha sugerido que diferencias en factores hormonales, genéticos o inmunológicos podrían explicar dicho mejor pronóstico.

1.5.1.3. **Inmunocompetencia.** La inmunidad celular parece seriamente comprometida en los pacientes con carcinoma de cabeza y cuello. Se ha encontrado relación entre diferencias en inmunidad celular y pronóstico. La inmunidad celular está altamente comprometida en pacientes enólicos. Igualmente existe una correlación entre malnutrición y compromiso de la inmunidad celular. Es bien sabido que muchos pacientes con cáncer de cabeza y cuello son enólicos. Igualmente, la malnutrición es una condición muy frecuente en pacientes con cáncer de cabeza y cuello. Esto sugeriría que el déficit nutritivo sería un factor mayor y el déficit en inmunidad celular sería un fenómeno secundario

1.5.2. Factores del tumor

1.5.2.1. **Factores-T.** La localización del tumor en cabeza y cuello, e incluso la localización dentro del mismo órgano, es importante. El tamaño del tumor primario influye sobre el pronóstico. Sin embargo, podría ser que no fuese importante en absoluto por sí mismo, sino que se relacionase con una mayor incidencia de metástasis regionales, y de este modo influyese en el pronóstico.

1.5.2.2. **Factores-N.** El estado de los ganglios linfáticos regionales cervicales es el factor pronóstico más importante en el carcinoma epidermoide de cabeza y cuello. Cuando existen metástasis linfáticas regionales en el momento de la presentación, o aparecen posteriormente durante el seguimiento, la tasa de curación disminuye a la mitad.

Los siguientes parámetros clínicos son importantes en la valoración de las metástasis regionales: tamaño, número, fijación y nivel. La lateralidad, es decir, la existencia de metástasis contralaterales o bilaterales, parece importante en el pronóstico únicamente cuando el tumor primario es estrictamente unilateral, pero no parece tener importancia pronóstica en tumores próximos o que cruzan la línea media.

Los parámetros histológicos son mucho más importantes que los clínicos en la valoración del cuello. Estudios retrospectivos clinicopatológicos de grandes series de pacientes con vaciamientos radicales así lo demuestran. La invasión extranodal (rotura capsular) y el número de ganglios histológicamente positivos son los factores pronóstico más significativos tanto para la recidiva a nivel regional como a distancia. El hallazgo en un paciente de cuatro o más adenopatías positivas histológicamente y extensión extranodal supone la posibilidad de desarrollar metástasis a distancia en un 60% o más. Igualmente la existencia de adenopatías positivas histológicamente por niveles es un indicador pronóstico muy fiable de la aparición de metástasis a distancia.

La aparición de adenopatías cervicales es el factor pronóstico más importante, y sólo uno de cada tres pacientes con N+ sobrevive más de cinco años.

Recientes estudios histológicos han demostrado que existen dos factores importantes en el resultado del tratamiento de los ganglios linfáticos cervicales: el número de ganglios invadidos y la existencia de invasión extracapsular. A mayor número de ganglios positivos y con la existencia de extensión extracapsular, la posibilidad de curación disminuye. La extensión extranodal es de particular importancia. Su incidencia es del 55%. Tradicionalmente se la asociaba a la presencia de ganglios de gran tamaño y fijos. Se ha visto que, aunque el tamaño grande se correlaciona fuertemente con la extensión extranodal, puede también darse en un sustancial número de ganglios de tamaño pequeño.

1.5.2.3. Patrón histológico. Cuanto más diferenciado es el carcinoma epidermoide, menos probable es que recurra localmente después del tratamiento y que metastatice. Se distinguen tres grados de diferenciación: carcinoma epidermoide bien diferenciado, moderadamente diferenciado y pobremente diferenciado. Dicha gradación se basa en una valoración global subjetiva por parte del patólogo, considerando las partes menos diferenciadas del tumor. Este método tiene serios defectos: implica la opinión subjetiva del patólogo y carece de cuantificación. Además, pueden existir diferencias en el grado de diferenciación en las distintas partes del tumor, y por tanto la biopsia no ser representativa. Así, el valor del grado de diferenciación es limitado en cuanto a establecer pronóstico y planear tratamiento.

1.5.2.4. Ploidia. Los pacientes con tumores diploides parecen tener en general mejor supervivencia que con tumores no diploides. Existe controversia sobre dicha relación en los tumores de cabeza y cuello. Los pacientes con cáncer oral con tumores diploides mostraron mejor supervivencia en comparación con pacientes con tumores no diploides.

Aproximadamente dos tercios de los carcinomas epidermoides de cabeza y cuello son no-diploides. Los tumores con menor grado de diferenciación son más frecuentemente no-diploides. No parece existir una relación ploidia/estadio. No parece que la ploidia afecte la respuesta ni a la QT ni a la RT. Así, parece que la significación de la ploidia en los pacientes con cáncer de cabeza y cuello es limitado.

1.5.2.5. Marcadores tumorales. En el curso del desarrollo tumoral ocurren cambios cuantitativos en el nivel de una gran variedad de sustancias del suero. Se les da el nombre de marcadores tumorales. Los marcadores pueden ser del propio tumor o producidos por el huésped en respuesta al desarrollo tumoral.

Algunos de los usos potenciales de los marcadores tumorales serían:

- Monitorizar la reducción de la masa tumoral.
- Detectar la recurrencia de metástasis después del tratamiento.
- Predecir el pronóstico del paciente basado en los niveles iniciales del marcador o en cambios en los niveles séricos después del tratamiento.

Las características ideales del marcador tumoral deberían ser:

- Alto grado de sensitividad y especificidad.
- Correlación del nivel del marcador con la masa tumoral.
- Correlación del nivel del marcador con el comportamiento biológico del tumor.

Actualmente no existe un marcador tumoral ideal. El estado actual de los marcadores tumorales de cabeza y cuello ha sido revisado recientemente. Los marcadores más frecuentemente analizados son el SCC-Ag y el CEA. Ambos son productos tumorales secretados por las células neoplásicas.

El SCC-Ag (Squamous Cell Carcinoma-Antigeno) es un antígeno asociado al tumor. Se encuentran niveles elevados pretratamiento en un 38-53% de los pacientes con carcinoma de cabeza y cuello. Los niveles pretratamiento parecen correlacionarse con la masa tumoral. El valor clínico potencial del SCC-Ag residiría en monitorizar el curso de la enfermedad en los pacientes con niveles pretratamiento elevados. Sin embargo, se ha mencionado que los niveles pretratamiento pueden variar considerablemente en el mismo individuo al ser medidos varias veces.

El CEA (Carcinomaembryonic Antigen) es un antígeno oncofetal. Se publican niveles preterapéuticos elevados de CEA en 28-58% de los pacientes con carcinoma de cabeza y cuello. Parece existir una correlación de su nivel con el tamaño tumoral; sin embargo, su idoneidad en monitorización es conflictiva. Sus niveles parecen estar determinados principalmente por el hábito de fumar de los pacientes.

Los marcadores tumorales de cáncer de cabeza y cuello tienen muy baja sensibilidad (un número sustancial de paciente con tumores de cabeza y cuello no muestran ningún cambio en el nivel de dichas sustancias), así como muy baja especificidad (se encuentran elevados también en pacientes sin tumor). Otras desventajas incluyen la relación inconstante con la masa tumoral. El papel de dichos marcadores en cabeza y cuello parece, pues, limitado. Se ha sugerido que determinaciones seriadas de una combinación de marcadores podría tener algún valor en el cáncer de cabeza y cuello.

1.5.3. Factores de tratamiento. Existe mucha literatura sobre los distintos métodos de tratamiento para los distintos estadios de cáncer y para las distintas localizaciones en cabeza y cuello. Existe poca literatura, aunque es ampliamente reconocido que la **calidad del tratamiento** es un factor importante en el resultado final de éxito o fracaso para el paciente. El control de calidad del tratamiento es un hecho importante. Se ha sugerido que para mantener la propia calidad, el cirujano/oncólogo/radioterapeuta/etc., debe mantener una considerable y continuada experiencia a través del manejo de un volumen mínimo aproximado de 75-100 pacientes de cáncer de cabeza y cuello anuales.

Existen muchos factores pronosticodependientes del tratamiento, como son los márgenes de resección en el tratamiento quirúrgico, o la dosis y campo de irradiación en el tratamiento radioterapia.

Un factor pronóstico asociado al tratamiento, introducido en la última década, es el efecto de la transfusión sanguínea en la tasa de recurrencia y de supervivencia en los pacientes sometidos a cirugía. Inicialmente fue descrito en el adenocarcinoma de colon. El mecanismo de cómo la transfusión sanguínea afecta al tumor es poco claro, aunque se sugiere que involucra algún tipo de inmunosupresión. Se ha estudiado en cáncer de cabeza y cuello, encontrándose una alta significación estadística como predictor de recurrencia, y encontrándose correlación con supervivencia reducida en pacientes sometidos a cirugía y RT, no encontrándose en los sometidos únicamente a cirugía. Es muy difícil metodológicamente desarrollar un estudio prospectivo para determinar el papel exacto de la transfusión sanguínea; sin embargo, dados estos estudios es importante mantener las pérdidas sanguíneas durante la cirugía tan bajas como sea posible, para evitar la necesidad de transfusión sanguínea.

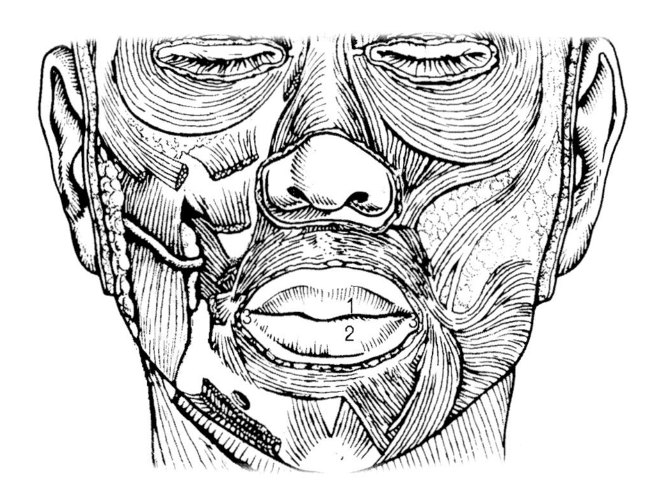

Fig. 5.2.—**Labios:** 1. Superior. 2. Inferior. 3. Comisuras.

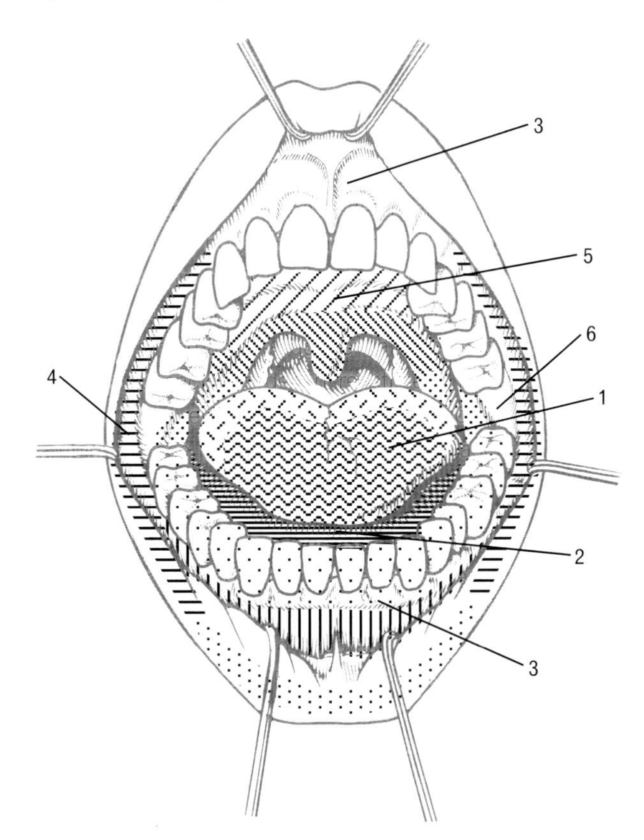

Fig. 5.3.—**Cavidad oral:** 1. Lengua. 2. Suelo de la boca. 3. Encías. 4. Mucosa yugal. 5. Paladar duro. 6. Trigono retromolar.

2. Ciencias básicas: anatomía (figs. 2-10)

La cavidad oral (ICD-0 140-5) se extiende desde la unión entre la piel y el bermellón de los labios hasta la unión entre el paladar duro y el blando por encima y hasta la línea de las papilas circunvaladas por debajo.

Se divide en las siguientes áreas:

— Mucosa yugal (ICD-0 140).
— Suelo de la boca (ICD-0 144).
— Lengua, dos tercios anteriores (lengua oral) (ICD-0 141).
— Paladar duro (ICD-0 145.2).
— Cresta alveolar inferior (ICD-0 143.0).
— Cresta alveolar superior (ICD-0 143).
— Encía retromolar (trígono retromolar) (ICD-0 145.6).
— Labio (ICD-0 140) (fig. 2).

La orofaringe (fig. 4) (ICD-0 146) se extiende desde el plano del paladar duro superiormente hasta el plano del hueso hioides inferiormente y se continúa con la cavidad oral.

El arco de las fauces incluye las superficies del paladar blando (ICD-0 145.3) y de la úvula (ICD-0 145.4), el borde

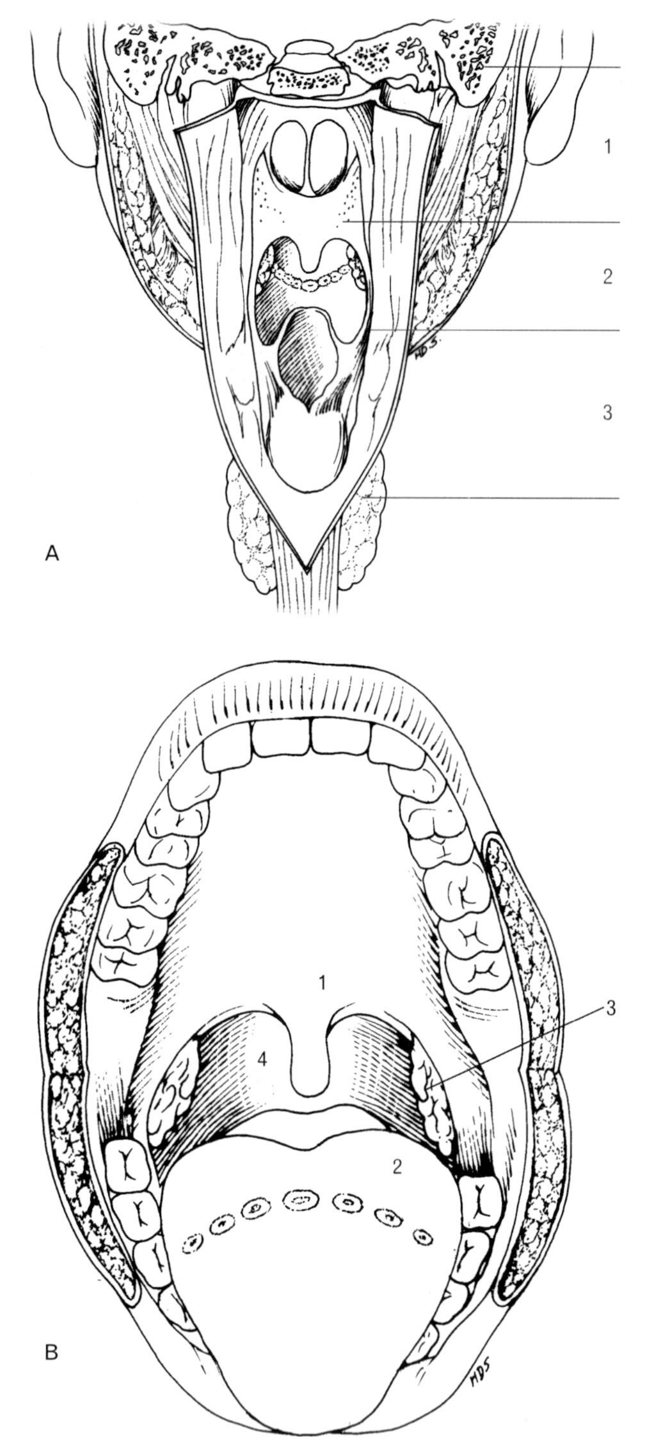

Fig. 5.4.—**Faringe:** *A) Visión posterior:* 1. Nasofaringe. 2. Orofaringe. 3. Hipofaringe. *B) Visión anterior orofaringe:* 1. Paladar blando. 2. Base lengua. 3. Amígdala. 4. Pared faríngea.

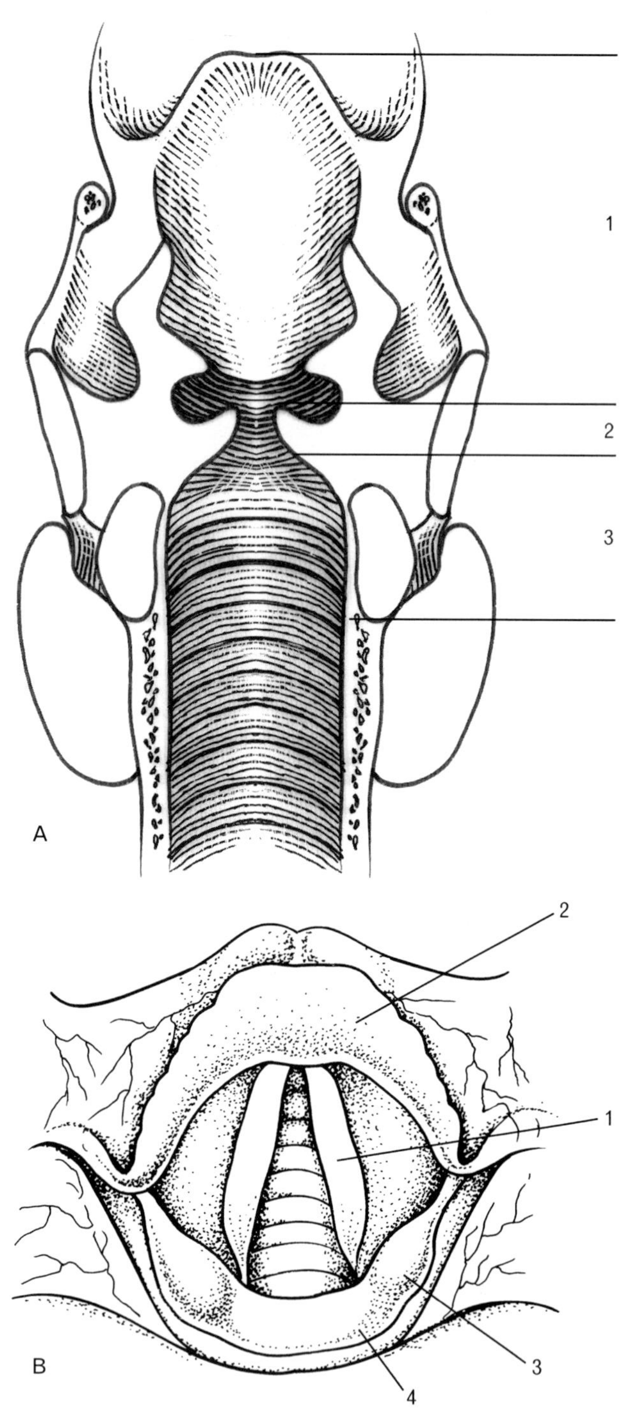

Fig. 5.5.—**Laringe:** *A) Divisiones:* 1. Supraglotis. 2. Glotis. 3. Subglotis. *B) Glotis:* 1. Cuerdas vocales. 2. Epiglotis. 3-4. Tubérculos.

anterior y base del pilar amigdalino anterior y la línea de las papilas circunvaladas. La base de la lengua (ICD-0 141.0) se extiende desde la línea de las papilas circunvaladas hasta la unión con la base de la epiglotis (la valécula [ICD-0 146.3]) e incluye los pliegues faringoepiglóticos y glosoepiglóticos (fig. 5). La pared lateral de la orofaringe (ICD-0 146.6) está constituida por la amígdala (ICD-0 146.0) y la fosa amigdalina (ICD-0 146.1). El pilar amigdalino posterior (ICD-0 146.2), la estrecha pared lateral y la pared posterior (ICD-0 146.1) constituyen la pared faríngea.

La orofaringe se divide de la siguiente forma:

— Orofaringe (ICD-0 146).
— Pared anterior (área glosoepiglótica).

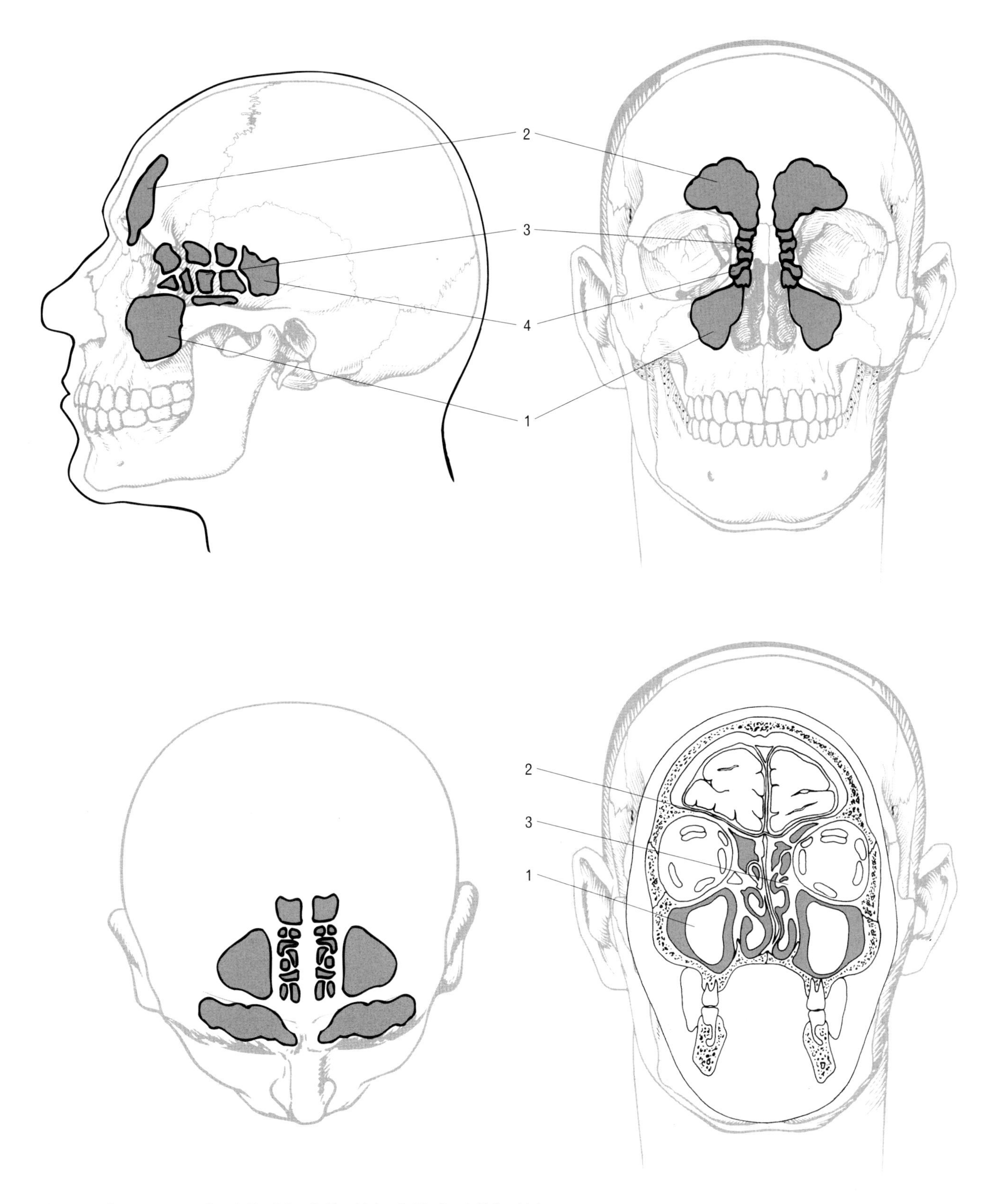

Fig. 5.6.—**Senos paranasales:** 1. Frontales. 2. Etmoidales. 3. Maxilar. 4. Esfenoidal.

- Lengua posterior hasta papilas circunvaladas (base o tercio posterior de la lengua) (ICD-0 141.0).
- Valécula (ICD-0 146.3).

— Pared lateral (ICD-0 146.6).

- Amígdala (ICD-0 146.0).
- Fosa amigdalina (ICD-0 146.1).
- Pilares de las fauces (ICD-0 146.2).
- Surco glosoamigdalar (ICD-0 146.2).

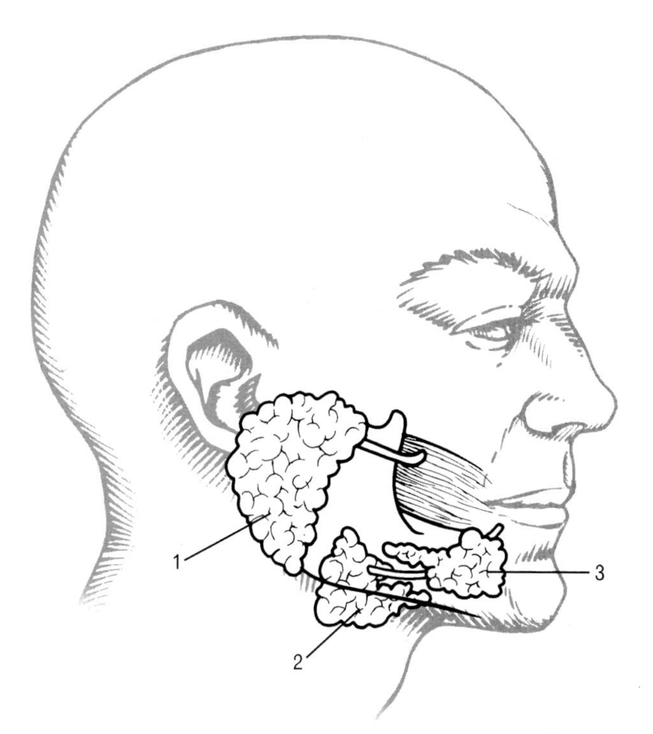

Fig. 5.7.—**Glándulas Salivales:** 1. Parótida. 2. Submaxilar. 3. Sublingual.

— Pared posterior (ICD-0 146.7).

— Pared superior.

- Superficie inferior del paladar blando (ICD-0 146.3).
- Úvula (ICD-0 146.4).

La nasofaringe (ICD-0 147) es una región de la faringe. Incluye tres partes, que son: la pared posterior, que se extiende desde la unión del paladar duro y blando hasta la

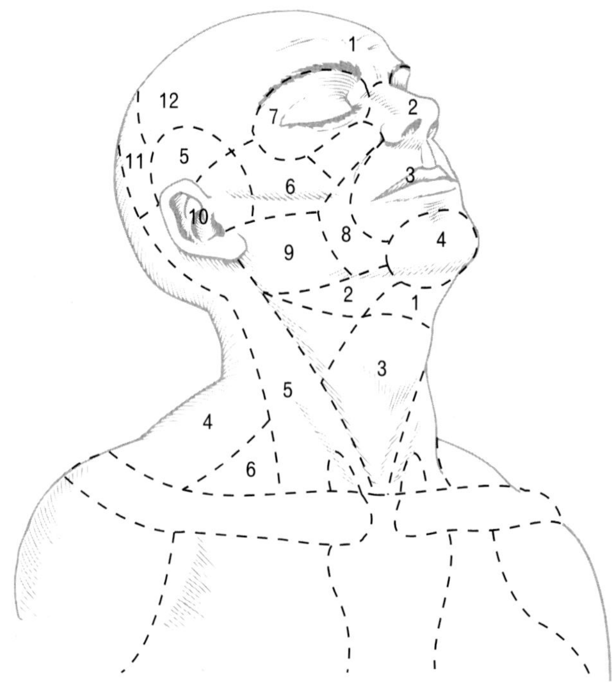

Fig. 5.9.—**Piel de cabeza y cuello:** *Regiones de cabeza y cuello: Cabeza:* 1. Frontal. 2. Nasal. 3. Labial. 4. Mentoniana. 5. Temporal. 6. Cigomatica. 7. Orbitaria. 8. Geniana. 9. Masetérica-Parotidea. 10. Auricular. 11. Occipital. 12. Parietal. *Cuello:* 1 Submentoniana. 2. Submandibular. 3. Anterior. 4. Lateral. 5. Esternocleidomastoidea. 6. Supraclavicular.

base del cráneo (ICD-0 147.0,1); la pared lateral, incluyendo la fosa de Rosenmüller (ICD-0 147.2), y la pared inferior (anterior), que consiste en la superficie superior del paladar blando (ICD-0 147.3).

El espacio parafaríngeo está situado posterolateral a la orofaringe y nasofaringe. Su pared anteromedial es el mús-

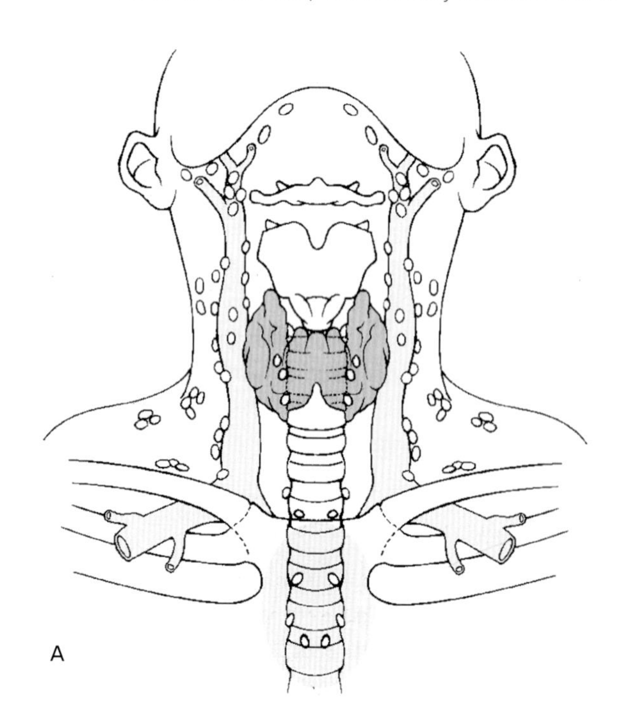

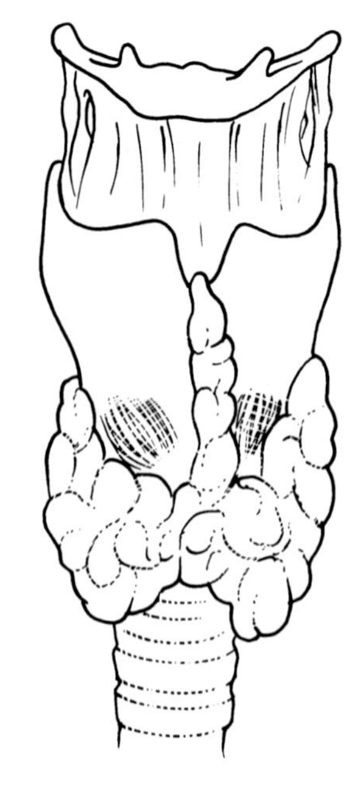

Fig. 5.8.—**Tiroides.**

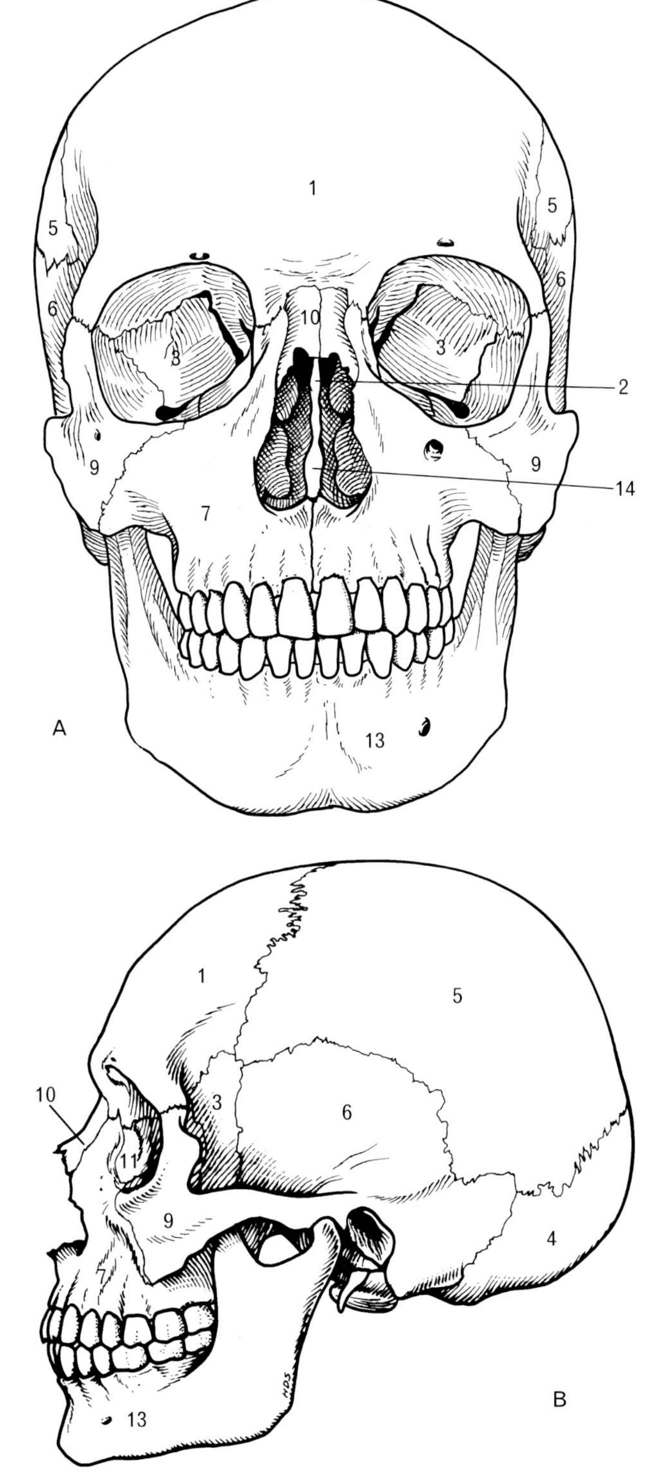

Fig. 5.10.—**Esqueleto cabeza:** A) Aspecto frontal. B) Aspecto lateral. *Cráneo:* 1. Frontal. 2. Etmoides. 3. Esfenoides. 4. Occipital. 5. Parietal. 6. Temporal. *Cara:* 1. Maxilar. 2. Palatino. 3. Malar. 4. Nasal. 5. Ungüis. 6. Cornete inferior. 7. Mandíbula. 8. Vómer.

culo constrictor superior. Su límite anterolateral es el lóbulo profundo de la parótida y la rama ascendente de la mandíbula. Posteriormente está limitado por el vientre posterior del digástrico, el músculo largo de la cabeza y los músculos largos del cuello y los cuerpos vertebrales. Estructuras contenidas en este espacio incluyen la vena yugular interna, la arteria carótida interna y los nervios asociados a la vaina carotídea en este punto, el vago, el hipogloso y el tronco simpático.

3. Historia natural

3.1. Tumor primario

La extensión local del carcinoma epidermoide está condicionada por la anatomía local, por lo que cada localización tiene su propio patrón. A partir del foco o los focos de origen, el tumor se extiende por contigüidad infiltrando o comprimiendo los tejidos vecinos. Clásicamente se distinguen tres tipos de arquitectura de crecimiento: vegetante, infiltrante y ulcerado.

- Mucosa y submucosa: El inicio, en la mayoría de carcinomas epidermoides, suele ser superficial y en menor grado submucoso. En los casos submucosos, a partir de los conductos de las glándulas salivales menores, puede extenderse ampliamente por debajo de la mucosa intacta.

- Músculo: La invasión del músculo es frecuente. Ocurre temprano en la evolución. Puede extenderse, por planos fasciales y musculares, a una sorprendente distancia del tumor visible o palpable.

- Hueso y cartílago: El tumor puede invadir prematuramente el periostio o pericondrio. El hueso y el cartílago actúan como una barrera a la propagación. El tumor que encuentra hueso o cartílago en su crecimiento normalmente se desviará y propagará por zonas que ofrezcan menor resistencia a su desarrollo. Las neoplasia de crecimiento lento de la encía pueden incluso producir una huella en el hueso subyacente sin invadirlo. La invasión de hueso y cartílago es un hecho tardío.

- Nervios: Un camino relativamente frecuente de diseminación tumoral es a lo largo del trayecto de un nervio, a través de los espacios perineurales. El tumor puede propagarse a través de esta vía hacia la base del cráneo. La localización del tumor es de máxima importancia para determinar el patrón de diseminación perineural. Algunos tipos histológicos, como el carcinoma adenoide quístico, parecen tener predilección por esta vía.

- Vasos: La invasión de la microcirculación es frecuente en carcinoma de cabeza y cuello.

- Fascias, espacios anatómicos: Otro camino natural de diseminación es siguiendo las fascias y los espacios anatómicos y, a través de ellos, otras estructuras. La penetración del tumor en el espacio parafaríngeo permite su propagación superior, hacia la base del cráneo, o inferior, hacia la base del cuello.

- **Conductos excretores:** La invasión de la luz de los conductos excretores de las glándulas salivales es un tipo de propagación poco frecuente. Por el contrario, la invasión del conducto nasolagrimal es frecuente en el carcinoma nasal y de seno etmoidal.

- **Base del cráneo:** Algunos tumores pueden invadir la base del cráneo y penetrar sus estructuras a través de puntos débiles. Dicha invasión puede ser directamente por contigüidad, o indirectamente, a través de su propagación previa por el espacio parafaríngeo o a través de su propagación perineural.

3.2. Metástasis linfáticas

Los carcinomas de cabeza y cuello tienen tendencia a metastatizar a ganglios linfáticos regionales, más que por vía hematógena. El camino habitual consiste en la invasión de la red linfática capilar y, de ésta, la diseminación a los ganglios (figs. 11-12).

3.2.1. Frecuencia y distribución. La frecuencia y distribución de las metástasis linfáticas regionales varía con:

- La **localización** del tumor primario. Se ha demostrado que la mayor o menor riqueza capilar linfática local se corresponde, respectivamente, con una mayor o menor afectación linfática ganglionar.

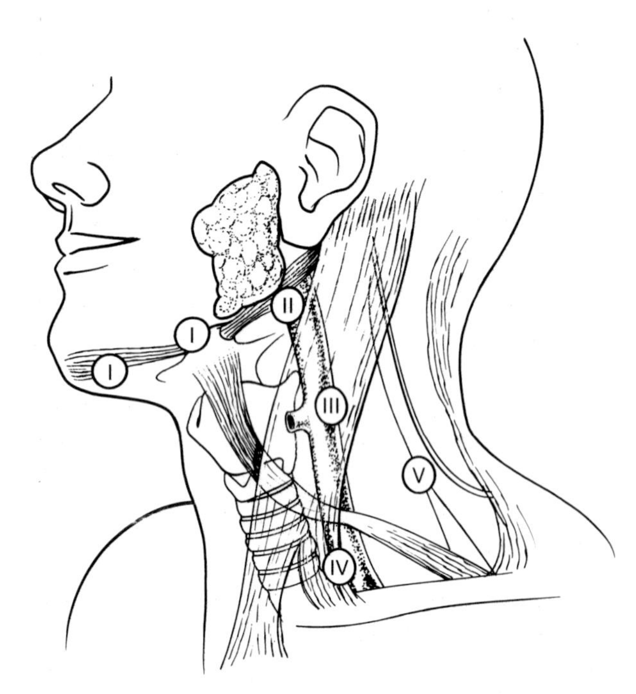

Fig. 5.11.—**Ganglios linfáticos del cuello:** *Niveles:* I: Triángulos submental y submandibular. II: Yugulares profundos tercio superior. III: Yugulares profundos tercio medio. IV: Yugulares profundos tercio inferior. V: Triángulo posterior.

- El **tamaño** del tumor primario. Existe una relación entre el tamaño del tumor primario y la afectación linfática, de manera que a mayor tamaño hay mayor posibilidad de diseminación. La profundidad del tumor primario es más importante que la extensión en superficie para predecir la probabilidad de metástasis regionales.

- El **grado de diferenciación** histológica del tumor: a mayor diferenciación, menor posibilidad de afectación. Sin embargo, esta influencia en la incidencia de ganglios linfáticos regionales es controvertida.

- Las **lesiones recidivantes** tras el tratamiento presentan un riesgo mayor de diseminación linfática.

3.2.2. Niveles ganglionares. La diseminación linfática suele seguir un orden sistemático de estaciones ganglionares, con lo que difícilmente se afecta una de ellas sin que lo esté la anterior. Las distintas localizaciones drenan a sus ganglios correspondientes, de éstos generalmente al subdigástrico y, a partir de él, a los ganglios más inferiores. La afectación supraclavicular suele ser tardía. Aunque normalmente se da la progresión descrita existen casos de diseminación linfática errática.

3.2.3. Lateralidad

3.2.3.1. **Homolaterales.** Cuando el tumor primario asienta en una estructura muy lateralizada, los ganglios afectados suelen ser los del lado correspondiente.

3.2.3.2. **Bilaterales, contralaterales.** En las estructuras más centrales y en los tumores avanzados la afectación bilateral es frecuente. Dichas lesiones de la línea media o próximas a ella, aunque pueden propagarse a los dos lados, suelen hacerlo hacia el lado donde está el grueso de la lesión. Paradójicamente, también poseen esta característica las lesiones laterales de la lengua móvil. Los vasos linfáticos del dorso de la lengua se anastomosan libremente permitiendo el flujo linfático contralateral, en general tras la obstrucción parcial por el tumor o la cirugía.

Los pacientes con ganglios linfáticos clínicamente positivos de un mismo lado del cuello presentan riesgo de propagación contralateral, especialmente si los ganglios son grandes o múltiples. La obstrucción de las vías linfáticas por radioterapia o cirugía podrá asimismo desviar el flujo linfático al lado opuesto.

3.2.4. Metástasis linfáticas subclínicas. En un paciente con el cuello clínicamente negativo, el riesgo de enfermedad subclínica puede obtenerse estudiando la incidencia de ganglios positivos hallados en vaciamientos ganglionares cervicales electivos o por recuento del número de cuellos inicialmente negativos que se convierten en positivos cuando no son tratados.

3.2.5. Metástasis linfáticas clínicas. La gran mayoría de metástasis linfáticas regionales aparecen dentro de los dos primeros años después del tratamiento del tumor primario. Los ganglios linfáticos regionales cervicales constituyen una eficaz barrera a la extensión del tumor, el cual permanece localizado en cabeza y cuello hasta mucho después de la aparición de las adenopatías. Sin embargo, la aparición de adenopatías cervicales es el factor pronóstico más importante, y sólo uno de cada tres pacientes con N+ sobrevive más de cinco años.

Recientes estudios histológicos han demostrado que existen dos factores importantes en el resultado del tratamiento de los ganglios linfáticos cervicales: el número de ganglios invadidos y la existencia de invasión extracapsular. A mayor número de ganglios positivos y con la existencia de extensión extracapsular, la posibilidad de curación disminuye.

Los depósitos tumorales en ganglios linfáticos pueden tener un ritmo de crecimiento muy alto. Ésta es la razón principal por la que el seguimiento del paciente con cáncer de cabeza y cuello debe ser frecuente durante los dos primeros años. También explica el caso de grandes adenopatías cervicales de primario desconocido. El paciente puede presentar una adenopatía cervical de carcinoma de células escamosas y a pesar de una búsqueda exhaustiva quizá no se pueda determinar la localización primaria.

3.3. Metástasis a distancia

En el CCC, la diseminación es más por vía linfática que hematógena, por lo que las metástasis a distancia son raras. Suelen ser tardías y posteriores a la afectación de los linfáticos de la zona. Los órganos principales de asentamiento son los pulmones, el hígado y el esqueleto. Otras localizaciones son poco frecuentes pero pueden presentarse.

En el momento del diagnóstico, la frecuencia de metástasis a distancia es del 1,6% (1,7%). La localización más frecuente es la pulmonar (45%) seguida de la esquelética (25%).

- En estadios avanzados, la incidencia de metástasis a distancia basándose en la exploración clínica es, según distintas publicaciones, del 5-25%.
- En la autopsia, basándose en el estudio histológico, la incidencia aumenta a 40-57%. Se encuentran metástasis a distancia en aproximadamente un 50% de los casos. Las localizaciones son: pulmón (80%), mediastino (60%), esqueleto (columna lumbosacra y costillas, en un 35%), e hígado (25%).

El 80% de los pacientes con metástasis a distancia también tienen tumor incontrolado a nivel locorregional. Los porcentajes de los estudios clínicos son probablemente infraestimados porque los pacientes no viven lo suficiente para que dichas metástasis se manifiesten clínicamente.

3.3.1. Pacientes con alto riesgo de desarrollar metástasis a distancia. Se consideran distintos factores pronóstico:

- *Localización*: Varios estudios sugieren una mayor probabilidad de metástasis en los tumores de lengua, hipofaringe y nasofaringe.
- *Estadio*: En varios estudios el estadio tenía una gran importancia, siendo relevante el T (T3 y T4, máxima probabilidad), y el N (N2 y N3 mayor probabilidad que N1 y N0). El estadio IV presentaba la máxima incidencia de metástasis.
- *Histología:* Adenopatías positivas histológicamente, número de dichas adenopatías positivas, existencia de invasión extracapsular.

La frecuencia de metástasis a distancia se correlaciona más con la aparición de metástasis cervicales que con el estadio del tumor. Es raro observar metástasis a distancia en pacientes que no hayan presentado adenopatías cervicales metastásicas. En cambio, no es infrecuente, en pacientes con dichas adenopatías, el desarrollar metástasis a distancia, generalmente en estadios tardíos. Un 80% de las metástasis se manifiestan dos años después de la aparición de adenopatías.

En el pasado la aparición de metástasis a distancia era precedida generalmente por la recidiva locorregional. En distintos estudios, aproximadamente el 80% de los pacientes con metástasis a distancia también tienen tumor incontrolado a nivel locorregional. En la actualidad, existe mejor control local y regional, debido al tratamiento más efectivo a dicho nivel (cirugía y radioterapia). Sin embargo, la supervivencia no aumenta debido al aumento de la incidencia de metástasis a distancia. Las metástasis a distancia se han convertido en la causa mayor de mortalidad. Es, por tanto, esencial la selección de los pacientes con alto riesgo de desarrollar metástasis a distancia.

La mayoría de las metástasis a distancia se detecta dentro de los dos años después del diagnóstico del tumor primario y prácticamente la totalidad antes de los tres años.

3.4. Segundos tumores primarios

3.4.1. Definición e incidencia. La incidencia de múltiples tumores primarios varía del 10 al 35%. La incidencia de tumores primarios simultáneos varía considerablemente: desde 2,5% a 25%. La posibilidad de desarrollar un nuevo

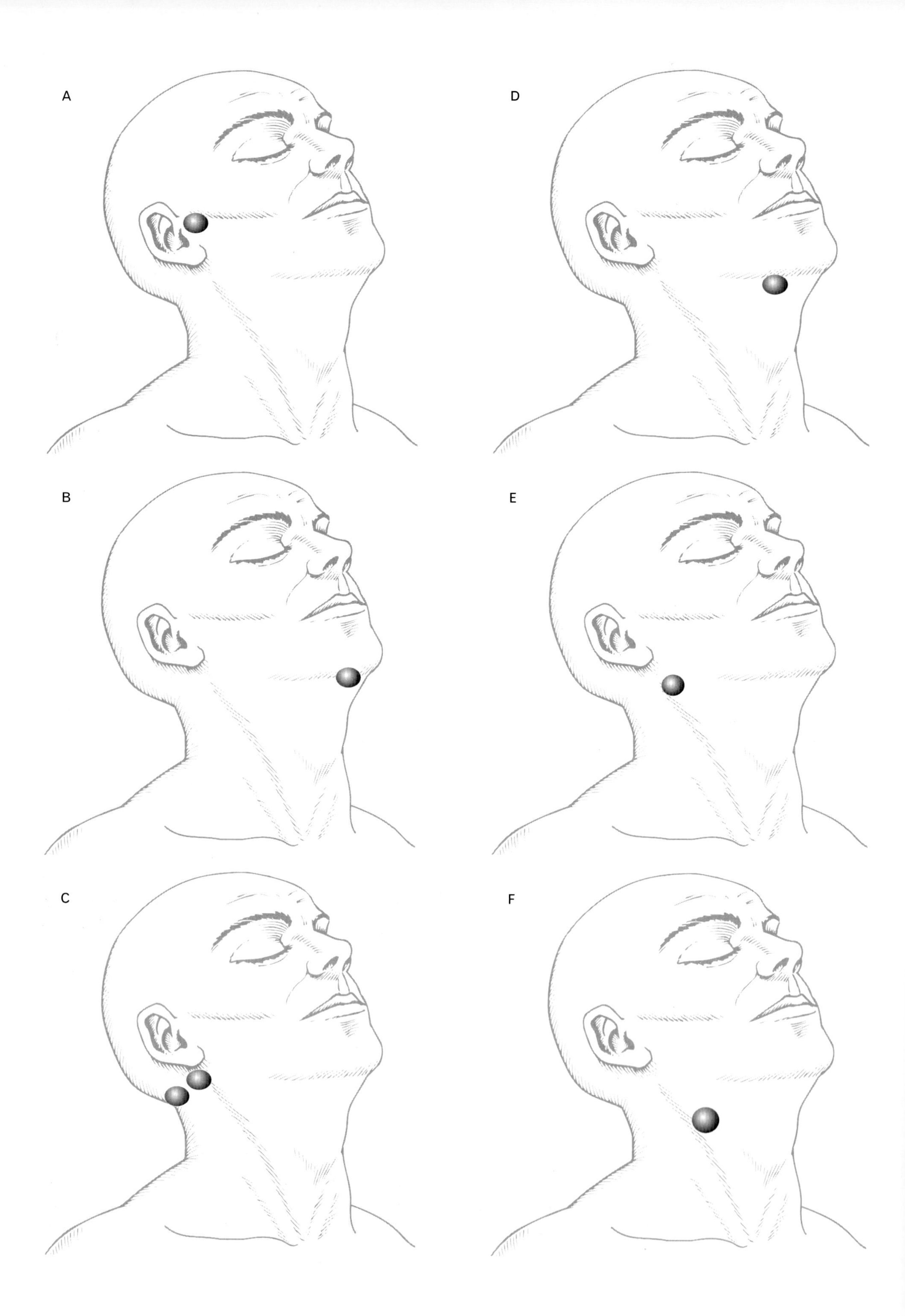
A
D
B
E
C
F

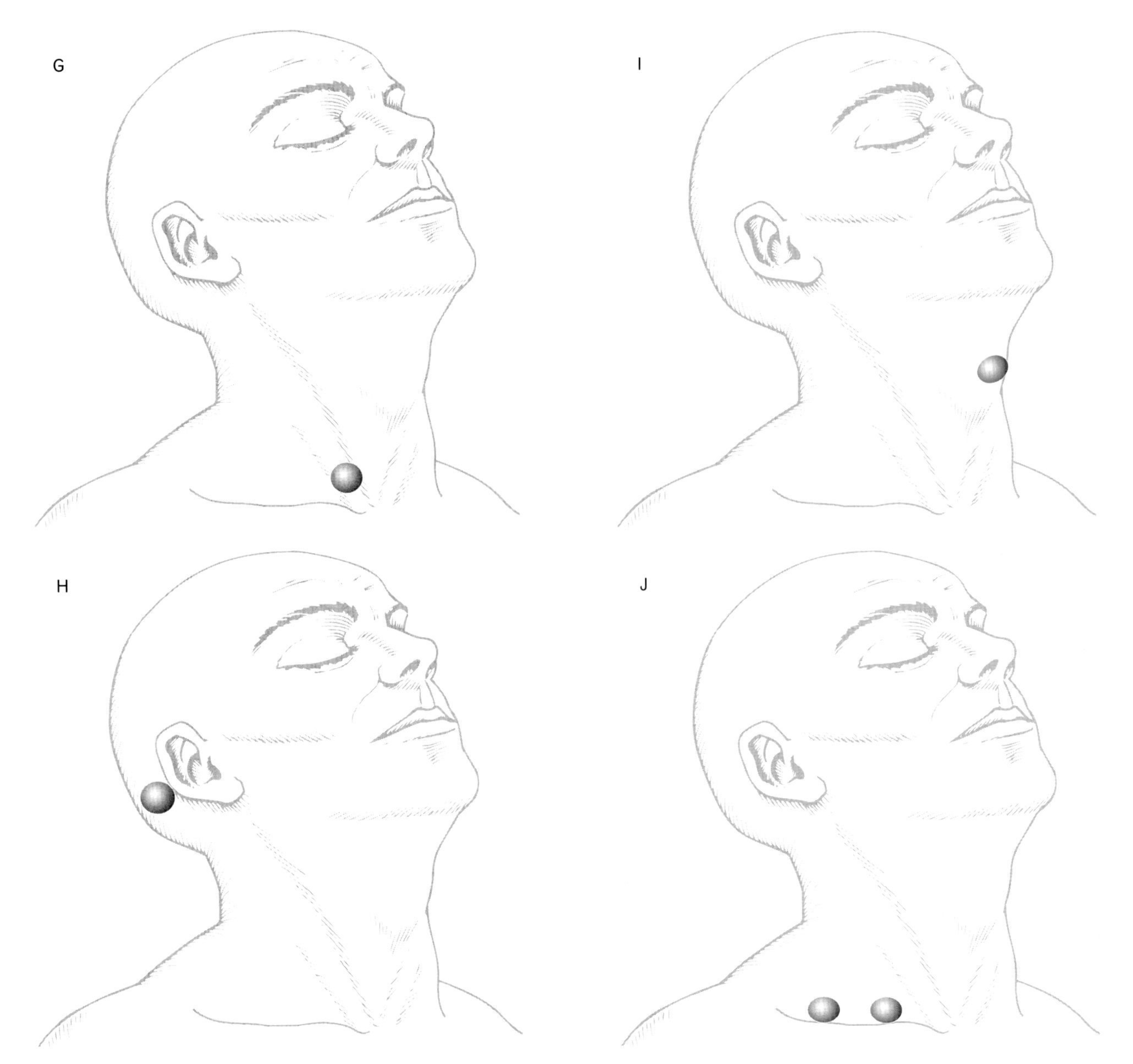

Fig. 5.12.—**Zonas de drenaje ganglionar:** A) *Preauricular:* cuero cabelludo, cara, parótida. B) *Submental:* piel de nariz, labio, suelo de la boca. C) *Yugular superior:* nasofaringe, orofaringe, seno maxilar. D) *Submandibulares:* boca, glándula salival, senos, piel cara. E) *Yugulodigástrico:* boca, faringe, senos, supraglotis. F) *Yugular medio:* hipofaringe, laringe, tiroides. G) *Yugular inferior:* tiroides, laringe, esófago, primario infraclavicular. H) *Suboccipital:* piel oreja, cuero cabelludo. I) *Prelaríngeo:* laringe, tiroides. J) *Supraclavicular:* tiroides, esófago primario infraclavicular.

segundo primario en pacientes con CCC diagnosticados en estadios precoces y que han sido curados con tratamiento quirúrgico o radioterápico es de 20-30%. El riesgo anual de desarrollar un segundo primario en dichos pacientes con estadios I y II es del 2-5%.

La gran mayoría de los segundos tumores primarios en pacientes con cáncer de cabeza y cuello ocurren en el aparato respiratorio y en el tracto digestivo superior, incluyendo el esófago. En tumores del tracto digestivo superior, por ejemplo de cavidad oral y orofaringe, el segundo primario suele ser más frecuente en el tracto digestivo, mientras que en tumores de laringe el segundo primario aparece frecuentemente en el tracto respiratorio. Esto podría explicarse por factores etiológicos comunes, tales como el alcohol y el tabaco.

3.4.2. Grupos de riesgo. Aparecen más segundos primarios en pacientes con cáncer oral que en pacientes con cáncer de laringe. Probablemente la incidencia es aún más alta en pacientes con cáncer de hipofaringe. En cáncer oral parecen ser más frecuentes los segundos primarios en pacientes con cáncer de la parte inferior de la cavidad oral (suelo de la boca, cresta alveolar inferior y trígono retromolar) que en el resto de cavidad oral (lengua, mucosa yugal y paladar); y son más frecuentes en hombres que en mujeres.

3.4.3. Panendoscopia. La panendoscopia permite la detección de segundos primarios en aproximadamente la mitad de los casos.

Panendoscopia como exploración inicial. Esta exploración tiene defensores y detractores. Se debería practicar una exhaustiva exploración inicial de las membranas mucosas de cabeza y cuello para detectar segundos primarios en la evaluación inicial. En general, se recomienda una panendoscopia inicial en todos los fumadores y bebedores importantes. En el resto se tendrán en cuenta los factores de riesgo. En pacientes con cáncer oral se tendrán en cuenta como factores de riesgo el sexo y la localización.

Panendoscopia como exploración en el seguimiento. La gran mayoría de segundos primarios ocurren de forma metacrónica; esto es, más de seis meses después del diagnóstico del primer tumor. Este hecho es de gran importancia porque el interés de la panendoscopia para la detección precoz de segundos primarios se ha enfocado mayoritariamente en la evaluación inicial, olvidándose su importancia en el seguimiento posterior. Se da poca importancia a los grupos de riesgo.

4. Diagnóstico

4.1. Evaluación inicial

El estudio del paciente con cáncer oral requiere en primer lugar una historia clínica completa, la exploración locorregional y la exploración mediante pruebas complementarias. Estas últimas incluyen análisis hematológicos y bioquímicos estándars, radiografías, TC y, recientemente, estudios por RMN. Cuando las pruebas anteriores no dan suficiente información, se debe realizar endoscopia mediante anestesia general, si la zona puede explorarse por este medio. Las principales son la laringoscopia, la esofagoscopia y la panendoscopia. El diagnóstico de extensión mediante isótopos reactivos no forma parte de las pruebas de rutina, sino que se practica sólo ante la sospecha de metástasis óseas o hepáticas.

4.1.1. Historia clínica. La evaluación empieza con una completa historia clínica. Es importante recoger detalladamente:

- Motivo de consulta: el paciente explica el problema.
- Interrogatorio dirigido, dependiendo de la probable localización del tumor y de su sintomatología. Conocimientos sobre el ritmo de crecimiento del tumor, aunque los pacientes suelen aportar poca información.
- Consumo de tabaco y alcohol, contacto con alguno de los factores etiológicos conocidos y afectación presente o pasada por enfermedades neoplásicas o no neoplásicas, principalmente venéreas.
- Antecedentes médicos y quirúrgicos. Medicaciones. Estado nutricional del paciente.
- Valoración psicosocial del paciente: aporta información sobre la motivación del paciente para superar la neoplasia y aceptar y tolerar el tratamiento, así como acerca del soporte que pueden recibir de sus familias durante y después del tratamiento.

Los principales síntomas de un tumor maligno de cabeza y cuello son: dolor, hemorragia, disfagia, odinofagia, obstrucción nasal, disfonía y presencia de masa cervical.

- **Dolor:** El dolor puede encontrarse en el lugar de invasión tumoral y/o irradiarse a otras estructuras, en particular al oído. La irradiación al oído se produce a través de los nervios auriculotemporal (rama del V par), el timpánico de Jacobson (rama del IX) y el auricular (rama del X), y procede principalmente de tumores que afectan la laringe, hipofaringe, lengua y amígdala. Los tumores que afectan la nasofaringe y la parótida pueden causar dolor irradiado a la órbita y al cráneo.
- **Hemorragia:** Generalmente es de escasa cantidad y de presentación intermitente. Raras veces es profusa, excepto en los tumores muy avanzados que afectan grandes extensiones anatómicas y/o grandes vasos.
- **Disfagia:** Es un síntoma de tumores laríngeos y faríngeos, generalmente avanzados.
- **Obstrucción nasal:** Se produce obstrucción nasal en los tumores de la cavidad nasal y nasofaríngeos. Es progresiva y, cuando es total, suele ser consecuencia de un tumor avanzado.
- **Disfonía:** Es un síntoma de tumores tempranos de glotis y tardíos de otras regiones.

4.1.2. Exploración física y exploracione complementarias

4.1.2.1. Tumor primario.

4.1.2.1.1. Exploración física: Deben inspeccionarse las localizaciones de sospecha de invasión o extensión del tumor, para lo cual suelen aplicarse los siguientes métodos:

1. Inspección directa de la cavidad oral.
2. Escopia indirecta mediante la colocación de un espejo que se ilumina con luz frontal. Se usa para examinar la cavidad oral, la faringe y la laringe. La cavidad nasal puede explorarse mediante el examen con luz frontal, pero los senos paranasales no son accesibles a la visión directa.
3. Palpación de la cavidad oral y de la orofaringe.

4.1.2.1.2. Exploraciones complementarias: Las **radiografías simples** y **gammagrafías óseas** se han usado ampliamente con el objetivo de detectar invasión ósea, pero con resultados variables. La utilidad de la radiografía convencional ha disminuido con el advenimiento de la TC y la RMN. Ninguna modalidad de radiografía simple puede competir con su definición y resolución espacial.

La **tomografía computarizada** ha sido la técnica estándar de diagnóstico por la imagen, para la evaluación de tumores malignos de cavidad oral. La TC presenta muy buena definición ósea, siendo especialmente útil en detectar invasión cortical precoz.

La **resonancia nuclear magnética** posee mejor capacidad de diferenciación de los tejidos blandos, mejor incluso que la TC. Posee igualmente mayor sensibilidad para detectar invasión de la medular ósea e invasión perineural. Así pues, una desventaja de la RMN, su mala resolución de los defectos de la cortical ósea, queda parcialmente compensada por su sensibilidad en detectar alteraciones de los tejidos blandos adyacentes al hueso y alteraciones de la medular ósea. En general, la RMN es superior a la TC en pacientes cooperantes para la determinación de la extensión tumoral en el cáncer oral.

Por tanto, en general, se prefiere la RN sobre la TC, pero si el paciente no puede permanecer quieto, o si el propósito básico de la exploración es evaluar el compromiso óseo, se recomienda la TC.

4.1.2.1.3. Exploraciones mínimamente invasivas: Escopia directa bajo anestesia general, en caso de tumores no visibles con los métodos anteriores.

4.1.2.2. Localizaciones específicas.

4.1.2.2.1. Cáncer oral. En el estudio de la extensión de la lesión primaria en la cavidad oral existen tres aspectos importantes:

4.1.2.2.1.1. Estado de la mucosa oral: El carcinoma de cavidad oral está muchas veces asociado a cambios leucoplásicos y eritroplásicos de la mucosa en la vecindad del tumor, que deben ser controlados.

4.1.2.2.1.2. Profundidad de infiltración: El determinar el estado de la profundidad de infiltración es de importancia capital. Puede llevarse a cabo clínicamente por palpación digital, y en el caso del carcinoma de lengua, por la evaluación de la anquilosis y movilidad lingual. La TC y la RMN aportarán mayor información.

4.1.2.2.1.3. Relación con la mandíbula: En tumores de lengua, suelo de boca y cresta alveolar inferior, la valoración del estado de la mandíbula tiene gran importancia para el pronóstico y planificación del tratamiento. La relación entre el tumor y la mandíbula es adecuadamente evaluada por palpación bimanual. La invasión ósea neoplásica es tradicionalmente determinada por la exploración radiológica. Sin embargo, la radiografía convencional, incluyendo ortopantomografía, tomografías y tomografía computarizada, puede no ser suficientemente fiable. La RMN parece ser superior a estos métodos. Sin embargo, la RMN no es lo suficientemente específica como para diferenciar la invasión neoplásica, los cambios quirúrgicos o la fibrosis posquimioterapia o radioterapia. Podemos distinguir tres grados de invasión: extensa, moderada o sin invasión, cuando el margen de mucosa libre es de unos milímetros.

4.1.2.2.2. Cáncer de orofaringe y de nasofaringe.

- **Cáncer de nasofaringe:** La endoscopia con fibra óptica supone una gran mejoría en la exploración de la nasofaringe y está desplazando rápidamente a la exploración indirecta con el espejo. La nasofaringe tiene una relación muy próxima con la base craneal. No es infrecuente la infiltración directa de la base craneal con compromiso de los pares craneales. Debe realizarse rutinariamente una exploración clínica de los pares craneales y una TC de la base del cráneo.

- **Cáncer de orofaringe:** Incluye la base lingual, el área amigdalar, el paladar blando y la pared faríngea posterior. Para lesiones avanzadas a veces es precisa la exploración bajo anestesia general, que permita la palpación de la lesión para determinar su extensión y límites y la toma de biopsia. Esto es especialmente importante para las lesiones que comprenden la base de lengua. La TC y la RNM han demostrado ser extraordinariamente válidas para determinar la extensión de partes blandas y para la detección de metástasis ganglionares en los espacios parafaríngeos y retrofaríngeos, que no son asequibles a la palpación; igualmente, aunque poco frecuente, para determinar el posible compromiso óseo de mandíbula o maxilar, ya que, aunque la mandíbula y el maxilar no están normalmente invadidos por el cáncer, la relación del tumor a una o ambas estructuras es a menudo tan próxima que parte de dichas estructuras deben ser incluidas en la resección.

4.1.2.2.3. Cáncer de senos paranasales. La compleja anatomía de esta región explica la fácil diseminación entre la nariz y otros senos a través de innumerables forámenes y fisuras. La evaluación de dichos tumores se basa casi exclusivamente en técnicas de diagnóstico por la imagen, es decir, TC y RNM. Particularmente, la destrucción de pequeñas estructuras óseas se ve bien por TC. No obstante, la TC no es capaz de diferenciar entre tejidos blandos tumorales y no tumorales, por ejemplo, inflamatorios. Esto es mejor diferenciado por la RNM, ya que es capaz de diferenciar cambios tumorales de inflamatorios en T2. Sin embargo, las pequeñas estructuras óseas no se ven bien en la

RNM. Por tanto, la RNM no desplaza a la TC, pero es complementaria y muy valiosa para la evaluación de los tumores de senos paranasales.

4.1.2.3. Ganglios linfáticos cervicales.

4.1.2.3.1. Exploración física.

Metodología: Requiere la palpación cuidadosa del cuello con el paciente sentado y relajado, incluso con una leve flexión del cuello hacia delante y hacia el lado a explorar, para relajar la musculatura cervical. Una posible posición es el explorador situado de pie por detrás del paciente sentado, palpando bilateralmente el cuello para establecer la comparación por simetría.

Parámetros: En la palpación cervical se evalúa el tamaño (aumentado), consistencia (aumentada) y movilidad (disminuida) de las adenopatías regionales con riesgo de estar afectadas.

- *Tamaño*: La determinación del tamaño basándose en la clínica es muy subjetiva, en especial en las adenopatías profundas como las subdigástricas. Si se palpa un único nódulo aumentado de tamaño el diagnóstico es correcto en el 50% de los casos (el resto de los casos: un 20%, el nódulo único es negativo histológicamente, y en un 30% se encuentran más de un nódulo positivo).
- *Número:* La palpación es poco fiable. Si se palpa más de un nódulo, el diagnóstico es correcto en un 75% de los casos.
- *Fijación*: Aunque se ha demostrado estadísticamente que se correlaciona con extensión extranodal, y por tanto tiene significación pronóstica, no se tiene en cuenta en la última clasificación de la UICC por ser muy subjetiva.

Sensibilidad y especificidad. El error en determinar la presencia de ganglios positivos es del 20-30%. En un cuello estándar y en manos de un explorador experimentado el límite inferior de palpabilidad de una adenopatía es de 0,5 cm en un área superficial (submental, submandibular), y 1 cm en un área más profunda. Se debe considerar lo siguiente:

- No todos los ganglios con depósitos metastásicos serán palpables: un ganglio con microinfiltración no será palpable.
- No todos los ganglios palpables están realmente aumentados de tamaño, ni todos los ganglios aumentados de tamaño contienen depósitos metastásicos: en un adulto, el tamaño de una adenopatía normal puede variar de 2 mm a 2 cm, siendo la última fácilmente palpable. Sin embargo, un ganglio palpable en el cuello de un paciente con lesión primaria en cabeza y cuello generalmente se considera positivo.

La palpabilidad de una adenopatía depende de la localización, tamaño, consistencia, tipo de cuello y experiencia del explorador. Muchas veces, incluso tras una cuidadosa palpación, pueden pasar inadvertidas adenopatías situadas en profundidad. Otras veces, estas adenopatías se aprecian indirectamente como un engrosamiento del músculo suprayacente. En general se ponen bien de manifiesto las adenopatías subdigástricas, supraclaviculares, espinales, sobre todo inferiores, submandibulares y submentonianas. Las más difíciles de palpar son las yugulares medio-altas. Las adenopatías parafaríngeas sólo se ponen de manifiesto cuando protuyen la pared posterior faríngea o por palpación de dicha pared.

Estructuras normales. La apreciación de una masa cervical puede corresponder a ciertas estructuras normales, que en determinados individuos son muy prominentes. Las principales estructuras normales que pueden dar lugar a confusión son: el hioides, el bulbo carotídeo y las apófisis vertebrales transversas.

4.1.2.3.2. Exploraciones complementarias. Se cuestiona si las técnicas de diagnóstico por la imagen (TC, RM, Eco) son mejores que la palpación clínica para evaluar las adenopatías. Distintos estudios han concluido que la TC, la RN y la citología por punción-aspiración guiada por ultrasonidos pueden mejorar el estadiaje preoperatorio de las adenopatías cervicales en pacientes con carcinoma de cabeza y cuello.

Tomografía computarizada. Proporciona un documento permanente del estado del cuello. Es más preciso que la palpación en determinar el tamaño y número de ganglios, los cuales son parámetros importantes en el estadiaje de la clasificación de la UICC y la AJCC. Los criterios actuales para evaluar la presencia o ausencia de afectación metastásica ganglionar incluyen:

- *Diámetro de la adenopatía.* Un diámetro mínimo mayor a 10 mm (11 mm para las adenopatías subdigástricas) es el criterio por tamaño más preciso para predecir metástasis ganglionar. Por lo tanto, el TC no permite detectar depósitos microscópicos en ganglios no aumentados de tamaño.
- *Existencia de necrosis.* El criterio más específico es la captación irregular de contraste por las adenopatías, que en realidad puede ser causado por necrosis tumoral, crecimiento tumoral quístico o queratinización.
- *Forma y agrupamiento* de las adenopatías. Está demostrado que grupos de tres o más adenopatías dudosas aumentan la sensibilidad.
- *Extensión extranodal* en muchos casos.

En pacientes con CCC y cuello negativo (N0), la TC detectará adenopatías (N1) en aproximadamente el 6% de los casos. En conjunto, la TC aumentará el estadio en aproximadamente un 25% de los casos. En distintos estudios, la tasa de error varía del 7,5 al 19%. En general, el valor predictivo de una TC positiva para adenopatías es del 92%.

Resonancia nuclear magnética. Posee mejor capacidad de diferenciación de los tejidos blandos, mejor incluso que la TC. En distintos estudios, la RMN fue más sensible que la TC en detectar adenopatías cervicales profundas y retrofaríngeas y en diferenciar las adenopatías de los músculos y vasos. En general, aunque la TC sigue siendo el método estándar, la RMN es mejor que la TC en pacientes cooperantes. Los criterios para evaluar la presencia o ausencia de afectación metastásica ganglionar son los mismos que para la TC: diámetro, necrosis central y forma y agrupamiento.

La esperanza inicial de que la RMN permitiría diferenciar adenopatías benignas de malignas no se ha confirmado. Existen estudios de distintas técnicas, por ejemplo, espectroscopia con RMN, etc., que persiguen este objetivo.

En un estudio se compararon prospectivamente los hallazgos por RMN y por palpación con los hallazgos histológicos de la pieza quirúrgica del vaciamiento ganglionar cervical: la tasa de error por palpación fue del 32% y por RMN del 16%. La RN aumentó el estadiaje en un 60% de los cuellos negativos. La RMN permite, por tanto, mejorar el estadiaje preoperatorio del cuello.

Ecografía. Continuos avances en ultrasonografía han hecho esta técnica más sensible para la detección de adenopatías cervicales. Se han desarrollado criterios para la detección de adenopatías cervicales (5-8 mm). Sin embargo, tampoco es posible la diferenciación entre adenopatías benignas y malignas.

La aspiración con aguja fina guiada con ultrasonidos es una técnica efectiva y tiene una elevada significación diagnóstica en la valoración del cuello.

Radioimmunogammagrafía. La localización de pequeños depósitos neoplásicos en adenopatías cervicales con anticuerpos monoclonales marcados con radioisótopos contra antígenos de superficie del carcinoma epidermoide ha demostrado ser difícil en general y en particular con cáncer de cabeza y cuello. Recientemente se ha desarrollado el anticuerpo monoclonal E48, que parece ser muy selectivo para el carcinoma epidermoide y que podría ser prometedor.

4.1.2.4. Metástasis a distancia. Es habitual omitir la búsqueda de metástasis a distancia, probablemente porque los tumores de cabeza y cuello suelen mantenerse a nivel locorregional hasta estadios avanzados. Generalmente una radiografía de tórax y un análisis de la función hepática son suficientes.

Los pacientes con enfermedad avanzada en el cuello, adenopatías múltiples en varios niveles o masas adenopáticas con invasión extranodal, presentan un alto riesgo de metástasis a distancia. En estos pacientes debe practicarse un *screening* de metástasis, que incluiría TC de los pulmones, del hígado y de los huesos.

4.1.2.5. Adenopatías de primario desconocido. En los pacientes con adenopatías de primario desconocido deben diferenciarse aquellos pacientes con adenopatías en la parte media y alta del cuello y los que las presentan en la parte baja. Mientras que las metástasis en la fosa supraclavicular tendrán su origen probablemente en tumores situados por debajo de las clavículas, el tumor primario de las adenopatías medias/altas es muy probable que se encuentre en cabeza y cuello.

Adenopatías cervicales medias-altas. Deben realizarse historia clínica y exploración completas, con énfasis en una completa exploración de cabeza y cuello. Si esta exploración es negativa, se practicará PAAF de la masa cervical. Si el resultado de la citología es un carcinoma epidermoide, debe realizarse una endoscopia alta de vías respiratorias y tracto digestivo. Es importante la palpación de la orofaringe bajo anestesia general. Todas las áreas sospechosas deberían ser biopsiadas. Igualmente se practicarán biopsias múltiples en localizaciones de alto riesgo basándose en la predictibilidad del drenaje linfático.

Los sitios más frecuentes de localización de estos tumores son: nasofaringe, amígdala, base de lengua, supraglotis y senos piriformes. En esta situación, debe prestarse atención especial a estas áreas. Se ha aconsejado igualmente incluso amigdalectomía homolateral como un procedimiento de rutina en esta situación.

La biopsia abierta (escisional) de la masa cervical raramente resulta necesaria. La más frecuente situación donde esto puede ser necesario es en el caso de que la citología revele malignidad pero no pueda definirse su naturaleza. La adenopatía debe mandarse inmediatamente al laboratorio. Distintos tests pueden diferenciar, por ejemplo, entre carcinoma y linfoma.

4.1.2.6. Segundos tumores primarios. La incidencia de tumores primarios simultáneos varía considerablemente: desde el 2,5% al 25%. La gran mayoría de los segundos tumores primarios en pacientes con cáncer de cabeza y cuello ocurren en el aparato respiratorio y en el tracto digestivo superior. En tumores del tracto digestivo superior, por ejemplo de cavidad oral y orofaringe, el segundo primario suele ser más frecuente en el tracto digestivo.

En cáncer oral parecen ser más frecuentes los segundos primarios en pacientes con cáncer de la parte inferior de la cavidad oral (suelo de la boca, cresta alveolar inferior y trígono retromolar) que en el resto de cavidad oral (lengua, mucosa yugal y paladar), y en hombres más que en mujeres.

Panendoscopia. La panendoscopia permite la detección de los segundos primarios en aproximadamente la mitad de los casos.

4.1.3. Evaluación histológica. El dictamen patológico es imprescindible para el diagnóstico de confirmación. Es esencial la coordinación con el anatomopatólogo. Esto es especialmente importante en cabeza y cuello:

- El diagnóstico histológico de carcinoma escamoso de origen en la mucosa de cabeza y cuello es generalmente sencillo.
- El diagnóstico histológico de los tumores menos frecuentes, como tumores de glándula salival, sarcomas, etc., puede ser muy complejo.

4.1.3.1. **Biopsia.** La biopsia permite realizar un estudio histológico. Puede realizarse por incisión o escisión. Por incisión consiste en la toma de una muestra de tejido tumoral, mientras que la escisional consiste en la ablación de todo el tejido sospechoso. La biopsia debe ser representativa e idealmente deben incluirse tejidos normal y anormal, por lo que es preferible obtenerla de un margen y no del centro necrótico.

4.1.3.2. **Citología.** La punción-aspiración permite realizar un examen citológico. Puede efectuarse como parte del diagnóstico de masas cervicales, sobre todo de las recidivas, pero sólo resulta útil en caso de ser positiva.

4.1.3.3. **Pieza quirúrgica.** La evaluación histológica de la pieza quirúrgica debe contener la siguiente información:

- **Tumor primario**: Extensión, márgenes quirúrgicos, invasión perineural, invasión microvascular. Es importante determinar que los márgenes quirúrgicos sean adecuados o no. Sin embargo, está poco estandarizado lo que constituye positivo o negativo.
- **Vaciamiento ganglionar cervical**: Número, tamaño, nivel, invasión extranodal y número total de adenopatías examinadas. El estado de las adenopatías cervicales es el factor pronóstico más importante en carcinoma epidermoide de cabeza y cuello.

4.1.4. Clasificación y estadiaje. Los objetivos de los sistemas de estadiaje del cáncer son los siguientes:

- Ayudar en la planificación del tratamiento.
- Ayudar en la determinación del pronóstico.
- Ayudar en la evaluación de los resultados del tratamiento.
- Facilitar el intercambio de información en la continua investigación del cáncer.

4.1.4.1. **Sistema TNM** (fig. 13). Existe actualmente un acuerdo internacional para el sistema TNM de estadiaje del cáncer, siendo el mismo para la AJCC (American Join Comitee on Cancer) y la UICC (Union Internationale Contre le Cancer). El sistema TNM permite describir la extensión anatómica de la enfermedad. Está basado en la determinación de tres componentes:

- T - tumor primario.
- N - metástasis linfáticas.
- M - metástasis a distancia.

La adición de números a estos tres componentes (T1, T2, N0, N1, etc.) indica la mayor o menor extensión del cáncer. Si existen dudas acerca del correcto TNM, entonces se escogerá el inferior; es decir, el menos avanzado. Parece que, ante la duda, existe tendencia a asignar un estadio superior. Sin embargo, según las reglas del sistema TNM, debería asignarse el T, N o M más bajo. La combinación de estos componentes permite su clasificación en estadios.

Clasificación TNM:

T - extensión del tumor primario (Tx, T0, Tis, T1-T4). Para cada localización de los tumores esta clasificación variará y se explicará en su capítulo correspondiente. Los tumores de labio, cavidad oral, orofaringe y parótida se clasifican según el «tamaño de la lesión», mientras que los tumores de seno maxilar, nasofaringe, hipofaringe y laringe se clasifican en función de las «estructuras afectas». Las clasificaciones anatómicas de los tumores primarios son casi idénticas en la clasificación de UICC y AJCC. Aunque en determinadas localizaciones son algo imprecisas.

N - estado de los ganglios linfáticos regionales: presencia o ausencia de invasión ganglionar (Nx, N0-N3). El grado de invasión ganglionar (N) es común para todas las localizaciones. Se reconoce la importancia del tamaño, número y localización: se tiene en cuenta el tamaño, si son uno o más ganglios y si es homolateral, contralateral o bilateral. No se tienen en cuenta, sin embargo, los niveles donde aparecen los ganglios (niveles I a V), aunque se ha demostrado que tienen interés pronóstico. La definición de las categorías de N son ahora idénticas en la clasificación de UICC y AJCC.

M - presencia o ausencia de metástasis a distancia (Mx, M0, M1). Es común para todas las localizaciones. Se clasifican M0 o M1 en función si existen o no metástasis. Es idéntica en la clasificación de UICC y AJCC.

TNM - clasificación clínica. Está basada en la exploración clínica y exploraciones complementarias: diagnóstico

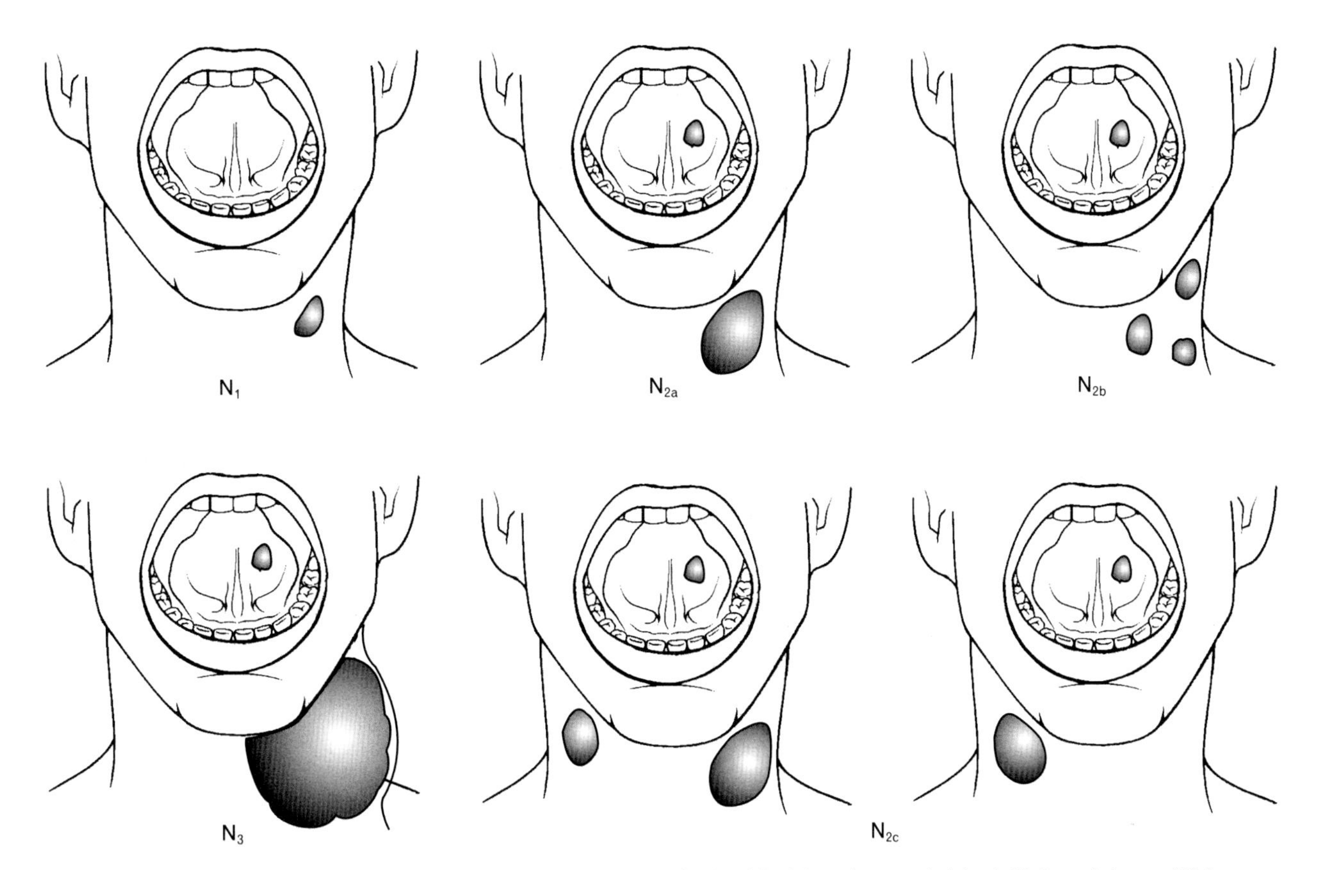

Fig. 5.13.—**Estadiaje TNM:** N1: 3 cm. N2: 3-6 cm; N2a, ganglio único; N2b, múltiples; N2c, bilaterales o contralateral; N3: 6 cm; único o múltiples.

por la imagen, endoscopia, exploración quirúrgica u otras exploraciones relevantes. Debe determinarse antes de empezar cualquier tratamiento. Todos los casos deben estar confirmados histológicamente mediante biopsia o citología.

pTNM - clasificación anatomopatológica. Resultado tras efectuar algún procedimiento quirúrgico. Está basada en la clasificación clínica preoperatoria inicial, modificada por la información adicional obtenida en el acto quirúrgico y mediante el estudio histológico de la pieza quirúrgica. Puede determinarse posoperatoriamente.

Estadios I-IV (fig. 14). Después de la asignación de las categorías T, N, M, o pT, pN, pM, se pueden clasificar en estadios I-IV. El propósito de este agrupamiento es asociar el pronóstico con el estadio. La figura 18 muestra la forma de combinar los estadios T y N dentro del estadio total representado por números romanos; la evidencia de metástasis a distancia coloca automáticamente al paciente dentro del estadio IV.

El agrupamiento por estadios es idéntico en las dos clasificaciones y es el mismo para todas las localizaciones. El estadio clínico es esencial para seleccionar y evaluar el tratamiento. El estadiajc anatomopatológico es esencial para estimar el pronóstico y calcular los resultados finales.

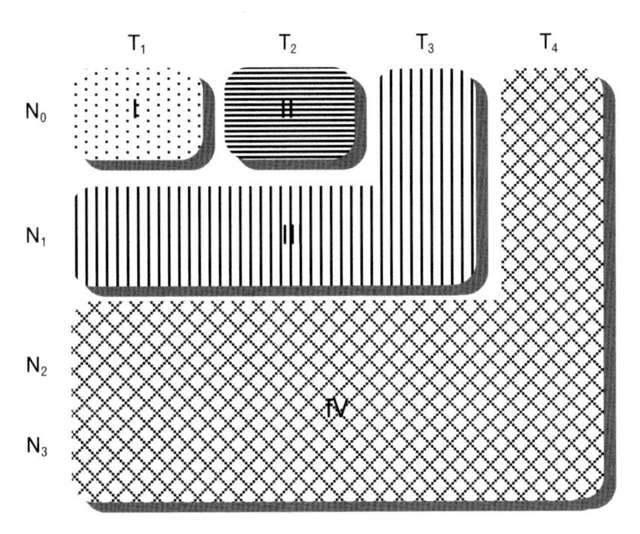

Fig. 5.13.—**Estadios:** I: T1 N0 M0. II: T2 N0 M0. III: T3 N0 M0, T1-T2 N1 M0. IV: T4 N0 M0, T4 N1 M0.

Parece que este estadiaje funciona muy bien para estadios precoces I y II, pero no tanto para los estadios avanzados III y IV, que son categorías más heterogéneas. Existen algunos estudios que proponen subdivisiones en estos estadios que parece se correlacionan mejor con el pronóstico.

Grado de diferenciación. Aunque el grado del tumor no se incluye en el estadiaje del tumor debería registrarse. Las definiciones del grado del tumor (G) son las siguientes:

Gx: No se puede determinar.
G1: Bien diferenciado.
G2: Moderadamente diferenciado.
G3: Pobremente diferenciado.
G4: Indiferenciado.

Procedimientos para el estadiaje. Distintos estudios especiales pueden ser usados para determinar el estadio del tumor. La UICC reconoce un descriptor adicional, el factor C, que refleja la validez de la clasificación de acuerdo con los métodos diagnósticos usados.

C1: Métodos diagnósticos estándares (exploración física, radiografías, endoscopia).

C2: Métodos diagnósticos especiales (CT, RMN, etcétera).

Comentarios. El sistema TNM sólo considera factores anatómicos como la extensión local del tumor primario, la existencia de metástasis linfáticas regionales y la existencia de metástasis a distancia.

Existen otros factores con significación pronóstica que no se tienen en cuenta en el estadiaje pretratamiento, como por ejemplo:

- Factores del huésped.
- Factores del propio tumor como marcadores tumorales. Estos últimos quizá en un futuro podrán ser añadidos junto a la extensión anatómica para el correcto estadiaje del tumor.
- Factores histológicos. El grado de diferenciación lo contemplamos en G, pero la invasión perineural o microvascular o la profundidad tumoral no se contemplan en el estadiaje.

La AJCC pide otra información que actualmente no se emplea en establecer el estadio TNM, por ejemplo la descripción del «aspecto del tumor»: exofítico, superficial, moderadamente infiltrante, profundamente infiltrante o ulcerado. Esta información puede ser importante en un futuro estadiaje y es importante recogerla para establecer una completa base de datos que permita aclarar interrogantes actuales. Por ejemplo, muchos oncólogos consideran los tumores exofíticos más radiosensibles que los tumores infiltrantes en profundidad.

4.1.4.2. **«Host performance scale».** El estado general del paciente no se incluye en la determinación del estadio de la enfermedad, pero puede ser un factor importante en la decisión del tipo y momento del tratamiento. Existen distintas escalas: AJCC Karnofsky y WHO performance scale.

4.2. Evaluación en el seguimiento

4.2.1. Diagnóstico de las recidivas locorregionales

Incidencia: La gran mayoría de recidivas en cáncer de cabeza y cuello, el 85%, ocurren en los primeros dos años y sólo el 5% ocurren después de tres años.

Objetivo: El principal objetivo del seguimiento es detectar y tratar precozmente las recidivas, con el fin de mejorar las oportunidades de supervivencia.

Periodicidad: Son de gran importancia, pues, los controles frecuentes en los primeros años: mensuales el primer año, bimensuales el segundo, trimestrales el tercero, cada cuatro-seis meses el cuarto año, y anuales a partir del quinto año.

Metodología: La evaluación en el seguimiento consiste en exploración completa de cabeza y cuello. Estudios especiales sólo si son necesarios. Existe el grave inconveniente de que los métodos de diagnóstico por la imagen son incapaces de distinguir entre fibrosis posrradioterapia o edema y carcinoma. La citología puede ser útil en esta situación.

4.2.2. Diagnóstico de los segundos primarios

Incidencia: Durante el seguimiento existe un alto riesgo de segundos primarios, principalmente en cabeza y cuello y en los pulmones. La incidencia de múltiples tumores primarios varía de 10-35%, la gran mayoría ocurriendo metacrónicamente.

Objetivo: Después de dos años del tratamiento, de hecho la detección de segundos primarios es la principal razón del seguimiento.

Metodología: La evaluación en el seguimiento consiste en exploración completa de cabeza y cuello, y radiografías de tórax cada seis meses. Aunque no se practica, debería considerarse el valor de la panendoscopia en el seguimiento.

4.2.3. Diagnóstico de las metástasis

Incidencia: Los tumores de cabeza y cuello suelen mantenerse a nivel locorregional hasta estadios avanzados. En estos estadios la incidencia de metástasis a distancia es del 5 al 25%. En la autopsia se encuentran hasta en un 50% de los casos. Con el mejor control locorregional, la incidencia de metástasis como causa de mortalidad ha aumentado.

Objetivo: Es habitual omitir la búsqueda de metástasis a distancia, probablemente por la poca frecuencia. Sin embargo, actualmente es esencial la selección y seguimiento de los pacientes con alto riesgo de desarrollar metástasis a distancia.

Metodología: Generalmente una radiografía de tórax y un análisis de la función hepática son suficientes. En pacientes con alto riesgo de desarrollar metástasis a distancia, con enfermedad avanzada en el cuello, adenopatías múltiples en varios niveles o masas adenopáticas con invasión extranodal, debe practicarse un *screening* completo de metástasis, que incluiría TC de pulmones, hígado y óseo.

5. Consideraciones especiales. Tratamiento

5.1. Introducción

El tratamiento del carcinoma epidermoide de cabeza y cuello depende del estadio del tumor, el cual es determinado por los estadios TNM. Las bases del tratamiento han sido, históricamente, la cirugía y la radioterapia. Los pacientes con carcinoma de cabeza y cuello en estadios iniciales pueden ser tratados eficazmente en muchos casos con un tratamiento único de cirugía o radioterapia. Sin embargo, estos tratamientos unimodales fracasan en la mayoría de los pacientes con estadios avanzados.

En un intento de mejorar la efectividad del tratamiento en estos estadios, se popularizó en los años sesenta el plan de tratamiento de cirugía y radioterapia combinadas, siendo actualmente el plan de tratamiento locorregional estándar para la mayoría de localizaciones de carcinoma de cabeza y cuello en estadios avanzados. El control locorregional ha mejorado aún más con los avances en cirugía reconstructiva, que permiten mayor radicalidad a la cirugía ablativa (amplios márgenes), sin excesiva morbilidad funcional o estética; y con los avances en planificación y dosimetría de la radioterapia.

Los pacientes con patología localizada (estadios I y II) constituyen una minoría, un tercio aproximadamente de los casos de carcinoma de cabeza y cuello. En estos estadios los resultados son excelentes tanto con cirugía como con radioterapia. La supervivencia a los cinco años es del 70 al 90%. La elección de un tratamiento quirúrgico o radioterápico, sin embargo, no es sencilla. Estará en relación a la experiencia del cirujano y a la del radioterapeuta en cada centro, así como a la morbilidad que cada uno de los tratamientos comporta, el grado de función postratamiento y el *performance status* del paciente.

La mayoría de los pacientes, los dos tercios restantes, presentan patología avanzada local y regional (estadios III y IV). En ellos la cirugía y la radioterapia no consiguen un adecuado control tumoral. A pesar de un tratamiento correcto con cirugía y radioterapia convencional, la tasa de recidiva locorregional es del 50 al 60% aproximadamente, y la tasa de metástasis a distancia es del 20% al 40% (10-30% según otros autores). La supervivencia a cinco años en pacientes con tumores avanzados pero resecables oscila del 10 al 60%.

Las principales causas de morbilidad y mortalidad en los pacientes con CCC siguen siendo la invasión local y la extensión linfática regional. Las metástasis a distancia son una causa menos frecuente de mortalidad. Los avances en las últimas décadas en cirugía y radioterapia han permitido mejorar el control a nivel local y regional, pero sin embargo no se ha traducido en un aumento de la supervivencia. Parece ser atribuible, por una parte, a que dicho mejor control locorregional ha permitido un incremento en la incidencia de metástasis a distancia y, por otra parte, al aumento en la incidencia de segundos primarios en pacientes con carcinoma epidermoide de cabeza y cuello a medida que pasa el tiempo desde el tratamiento definitivo del tumor primario de cabeza y cuello. Como menos pacientes mueren de patología no controlada de cabeza y cuello, más están expuestos al riesgo de patología diseminada por debajo de las clavículas y al riesgo de segundos primarios en los tractos respiratorio y digestivo superiores.

Parece, pues, que la mejora en la supervivencia de los estadios avanzados pueda depender de la inclusión de tratamientos sistémicos. Desde los años setenta, la quimioterapia ha sido usada ampliamente en el tratamiento multidisciplinario de pacientes con carcinoma de cabeza y cuello avanzado, en estudios protocolizados, en un intento de mejorar la supervivencia. Es muy probable que la quimioterapia pueda mejorar la historia natural del carcinoma epidermoide de cabeza y cuello. El papel de la quimioterapia para el carcinoma de cabeza y cuello sigue siendo un campo en continua investigación.

La cirugía y la radioterapia continúan siendo los pilares del tratamiento de los tumores avanzados. Son los únicos tratamientos curativos para el carcinoma de cabeza y cuello. La quimioterapia debe considerarse en la actualidad en período de investigación; usada aisladamente no es curativa, y su papel es un complemento a la cirugía, a la radioterapia o a ambas. El reto consiste en definir el papel específico de la quimioterapia y su integración en el tratamiento estándar: utilizar los valores reconocidos de la cirugía, radioterapia y quimioterapia, en la mejor secuencia y combinación para maximizar el control y minimizar toxicidad y complicaciones.

La investigación clínica sobre tratamientos como son la quimioterapia de inducción, quimiorradioterapia concurrente, quimioterapia adyuvante y quimioterapia intraarterial, así como la investigación de la radioterapia hiperfraccionada, de la radioterapia con radiosensibilizantes, como sensibilizantes a la hipoxia celular o hipertermia regional, y el empleo de radiaciones con alta transferencia lineal de energía (LET), son un campo en evolución.

5.2. Cirugía

La cirugía en Oncología puede ser radical, paliativa y citorreductora.

• **Cirugía radical.** Intenta la eliminación total de la enfermedad tratada. Se aplica al tumor primario y/o a las extensiones ganglionares.

• **Cirugía paliativa.** Trata de eliminar algún síntoma pero no curar la enfermedad (por ejemplo, la práctica de una traqueotomía para tratar una obstrucción de un tumor incurable).

• **Cirugía citorreductora.** Se aplica para eliminar una proporción determinada de masa tumoral, dejando el resto del tumor para tratarlo con radioterapia y/o quimioterapia. Este tipo de cirugía no es común en el tratamiento de tumores de cabeza y cuello.

La cirugía, cuando es utilizada en el tratamiento en el carcinoma de cabeza y cuello, debe cumplir tres objetivos:

1. Extirpación del tumor primario.
2. Control de las metástasis linfáticas cervicales.
3. Reconstrucción del defecto después de la exéresis del tumor primario.

La cirugía, como única forma de tratamiento, puede curar un alto porcentaje de tumores tempranos y una escasa proporción de tumores avanzados. Para estadios avanzados el tratamiento estándar es la combinación cirugía y radioterapia. En estadios iniciales, las ventajas de la intervención quirúrgica respeto a la radioterapia, aunque asumen parecidas proporciones curativas, son las siguientes:

1. Se expone al tratamiento una cantidad limitada de tejido.
2. El tiempo de tratamiento es más corto.
3. Se evita el riesgo de secuelas inmediatas y tardías a la irradiación.
4. La irradiación se reserva para un tumor primario ulterior de cabeza y cuello, en el que puede no estar indicada la intervención.
5. El examen anatomopatológico de los tejidos permite la identificación de pacientes con enfermedad más extendida de lo que se había determinado inicialmente, a los que se puede añadir una irradiación en el posoperatorio inmediato.

Las indicaciones generales de la cirugía en el tratamiento de los tumores malignos de cabeza y cuello son:

1. Procedimiento único en el tratamiento del tumor primario cuando no se considere necesario tratar las cadenas ganglionares o cuando éstas se traten con irradiación.
2. Procedimiento único en el tratamiento de las cadenas linfáticas cuando el tumor primario se trate con irradiación.
3. Procedimiento básico en el tratamiento del tumor primario y de las cadenas linfáticas, que posteriormente se complementará con irradiación.
4. Procedimiento citorreductor antes de efectuar quimioterapia y radioterapia, aunque raras veces se practica en cabeza y cuello.
5. Procedimiento de rescate tras el tratamiento con quimioterapia y radioterapia como tratamiento integral combinado de tumores avanzados.
6. Tratamiento de la recidiva.
7. Tratamiento paliativo.

5.2.1. Extirpación del tumor primario. En todos los casos la filosofía debería ser la resección radical. Para obtener una radicalidad es necesaria la extirpación completa de la lesión y ciertos márgenes de seguridad. En el tratamiento del tumor primario, el factor pronóstico más importante es el estado de los márgenes quirúrgicos libres de tumor. Dada la localización anatómica compleja de estos tumores, avances en la cirugía craneofacial y de abordaje de base de cráneo, así como avances en cirugía reconstructiva, han permitido mayor radicalidad en la etapa ablativa.

5.2.2. Control de las metástasis linfáticas cervicales. Se puede actuar ante la presencia de ganglios afectados, o por la presunción de que éstos se encuentran subclínicamente invadidos. Se pueden efectuar distintos tipos de vaciamientos ganglionares:

5.2.2.1. **Vaciamiento ganglionar radical.** Consiste en la extirpación de todas las estructuras linfáticas del cuello. Su objetivo es eliminar todas las extensiones macroscópicas y microscópicas. Se extirpa la fascia cervical superficial y profunda con los ganglios linfáticos incluidos en el tejido fibroadiposo, en continuidad con los músculos esternocleidomastoideo y omohioideo, las venas yugular interna y externa, el nervio espinal accesorio y la glándula submaxilar.

Indicaciones. Clásicamente son:

1. Ganglios clínicamente palpables a la presentación y el tratamiento escogido es la cirugía.
2. Metástasis ganglionares de un tumor primario anteriormente controlado por cirugía y/o irradiación.
3. Metástasis ganglionares persistentes tras intentar controlar la enfermedad cervical con radioterapia y quimioterapia.
4. Ausencia de ganglios palpables, pero se supone que existe un alto riesgo de afectación subclínica. En este caso, sin embargo, se considera mejor efectuar un vaciamiento funcional.

Contraindicaciones.

1. Cuando el tumor primario no está controlado y se presupone que no se puede controlar por otros medios.
2. Cuando existen metástasis a distancia.
3. Pacientes con enfermedad terminal.

Desventajas. Los principales efectos indeseables del vaciamiento ganglionar radical son disfunciones del músculo trapecio, desarrollo de neuromas y deformidad del cuello.

5.2.2.2. **Vaciamiento ganglionar funcional (modificado).** Consiste en la extirpación de todas las estructuras linfáticas del cuello, al igual que en el caso del vaciamiento radical. Difiere de éste en que no se extirpan el músculo esternocleidomastoideo, ni la vena yugular interna ni el nervio espinal. La razón de efectuar esta disección modificada es que el control del cáncer en el cuello, en casos seleccionados como N0 o N1, es tan bueno como el control después de un vaciamiento radical pero con menos trauma quirúrgico.

Indicaciones.

1. Ganglios no palpables, pero considerable riesgo de enfermedad subclínica, si el tratamiento se efectúa con cirugía.
2. Ganglio único menor de 3 cm si se emplea irradiación posoperatoria.
3. Tratamiento quirúrgico del hemicuello contralateral cuando en el homolateral se ha efectuado un vaciamiento radical y se considere necesario tratarlo quirúrgicamente.

Contraindicaciones.

1. Existencia de ganglios palpables si la cirugía es el tratamiento único.
2. Existencia de ganglios palpables tras la práctica de irradiación y/o quimioterapia.

Ventajas. Sus ventajas son la inexistencia de problemas funcionales y estéticos.

1. Elimina los problemas derivados de la extirpación del nervio espinal.
2. Reduce la formación de neuromas y el consiguiente dolor.
3. Preserva una mayor funcionalidad del cuello al interferir menos en su irrigación natural, con el consiguiente menor edema.
4. Protege los grandes vasos del cuello, previniendo el estallido de la arteria carótida interna.
5. Posibilita efectuar procedimientos bilaterales con menos complicaciones.
6. En la mayoría de los casos la deformidad resultante del cuello es prácticamente nula.
7. Actúa como un procedimiento de estadiaje para determinar el pronóstico, la necesidad de un procedimiento más extenso y la necesidad de radioterapia posoperatoria.

Desventajas.

1. Mayor posibilidad de dejar enfermedad remanente.
2. Mayor dificultad de ejecución y tiempo operatorio más largo que el vaciamiento radical.

5.3. Radioterapia

5.3.1. Introducción. Al igual que la cirugía, la radioterapia se ocupa del aspecto locorregional del control tumoral. Son objetivos de la radioterapia erradicar el tumor primario así como cualquier extensión regional, consiguiendo altas dosis sobre el tumor y bajas dosis sobre los tejidos vecinos.

5.3.2. Clasificación

5.3.2.1. **Formas de radioterapia según su aplicación terapéutica.** La radioterapia puede ser radical o paliativa:

- **Radioterapia radical,** que intenta la eliminación total de la enfermedad tratada. Se aplica al tumor primario y/o a las extensiones ganglionares.
- **Radioterapia paliativa,** que trata de eliminar algún síntoma, pero no curar la enfermedad.

La radioterapia puede ser utilizada como tratamiento único (definitivo) o complementario (adyuvante):

- **Radioterapia única o definitiva**, cuando es utilizada como única modalidad de tratamiento. Puede tener una finalidad curativa o paliativa. La radioterapia puede ser un tratamiento curativo en lugar de la cirugía en pacientes en estadios iniciales y con resultados comparables. Para lesiones muy avanzadas puede ser la única forma posible de tratamiento. En pacientes que son pobres candidatos quirúrgicos o que tienen lesiones extensas que supondrían una gran pérdida cosmética o funcional si fueran tratados quirúrgicamente.
- **Radioterapia complementaria o adyuvante**, cuando se aplica dentro de un esquema de tratamiento multimodal, junto a la cirugía y/o quimioterapia. Para lesiones avanzadas, se incluye dentro del plan de tratamiento inicial (tratamiento estándar de estadios avanzados), utilizándose de forma posoperatoria como adyuvante a la resección quirúrgica. A veces también se usa como tratamiento adyuvante posoperatorio cuando en el acto quirúrgico hay pobres márgenes de seguridad, existe invasión perineural o extensa invasión linfática. Finalmente, se puede utilizar junto a quimioterapia adyuvante de forma prequirúrgica con la esperanza de minimizar el procedimiento quirúrgico o prevenir la aparición de metástasis a distancia.

5.3.2.2. **Formas de radioterapia según la forma de depósito de la energía.** Las radiaciones pueden dividirse, según la forma en que depositan su energía en el medio, en:

• **Radiaciones de baja LET.** Tienen una transferencia lineal de energía (LET) relativamente baja. Es decir, ceden al tejido proporcionalmente poca energía por unidad de recorrido. Sus representantes son los fotones y los electrones, radiaciones que se usan para los tratamientos estándares. En cuanto a su aplicación terapéutica, los electrones se distinguen básicamente de los fotones en que tienen un recorrido finito (en general de centímetros), mientras que éstos presentan un recorrido teóricamente infinito, ya que se atenúan según una ley exponencial. Por este motivo los electrones sirven para administrar una dosis determinada a un tumor situado en la proximidad de un órgano cuya irradiación se quiere evitar.

• **Radiaciones de alta LET.** Tienen una transferencia lineal de energía (LET) relativamente alta. Es decir, ceden al medio más cantidad de energía que los fotones y los electrones por unidad de recorrido. Entre ellas se encuentran los neutrones, los piones (mesones pi negativos), los iones y otras partículas pesadas. Hasta el momento no existe justificación para generalizar el uso de radiaciones de alta LET como formas de irradiación estándar, por su coste económico, el beneficio que reportan y las alternativas para conseguir este beneficio por otros medios.

5.3.2.3. **Formas de radioterapia según la forma de aplicación de la fuente.** Las radiaciones pueden dividirse, según la forma de aplicación de la fuente, en:

• **Irradiación externa**, disponiendo la fuente fuera del paciente. Suministra una dosis de radiación en sesiones de corta duración separadas entre sí por horas (el procedimiento clásico separa las sesiones con un intervalo de veinticuatro horas). Es el procedimiento más común. Existen distintos utillajes que sirven para la administración de radiaciones. Para la irradiación externa, los más comunes son las unidades de Cobalto-60 y los aceleradores lineales. Ambos son capaces de suministrar fotones de alta energía, que es más alta en el caso de los aceleradores lineales. Éstos son capaces también de suministrar electrones.

• **Braquiterapia o curieterapia o radioterapia intersticial**, con la fuente incorporada, generalmente de forma temporal, en algún órgano del paciente. La braquiterapia se administra en forma de implantes radiactivos que se aplican a la zona anatómica a tratar por procedimientos quirúrgicos no mutilantes, retirándose generalmente el implante una vez suministrada la dosis requerida para el tratamiento del tumor. Los isótopos comúnmente usados en braquiterapia son emisores de fotones. El principal isótopo radiactivo que se utiliza en cabeza y cuello es el iridio-192 (I^{192}).

La braquiterapia suministra la irradiación en forma de dosis baja a un ritmo continuado, a lo largo de un período de días, permitiendo la irradiación de un volumen blanco específico. Tiene numerosísimas aplicaciones, en particular en la zona de cabeza y cuello. Puede usarse como tratamiento único o adyuvante:

— Para casos adecuadamente seleccionados, puede constituir el único tratamiento. Se halla especialmente indicada cuando se desea tratar de forma radical pequeños tumores.

— La mayoría de las veces suele ser un tratamiento complementario a una irradiación externa, suministrando dosis cancericidas a volúmenes reducidos con relativamente poca irradiación de los tejidos sanos vecinos.

5.3.3. Efecto sobre los tejidos no tumorales. La radioterapia, al igual que la quimioterapia, es un tratamiento no específico. Incide tanto en los tejidos tumorales como en los no tumorales. Los límites en la dosis (diaria y total) de la radioterapia vienen condicionados por los tejidos normales. Los parámetros que influyen en la toxicidad a los tejidos sanos son los mismos que condicionan el control local del tumor: la dosis total, el tiempo total de tratamiento, el volumen de tratamiento, la dosis diaria por fracción. Variaciones en estos parámetros pueden mejorar el índice terapéutico, definido como la relación entre la incidencia de curación tumoral y la incidencia de complicaciones.

Las reacciones de los tejidos normales se dividen en lesiones agudas y crónicas, en función de la rapidez con que se reproduce normalmente la población de células:

• **Las reacciones agudas** están en relación con la tasa de renovación de un tejido normal de recambio rápido. Las reacciones agudas más problemáticas en cabeza y cuello son la mucositis, así como el eritema y la descamación de la piel. Sin embargo, los tejidos que reaccionan de forma aguda tienen un recambio celular rápido y, por tanto, una rápida capacidad de recuperación. Las reacciones agudas se convierten en problemáticas cuando por su gravedad obligan a la interrupción del tratamiento. En la mayoría de pacientes la respuesta regenerativa puede compensar los 900-1.000 cGy administrados en cinco fracciones en el curso de una semana, siendo éste el origen del esquema estándar de fraccionamiento. La afectación de los tejidos que reaccionan de forma aguda está en función del tiempo de tratamiento y de la dosis total.

• **Las reacciones tardías** están en relación con el grado de pérdida celular final de un tejido normal sin capacidad regenerativa o de recambio lento, como son los vasos, el tejido conjuntivo, el hueso y el SNC. Las reacciones tardías son las que realmente son limitantes. La capacidad de renovación de los tejidos que reaccionan de esta forma es muy limitada o no existe. El problema se exacerba por el daño causado por la radiación a la microvasculatura. Son ejemplos de estas reacciones la necrosis de cartílago, la osteonecrosis, la fibrosis, la disfunción de las glándulas salivales, la lesión de la médula espinal, etc. La afección de los tejidos que reaccionan de forma tardía está en función de la dosis por fracción.

Dado que la limitación en el aumento de la dosis de irradiación viene determinada por las reacciones tardías de los tejidos no tumorales, la mejora del control local del tumor precisará del aumento del índice terapéutico respecto al de la radioterapia convencional. Esta mejora del índice terapéutico puede lograrse de distintas formas: fraccionamiento, sensibilizantes a la irradiación, hipertermia o quimiorradioterapia combinada.

5.3.4. Radioterapia externa. El fraccionamiento en el que se realiza la irradiación tiene un papel decisivo en la respuesta a la terapéutica.

5.3.4.1. Radioterapia convencional con administración de la radioterapia usando una única fracción diaria. El tiempo total de tratamiento es de seis-ocho semanas. El número de sesiones es de una diaria, cinco días a la semana, con un total de 35-40 sesiones en las seis-ocho semanas. La dosis por fracción es de 180-200 cGy (1,8-2 Gy) y la dosis total máxima es de 68-70 Gy en el lecho tumoral.

El esquema de tratamiento estándar empleado en los EE.UU. es de fracciones de 180-200 cGy, una vez al día, y cinco días a la semana, mientras que el esquema de tratamiento estándar empleado en Europa es de 5.000 cGy/4 semanas.

Normalmente, los campos de radiación son modificados, en una primera reducción, entre 44-50 Gy, reduciéndolos para no incluir estructuras vitales; con una segunda reducción posterior, para administrar una dosis de refuerzo en el lecho tumoral y alcanzar una dosis de aproximadamente 70 Gy (campos menguantes).

Esta modalidad clásica ha alcanzado su cenit, sin que, como tal, sea posible mejorar sus posibilidades. Con ese intento se utilizan hoy día técnicas de hiperfraccionamiento y radioquimioterapia.

5.3.4.2. Radioterapia con fraccionamiento alternado. Consiste en la administración de la radioterapia usando múltiples fracciones diarias.

Cuando las dosis totales en la radioterapia convencional son superiores a 7.000 cGy, se corre el peligro de complicaciones graves, como necrosis óseas, úlceras en piel y mucosas, etc. En estos casos se pueden evitar los trastornos secundarios utilizando técnicas de hiperfraccionamiento.

Éstas consisten en administrar dosis bajas en dos o tres sesiones diarias, separadas por un período de tiempo (cuatro a seis horas en caso de dos sesiones; seis a ocho horas en casos de tres sesiones). Intentan aprovechar las diferencias en supervivencia entre tejidos normal y tumoral. Las ventajas son mayores al fraccionar la dosis diaria en dos o más dosis.

El tiempo entre fracciones debe ser suficiente para permitir la recuperación completa. *In vitro,* dicha recuperación es completa en dos-cuatro horas. *In vivo,* la experiencia clínica sugiere que los tejidos de recambio lento puedan requerir más tiempo para la reparación completa, aproximadamente seis horas.

Permite, por una parte, una mejor recuperación de los tejidos sanos, aparte de incrementar tanto la dosis diaria como la total. La mayoría de autores están de acuerdo en que el incremento de la dosis debe ser del 20%. Ello equivale a decir que la dosis fracción será de 120 cGy (si se administran dos sesiones/día) o de 80 cGy si se administran tres sesiones/día), con dosis totales que pueden oscilar entre los 7.500 a 8.500 cGy, con morbilidad radioterápica similar a dosis menores fraccionadas de forma tradicional.

Las variaciones de los regímenes fraccionados incluyen modificaciones en la dosis total de radiación, el número total de fracciones, la dosis de radiación por fracción y el tiempo total de tratamiento. Se han descrito distintos esquemas de tratamiento:

5.3.4.2.1. Hiperfraccionamiento. El tiempo total de tratamiento es el mismo, pero el número de fracciones diarias aumenta, dos o tres tratamientos diarios, con seis horas entre fracciones de tratamiento, normalmente con una pequeña disminución de la dosis por fracción. De esta forma, el número de fracciones totales aumenta y la dosis total aumenta.

El beneficio principal de un régimen de hiperfraccionamiento es que reduce el riesgo de reacciones tardías, por lo que permite aumentar la dosis total (7.500-8.500 cGy), con la consiguiente mejora en el control local.

5.3.4.2.2. Hiperfraccionamiento acelerado. El tiempo total de tratamiento disminuye. El número de fracciones diarias aumenta, a razón de dos o tres tratamientos diarios, con seis horas entre fracciones de tratamiento, normalmente con una pequeña disminución de la dosis por fracción. El número de fracciones totales aumenta, pero la dosis total es la misma.

El fundamento del hiperfraccionamiento acelerado es que estudios experimentales y clínicos han demostrado que la división celular tumoral no es constante a lo largo de un tratamiento radioterápico, sino que se acelera alrededor de la cuarta semana, hacia el final del tratamiento, resultando en un crecimiento tumoral más rápido. Se ha demostrado que cuando el tratamiento radioterápico excede las cuatro semanas de duración, para obtener el mismo control local y compensar este aumento de repoblación tumoral, se requiere mayor dosis. Una forma de obviar este problema es disminuir el tiempo total de tratamiento con la administración de múltiples fracciones por día, lo que recibe el nombre de hiperfraccionamiento acelerado.

Incluye distintas estrategias: tres fracciones diarias, hiperfraccionamiento acelerado con un descanso planeado (tratamientos partidos acelerados) y regímenes con *boost* concomitante.

- **Hiperfraccionamiento acelerado con descanso o partido.** Es una variación del hiperfraccionamiento acelerado donde se administra el tratamiento durante dos semanas, seguido de un descanso planeado de dos semanas, y tratamiento durante dos semanas más. Dado que la repoblación tumoral aumenta a partir de la cuarta semana, el hiperfraccionamiento acelerado tendría teóricamente mayor impacto al ser administrado en dicho período, es decir, en la última fase del tratamiento partido.

- **Hiperfraccionamiento acelerado con *boost* concomitante:** es una variación del hiperfraccionamiento acelerado donde la segunda fracción diaria consiste en una sobreimpresión del lecho tumoral.

5.3.4.3. **Radioterapia y radiosensibilizantes.** La combinación de sustancias radiosensibilizantes y/o radioprotectoras con la radioterapia hace que las células tumorales sean más sensibles y que los tejidos sanos no sean tan afectados por la irradiación.

Oxígeno. El oxígeno es un potente radiosensibilizante, debido a sus propiedades electrofílicas que conducen a la formación de radicales libres. Dichos radicales libres interaccionan con el DNA y producen lesiones que, si no son reparadas, son en última instancia letales.

Debido a la deficiente y errática vascularización de los tumores, existe hipoxia celular e incluso necrosis intratumoral. La hipoxia es uno de los factores más importantes que afectan a la supervivencia de las células tumorales frente a la irradiación. La radiosensibilidad relativa de las células es función de la presión parcial de oxígeno. Dado que la pO_2 tisular necesaria para plena radiosensibilidad tumoral es relativamente pequeña, 3 mm Hg, un pequeño incremento en el aporte de oxígeno al tumor podría suponer grandes logros terapéuticos.

Hemoglobina. El nivel de hemoglobina parece ser un factor pronóstico independiente para el control local en pacientes tratados con radioterapia. En un estudio prospectivo, los pacientes con Hb >12,5% presentaron menor tasa de recidiva. Por tal motivo, mientras dura la radioterapia, se intentan mantener los niveles de Hb por encima de unos mínimos, con el objeto de mejorar la capacidad transportadora de oxígeno de la sangre y reducir la hipoxia tisular. Aunque no se ha demostrado, un mínimo frecuentemente contemplado es un 10%. Sin embargo, la ganancia potencial en control local debe sopesarse frente a los riesgos asociados a una transfusión sanguínea.

Oxígeno hiperbárico. Ensayos randomizados en CCC usando oxígeno hiperbárico y radioterapia sugieren mejor control local y supervivencia en el grupo de pacientes que recibieron oxígeno hiperbárico. Sin embargo, su administración es de difícil coordinación con un régimen fraccionado.

Moléculas electrofílicas. Las dificultades en conseguir mayor aporte de oxígeno a las células tumorales condujeron al desarrollo de moléculas con propiedades electrofílicas similares al oxígeno pero con mayores distancias de difusión. Dichos compuestos podrían difundir hasta las células hipóxicas y aumentar su radiosensibilidad.

Una clase de compuestos son los **nitroimidazoles**. El precursor fue el metronidazol y posteriormente se han estudiado diversos derivados *in vitro,* misonidazol, etanidazol, pironidazol. Su aplicación clínica se ha visto limitada por su neurotoxicidad, por lo que se ha intentado que la lipofilia de los derivados sea progresivamente menor. Otros compuestos son los **perfluorados**, entre ellos el fluosol.

5.3.4.4. **Radioterapia e hipertermia.** La hipertermia, con temperaturas de 42 °C o mayores, es citotóxica por sí misma. Su efecto depende de la temperatura alcanzada y de la duración de la hipertermia. Incide en:

— Células en fase S del ciclo celular, que tienden a ser relativamente radiorresistentes, por lo que sus efectos podrían ser aditivos al ser administradas concomitantemente a la radioterapia, ya que la radiación incide en la fase G1.

— Células hipóxicas crónicamente, por lo que afecta selectivamente a una población celular que es relativamente radiorresistente.

— La síntesis de DNA, RNA y proteínas, disminuyéndola.

La hipertermia, dentro de los márgenes de temperatura usados clínicamente, no es por sí misma citotóxica, por lo que el incremento en lisis celular que se produce al administrar concomitantemente radioterapia e hipertermia sugiere una interacción sinérgica. Posibles mecanismos de interacción incluirían la inhibición de la capacidad de reparación del daño celular, subletal y letal, producido por la radiación.

Inicialmente sólo se podía aplicar a los tumores más superficiales, lo que limitaba su utilidad. Sin embargo, posteriormente se han desarrollado distintos métodos que permiten su aplicación a profundidades mayores, entre ellos: ondas electromagnéticas, ultrasonidos. La secuencia y tiempo de aplicación parece tener importancia. *In vitro* se ha demostrado que cuando el intervalo entre la aplicación de hipertermia y radioterapia aumenta, su efecto combinado disminuye. La situación *in vivo* es más difícil de determinar. Se suele administrar radioterapia seguida de hipertermia, más por logística que por demostrada mejora en eficacia.

5.3.5. Aplicación terapéutica

5.3.5.1. Principios del tratamiento locorregional. Las posibilidades de administración de radioterapia en los carcinomas de cabeza y cuello son múltiples y ya se han citado anteriormente.

Tratamiento del tumor primario. Para el tratamiento del tumor primario con la administración de una dosis tumoricida se suele emplear una técnica de campos menguantes. El primer campo abarca el tumor y el área de depósitos subclínicos sospechados. Los siguientes campos, uno o dos, son sucesivamente más pequeños. El último campo incluye el tumor primario con un margen de varios centímetros.

La dosis de irradiación suficiente para controlar pequeños depósitos de tumor es de 45-50 Gy, siendo la dosis aplicada en el primer campo. La dosis total final, sumatoria, que se alcanza en el último campo, donde se halla la masa de tumor, es de 60 Gy a 70 Gy, dependiendo del tamaño del tumor, reflejado en el estadio T. Dosis de radioterapia convencional mayores de 70 Gy comportarían una morbilidad inaceptable.

Tratamiento de la extensión regional. La radioterapia, como tratamiento único, es efectiva en el manejo de la extensión regional oculta (N0), y aparente (N+). Los criterios para la irradiación electiva de los ganglios linfáticos (N0) dependen de varios aspectos:

1. Localización primaria y riesgo global de enfermedad subclínica.
2. Riesgo de enfermedad subclínica bilateral.
3. Grado histológico.
4. Tamaño de la lesión primaria.
5. Dificultad de exploración del cuello.
6. Morbilidad relativa al extender la cobertura de los ganglios linfático en relación con el riesgo de enfermedad subclínica.
7. Posibilidades de que el paciente regrese para exploraciones frecuentes de control.
8. Adecuación del paciente para una disección radical de cuello si el tumor apareciese en dicho lugar.

Para el tratamiento de una neoplasia subclínica (N0), la dosis necesaria oscilará entre 4.500 y 5.500 cGy. Si los ganglios son clínicamente positivos (N+), la dosis que hay que administrar será mayor y variará según el tamaño original de los ganglios linfáticos. Una dosis preoperatoria de 5.000-6.000 cGy es suficiente para ganglios de 3-5 cm de tamaño; pero los más grandes, masas de 6-8 cm, requieren 7.000-7.500 cGy para obtener un buen resultado. Las dosis posoperatorias deben ser mayores que si fuesen administradas preoperatoriamente.

Los ganglios regionales están incluidos en el plan de tratamiento de la lesión primaria. Como ejemplo, los campos para el tratamiento con RT convencional de un paciente con CCC con extensión cervical oculta sospechada podrían ser:

- Primer campo, que incluiría el tumor primario, áreas de extensión contiguas y linfáticos regionales, tratado cada día, cinco días a la semana, 1,8-2,0 Gy por fracción, siendo la dosis total de 45 Gy.
- Segundo campo, igual al anterior excepto por la colocación de un bloque de protección para la médula espinal, de forma que se limita la dosis a dicha estructura a 45 Gy. El campo reducido, anterior a dicho bloque, se trata con 10 Gy adicionales.
- Tercer campo reducido, final, que incluye el tumor primario más varios centímetros de margen, que es tratado para obtener una dosis final de 68-70 Gy.

En el caso de que el tumor primario fuese de línea media se trataría con campos bilaterales, derecho e izquierdo.

5.3.5.2. Radioterapia definitiva. La radioterapia convencional como tratamiento único o definitivo, es muy efectiva en el tratamiento de tumores pequeños y localizados. Se consigue un buen resultado con preservación de la integridad estructural y funcional de los tejidos adyacentes. Los tumores de mayor tamaño tienen menor probabilidad de ser curados usando dosis de radiación que aún sean toleradas por los tejidos vecinos.

Para **estadios iniciales** de cáncer de cabeza y cuello, la radioterapia convencional como tratamiento único, con dosis en fracción única diaria de 1,8-2,0 Gy, cinco días a la semana, y dosis total de 60-70 Gy, puede conseguir el control local en más del 70-80% de los pacientes, con un nivel aceptable de toxicidad aguda y crónica. Se considera suficiente tratamiento para la mayoría de T1 y T2. La decisión de escoger entre tratamiento radioterápico o quirúrgico no es sencilla. Dado que los dos ofrecen tasas equivalentes de control tumoral, la elección final está frecuentemente en relación con la morbilidad asociada con cada uno de ellos. Las **ventajas** de la irradiación en estadios iniciales pueden incluir las siguientes:

1. Evitar los riesgos de una operación mayor. Una mortalidad operatoria de sólo el 1-2% puede parecer alta al paciente comparada con la no amenaza inmediata de la radioterapia.

2. La no extirpación de tejidos. La resección, incluso de lesiones relativamente pequeñas, puede producir un defecto funcional o estético. El riesgo debe ser comparado con el de la necrosis por irradiación.

3. Puede incluirse la irradiación selectiva de los ganglios linfáticos con una pequeña morbilidad añadida, mientras que el cirujano debe adoptar o una actitud de vigilancia y espera o seguir adelante con una disección electiva del cuello. Esto es importante para las lesiones con un alto índice de propagación a los ganglios linfáticos, especialmente cuando hay gran tendencia a la propagación bilateral (por ejemplo, suelo de la boca, base de la lengua, paladar blando...).

4. El rescate quirúrgico de los fracasos de la irradiación es más probable que el de los fracasos quirúrgicos mediante cirugía, radioterapia o ambas.

En **estadios avanzados** (tumores primarios T3 o T4, o extensión linfática N1-N3), los resultados son peores. Cuando el tamaño tumoral aumenta, el control local con radioterapia convencional como único tratamiento disminuye a menos del 20% para T4. Para lesiones avanzadas, pues, no se aconseja la radioterapia como tratamiento único. En caso de que fuese preciso un tratamiento único con radioterapia, está justificado el hiperfraccionamiento con dos fracciones diarias, para cualquier T2-T4 de cualquier localización anatómica. Aunque la morbilidad sea mayor, se consigue un aumento del 10-20% en el control tumoral.

5.3.5.3. Radioterapia adyuvante: cirugía y radioterapia. La cirugía y la radioterapia combinadas son el tratamiento estándar de las neoplasias avanzadas de cabeza y cuello en la mayoría de centros. La razón principal del uso del tratamiento combinado en estos estadios es el fracaso del tratamiento único, quirúrgico o radioterápico, en el control de la neoplasia. El objetivo de dicha asociación es que el efecto complementario de las dos formas de tratamiento resulte en mayor erradicación de células tumorales: la cirugía por ser más efectiva en erradicar masa tumoral y la radioterapia en erradicar pequeños depósitos.

Se ha demostrado que el tratamiento combinado en estadios avanzados de CCC conduce a una disminución de la incidencia de recidivas locales. Sin embargo, no parece conseguir un incremento de la supervivencia a los cinco años, al aumentar la incidencia de metástasis a distancia y de segundos primarios.

La utilidad del tratamiento combinado ha sido, por dicho motivo, objeto de debate. La polémica surge sobre si está justificado añadir morbilidad al tratamiento único, si sólo se consigue modificar la causa de muerte del paciente, de ser consecuencia de la recidiva local a serlo de las metástasis a distancia o del segundo primario. Actualmente, la opinión mayoritaria entre los oncólogos favorece la utilización de terapia combinada, incluso si el único objetivo es la disminución de las recidivas locales. Se considera que un mejor control local comporta una mejor calidad de vida, ya que la muerte por recidiva local es peor que la causada por metástasis a distancia.

La utilización del tratamiento combinado de cirugía y radioterapia puede diferir entre especialistas y entre los distintos centros de tratamiento del cáncer, en cuanto a dosis de irradiación, extensión de la cirugía y secuencia de ambos. Para obtener el máximo beneficio de la combinación de los dos tratamientos, el intervalo entre cirugía y radioterapia sólo debería ser de cuatro-ocho semanas (tres-seis semanas según otros autores).

Puede clasificarse según: radioterapia preoperatoria, radioterapia posoperatoria, radioterapia perioperatoria (tratamiento en sandwich) y radioterapia intraoperatoria.

5.3.5.3.1. Radioterapia preoperatoria.

Ventajas. El efecto de la radioterapia adyuvante es básicamente sobre las células de la periferia del tumor, mientras que la cirugía lo es sobre la masa central del tumor. Teóricamente, la radioterapia administrada preoperatoriamente debería ser más efectiva sobre las células neoplásicas previamente a la cirugía, antes que la cicatrización comportase compromiso de la irrigación y oxigenación de dichas células, disminuiría la viabilidad de las células neoplásicas y alteraría el campo quirúrgico, dificultando la siembra e implantación de células tumorales durante el acto quirúrgico. También esterilizaría los depósitos tumorales microscópicos fuera del campo de resección quirúrgico y reduciría el tumor, haciendo la resección más fácil.

Dosis. Se ha demostrado que una dosis de 5.000 cGy administrados en cinco semanas es suficiente para erradicar más del 90% de los depósitos de células tumorales subclínicos, en un campo no operado. En la década de los setenta la mayoría de centros adoptaron un plan de tratamiento utilizando una dosis media (4.500-5.500 cGy) de radioterapia preoperatoria. Sin embargo, nunca ha existido un acuerdo y unificación en la dosis de radioterapia preoperatoria.

Secuencia. Se acepta que el mejor momento para la cirugía, una vez finalizada la radioterapia, será tan pronto como sea posible obtener una buena cicatrización. La mayoría de información sobre el momento adecuado de la cirugía después de la radioterapia en el tratamiento de carcinoma de cabeza y cuello deriva principalmente de estudios retrospectivos. Se suele aceptar un incremento proporcional en la demora de la cirugía en relación a dosis mayores de radioterapia preoperatoria.

Después de 5.500 cGy en cinco semanas, la mayoría de centros suelen esperar entre tres-seis semanas antes de realizar la cirugía. Esta demora de tres-seis semanas no parece ejercer un impacto negativo en la cirugía: la mayoría de las reacciones agudas a la radioterapia se habrán resuelto en tres semanas, y las reacciones tardías de fibrosis y endarteritis aún no serán problemáticas para la cirugía hasta transcurridas seis semanas.

Conclusiones. El consenso entre la mayoría de los oncólogos es que la radioterapia preoperatoria es efectiva en reducir recidivas locorregionales de carcinoma de cabeza y cuello. Sin embargo, no obtiene un correspondiente incremento en la supervivencia, debido básicamente al aumento de la mortalidad por metástasis a distancia y segundos primarios. La no mejora de la supervivencia y las complicaciones operatorias de la cirugía posterior a la radioterapia indujeron a favorecer la radioterapia posoperatoria como plan de tratamiento a partir de 1970.

5.3.5.3.2. Radioterapia posoperatoria.

Ventajas. Entre las ventajas de este tipo de administración figuran:

— No retrasa la cirugía.

— La cirugía es técnicamente más sencilla en tejidos no irradiados.

— Las complicaciones operatorias (fístulas, infecciones) son menores en tejidos no irradiados.

— Las dosis que se puede administrar posoperatoriamente son mayores.

— La valoración de los márgenes del tumor, tanto clínica como histológicamente, es más fiable si no se ha administrado radioterapia preoperatoria.

— La valoración histológica de la pieza quirúrgica ofrece más información que la valoración preoperatoria, lo que permitirá mejorar la planificación de la radioterapia posoperatoria.

— Se administra sólo a aquellos pacientes con riesgo de recidiva, determinado por la completa revisión histopatológica de la pieza quirúrgica.

— Permite la administración planeada de dosis mayores de irradiación a aquellas áreas con tumor residual.

Desventajas. En la práctica, una desventaja de la radioterapia posoperatoria está en la demora que para el inicio de la radioterapia supone la recuperación de la cirugía: en general unas tres-cuatro semanas, que puede ser mayor si existe cualquier complicación. Además, el lecho quirúrgico presenta una irrigación alterada, por lo que existe mayor riesgo de células tumorales hipóxicas más radiorresistentes, requiriendo mayores dosis.

Dosis. Se acepta que la radioterapia posoperatoria requiere un mayor volumen de tratamiento y una mayor dosis. Los motivos serían la posibilidad de diseminación local del tumor por la cirugía y la menor oxigenación y menor radiosensibilidad, por la fibrosis y trastornos de la vascularización producida por la cirugía.

La mayoría de información deriva de estudios retrospectivos. Diversos estudios sugieren que para lograr una mayor tasa de control para estadios avanzados de carcinoma de cabeza y cuello (estadios III y IV) son precisas mayores dosis de radioterapia posoperatoria (6.500-7.000 cGy). Aunque 4.500-5.000 cGy permitían la erradicación de más del 90% de los depósitos ocultos de tumor en un área no operada previamente, cuando estas mismas dosis se utilizaban para tratar la persistencia de tumor después de la cirugía se observaban altos índices de recidiva. El incremento en la dosis administrada se asoció a un incremento proporcional de la tasa de control locorregional. Igualmente, los patrones de recidiva sugirieron la necesidad de incluir todo el área quirúrgica en el campo de irradiación.

Un posible esquema de tratamiento sería 6.000 cGy al lecho tumoral y 5.000 cGy a ambos lados del cuello durante cinco semanas, con 1.000 cGy adicionales en caso de quedar neoplasia residual. Otra posibilidad sería 6.000-6.500 cGy durante seis y media-siete semanas, tratando el cuello contralateral y las regiones supraclaviculares con 4.500-5.000 cGy.

Tiene poco papel la cirugía citorreductora seguida de radioterapia posoperatoria. Si se ha dejado mucho tumor, entonces se requieren altas dosis de RT, exactamente las requeridas en el tratamiento inicial del tumor, generalmente 6.500-7.500 cGy en seis y media-ocho semanas.

Secuencia. Teóricamente, la radioterapia posoperatoria debe iniciarse después de la cirugía tan pronto como sea posible. La limitación viene impuesta por la velocidad de cicatrización. Un análisis retrospectivo de pacientes con estadios avanzados III y IV de carcinoma de cabeza y cuello, tratados con terapia combinada, administrando radioterapia posoperatoria (5.000-6.000 cGy), demostró una diferencia significativa en la tasa de recidivas locorregionales, cuando la demora era de más de seis semanas.

Conclusiones. Existen pocos estudios prospectivos que favorezcan la radioterapia posoperatoria. La mayoría de información es de estudios retrospectivos. Sin embargo, actualmente, la mayoría de centros administran la radioterapia posoperatoriamente cuando tratan el CCC con terapia combinada. Dado que la radioterapia ofrece tasas similares de control local y supervivencia al ser administrada preoperatoria o posoperatoriamente, y que se ha demostrado que la radioterapia preoperatoria disminuye las recidivas locales, se asume que la radioterapia posoperatoria debe también mejorar el control local respecto al que consigue la cirugía como tratamiento único.

Recientes publicaciones en que se estudia la terapia combinada con altas dosis de radioterapia posoperatoria demuestran una mejoría tal en las recidivas locales, que incluso se sugiere que si ésta es empezada dentro de las seis semanas de la cirugía las recidivas cervicales caen a niveles insignificantes. El uso de terapia combinada en carcinoma de cabeza y cuello mejora el control local pero no consigue mejorar la supervivencia.

5.3.5.3.3. Radioterapia intraoperatoria.

Ventajas. Su principal ventaja es la posibilidad de administrar altas dosis de radioterapia directamente en el área tumoral, facilitando además la protección de las estructuras sensibles.

Desventajas. Entre sus inconvenientes figuran la dificultad de administración de la radioterapia en una herida abierta, requiriendo un campo estéril y la necesidad de coordinación entre radioterapeuta, cirujano y anestesista.

Conclusiones. Fue introducida en Japón, en 1960, y actualmente es objeto de investigación. Aunque aún no se han publicado estudios prospectivos randomizados, parece ser una técnica prometedora. Un estudio publicado sugiere la posibilidad de mejorar el control del tumor avanzado a nivel regional, con un control a un año de incluso el 65% de adenopatías fijas cervicales, después de una dosis intraoperatoria de 1.000-2.000 cGy.

5.3.5.3.4. Radioterapia perioperatoria. Consiste en la administración de radioterapia antes y después de la cirugía. Actualmente se considera que el tratamiento completo, ya sea pre o posoperatorio, es mejor que un tratamiento parcial antes y después de la cirugía.

5.3.5.3.5. Indicaciones de la radioterapia adyuvante. La base del uso de la radioterapia posoperatoria es que se la cree capaz de erradicar los depósitos subclínicos de tumor dejados por la cirugía, mientras que restos mayores de tumor cursan con escasa respuesta.

Estará indicada como radioterapia curativa cuando exista un riesgo significativo de neoplasia subclínica residual. La mayoría de centros actualmente utiliza la terapia combinada con radioterapia posoperatoria en aquellas situaciones con alta posibilidad de cursar con recidiva.

Tumor primario. Aquellas situaciones con elevada posibilidad de recidiva local o de desarrollo de metástasis regionales.

— La mayoría de los tumores con estadio T3 o T4.

— Características histológicas, como invasión nerviosa o vascular, infiltración ósea o patrón endofítico más que exofítico, márgenes escasos.

Nivel cervical. Aquellas características con elevada probabilidad de recidiva cervical después de la cirugía.

— Adenopatías cervicales fijas a la exploración preoperatoria, como única característica clínica significativa.

— Características histológicas, como invasión extracapsular, múltiples adenopatías positivas histológicamente o extensión del tumor a tejidos blandos cervicales.

Cuando la exéresis del tumor sea incompleta, la reexéresis hasta obtener un margen adecuado es la mejor opción de tratamiento. En caso de que la exéresis completa no sea posible debido a la invasión de estructuras vitales, la radioterapia posoperatoria para tratar dichos restos macroscópicos de tumor debe considerarse radioterapia paliativa, más que curativa.

5.4.3. Controversias

5.4.3.1. **Tumor en los márgenes de resección.** La obtención de márgenes quirúrgicos libres de tumor es importante. Sin embargo, la obtención de un margen negativo no es garantía de que no ocurrirá ninguna recidiva, ni la obtención de un margen positivo implica que la recidiva sea segura. No obstante, un margen positivo sigue implicando un mayor riesgo de recidiva y un peor pronóstico.

Otro problema sin resolver es el valor de la radioterapia adyuvante posoperatoria en presencia de márgenes positivos. A menudo se recomienda que los pacientes con márgenes positivos sean sometidos a radioterapia posoperatoria con el fin de reducir el riesgo de recidiva local a un nivel equivalente al de los pacientes con márgenes negativos.

Existen, sin embargo, estudios que demuestran la necesidad de ser radical con la cirugía y obtener márgenes negativos intraoperatorios. En estos estudios la radioterapia posoperatoria no parece disminuir el riesgo de recidiva local a un nivel equivalente al de pacientes comparables con márgenes negativos que no han sido tratados con radioterapia. Sin embargo, existe una tendencia hacia un mejor control en los pacientes con márgenes positivos tratados con radioterapia, respecto a los pacientes con márgenes positivos a los que no se añadió radioterapia posoperatoria. La resección de los márgenes invadidos en una reintervención es a menudo inaceptable y/o poco práctica. Por estos motivos, en situaciones en que se obtiene un margen invadido se continúa recomendando la radioterapia posoperatoria administrada tan pronto como sea posible y a dosis máximas.

5.4.3.2. Alteración del plan de tratamiento quirúrgico por la radioterapia preoperatoria.

5.4.3.2.1. Conversión de irresecable a resecable. Un principio establecido en la cirugía de carcinoma de cabeza y cuello es que una resección quirúrgica planeada no debería ser reducida a pesar de la regresión tumoral aparente conseguida por la radioterapia preoperatoria. Este principio deriva de la experiencia clínica, pues la identificación de la extensión del tumor por la exploración clínica es poco fiable en tejidos alterados por la irradiación.

Estudios histológicos de las piezas quirúrgicas también apoyan este principio: la no reducción de los márgenes de resección a pesar de la respuesta a la radioterapia. La radioterapia no produce una regresión centrípeta del tumor, por lo que se encuentran nidos tumorales distribuidos aleatoriamente por todo el lecho tumoral original.

Sin embargo, cuando la resección completa de un tumor no es posible, algunos autores sugieren radioterapia preoperatoria para reducir el tumor, convirtiéndolo de inoperable a operable. Este plan de tratamiento debería emplearse cuando no existan otras opciones alternativas y sabiendo que existe una elevada probabilidad de que recidive o metastatice a distancia.

5.4.3.2.2. Conservación del órgano. Una distorsión del tratamiento combinado de cirugía y radioterapia, en el cáncer avanzado de cabeza y cuello, consistiría en radioterapia definitiva y cirugía de rescate. Este enfoque se usa en un intento de preservar un órgano importante, tal como base de lengua, paladar o laringe. La morbilidad de la resección de una estructura importante puede ser suficiente para justificar el uso de un tratamiento menos exitoso pero menos invasivo, como la irradiación sola. En estas circunstancias, la simple evaluación de la tasa de recidivas y supervivencia no puede usarse como la única consideración para determinar el tratamiento. No es razonable asumir que la mejor y única forma de tratamiento es la que más probablemente prolongará la vida del paciente. Debe considerarse no sólo la atención a la cantidad de vida del paciente, sino a la calidad de vida. Con frecuencia aparece un dilema ético de este tipo en el tratamiento de pacientes con cáncer avanzado de orofaringe y laringe.

5.5. Quimioterapia (QT)

5.5.1. Introducción. El papel de la QT en el carcinoma de cabeza y cuello sigue siendo poco definido y es un campo en continua investigación. La quimioterapia en el tratamiento de los pacientes con cáncer de cabeza y cuello se ha reservado tradicionalmente para el tratamiento paliativo de pacientes con metástasis, o pacientes con recidiva local que han agotado las posibilidades de la cirugía y radioterapia. A este nivel, su objetivo es el tratamiento paliativo y no ha demostrado mejorar la supervivencia.

En esta última década se ha intentado introducir la quimioterapia como parte del tratamiento inicial multidisciplinario en pacientes con estadios avanzados de cáncer de cabeza y cuello: antes del tratamiento locorregional definitivo *(quimioterapia de inducción)*, concomitante con radioterapia *(quimioterapia simultánea)*, o después de tratamientos locorregionales *(quimioterapia adyuvante)*. Los mecanismos por los que incidiría sobre el tumor serían: reducción del tamaño inicial del tumor, sensibilización a la radioterapia y erradicación de micrometástasis.

5.5.2. Valoración de la respuesta a la quimioterapia

Respuesta completa: La completa erradicación con evidencia clínica y radiológica de tumor.

Respuesta completa patológica: Si además, el estudio histológico de la pieza quirúrgica o de biopsias múltiples es negativo.

Respuesta parcial: Si el diámetro máximo del tumor primario y adenopatía se han reducido en un 50% o más.

Tasa de respuesta mayor o máxima: Cuando la respuesta es completa o parcial.

Tasa de respuesta menor o mínima: cuando la reducción del tumor primario y adenopatías es de 25-50%.

Significancia de tasa de respuesta a la quimioterapia: Una respuesta completa a la quimioterapia tiene un impacto tanto en la supervivencia como en la calidad de vida. Una respuesta parcial impacta en calidad de vida y proporciona paliación sin afectar supervivencia.

5.5.3. Selección de pacientes. Se consideran factores pronóstico que ayudan a determinar qué pacientes se van a beneficiar de la quimioterapia para carcinoma de cabeza y cuello.

1. *Performance status.*
2. Grado de diferenciación.
3. Estadio (tamaño tumor primario y extensión linfática).
4. Localización del tumor primario.

5.5.4. Tipos de quimioterapia según número de fármacos

Quimioterapia simple: Un único quimioterápico.

Quimioterapia combinada: Combinación de múltiples quimioterápicos.

5.5.5. *Tipos de quimioterapia según aplicación*

5.5.5.1. Intravenosa.

Quimioterapia paliativa. Es la aplicación tradicional de la quimioterapia. En pacientes con CCC recurrente (que han agotado las posibilidades de tratamiento locorregional con cirugía y radioterapia) o CCC metastásico, se puede conseguir paliación con quimioterapia simple, con una única droga, siendo el metotrexate el tratamiento estándar para el cáncer de cabeza y cuello.

Quimioterapia primaria. Aún se la considera experimental y se trata de la quimioterapia administrada como parte del tratamiento multidisciplinario inicial en pacientes con estadios localmente avanzados de carcinoma epidermoide de cabeza y cuello. Administrada previamente al tratamiento local, o posteriormente, una vez completado dicho tratamiento local.

Quimioterapia de inducción (neoadyuvante). Quimioterapia administrada previamente al tratamiento locorregional. Por definición, quimioterapia de inducción sería la administración de quimioterapia como tratamiento inicial previo a la cirugía definitiva o radioterapia definitiva, en pacientes con tumor potencialmente curable. Los objetivos de la quimioterapia de inducción serían: 1) aumentar el control locorregional permitiendo una reducción del tratamiento local, y 2) eliminar las micrometástasis.

El verdadero valor de la quimioterapia de inducción vendrá determinada por ensayos prospectivos randomizados, correctamente diseñados, que comparen tratamiento estándar con y sin quimioterapia de inducción.

Entre las ventajas potenciales de la quimioterapia de inducción figuran:

— Promocionar la regresión locorregional del tumor y mejorar el control locorregional con la posterior cirugía o radioterapia.

— Reducir el tamaño de una lesión inicialmente irresecable y facilitar la posterior resección quirúrgica.

— Identificar pacientes que respondan al tratamiento, los cuales puedan ser tratados únicamente con cirugía o radioterapia.

— Identificar pacientes que respondan al tratamiento, los cuales puedan beneficiarse de tratamiento adicional después del tratamiento locorregional.

— Procurar tratamiento sistémico precoz para metástasis ocultas.

Entre las desventajas potenciales de la quimioterapia de inducción están:

— Retraso en el tratamiento locorregional que puede estar asociado con: crecimiento del tumor con consiguiente compromiso de la cirugía o radioterapia subsiguientes / diseminación de metástasis a distancia.

— Selección de células tumorales resistentes al citotóxico.

— Aumento de la toxicidad local de la subsiguiente cirugía o radioterapia.

Quimiorradioterapia concurrente/secuencial de inducción. Se fundamenta en datos que sugieren el papel radiosensibilizante de determinados agentes quimioterápicos, por lo que el uso concomitante de quimioterapia y radioterapia parece prometedor.

Sin embargo, está aún por establecer: la elección del mejor agente quimioterápico o combinación de varios, la dosis del citotóxico y su esquema más óptimo de administración, la dosis de radioterapia y su esquema de fraccionamiento y la secuencia de dicho tratamiento concomitante. La quimiorradioterapia concomitante tendría como objetivo la interacción entre las dos modalidades de tratamiento que resultase en un mayor efecto sobre las células tumorales, siendo éste mayor que sobre los tejidos sanos ve-cinos.

La morbilidad del tratamiento es mucho mayor con la terapia combinada. La quimioterapia generalmente incrementa las reacciones agudas locales que conducen a un compromiso en la dosis de radioterapia y/o a la interrupción del tratamiento.

Quimioterapia adyuvante. Se trata de la quimioterapia administrada después del tratamiento local e incluye dos modalidades: la clásica quimioterapia adyuvante y la quimioterapia adyuvante después de la quimioterapia de inducción.

Las ventajas y desventajas de la quimioterapia adyuvante clásica son las siguientes:

Ventajas.

1. Inicio inmediato del tratamiento local (cirugía y/o radioterapia), generalmente bien aceptado y efectivo.
2. No prolongación del estrés nutricional preoperatorio del paciente.
3. Ausencia de supresión inmunológica y hematológica preoperatoria intercurrente, generalmente presente con la quimioterapia de inducción previa al tratamiento local.
4. No interferencia con la radioterapia, en cuestión de dosis que pueda ser administrada o comprometiendo su continuidad.
5. No interferencia con la cirugía planeada en los casos operables.

Desventajas.

1. Los pacientes no son homogéneos.
2. Retraso en el tratamiento de las micrometástasis.

3. Las condiciones circulatorias comprometidas debidas a cirugía o radioterapia previas, puede reducir la llegada del citotóxico al área tumoral.

Conclusiones. Los agentes citotóxicos más efectivos son: cisplatino, metotrexate, 5-fluoruracilo y bleomicina.

Las combinaciones de estos agentes, en especial las que contienen cisplatino, permiten obtener mejores respuestas, aunque hasta el momento no se han traducido en una mejor supervivencia del paciente.

Las combinaciones que parecen obtener mejores resultados son las CB (cisplatino y bleomicina), CBM (cisplatino, bleomicina y metotrexate) y CF (cisplatino, 5-fluoruracilo). Un estudio que comparaba el tratamiento con CBM o CF no encontró diferencias en la tasa de respuesta.

La toxicidad con las pautas de multiquimioterapia es mayor que la observada con las pautas de agente único. Áreas de investigación actuales incluyen disminuir la toxicidad usando pautas de infusión continua de cisplatino, reemplazando cisplatino con un análogo menos tóxico, o añadiendo agentes en dicha combinación que puedan rescatar de la toxicidad dependiente del cisplatino.

El concepto de intensidad de la dosis (citotóxico administrado por unidad de tiempo) parece ser importante. En carcinoma epidermoide de cabeza y cuello, parece que la intensidad de dosis de cisplatino incrementa la tasa de respuesta. Para el metotrexate, bleomicina y 5-fluoruracilo el impacto es menos claro. Sin embargo, todos ellos parecen tener una pauta más efectiva de administración.

El período de tiempo hasta iniciar el tratamiento en la quimioterapia adyuvante puede ser igualmente crítico. En estudios experimentales se ha demostrado el efecto máximo de la quimioterapia, administrada pronto después de la cirugía.

5.5.5.2. Intraarterial. La ventaja teórica de la administración de quimioterapia intraarterial sería el administrar una concentración superior de citotóxico en el lecho tumoral, evitando posiblemente la toxicidad sistémica. Un uso potencial sería la preservación de órganos.

A pesar de ventajas teóricas, la quimioterapia intraarterial no ha producido claramente resultados superiores a los de la quimioterapia intravenosa y aún está en estudio a través de ensayos randomizados.

5.5.6. Preservación de órganos. Se debe intentar responder esta pregunta: ¿Puede eliminarse el tratamiento quirúrgico en un grupo seleccionado de pacientes con estadios avanzados de carcinoma epidermoide de cabeza y cuello tratados con quimioterapia de inducción sin comprometer la supervivencia?

La preservación de los órganos sin comprometer la supervivencia se ha observado en carcinomas epidermoides de laringe avanzados. En los casos seleccionados en que se omitía la cirugía después de la quimioterapia de inducción se administraba tratamiento radioterápico definitivo. Los pacientes se incluían en este grupo después de obtener una respuesta completa patológica o una respuesta completa o parcial. Aproximadamente el 50% de los pacientes evitaban la laringuectomía total. Actualmente se está estudiando para otras localizaciones de cabeza y cuello, como la cavidad oral y los senos maxilares.

5.5.7. Quimioprevención. En pacientes con estadios I y II de cáncer de cabeza y cuello existe un riesgo de un 2-5% anual de desarrollar un segundo primario del tracto digestivo o respiratorio. La quimioprevención estaría encaminada a prevenir el desarrollo de estos segundos primarios, a través de la inhibición farmacológica de la carcinogénesis. Parece que los retinoides podrían reducir segundos primarios del tracto digestivo y respiratorio. Se están estudiando nuevos agentes quimiopreventivos y análogos.

6. Toxicidad de los tratamientos

6.1. Generalidades

Todos los procedimientos terapéuticos mayores empleados en el cáncer tienen un margen relativamente estrecho entre su capacidad para causar efectos curativos y efectos indeseables. En razón a su forma de aplicación la cirugía y radioterapia afectan únicamente los tejidos de la zona tratada, mientras que la quimioterapia afecta a éstos y a los del resto del organismo.

6.1.1. Cirugía. La cirugía presenta una serie de riesgos quirúrgicos potenciales, que pueden ser más o menos graves, como son: muerte, lesión por anestesia, hemorragia, infecciones posquirúrgicas, dehiscencias de sutura, etc. Sin embargo, la principal «toxicidad» o efecto indeseable de la cirugía es la pérdida del órgano que se extirpa. Aunque dicha pérdida suele considerarse como parte del tratamiento, y se asuma en función del beneficio mayor que se obtiene, desde un punto de vista estricto podría considerarse como iatrogenia inducida por la cirugía. Otras toxicidades son el deterioro de la función del órgano, aunque ésta se conserve, las deformidades y las cicatrices.

6.1.2. Radioterapia. La radioterapia afecta únicamente a los tejidos de la zona tratada:

Órganos hematopoyéticos. Responden como tejidos de proliferación rápida, experimentando una lesión aguda, que se recupera, y posteriormente una lesión tardía. Induce cierto grado de hipoplasia en la médula ósea irradiada. Sin embargo, el porcentaje de médula ósea irradiada en el tratamiento de un tumor de cabeza y cuello es mínimo y carece de trascendencia clínica, pues es compensada por el resto de la médula ósea del organismo.

Piel y anexos. Mucosas. Responden como tejidos de proliferación rápida, experimentando una lesión aguda que se recupera y posteriormente una lesión tardía. De forma aguda, la radioterapia induce sobre la piel una dermitis, que no suele obligar a suspender el tratamiento, aunque sí puede requerir terapéutica médica. De forma tardía la radioterapia puede producir fibrosis. Suele ser limitada, pero puede ser mucho más importante si se asocian procedimientos quirúrgicos y radioterápicos amplios.

En las mucosas la radioterapia induce una mucositis aguda que, en caso de irradiaciones amplias, puede ser importante y obligar a la suspensión temporal del tratamiento. También puede producir edema de laringe transitorio, generalmente de escasa intensidad. Secundariamente a la mucositis, puede producirse una candidiasis orofaríngea que requiera tratamiento médico.

Hueso y dientes. Responden como tejidos de proliferación lenta, aunque en el caso de los dientes los efectos sobre el epitelio que recubre las encías y la consiguiente producción de caries pueden determinar signos clínicos con relativa prontitud. Se pueden producir complicaciones dentarias primarias o secundarias a la xerostomía. La radioterapia puede inducir osteorradionecrosis de la mandíbula. No obstante, con técnicas y cuidados adecuados estas complicaciones deben ser mínimas.

Músculos. No presentan lesiones agudas. La radioterapia puede inducir cierto grado de fibrosis.

Vasos. Responden como tejidos de proliferación lenta, aunque presentan algunos fenómenos agudos sin trascendencia clínica. La lesión tardía a la irradiación y su reparación inducen vasos menos competentes que los originales (telengiectasias). La afectación de grandes vasos por la irradiación no es directa. Puede ser indirecta a través de la afectación de los vasa vasorum. Por este mecanismo puede producirse la obliteración de alguna vena grande. Es muy rara la pérdida de competencia por parte de las arterias mayores.

Tejido nervioso periférico. Los nervios periféricos responden a la radioterapia como tejidos de proliferación lenta y pueden presentar problemas derivados de la desmielinización.

Tejido nervioso central. La médula espinal responde a la radioterapia como tejido de proliferación lenta. Si la dosis es suficiente, puede producirse mielitis transversa con desenlace mortal. Sin embargo, los campos y dosis de tratamiento se diseñan para evitar este problema, que no es asumible en tratamiento alguno.

Glándulas de secreción interna. La radioterapia puede producir hipoplasia de las glándulas tiroides y paratiroides pero, en general, la irradiación que se produce en un régimen terapéutico carece de trascendencia clínica.

Glándulas salivales. La radioterapia induce una hipoplasia, con la consiguiente xerostomía, que puede durar mucho tiempo e incluso persistir, generalmente atenuada por tiempo indefinido.

6.1.3. Quimioterapia. La quimioterapia afecta a los tejidos de la zona tratada y a los del resto del organismo:

Órganos hematopoyéticos. Responden como tejidos de proliferación rápida, experimentando una lesión aguda que se recupera y posteriormente una lesión tardía. En el caso de la quimioterapia los efectos tardíos pueden ser inexistentes o mínimos. La pancitopenia es un problema común, que puede requerir la disminución de la dosis o la suspensión temporal de los fármacos. Los regímenes de quimioterapia empleados raramente se tienen que suspender de forma definitiva por esta causa.

Piel y anejos. Mucosas. Responden como tejidos de proliferación rápida, experimentando una lesión aguda que se recupera y posteriormente una lesión tardía. En el caso de la quimioterapia los efectos tardíos pueden ser igualmente inexistentes o mínimos. Los efectos en la mucosa oral por los citotóxicos pueden ser directos, al interferir en los mecanismos de recambio de la mucosa oral, e indirectos a través de la producción de inmunosupresión y mielosupresión. Los efectos directos se manifiestan clínicamente por la mucositis y los efectos indirectos se manifiestan por infecciones y hemorragias locales.

Con frecuencia se producen náuseas, vómitos y diarreas. No suele ser un problema limitante, aunque con algunos agentes pueden ser importantes. Puede presentarse alopecia, generalmente reversible.

Hueso y dientes. No se afectan por la quimioterapia.

Músculos. No se afectan por la quimioterapia.

Vasos. No se afectan por la quimioterapia.

Tejido nervioso periférico. Los nervios periféricos pueden afectarse por algunos agentes quimioterápicos concretos, pero no por la mayoría de ellos. Teóricamente pueden presentarse neuropatías periféricas, pero son infrecuentes en los regímenes de cabeza y cuello usados en el esquema de tratamiento radical.

Tejido nervioso central. La médula espinal no se afecta por la quimioterapia. Algunos agentes utilizados con frecuencia en cabeza y cuello pueden producir toxicidad nerviosa central, si bien con las dosis y los esquemas utilizados en clínica no suelen ser un problema.

Glándulas de secreción interna. El tiroides y las paratiroides no se afectan con la quimioterapia.

Glándulas salivales. No se afectan por la quimioterapia.

Otros órganos. Puede producirse toxicidad renal, aunque, con los métodos habituales de prevención no suele limitar el tratamiento. Algunos agentes comunes en cabeza y cuello pueden producir toxicidad pulmonar, pero ésta no suele ser un problema en la clínica.

6.2. Efectos en la cavidad oral

A medida que los tratamientos oncológicos han sido más potentes y efectivos, los efectos en los tejidos sanos también han aumentado. La cavidad oral es una localización frecuente de estos efectos secundarios. Dichas complicaciones pueden ser agudas y/o crónicas. Las complicaciones orales son dolorosas, disminuyen la calidad de vida y pueden comportar problemas de cumplimiento del tratamiento. A veces, niveles elevados de morbilidad oral pueden interferir con el tratamiento oncológico, precisando la suspensión del tratamiento hasta que dichas complicaciones se resuelvan.

- **Cirugía:** La exéresis quirúrgica puede comprometer la función oral en distintos grados.

- **Quimioterapia:** La mayoría de complicaciones orales de la quimioterapia son el resultado de la mielosupresión, inmunosupresión y efectos citotóxicos directos sobre los tejidos orales. Problemas mayores en la cavidad oral que están asociados a la quimioterapia incluyen mucositis, infección local o sistémica y hemorragia.

- **Radioterapia:** La radioterapia en cabeza y cuello produce efectos directos e indirectos en la cavidad oral y estructural relacionadas. Las complicaciones orales de la radioterapia a las glándulas salivales, mucosa oral, musculatura oral y/o hueso alveolar incluyen alteraciones del desarrollo, xerostomía, caries dentales rampantes, mucositis, pérdida del gusto, osteorradionecrosis, infección, dermatitis y *trismus*.

6.2.1 Mucositis. La mucositis es un efecto observado frecuentemente después del tratamiento radioterápico o quimioterápico, como resultado de su acción sobre las células del epitelio basal de la mucosa oral. La radioterapia de cabeza y cuello produce mucositis. La quimioterapia administrada junto a la radioterapia puede acelerar el inicio e incrementar la severidad de la mucositis por irradiación. La quimioterapia, aunque no produzca una mielosupresión profunda con la consiguiente mucositis por mecanismo indirecto, puede no obstante producir también ulceración mucosa lesionando directamente el epitelio. Los citotóxicos más frecuentemente involucrados son los antimetabolitos como el metotrexate, el 5-fluoruracilo y los antagonistas de las purinas.

El epitelio puede presentar una estomatitis eritematosa difusa con atrofia y ulceración. La localización de estas alteraciones está en relación con la velocidad de proliferación epitelial. Regiones de rápida proliferación, como son las de mucosa oral no queratinizada (mucosa labial y bucal, paladar blando, orofaringe, suelo de boca y lengua), muestran una mayor frecuencia de ulceración que las de mucosa masticatoria. Se afectará, pues, principalmente la mucosa libre y raramente la mucosa insertada de las superficies gingivales.

La suma de la mucositis, la xerostomía (consecuencia del efecto de la radioterapia sobre las glándulas salivales) y la granulocitopenia (resultante de la quimioterapia) conllevan una disminución de la función de barrera protectora de la mucosa oral y de resistencia frente a los microorganismos patógenos, aumentando el riesgo de infecciones locales y sistémicas.

Se considera que el tiempo de renovación de la mucosa oral es de cinco a siete días, por lo que la mucositis se inicia después de este período de latencia. Una vez finalizado el tratamiento, se suele resolver con *restitutio ad integrum* de las lesiones ulcerativas mucosas, a excepción de que se compliquen por infección. Cambios más tardíos en la mucosa reflejan la alteración del tejido conjuntivo, con hialinización del colágeno, hipovascularización e isquemia.

6.2.2. Infecciones. La pérdida de la función de barrera de la mucosa oral junto a la mielosupresión inducida por la quimioterapia, hace a los pacientes neoplásicos extremadamente vulnerables a las infecciones orales secundarias, bacterianas o por hongos y a la reactivación de infecciones víricas latentes. Los microorganismos más frecuentemente implicados suelen existir previamente en la flora oral normal.

Las manifestaciones clínicas pueden ser muy variables. Las lesiones pueden seguir un curso prolongado y pueden no estar asociadas a signos inflamatorios, enmascarando por lo tanto los síntomas y signos normales. Dado que en estos pacientes es difícil predecir el diagnóstico etiológico basándose sólo en la clínica, será preciso llegar al diagnóstico microbiológico por cultivo, histopatología y determinaciones antigénicas.

6.2.2.1. **Micóticas.** Aproximadamente el 70% de las infecciones en estos pacientes están producidas por hongos;

alrededor del 96-97% de estos casos están producidos por *Candida albicans*.

El sobrecrecimiento e infección por candidas puede producir varios tipos de lesiones: candidiasis pseudomembranosa (placas blanquecinas removibles), candidiasis crónica hiperplásica (placas blanquecinas similares a una leucoplasia, no removibles), candidiasis crónica eritematosa (eritema mucoso parcheado o difuso) y queilitis angular. La localización más frecuente de la candidiasis oral en estos pacientes son: margen y dorso lingual, mucosa bucal, gingival y palatal y comisuras labiales. La infección puede extenderse a esófago y otras localizaciones del tracto gastrointestinal. En pacientes neutropénicos, infecciones mucosas por *Candida* spp. pueden conducir a infecciones sistémicas graves.

El diagnóstico se puede confirmar mediante frotis con hidróxido potásico y cultivo en medios selectivos.

Tratamiento: La candidiasis pseudomembranosa puede a menudo ser tratada con nistatina tópica. Lesiones de candidiasis crónica oral requieren tratamientos más largos, especialmente en pacientes con xerostomía severa. En infecciones más extensas como esofagitis, el ketoconozol vía oral puede ser efectivo. Para infecciones que no respondan a las medidas anteriores, puede estar indicado un tratamiento endovenoso con anfotericina B a bajas dosis. La candidiasis diseminada debe ser tratada con anfotericina B endovenosa.

6.2.2.2. Virus. El herpes simple virus (HSV) es el agente etiológico vírico más frecuentemente asociado a lesiones orales en estos pacientes. Aproximadamente un 10% de las infecciones orales en pacientes con tumores sólidos tratados con quimioterapia son producidas por el HSV. Un gran número de estos pacientes ha sufrido anteriormente la primoinfección (como lo demuestra la presencia de anticuerpos anti-HSV en 30-100% de la población adulta). En condiciones de inmunosupresión se produce frecuentemente la reactivación del virus latente, conduciendo al desarrollo de infecciones orales graves y ocasionalmente a infecciones diseminadas.

La mayoría de estas infecciones herpéticas están localizadas en labios, comisuras y piel circumoral. Las localizaciones intraorales más frecuentes son el dorso de la lengua y la mucosa del paladar. Sin embargo las infecciones por HSV en el huésped inmunocomprometido se asocian a ulceraciones severas en cualquier localización de la mucosa oral. Pueden igualmente presentar un curso más prolongado, produciendo necrosis extensas de labios y boca.

Diagnóstico*:* Las infecciones por HSV son a menudo difíciles de diagnosticar sólo por la clínica, porque puede ser difícil diferenciarlas de lesiones mucosas de otras etiologías. Debido a la morbilidad asociada a las infecciones por HSV, y porque se dispone de tratamiento efectivo, es aconsejable hacer cultivos virales en estos pacientes. La visualización de inclusiones intranucleares en el frotis puede orientar el diagnóstico. En pacientes con diagnóstico de presunción es aconsejable empezar el tratamiento mientras se espera el diagnóstico definitivo.

Tratamiento. El tratamiento consiste en aciclovir oral o endovenoso. La vía endovenosa puede ser precisa en pacientes con infecciones severas y en pacientes incapaces de tomar medicación oral.

6.2.2.3. Bacterias. Las bacterias pueden producir infecciones localizadas, incluyendo abscesos periodontales, pericoronitis u otras infecciones mucosas o dentales. La mayoría de infecciones bacterianas que se desarrollan durante el tratamiento antineoplásico están causadas por bacilos gramnegativos aerobios (*Pseudomonas, Klebsiella, Serratia, Enterobacter, Proteus* y *Escherichia* spp.). Constituyen el 10% de las infecciones orales en pacientes con tumores sólidos tratados con quimioterapia. Las lesiones producidas por *Pseudomonas* spp. son necrotizantes y rodeadas de un halo rojizo. Las infecciones orales causadas por el resto de BGN son clínicamente indiferenciables. Son lesiones sobreelevadas cremosas, húmedas, no purulentas, sobre una mucosa eritematosa con erosiones y úlceras superficiales. Cualquier parte de la cavidad oral puede estar afectada, pero el dorso y la cara ventral de la lengua, paladar, encía y labios son las localizaciones más frecuentes.

Las infecciones orales estafilocócicas y estreptocócicas son menos frecuentes. Clínicamente consisten en placas sobreelevadas, verrucosas, secas, de color amarillento o marronáceo, con poco o sin pus. El hecho de que estas lesiones producidas por bacterias normalmente piogénicas sean apurulentas es debido a la neutropenia existente, inducida por los fármacos quimioterápicos.

Las infecciones sistémicas son una importante causa de morbilidad y mortalidad en el paciente neutropénico. En algunos casos la cavidad oral puede ser la puerta de entrada a bacterias patógenas. Tanto si se ha identificado el foco infeccioso como si no, en todo paciente neutropénico febril deberá iniciarse un tratamiento empírico.

Tratamiento: Las infecciones localizadas requieren tratamiento empírico con antibióticos adecuados, pero las infecciones periodontales y gingivales generalmente requieren tratamiento adicional con el desbridamiento local de las placas bacterianas.

Para evitar el riesgo de septicemia con los procedimientos de higiene oral de rutina en pacientes con severa neutropenia, la placa dental puede controlarse eficazmente con enjuagues diarios con una solución de clorhexidina. En infecciones sistémicas sospechadas deberá iniciarse un tratamiento empírico con antibióticos de amplio espectro adecuados para esta localización y que cubran también *Pseudomonas*.

6.2.3. Hemorragias. La mucositis puede estar acompañada de sangrado oral, especialmente si existe trombocitopenia severa causada por la quimioterapia. La trombocitopenia es la causa identificable en un 88% de los pacientes; la coagulación intravascular diseminada es la causa en un 6%; combinaciones de trombocitopenia e hipofibrinogenemia y de trombocitopenia y déficit de vitamina K son responsables en un 5,5% y 0,6%, respectivamente.

El factor predisponente más importante es la trombocitopenia, la cual resulta de la mielosupresión inducida por los citotóxicos. A menor número de plaquetas, mayor posibilidad de sangrado oral: mientras el sangrado oral espontáneo es raro con cifras por encima de 50.000/mm^2, las posibilidades de sangrado con cifras por debajo de 30.000/mm^2 superan el 50%.

Las hemorragias orales se pueden originar en cualquier parte de la boca, pero las localizaciones más frecuentes son labios, lengua y encías. Las hemorragias suelen ser lentas e intermitentes, con distintos puntos de sangrado. El sangrado se produce siempre como consecuencia de un pequeño traumatismo que lesione el lecho capilar y es frecuente durante la higiene oral de rutina.

Tratamiento. Evitar los procedimientos de higiene oral mecánica y controlar la placa dental con enjuagues diarios con una solución de clorhexidina.

6.2.4. Trastornos dentales. Los pacientes no edéntulos con xerostomía posterior a radioterapia desarrollan invariablemente caries rampantes. La xerostomía priva a los dientes de un mecanismo de defensa básico. La disminución de la producción de saliva se acompaña del desarrollo de una microflora oral altamente cariogénica, una disminución en la producción diaria de electrólitos e inmunoproteínas de la saliva y un cambio en los patrones de alimentación. Los cambios microbiológicos, químicos, inmunológicos y dietéticos contribuyen al importante aumento de incidencia de caries, que parece ser independiente de la historia dental previa del paciente.

Prevención y tratamiento. Las fluorizaciones tópicas y los enjuagues con clorhexidina son útiles en la prevención y control de la caries y la placa dental.

6.2.5. Xerostomía. Se produce una importante disminución en la producción de saliva cuando todas las glándulas salivales mayores están incluidas en los campos de irradiación. Dicha disminución está en relación a la dosis y duración del tratamiento y refleja los cambios inflamatorios y degenerativos provocados por la radioterapia en las células acinares.

La xerostomía por irradiación es de inicio rápido, con una disminución mayor del 50% después de una semana de radioterapia (220 cGy, aproximadamente) y mayor del 75% después de las seis semanas de tratamiento (6.000 cGy). La xerostomía es progresiva, persistente e irreversible, llegando a alcanzar una disminución en la producción de saliva del 95% a los tres años de la irradiación. Cuando partes de las glándulas salivales mayores no están expuestas a la irradiación, se produce una hiperplasia compensatoria en un intento de compensar funcionalmente las células lesionadas.

Prevención: Se están llevando a cabo estudios sobre el efecto de agentes radioprotectivos y fármacos como la pilocarpina que puedan mantener y mejorar la producción salival durante la radioterapia.

Tratamiento: Los sustitutos de la saliva permiten aliviar la sequedad de boca. Salivas artificiales que contengan mucina o carboximetilcelulosa pueden resultar eficaces. La dificultad en el habla y deglución y la molestia oral nocturna son los síntomas que sugieren la necesidad de iniciar su uso. Las aplicaciones deben repetirse a lo largo del día, siempre que vuelva a aparecer la sensación de sequedad. También parece prometedor el empleo de agentes sialogogos tipo pilocarpina.

6.2.6. Hipogeusia o ageusia. Los pacientes tratados con radioterapia rápidamente pierden el sentido del gusto. Los pacientes expuestos a más de 3.000 cGy presentan una percepción de los cuatro sabores (dulce, agrio, amargo y salado) cercana a cero. En la mayoría de los casos se recupera parcialmente a los veinte-sesenta días después de la radioterapia y completamente a los dos-cuatro meses posirradiación. Algunos pacientes presentan cierta hipogeusia residual.

6.2.7. Osteorradionecrosis. La incidencia de osteorradionecrosis de la mandíbula o maxilar en pacientes con CCC tratados con radioterapia varía del 14 al 22%. Los pacientes son más vulnerables a la osteorradionecrosis durante los primeros dos años de la radioterapia, aunque puede ocurrir posteriormente. Debido a la menor riqueza en vascularización, el riesgo es mayor en la mandíbula.

Predisposición. Factores que aumentan el riesgo de osteorradionecrosis son:

— Cicatrización inadecuada de la cirugía anterior a la radioterapia.

— Radioterapia en lesiones próximas al hueso.

— Radioterapia a altas dosis.

— Uso combinado de radioterapia externa y braquiterapia.

— Pobre higiene oral y uso continuado de irritantes orales.

— Mal cuidado por parte del paciente de tejidos blandos y duros orales.

— Cirugía en el área irradiada.

— Uso de prótesis mal adaptadas.

— Fracaso de prevenir trauma al hueso irradiado.

— Presencia de factores contribuyentes nutricionales.

Bibliografía

Assael LA. Surgical management of odontogenic cysts and tumors. En: Petterson. Principles of oral and maxillofacial surgery, Vol II, Philadelphia: Lippincott Company, pp. 692-711.

Bhaskar SN. Patología bucal. 6.ª ed., Buenos Aires: Ed. El Ateneo, 1984.

Boyle P, Macfarlane GJ, McGinn R et al. International epidemiology of head and neck cancer. En: De Vries N, Gluckman JL (eds.) Multiple primary tumors in head and neck. Stuttgart, New York: Georg Thieme, 1990; 80-139.

Carter RL, Tanner NSB, Clifford P et al. Perineural spread in squamous cell carcinomas of the head and neck: a clinicopathological study. Clin Otolaryngol 1979; 4:271-281.

Cherrick HM. Tumores odontogénicos de los maxilares. En: Laskin DM. Cirugía bucal y maxilofacial. Buenos Aires: Ed. Panamericana, 1987, pp. 613-675.

Dennington MO, Carter DR, Meyers AD. Distant metastases in head and neck epidermoid carcinoma. Laryngoscope 1980; 90:196-201.

Gold L. Tumores centrales no osteogénicos benignos de los maxilares. En: Laskin DM. Cirugía bucal y maxilofacial. Buenos Aires: Ed. Panamericana, 1987, pp. 548-612.

Helfrick JF, Laskin DM. Tumores osteogénicos benignos de los maxilares. En: Laskin DM. Cirugía bucal y maxilofacial. Buenos Aires: Ed. Panamericana, 1987, pp. 528-547.

Jensen OM, Esteve J, Moller H, Renard H. Cancer in the European Comunity and its member states. Eur J Cancer 1990; 26:1167-1256.

Kramer IRH, Pindborg JJ, Shear M. Histological Classification of Odontogenic Tumors, World Health Organization. 2nd edition Berlin, Heilderberg, New York: Springer-Verlag, 1992.

Lindberg R. Distribution of cervical lymph node metastases from squamous cell carcinoma of the upper respiratory and digestive tracts. Cancer 1972; 29:1, 1446-1449.

Lippman SM, Hong WK. Differentiation agents: a future direction for the management of upper aerodigestive tract squamous cell carcinoma. En: Multimodality therapy for head and neck cáncer. Snow GB, Clark JR, eds. Thieme 1992, pp. 160-181.

Macintosh RB. Surgical management of benign nonodontogenic lesions of the jaws. En: Petterson. Principles of oral and maxillofacial surgery, Vol II, Philadelphia: Lippincott Company, pp. 713-753.

Mc Gregor IA, McGregor F. Cancer of the face and mouth. London: Churchill-Livingstone, 1986.

Merino OR, Lindberg RD, Fletcher GH. An analysis of distant metastases from squamous cell carcinoma of the upper respiratory and digestive tracts. Cancer 1977; 40:145-151.

Monge V, Fernández G, Quintana JM. Mortalidad por cáncer en España (1953-1982). Fundación para la Epidemiología Sanitaria, Publisalud. 1992.

National Cancer Institute: Cancer Statistics Review 1973-1987. Bethesda, MD, US Department of Health and Human Services, 1990.

Papac RJ. Distant metastases from head and neck cancer. Cancer 1984; 53:342-345.

Parkin DM, Laara E, Muir CS. Estimates of the worldwide frequency of sixteen major cancers in 1980. Int J Cáncer 1988; 41:184-197.

Probert JC, Thompson RW, Bagshaw MA. Patterns of spread of distant metastases in head and neck cancer. Cancer 1974; 43:2202-2206.

Snow GB, Annyas AA, Van Slooten FA, Bartelink H, Hart AAM. Prognostic factors of neck node metastases. Clin Otolaryngol 1982; 7:192.

Snow GB. Evaluation and staging. En: Multimodality therapy for head and neck cancer. Snow GB, Clark JR, eds. Thieme 1992, pp. 2-22.

Stell PM, Bowdler DA. Surgery for head and neck cancer. En: Multimodality therapy for head and neck cancer. Snow GB, Clark JR (eds.). Thieme 1992, pp. 23-40.

US Department of Health and Human Services, Public Health Service: Cancers of the oral cavity and pharynx: A statistics review monograph 1973-1987. Atlanta, GA, Centers for Disease Control, and Bethesda, MD, National Institutes of Health, 1991.

Vermorken JB. Adjuvant chemotherapy for advanced squamous cell carcinoma of the head and neck. En: Multimodality therapy for head and neck cancer. Snow GB, Clark JR (eds.). Thieme 1992, pp.112-126.

Vikram B. Changing patteRMNs of failure in advanced head and neck cancer. Arch Otolaryngol 1984; 110:564-565.

Walton L, Masouredis C. The epidemiology of maxillofacial malignancy. En: Pogrel MA (ed.), Malignant tumors of the maxillofacial region, Oral Maxfac Surg Clin N Am; 5 (2):189-198.

Capítulo 6

Estética en cirugía maxilofacial

1. Introducción: Perfil y estética facial

La cirugía maxilofacial, por las características del territorio en el que se desenvuelve, toca de lleno con el concepto de estética. Son sobre todo los rasgos faciales los que otorgan a un individuo la característica de belleza. Estos rasgos faciales vienen determinados por dos factores: el esqueleto facial y los tejidos blandos que lo cubren. Un perfil facial equilibrado requiere una relación armónica entre la frente, la nariz, los labios y el mentón. Dado que las características de estas estructuras vienen determinadas por la forma, tamaño y posición de las estructuras óseas subyacentes, la cirugía ortognática permite obtener unos resultados que no se podrían alcanzar con técnicas quirúrgicas de tejidos blandos convencionales. Asimismo, los rasgos faciales se ven afectados negativamente por el envejecimiento facial. Este proceso fisiológico puede ser camuflado por técnicas efectuadas sobre los tejidos blandos.

1.1. Concepto de estética

La cirugía estética incluye la ciencia y técnicas destinadas a mejorar el aspecto facial. Antes de hablar de cirugía estética se debe comenzar obviamente definiendo términos, dado que arte, belleza y estética son tres términos íntimamente imbricados. Arte es «la calidad, expresión o producción, según los principios estéticos de lo que es bello, atractivo o que tiene un significado que sobrepasa lo vulgar». El término estética se refiere a *«el estudio de la mente y de las emociones en relación con la belleza»*. Finalmente, al hablar de estética facial definimos el estudio del aspecto facial por una parte y la respuesta individual de los observadores a estas variaciones por otra. Belleza, por su parte, designa «la cualidad que está presente en una persona o cosa y que ofrece un intenso placer o satisfacción a la mente». La cultura de cada individuo hace que la belleza sea un valor individualizado, aunque dentro de una misma cultura existe un acuerdo bastante generalizado. El papel en esta uniformización de los criterios estéticos que desempeñan los medios de comunicación no debe ser desdeñada.

Existen pruebas evidentes de que el concepto de belleza del individuo ha sido diferente en cada época en que le ha tocado vivir. Ya los hombres primitivos adornaban su cuerpo con pinturas para sus ritos. La automutilación y el tatuaje, considerados en la antigüedad prácticas aceptadas, son hoy en día comportamientos aberrantes. De la misma forma, malformaciones como la fisura labioalveolopalatina eran adoradas en la época precolombina; también se practicaban perforaciones en nariz, mejillas y labios, introduciendo diferentes artículos de adorno.

1.2. La estética facial en la Medicina y en Odontología

La Medicina y la Odontología se han interesado siempre por el tema de la estética facial. La cara contiene la mayor parte de los órganos sensoriales y, junto con la mano, tiene la máxima representación cortical. Es esencial para la comunicación y la gesticulación.

La relación de la estética con la salud oral es extremadamente compleja e implica factores sociales, culturales y psicológicos. Angle, en 1907, escribió: «El estudio de la ortodoncia está indisolublemente unido con el del arte relacionado con la cara humana.» Su cara ideal parece estar influenciada por Apollo Belvedere. Su armonía, equilibrio y proporciones parecían ser ideales, e inspiraron un modelo matemático de belleza que, aunque pudiera ser cierto, no implica que todo objeto bello tuviera que conformarse a estas fórmulas preestablecidas. Sin embargo, no puede olvidarse completamente, dado que «un sentido intuitivo de las proporciones es uno de los objetivos más importantes del artista». El cirujano que se enfrenta a defectos estéticos debe tener algo de artista, tal como define arte Aristóteles: «*el arte, en realidad, consiste en la concepción del resultado a producir antes de que se materialice en realidad*».

La belleza facial es virtualmente imposible de someter a una investigación científica. En otras palabras, aunque los cambios faciales se pueden estudiar de forma objetiva, la interpretación estética de cualquier cambio continúa siendo subjetiva. Además, el aspecto de una cara se ve también modificado por la expresión facial, la postura, la iluminación, el crecimiento y el envejecimiento y los cambios debidos al tratamiento.

Angle, en 1907, proclamaba que para que una cara alcance la máxima armonía posible era esencial disponer de una dotación de dientes en oclusión normal. Para determinar la oclusión y formas faciales ideales se han estudiado numerosos cifras angulares y lineales, que han sido útiles para orientar al clínico en su tratamiento. No siempre es posible compatibilizar el objetivo de una mejoría del aspecto facial con una oclusión estable, siendo necesario establecer una solución de compromiso. No obstante, la apariencia de cada cara se debe evaluar de forma independiente, y será el ojo experto del clínico el que juzgará con más precisión la belleza de un rostro. En este contexto, Peck y Peck han observado que el público profano prefiere un patrón dentofacial más protrusivo que el que sugieren los patrones cefalométricos más difundidos.

Con mucha frecuencia, la solicitud de un tratamiento estético es una fachada a desarreglos emocionales de base; su tratamiento tiene implicaciones psicológicas y físicas. No sólo deben evaluarse los resultados y actitudes posteriores al tratamiento, sino también la causa, motivación y expectativas del paciente que solicita un tratamiento de este tipo.

Para los psicólogos, la boca es un punto focal de muchos conflictos emocionales. Es el primer punto de contacto en la relación humana, una forma de expresar placer o de manifestar el malestar. La sonrisa es una respuesta que significa placer; cualquier trastorno en esta expresión puede suponer ansiedad. La respuesta a una deformidad o aberración puede no relacionarse con la gravedad. Anormalidad supone desviación, una diferencia indeseable de los patrones aceptados.

Cuando un paciente acude solicitando el tratamiento de un problema que ha estado presente durante muchos años, deben analizarse los motivos que han conducido a la decisión de emprender el tratamiento. El tratamiento estético debe suponer un refuerzo positivo para la imagen física del paciente y crear un aumento en su nivel de autoestima. Se ha afirmado que «una sonrisa puede ser atractiva, una primera aproximación a la apariencia de una persona y puede ser un poderoso factor en el ego y en las experiencias vitales deseables de un ser humano. No pueden tratarse con indiferencia o descuido porque tiene un poderoso significado emocional».

Root afirma que «el primer y más llamativo efecto de la deformidad dentofacial, desde el punto de vista psicológico, se manifiesta como un sentido de inferioridad; este sentimiento es un estado completo, doloroso y emocional caracterizado por una sensación de incompetencia, inadecuación y depresión de varios grados». Estos sentimientos de inferioridad son una parte significativa de la propia imagen del paciente, del deseo de tratamiento y de su expectativa de lo que el tratamiento puede conseguir.

Durante las últimas décadas el perfil facial ha recibido un interés creciente. Cada vez es más importante comprender la naturaleza de los cambios que se producen en los tejidos blandos consecutivos a un tratamiento dentoesquelético.

2. Estética y motivación del tratamiento: prioridades

Existen pocas dudas de que la apariencia es un factor clave en la interacción social de un individuo. Un aspecto atractivo mejora las relaciones interpersonales entre los individuos de todas las edades. A las personas atractivas se les atribuye más popularidad, unas características sociales más deseables, mayor inteligencia y potencial de educación. Es posible que reciban más ayuda, que tengan más influencia sobre los demás y que resistan las presiones de los colegas; acostumbran a estar más satisfechos con su personalidad y capacidad de liderazgo, y son juzgados con menos dureza en sus errores. En la salud mental, las mujeres atractivas reciben diagnósticos menos serios, se les dedica más atención y están hospitalizadas durante períodos de tiempo más cortos.

Como Dion afirma, existe un estereotipo de atractivo físico, «lo que es bello, es bueno». Este estereotipo evoca de forma inmediata cualidades positivas como modestia, competencia, sensibilidad, flexibilidad, inteligencia, capacidad de liderazgo y éxito social y profesional. Evidentemente, existe el estereotipo contrario, en el que los sujetos poco atractivos son menos inteligentes, merecen menos confianza, son más agresivos y antisociales. Esta rápida categorización de las personas puede parecer injusta, pero es un hecho real y que puede justificar el auge de los procedimientos de cirugía estética en nuestro medio.

Existe un notable acuerdo entre lo que se considera bello independientemente de la edad, sexo y clase social. Es importante destacar la importancia que adquieren la apariencia y el atractivo facial sobre la percepción del yo y la autoestima de los sujetos, especialmente entre la población adolescente.

Anderson cita un estudio de *Psychology Today* de 1972 en el que 62.000 lectores respondieron a un cuestionario de satisfacción, en el que se objetivó que a un 20% no les gustaba su nariz, a un 12% no les gustaba su mentón, a un 6% no les gustaban sus ojos, a un 6% no les gustaban sus orejas, a un 20% no les gustaba su pelo y a un 25% no les gustaba su complexión. La conclusión del artículo fue que existía acuerdo sobre la importancia del atractivo facial en las relaciones interpersonales, en las relaciones sexuales, en las amistades y en sentirse satisfechos consigo mismos. Era igualmente importante para los habitantes de los pueblos y para habitantes de grandes ciudades, para los que viajaban y para los que no lo hacían, para los que tenían una vida social muy activa y para los que no la tenían.

El atractivo se evalúa generalmente en los rasgos faciales, y dentro de la cara se centra sobre todo en los ojos y en la boca, debido probablemente a su importancia como órganos de la expresión.

El aspecto dentofacial se consideró muy importante en las citas con individuos del sexo opuesto, obtención de un trabajo, hacer amistades y trabajo en lugar público. Aller, en 1917, afirmaba: «La protrusión del maxilar inferior, cuando es excesiva, es una de las deformidades más repulsivas y conspicuas de la cara; y aunque el paciente sea brillante, agradable y pacífico, siempre será juzgado por su aspecto como sórdido, moroso y vicioso.»

También se observó que en los adolescentes la apariencia es más importante que la salud o la función como motivo de atención a sus dientes. Los motivos de solicitud de una corrección de una deformidad dentofacial constituyen una intrincada jungla de razones extrínsecas e intrínsecas. Salzman afirma que la solicitud de tratamiento ortodóncico radica primariamente en los «valores estéticos y en la elevada recompensa social que nuestra sociedad otorga a los dientes bien alineados y al atractivo físico en general». Un 73% de los pacientes del estudio de Walley emprendió el tratamiento por motivos estéticos. Jarabak efectuó un estudio sobre los motivos que empujan a un paciente al tratamiento ortodóncico y encontró que los estímulos eran de cinco tipos, aceptación social, miedo, aceptación intelectual, orgullo personal y beneficios biológicos.

En el fondo, el objetivo de la cirugía estética, y en muchos casos, la motivación del paciente que solicita la corrección de un prognatismo es la misma del que se somete a una rinoplastia, es hacer que el paciente se sienta feliz.

Por ello, una estrecha comunicación entre el profesional y el paciente son esenciales para llevar a buen término el tratamiento. La comprensión por parte del clínico de cuáles son las motivaciones y expectativas del paciente, y el conocimiento de éste de los límites de la terapia que se le ofrece son unas condiciones indispensables para emprender el tratamiento.

Goldstein clasificó a los pacientes que solicitaban tratamiento en tres grupos:

- **Grupo I**. Individuos con un ajuste psicológico correcto, bien adaptados, que desean tratarse por presentar deformidades estéticas o por comodidad, pero que no buscan una solución a todos sus problemas. Tienen un concepto realista de los resultados.
- **Grupo II**. Individuos de personalidad inadecuada, que utilizan su deformidad como escudo protector frente a las responsabilidades del mundo exterior.
- **Grupo III.** Individuos de carácter prepsicótico o psicótico en los que la anormalidad facial es el punto focal de una personalidad esquizofrénica.

Los profesionales que tratan problemas estéticos han buscado durante mucho tiempo una guía que les permita identificar los diferentes tipos de pacientes. La complicada naturaleza de la motivación humana ha impedido que se consiga un formulario ABC para aislar al paciente problema.

Sin duda, ningún cuestionario puede sustituir el contacto personal en un entorno relajado y sin límite de tiempo entre el médico y el paciente. Desde el momento en que se solicita la visita, la actitud en la sala de espera, la respuesta a las explicaciones y preguntas del cirujano, la comprensión de los procedimientos técnicos y de los riesgos que llevan asociados, la aceptación de tratamientos coadyuvantes y las cuestiones de índole financiera, son todos ellos factores que se deben tener en cuenta en la visita con el paciente estético.

Deben identificarse los pacientes problema; aquellos individuos que solicitan la corrección de deformidades muy menores, o que atribuyen a una desviación menor de la norma estética todos los problemas, o sujetos que acuden con fotografías de famosos a los que les gustaría parecerse, sujetos con atuendos o peinados descuidados. La experiencia es, sin duda, la mejor guía para descubrir al paciente que es un mal candidato a la cirugía estética, pero también la intuición es un factor importante.

El concepto de **imagen del yo** es otro de los fundamentos de la cirugía de la cara. Sin embargo, continúa siendo un gran desconocido y sorprende descubrir la forma cómo un paciente se ve a sí mismo. El límite entre una distorsión normal o fisiológica y una distorsión patológica no está claro, pero es importante porque toda intervención de cirugía plástica causará un cambio en la imagen del yo. Y este cambio no siempre es positivo; de hecho, la discrepancia entre las expectativas del paciente y los resultados del tratamiento puede hacer que una intervención técnicamente satisfactoria resulte inaceptable para el paciente.

Para evitar problemas de comunicación es importante que el cirujano tenga una idea exacta de cuál es el problema que preocupa el paciente. Con frecuencia se recibe a pacientes con deformidades notables que consultan por una nimiedad. Puede ser útil entregar un espejo al paciente para que defina claramente el problema que le inquieta.

3. Evaluación estética

La evaluación de la estética facial es, por subjetiva, difícil. La estética facial difiere según sexo, edad, raza, grupos culturales y modas. No obstante, es notorio que unas caras desproporcionadas son poco estéticas, mientras que aquellas caras cuyas proporciones faciales son armoniosas son estéticas. La armonía es, posiblemente, el único elemento constante presente en los rostros bellos, aunque también se deben tener en cuenta factores como la textura y el color de la piel, las expresiones faciales o la armonía de movimientos.

Cada región facial presenta características peculiares que les dan la categoría de belleza. No obstante, es importante evaluar globalmente la cara del paciente. Es la relación establecida entre las dimensiones verticales y transversales la que permite catalogar inicialmente a una cara (fig. 1).

Desde el punto de vista vertical, la cara se divide en tercios (fig. 2). En el tercio inferior, la boca debe encontrarse en la unión del tercio superior y los dos tercios inferiores

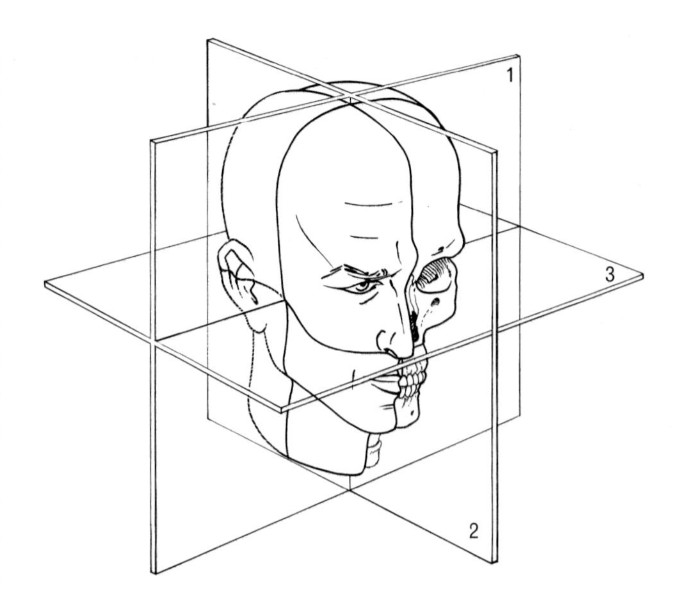

Fig. 6.1.—**Análisis tridimensional de la cara.** *Planos:* 1) Frontal, coronal: paralelo a la frente. 2) Sagital: perpendicular a la frente, paralelo al eje mayor de la nariz. 3) Transversal, horizontal, axial: paralelo a línea de los ojos.

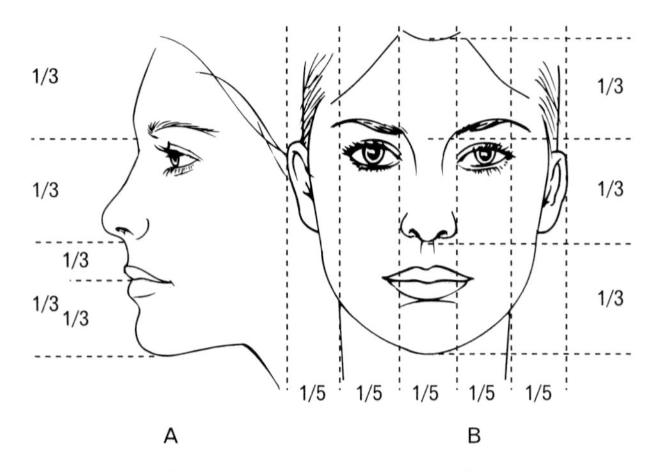

Fig. 6.2.—**Armonía facial.** A. Perfil. B. Frente. División en: 1/3 verticales y 1/5 verticales.

(fig. 2). En el análisis del perfil (fig. 4) se deben evaluar las características de concavidad o convexidad (fig. 6).

Desde el punto de vista transversal, la cara se divide en quintos (fig. 3). La nariz, el *filtrum* y el centro de la barbilla deben encontrarse en la línea media. La base nasal debe tener la misma anchura que la distancia intercantal, y la distancia intercomisural debe ser igual a la distancia interpupilar (fig. 3).

Cuando se evalúa globalmente la cara, el primer paso es la identificación de síndromes congénitos asociados a múltiples deformidades del macizo facial. La exploración debe hacerse con el paciente sentado y con la cabeza en su «posición natural» (por ejemplo, aquella posición que se adopta al observar hacia el infinito, o al observar su pro-

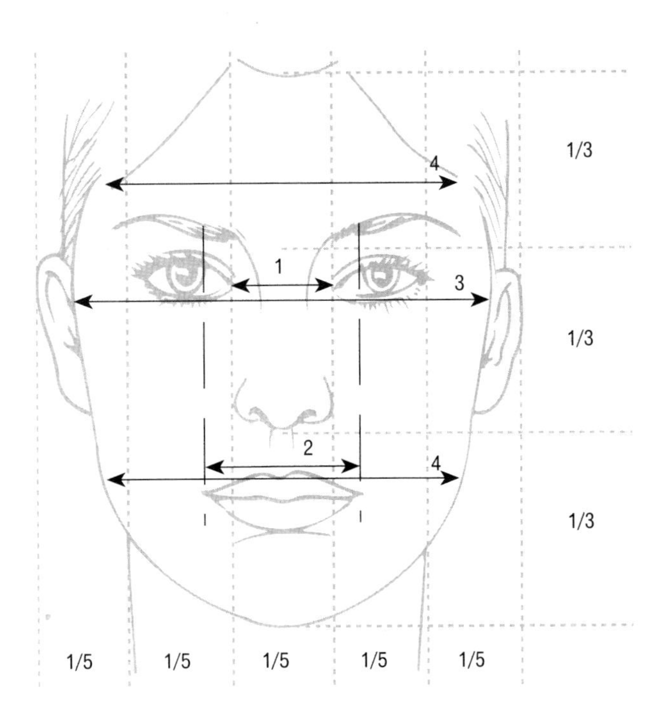

Fig. 6.3.—**Análisis transversal.** 1) La anchura de la base nasal = distancia intercantal. 2) La distancia intercomisural = distancia interpupilar. 3) La distancia intercigomática es la mayor de la cara. 4) Las distancias bitemporal y bigonial son iguales.

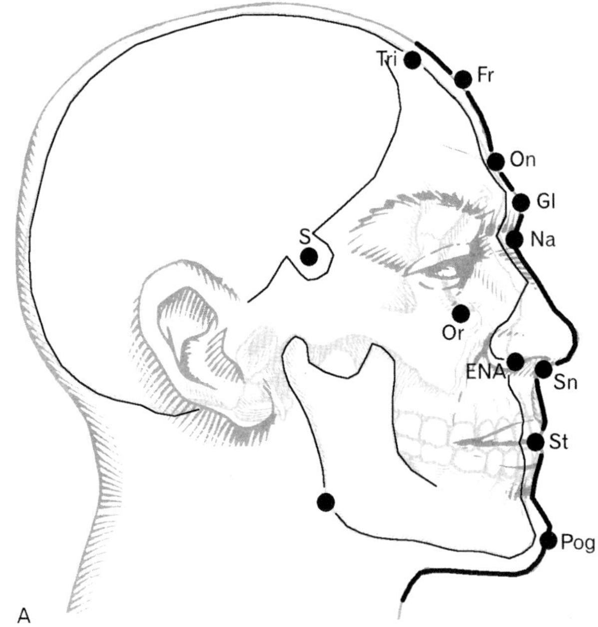

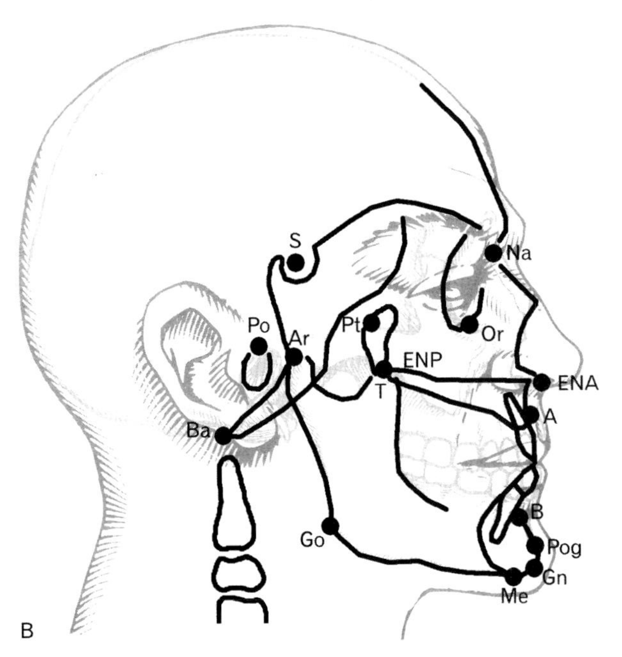

Fig. 6.4.—**Puntos cefalométricos.** A. *Cutáneos:* Tri = trichion. Fr = frontal. On = ophryon. Gl = glabela. Na = nasion. Sn = subnasal. St stomion. Pog = pogonion. Go = gonion. B. *Óseos:* Po = porion. ENA = espina nasal anterior. ENP = e.n posterior. A = punto más profundo del borde anterior maxilar. B = punto más profundo del borde anterior mandibular. Go = gonion. Me = mentoniano. Gn = gnation. Pg = pogonion.

pia imagen en un espejo). La belleza de una cara depende, pues, de la armonía general en tamaño y posición entre sus diferentes componentes; es decir, de su equilibrio.

En primer lugar se examina el equilibrio horizontal general entre los tercios superior, medio e inferior de la cara.

Tercio superior. Las anomalías del tercio superior raramente requieren correcciones quirúrgicas y un correcto peinado puede enmascarar la alteración.

Tercio medio. A continuación se examina el tercio medio:

a) Relaciones globo ocular-órbita. Se deben medir las dimensiones interoculares como la distancia intercantal y la distancia interpupilar. El aumento de distancia intercantal se denomina **telecanto**. El aumento de distancia interocular es el **hipertelorismo.** Los cantos interno y externo de ambos ojos deben quedar sobre una línea horizontal. Deben evaluarse las características de los párpados del paciente.

b) Mejilla. Se evalúa su proporción en relación con las órbitas y su simetría. Su prominencia se puede estudiar con precisión desde arriba. Deben evaluarse secuencialmente la eminencia malar, los rebordes infraorbitarios y las áreas paranasales.

c) Pirámide nasal. Se estudia su simetría y tamaño en relación con el resto del tercio medio; la relación de la base de los cartílagos alares con los ojos; la relación con los surcos nasolabiales; ángulo nasolabial y nasofrontal; su relación con el mentón mediante las líneas estéticas de Rickets o Steiner; la exposición de las narinas, y las dificultades respiratorias.

Tercio inferior.

a) Labios (ver apartado correspondiente).

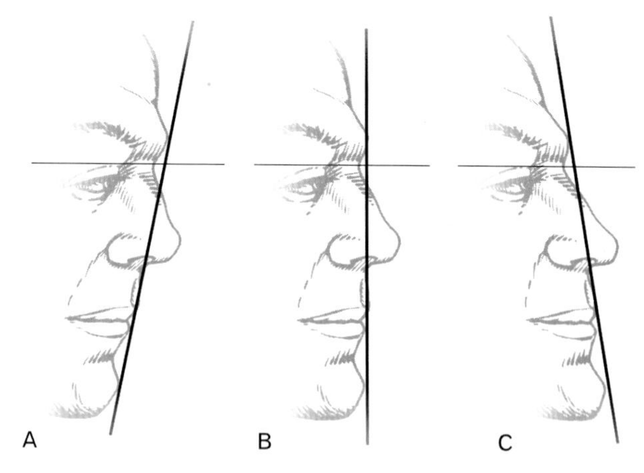

Fig. 6.6.—**Perfil.** *Tipo:* A. Retruido. B. Ortognático. C. Protruido.

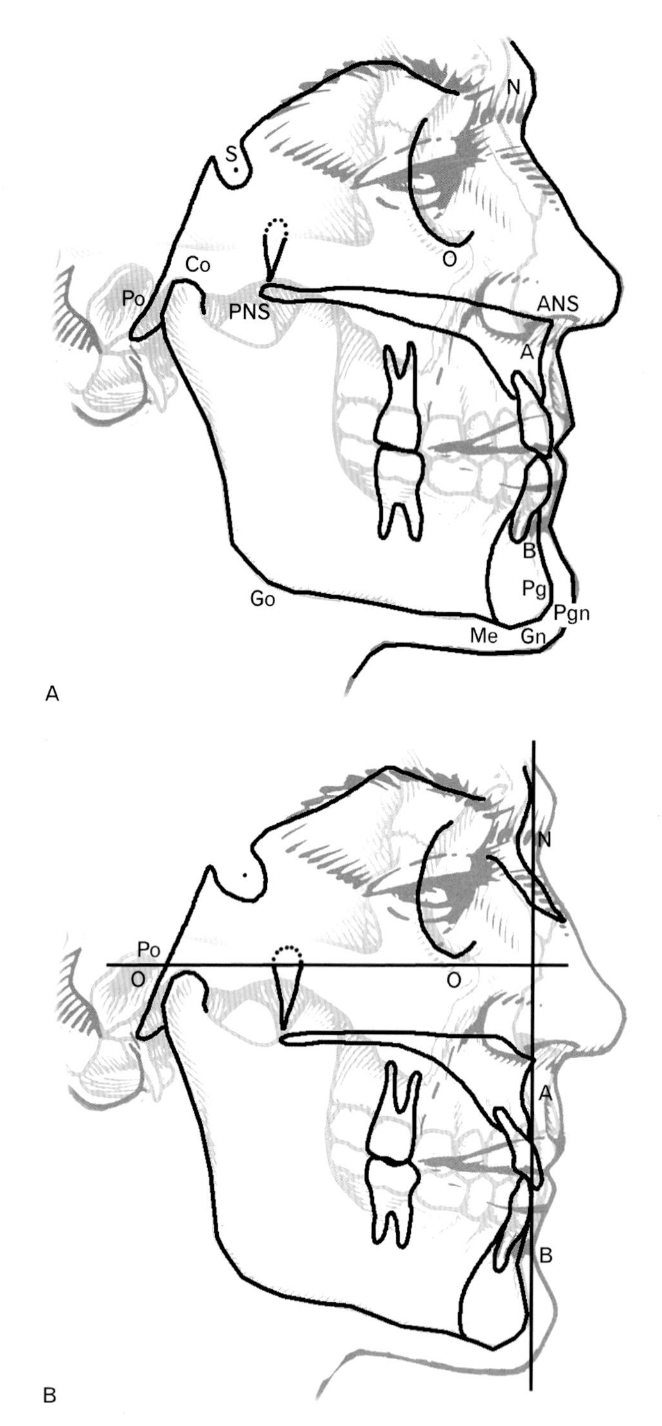

Fig. 6.5.—**Evaluación de perfil.** Plano de Frankfort: línea horizontal entre Po y Or. Línea vertical desde nasion perpendicular al plano.

b) Relación labio inferior-dientes. Los dientes inferiores raramente quedan expuestos en reposo. Si es así, debe sospecharse deficiencia mentoniana anteroposterior, protrusión dentoalveolar mandibular severa o hipotonía del labio inferior.

c) Surco labiomentoniano. La existencia de un pliegue nasomentoniano discernible da definición a la cara, mientras que su ausencia o su excesiva acentuación otorgan un aspecto desagradable.

d) Mentón. Se deben evaluar su simetría, sus relaciones verticales y su morfología.

e) Área submentoniana (ver apartado correspondiente).

A continuación se presentarán las características específicas de cada región.

4. Región frontal y supraorbitaria

Todo el territorio maxilofacial se debe analizar en unas proyecciones básicas que incluyen frente, perfil, tres cuartos y basal.

4.1. Exploración frontal (fig. 7)

Se debe evaluar la simetría en comparación con el lado contralateral, evaluando el área temporal, cejas, crestas supraorbitarias y párpados. Se debe recalcar si la asimetría se debe a un problema óseo o de tejidos blandos. También se debe localizar la forma, ubicación vertical y grosor de la línea de implantación del cabello. En las cejas se deben estudiar simetría, forma y distancia respecto a cresta supraorbitaria y a párpados.

Se deben localizar dos puntos cefalométricos importantes. La glabela es un punto de la línea media en el que confluyen las dos crestas supraorbitarias. Es más pronunciada en el varón. El nasión se localiza inferiormente a la glabela y se trata de un punto cóncavo que se localiza al nivel de las pestañas superiores.

Finalmente, se deben estudiar la distancia intercantal y la distancia interpupilar. La distancia intercantal es la distancia que separa los cantos internos, normalmente 34 ±

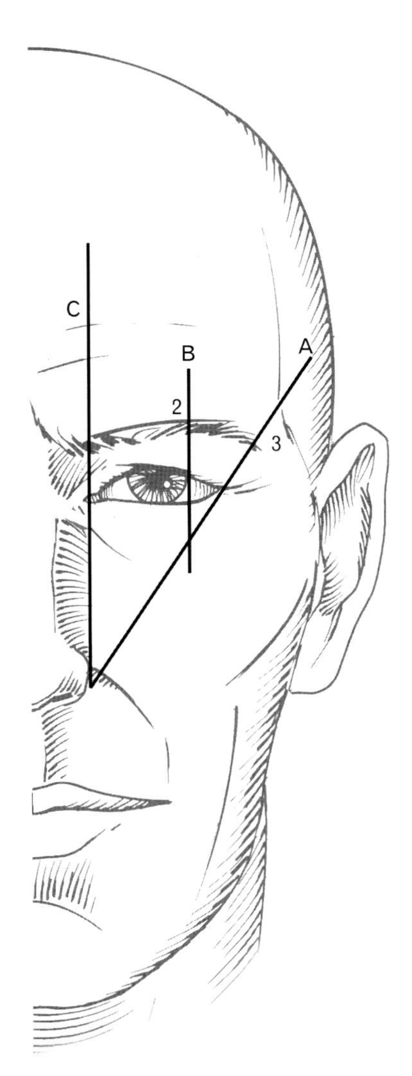

Fig. 6.7.—**Estética orbitaria.** La ceja se divide en tres segmentos: 1. Cabeza. 2. Cuerpo. 3. Cola. Tres líneas: A. Canto lateral. B. Limbo lateral. C. Paralela nariz

± 4 mm. La distancia interpupilar es la distancia que separa el punto central de ambas pupilas, y es de 64 ± 4 mm.

4.2. Exploración del perfil

La exploración debe hacerse en relación a la posición anteroposterior de la córnea.

La frente es el área limitada por las cejas y la línea de implantación del cabello. Desde la cresta supraorbitaria se proyecta verticalmente con una pendiente posterior mínima. En su tercio superior aumenta su angulación. Las crestas supraorbitarias, por su parte, se encuentran 5-8 mm por delante de la córnea. Finalmente, el reborde orbitario lateral se encuentra 8-12 mm por detrás de la córnea.

La glabela es el punto más prominente del perfil facial y se debe localizar inmediatamente por encima de las cejas. El nasión, por su parte, está a la altura de las pestañas y se encuentra unos 5 mm por delante de ella.

4.3. Exploración basal

Esta proyección es la mejor forma de observar la existencia de asimetrías en la región frontal, así como la proyección de las crestas supraorbitarias.

4.4. Exploración de los tejidos blandos

El envejecimiento facial se acompaña de una pérdida progresiva de elasticidad con un descenso gradual de la frente, la sien y la glabela. Existe una ptosis de las cejas que acentúa la redundancia de tejidos que se evidencia en el párpado superior.

La contracción muscular hace que aparezcan pliegues y arrugas cutáneas, horizontales y finos desde el canto externo por acción del músculo orbicular, horizontales y profundas en la frente por acción del músculo frontal, y multidireccionales en la glabela por acción del corrugador y el procerus.

Se debe evaluar la posición normal de la ceja. En el varón ocupa una posición más caudal y está menos arqueada que en la mujer. En la mujer ocupa su posición más alta en la unión del tercio medio y externo.

5. Región cigomaticomalar

La prominencia de los huesos malares se considera en nuestra época un condicionante estético importante. En este apartado se discutirán los criterios para la evaluación estética de la región. Ésta incluye el interrogatorio, inspección clínica y radiográfica y evaluación estética de las fotografías del individuo en las siguientes proyecciones: frente, perfil, tres cuartos y basal.

5.1. Frontal

En la evaluación frontal se analizará la simetría vertical y transversal de las prominencias malares. El punto de máxima prominencia se debe localizar 10 mm lateral y 15-20 mm por debajo del canto externo. La existencia de exposición escleral puede indicar la existencia de una deficiencia malar.

5.2. Lateral

El mejor punto de referencia para evaluar la región orbitocigomática, excepto en casos de síndrome complejo con afectación oftálmica, es el globo ocular. En la visión de perfil el área paranasal debe estar unos 2 mm por delante de la córnea y debe ser ligeramente convexa.

5.3. Tres cuartos

Es la mejor proyección para evaluar la región cigomática, dado que permite visualizar fácilmente los sectores mediales y laterales de la mejilla. El segmento medial incluye sector anterior del maxilar, reborde infraorbitario y parte interna del malar. Por su parte, el sector externo incluye la eminencia cigomática, el reborde orbitario externo y el arco cigomático. La máxima prominencia del cigoma debe encontrarse 2 cm por abajo y 1,5 cm por fuera del canto externo.

5.4. Basal

Permite evaluar la prominencia malar frente al globo y al canto externo. Permite valorar la prominencia y la simetría.

6. La nariz

La evaluación estética de la región nasal debe incluir el interrogatorio del paciente, la inspección clínica del mismo, el estudio radiográfico y la evaluación estética de las fotografías del sujeto.

Dentro de la inspección es esencial evaluar la textura, el grosor y la elasticidad de la piel del individuo. Desde el punto de vista estético, la nariz se considera compuesta por los siguientes sectores: raíz, dorso, supratipo, punta, complejo alar, narinas y base nasal (fig. 8). Cada componente se debe evaluar en la visión frontal, de perfil, tres cuartos y basal.

6.1. Raíz nasal

Área que incluye los huesos nasales y el huso frontal. Se debe localizar el punto de mayor prominencia (glabela) y el de mayor concavidad (nasión).

En la visión frontal, la raíz debe continuarse con dos líneas suaves desde las crestas supraorbitarias hacia el sector lateral del dorso nasal (fig. 9). Su anchura debe ser de 32 ± 4 mm y se debe estrechar hasta unos 10 mm en el dorso nasal. Asimismo se debe evaluar la posición del nasión. Este punto cefalométrico se debe localizar a nivel de las pestañas superiores.

En el perfil, el nasión debe proyectarse unos 5 mm por delante de las pestañas superiores. Además se debe evaluar el ángulo nasofrontal (fig. 10), que está formado por la intersección del plano facial (nasión-pogonión) y el plano tangente al dorso nasal. Este ángulo oscila entre 30 y 35°. El ángulo nasofacial es el responsable de la proyección de la nariz respecto a la cara (fig. 13).

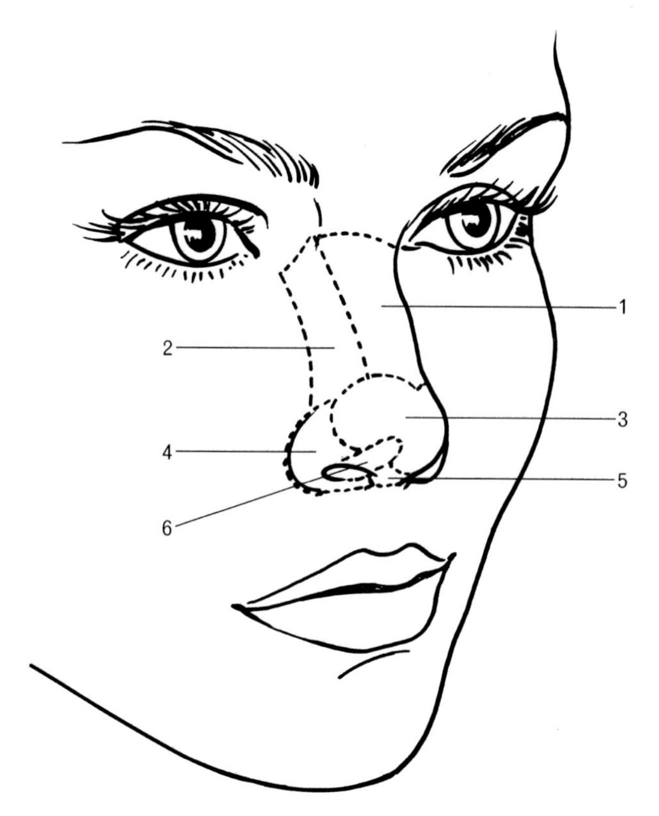

Fig. 6.8.—**Estética nasal.** Subunidades estéticas: 1. Dorso. 2. Paredes laterales. 3. Punta. 4. Alas. 5. Columela. 6. Triángulo blando.

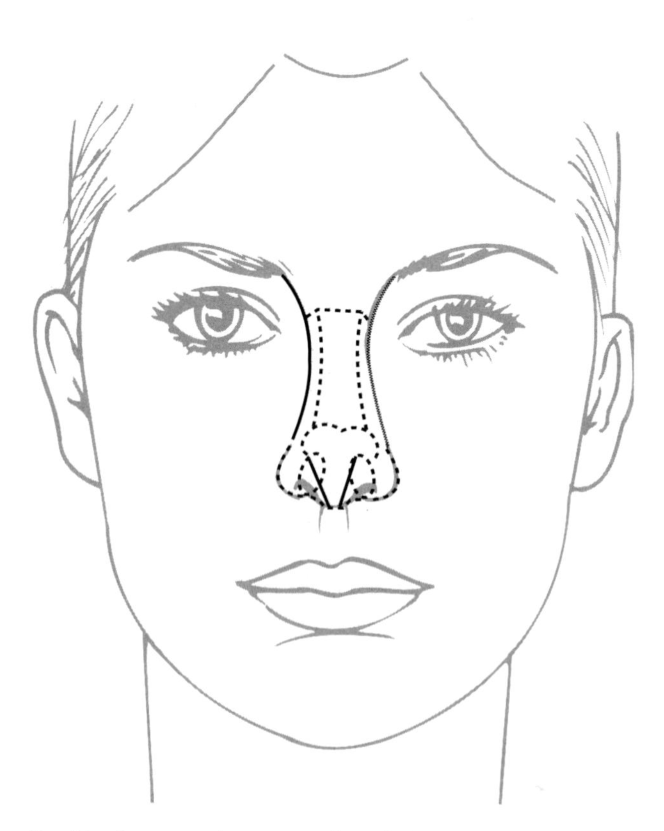

Fig. 6.9.—**Dorso nasal en norma frontal.** Dos líneas cóncavas, tres puntos.

6.2. Dorso nasal

El dorso nasal se extiende desde el nasión hasta la proyección lateral de los alares. En la visión frontal deben observarse dos líneas divergentes que van desde la raíz hasta la punta nasal.

En el perfil, el dorso se debe proyectar 5-8 mm por delante de la córnea en un plano horizontal al nasión; puede ser recto o ligeramente cóncavo. Además es extremadamente importante analizar el «supratip». Se trata de una ligera depresión que aparece en el dorso nasal inmediatamente antes de la punta, y generalmente es más acentuada en mujeres que en varones.

En la visión tres cuartos, se debe visualizar una línea sin solución de continuidad entre el dorso y la cúpula del cartílago alar.

6.3. Punta nasal

La punta nasal desempeña un papel fundamental en la estética nasal. Se deben evaluar los siguientes aspectos: proyección lateral de ambas cúpulas, ángulo de divergencia de los crus mediales, «supratip», unión columelo-lobular. Estos puntos se ven en todas las proyecciones de la nariz y se manifiestan como reflejos luminosos (fig. 11).

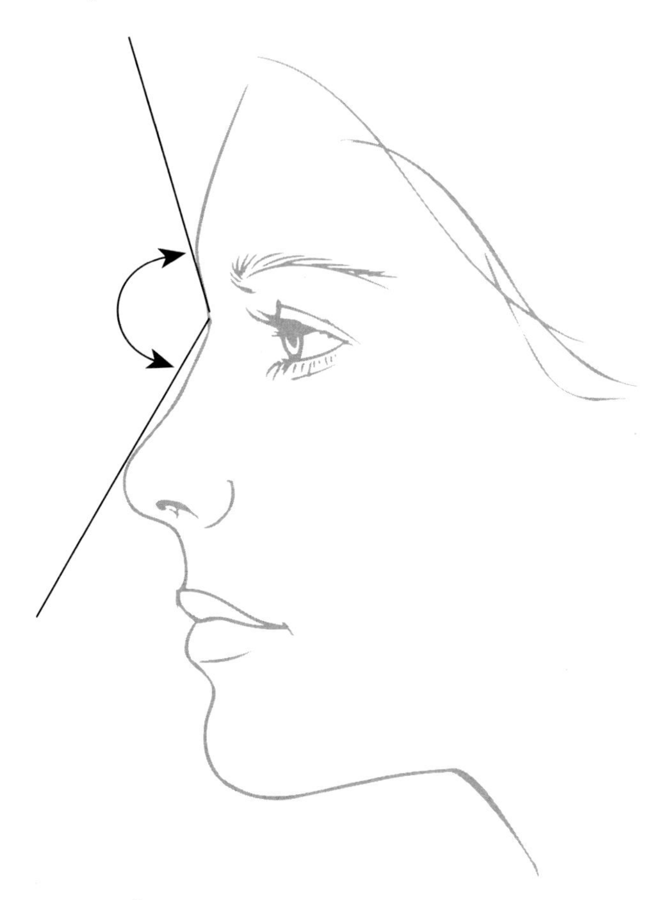

Fig. 6.10.—**Ángulo nasofrontal:** 115-130°.

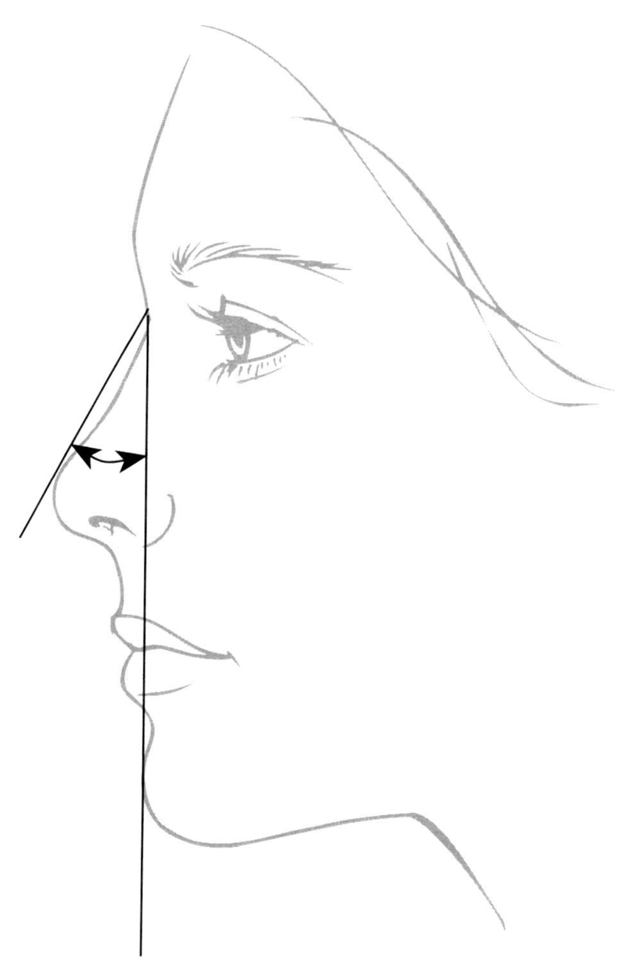

Fig. 6.10.—**Ángulo nasofacial:** 30-40°.

En la visión frontal, las dos proyecciones laterales determinan la anchura de la punta (distancia intercrural) y son el resultado de las características anatómicas de la cúpula. Su posición determina lo que Sheen refiere como los puntos luminosos de la punta nasal. No obstante, su presencia depende en gran medida de las características de la piel del individuo. El ángulo que forman los dos crus mediales debe ser de unos 60°: ángulos más agudos producen puntas hiperproyectadas, mientas que ángulos más obtusos producen puntas bulbosas.

En el perfil debe analizarse la magnitud de la proyección de la punta, así como su forma. Se considera que ésta debe encontrarse 2 mm por delante del dorso nasal.

En la visión tres cuartos, la cúpula del cartílago contralateral es la parte más prominente de la nariz.

6.4. Complejo columela-alares

En la visión frontal la anchura basal de los alares debe ser igual a la distancia intercantal y aproximadamente el 70% de la longitud nasal (fig. 12).

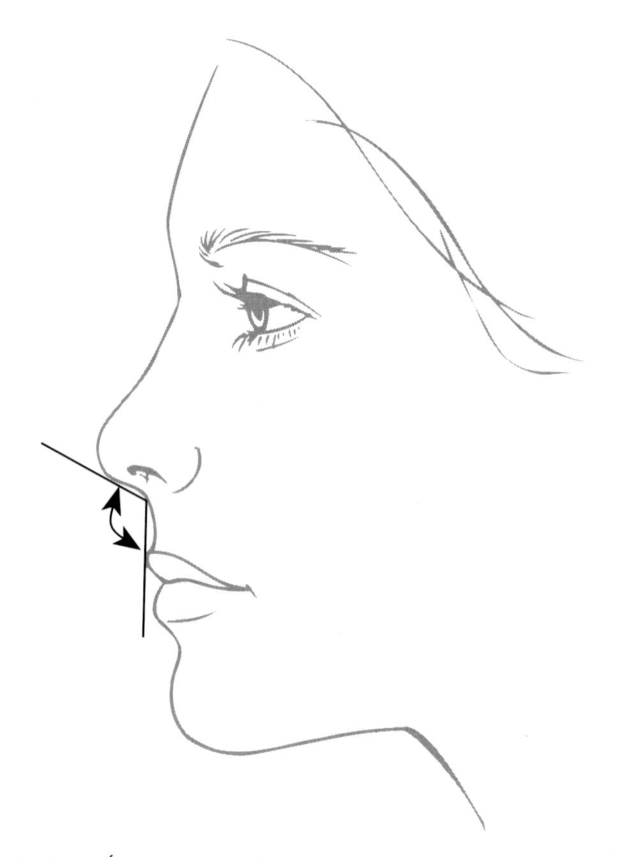

Fig. 6.12.—**Ángulo nasolabial:** 90-110°.

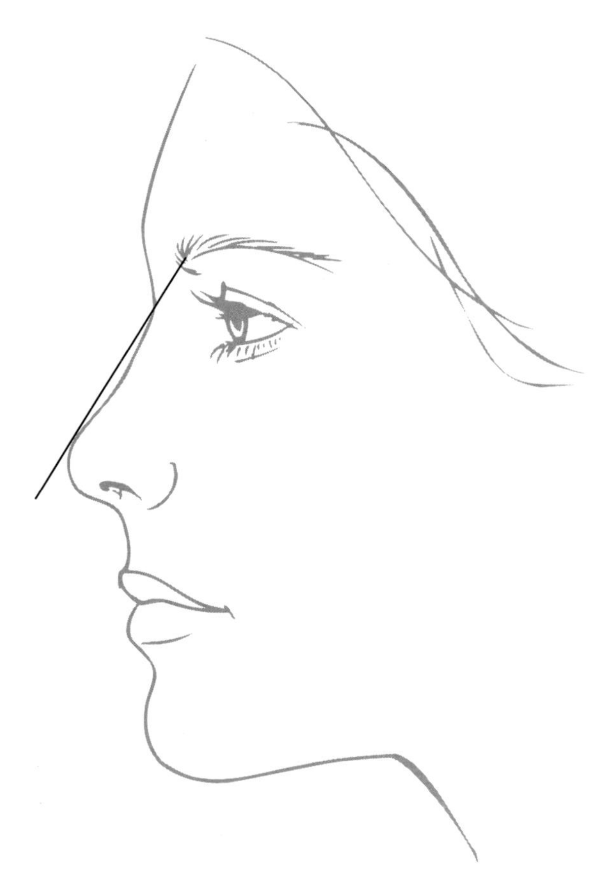

Fig. 6.14.—**Punta y dorso nasal.** La punta debe estar 2-3 mm por delante del dorso.

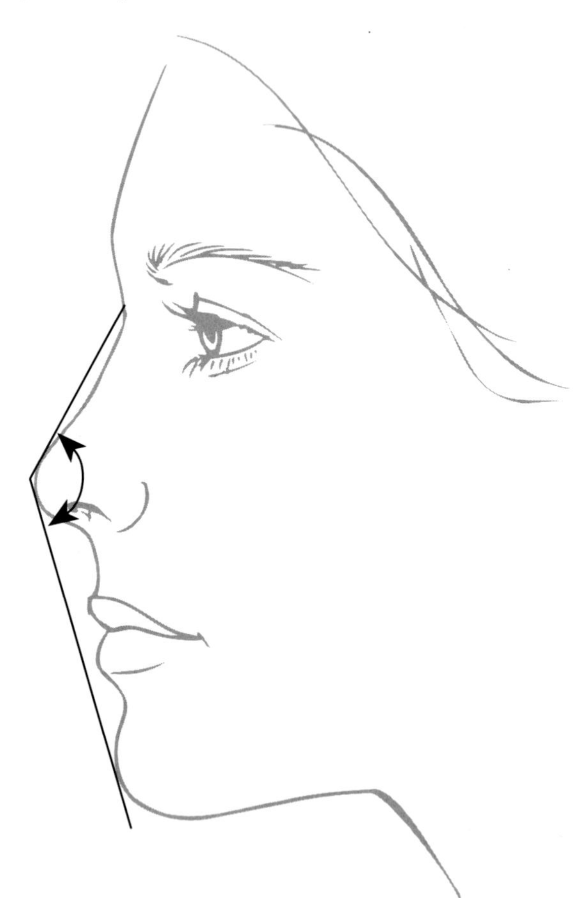

Fig. 6.13.—**Ángulo nasomental:** 120-132°.

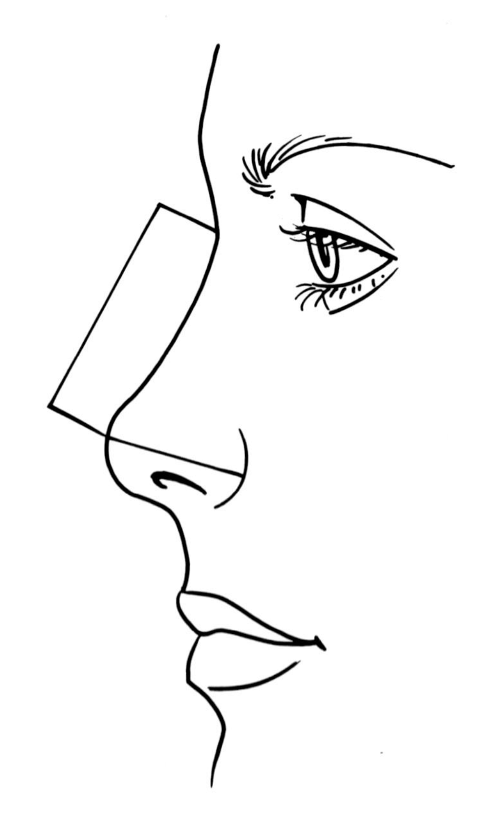

Fig. 6.15.—**Longitud nasal.** Relación con la proyección de la punta = 1:0,6.

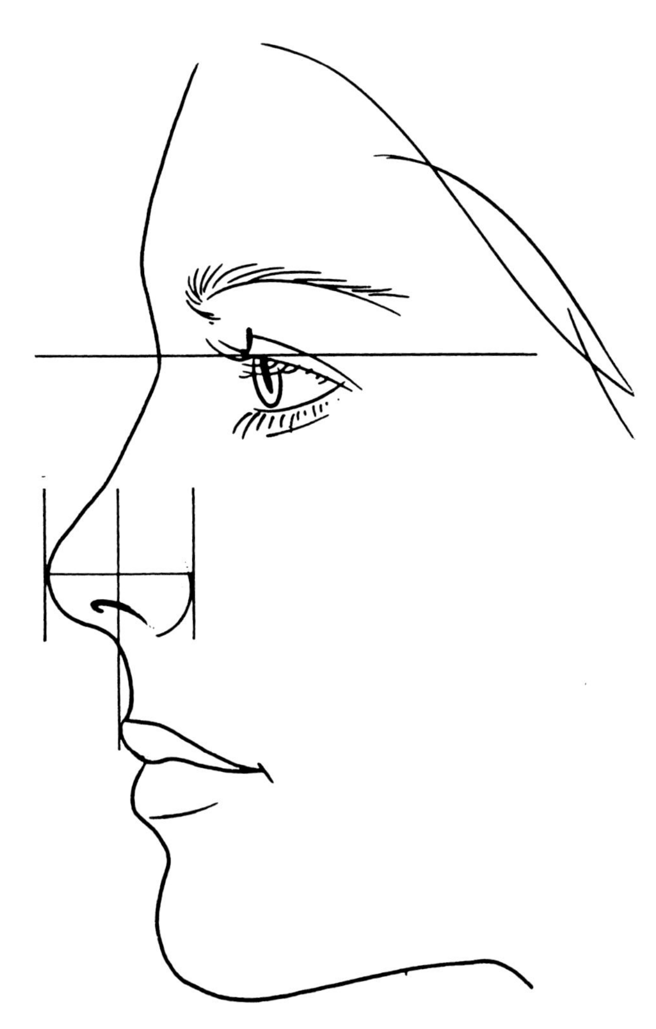

Fig. 6.16.—**Proyección punta:** Proporción ala-punta, 1:1; columela, 2-3 mm más inferior que las alas.

En el perfil, la columela debe estar a menos de 3 mm por debajo del reborde alar para evitar la exposición del septo membranoso. Las narinas tienen una forma oval convergente hacia la punta nasal.

Se debe estudiar el ángulo de rotación de la punta, formado por la tangente a la columela y la tangente al lóbulo nasal. Debería ser de 50°. Un segundo ángulo importante es el denominado ángulo nasolabial, formado por la tangente a la columela desde el punto subnasal, y la tangente al labio superior. Este ángulo oscila entre 90 y 110°, según el sexo (fig. 12).

6.5. Columela

La visión basal de la nariz permite estudiar las siguientes estructuras. Las narinas tienen forma ovalada y convergen hacia la punta nasal. La columela se extiende desde el punto subnasal hasta la unión de la columela con el lóbulo. Esta distancia debe ser dos tercios de la altura nasal total en la visión basal (fig. 17). Finalmente, es posible apreciar la existencia o no de desviaciones septales.

7. Relaciones maxilomandibulares

La posición, la forma y el tamaño de los huesos maxilares determinan de forma esencial la fisonomía de los individuos.

Uno de los factores importantes a considerar es la concavidad o convexidad del perfil, que puede indicar un trastorno dentofacial. El perfil ideal debe ser recto y no debe diverger de la línea vertical verdadera. Si la línea del perfil

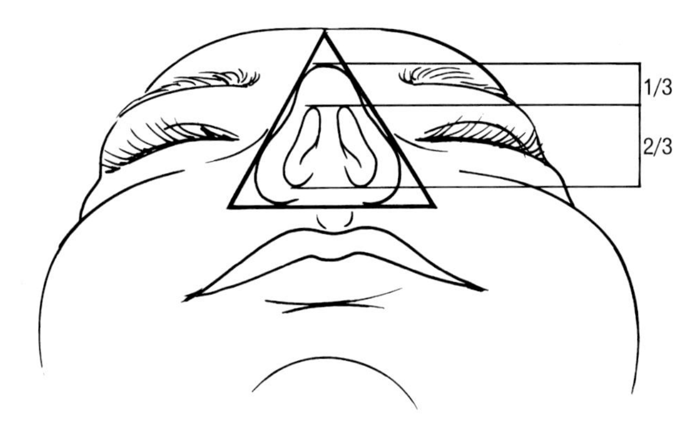

Fig. 6.17.—**Base nasal:** triángulo equilátero, 1/3 sup = punta, 2/3 inf = = columela.

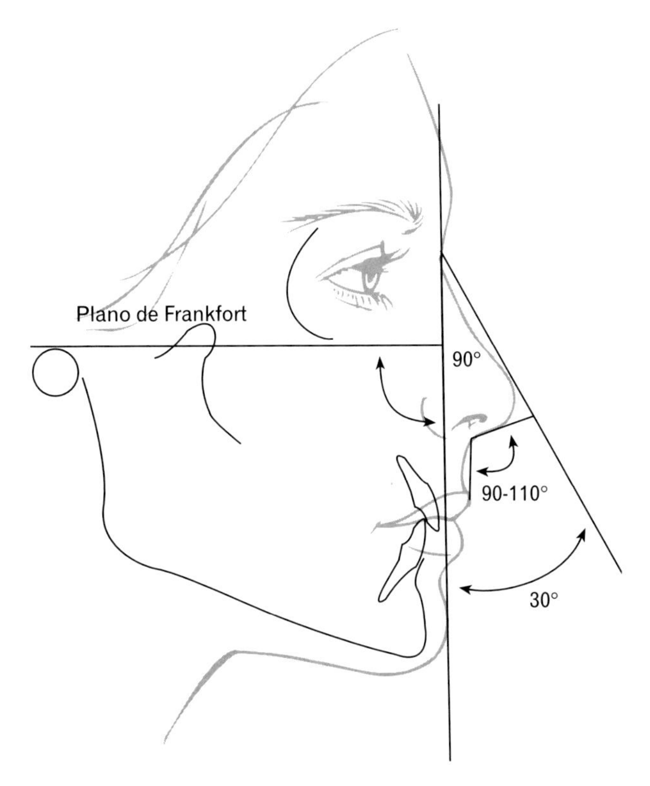

Fig. 6.18.—**Perfil de los tejidos blandos.** Línea vertical desde nasion perpendicular al plano de Frankfort coincide con el mentón blando.

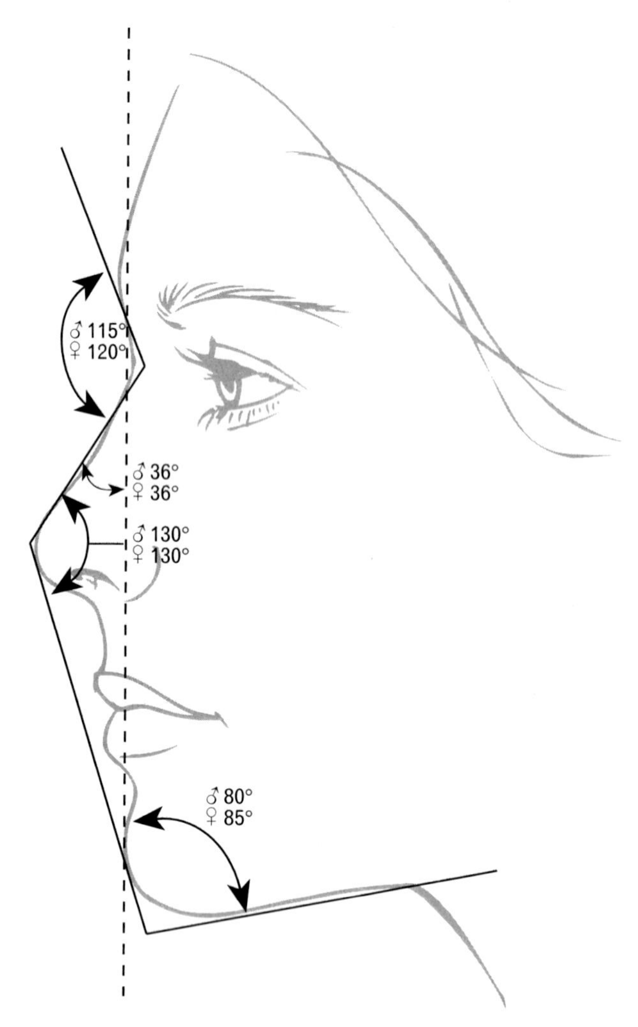

Fig. 6.19.—**Triángulo estético.** *Ángulos:* Naso-frontal: 115-130°. Naso-facial: 30-40°. Naso-mental: 120-132°. Mento-cervical: 80-95°.

es excesivamente cóncava o convexa, entonces existe una desproporción maxilomandibular. El hueso responsable puede descubrirse relacionándolo con una vertical verdadera que pase por nasión.

Tweed (1954) establece el ángulo Frankfurt-incisivo mandibular como meta del tratamiento para obtener estabilidad y mejora de la apariencia.

Williams (1969) relacionó el borde incisal de los incisivos inferiores con la línea A-pogonión.

Reidel (1952) otorga importancia a la posición de las base óseas con respecto al cráneo con las medidas SNA y SNB.

Downs (1952), Steiner (1959) y Holdaway señalaron la importancia del pogonión en el perfil facial.

También se han establecido directrices estandarizadas que evalúan de forma global el perfil. Rickets, Merrifield, Holdaway y Steiner han establecido unos parámetros de normalidad del perfil facial. Parecen útiles como instrumentos de monitorización del tratamiento, pero no como metas terapéuticas.

8. Labios

Los labios son extremadamente importantes en la estética global del paciente y deben evaluarse en reposo y en actividad. En reposo el labio inferior tiene una exposición de bermellón que es aproximadamente el 25% superior a la del inferior. La anchura de los labios de comisura a comisura debe ser igual a la distancia interpupilar. Se evalúa la posición de los labios en relación a la columela (ángulo nasolabial de 90-110°) y a los dientes superiores (exposición de unos 3 mm); la simetría en el plano frontal; la relación de la columela con los ojos; la exposición de bermellón; la exposición de los dientes en la sonrisa; la competencia labial en el cierre; la distancia interlabial (hasta 3 mm en reposo); las relaciones interlabiales (ligera protrusión del labio superior).

Los labios desempeñan un papel importante en la estética facial, no sólo por sus características propias, sino también por las relaciones que mantienen con otras estructuras faciales.

Así, el plano vertical de los labios debe encontrarse alineado con el plano facial, estando la unión labio-nasal ligeramente por delante de esta línea para dar plenitud a este sector.

El análisis de los labios debe incluir los siguientes parámetros:

8.1. Longitud

La longitud del labio superior (distancia subnasal-stomion) es de 24 mm en varones y de 20 mm en niñas. La longitud del labio inferior (stomion-gnation) es de 50 mm en niños y de 46 mm en niñas.

8.2. Grosor del bermellón

La distancia determinada por la distancia entre la superficie vestibular del incisivo superior y el punto más anterior del bermellón del labio superior, y entre la superficie vestibular del inciFsivo inferior y el punto más anterior del bermellón del labio inferior.

8.3. Relación con planos de referencia

Varios análisis cefalométricos posicionan los labios en el territorio facial.

a) Rickets. En relación con la línea punta nasal-pogonión, el labio superior está 2-3 mm por detrás y el labio superior 1 mm por detrás.

b) Steiner. La referencia superior es el punto intermedio de la s itálica formada por punta nasal y subnasal. Los labios deben encontrarse en esta línea.

c) Holdaway. Efectúa un análisis cuantitativo de la posición de los labios. Con un ángulo ANB de 2° y un ángulo H de 7-8°, el labio inferior debe encontrarse en contacto con una línea que conecta el pogonión blando con el labio superior.

9. Región cervicomentoniana

El diagnóstico y el tratamiento de las alteraciones de la región cervicomentoniana son un factor importante en el manejo de pacientes con trastornos mandibulares.

El área submentoniana puede verse afectada por cuatro variables: a) laxitud de los tejidos blandos (piel y platisma), b) lipomatosis (grasa bucal, submandibular), c) microrretrogenie mandibular y d) posición del hioides.

Existen varios autores que han analizado este sector de la anatomía maxilofacial. Vistnes y Southern observaron que en el sujeto normal debe encontrarse un platisma suficientemente decusado entre el hioides y el mentón, estando situado el hioides en el vértice de un ángulo recto formado por la región cervicomentoniana y el cuello. Ellengen sugirió un ángulo cervicomentoniano de entre 105 y 120°.

Se deben considerar factores que independientemente de la anatomía ósea modifican el aspecto de este territorio: así la modificación de la posición de la cabeza y el cuello, el peso del paciente. En cambio, ni la edad, ni el sexo, ni la altura alteran su forma.

Worms propone varias medidas para analizar la región cervicomentoniana, que incluyen la longitud del cuello, el ángulo labio mentocervical y la protrusión labial. Legan y Burstone incluyen un ángulo facio-cervical y un cociente entre la altura facial inferior y la longitud submental. Sommersville efectúa un análisis de diferentes medidas cefalométricas de la región, concluyendo que el ángulo submentocervical es el que tiene mayor impacto sobre la estética de la forma del cuello. En los varones este ángulo fue de 126° y en las mujeres de 123°. También establecieron que la longitud submental media fue de 51,2 mm.

10. El cuello

El cuello es una de la regiones a las que los pacientes candidatos a cirugía del envejecimiento facial dedican más atención. El envejecimiento en este área se caracteriza por dos fenómenos simultáneos, la aparición de arrugas y la ptosis y distensión de los tejidos blandos. Con más detalle:

Piel. Relajación y redundancia de la piel, con pérdida de tono y elasticidad. Aparecen surcos oblicuos y transversales.

Platisma. Pérdida de tono y soporte muscular y exageración de los límites internos del músculo platisma.

Grasa. Aparece un acúmulo de grasa superficial y profundo al platisma y la ptosis de las glándulas submaxilares y el ángulo cervicomentoniano pierde definición.

11. Cirugía estética. Técnicas quirúrgicas

La presencia física agradable concede mayor seguridad al individuo. La cirugía estética ofrece al paciente la oportunidad de mejorar su apariencia física, acercándose en mayor medida a unos cánones de belleza preestablecidos, o bien la posibilidad de corregir defectos congénitos que dificultan en grado variable la total integración de ese individuo en la sociedad así como alteraciones funcionales que ese defecto origine. De esta forma, el individuo, al sentir una mejoría de su aspecto físico, responde con mayor seguridad en sí mismo.

Si bien la cirugía estética consigue mejorar la apariencia, no se deben olvidar las limitaciones de la misma. Es conveniente discutir con el paciente acerca de sus deseos de cambio, sus metas y hacerle entender hasta dónde puede llegar la cirugía.

Este capítulo enumera los diferentes procedimientos de cirugía estética facial desarrollados en los apartados correspondientes.

TRATAMIENTO DE LA CALVICIE

Trasplante de pelo

Se transfieren pequeños injertos de pelo a áreas de calvicie.

Reducción de áreas de calvicie

Se extraen áreas de calvicie y se suturan directamente áreas con pelo.

PROCEDIMIENTOS FACIALES

Corrección de las cejas

Se corrigen los hundimientos y las alteraciones de las cejas secundarios a agresiones o traumatismos.

Blefaroplastia

Consiste en la extracción del exceso de piel y del acúmulo de grasa que se sitúa alrededor de los ojos.

Ritidectomía

Se extrae el exceso de piel y arrugas al efectuar la remodelación y plicatura del sistema músculo-aponeurótico superficial de la cara y su fijación en la región posterior, aumentando de esta forma la tensión muscular.

Rinoplastia

Procedimiento quirúrgico que modifica la morfología de la nariz, actuando sobre el tamaño, el dorso, la punta y el ángulo de la nariz y el labio superior. En ocasiones se hace necesaria la utilización de injertos óseos o cartilaginosos.

Otoplastia

Modificación de las orejas que tiene como finalidad conseguir una armonía entre el tamaño, la posición y la función del pabellón auricular.

Aumento de mejillas

Se coloca un injerto en la región maxilomalar consiguiendo una mayor acentuación de los pómulos.

Genioplastia

Modificación del perfil mentoniano mediante el avance o retroceso del mentón tras hacer una osteotomía.

REMODELACIÓN DE LA PIEL

Dermoabrasión química

Se aplica una solución química que acelera el proceso de recambio epidérmico, mejorando las arrugas o imperfecciones de la piel producidas por la edad y el daño solar.

Dermoabrasión

Se lija la epidermis dotando a la piel de una textura más suave. Se utiliza para mejorar el aspecto en caso de acné, cicatrices y tatuajes.

CIRUGÍAF MAXILAR

Alteraciones maxilomandibulares

La mandíbula, el maxilar o ambos son desplazados para mejorar la función oclusal y corregir el perfil facial.

Cirugía mandibular

La mandíbula se puede modificar quirúrgicamente consiguiendo alargamientos o acortamientos de la misma.

Cirugía maxilar superior

La movilización del maxilar tras realizar una osteotomía y nuevo emplazamiento para corregir una mordida abierta o una deficiencia.

Implantes dentales

Los implantes son colocados en el hueso para fijar posteriormente las prótesis dentales.

Bibliografía

Aiach G. Atlas de rinoplastia. Barcelona: Masson, 1994.

Anderson JA, Ries Wr. Rhinoplasty: emphasizong the external approach. New York: Thieme Inc., 1986.

Baldwin DC. Appearance and esthetics in oral health. Community Dental Oral Epid 1980; 8:244-256.

Bell WH. Surgical corrections of dentofacial deformities. Filadelfia: WB Saunders 1980.

Epker BN, Fish LC. Dentofacial deformities: integrated orthodontic and surgical correction. St Louis: CV Mosby, 1986.

Epker BN (ed). Cosmetic oral and maxillofacial surgery. Oral and Maxillofac Surg Clin of NA 1990; 2:217-437.

González J. Modificación del perfil facial en pacientes sometidos a cirugía ortognática. Tesis doctoral. Barcelona, 1994.

Legan HL, Burstone CJ. Soft tissue cephalometric analysis for orthognatic surgery. J Oral Surg 1980; 38:744-751.

McNamara JA. A method of cephalometric evaluation. Amer J Orthod 1984; 86:449-469.

Ortiz Monasterio Rinoplastic. Buenos Aires. Médica Panamericana, 1996.

Proffit WR, White RP. Surgical-orthodontic treatment. St Louis: CV Mosby, 1991.

Rakosi T. An atlas and manual of cephalometric radiology. Londres: Wolfe, 1978.

Rees TD. Esthetic plastic surgery. Filadelfia: WB Saunders, 1980.

Rickets. Divine proportion in facial aesthetics. Clin Plast Surg 1982; 9:401-415.

Sheen J. Aesthetic rhinoplasty. St Louis: CV Mosby, 1987.

Sommerville JM. Morphology of the submental and neck region. Int J Adult Orthod and Orthogn Surg 1988; 2:97-106.

Tardy ME. Facial aesthetic surgery. St Louis: CV Mosby, 1995.

Vilar MT. Armonía facial a partir de una telerradiografía lateral de cráneo. Ortod Esp 1986; 29:41-46.

Wolfe A, Berkowitz S. Plastic Surgery of the facial skeleton. Boston: Little Brown and Co, 1989.

Segunda parte:

Patología quirúrgica regional

Capítulo 7

Piel y tejidos blandos

1. Introducción

1.1. La piel de la cara

La piel de la cara puede diferenciarse histológicamente de la del resto del organismo; existe un aumento de glándulas sebáceas, frecuente elastosis por daño actínico y aumento de histamina en los párpados y en los labios. Presenta además notables particularidades anatómicas (fig. 3). Así, en la cara encontramos los únicos puntos en el organismo que descansan directamente sobre cartílago: pabellón auricular y apéndice nasal. Existen zonas de notable diferenciación y especialización: los párpados y el bermellón labial por ejemplo. En la cara se encuentran anejos cutáneos específicos: las cejas, las pestañas, la vibrisas nasales, las glándulas de Meibomio. La vascularización es más intensa que la del resto de la superficie corporal y está generosamente dotada de receptores sensitivos. Así mismo es una de las zonas del cuerpo que se encuentra permanentemente expuesta a la agresión de los agentes atmosféricos: el polvo, la luz solar, la temperatura, la sequedad ambiental, etc. Todos estos factores hacen que la piel de la cara presente una fisiopatología específica y diferenciada del resto de la superficie corporal.

1.2. Líneas de tensión

Cuando un bisturí incide la piel existe una fuerza determinada por las fibras elásticas y colágenas de la dermis que hace que se separen los bordes de la herida: la tensión cutánea. Esta fuerza actúa repartida por toda la superficie corporal, siendo de dirección e intensidad variable según las diferentes zonas del cuerpo. La tensión cutánea en condiciones fisiológicas favorece la perfecta adaptación de la piel al sustrato anatómico y permite una mejor resistencia a las cargas mecánicas que debe soportar. Como todas las fuerzas, se puede representar mediante vectores con una intensidad y una dirección determinada.

Las líneas de tensión son líneas imaginarias en la superficie corporal que discurren paralelas a los vectores de tensión cutánea. En consecuencia, los bordes de las incisiones efectuadas en la dirección de estas líneas no tendrán tendencia a separarse y, por tanto, darán lugar a cicatrices más estéticas. Por el contrario, las heridas e incisiones perpendiculares a estas líneas tenderán a abrirse y a producir cicatrices hipertróficas (fig. 1). De todo lo anteriormente expuesto se deduce la importancia que tiene para el cirujano el conocimiento de la disposición de estas líneas.

Las líneas de tensión generalmente siguen la misma dirección que las arrugas de la cara, excepto en algunas zonas concretas en las que se ven influidas mayoritariamente por la tracción muscular. La contracción muscular produce, por ejemplo, arrugas verticales en la región glabelar al fruncir el ceño, las arrugas transversales en los labios que produce el llanto o las arrugas que aparecen al

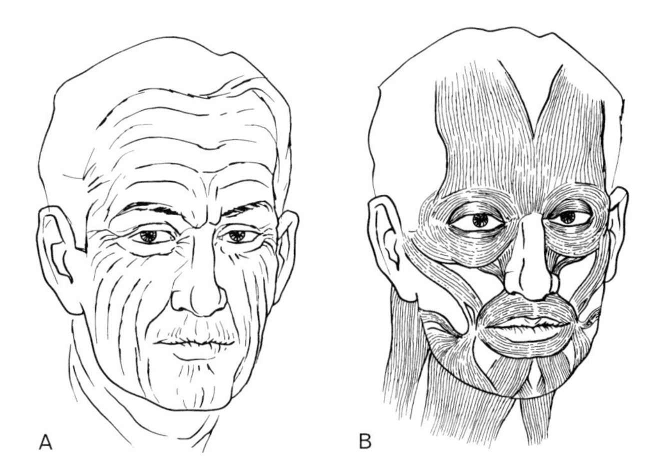

Fig. 7.1.—**Líneas de expresión facial.** A. Líneas siguiendo el patrón de las arrugas, situadas generalmente en ángulo recto con el eje mayor de los músculos cutáneos faciales. B. Músculos cutáneos faciales.

guiñar el ojo. Por tanto, la determinación de las líneas de tensión requiere mantener la musculatura de la mímica relajada.

Para determinar la dirección de las líneas de tensión puede consultarse un esquema de las mismas, o pueden intuirse pellizcando suavemente la piel en varias direcciones. Con esta maniobra relajamos la piel entre los dos dedos formándose pliegues. Los pliegues formados dibujarán las líneas de tensión cuando el esfuerzo para pellizcar sea menor y aparezcan los pliegues más largos y rectilíneos.

1.3. Anatomía e histología de la piel

En la piel se distinguen dos capas principales: la epidermis, una capa de tejido epitelial poliestratificado queratinizante y la dermis, tejido conectivo subyacente. Por debajo de esta última capa existe un panículo adiposo conocido como tejido celular subcutáneo.

La epidermis está compuesta por estratos de queratinocitos, que se forman a partir de la capa basal de la epidermis, a medida que ascienden sintetizando una proteína insoluble, la queratina.

Los melanocitos son las células productoras de pigmento, encontrándose en las capas inferiores de la epidermis y en las matrices de los folículos pilosos.

Las células de Languerhans son células dendríticas parecidas a los melanocitos. Presentan unos gránulos característicos visibles a microscopia electrónica. Su función parece estar relacionada con el sistema inmunitario.

Las células de Merkel son el tercer tipo de células dendríticas de la epidermis. Su función es poco conocida, aunque sabemos que forman parte de los órganos sensoriales cutáneos. Se trata de las únicas terminaciones nerviosas intraepidérmicas.

Los folículos pilosos son cavidades epiteliales que se prolongan sin interrupción hacia las capas superficiales de la epidermis. Un haz de músculo liso, el músculo erector del pelo, discurre desde su base hacia capas superficiales de la dermis. Por encima de su inserción en el folículo desemboca una glándula sebácea holocrina. Las glándulas sudoríparas ecrinas desembocan directamente en la superficie cutánea.

La dermis, que posee una rica irrigación sanguínea, es una matriz de sostén o sustancia fundamental con multitud de fibras como el colágeno o la elastina. A nivel celular está compuesta mayoritariamente por fibroblastos y también por mastocitos e histiocitos.

La inervación motora de la piel es de tipo vegetativo, con un componente colinérgico para las glándulas sudoríparas ecrinas y un componente adrenérgico para las glándulas sudoríparas, tanto ecrinas como apocrinas, para el músculo de las arteriolas y para el músculo erector del pelo.

La inervación sensorial de la piel es muy importante a nivel de la cara. Existen dos tipos principales de terminaciones nerviosas: las corpusculares y las terminaciones libres. Estos receptores, al contrario de lo que se pensaba hace unos años, no tienen especificidad respecto a las sensaciones que detectan. La síntesis de la información recogida por los diferentes receptores es analizado a nivel del sistema nervioso central que interpreta la cualidad de la sensación.

1.4. Diagnóstico

1.4.1. Diagnóstico clínico. El examen clínico es el método más importante en el diagnóstico de las enfermedades cutáneas. La determinación de las lesiones básicas descritas en dermatología (mácula, pápula, vesícula, úlcera, etc.) serán la base del diagnóstico clínico. La palpación de las lesiones será también importante.

1.4.2. Exploraciones complementarias. Pocas exploraciones complementarias son necesarias en el diagnóstico de las enfermedades cutáneas. El examen con luz de Wood será de interés en el diagnóstico de algunas micosis y la dermatoscopia (examen microscópico de la piel a través de una gota de aceite) ha mostrado utilidad en el diagnóstico clínico de las lesiones pigmentarias.

1.4.3. Técnicas de laboratorio. Muchas veces es la biopsia de la lesión el recurso más solicitado en el diagnóstico de las enfermedades cutáneas. Es por ello que sin un buen dermopatólogo es muy difícil establecer un buen diagnóstico. La tinción básica en el diagnóstico histopatológico cutáneo es la hematoxilina-eosina. Otras tinciones se emplean para destacar diferentes elementos de la muestra: por ejemplo, la tinción de PAS para evidenciar la membrana basal, tinción argéntica para las terminaciones nerviosas y melanocitos, Giemsa para los mastocitos, etc.

Las técnicas de inmunohistoquímica permiten precisar con mayor exactitud mediante la unión antígeno-anticuerpo marcado distintas estructuras y tipos celulares. Es fundamental en el estudio de los tumores: la positividad a antígeno S-100 es propia de los melanocitos y células de estirpe neural, la positividad a lisozima es propia de las células de Languerhans, etcétera.

Las técnicas de inmunofluorescencia directa detectan anticuerpos en los tejidos. Se realizan sobre tejido fresco, por lo que será necesario remitir la biopsia en suero fisiológico. Serán de utilidad en el diagnóstico de las enfermedades vesículo-ampollosas.

La microscopia electrónica tiene limitadas aplicaciones: por ejemplo, en las enfermedades ampollosas e histiocitosis.

La punción aspirativa con aguja fina (PAAF) será de utilidad en el diagnóstico de lesiones subcutáneas.

Los cultivos podrán efectuarse con frotis de las lesiones, punción o cultivo de las biopsias.

2. Entidades clínicas

2.1. Traumatismos cutáneos

2.1.1. Traumatismos de tejidos blandos. El traumatismo de la piel y los tejidos blandos dará lugar a contusión de los tejidos y diferentes tipos de heridas. El factor más importante a considerar será si el traumatismo se acompaña de pérdida de tejido o simplemente se ha producido una pérdida de continuidad. La existencia de un sustrato óseo en la cara hace que los tejidos queden traumatizados entre el hueso subyacente y el agente causal.

Los traumatismos de menor entidad darán lugar a simples contusiones caracterizadas por edema, enrojecimiento de la piel y en ocasiones se acompañará de hematoma. El tratamiento consistirá en la limpieza de la herida y la utilización de antiinflamatorios sistémicos. Los hematomas de gran tamaño deberán ser drenados precozmente, efectuando compresión de la zona con compresas frías. Los hematomas, sobre todo en niños, pueden organizarse y llegar a calcificarse.

Las heridas simples requerirán una cuidadosa exploración. A continuación se exponen unas reglas básicas al tratar heridas en la cara:

- Descartar la presencia de cuerpos extraños: cristales, astillas, restos orgánicos e inorgánicos. Una radiografía simple puede ser de gran ayuda. Su persistencia dará lugar a infección, aparición de seromas y tatuajes. Mención especial requieren las heridas por abrasión contra el suelo. Son heridas muy sucias, anfractuosas y con cuerpos extraños como piedras y asfalto. Deben ser limpiadas cuidadosamente, pues los tatuajes resultantes serán después de muy difícil resolución. Se aconseja limpiar la herida con jabón y suero fisiológico abundante. Efectuaremos arrastre mecánico de los restos con una gasa o cepillo de quirófano. Su manejo posterior será el mismo que una quemadura.

- Descartar inmediatamente la lesión de estructuras nobles subyacentes, en especial las ramas del nervio facial, las vías lacrimales y la perforación del globo ocular.

- En la piel de la cara no deben efectuarse desbridamientos amplios de los tejidos. La tupida vascularización permite la recuperación de la mayoría de heridas. En caso de necrosis siempre se estará a tiempo de una revisión posterior.

- El cuero cabelludo y la región temporal sangran profusamente. Estas heridas a menudo pasan inadvertidas en el momento de la recepción de los politraumatizados y pueden dar lugar a notables descensos del hematócrito. La ligadura de la arteria temporal o la simple tracción de la galea con un punto reabsorbible hacen ceder la hemorragia.

- Nunca depilar las cejas o las pestañas al suturar heridas perioculares. Después el pelo no vuelve a crecer.

- No abusar de la sutura subcutánea reabsorbible. Utilizar pocos puntos y bien situados. El exceso de sutura reabsorbible puede dar lugar a seromas e intolerancias al material de sutura.

2.1.2. Quemaduras faciales. La quemadura es la lesión de la piel por la acción de la temperatura. La severidad de esta lesión oscila desde un eritema simple hasta destrucción de tejidos en profundidad. Clásicamente las quemaduras se dividen en tres grupos:

- Quemadura de primer grado: quemadura de espesor parcial superficial. La piel se afecta por debajo de las glándulas sebáceas.

- Quemadura de segundo grado: quemadura de espesor parcial profunda. La piel se afecta por las glándulas sudoríparas y folículos pilosos, conservándose la capa basal de la epidermis y sin llegar al tejido graso subcutáneo.

- Quemadura de tercer grado: afecta a todo el espesor de la piel, llegándose al tejido celular subcutáneo.

Desde un punto de vista práctico, en cuanto al pronóstico y al tratamiento, las quemaduras se clasifican en dos grandes grupos: quemadura de espesor parcial o de espesor total.

La quemadura de espesor parcial tiende a curar espontáneamente y sin cicatriz; no existe ninguna acción terapéutica que mejore esta curación espontánea. No obstante, la infección puede convertir una quemadura de espesor parcial en total.

La quemadura de espesor total puede llegar a curar, pero más lentamente y con cicatriz. El riesgo de infección es mucho mayor por la exposición de los tejidos y la curación conlleva la aparición de una fibrosis de los tejidos con cicatrices desfavorables.

Es, por tanto, importante determinar el tipo de quemadura frente al que nos encontramos para instaurar su tratamiento más adecuado. El eritema simple así como la ampolla es indicativo de quemadura superficial. La aparición de un tejido de color rosado indica exposición de las capas profundas de la epidermis; lo podemos encontrar en el fondo de una ampolla e indica quemadura de segundo grado o de espesor parcial. Por otro lado, una quemadura de color marrón oscuro o con presencia de vasos trombosados es, sin duda, una quemadura profunda, de espesor total o de tercer grado. Dado que los órganos sensitivos se encuentran en la dermis, la presencia de dolor indica conservación de la misma y su ausencia indica quemadura profunda que implica su destrucción.

Ante una quemadura en la cara lo primero que hay que evaluar es la integridad de la vía aérea y los globos oculares. La prevención de la infección es fundamental, pues será la causa de la mayor parte de complicaciones.

El tratamiento de las quemaduras superficiales exigirá la limpieza de la zona afecta. Una crema con un corticoide suave puede ser útil para controlar el proceso inflamatorio subsecuente. A los ocho-diez días se producirá la caída de la capa superficial de la epidermis curando generalmente sin cicatriz.

Las quemaduras de mayor profundidad deben ser tratadas debido a su complejidad en centros especializados. Requerirán injertos cutáneos precoces y posterior tratamiento de las retracciones cicatriciales. Las zonas más propensas a retracciones son los labios, los párpados y la frente.

2.1.3. Mordeduras. El hombre puede sufrir mordeduras ocasionadas por una enorme variedad de animales, aunque la más frecuente suele ser la ocasionada por sus semejantes. La mayoría de estas mordeduras ocasionan grados variables de aplastamientos y desgarros cutáneos o amputaciones de apéndices. La herida suele infectarse con rapidez por la amplia variedad de microorganismos presentes en la boca del agresor. Las mordeduras de perros y gatos suelen contaminarse por gérmenes del género *Pasteurella*. El manejo de estas heridas requerirá su cuidadosa limpieza y cobertura antibiótica. El antibiótico más frecuentemente utilizado será la amoxicilina con ácido clavulánico, pues cubre los gérmenes más habituales, incluido *Pasteurella*. Las heridas profundas deberán ser desbridadas y suturadas sólo las superficiales.

2.2. Infecciones cutáneas

2.2.1. Infecciones inespecíficas. La piel normal tiene una flora saprófita que se localiza en el estrato córneo de la piel y sobre todo en la porción más superficial de los folículos sebáceos. Las zonas húmedas presentan un índice de colonización más alto. Los aerobios predominan en el estrato córneo, fundamentalmente *Staphylococcus aureus* y los anaerobios como *Propionibacterium spp.* predominan en las partes profundas de los folículos.

La colonización del vestíbulo nasal por *Staphylococcus aureus* ocurre en el 35% de las personas sanas y tiene importancia epidemiológica sobre todo en manipuladores de alimentos.

Impétigo. Es una infección cutánea piógena superficial contagiosa. Está producida por *Staphylococcus aureus*, por estreptococos o por ambos conjuntamente. Se distingue una forma ampollosa producida por *Staphylococcus aureus* y otra no ampollosa propia del estreptococo. Suele aparecer en verano, iniciándose en las regiones periorificiales (ala nasal, labios) y no es infrecuente que aparezca en relación con una herida o escoriación cutánea. Se manifiesta con ampollas o costras de color pardo-amarillento, conformando una lesión que se extiende periféricamente. En los casos graves (niños, inmunodeprimidos) puede dar lugar a linfadenopatía regional y fiebre.

Tratamiento. Los antibióticos antiestafilocócicos son su tratamiento de elección.

Forunculosis. El forúnculo es la infección de un folículo piloso en profundidad. Está producida generalmente por *Staphylococcus aureus*. Son más frecuentes en los pacientes con eccema seborreico. Clínicamente se presenta como la infección de la raíz del pelo, vello facial o vibrisa nasal. El nódulo folicular inflamado se vuelve pustuloso rápidamente, curando con una cicatriz. Su localización en CAE y ala nasal es muy dolorosa.

Tratamiento. Los antibióticos antiestafilocócicos son su tratamiento de elección, recomendándose un antibiótico tópico para reducir la contaminación de la piel circundante.

Sicosis. Infección pustulosa subaguda o crónica que afecta a los folículos de la barba. Su etiología puede ser bacteriana o micótica. En esta última la depilación es característicamente indolora. Es propia de los varones pospúberes.

Es una infección del tejido celular subcutáneo. Sus agentes causales suelen ser *S. pyogenes, Staphylococcus aureus, y Haemophilus influenzae tipo b*. No existe una distinción absoluta entre la celulitis estreptocócica y la erisipela; la erisipela se caracteriza por ser más superficial y delimitada. El enrojecimiento, la tumefacción y el edema de la piel acompañado de manifestaciones clínicas generales como la fiebre constituyen el cuadro clínico fundamental. Sin tratamiento da lugar a supuración focal o necrosis hemorrágica y gangrena. La celulitis periorbitaria y la del surco nasogeniano suponen un grave riesgo de sepsis y trombosis intracraneal.

Tratamiento. Su tratamiento antibiótico intravenoso requerirá cultivo y antibiograma y el drenaje quirúrgico de los focos supurativos.

2.2.2. Infecciones específicas

2.2.2.1. Infecciones víricas.

Herpes simple. Causado por *Herpesvirus hominis* serotipo 1. Es una de las infecciones más comunes en el hombre en todo el mundo. Se contagia por gotitas o contagio directo. Tras la infección primaria persiste indefinidamente en más de la mitad de la población. La primoinfección suele producirse en la infancia y pasar inadvertida. En otras ocasiones presenta un cuadro florido de gingivoestomatitis herpética acompañada de fiebre.

Las infecciones faciales recurrentes, sin una nueva exposición al virus, son habituales y se puede cultivar el virus en las lesiones, lágrimas y saliva. También se puede determinar la presencia del virus en los tejidos nerviosos regionales. Típicamente se desencadenan por la fiebre, en especial las de origen meningocócico y neumocócico, exposición al sol, traumatismos, menstruación, ingesta de ciertos alimentos, estrés emocional o déficit inmunitarios transitorios.

Clínica. Clínicamente se inicia en forma de prurito o quemazón en la región peribucal que tras una o dos horas se continúa con la aparición de vesículas pequeñas sobre una base eritematosa. Las recurrencias suelen afectar siempre a la misma zona. Raramente aparecen síntomas generales.

Tratamiento. El tratamiento de elección es el aciclovir por vía oral y el tratamiento tópico con idoxuridina al 5% en dimetilsulfóxido.

Herpes zóster. Producido por *Herpesvirus varicellae,* que es un virus DNA de la familia herpesvirus. Su agente causal es el mismo que produce la varicela. A pesar de ello muchas veces no existe un antecedente clínico de varicela. El virus, una vez se ha producido la primoinfección, queda permanentemente acantonado en el organismo del paciente. Los estados de inmunodepresión predisponen a su desencadenamiento. La primera manifestación suele ser el dolor que afecta al territorio de una rama nerviosa sensitiva. Las ramas del trigémino se afectan en un 15% de los casos. A los tres-cuatro días aparece una erupción de pápulas rojas agrupadas que rápidamente se transforman en vesículas. El dolor y los síntomas generales ceden conforme se desarrolla la erupción. A las dos-tres semanas la curación es completa en jóvenes y a las tres-cuatro semanas en adultos y ancianos.

El herpes zóster oftálmico cursa con complicaciones en el 50% de los casos en forma de queratitis, y sobre todo cuando las vesículas a un lado de la nariz indican la afectación del nervio nasociliar.

El herpes zóster de la rama maxilar del trigémino produce vesículas en la úvula y en la zona amigdalar. La afectación de la rama mandibular da lugar a vesículas en lengua, suelo de boca y mucosa yugal. El síntoma de presentación en estos casos es dolor difuso en los dientes.

El síndrome de Ramsay-Hunt se produce por la afectación del ganglio geniculado. Cursa con vesículas en el CAE y frecuentemente se asocia con parálisis facial, que puede ser permanente.

La secuela más común y menos tratable del zóster es la neuralgia. Aparece en el 30% de pacientes mayores de cuarenta años y es más frecuente cuando se afecta el trigémino.

Tratamiento. El aciclovir es el fármaco de elección en el herpes zóster. Se administra por vía intravenosa a dosis de 10 mg/kg en los inmunodeprimidos. En casos menos graves puede ser útil por vía oral. Es muy importante su administración lo más precoz posible. En los casos que cursan con dolor intenso los corticoides pueden ser de utilidad.

2.2.2.2. Infecciones bacterianas.

Erisipela. Infección bacteriana de la dermis y del tejido celular subcutáneo superficial producida por *S. pyogenes.* La inmunodepresión favorece su aparición. Clínicamente se caracteriza por la aparición brusca de fiebre alta y malestar general. La piel afectada se palpa tensa y enrojecida. El eritema está claramente delimitado y pueden aparecer vesículas en el borde de avance de la placa. Sin tratamiento eficaz son frecuentes las complicaciones y en pacientes debilitados puede incluso ser mortal.

Tratamiento. La penicilina o eritromicina intravenosa son el tratamiento de elección.

Tuberculosis cutánea. Puede presentarse de diferentes formas:

- *Chancro tuberculoso:* Es el resultado de la inoculación directa en la piel del bacilo tuberculoso en un paciente sin inmunidad adquirida. Su localización más frecuente son las manos y la cara. Actualmente es una forma poco habitual de primoinfección. Ocurre más frecuentemente en niños. Se manifiesta en forma de pápula pardusca que se ulcera y suele acompañarse de linfadenopatía regional.

- *Tuberculosis verrucosa:* Es el resultado de la inoculación directa en la piel del bacilo tuberculoso en un paciente previamente infectado. Aparece típicamente en patólogos, personas que manejan cadáveres, carniceros (a partir de ganado infectado) o pacientes portadores pulmonares que se contaminan con sus esputos. Suele aparecer en extremidades.

- *Escrófula:* Es el resultado de la afectación y fistulización de la piel suprayacente a un foco tuberculoso, generalmente un ganglio linfático.

- *Lupus vulgar:* Infección cutánea tuberculosa en forma de placa de localización frecuentemente facial (80% se localiza en cabeza y cuello, sobre todo alrededor de la nariz). Se desarrolla durante años. Se manifiesta clínicamente como una placa de coloración marrón-rojiza y consistencia blanda, casi gelatinosa. En ocasiones pueden tener comportamiento necrotizante, destruyendo los cartílagos nasales.

Se ha observado un incremento de la incidencia de carcinoma escamoso en las zonas afectadas por formas crónicas de tuberculosis cutánea.

Diagnóstico. El diagnóstico se efectuará mediante el aislamiento de *M. tuberculosis* en cultivos o visualización en los tejidos mediante técnica de Ziehl-Nielsen.

Tratamiento. El tratamiento será médico básicamente, pudiendo ser necesario el desbridamiento y resección de los ganglios afectados o de placas pequeñas de lupus vulgar.

Botón de Oriente. Forma cutánea de infección por *Leishmania tropica,* protozoo transmitido por diminutos mosquitos denominados *Phlebotomus papatasii.* La cara es la zona afectada con más frecuencia. Clínicamente se manifiesta como un nódulo marronáceo en piel de la cara que al cabo de unos meses da lugar a una úlcera marronácea de 1-2 cm de diámetro. Puede curar al cabo de un año y presentar brotes de recurrencia dependiendo de la inmunidad del huésped.

Diagnóstico. El diagnóstico es básicamente histológico con la demostración de los cuerpos de Leishman-Donovan, que son histiocitos peculiares de gran tamaño.

Tratamiento. El tratamiento es médico, con compuestos antimoniales. La cirugía puede ser necesaria en la reparación de las cicatrices y retracciones residuales.

2.3. Tumores cutáneos malignos (fig. 2)

2.3.1. Carcinoma basocelular

Concepto. Tumor epitelial originado en las células de la capa basal de la epidermis. Es excepcional su localización

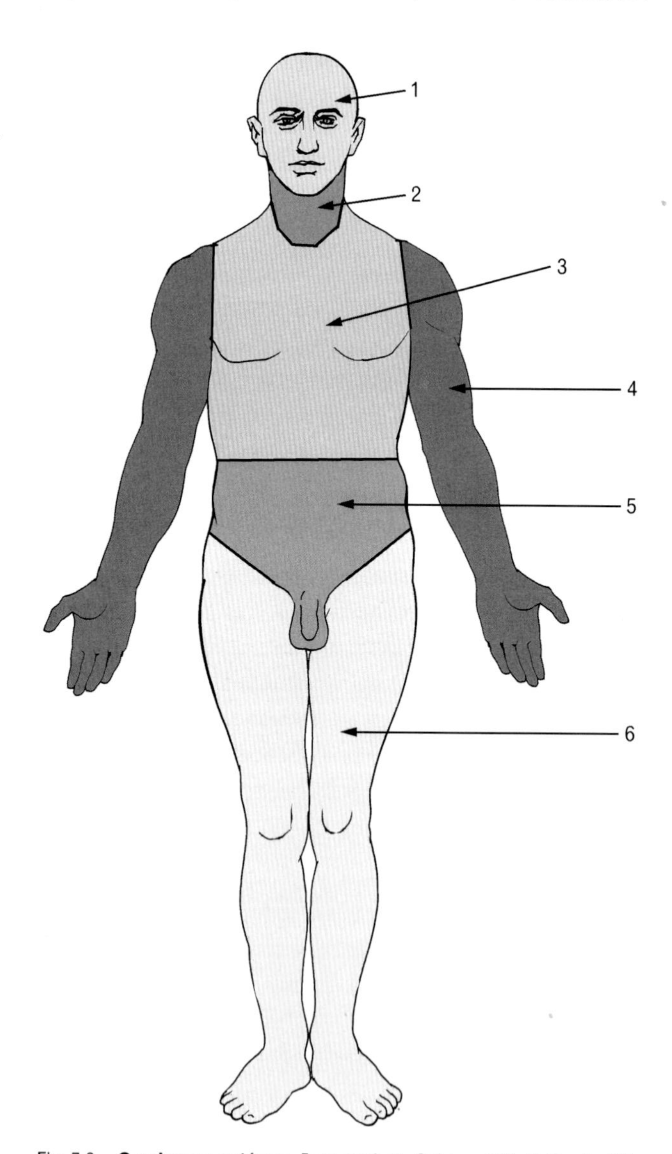

Fig. 7.2.—**Carcinoma cutáneo.** *Frecuencia:* 1. Cabeza, 86%. 2. Cuello, 7%. 3. Tórax, 4%. 4. Extremidades superiores, 1,5%. 5. Abdomen, 1%. Extremidades inferiores, 1%.

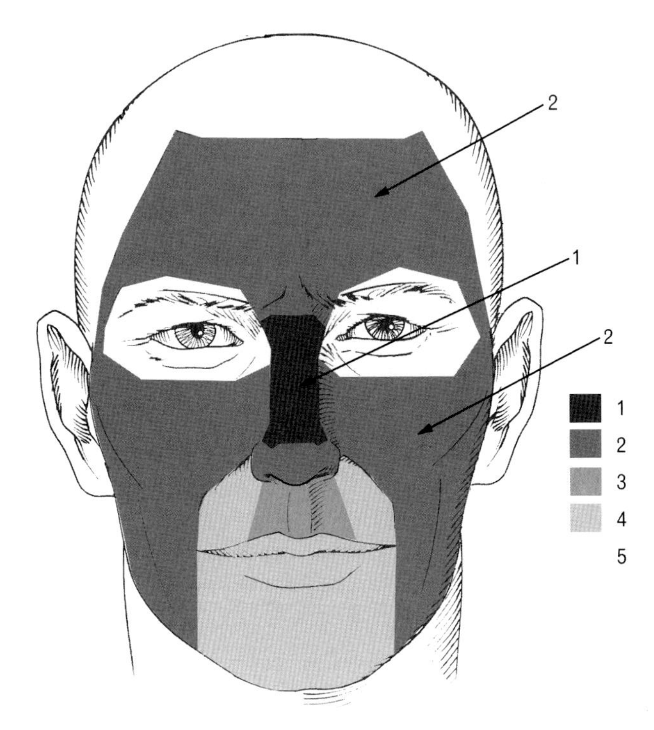

Fig. 7.3.—**Regiones de la cara.** Las áreas de riesgo corresponden a los planos de fusión embrionaria. 1, 100; 2, 75-99; 3, 50-74; 4, 24-49; 5, 24.

en mucosas. Es el carcinoma más frecuente en la especie humana.

Factores predisponentes. Fotoenvejecimiento sobre todo en pieles claras expuestas al sol, cicatrices de quemaduras, exposición a rayos X, xeroderma pigmentoso, arsenicismo crónico, síndrome del nevus basocelular (síndrome de Gorlin). El 40% de pacientes que han presentado un carcinoma basocelular presentarán otro en los próximos diez años.

Histología. Tumor formado por células de aspecto parecido a las de la capa basal de la epidermis. Tienen un núcleo grande y ovalado, citoplasma pequeño y basófilo y se disponen en empalizada. Las células son de tamaño regular y son raras las mitosis. No tienden a producir queratina ni estructuras anexiales diferenciadas.

Tipos principales:

- **Nódulo-ulcerativo.** Es el más frecuente. Lesión única bien delimitada que frecuentemente se ulcera. Es de buen pronóstico.

- **Pigmentado.** Presencia de pigmento melánico que le da un color más oscuro que la piel circundante.

- **Morfeiforme.** Aspecto cicatricial, bordes mal definidos. Histológicamente presenta una reacción estromal.

- **Superficial.** No tiende a infiltrar, pero se extiende en superficie con bordes mal definidos.

- **Infiltrante.** Crecimiento vertical con infiltración de los tractos vásculo-nerviosos llegando a capas profundas. Es el de peor pronóstico.

Localización. Puede aparecer en cualquier punto de la piel de la cara. Son localizaciones de alto riesgo, por su comportamiento infiltrante y las dificultades que plantea su tratamiento, los párpados, cantos oculares, ala y surco nasogeniano y retroauriculares.

Características clínicas. No tiende a dar metástasis a distancia, pero es localmente invasivo. Es muy raro en razas de piel oscura. Su aspecto clínico dependerá del tipo del tumor, aunque las características fundamentales son la presencia de un borde perlado, telangiectasias en superficie, pigmentación ocasional y friabilidad de la lesión que hace que se ulcere y sangre con frecuencia.

Tratamiento. Dado que no produce metástasis, su resección total es curativa. Los tratamientos aceptados son: cirugía convencional, cirugía micrográfica, radioterapia, criocirugía, curetaje, citostáticos tópicos (5-fluorouracilo) e interferón.

2.3.2. Carcinoma escamoso

Concepto. Tumor maligno que se origina en la epidermis o sus anejos y cuyas células muestran cierto grado de maduración expresado en la formación de queratina.

Factores predisponentes. La luz solar es un factor predisponente conocido, así como las queratosis actínicas. La exposición cutánea a alquitranes se ha demostrado carcinogénica, así como la infección por papilomavirus. Puede aparecer sobre granulomas crónicos (úlceras crónicas, lupus, lepra, fístulas de osteomielitis) y procesos cicatriciales crónicos (cicatrices de quemaduras, epidermólisis ampollosa, etc.). Es infrecuente su aparición sobre piel sana; generalmente aparece sobre una piel previamente dañada.

Histología. Invasión de la dermis por células atípicas de Malpighio. Los tumores bien diferenciados muestran áreas con maduración y formación de queratina en forma de perlas córneas. Los menos diferenciados muestran un aspecto anaplásico que plantea problemas de diagnóstico diferencial con tumores de estirpe mesenquimal o el melanoma.

Localización. En la cara sus localizaciones más frecuentes son el labio inferior y el pabellón auditivo, por ser las zonas más fotoexpuestas, aunque puede aparecer en cualquier otra localización sobre una piel previamente dañada. Las localizaciones de peor pronóstico del carcinoma escamoso cutáneo en cuanto a la frecuencia de aparición de metástasis son el pabellón auditivo y el bermellón labial.

Características clínicas. La primera evidencia clínica de malignidad es la induración. La lesión puede consistir en una placa verrucosa, tumefacta o ulcerada. Generalmente es indolora. En ocasiones puede tener el aspecto de un cuerno cutáneo. La biopsia nos permitirá un diagnóstico de certeza.

Tratamiento. La cirugía y la radioterapia (intersticial o externa) se han mostrado igualmente eficaces en lesiones de pequeño tamaño. El tratamiento profiláctico de las cadenas ganglionares no suele efectuarse de entrada. Solamente la resección de la lesión se acompaña de vaciamiento ganglionar en el caso de evidencia clínica de metástasis a este nivel. Se recomienda un seguimiento prolongado de los pacientes para diagnosticar posibles recurrencias tardías en los ganglios de drenaje. En estos casos de recurrencia tardía el vaciamiento cervical resuelve el problema sin empeorar el pronóstico.

2.3.3. Melanoma cutáneo

Concepto. Neoplasia maligna de origen neuroectodérmico, concretamente de los melanocitos que son las células responsables de la producción de melanina.

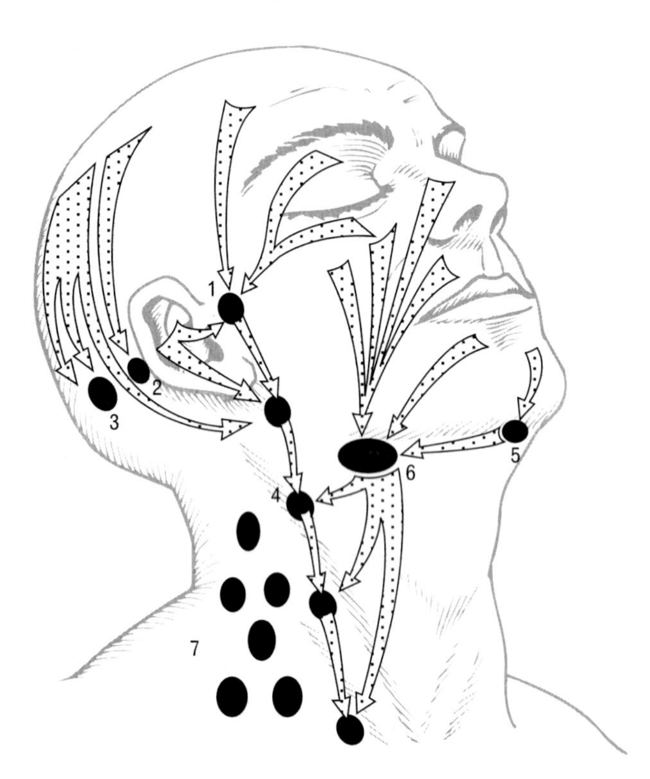

Fig. 7.4.—**Cáncer cutáneo facial**. *Áreas de drenaje linfático:* 1. Parótida. 2. Post-auricular. 3. Occipital. 4. Cadena yugular. 5. Submentonianos. 6. Submandibulares. 7. Triángulo posterior.

Factores predisponentes. El principal factor etiológico conocido es la exposición a la luz ultravioleta, sobre todo el antecedente de quemaduras solares de 2.° grado en la infancia. Recientemente también se ha descrito un aumento de incidencia en la población sometida a rayos UVA por motivos terapéuticos o cosméticos. Los pacientes con más de 100 nevus tienen siete veces más riesgo de padecer melanoma que la población normal. Los pacientes con nevus atípicos tienen un riesgo seis veces superior. El 10% de los casos tienen incidencia familiar, presentando una herencia autosómica dominante, y suele asociarse también a la presencia de nevus atípicos (síndrome FAMMM).

Histología. Presencia de melanocitos atípicos que sobrepasan la membrana basal. Las células pueden mostrar una forma cúbica, poligonal, fusiforme o estrellada. Suele apreciarse la presencia de pigmento y la agrupación en forma de tecas a nivel de la unión dermoepidérmica. Son células positivas a los marcadores S100 y HMB45.

Tipos principales (fig. 5):

- Melanoma de extensión superficial.
- Léntigo maligno-melanoma.
- Melanoma acral.
- Melanoma nodular.

Localización. En cabeza y cuello se localizan mayoritariamente en la piel de la cara, siguiendo en frecuencia el cuero cabelludo y la región auricular.

Características clínicas:

a) Melanoma de extensión superficial. Es el tipo más frecuente. Se caracteriza por tener una fase inicial de crecimiento horizontal previa a la aparición de la invasión en profundidad. Clínicamente se caracteriza por ser una lesión pigmentada, polícroma, de borde muy bien definido, asimétrica y de crecimiento evidente en los últimos años.

b) Léntigo maligno-melanoma. Aparece característicamente en las zonas expuestas al sol. Se caracteriza por

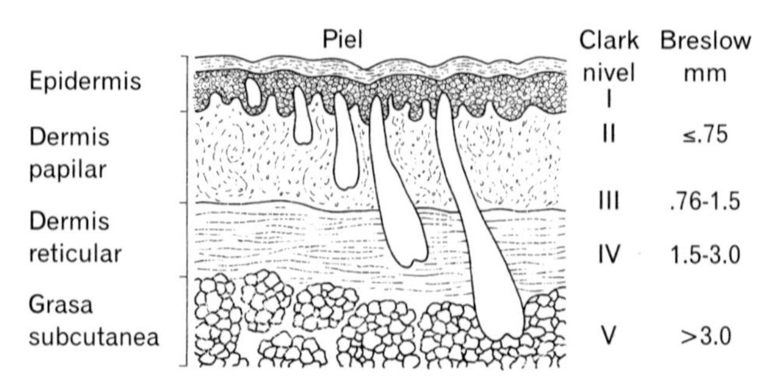

Fig. 7.5.—**Melanoma maligno.** Clasificación de Clark y de Breslow.

poseer un prolongado período quiescente antes de manifestar tendencia a invadir. Clínicamente se caracteriza por tratarse de lesiones pigmentadas muy mal definidas y que con el paso de los años pueden migrar por la superficie cutánea.

c) Melanoma acral. Puede aparecer en ocasiones en pabellón auricular, aunque es característico de las manos y pies. Se caracteriza clínicamente por semejar una mancha de alquitrán. Es de peor pronóstico que los tipos anteriores.

d) Melanoma nodular. Es un melanoma que carece de fase de crecimiento horizontal. Es invasivo desde su inicio. Clínicamente se presenta como una tumoración pigmentada de pocos meses de evolución. Es el de peor pronóstico, por su gran capacidad invasiva y de producir metástasis a distancia.

Factores pronósticos. Las mujeres tienen mejor pronóstico que los varones, así como la edad inferior a cincuenta y cinco años. Son factores de mal pronóstico la presencia de ulceración y las localizaciones BANS (Back, Arm, Neck, Scalp). Los factores pronósticos histológicos son los más importantes (tabla I).

Tabla I. Clasificación de los tipos cutáneos de Fitzpatrick

I.	Muy blanca	Siempre se quema
II.	Blanca	Generalmente se quema
III.	Blanca-oliva	A veces se quema
IV.	Marrón	Raramente se quema
V.	Marrón oscura	Muy raramente se quema
VI.	Negra	Nunca se quema

Tratamiento. Se recomienda la exéresis quirúrgica de la lesión primaria con un margen cutáneo de seguridad de 2 a 5 cm en el resto del cuerpo, aunque en la cara esto no es posible en muchas ocasiones. En profundidad es suficiente la resección hasta la fascia muscular.

La linfadenectomía electiva no mejora la supervivencia global de los pacientes, pero sí mejora el control local. Los pacientes con lesiones localizadas en oído, cara y *scalp* anterior deben someterse a vaciamiento ganglionar funcional y parotidectomía homolateral.

El vaciamiento ganglionar terapéutico (fig. 4) debe incluir los cinco niveles, dado el impredecible patrón de distribución de las metástasis.

Otros tratamientos que pretenden el control sistémico de la enfermedad emplean la quimioterapia, inmunoterapia (interferón, BCG, timoestimulina, vacunas frente a antígenos específicos), etc. La radioterapia tiene una utilidad limitada.

2.4. Tumores cutáneos benignos

2.4.1. Nevus melanocítico. Es un tumor benigno y habitualmente pigmentado constituido por una proliferación de melanocitos a nivel de la unión dermoepidérmica. Las células proliferativas forman nidos y pueden migrar hacia la dermis. Son raros durante la lactancia y van apareciendo progresivamente durante la niñez. En la adolescencia ocurre un brote importante y posteriormente van apareciendo a velocidad constante hasta mediados de la edad adulta, en que ya no suelen aparecer más.

Tipos histológicos:

Nevus juncional. Estadio evolutivo propio de la infancia (el 90% de nevus a estas edades son juncionales). Acúmulos de células melánicas en unión dermoepidérmica. Su aspecto es pigmentado.

Nevus compuesto. Los melanocitos migran a la dermis. Se forman nidos y columnas celulares a este nivel. Se denomina compuesto porque hay un componente del nevus en unión dermoepidérmica y otro en la dermis. Los melanocitos, cuando llegan a la dermis, producen mucha menos melanina, por lo que son menos pigmentados.

Nevus intradérmico. Aparecen cuando los melanocitos juncionales dejan de proliferar. Estos nevus muestran también distorsión de estructuras dérmicas adyacentes como los folículos pilosebáceos, que aparecen grandes y deformados.

Los nevus displásicos y los nevus congénitos de más de 1 cm de diámetro pueden ser precursores de melanoma. Los nevus displásicos se diagnostican histológicamente, aunque presentan características clínicas que los pueden diferenciar. Estos tipos de lesiones deben ser extirpadas quirúrgicamente.

2.4.2. Lipoma. Es un tumor benigno formado por células grasas maduras. Se localiza en tejido celular subcutáneo y con menos frecuencia en órganos internos como la parótida. La piel suprayacente es normal. Su crecimiento es muy lento, pudiendo alcanzar gran tamaño. En ocasiones pueden ser múltiples. Su localización múltiple en el cuello es típica de los porteadores de vino en Francia y trabajadores de cervecerías conformando el «cuello de Madelung». Son indoloros, pero en ocasiones se produce necrosis grasa en su interior y pueden doler debido al proceso inflamatorio desencadenado. Su transformación maligna es excepcional. La resonancia magnética es el método de exploración más adecuado. La resección quirúrgica es fácil debido a su buena encapsulación y poca adherencia a los tejidos adyacentes.

2.4.3. *Queratosis seborreica.* Es un tumor benigno, frecuentemente pigmentado, compuesto de células epidérmicas cuya maduración está retardada. Pueden ser un rasgo familiar, cuya herencia es autosómica dominante. Son una consecuencia inevitable e inofensiva de la edad. Varones y hembras se afectan por igual. Suelen aparecer a partir de la quinta década de vida y son más frecuentes en la raza blanca. Se inician con una ligera hiperpigmentación y pérdida del brillo de la piel. Posteriormente se desarrolla un placa verrucosa de color variable, desde el amarillo sucio al negro. Su exéresis se efectúa generalmente por motivos estéticos. Es suficiente su exéresis superficial *(shaving)* mediante cureta afilada o bisturí, lo cual permite la epitelización de la zona en una semana sin dejar cicatriz visible.

2.4.4. *Quiste epidermoide (quiste sebáceo).* Es un quiste que contiene queratina y sus productos de degradación, rodeado por una pared epidermoide. Son el resultado de una inflamación alrededor de un folículo pilosebáceo. Con frecuencia aparecen en relación con lesiones por acné. Pueden aparecer en el contexto de un síndrome de Gardner o síndrome de Gorlin. Se localiza dentro de la dermis y su revestimiento simula las capas de la epidermis. Su interior está repleto de queratina y cristales de colesterol. A veces puede encontrarse un tallo de pelo en su interior. La cara es una de sus localizaciones más frecuentes, en especial la región periauricular, el surco paranasal y la frente. Los quistes epidermoides se infectan e inflaman en ocasiones, pudiendo llegar a supurar. Su tratamiento es quirúrgico. Los quistes infectados deben drenarse y resecarse *a posteriori* en su totalidad. Puede ser útil efectuar un huso de piel suprayacente siguiendo las líneas de tensión para facilitar su disección.

2.4.5. *Hemangioma.* Neoplasia benigna del tejido vasoformativo. Existen dos tipos histológicos fundamentales, hemangioma capilar y hemangioma cavernoso. El 65% de los hemangiomas son capilares, el 15% cavernosos y el 20% son mixtos.

El hemangioma capilar está formado por una proliferación localizada del mesénquima embrioblástico. Suelen localizarse ocupando la dermis y parte de hipodermis. Algunos casos presentan fibrosis importante. Suelen manifestarse en el 90% de casos al primer mes de vida. Su localización más frecuente es cabeza y cuello, presentando predilección por la región parotídea. Parecen ser más frecuentes en prematuros. Inicialmente adoptan un aspecto maculoso (mancha «salmón» o «vino de Oporto»). A continuación van apareciendo dentro de esta mancha pequeños angiomas que van coalesciendo. Este aspecto arracimado posterior hace que se hayan denominado hemangiomas «en fresa». A los tres-seis meses de su aparición alcanzan su tamaño máximo. Estos angiomas pueden sangrar, asustando a los padres del niño, aunque la pérdida hemática suele ser autolimitada y de pequeña cuantía. Casi el 100% de los hemangiomas capilares presentan una involución espontánea, que es casi o del todo completa en un 95% de casos. El resto que persiste suele ser el componente que suele asociarse de hemangioma cavernoso. A los siete años el 75% de las lesiones se habrán resuelto. Cuanto más precoz se establezca, más posibilidades hay de desaparición completa. Un inicio tardío aumenta las probabilidades de remanentes.

El hemangioma cavernoso está formado por espacios llenos de sangre, grandes y de forma irregular. Se localizan a nivel subcutáneo. Estos lagos vasculares pueden estar trombosados. La palpación es característica, dando la impresión de «bolsa llena de gusanos».

En ausencia de complicaciones el tratamiento de los hemangiomas es expectante. Las fotografías seriadas pueden ser de ayuda para tranquilizar a los padres. Hay que tratar de forma inmediata cuando el desarrollo del hemangioma pueda comprometer una pérdida de tejidos secundaria a ulceración (por ejemplo, el pabellón auricular o la nariz), cuando pueda existir compromiso de vías aéreas o alterar el crecimiento de estructuras importante (por ejemplo, órbita, CAE). La inyección intralesional de corticosteroides *depot* puede ser útil en estos casos. También se han utilizado curas oclusivas con corticoides o corticoterapia sistema. La radioterapia no es recomendable, por la afec-

Tabla II. Estadiaje histológico y supervivencia en el melanoma

Nivel de Clark:		*Supervivencia a 7 años*
I.	Lesión exclusivamente epidérmico *(in situ)*	100%
II.	Invasión de capas superiores de dermis papilar	72%
III.	Invasión hasta dermis reticular	47%
IV.	Invasión de la dermis reticular	32%
V.	Invasión de la hipodermis	12%

Índice de Breslow: Es la profundidad en milímetros medida desde la granulosa epidérmica hasta la zona más profunda del tumor.

	supervivencia a cinco años
< 0,76	100%
0,76-1,5	89%
1,6-2,0	82%
2,1-3,0	58%
> 3,1	55%

tación del crecimiento de los tejidos subyacentes y el riesgo de malignización. La cirugía se empleará en casos seleccionados, pudiendo ser de utilidad la embolización previa de la lesión con control angiográfico. El láser es muy útil en el tratamiento cosmético de hemangiomas capilares persistentes en vida adulta.

2.4.6. Linfangioma. Se le considera como una malformación hamartomatosa. Consiste en la dilatación de los conductos linfáticos revestidos de un endotelio linfático normal. Pueden extenderse al tejido celular subcutáneo y músculo. Las infecciones recidivantes son frecuentes. Su exéresis es difícil, porque con facilidad quedan sin identificar partes de la lesión.

3. Técnicas quirúrgicas

3.1. Técnica de sutura

La sutura de las heridas pretende mejorar el resultado estético y funcional en la curación de las heridas y reducir el tiempo de cicatrización. Favorece, además, la hemostasia, disminuye el dolor y evita la exposición del los tejidos internos, con lo que disminuye el riesgo de infección y de deshidratación.

Una buena técnica de sutura exige afrontar lo más anatómicamente posible los bordes de la herida. La manipulación de los tejidos debe ser lo más atraumática posible, empleando instrumentos que no lesionen los bordes de la herida y, siempre que sea posible, hilo de sutura monofilamento con aguja atraumática.

Para obtener un resultado estético óptimo deberán evitarse las fuerzas de separación en la epidermis mediante una buena aproximación de la dermis y el tejido celular subcutáneo. La cantidad de puntos a emplear dependerá de la tensión que se deba neutralizar.

Las suturas de monofilamento se preferirán a las trenzadas por dar lugar a una menor reacción de los tejidos circundantes. Los tipos reabsorbibles se utilizarán en los tejidos profundos y siempre se tiende a emplear la menor cantidad posible.

Variedades de sutura (fig. 1.10):

Suturas discontinuas:

— Punto interrumpido simple.

— Punto suelto de colchonero: puede ser horizontal o vertical.

Suturas continuas:

— Sutura intradérmica.

— Sutura continua simple.

— Sutura continua en cadena.

— Sutura continua de puntos cruzados.

3.2. Técnicas de resección y reconstrucción

Estas técnicas han sido expuestas con detalle en los capítulo de introducción, y se presentarán detalles de reconstrucción en las secciones dedicadas a las regiones anatómicas afectas. No obstante, se presenta un breve resumen con las diferentes técnicas, que se exponen de más superficiales a más profundas y de más simples a más complejas.

3.2.1. Dermoabrasión. Consiste en la resección de lesiones o cicatrices epidérmicas mediante su abrasión mecánica. Para ello se puede emplear desde una gasa seca hasta una fresa acoplada a un motor (tabla III).

Tabla III. Indicaciones de la dermoabrasión
Cicatrices postraumáticas
Cicatrices posquirúrgicas
Cicatrices postermopatías
Queloides
Tatuajes
Efélides
Rinofima
Telangiectasia
Queratosis actínica
Queratosis seborreica
Queratoacantoma
Xeroderma pigementosum
Xantelasma

3.2.2. Cauterización y crioterapia. Consiste en la destrucción mediante quemadura térmica (por calor o por frío) de una lesión superficial. Son métodos aceptables en lesiones superficiales y de pequeño tamaño. El principal inconveniente de estas técnicas es que no permiten un control histológico de la naturaleza de la lesión y los márgenes de resección. Deberán emplearse solamente cuando el diagnóstico clínico sea lo suficientemente seguro y en caso de duda deberá efectuarse una biopsia previa al tratamiento.

La quemadura por frío se efectúa generalmente con nitrógeno licuado, suele ser de segundo grado, con formación de una ampolla; el defecto cicatriza a partir de la capa basal de la epidermis.

La quemadura por calor puede efectuarse mediante un instrumento candente, electrobisturí o láser. Suele dar lugar a una quemadura más profunda. El lecho resultante granula por segunda intención.

3.2.3. Exéresis en huso. Es el procedimiento resectivo quirúrgico más simple. El huso deberá diseñarse lo más paralelo posible a las líneas de tensión. Los bordes deberán incidirse perpendiculares a la superficie de la piel y con una distancia suficiente a los bordes de la lesión. En las lesiones malignas deberá respetarse un margen de seguridad, tanto en superficie como en profundidad. El despegamiento de los bordes del tejido celular subcutáneo favorecerá la aproximación de los bordes.

3.2.4. Plastias locales. Consisten en el cierre de los defectos mediante la traslación de colgajos pediculados de piel desde la vecindad. Su uso requiere planificación y experiencia. Son más fáciles de realizar cuanta mayor edad tenga el paciente. En individuos jóvenes pueden utilizarse si previamente se distiende la piel con expansores.

Los tipos principales se han expuesto en el capítulo 1.

3.2.5. Injertos libres. Pueden ser de tres tipos:

- De espesor parcial: epidermis y fina capa de la dermis. Se obtienen con dermatomo.
- De espesor total: epidermis, dermis y fina capa de tejido celular subcutáneo.
- Compuestos: piel y cartílago. Se obtienen del pabellón auricular. Útiles en la reparación de defectos del ala nasal.

3.2.6. Injertos microvascularizados. Permiten el aporte de tejidos desde regiones distantes del organismo para reparar defectos extensos o en zonas con compromiso funcional. Se prefieren sobre todo cuando deben aportarse tejidos blandos de sostén de la piel o reparar defectos óseos asociados. La anastomosis microvascular garantiza el aporte nutricio y la vitalidad del injerto.

3.2.7. Prótesis implantosoportadas faciales. La solución protésica implantosoportada permite solucionar casos de forma poco traumática y con buenos resultados estéticos.

3.3. Cirugía del envejecimiento facial (fig. 6)

La piel envejecida muestra un aspecto amarillento, arrugado y seco, con pelo ralo y gris y multitud de manchas pigmentadas y de otros tipos. Histológicamente se observa un aplanamiento de la epidermis con pérdida de las crestas interpapilares y disminución del tamaño de los queratinocitos. Disminuye la tensión cutánea, por lo que es más fácil efectuar pliegues por pellizcamiento, y aparecen arrugas paralelas a las líneas de tensión. En los ancianos la curación de las heridas se produce con mayor lentitud. Los productos químicos atraviesan con mayor facilidad la epidermis senil. Se produce una disminución difusa de la densidad de los folículos pilosos. En las mujeres, no obstante, puede aparecer hipertricosis debido a cambios endocrinos. En los varones suele aparecer un engrosamiento de las cejas y aparecer vello en el meato del conducto auditivo externo.

3.3.1. Blefaroplastia. Son las técnicas que pretenden el rejuvenecimiento de la región periorbitaria. Básicamente consisten en la eliminación del exceso de piel de los párpados y la corrección de la herniación de la grasa orbitaria que conforma las típicas bolsas palpebrales.

3.3.1.1. **Anestesia.** La anestesia se individualizará según el paciente, aunque la práctica habitual es el empleo de anestesia local o anestesia local y sedación en régimen ambulatorio. La inervación sensitiva de los párpados depende del nervio trigémino.

3.3.1.2. **Blefaroplastia superior.** Es una de las técnicas más solicitadas, dado que el párpado superior es el primero que muestra signos de envejecimiento. Se marca

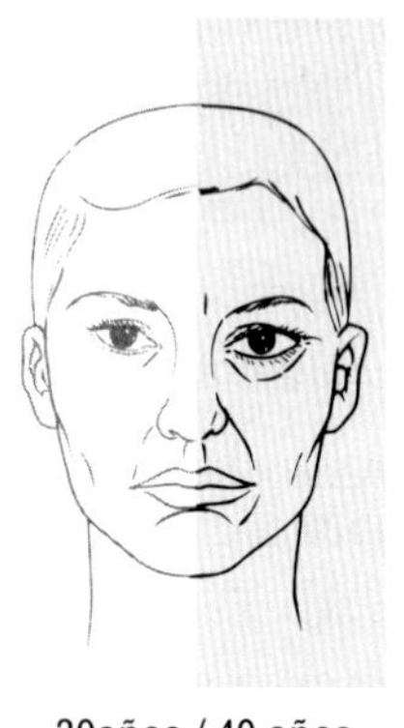
30años / 40 años
A

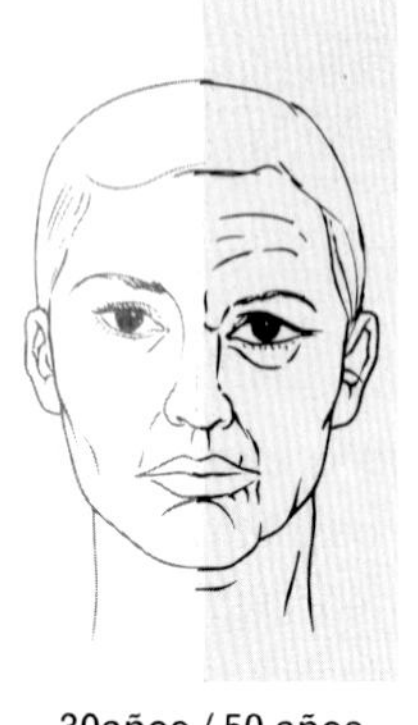
30años / 50 años
B

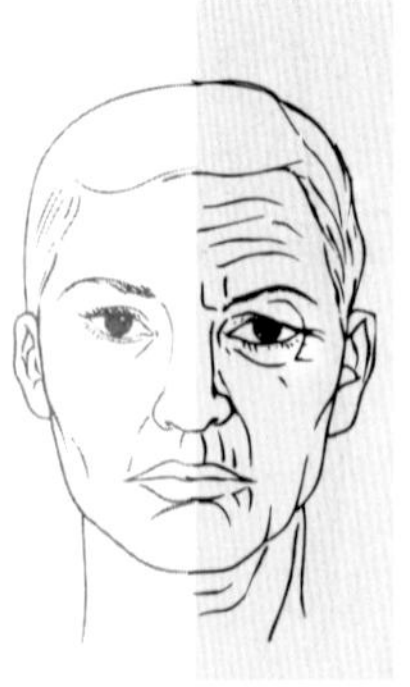
30años / 60 años
C

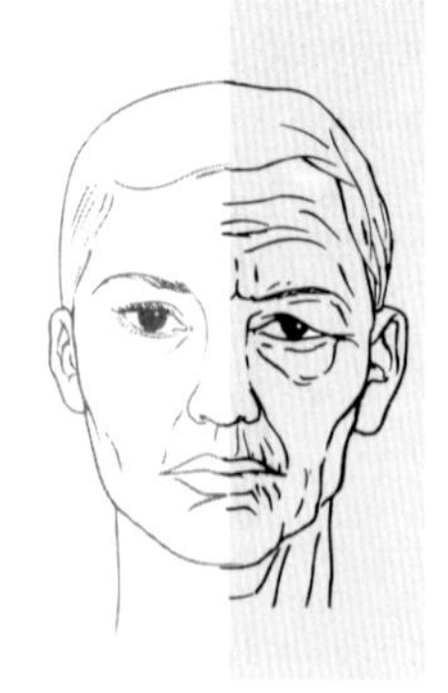
30años / 70 años
D

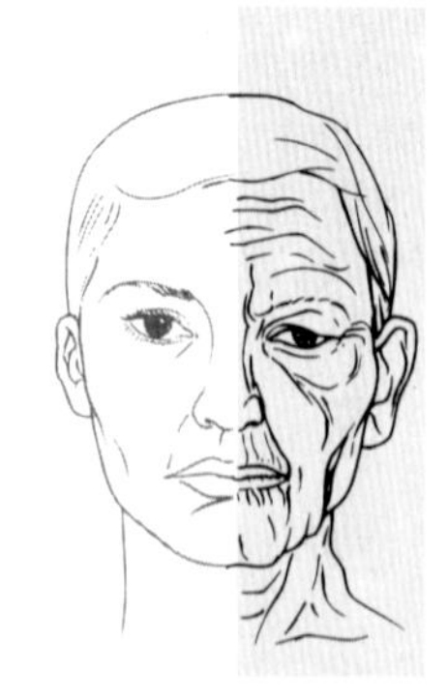
30años / 80 años
E

Fig. 7.6.—**Envejecimiento facial.** Efecto progresivo según la década. Hemicara derecha: 30 años. Hemicara izquierda: A), 40; B), 50; C), 60; D), 70; E), 80.

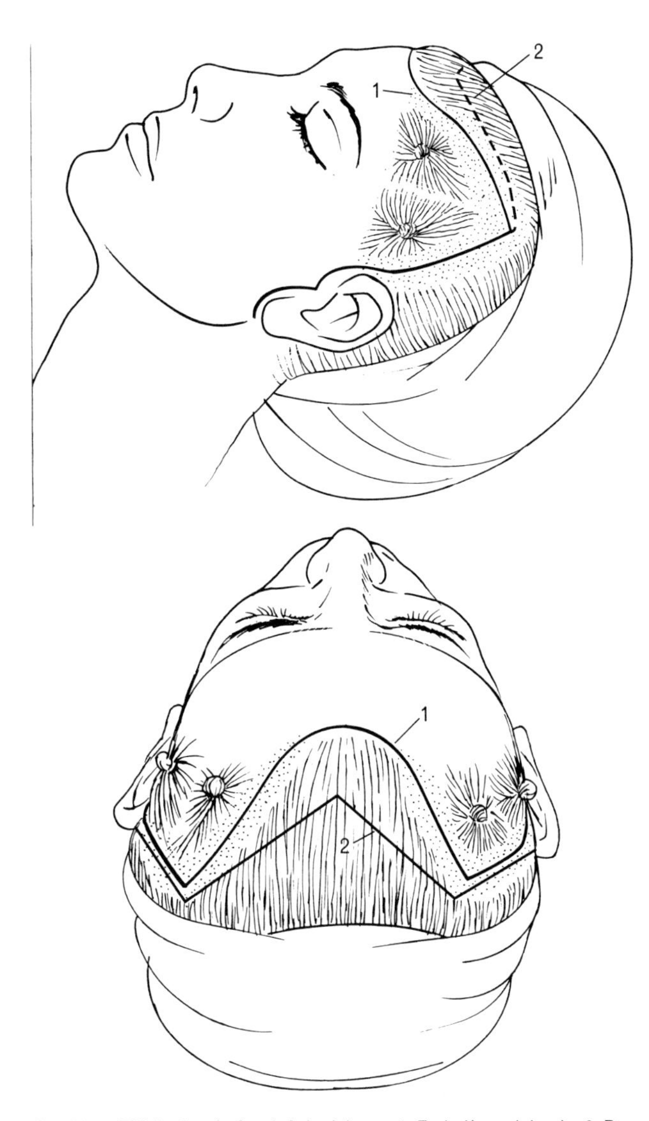

Fig. 7.7.—**Ritidectomía frontal.** *Incisiones:* 1. En la línea del pelo. 2. Posterior a la línea del pelo.

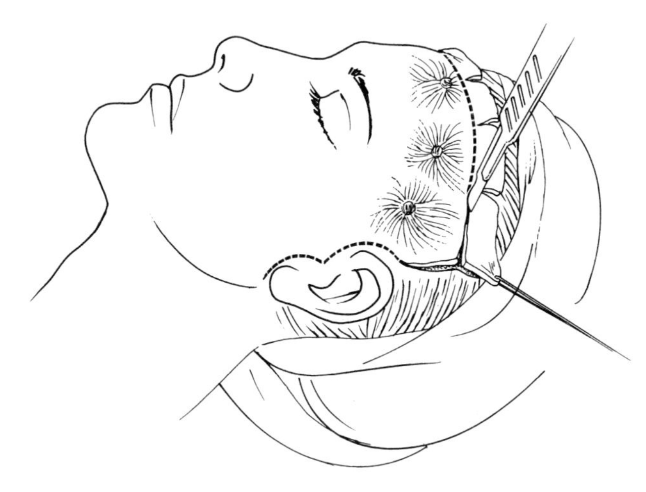

Fig. 7.8.—**Exéresis del colgajo frontal.**

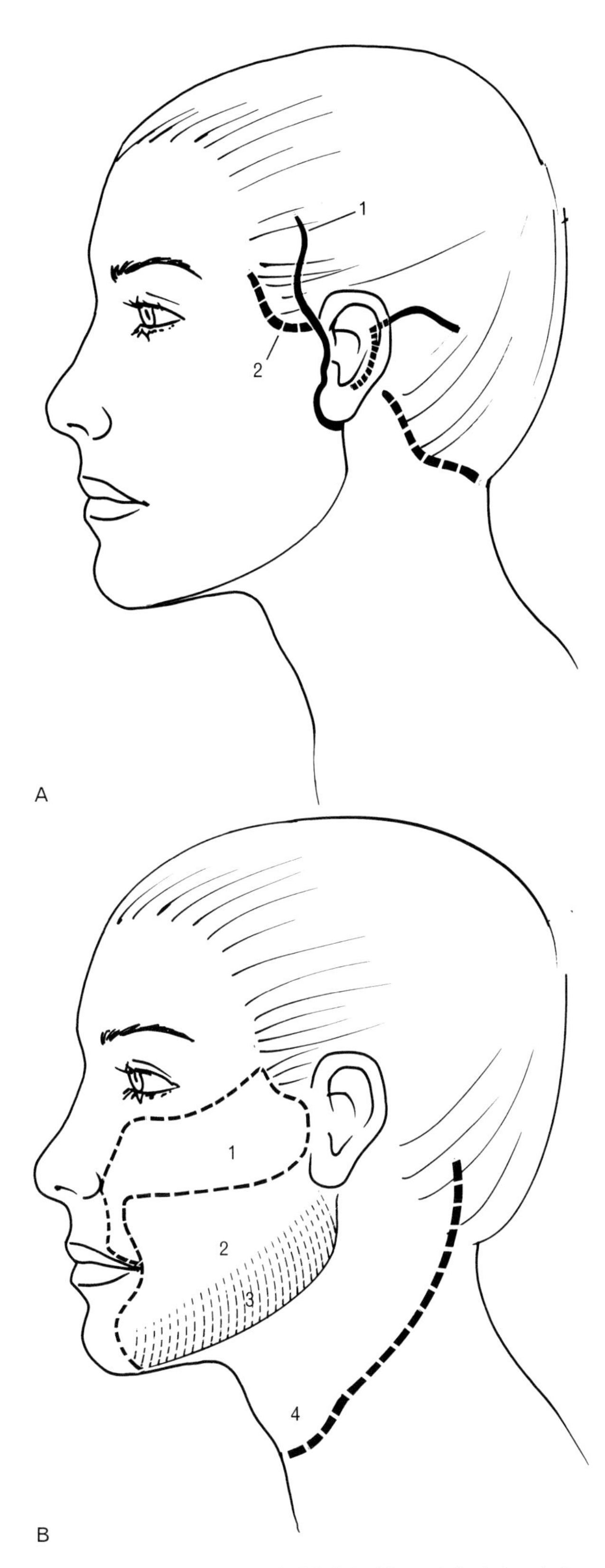

Fig. 7.9.—**Ritidectomía cervicofacial.** A) *Incisiones:* 1. Posterior a la línea del pelo. 2. Anterior a la línea del pelo. B) *Extensión de la disección:* 1. Subcutánea. 2. SubSMAS. 3. Zona de transición. 4. Subcutánea.

el límite interior de la incisión con azul de metileno, con el paciente erguido. Debe quedar 7-10 mm por encima del margen palpebral, e inmediatamente por debajo del pliegue palpebral. Su curva es paralela a la del margen palpebral. Con unas pinzas se prende el exceso de tejido para estimar la posición de la incisión superior. La incisón medialmente no se extiende hacia la piel nasal, mientras que externamente sobrepasa el borde externo del párpado.

A continuación se procede a elevar el colgajo, que puede ser cutáneo o miocutáneo. Tras una hemostasia cuidadosa, se expone la herniación de grasa orbitaria y se prende con un mosquito. Se escinde la cantidad necesaria y se cauteriza cuidadosamente el pedículo. La incisión se cierra cuidadosamente.

3.3.1.3. **Blefaroplastia inferior.** La blefaroplastia inferior puede efectuarse por vía transcutánea o por vía transconjuntival. La primera permite eliminar piel, músculo y grasa, mientras que en la segunda solamente se puede eliminar la grasa redundante. Así, la técnica transconjuntival estará más indicada en pacientes jóvenes con herniación de grasa orbitaria y en general en aquellos pacientes en los que no exista exceso de piel, así como en como sujetos preocupados por la aparición de las cicatrices.

Técnica transcutánea. Existen básicamente dos variedades, colgajo cutáneo o colgajo miocutáneo, siendo la segunda la más utilizada. Se marca la incisión 2-3 mm por debajo del margen palpebral inferior, incidiéndose la piel y el músculo orbicular, lo que expone el septo orbitario y la grasa orbitaria. Se hace una incisión en el septo y se extirpa la grasa necesaria. A continuación, con una erina se eleva el colgajo miocutáneo y se determina la magnitud de los tejidos redundantes, que son extirpadas con tijeras. La herida se cierra evitando la tensión.

3.3.1.4. **Complicaciones.** Entre las complicaciones comunes figuran la xeroftalmía, el hematoma, las asimetrías, la lesión del globo ocular y los trastornos de la visión. Las específicas del párpado superior incluyen el lagoftalmo y la ptosis palpebral. Finalmente, las complicaciones más importantes que acaecen en párpado inferior son su malposición y la diplopia.

3.3.2. «Face-Lift». Las técnicas de estiramiento facial pretenden sustituir la tensión cutánea propia de la piel joven, producida por las fibras colágenas y elásticas de la dermis, por la tensión pasiva producida por el estiramiento. Este estiramiento se efectúa en las estructuras subyacentes a la piel (platisma, fascias, periostio), resecándose la piel sobrante. Se distinguen diferentes técnicas dependiendo de la región cutánea a mejorar y del plano de disección elegido (supraSMAS, infraSMAS, plano profundo, subperióstico) (figs. 10, 11 y 12). En todos estos procedimientos se pretende evitar las ramas terminales del nervio facial, cuya lesión dará lugar a resultados desfavorables por parálisis nerviosa.

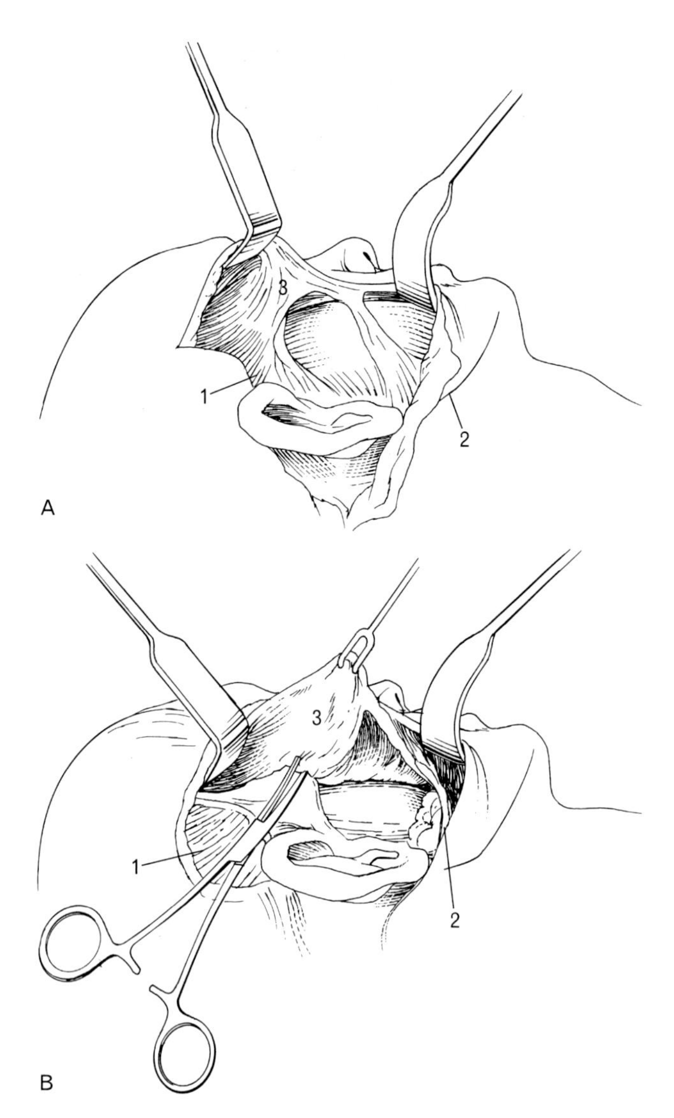

Fig. 7.10.—**Disección SMAS.** A) *Planos de disección.* B) *División:* 1. Fascia temporal profunda. 2. Platysma. 3. SMAS.

Envejecimiento facial. El envejecimiento se acompaña de unos cambios en los tegumentos faciales cuya secuencia es prácticamente constante, existiendo, no obstante, notables diferencias en la velocidad y magnitud de aparición (fig. 6).

A los treinta años, aparece una cierta ptosis palpebral y se acentúan los surcos nasolabiales. A los cuarenta años aparecen arrugas frontales y arrugas que se originan en el canto externo. A partir de los cincuenta existe un descenso del canto externo, una caída de la punta nasal y aparecen arrugas periorales y cervicales. Se observa una cierta reabsorción de grasa de las mejillas. A partir de los sesen-

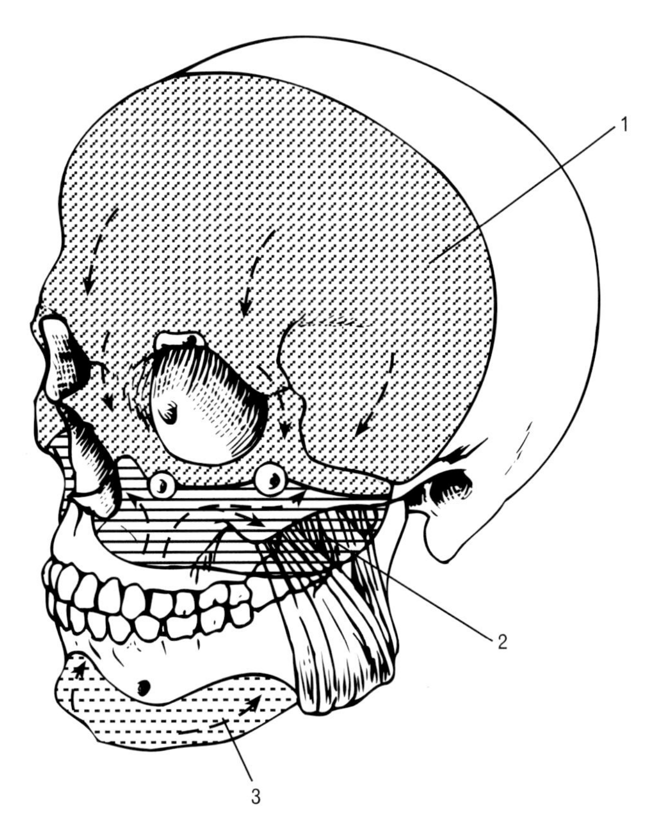

Fig. 7.11.—**Disección subperióstica facial.** 1. Vía coronal. 2. Vía intraoral. 3. Vía submental.

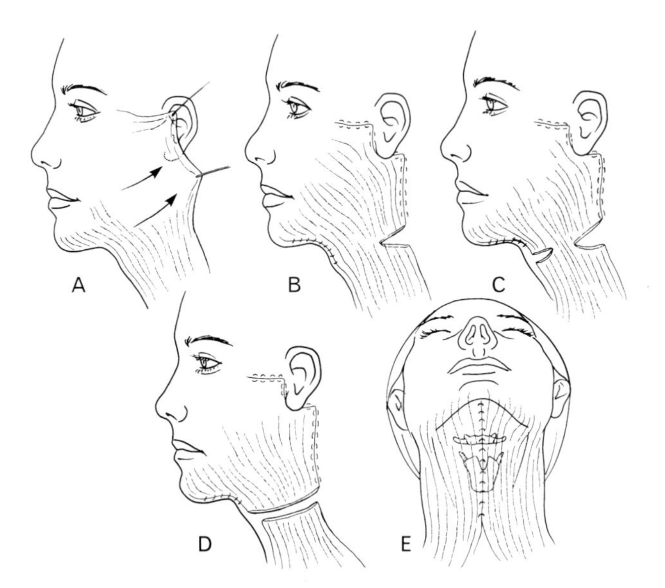

Fig. 7.12.—**Platysma-SMAS región submental.** A. Elevación y avance lateral. B. Sección parcial lateral y sutura. C. Sección parcial lateral y medial y sutura. D. Sección total y sutura. E. Sutura del platysma en la línea media.

ta, la piel se adelgaza y existe una reabsorción progresiva de la grasa subcutánea.

SMAS. El sistema musculoaponeurótico superficial es una capa fibromuscular continua que envuelve la cara y el cuello. Las características del SMAS incluyen:

- Contiene septos fibrosos que se extienden hacia la dermis.
- Divide la grasa subcutánea en capas.
- Es superficial al nervio facial.
- Distribuye fuerzas entre los músculos de la mímica.

Localización

Tercio superior (figs. 7-8). El estiramiento de la región orbitotemporofrontal puede efectuarse siguiendo dos planos: supra o infraperióstico. Pretende mejorar la posición de las cejas y eliminar las arrugas en la región de la sien, el entrecejo y la periórbita. La rama frontal del nervio facial y el nervio supraorbitario serán las estructuras a preservar.

Tercio medio. En la zona media de la cara se persigue eliminar las arrugas en la región peribucal y del surco nasogeniano. El estiramiento se efectúa a nivel del SMAS (sistema músculo aponeurótico superficial), estructura que representa la continuación del platisma a este nivel. El nervio marginal, rama motora del labio inferior y el nervio auricular mayor (sensitivo) deberán ser identificados y conservados cuidadosamente.

Tercio inferior. El tercio inferior de la cara y el cuello se corrige mediante la reposición del platisma y la eliminación del exceso graso fundamentalmente a nivel submental (fig. 9).

Complicaciones. Aunque la satisfacción global del paciente que recibe un *lifting* es elevada, el cirujano debe tener en cuenta las probables complicaciones de la técnica. Entre las complicaciones precoces de la técnica figuran el hematoma, la infección, la necrosis de los colgajos cutáneos, la dehiscencia de la herida y las lesiones nerviosas. Las complicaciones tardías incluyen cicatrices hipertróficas, distorsión del pabellón auricular, alopecia, trastornos de la pigmentación, ptosis de la glándula submaxilar, dolor crónico y bandas en el platisma.

El cirujano debe valorar la eventualidad de la insatisfacción del paciente no relacionada con la intervención y que se deba a unas expectativas desmesuradas o a una mala relación con el cirujano.

3.4. Colágeno inyectable

Introducción. Los productos inyectables derivados del colágeno fueron aprobados para su empleo en EE.UU. en 1981. Estos productos se preparan por purificación, esterilización y despirogenización de la dermis bovina (Zyderm y Zyplast, TM).

Indicaciones. Tratamiento de pliegues y arrugas cutáneas relacionados con la mímica y con el envejecimiento: por ejemplo, arrugas verticales de la glabela, arrugas horizontales de la frente, surcos nasolabiales, arrugas periorales, cicatrices faciales. La corrección obtenida dura entre seis y nueve meses y posteriormente será preciso proceder a retoques.

Técnica. Antes de practicar la técnica, el paciente recibe un test cutáneo con la infiltración de 0,1 ml en el antebrazo, que se repite a los quince días en el otro lado. Si no aparece reacción, en forma de prurito, eritema o dolor, puede comenzar la infiltración. Un 3% de la población presenta hipersensibilidad al colágeno.

La técnica no precisa anestesia, dado que la preparación de colágeno suele incluir lidocaína. El volumen infiltrado depende de la localización y severidad del defecto, y del material implantado. Algunos requieren sobrecorrección. El colágeno se infiltra en la dermis y causa un blanqueamiento de la piel.

Se utiliza la técnica de punción seriada siguiendo el eje de la arruga a tratar. Un masaje suave al concluir el tratamiento elimina eventuales irregularidades.

Bibliografía

Barbosa JF. Surgical treatment of head and neck tumors. New York: Grune & Stratton Inc., 1974.

Borges AF. Cicatrices inestéticas. Prevención y tratamiento. Barcelona: Editorial Labor, 1977.

Jackson IT. Colgajos locales en la reconstrucción de cabeza y cuello. Barcelona: Salvat Editores, 1990.

McCarthy JG. Cirugía plástica. La cara. Buenos Aires: Médica Panamericana, 1992.

Perkins SW (ed). Blepharoplasty. Facial Plastic Surg Clin North America 1995; 3.

Rook A et al. Tratado de Dermatología, 4.ª edición. Barcelona: Ediciones Doyma, 1988.

Serra Renom JM. Vila Rovira R. Microcirugía reparadora. Barcelona: Salvat Editores.

Capítulo 8

Patología del esqueleto óseo facial

1. Consideraciones generales

1.1. Anatomía del esqueleto óseo facial

El esqueleto óseo facial forma en conjunto un complejo macizo irregular en el interior del cual se alojan la parte inicial del tubo digestivo y las vías aéreas, los órganos de la visión y el órgano de la olfación. Se halla localizado delante de la parte superior del raquis cervical y debajo del macizo óseo craneal al cual se encuentra unido.

Pueden distinguirse dos partes claramente diferenciadas. El macizo facial superior, soldado hacia atrás a la base del cráneo, elemento fijo constituido por los huesos maxilares superiores unidos entre sí en la línea media y completado por otros 11 huesos menores, y el macizo facial inferior, de estructura más simple, móvil y formado por un solo hueso, el maxilar inferior o mandíbula, articulado con la base del cráneo a nivel de las articulaciones temporomandibulares (figs. 1 y 2).

Maxilar superior. El hueso maxilar es el elemento más importante del tercio medio facial y el principal responsable de la forma característica del macizo facial superior. Se trata de un hueso par y asimétrico, ahuecado por una cavidad voluminosa: el seno maxilar. Se articula con todos los huesos que forman el resto del esqueleto óseo facial y participa en la formación de las fosas nasales, cavidad orbitaria y cavidad bucal.

En él pueden distinguirse: un cuerpo, una cavidad o seno maxilar y tres apófisis.

a) El *cuerpo* del maxilar tiene forma de pirámide triangular con el vértice externo, y se distinguen: una base, tres caras laterales y seis bordes. La base o cara medial, dividida en dos sectores por la unión con la apófisis palatina, corresponde a la fosa nasal y a la cavidad bucal. El sector nasal forma la pared lateral de la fosa nasal donde pueden apreciarse: el *hiatus* maxilar, conducto de drenaje del seno maxilar, el canal lagrimal y el conducto palatino posterior, por donde discurren los nervios palatinos anteriores y la arteria palatina descendente. El sector bucal forma la arcada alveolar superior y la parte externa de la bóveda del paladar.

La cara superoexterna, de forma cóncava, presenta: la fosa canina, unas elevaciones verticales que corresponden a los alveolos dentarios y el agujero infraorbitario, por donde discurre el nervio infraorbitario.

La cara posterior o pterigomaxilar forma la tuberosidad maxilar, presenta un canal para el nervio maxilar superior y se articula con la apófisis piramidal del palatino.

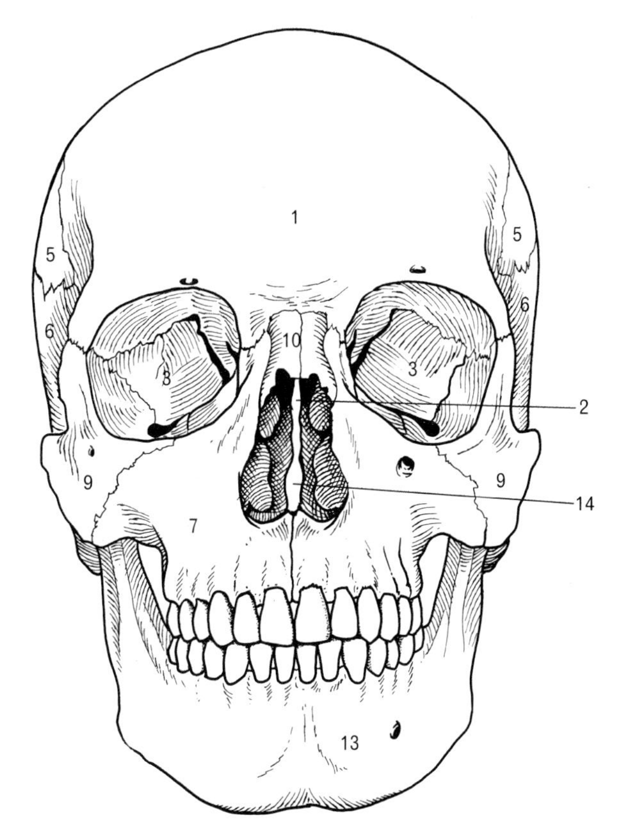

Fig. 8.1.—**Anatomía esqueleto craneofacial, visión frontal.**

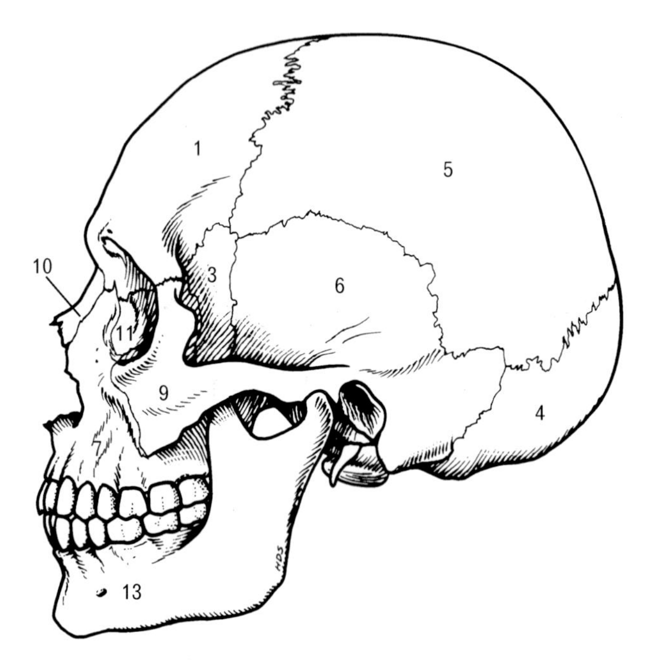

Fig. 8.2.—**Anatomía esqueleto craneofacial, visión lateral.** *Huesos del cráneo:* 1. Frontal. 2. Etmoides. 3. Esfenoides. 4. Occipital. 5. Parietal. 6. Temporal. *Huesos de la cara:* 7. Maxilar. 8. Palatino. 9. Malar. 10. Nasal. 11. Unguis. 12. Cornete inferior. 13. Mandíbula. 14. Vómer.

b) El *seno maxilar* es una cavidad situada en el interior del cuerpo maxilar. Tiene forma de pirámide triangular, aunque puede presentar prolongaciones más o menos importantes. Su cara superior se corresponde con el suelo de la órbita; su cara posterior, más gruesa, aloja los conductos dentarios posteriores y su cara interna se abre a la fosa nasal. El borde inferior se relaciona íntimamente con las raíces de los dientes del maxilar superior, generalmente con los dos primeros molares y con el canino.

La apófisis palatina es una lámina ósea horizontal, alargada en sentido anteroposterior unida por su margen externo a la línea media de la cara interna del cuerpo del maxilar, y por su margen interno, a su homólogo del lado opuesto. Las dos apófisis palatinas forman la parte anterior de la bóveda palatina ósea. La cara inferior de esta bóveda presenta un relieve longitudinal en su línea media y varios surcos laterales por los que descienden la arteria palatina descendente, el nervio palatino anterior y los vasos palatinos. En su parte más anterior pueden apreciarse los conductos incisivos.

La apófisis piramidal corresponde al vértice del borde posteroexterno del maxilar superior que se articula con el hueso malar.

Por último, la apófisis ascendente es la parte del maxilar superior que se articula con los huesos propios nasales y el hueso lacrimal y forma por su margen anterior la escotadura nasal.

Hueso malar o cigomático. El malar es un hueso par y lateral situado por encima y exterior al maxilar superior. Presenta una forma cuadrangular y se articula en su parte superior con la apófisis orbitaria externa del frontal, en su parte anterosuperior con el maxilar superior y en su parte más posterior con la apófisis cigomática del temporal.

Su cara externa, ligeramente convexa, presenta en su parte más superior el orificio malar por donde discurre el nervio temporomalar. El borde superior describe una curva de convexidad superoanterior y forma el borde externo de la órbita.

Su cara anterointerna forma la parte inferior y externa del suelo de la órbita y se relaciona con el ala mayor del esfenoides formando la hendidura esfenomaxilar.

Hueso palatino. Hueso par y medio, localizado en la parte más posterior y profunda del macizo facial. Está formado por dos láminas unidas en ángulo recto, una lámina horizontal que forma la parte posterior del paladar óseo y una lámina vertical.

Se articula íntimamente con el maxilar superior, las apófisis pterigoides y cuerpo esfenoidal, el cornete inferior y el hueso etmoides. Forma junto al cuerpo del esfenoides el agujero esfenopalatino por el que circulan la arteria esfenopalatina, los nervios nasales superiores y el nervio nasopalatino.

En la cara externa puede apreciarse un canal vertical, el conducto palatino posterior, por donde discurren el nervio palatino anterior y la arteria palatina descendente.

La lámina horizontal se une por su borde anterior con el borde posterior de la apófisis palatina del maxilar y por su borde interno con su homólogo del lado opuesto, constituyendo así la parte posterior del paladar óseo.

El borde posterior libre forma el límite inferior de las coanas.

Hueso lacrimal o unguis. Pequeña lámina ósea situada en el límite entre la órbita y las fosas nasales. Se articula con la rama ascendente del hueso maxilar, la apófisis orbitaria medial del hueso frontal y con el hueso etmoides. Su cara externa se halla recorrida en toda su extensión por la cresta lagrimal posterior y por delante de ésta se encuentra el conducto lagrimal.

Cornete inferior. Es una delgada lámina ósea, independiente, de forma ovalada, que se aplica por su cara externa contra la pared de las fosas nasales. Relacionado con la pared interna del cuerpo del maxilar superior y de la lámina vertical del hueso palatino, forma la parte inferior del conducto lagrimal.

Hueso nasal o propio de la nariz. Es un pequeño hueso de estructura rectangular que se une en la línea media con su homólogo del lado opuesto. Ambos huesos forman conjuntamente la pared anterosuperior de las fosas nasales. Se articula en su margen superior con el hueso frontal y la lámina perpendicular del etmoides; y por su margen externo con la rama ascendente del maxilar superior. Su cara interna está tapizada por la mucosa de las fosas nasales y su cara superficial da inserción al músculo piramidal.

Vómer. Hueso impar y medio que forma la parte posteroinferior del tabique nasal. Se articula, en su borde superior, con la lámina perpendicular del etmoides y el cuerpo del esfenoides; y con la cresta nasal de la bóveda ósea del paladar en su borde inferior.

Sus caras laterales, tapizadas de mucosa nasal, están recorridas por el surco de la arteria y nervio palatinos.

Su margen posterior forma el borde posterior del tabique que separa entre sí a las coanas.

Mandíbula. La mandíbula es el único hueso móvil de la cara, que constituye por sí solo todo el macizo óseo inferior. Está formado por un cuerpo, horizontal y curvado, y dos ramas que se proyectan hacia arriba desde los extremos posteriores del cuerpo.

El cuerpo mandibular tiene forma de herradura de concavidad posterior y está compuesto por un borde superior o arcada alveolar, un borde inferior o basilar y dos caras: una interna y otra externa.

En la arcada alveolar se pueden apreciar los alveolos dentarios, de tamaño creciente de delante atrás, en donde se fijan las raíces dentarias. El borde basilar, más grueso, presenta dos escotaduras: la fosa digástrica en la parte anterior y el surco de la arteria facial en la parte posterior.

La cara superficial o lateral es plana y ligeramente cóncava; en su parte anterior, sobre la línea media, presenta un saliente que corresponde a la eminencia mentoniana. Lateralmente se aprecia el agujero mentoniano, extremo anterior del conducto dentario inferior por donde emerge el nervio mentoniano.

En la cara interna, marcadamente cóncava, se encuentran las apófisis geni, que dan inserción a los músculos geniogloso y geniohioideo. Lateralmente puede apreciarse la línea oblicua interna o línea milohioidea, lugar de inserción del músculo milohioideo, límite entre la cavidad oral y la región suprahioidea.

La ramas de la mandíbula son cuadriláteras, aplanadas y se prolongan hacia arriba en dos apófisis: la apófisis coronoides y el cóndilo mandibular. La cara externa está cruzada por la cresta oblicua, lugar de inserción del músculo masetero. En su cara interna se aprecia la espina de Spix, por detrás de la cual se encuentra el orificio de entrada del nervio dentario inferior. La apófisis condílea se extiende hacia arriba y hacia atrás para formar el cóndilo mandibular, el cual presenta una forma ovoidea, con un eje mayor oblicuo, y se articula con la cavidad glenoidea del temporal.

En el interior de la mandíbula se encuentra el conducto dentario inferior que se dirige oblicuamente hacia abajo y adelante desde el agujero mandibular hasta el agujero mentoniano. Contiene el nervio dentario y los vasos alveolares inferiores, que emiten ramas que penetran en las raíces de los dientes.

Macizo facial. En su conjunto el macizo óseo facial reviste la forma de una pirámide triangular donde pueden destacarse una cara anterior, dos caras laterales, una cara superior y una cara posterior (figs. 1 y 2).

La cara anterior está limitada hacia arriba por una línea horizontal que coincide con las suturas frontomalar y nasofrontal, e inferiormente por el borde basilar de la mandíbula. Destaca, en su línea media, el orificio anterior de las fosas nasales u orificio piriforme que permite ver en su profundidad el extremo anterior de los cornetes inferior y medio. En el tercio inferior se aprecian las arcadas dentarias, la eminencia mentoniana y, por último, la cara externa de la mandíbula.

En sus caras laterales puede apreciarse el relieve sobresaliente de los huesos malares, prolongado hacia atrás por las apófisis cigomáticas del hueso temporal formando las arcadas cigomáticas.

La cara superior se extiende en sentido anteroposterior desde la sutura nasofrontal hacia adelante y la sutura esfenovomeriana hacia atrás. Está sólidamente unida a la base del cráneo por su la línea media y sus extremos laterales. En su línea media se aprecian los dos huesos nasales, y las apófisis ascendentes de los maxilares superiores que se unen a las apófisis orbitarias inferiores del hueso frontal. Lateralmente, las apófisis orbitarias del malar que se unen a las apófisis orbitarias externas del frontal formando la parte externa del reborde orbitario.

La cara posteroinferior es la más compleja, presenta una marcada concavidad hacia atrás tanto en sentido vertical como en el transversal. Su parte superior se relaciona íntimamente con la base del cráneo, a través del etmoides y de la apófisis piramidal del palatino. En el espacio situado entre las apófisis pterigoides, la cara posteroinferior del macizo facial presenta un gran orificio que se abre sobre la parte posterior de las fosas nasales, las coanas. Más abajo, la pared posteroinferior se hace casi horizontal y forma la bóveda palatina ósea constituida por la apófisis palatina del maxilar hacia adelante y la lámina horizontal del palatino hacia atrás. En la parte más inferior, en la concavidad posterior del arco mandibular, destacan el relieve de las espinas de Spix y en el punto más anterior las apófisis geni.

1.2. Fisiología

1.2.1. Características generales. El tejido óseo es uno de los más resistentes y rígidos del cuerpo humano. Como constituyente principal del esqueleto, sirve de soporte para las partes blandas y protege órganos vitales. Además de estas funciones, proporciona apoyo a los músculos esqueléticos, transformando sus contracciones en movimientos útiles, constituyendo un sistema de palancas que incrementa las fuerzas generadas en la contracción muscular.

El tejido óseo está formado por células y un material intercelular calcificado, la matriz ósea. Las células son: los osteocitos, que se sitúan en las cavidades o lagunas en el interior de la matriz; los osteoblastos, productores de la parte orgánica de la matriz, y los osteoclastos, células gigantes multinucleadas, relacionadas con la resorción del tejido óseo en los procesos de remodelación.

Las características morfológicas de conjunto del esqueleto facial son diferentes según se trate del macizo facial superior o del inferior.

El macizo facial superior está compuesto por numerosos elementos unidos entre sí y se caracteriza por la presencia de diferentes cavidades: la cavidad orbitaria, las fosas nasales y los senos maxilares. La debilitada estructura ósea secundaria a la presencia de estas cavidades se encuentra reforzada en ciertas regiones por una mayor densidad ósea: los pilares o arbotantes óseos. Se han descrito a nivel del macizo facial superior tres zonas de resistencia. El pilar canino, que discurre por el borde anterior del maxilar superior hasta la apófisis orbitaria interna del hueso frontal. El pilar malar, que partiendo del alveolo del primer molar discurre a través del cuerpo del malar donde se divide en dos direcciones: una horizontal o cigomática, y otra vertical o frontal. Finalmente, el pilar pterigoideo, que parte de la tuberosidad maxilar, atraviesa el hueso palatino y termina en la apófisis pterigoides.

El macizo facial inferior, constituido por un único hueso, es de estructura más simple y mucho más resistente.

1.2.2. Cambios producidos por la edad y el edentulismo. La morfología del conjunto del esqueleto facial es susceptible de sufrir variaciones de distinto origen. El envejecimiento y edentulismo pueden causar profundos cambios en su forma y función.

La incidencia de edentulismo documentado, en los países occidentales, es muy elevada. La pérdida de las estructuras dentales va a producir una serie de alteraciones anatómicas, funcionales, estéticas e incluso, psicológicas. Entre los trastornos funcionales cabe destacar: problemas de oclusión, alteraciones periodontales, disfunción de ATM, alteraciones de la masticación y trastornos en la fonación.

En el adulto, el maxilar superior presenta un diámetro vertical mayor debido al desarrollo de la apófisis alveolar y al aumento de tamaño del seno maxilar. En la vejez, el hueso adopta una morfología similar a la infantil. Su altura está disminuida, tras la pérdida de los dientes, la apófisis alveolar se reabsorbe y la parte inferior del hueso se acorta. Se produce una pérdida de profundidad de la bóveda palatina y la aparición de un exceso de tejido sobre la cresta alveolar. En el sector anterior la pérdida es vestibular e inferior, de forma que la cresta se mueve hacia atrás, perdiéndose soporte labial.

En la mandíbula, la reabsorción ósea es más acusada. La pérdida de altura ósea puede dejar en la superficie al nervio mentoniano. El patrón óseo de la mandíbula edéntula depende de factores como la secuencia de exodoncias, o la existencia de prótesis en la misma arcada o en la antagonista. No obstante, la reducción de la altura y la anchura hace que la cresta alveolar migre en sentido anterior y puede llegar a adoptar una forma en filo de cuchillo. La inserción de la musculatura del suelo de la boca puede quedar por encima del nivel de la cresta alveolar.

1.2.3. Consolidación de fracturas. Tras cualquier tipo de agresión ósea se produce una hemorragia local debido a la lesión de los vasos sanguíneos del hueso y del periostio; y una destrucción de la matriz y las células óseas junto al sitio de la fractura. Para que la reparación se inicie, el coágulo sanguíneo y los restos celulares y de la matriz tienen que ser eliminados. El periostio y el endostio próximos al área fracturada responden con una activa proliferación de osteoblastos, que formarán un tejido muy rico en células. Se constituye un collar alrededor de la fractura que penetra entre las extremidades óseas rotas.

En este anillo o collar conjuntivo, así como en el tejido conjuntivo que se localiza entre las extremidades óseas fracturadas, se forma de tejido óseo inmaduro, tanto por osificación endocondral de pequeños fragmentos de cartílago que ahí se forman como también por osificación endomembranosa. En consecuencia, se pueden encontrar al mismo tiempo, en el lugar de la reparación, áreas de cartílago, de osificación intramembranosa y de osificación endocondral. Este proceso evoluciona de modo que, después de algún tiempo, aparece un callo óseo constituido por tejido óseo inmaduro que se formó de modo desordenado, pero que une provisionalmente las extremidades del hueso fracturado.

Con el retorno gradual del hueso a sus actividades, las tracciones normales a que está sujeto vuelven a actuar y determinan la remodelación del callo óseo. Dado que esas fuerzas son las mismas que actuaron durante el crecimiento del hueso, condicionando su estructura, la remodelación del callo reconstituirá la estructura que el hueso tenía antes de la fractura. Paulatinamente el tejido óseo primario del callo va siendo sustituido por tejido óseo lamelar, hasta que la estructura que el hueso presentaba antes de la fractura sea totalmente reconstruida.

1.3. Diagnóstico

1.3.1. Diagnóstico clínico. El diagnóstico clínico se basa en la identificación de una serie de signos y síntomas que permitan formular una sospecha diagnóstica.

Clínicamente los diferentes procesos que afectan al esqueleto óseo facial se manifiestan de forma similar. Suelen ser asintomáticos en su fase inicial, y muchas veces son diagnosticados tras la práctica de exploraciones radiológicas rutinarias.

La mayoría de los procesos benignos que afectan al esqueleto facial se caracterizan por su crecimiento lento, no inflitrante, que no produce sintomatología hasta fases avanzadas. Tras este período de latencia asintomático, el crecimiento de la lesión producirá tumoración ósea y deformidad facial. Los síntomas dependerán del tamaño, de la localización y de la compresión de estructuras vecinas. A pesar de su benignidad pueden presentar complicaciones como la sobreinfección o la fistulización.

Los procesos malignos se caracterizan por su comportamiento agresivo y su rápida evolución. Su crecimiento es infiltrante, invaden estructuras vecinas produciendo reacción perióstica, rizólisis y afectación de partes blandas. Es característico el dolor por infiltración nerviosa periférica desde el inicio de la enfermedad y la afectación sistémica.

1.3.2. Exploraciones complementarias

1.3.2.1. Radiología convencional. El diagnóstico radiológico de la patología ósea es complejo. La gran variedad de lesiones óseas, su relativa rareza y la habitual ausencia de patrones radiológicos dificultan esta tarea.

El examen radiológico raras veces permite establecer un diagnóstico de certeza. Sin embargo, la imagen radiológica junto al conocimiento de los datos básicos de la lesión puede orientar definitivamente hacia un tipo de patología concreta.

Dependiendo del grado de agresividad de la lesión, se descubren diferentes patrones de afectación ósea. Las lesiones benignas, de crecimiento lento, se caracterizan por la buena delimitación de su margen y por la existencia de un reborde escleroso perilesional. Los patrones apolillado y permeativo reflejan procesos agresivos y suelen verse en tumores malignos. El margen lesional aparece poco definido, infiltrando estructuras vecinas y provocando una reacción perióstica característica. Por último, la presencia de una masa de tejidos blandos perilesional indica la extensión extraósea de la lesión.

Las diferentes exploraciones radiológicas para el diagnóstico de la patología ósea facial pueden agruparse en exploraciones intrabucales y extrabucales. Difieren no tan sólo en la posición de la película, sino en el tipo de proyección, en sus características físicas y en sus indicaciones.

Técnicas intrabucales. De uso generalizado en odontología, las exploraciones intrabucales se utilizan preferentemente para el diagnóstico de patología dentaria y peridentaria. Pueden servir de ayuda para matizar ciertos detalles en estudios más amplios del macizo maxilofacial.

Técnicas extrabucales. Se utilizan fundamentalmente para el estudio del macizo maxilofacial, senos maxilares, órbita y de la articulación temporomandibular. Son exploraciones difíciles de interpretar por la superposición de las diferentes estructuras óseas.

Existen multitud de proyecciones extrabucales, únicamente se comentarán las más significativas, sin mencionar detalles técnicos y resaltando las diferentes indicaciones de cada una de ellas.

a) *Proyección antero-posterior.* En ella se aprecia el macizo facial, las órbitas y los senos paranasales y maxilares. Presenta una gran superposición entre las estructuras faciales y la base de cráneo. Permite valorar asimetrías faciales.

b) *Proyección lateral.* Presenta una visión lateral de bóveda craneana, base de cráneo y macizo facial. La proyección latero-vertical a distancia, telerradiografía de perfil, suministra valiosa información acerca de las estructuras óseas y del perfil blando facial. Es muy útil para valoración de asimetrías, alteraciones en el plano anteroposterior y estado de crecimiento del complejo craneofacial.

c) *Proyección de Waters.* Exploración de elección para el estudio de los senos maxilares y la órbita. Mediante la inclinación del plano facial, se consigue evitar la superposición de la base del cráneo y el resto de estructuras óseas del tercio medio facial.

d) *Tomografía.* La tomografía es una técnica radiológica especial que permite obtener planos aislados del esqueleto facial, eliminando las estructuras que se encuentran por delante y por detrás del mismo. De esta forma se consigue evitar superposiciones y obtener imágenes nítidas de las estructuras óseas y de las partes blandas. Se pueden realizar cortes tomográficos en los planos frontal y sagital, siendo una técnica de especial interés para el estudio de la órbita, las fosas nasales, los senos paranasales y la articulación temporomandibular.

e) *Radiografía panorámica.* Ortopantomografía. De entre las diferentes técnicas que se utilizan para el diagnóstico radiológico de la patología dental y del esqueleto facial, la ortopantomografía es, probablemente, la de uso más extendido. Esta exploración permite obtener de forma rápida y efectiva una visión total, panorámica, de todo el macizo maxilofacial. Sin entrar en especificaciones técnicas se puede afirmar que por sus características radiológicas, mayor amplitud de registro, eliminación de superposiciones, fácil manejo y su baja dosis de radiación es una de las exploraciones de elección para este tipo de patología.

Tanto las lesiones quísticas como los diferentes tipos de tumores odontógenos y no odontógenos, benignos y malignos, pueden explorarse con esta técnica. Del mismo modo, al mostrar ampliamente todas las alteraciones estructurales, será de gran valor para el estudio de asimetrías y de la afectación maxilar en diferentes enfermedades sistémicas.

Entre los inconvenientes de esta exploración pueden mencionarse: la posibilidad de magnificación y deformación de la imagen, la defectuosa visualización de los senos y del tercio medio facial y la menor nitidez y pérdida de detalle de las estructuras dentales.

1.3.3. Diagnóstico histológico. El diagnóstico histológico o la confirmación anatomopatológica de las diferentes lesiones óseas puede obtenerse mediante la biopsia incisional o escisional, la punción-biopsia o la punción-aspiración con aguja fina.

1.3.3.1. Punción-aspiración con aguja fina. La necesidad de crear métodos que sustituyeran a la biopsia abierta en las lesiones óseas, determinó que el uso de técnicas de punción se establecieran como técnicas habituales para el diagnóstico preoperatorio.

Las técnicas de punción son fáciles; sin embargo, requieren cierta experiencia por parte del profesional. El uso de la radiografía simple o el TAC permitirán identificar las zonas idóneas para realizar la punción. Generalmente serán zonas donde la cortical ósea esté rota o donde la lesión ósea se extienda a partes blandas.

El material obtenido se examina de inmediato, y en caso de muestras insuficientes o poco significativas debe repetirse la punción utilizando una aguja de mayor calibre.

Las complicaciones de esta técnica son remotas y la posibilidad de diseminación de la lesión tras efectuar la punción es inexistente.

Para efectuar diagnósticos de lesiones óseas mediante punción-aspiración deben tenerse en cuenta una serie de aspectos:

- El patólogo debe estar familiarizado con la citología e histología de las diferentes lesiones óseas.
- Es necesario tener presente los datos clínicos, los datos radiológicos, la localización y la afectación mono o poliostótica para su correcta interpretación.

Las indicaciones de la punción-aspiración con aguja fina en el diagnóstico de las lesiones óseas son:

a) Lesiones inflamatorias en las que se pretenda confirmar su naturaleza u obtener material para cultivo bacteriológico.

b) Lesiones benignas que planteen problemas de diagnóstico diferencial con lesiones malignas; por ejemplo, osteomielitis.

c) Diagnóstico morfológico de tumores óseos primarios.

d) Metástasis en hueso de neoplasias malignas de origen desconocido.

En definitiva, teniendo en cuenta que una punción negativa no excluye la existencia de lesión, y que la falta de correlación clínica, radiológica y citológica precisará nuevas investigaciones; se puede afirmar que la punción-aspiración con aguja fina es una buena técnica para el diagnóstico de las lesiones óseas.

1.3.3.2. Punción-biopsia. La punción-biopsia es una técnica similar a la anterior que utiliza habitualmente agujas de grueso calibre (aproximadamente, 2 mm). La mayor parte del material obtenido es incluido en parafina y sólo parte de él se utiliza para hacer extensiones y apreciar detalles celulares. Esta técnica está especialmente indicada en lesiones blásticas o con importante esclerosis.

1.3.3.3. **Biopsia ósea.** La biopsia constituye una prueba rutinaria en la mayoría de las lesiones óseas. El objetivo fundamental de la biopsia es proveer al patólogo de suficiente material para un propósito diagnóstico; sin embargo, no hay que olvidar que constituye un documento de valor médico-legal importante.

La biopsia escisional consiste en la exéresis quirúrgica total de la lesión. Se utiliza habitualmente cuando el tamaño y la localización de la lesión permiten que sea incluido un amplio margen de tejido perilesional.

La biopsia incisional consiste en la extirpación quirúrgica de una porción representativa de la lesión y se practica cuando la lesión es grande o de difícil acceso.

A pesar de que todo tejido patológico deba ser analizado, no todas las lesiones óseas requieren biopsia. En líneas generales, es necesario hacer biopsia de todas las lesiones óseas centrales tras un exhaustivo estudio clínico y radiológico. Las lesiones periféricas, como torus, exostosis u osteomas, pueden ser escindidas sin realizar biopsia previa.

Entre las contraindicaciones figuran la sospecha de angioma u otro tumor de origen vascular, por la posibilidad de hemorragia importante; así como la localización profunda de la lesión, por su difícil acceso.

La biopsia ósea puede realizarse bajo anestesia local o general. Tras exponer el hueso, se elige la zona más representativa delimitada previamente por la radiografía. Es aconsejable practicar la exéresis de la lesión junto a cortical ósea sana adyacente, de este modo se puede determinar mejor la presencia o no de cápsula perilesional.

La muestra se envía al patólogo en formol al 10%, junto con el resumen completo de los rasgos clínicos y radiográficos.

Una vez más, resaltar la importancia de las características clínicas y radiográficas de la lesión para poder realizar su correcta interpretación histológica.

2. Entidades clínicas

2.1. Enfermedades genéticas de los maxilares

2.1.1. Osteopetrosis. Alteración ósea hereditaria que se caracteriza por un aumento generalizado y simétrico de la densidad del hueso debido a un trastorno de la actividad remodeladora de los osteoclastos.

Se distinguen dos formas: la forma infantil o maligna, autosómica recesiva, forma más grave de la enfermedad, con alteraciones esqueléticas, hemáticas y neurológicas; y la forma adulta, autosómica dominante, más leve, únicamente con alteraciones óseas y con mejor pronóstico.

La alteración característica de esta enfermedad es la ausencia de resorción ósea fisiológica, debido a una reducción de su actividad osteoclástica. El hueso normal es sustituido por hueso denso, mal estructurado y que predispone a la fractura patológica. Este crecimiento óseo irregular produce la obliteración del espacio óseo medular y, secundariamente, la alteración del sistema hematopoyético.

La forma infantil se caracteriza por su mal pronóstico, los pacientes fallecen precozmente, por causa infecciosa o a consecuencia de sus alteraciones hematológicas, antes de la adolescencia. La forma benigna del adulto se detecta en la tercera o cuarta década de la vida, presentando únicamente alteraciones óseas y debutando generalmente con una fractura patológica.

Estos pacientes presentan ausencia congénita de dientes, retraso de la erupción dental e hipoplasia del esmalte que predispone a procesos de caries. Como complicación, es frecuente observar la compresión de los pares craneales o del nervio óptico debido a la obliteración de los forámenes craneales; o la osteomielitis por su vascularización deficitaria.

Radiología. La imagen radiológica se caracteriza por un aumento de la densidad ósea debido a la esclerosis difusa de los huesos, un engrosamiento cortical y una disminución del espacio medular.

Tratamiento. Se limita a la resolución de sus posibles complicaciones, descomprimiendo quirúrgicamente los pares craneales, o administrando antibioticoterapia en casos de osteomielitis.

2.1.2. Osteogénesis imperfecta. Trastorno hereditario del tejido conjuntivo que se caracteriza por fragilidad ósea, escleróticas azules, laxitud ligamentosa, sordera, pérdida de pelo y dentinogénesis imperfecta.

La etiología de esta enfermedad radica en una alteración del metabolismo del colágeno. Se conocen cuatro tipos de dentinogénesis imperfecta, aunque los más frecuentes son el tipo II y el tipo I.

La forma más grave de la enfermedad, la tipo II, presenta múltiples fracturas precoces secundarias a la posición intraútero o al mismo parto. Los pacientes fallecen precozmente.

La osteogénesis tipo I es menos grave y se inicia en épocas más tardías. Las fracturas son menos numerosas y aparecen como consecuencia de traumas mínimos o inaparentes. Presentan hiperlaxitud ligamentosa, osteoporosis generalizada y un deterioro de la audición que se manifiesta en la segunda época de la vida. Es frecuente la asociación con dentinogénesis imperfecta, que se caracteriza por la presencia de dientes malformados de coloración azulada, propensos al desgaste del esmalte y a las fracturas. Presentan alta incidencia de retención de molares y maloclusión.

2.1.3. Disostosis cleidocraneal. Trastorno hereditario, dominante o recesivo, que se caracteriza por la presencia de hipoplasia clavicular asociado a malformaciones craneofaciales y dientes supernumerarios retenidos.

La afectación de los huesos intramembranosos del cráneo origina una disminución sagital de la base del cráneo y un agrandamiento transversal de la bóveda craneal.

La causa del retraso o retención dental es debida a la resistencia mecánica producida por la densa capa de hueso alveolar que produce una deficiente formación de cemento.

Clínica. Estos pacientes presentan baja estatura, hombros caídos hipermóviles y cuello de aspecto alargado debido a la hipoplasia de las clavículas. La cabeza es braquicefálica, con abombamiento frontal, parietal y occipital. La cara se ve pequeña por la hipoplasia de los huesos faciales y los senos paranasales. La base nasal es ancha y el dorso se encuentra deprimido. La hipoplasia maxilar hace que la mandíbula parezca prognática, el paladar es estrecho y muy delgado; y con mayor frecuencia presentan hendiduras de paladar.

Es frecuente el retraso en el recambio de la dentición y la presencia de múltiples dientes supernumerarios, localizados preferentemente en la región molar, responsables de su malaoclusión.

Tratamiento. El tratamiento de estos pacientes se basa en la combinación de cirugía ortognática, ortodoncia posquirúrgica y rehabilitación protésica para la corrección de su deformidad dentofacial.

2.1.4. Síndrome de Crouzon. El síndrome de Crouzon se caracteriza por la presencia de una deformidad craneal variable, una hipoplasia maxilar y del tercio medio y una alteración orbitaria que produce exoftalmos y estrabismo divergente.

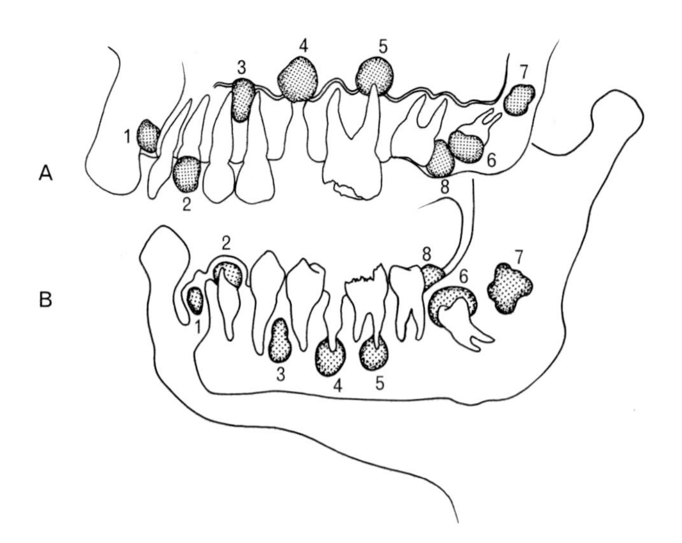

Fig. 8.3.—**Quistes odontogénicos.** A) *Maxilar.* B) *Mandíbula:* 1. Gingival. 2. De erupción. 3. Periodontal lateral. 4. Residual. 5. Radicular. 6. Folicular. 7. Primordial. 8. Paradental.

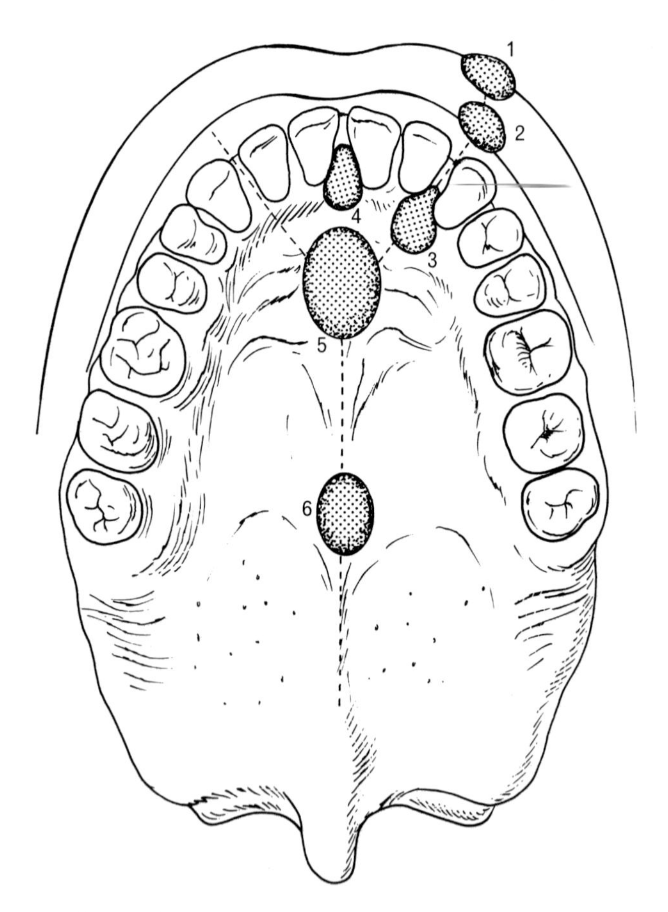

Fig. 8.4.—**Quistes fisurarios.** 1. Nasolabial. 2. Nasoalveolar 3. Globulomaxilar. 4. Nasopalatino. 5 y 6. Palatino medio.

Se hereda de forma autosómica dominante. La deformidad craneal y facial dependerá del grado de afectación de las distintas suturas craneofaciales y del aumento de la presión intracraneal.

Los pacientes presentan una facies característica, debido a la hipoplasia del tercio medio de la cara, asociado a prognatismo mandibular, deformidad nasal y oblicuidad ocular antimongoloide. Las manifestaciones orales incluyen: hipoplasia maxilar, estrechamiento del arco, paladar comprimido y mordida cruzada bilateral.

La afectación sistémica asocia: retraso mental, sordera, deterioro visual y del lenguaje, y cuadros convulsivos.

2.1.5. Síndrome de Apert. Acrocefalosindactilia, menos frecuente que el síndrome de Crouzon, se caracteriza por la asociación de craneosinostosis, sindactilia y sinostosis interfalángica de pies y manos. Clínicamente es similar al anterior, presenta una hipoplasia del tercio medio facial, exoftalmos asimétrico y afectación severa del paladar.

2.1.6. Síndrome de Treacher Collins. Trastorno hereditario autosómico dominante, que afecta a las estructuras derivadas del primer arco branquial y en menor grado las del segundo.

Clínicamente presentan grados variables de hipoplasia mandibular, maxilar, malar, y del oído medio y externo. La presencia de colobomas en el tercio externo del párpado inferior, junto a una oblicuidad antimongoloide de las fisuras palpebrales y una hipoplasia del pabellón auricular le confieren un aspecto característico. Es frecuente la presencia de atresia de CAE y de alteraciones auditivas.

2.1.7. Síndrome de Pierre Robin. El síndrome de Pierre Robin se caracteriza por la presencia de micrognatia, paladar hendido y glosoptosis. Esta asociación de malformaciones puede observarse como un defecto aislado o como un componente más de otras alteraciones del desarrollo.

Se considera que la malformación principal es la retrognatia por la hipoplasia mandibular y es frecuente que presenten secundariamente trastornos respiratorios y alimenticios.

En la mayoría de los casos es obligada una supervisión médica constante, para evitar la posible obstrucción de las vías respiratorias por la glosoptosis. En ocasiones es necesaria la sutura del margen anterior de la lengua al labio inferior o la realización de una traqueotomía durante las primeras semanas de vida.

2.1.8. Síndrome de Down. El síndrome de Down es una alteración cromosómica debida a la existencia de una trisomía del cromosoma 21, responsable de las diferentes manifestaciones clínicas y del retraso mental que padecen.

Los pacientes afectos por el síndrome de Down presentan: cráneo braquiocefálico, frente abombada, eminencia occipital aplanada, hipoplasia de senos paranasales, hipertelorismo ocular y prognatismo mandibular.

Entre las manifestaciones orales cabe destacar: lengua fisurada, macroglosia, retraso en la erupción temporal y permanente, apiñamiento y maloclusión con mordida cruzada anterior.

2.1.9. Atrofia hemifacial. Es un trastorno poco frecuente que se caracteriza por la atrofia facial unilateral progresiva, asociada, en ocasiones, a la afectación de otras partes del organismo. La etiología es desconocida, aunque se postulan varias hipótesis: anormalidades genéticas, alteración del sistema nervioso periférico, o secundaria a algún antecedente traumático.

Es más frecuente en pacientes jóvenes y afecta a los huesos y tejidos blandos de la hemicara afecta. Puede apreciarse atrofia de labios, de lengua y alteraciones en el desarrollo de los dientes. Se asocia en muchas ocasiones a crisis epilépticas y neuralgia de trigémino.

La enfermedad evoluciona durante años para estabilizarse sin necesidad de tratamiento.

2.1.10. Hipertrofia hemifacial. La hipertrofia hemifacial es un trastorno congénito poco frecuente que se caracteriza por la presencia de hipertrofia unilateral, localizada, de tejidos blandos, huesos faciales y dientes. Parecen implicados varios factores: alteraciones vasculares o linfáticas, disfunción endocrina o trastornos del sistema nervioso central.

Los pacientes afectos por esta entidad presentan una asimetría facial debida al crecimiento anómalo del hemiesqueleto facial, la musculatura y de otras partes blandas. La piel puede estar engrosada con un incremento en su secreción sudorípara y sebácea.

Las manifestaciones bucales incluyen: hipertrofia asimétrica de la lengua, anormalidades de tamaño y forma y erupción precoz de los dientes afectos.

La presencia de maloclusión, desviación de la línea media o mordida abierta, consecuencia del crecimiento asimétrico de los maxilares o de sus procesos alveolares, son hallazgos frecuentes en estos pacientes.

2.2. Patología quística (tabla I)

Introducción. La patología quística representa probablemente la patología más frecuente de los maxilares. De-

Tabla I. Clasificación de la patología quística de los maxilares

1. Quistes epiteliales
   - 1.1. Quistes epiteliales odontogénicos
     - 1.1.1. Inflamatorios: radicular
     - 1.1.2. Alteración desarrollo
       - 1.1.1.1. Quiste folicular
       - 1.1.1.2. Quiste de erupción
       - 1.1.1.3. Quiste periodontal lateral
       - 1.1.1.4. Queratoquiste. Primordial
       - 1.1.1.5. Quistes gingivales
   - 1.2. Quistes epiteliales no odontogénicos
     - 1.2.1. Quiste nasoalveolar o nasolabial
     - 1.2.2. Quiste nasopalatino
     - 1.2.3. Quiste globulomaxilar
     - 1.2.4. Quiste palatino medio
     - 1.2.5. Quiste mandibular medio
2. Quistes no epiteliales. Pseudoquistes
   - 2.1. Quiste óseo solitario
   - 2.2. Quiste óseo aneurismático
   - 2.3. Cavidad idiopática de Stafne

bido a las características anatómicas y embriológicas de los maxilares, la patología quística es extraordinariamente pleomórfica y, en parte, exclusiva de esta localización.

El uso rutinario de las diferentes exploraciones radiológicas ha puesto de manifiesto la elevada frecuencia de esta patología, totalmente asintomática en sus fases iniciales.

Actualmente se define el quiste como una cavidad patológica con contenido líquido, semilíquido o gaseoso, no originado por el acúmulo de material purulento y que suele estar, aunque no necesariamente, revestido de epitelio.

La aparición de quistes en los maxilares puede obedecer a diferentes mecanismos etiopatogénicos: hiperplasias de origen inflamatorio (quiste radicular), alteraciones del desarrollo, o inclusiones de tejido ectópico. A pesar de su distinto origen, presentan un comportamiento clínico similar. Su crecimiento siempre es lento y expansivo, no infiltrante, respondiendo a un aumento de su presión interior y no a una proliferación tisular. Sustancias osmóticamente activas, actúan en el interior del quiste, provocando la entrada de líquido para equilibrar la presión osmótica. La presión hidrostática que se forma en el interior del quiste, responsable de su expansión, produce alteraciones metabólicas en las zonas adyacentes, con predominio de la destrucción ósea.

Clínicamente son procesos asintomáticos hasta fases avanzadas, y descubiertos, en muchas ocasiones tras la práctica de exploraciones radiológicas rutinarias. Tras esta fase de latencia, el crecimiento del quiste producirá su exteriorización, los síntomas dependerán del tamaño y de su localización. A pesar de su comportamiento benigno pueden presentar complicaciones como su sobreinfección o su fistulización (figs. 5 y 6).

Debido a estas características se consideran procesos benignos, aunque en raras ocasiones puede darse la posibilidad de la transformación maligna de sus células epiteliales. Es por esta razón que es obligado realizar siempre su exéresis quirúrgica y el estudio histopatológico de su cápsula.

Existen multitud de clasificaciones de acuerdo a los distintos autores y según sus características clínicas, sus componentes histológicos, su origen o su localización. Haciendo referencia a su origen y a su mecanismo etiopato-

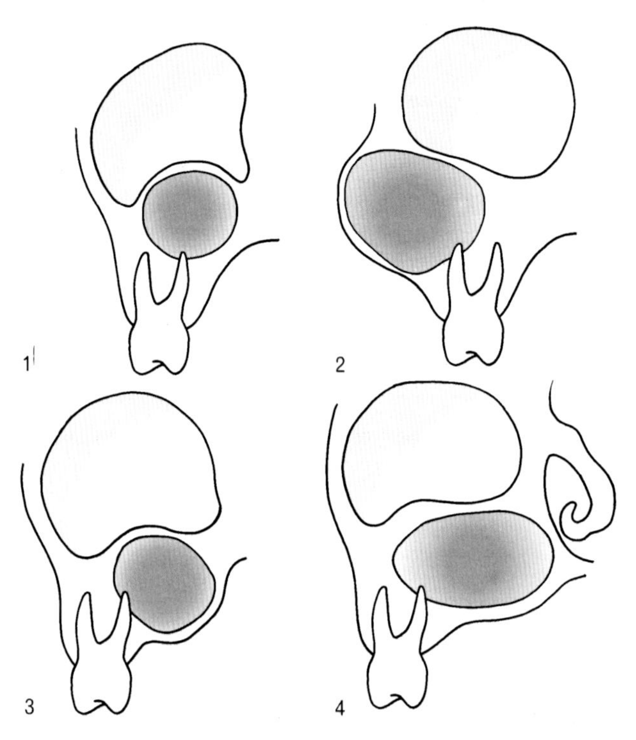

Fig. 8.5.—**Quistes: evolución en el maxilar.** *Hacia:* 1. Seno maxilar. 2. Vestíbulo bucal. 3. Paladar. 4. Fosas nasales.

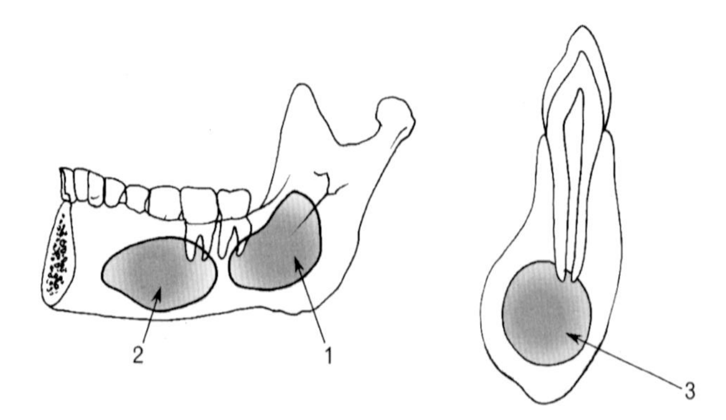

Fig. 8.6.—**Quistes: evolución en la mandíbula.** *Hacia:* 1. Rama ascendente. 2. Cuerpo. 3. Borde inferior.

génico distinguimos entre quistes epiteliales y no epiteliales y, dentro de los primeros, quistes odontogénicos y no odontogénicos.

Los quistes más frecuentes son los quistes epiteliales odontogénicos que ocupan entre el 80 o 90% del total de los quistes. Entre ellos los de mayor incidencia son los radiculares y los foliculares.

Respecto a la edad, parecen afectar con mayor frecuencia a pacientes entre la segunda y la tercera década de la vida, registrándose la mayor incidencia en la tercera. Con referencia al sexo, aunque hay autores que afirman una ligera predominancia en la mujer, la mayoría no halla diferencias significativas entre ambos sexos.

En cuanto a la localización, en términos generales, parece más frecuente la afectación mandibular, aunque particularmente dependerá del tipo de quiste.

2.2.1. Quistes epiteliales odontogénicos (fig. 3)

2.2.1.1. Quistes inflamatorios.

Quiste radicular. El quiste radicular es el quiste maxilar más frecuente y se produce cuando una inflamación de la pulpa dentaria alcanza la zona periapical, provocando la formación de un granuloma. El estímulo inflamatorio, no intenso, pero persistente, provoca la proliferación de los restos epiteliales de Malassez y su transformación quística.

Histología. La mayor parte de los quistes aparecen revestidos por un epitelio escamoso estratificado no queratinizado. La morfología del epitelio dependerá del grado de inflamación. El contenido del quiste está formado por líquido que proviene de la degeneración hidrópica de las células epiteliales y de la degeneración vacuolar grasa de las células plasmáticas. En la pared del quiste pueden visualizarse depósitos de cristales de colesterina, con la consiguiente reacción de células gigantes a cuerpo extraño.

Los quistes radiculares se dan casi de manera exclusiva en la dentición permanente, en dientes no vitales, y son los incisivos centrales del maxilar superior los que se afectan con mayor frecuencia. Generalmente estos quistes se diagnostican en pacientes en la cuarta década de la vida.

Muchos quistes periapicales se descubren casualmente tras un examen radiológico corriente. La sintomatología dependerá de su tamaño, llegando a alcanzar grandes dimensiones, desplazando las corticales óseas y produciendo tumoraciones importantes a nivel facial. El quiste va a seguir un proceso de crecimiento entre las estructuras que se hallan en la región afectada; por tanto, va a tener características diferentes según su localización y la presencia de complicaciones como son su infección y su posterior fistulización.

Estos procesos quísticos pueden manifestarse a nivel periapical, lateral o residual.

Quiste radicular periapical. Es el quiste radicular que aparece en relación con el ápice dentario y la parte terminal del conducto radicular, es con diferencia el más frecuente.

Quiste radicular lateral. Este quiste se origina a expensas de un conducto lateral aberrante y se sitúa en el tercio apical de la raíz aunque lateralmente.

Quiste residual. Es un quiste periapical que ha pasado inadvertido tras la extracción de la raíz o el diente causal, o que persiste en el fondo alveolar por el legrado insuficiente de la lesión.

Tratamiento. El tratamiento de este tipo de lesión es siempre quirúrgico, practicándose la exéresis del quiste radicular y la apicectomía de los dientes implicados, tras haberse practicado el tratamiento de conductos de los mismos.

2.2.1.2. Quistes por alteración del desarrollo.

2.2.1.2.1. Quiste folicular o dentígero. Es un quiste maxilar epitelial de origen odontogénico debido a una alteración en el desarrollo del diente. Representan los segundos quistes en frecuencia después de los radiculares.

Se originan en el órgano del esmalte de un diente que aún no ha hecho erupción; se denomina folicular porque el espacio de expansión del quiste queda recubierto por un folículo dental.

Este tipo de quiste aparece en ambos maxilares, aunque lo hace con mayor frecuencia a nivel mandibular, sobre todo en las regiones molar, premolar y canina. Lo más frecuente, sin duda, son el tercer molar inferior y el canino superior. La mayoría de quistes foliculares son solitarios y se diagnostican durante la infancia o adolescencia, aunque pueden presentarse de forma múltiple en la disostosis cleiodocraneal.

Histología. Se aprecia una pared quística formada por una delgada capa de tejido conjuntivo revestida por un epitelio escamoso, en algunos casos queratinizado.

Clínica. Son asintomáticos y se descubren tras un examen radiográfico por un diente permanente que no ha hecho erupción. Los dientes adyacentes al quiste son desplazados y pueden sufrir alteraciones apicales e incluso auténticas rizólisis. Como complicaciones se señalan la infección, la aparición de un ameloblastoma o la transformación maligna.

Radiología. Radiológicamente el quiste aparece como una zona de menor densidad, bien definida, adyacente a la corona de un diente retenido.

Tratamiento. El tratamiento de esta lesión es siempre quirúrgica, debiéndose realizar la exéresis del mismo.

2.2.1.2.2. ***Quiste de erupción.*** Este tipo de quiste se localiza superficialmente sobre la corona de un diente en erupción, estando revestidos por un epitelio escamoso estratificado no queratinizado.

Clínica. Aparece como una prominencia azulada en el punto de erupción de un diente, suelen ser asintomáticos, aunque pueden producir ciertas molestias en la región y dificultad en la masticación. Aparecen hasta en un 11% de los niños durante la erupción de los incisivos de la primera dentición. Suelen abrirse espontáneamente al erupcionar los dientes, exteriorizando un líquido mucoso o sanguinolento.

2.2.1.2.3. ***Quiste periodontal lateral.*** Es un quiste odontógeno de desarrollo que surge del ligamento periodontal de un diente que se encuentra erupcionado. Se consideran diferentes teorías acerca de su etiopatogenia, y deben diferenciarse de los quistes radiculares laterales. En este caso existe vitalidad en el diente con el que se relaciona.

Radiología. Se presentan como áreas radiolúcidas localizadas entre los dientes, sin reabsorción de raíces dentarias ni afectación de las corticales óseas, siendo más frecuentes a nivel de los molares y premolares inferiores.

2.2.1.2.4. ***Queratoquiste. Quiste primordial.*** Es un quiste odontogénico, poco frecuente, que ha despertado gran controversia acerca de su clasificación y relación con otros quistes. La OMS, en 1971, definió los criterios histológicos, clínicos y radiológicos que caracterizan a este quiste. Actualmente se reconoce al queratoquiste odontogénico y al quiste primordial como una misma entidad, diferenciándolos de otros tipos de quistes que contienen queratina, por no cumplir los mismas características clínicas e histológicas.

Se puede originar de restos de lámina dental localizados en mandíbula y maxilar superior, o a partir de una extensión del componente de células basales del epitelio bucal que lo cubre.

Clínica. La mayor incidencia se encuentra entre la segunda y tercera década de la vida, presentando cierta predilección por el sexo masculino. El lugar más común de presentación es la mandíbula; en la zona del tercer molar, ángulo y rama ascendente. Crecen en una dirección más anteroposterior que vestibulolingual, pudiendo alcanzar gran tamaño sin aparente deformidad.

Histología. Puede apreciarse una cápsula fibrosa y un revestimiento de epitelio escamoso estratificado. La queratinización del epitelio es básicamente del tipo paraqueratósico. Es frecuente visualizar pequeños quistes hijos independientes en la pared del quiste, así como gran cantidad de restos de queratina en el interior del mismo.

Radiología. La imagen radiográfica puede ser unilocular o multilocular con límites escleróticos nítidos radioopacos. No se describen fenómenos de rizolisis en los dientes adyacentes.

Tratamiento. A pesar de su benignidad histológica, los quistes primordiales manifiestan una clara tendencia a la recidiva, hasta un 35% en algunas series publicadas. El grado de actividad mitótica de su epitelio, la existencia de quistes hijos, la friabilidad de su cápsula y las dificultades quirúrgicas que muchas veces presenta su exéresis, podría justificar esta elevada tasa de recurrencia. Así pues, el tratamiento de estos quistes debe ser agresivo, practicando su exéresis quirúrgica y el legrado u ostectomía periférica. Este abordaje agresivo de la lesión se basa en la alta tasa de recurrencia. Algunos autores recomiendan la marsupialización o la cauterización química (solución de Carnoy) previa a su exéresis, así como la resección de la mucosa oral contigua.

Síndrome névico basocelular. Es un síndrome descrito por Gorlin y cols. en 1955, de carácter familiar, que se transmite por un gen autosómico dominante. Las principales características del síndrome névico son:

Alteraciones dentarias. Presencia de queratoquistes múltiples, bilaterales, localizados generalmente en la región canina y molar del maxilar superior, asociados a una dentición defectuosa.

Alteraciones óseas. Costillas bífidas, metacarpianos acortados, espina bífida oculta, escoliosis y fusión vertebral.

Alteraciones cutáneas. Carcinomas basocelulares, quistes epiteliales y sebáceos, lipomas y depósitos de calcio en la piel.

Tejidos blandos. Calcificaciones, fibromas ováricos, quistes linfáticos mesentéricos, fibrosis intersticial pulmonar.

Sistema nervioso. Alteraciones electroencefalográficas inespecíficas, anormalidades neurológicas y mentales, calcificación de la hoz del cerebro, agenesia parcial del cuerpo calloso.

Sistema ocular. Hipertelorismo, distopia cantal, cataratas, ceguera congénita.

2.2.1.2.5. ***Quiste gingival.*** Se originan en la encía por degeneración quística de restos de la lámina dental. En los lactantes y niños pequeños se localizan en los tejidos blandos que recubren las zonas de erupción de los dientes, adoptando la forma de pequeños nódulos, «perlas de Epstein» o «nódulos de Bohn».

En los adultos ocasionan tumefacción de la encía, a veces con transparencia de color azul, similar a la observada en los quistes mucoides de retención. La localización más frecuente en los adultos es en la región canina y premolar de la mandíbula. El epitelio escamoso estratificado de revestimiento suele estar queratinizado.

2.2.2. Quistes epiteliales no odontogénicos (fig. 4). Estos quistes se originan del epitelio remanente de las líneas de fusión de los distintos procesos embrionarios que forman los huesos faciales; pueden ser centrales o laterales, así como asentar en el hueso o en los tejidos blandos.

2.2.2.1. **Quiste nasoalveolar o nasolabial.** Es un quiste originado en tejido blando por el desarrollo del epitelio atrapado en el surco nasomaxilar, entre los mamelones nasal externo y maxilar superior. No se desarrolla en el interior del hueso, pero puede provocar una erosión superficial de la cara externa del maxilar superior. Se presentan con más frecuencia entre la tercera y sexta décadas de la vida.

Histología. Presenta un epitelio estratificado o columnar ciliado con contenido mucoso.

Clínica. Se manifiesta como una deformación de la región del labio superior con tumefacción del vestíbulo y elevación del ala nasal. Los quistes nasolabiales presentan una elevada tendencia a la infección, por lo que la presencia de un forúnculo en el suelo del vestíbulo nasal debe hacer sospechar la existencia de un quiste nasoalveolar. Ocasionalmente la lesión puede ser bilateral.

Radiología. El quiste puede pasar inadvertido, aunque mediante la inyección de contraste o por la presencia de la erosión ósea característica que produce su crecimiento puede evidenciarse en la radiografía.

2.2.2.2. **Quiste nasopalatino.** Es un quiste formado a partir de los restos epiteliales del conducto nasopalatino que une las fosas nasales con la bóveda palatina a través del agujero incisivo. Es el quiste fisurario más frecuente. Se localiza habitualmente en la línea media del paladar, detrás de los incisivos centrales.

Histología. El quiste tendrá un epitelio diferente según a la altura en donde se origine, pudiendo aparecer desde epitelio ciliado hasta escamoso y estratificado.

Clínica. Discurren de forma asintomática, aunque en ocasiones puede aparecer una tumefacción a nivel de la papila palatina o de la cortical vestibular. Los incisivos adyacentes son siempre vitales aunque pueden desplazarse a consecuencia del crecimiento quístico.

Radiología. El quiste aparece en la línea media del maxilar superior como una imagen radiolúcida, bien definida, de forma redondeada u ovoidea. La proyección de la espina nasal anterior en la luz del quiste proporciona la imagen característica en forma de corazón.

2.2.2.3. **Quiste globulomaxilar.** Es un quiste fisurario localizado en el interior del hueso entre el incisivo lateral y el canino del maxilar superior. Se origina de restos epiteliales incluidos en la unión del hueso maxilar superior y el hueso incisivo.

Clínica. Asintomático en fases iniciales. Su crecimiento produce la separación de las raíces de ambos dientes y la aproximación de sus coronas.

Radiología. Radiológicamente presenta una imagen característica en forma de pera invertida entre el incisivo lateral y el canino.

2.2.2.4. **Quiste palatino medio.** Es un quiste que se origina a partir de restos epiteliales incluidos en la fisura palatina del maxilar. Se localizan en la línea media próximos a la papila palatina.

Clínica. Son asintomáticos, aunque pueden manifestarse como una tumefacción anterior situada en la línea media alveolar, entre ambos incisivos y la papila palatina, o más posterior en el límite con el paladar blando.

2.2.2.5. **Quiste mandibular medio.** Es un quiste epitelial odontogénico muy poco frecuente localizado a nivel de la sínfisis mandibular. Se incluyen dentro del grupo de quistes fisurarios, a pesar de que es controvertida la presencia de epitelio fisural a nivel de la línea media mandibular. La lesión es asintomática, apareciendo como una zona radiolúcida en el examen radiográfico periapical.

2.2.3. Quistes no epiteliales. Los quistes no epiteliales o seudoquistes se caracterizan por ser quistes óseos que no poseen cápsula epitelial. Son quistes poco frecuentes y no está clara su etiopatogenia.

2.2.3.1. **Quiste óseo solitario.** Es un quiste intraóseo carente de cubierta epitelial, con un fino revestimiento de tejido conjuntivo. Se le denomina, también, quiste óseo traumático o hemorrágico. Aparece sobre todo durante las dos primeras décadas de la vida, y su localización más frecuente es en el cuerpo del maxilar inferior, entre los caninos y la rama ascendente.

Etiología. Su origen podría ser traumático, debido a una alteración en el proceso de reparación ósea tras una hemorragia intramedular.

Radiología. Su imagen radiológica revela una zona radiolúcida unilocular, bien definida, a veces con un borde festoneado, entre las raíces de premolares y molares.

Histología. Se observa una ausencia de revestimiento epitelial; las paredes óseas están cubiertas por una fina capa de tejido fibroso laxo que puede contener células gigantes multinucleadas. Puede estar vacío o contener un líquido claro, sanguinolento.

2.2.3.2. **Quiste óseo aneurismático.** Se trata de una lesión intraósea benigna, caracterizada por la presencia de espacios de tamaño variable rellenos de sangre, asociados a un tejido fibroblástico que contiene células gigantes multinucleadas y sustancia osteoide.

Histología. Se aprecian gran número de espacios cavernosos con contenido hemático, localizados en el interior de un tejido conectivo celular.

Clínica. Se presenta como una expansión local sin afectación mucosa, su crecimiento no es infiltrante y provoca una reacción ósea subperióstica. Suele aparecer en sujetos jóvenes y es más frecuente en el maxilar inferior que en el superior.

Radiología. Se observa un área radiolúcida, generalmente unilocular, que abomba las corticales en forma de pompa de jabón.

2.2.3.3. **Cavidad idiopática de Stafne.** Es una cavidad pseudoquística, asintomática, que se manifiesta como un área radiolúcida localizada en el ángulo mandibular por debajo del nervio dentario. Aunque de etiología incierta, podría estar relacionado con el atrapamiento de acinos procedentes de la glándula submaxilar durante el desarrollo de la mandíbula.

2.3. Patología tumoral (tablas II-III)

Introducción. La patología tumoral de los huesos en toda la economía no es frecuente y engloba diversos procesos caracterizados por su extraordinario pleomorfismo.

Tabla II. Clasificación de los tumores maxilares

1. Tumores odontogénicos
   1.1. Tumores odontogénicos benignos
   1.2. Tumores odontogénicos malignos
2. Tumores no odontogénicos
   2.1. Tumores no odontogénicos benignos
   2.2. Tumores no odontogénicos malignos

Tabla III. Clasificación de los tumores maxilares

1. Tumores odontogénicos
   1.1. Benignos
      1.1.1. Epitelio odontogénico sin ectomesénquima odontogénico
         1.1.1.1. Ameloblastoma
         1.1.1.2. Tumor odontogénico escamoso
         1.1.1.3. Tumor odontogénico epitelial calcificante (T. de Pindborg)
         1.1.1.4. Tumor odontogénico de células claras
      1.1.2. Epitelio odontogénico con ectomesénquima odontogénico, con o sin formación de tejido dental duro
         1.1.2.1. Fibroma ameloblástico
         1.1.2.2. Fibrodentinoma ameloblástico (dentinoma) y fibroodontoma ameloblástico
         1.1.2.3. Odontoameloblastoma
         1.1.2.4. Tumor odontogénico adenomatoide
         1.1.2.5. Quiste odontogénico calcificante
         1.1.2.6. Odontoma complejo
         1.1.2.7. Odontoma compuesto
      1.1.3. Ectomesénquima odontogénico con o sin epitelio odontogénico incluido
         1.1.3.1. Fibroma odontogénico (central o periférico)
         1.1.3.2. Mixoma
         1.1.3.3. Cementoblastoma benigno
   1.2. Malignos
      1.2.1. Carcinomas odontogénicos
         1.2.1.1. Ameloblastoma maligno
         1.2.1.2. Carcinoma intraóseo primario
         1.2.1.3. Variantes malignas de otros tumores odontogénicos
         1.2.1.4. Cambios malignos en quistes odontogénicos
      1.2.2. Sarcomas odontogénicos
         1.2.2.1. Fibrosarcoma ameloblástico
         1.2.2.2. Fibrodentinosarcoma ameloblástico y fibroodontosarcoma ameloblástico
      1.2.3. Carcinosarcoma odontogénico

En la región maxilofacial cabe hacer una distinción entre la afectación de los huesos maxilares y el resto del esqueleto óseo facial. Éste se afecta raramente y de forma similar a otras estructuras óseas del resto del organismo.

La afectación de los huesos maxilares, debido a sus particularidades anatómicas y embriológicas, complica aún más este pleomorfismo, apareciendo neoplasias derivadas de estructuras dentales de difícil clasificación exclusivas de esta localización.

Una característica propia de esta localización es la presencia de tumores primarios de estirpe epitelial. La existencia de tejido epitelial intraóseo responde a la persistencia de epitelio odontogénico derivado de los restos epiteliales de Malassez; o, en otros casos, a la presencia de epitelio no odontogénico procedente de los diferentes procesos embrionarios que originaron los maxilares.

En las primeras fases embriológicas la mandíbula está constituida por el cartílago de Meckel, que va a desaparecer, pudiendo persistir restos cartilaginosos en sínfisis mentoniana, apófisis coronoides y cóndilo mandibular; lugares de asiento de condromas y condrosarcomas. De la misma forma, pueden aparecer estas tumoraciones en la premaxila originadas en los restos cartilaginosos procedentes del cartílago nasal.

La alteración del tejido conjuntivo osteoformador y no osteoformador justificaría la presencia de tumoraciones óseas benignas o malignas, así como de procesos pseudotumorales como las displasias fibrosas.

Por otra parte, son frecuentes las tumoraciones de células gigantes, resultado de una alteración en el proceso reparativo fisiológico que llevan a cabo los osteoclastos.

La presencia de neoplasias del sistema inmunitario como linfomas y mielomas primarios y secundarios, originados en células reticulares y hematopoyéticas de la médula ósea, pueden ser características de esta localización.

A expensas de otras estructuras presentes en los huesos maxilares, como vasos sanguíneos o estructuras nerviosas periféricas, también pueden surgir raras tumoraciones intraóseas como tumoraciones vasculares, neurinomas o neurofibromas.

Tras estas consideraciones acerca de las características particulares de los huesos maxilares que justifican la presencia de raras neoplasias exclusivas de esta localización, se hace evidente la dificultad para clasificar esta patología.

2.3.1. Tumores odontogénicos. Los tumores odontogénicos derivan de los elementos epiteliales y mesenquimales que forman parte de los dientes; por tanto, se encuentran exclusivamente en los maxilares y deben considerarse en el diagnóstico diferencial de las lesiones que afectan a estas estructuras.

Se desconoce la etiología y la patogenia de este tipo de tumores. Desde un punto de vista clínico, los tumores odontogénicos son asintomáticos, pero pueden producir expansión de los maxilares, movilidad de los dientes y pérdida de hueso. Es muy importante para el diagnóstico diferencial conocer tanto las características básicas de cada tumor como la edad de presentación, la localización y el aspecto radiográfico.

Desde un punto de vista microscópico, estas lesiones, al igual que las lesiones del resto del organismo, son similares a la células o tejidos que los originan. Pueden simular tejidos blandos del órgano del esmalte y la pulpa dental o bien contener elementos de tejidos duros como esmalte, dentina o cemento.

Las lesiones de este grupo varían desde proliferaciones hamartomatosas hasta tumores malignos con capacidad metastásica.

Clasificación. Las diferentes clasificaciones existentes de los tumores odontogénicos tienen como denominador común la división de las lesiones según la presencia de elementos epiteliales o mesenquimatosos y según la capacidad de inducción de estos tejidos.

Avances recientes en el conocimiento del origen y de las interacciones entre estos tejidos han proporcionado una sólida base científica para su clasificación, aunque persisten ciertas incertidumbres, en parte por la complejidad de los tejidos implicados y en parte por su baja frecuencia, que hace difícil disponer de largas series para su estudio y comparación.

La última clasificación publicada en la serie International Histological Classification of Tumors por World Health Organization (IRH. Kramer, JJ. Pindborg, M. Shear; 1992) se basa, fundamentalmente, en el comportamiento del tumor, dividiendo las lesiones en benignas y malignas.

La categoría de lesiones benignas incluye una serie de entidades que son probablemente no neoplásicas. Las subdivisiones de las lesiones benignas están basadas en los diferentes tipos de tejidos implicados: epitelio odontogénico con ectomesénquima odontogénico; epitelio odontogénico sin ectomesénquima odontogénico; ectomesénquima odontogénico con o sin epitelio odontogénico incluido. En este último grupo, aunque pueda aparecer epitelio, no parece implicado en la patogénesis de la lesión.

Las lesiones formadas por epitelio odontogénico y ectomesénquima disponen de los elementos necesarios para que se produzca la interacción inductiva y la posterior formación de dentina y esmalte. La presencia o no de estos tejidos duros, en cada caso individual, dependerá en parte del estadio de la lesión en el momento que fue escindida y en parte a una serie de factores todavía desconocidos.

Es posible que algunas de las lesiones clasificadas como entidades independientes no sean más que diferentes estadios de un mismo tumor. La complejidad y el desconocimiento de este tipo de lesiones hace que su clasificación se modifique constantemente, resultado de su continua revisión.

2.3.1.1. Tumores odontogénicos benignos.

2.3.1.1.1. Epitelio odontogénico sin ectomesénquima odontogénico.

2.3.1.1.1.1. Ameloblastoma. Es una neoplasia benigna, aunque localmente agresiva, constituida por una proliferación de epitelio odontogénico en un estroma fibroso. Se le conoce también con el nombre de adamantinoma y representa aproximadamente el 1% de los tumores y quistes de los maxilares.

Este tumor puede aparecer a cualquier edad, aunque se diagnostica con la máxima frecuencia entre las cuarta y quinta décadas de la vida, con una incidencia algo superior en los varones. Más del 80% de los casos se desarrollan en el maxilar inferior y el resto en el maxilar superior. Entre los ameloblastomas de la mandíbula, el 70% aparecen en la región molar y en la rama ascendente, el 20% en la región premolar y el 10% en la región de los incisivos. En el maxilar superior, es más frecuente que resulte afectada el área molar que las regiones premolares o anterior.

En muy pocas ocasiones se encuentran ameloblastomas extraóseos periféricos, estas lesiones suelen localizarse en la encía, en adultos entre cuarenta y sesenta años, y se originan del epitelio propio de la encía. Presentan una evolución benigna no agresiva sin invadir hueso subyacente y recurriendo con poca frecuencia.

El tumor suele ser asintomático en las etapas iniciales de su desarrollo y puede ser descubierto casualmente tras un examen dental corriente.

Clínica. Se trata de un tumor de crecimiento lento y expansivo que puede conducir a la deformidad facial y a la pérdida de dientes. Se ha observado una alta tasa de recidiva. Existe la posibilidad de malignización.

Radiología. El ameloblastoma se manifiesta como un proceso osteolítico que se localiza en las regiones dentales de los maxilares y que puede ser unilocular o multilocular (pompas de jabón). Los bordes radiográficos están bien definidos y escleróticos por el crecimiento lento del tumor, puede observarse la presencia de algún diente incluido.

Histología. Las variantes histológicas más frecuentes son la folicular y la plexiforme. En el ameloblastoma folicular, el epitelio tumoral adopta la forma de islotes más o menos dispersos, constituidos por una masa central de células poliédricas o por un conjunto laxo de células angulares semejante al retículo estrellado, rodeado de una capa de células cúbicas o cilíndricas. Es frecuente que en el interior de estos islotes se formen quistes.

En el ameloblastoma plexiforme, el epitelio tumoral está dispuesto en forma de masas irregulares o de una red de cordones. Cada masa o cordón está circunscrito por una capa de células cilíndricas en la que se hallan elementos semejantes a los del retículo estrellado.

Algunos tumores presentan una transformación granulomatosa de las células epiteliales, extensa metaplasia escamosa o tienen una estructura similar al carcinoma basocelular de la piel. El hemangioblastoma se caracteriza por una marcada vascularización.

La clasificación del ameloblastoma en los subtipos histológicos descritos sólo tiene una utilidad académica, puesto que no parece existir correlación entre la conducta clínica y los patrones histológicos.

Independientemente del tipo celular, los ameloblastomas pueden dividirse en dos subtipos microscópico-biológicos: el sólido o multiquístico y el uniquístico. Esta división se justifica porque las lesiones difieren en su tratamiento y pronóstico.

El ameloblastoma sólido o multiquístico es más agresivo, requiere tratamiento más extenso y su tasa de recurrencia es mayor que el uniquístico.

La lesión uniquística tiene un espacio quístico único, siendo difícil de diferenciar de un quiste odontogénico con transformación ameloblástica de su cubierta epitelial. Es más frecuente en individuos jóvenes (segunda o tercera década de la vida) y se localiza en la zona molar de la mandíbula. Su tasa de recurrencia es menor del 10%.

Diagnóstico diferencial. Considerando la sintomatología, edad de presentación, características radiológicas, el diagnóstico diferencial puede limitarse a otros tumores odontogénicos, quistes y lesiones benignas no odontogénicas.

Tratamiento. El tratamiento de este tipo de tumor diferirá según sea una lesión uniquística, sólida-multiquística o extraósea. Los tumores sólidos multiquísticos requieren extirpación quirúrgica porque si únicamente se utiliza curetaje la tasa de recurrencia es del 50 al 90%. En las lesiones grandes puede realizarse una resección en bloque. En las lesiones multiquísticas, en especial si son pequeñas, está justificada únicamente la enucleación así como en los periféricos o extraóseos.

2.3.1.1.1.2. Tumor odontógeno escamoso. Parece que el origen del tumor se hallaría en la transformación neoplásica de los restos de Malassez. Afecta con igual frecuencia a ambos maxilares, pero predomina en la región anterior del maxilar superior y en la región posterior de la mandíbula. Pueden observarse lesiones múltiples.

Clínica. La edad de presentación varía desde la segunda hasta la séptima décadas, aunque la media se encuentra a los cuarenta años. No parece haber predilección en cuanto al sexo. En general es asintomático; sin embargo, puede producir sensibilidad y movilidad de los dientes.

Radiología. La lesión está bien delimitada, con forma semilunar y relacionada con las raíces dentarias.

Histología. Similar al ameloblastoma.

Tratamiento. El tumor es invasivo y recurre en raras ocasiones después del tratamiento conservador. El tratamiento de elección es la exéresis y curetaje de la lesión.

2.3.1.1.1.3. Tumor odontogénico epitelial calcificante (tumor de Pindborg). Tumor odontogénico benigno que deriva del estrato intermedio del órgano del esmalte; aunque se desconoce la célula que lo origina y el estímulo necesario para su proliferación.

Clínica. Presenta las mismas características que el ameloblastoma, crecimiento lento con carácter invasivo local y alta tasa de recurrencia. Afecta a pacientes con una media de edad de cuarenta años y no presenta diferencias entre sexos. En un 75% de los casos se localiza en la mandíbula, con especial predilección por la región premolar, y suele estar en relación con la corona de algún diente que no ha hecho erupción. En ocasiones es posible encontrar lesiones periféricas y es habitual que se localicen en la región anterior de la encía.

Radiología. Se presenta como una lesión quística unilocular o multilocular con un punteado disperso de calcificación y un área radiolúcida bien definida alrededor de la corona de un diente incluido.

Histología. Muestra un patrón en láminas de células epiteliales poligonales con un pleomorfismo celular manifiesto. Un hecho característico es la presencia de un material extracelular semejante a la sustancia amiloide que suele calcificarse entre las masas epiteliales o en el estroma.

Tratamiento. El tratamiento varía desde la enucleación hasta la resección; la tasa de recurrencia es inferior al 20%, lo que sugiere que en la mayoría de los casos no debe indicarse cirugía agresiva.

2.3.1.1.1.4. Tumor odontogénico de células claras. Tumor benigno pero localmente invasivo, caracterizado por la presencia de láminas e islotes uniformes de células claras vacuoladas. Probablemente deriva de residuos de la lámina dental o de los restos de Malassez.

Puede localizarse en ambos maxilares, es más frecuente en mujeres mayores de sesenta años y se presenta como una imagen lítica de márgenes mal definidos. El diagnóstico diferencial debe incluir otros tumores maxilares constituidos por células claras, como el tumor odontogénico epitelial calcificante, el carcinoma mucoepidermoide central, las metástasis del tumor renal de células claras, etc.

2.3.1.1.2. Epitelio odontogénico con ectomesénquima odontogénico, con o sin formación de tejido dental duro.

2.3.1.1.2.1. Fibroma ameloblástico. Esta neoplasia está constituida por epitelio odontogénico proliferante incluido en un tejido mesodérmico celular semejante a la papila dentaria, pero sin formación de odontoblastos.

Histología. El componente epitelial se dispone en cordones de células cúbicas o cilíndricas y el estroma conjuntivo destaca por su rica celularidad.

Clínica. Suele afectar a niños entre cinco y veinte años, siendo raro encontrarlo en adultos, y se localiza característicamente en la región premolar y molar de la mandíbula. Clínicamente sólo destaca un crecimiento indoloro de la zona mencionada.

Radiología. La imagen radiológica, indistinguible del ameloblastoma, se presenta como una radiolucidez quística de márgenes bien definidos.

2.3.1.1.2.2. Fibrodentinoma ameloblástico (dentinoma) y fibroodontoma ameloblástico. Neoplasias histológicamente similares al fibroma ameloblástico en las que pueden distinguirse cambios inductivos con la consiguiente formación de dentina en el fibrodentinoma y esmalte en el fibroodontoma ameloblástico. Comparten junto al fibroma otras características como la edad de presentación, la distribución por sexos, la localización y la conducta biológica.

El fibrodentinoma ameloblástico es un tumor muy poco frecuente, formado por epitelio odontogénico y tejido conjuntivo inmaduro que se caracteriza por la formación de dentina displásica. Se presenta con más frecuencia en la mandíbula, generalmente en asociación con un molar que no ha hecho erupción. En la radiografía la lesión aparece como una zona radiolúcida, bien delimitada, en cuyo interior se observa material radioopaco.

Histológicamente se aprecia un epitelio que adopta la forma de finos cordones constituidos por una o dos capas de células redondeadas o cúbicas. En el tejido conjuntivo se identifican depósitos de dentina escasamente organizada con la que se asocian íntimamente los cordones de epitelio odontogénico.

La mayor parte de los dentinomas se desarrollan en el hueso, aunque pueden encontrarse dentinomas extraóseos. En ciertos casos el tejido epitelial puede proceder directamente de la mucosa oral. La extirpación completa de la lesión es curativa.

El fibroodontoma ameloblástico es una neoplasia de características similares al fibroma ameloblástico en la que puede detectarse la presencia de dentina y esmalte. Radiológicamente esta lesión puede ser indistinguible del fibroma ameloblástico; sin embargo, en algunos casos es visible el material calcificado. A diferencia de lo que se observa en el odontoameloblastoma, el componente epitelial no presenta las características propias del ameloblastoma y la parte mesodérmica es semejante a la de la papila dentaria. Esta lesión puede ser difícil de distinguir del odontoma complejo.

2.3.1.1.2.3. Odontoameloblastoma. El odontoameloblastoma es una neoplasia odontogénica rara que a menudo se confunde, por sus características estructurales como por su evolución, con el ameloblastoma. Histológicamente se caracteriza por la presencia de esmalte, dentina y un epitelio odontogénico similar al del ameloblastoma.

Clínica. Aunque puede aparecer a cualquier edad, ocurre con preferencia en la infancia. Se localiza con mayor frecuencia en la mandíbula y puede presentarse uni o multilocular.

Radiología. Se aprecia como una lesión central que destruye el hueso mediante infiltración. Un rasgo característico de esta neoplasia es la presencia, en el interior de la lesión, de numerosas masas radioopacas pequeñas que pueden guardar o no una semejanza con dientes en miniatura.

Tratamiento. Dado el similar comportamiento con el ameloblastoma, debe procederse con el mismo criterio terapéutico en ambos.

2.3.1.1.2.4. Tumor odontogénico adenomatoide. Tumor de origen odontogénico que se caracteriza por la presencia de estructuras no habituales que simulan conductos o glándulas, considerada por algunos autores un crecimiento exagerado del tejido odontógeno o hamartoma más que como una auténtica neoplasia.

Histología. Destaca la presencia de un tejido epitelial dispuesto en forma de cordones o láminas responsable de esta apariencia canalicular. En el tejido conjuntivo aparece un material hialino acidófilo que podría corresponder a dentina displásica.

Clínica. Suele aparecer en sujetos jóvenes, generalmente en la segunda década de la vida, con un ligero predominio en el sexo femenino. El 60% de los casos se desarrolla en el maxilar superior, especialmente en la región canina, y el resto en la mandíbula.

Radiología. El tumor suele estar asociado a un diente que no ha hecho erupción y su imagen radiológica es muy similar a la de un quiste dentígero.

Tratamiento. El tumor se enuclea fácilmente y no recidiva.

2.3.1.1.2.5. Quiste odontogénico calcificante. Se trata de una lesión quística no neoplásica, clasificada entre los tumores odontogénicos por su particular conducta agresiva y por su similitud con otras lesiones de este grupo.

Histología. Se caracteriza por la presencia de un revestimiento epitelial con una capa basal bien definida de células cilíndricas, sobre la que se dispone otra capa constituida por multitud de células superpuestas similares al retículo estrellado. Cabe destacar la presencia de células fantasma, células epiteliales acidófilas, aumentadas de tamaño, que han sufrido un proceso aberrante de queratinización. Existe una rara variante de quiste odontogénico calcificante con formación de melanina en el epitelio.

Clínica. Se presenta en una amplia gama de edades, pero su mayor frecuencia se encuentra en la segunda década de la vida. Por lo general aparece en individuos menores de cuarenta años y predomina en las mujeres. Más del 70% de las lesiones se localiza en la mandíbula; cerca del 25% de estas lesiones son extraóseas y se manifiestan como tumores localizados que afectan a la encía.

Radiología. Se manifiesta como una lesión unilocular o multilocular con bordes discretos y bien delineados que en su interior puede presentar calcificaciones de tamaño irregular que producen opacidades de intensidad variable.

Tratamiento. El tratamiento de elección es la enucleación del quiste.

2.3.1.1.2.6. Odontoma complejo. Es una malformación odontogénica en la que están representados todos los tejidos dentarios, casi siempre bien constituidos, pero dispuestos de una forma más o menos desordenada. Esta lesión aparece con mayor frecuencia en las regiones premolar y molar con ligero predominio en la mandíbula. Algunas veces se asocia a un diente que no ha hecho erupción o a un quiste dentígero.

Clínica. Los signos clínicos que sugieren la presencia de un odontoma incluyen diente retenido decidual, diente incluido y tumoración alveolar; es habitual que no produzca síntomas. Las lesiones de menor tamaño suelen ser hallazgos radiológicos casuales en el adulto.

Radiología. Radiológicamente el proceso se inicia como un espacio claro bien definido en el que poco a poco va depositándose un material radioopaco de naturaleza nodular. Característicamente suele localizarse entre las raíces o sobre la corona de un diente retenido.

Histología. Aunque el odontoma complejo está constituido por una mezcla desordenada de tejidos dentarios, en algunos casos pueden observarse estructuras más ordenadas, semejantes a las del diente. En la fase de desarrollo el odontoma complejo puede ser difícil de distinguir del fibroma ameloblástico o del fibroodontoma.

Tratamiento. El odontoma complejo puede recidivar si se extirpa incompletamente durante sus primeras fases, cuando predominan en él los tejidos blandos.

2.3.1.1.2.7. Odontoma compuesto. Es una malformación odontógena, similar a la anterior, en la que también están representados todos los tejidos dentarios, pero dispuestos de forma más ordenada que en el odontoma complejo. La mayor parte de los elementos no se parecen morfológicamente a los dientes de la dentición normal, pero en cada uno de ellos el esmalte, la dentina, el cemento y la pulpa están dispuestos como en el diente.

Entre el odontoma compuesto y el complejo sólo existe una diferencia relativa, basada en el predominio de dentículos bien organizados o en el de tejidos dentarios desorganizados. Los odontomas compuestos asimismo presentan una predilección por el área incisivo-canina.

2.3.1.1.3. Ectomesénquima odontogénico con o sin epitelio odontogénico incluido.

2.3.1.1.3.1. Fibroma odontogénico (central o periférico). Corresponde a una neoplasia fibroblástica con una proporción variable de epitelio odontogénico; el epitelio suele ser escaso y el tejido fibroso más maduro y con más colágeno que el del fibroma ameloblástico.

Se presenta a cualquier edad, afecta por igual a ambos maxilares y se manifiesta como una lesión radiolúcida, por lo general multilocular, que a menudo produce expansión cortical. Existen lesiones extraóseas con características semejantes al ameloblastoma periférico o al tipo periférico del tumor odontogénico epitelial calcificante.

2.3.1.1.3.2. Mixoma odontógeno. Se trata de un tumor odontógeno de naturaleza y origen mesenquimatoso, que simula la pulpa dental y el tejido conectivo folicular y que puede, también, denominarse mixofibroma cuando presenta grandes cantidades de colágeno. Es un tumor benigno, en ocasiones infiltrante, agresivo y que puede presentar recurrencia.

Clínica. Afecta a individuos desde diez a cincuenta años con un promedio cercano a los treinta años de edad; no presenta diferencias en la distribución por sexos y se localiza en ambos maxilares con igual frecuencia. Su crecimiento produce expansión cortical y desplazamiento de las raíces más que rizólisis.

Radiología. Radiológicamente se presenta siempre como una lesión radiolúcida, aunque el patrón puede variar desde una lesión bien circunscrita hasta una difusa. A menudo es multilocular con un patrón en «sacabocado».

Tratamiento. El tratamiento de elección es la exéresis quirúrgica de la lesión, puesto que, por su consistencia blanda y gelatinosa, el curetaje puede ser inadecuado para extirpar por completo la lesión.

2.3.1.1.3.3. Cementoblastoma benigno. Bajo el término *cementomas* se engloban una serie de lesiones mal definidas, que característicamente derivan de la membrana periodontal y la región ósea adyacente, y que están constituidas por un tejido similar al cemento. El cementoblastoma benigno o verdadero, el fibroma cementificante, la displasia cementaria periapical y el cementoma gigantiforme. Algunos autores clasifican las últimas tres entidades dentro de las lesiones óseas benignas no odontogénicas.

El cementoblastoma o cementoma benigno contiene láminas de tejido parecido al cemento, con un gran número de líneas de aposición y sin mineralización en la periferia de las masas o en la zona de proliferación más activa. Es característico su desarrollo alrededor de la raíz de un premolar, generalmente en el maxilar inferior, el cual mantiene su vitalidad. El componente blando del tumor está constituido por un tejido fibroso laxo y vascularizado en el que se observan osteoclastos y grandes células mononucleadas.

Predomina en las segunda y tercera décadas de la vida, antes de los veinticinco años, y no presenta diferencias en la distribución por sexos.

Radiológicamente aparece como una lesión opaca que reemplaza la raíz dental, y por lo general, está rodeada por un anillo radiolúcido.

La lesión se extirpa por enucleación con facilidad, pero puede confundirse con un osteoma osteoide o con un osteoblastoma.

La lesión del fibroma cementificante está formada por tejido fibroblástico celular, en el que se observan masas redondeadas o lobuladas de un tejido cementiforme muy calcificado y fuertemente basófilo. Se localiza en el maxilar inferior. La destrucción del hueso se manifiesta por la aparición radiográfica de una zona radiotransparente, que se va opacificando gradualmente a medida que se deposita tejido cementiforme.

La displasia cementaria periapical o displasia fibrosa periapical afecta a mujeres de mediana edad en la región de los incisivos de la mandíbula y con frecuencia a varios dientes. Podría corresponder a un proceso reactivo más que a una auténtica neoplasia, ya que parece ser una respuesta no habitual del hueso y del cemento periapical a algún factor local. La causa precisa se desconoce, pero se cree que podría deberse a un traumatismo o a una infección.

Histológicamente la lesión comienza con un predominio fibroblástico, que después va enriqueciéndose en tejido cementiforme, a veces con trabéculas de hueso inmaduro entremezcladas.

Con frecuencia se descubre en exámenes radiográficos rutinarios, ya que el paciente está asintomático. La imagen radiográfica puede consistir en una zona radiolúcida, mal delimitada, adyacente a los ápices de las raíces, que progresivamente se va volviendo más radioopaca. Este proceso tarda meses o años en desarrollarse y, por tanto, puede descubrirse en cualquier etapa.

Por último, el cementoma gigantiforme o cementoma múltiple familiar es un tumor de gran tamaño, deformante, que se transmite por un gen autosómico dominante y suele afectar con más frecuencia a mujeres de raza negra y mediana edad.

Clínicamente se presenta como masas lobuladas de cemento denso, intensamente calcificado y casi acelular, que aparece en los maxilares de forma más o menos simétrica. Pueden hallarse quistes óseos traumáticos de forma concomitante.

Este tipo de lesiones no requiere tratamiento, ya que es una lesión asintomática y autolimitada que cuando se estabiliza no suele dar complicaciones. Los dientes afectos tienen vitalidad durante todo el proceso, por lo que no deben extraerse ni realizar endodoncias. Puede producirse una osteomielitis secundaria, especialmente en el cementoma gigantiforme, que requerirá antibioticoterapia y secuestrectomía.

2.3.1.2. Tumores odontogénicos malignos.

2.3.1.2.1. Carcinomas odontogénicos. La mayor parte de los carcinomas que afectan a los maxilares representan diseminaciones óseas de carcinomas epidermoides de mucosa oral o metástasis de carcinomas de otra localización.

Los carcinomas primarios de los maxilares derivan de restos epiteliales intraóseos, odontogénicos o no odontogénicos. Pueden ser resultado de la transformación maligna de lesiones quísticas o tumorales previas, o aparecer directamente a partir de estos restos epiteliales. Independientemente del origen, son comunes a este tipo de entidades la sintomatología, el pronóstico y su tratamiento.

2.3.1.2.1.1. Ameloblastoma maligno. Es aquel tipo de ameloblastoma que cumple criterios de malignidad clínicos, histológicos y de pronóstico. El término no debe aplicarse a los ameloblastomas corrientes que puedan afectar órganos vitales por crecimiento directo, como la expansión hacia la base del cráneo de un ameloblastoma de maxilar superior.

Los ameloblastomas malignos no tiene distribución especial por sexo ni por edad, aunque sí parece presentarse a edad más avanzada que el ameloblastoma común.

Clínica. Estos tumores tienen un comportamiento agresivo con rápido crecimiento e infiltración de estructuras vecinas. La dos vías metastásicas principales son la linfática y la hematógena, afectándose ganglios linfáticos regionales, pulmón e hígado.

Tratamiento. Son lesiones con un pronóstico infausto. La presencia de metástasis contraindica la intervención.

2.3.1.2.1.2. Carcinoma intraóseo primario. El carcinoma intraóseo primario es una neoplasia que se forma en el interior del hueso a partir de epitelio odontogénico o de restos epiteliales que cubrieron los diferentes procesos faciales embrionarios. Es una lesión que afecta con mayor frecuencia a hombres y en la mandíbula más que en el maxilar. La distribución de edades es amplia, pero la mayoría de los pacientes se encuentran entre la sexta y la séptima décadas de la vida. Es característica la presencia de metástasis en los ganglios regionales y a distancia que ensombrecen el pronóstico.

Tratamiento. En consonancia con el tratamiento de las neoplasias malignas de los maxilares y en vista del bajo índice de supervivencia, se recomienda tratar el carcinoma intraóseo primario de la misma manera que el carcinoma primario de mucosa oral.

2.3.1.2.2. Sarcomas odontogénicos.

2.3.1.2.2.1. Fibrosarcoma ameloblástico. Es una neoplasia de estructura similar a la del fibroma ameloblástico, pero en la cual el componente mesodérmico presenta características malignas.

Clínica. La mayoría de los pacientes afectos por este tipo de tumor están entre la tercera y la cuarta décadas de la vida, diez o quince años más tarde que la típica edad de presentación del fibroma ameloblástico. Es más frecuente en la mandíbula que en el maxilar superior, y característicamente en la región posterior. Los rasgos clínicos más frecuentes son dolor y tumefacción, así como ulceración, sangrado y parestesia del nervio dentario inferior.

Radiología. Radiológicamente es característica la extensa área de destrucción ósea, con márgenes irregulares y borrosos; cuando afecta al maxilar superior puede apreciarse reabsorción aparente de las paredes y ocupación del seno.

2.3.1.2.2.2. Fibrodentinoma ameloblástico y fibroodontosarcoma ameloblástico. Es una neoplasia rara similar al sarcoma ameloblástico, pero en el cual se han formado cantidades limitadas de dentina displásica y esmalte.

El comportamiento clínico y el manejo quirúrgico de este tumor también son similares al fibrosarcoma ameloblástico.

2.3.1.2.3. Carcinosarcoma odontogénico. Es una rara neoplasia de patrón similar al fibrosarcoma ameloblástico en el que tanto el componente epitelial como el mesenquimal presentan características citológicas de malignidad.

2.3.2. Tumores no odontogénicos (tabla IV)

Introducción. La afectación del esqueleto óseo facial por tumores no odontogénicos es similar a la afectación de otras estructuras óseas del resto del organismo. Derivan de las diferentes estructuras que lo componen, tejido óseo, tejido conectivo, vasos sanguíneos, nervios periféricos, etc. De entre todos ellos, cabe hacer especial mención a aquellas entidades que son casi de localización exclusiva de los maxilares como: el osteoma, las displasias fibrosas o el querubismo.

Tabla IV. Clasificación de los tumores no odontogénicos

1. Tumores benignos no odontogénicos
   - Torus y exostosis
   - Osteoma
   - Osteoblastoma
   - Osteoma osteoide
   - Condroma
   - Osteocondroma
   - Condroblastoma y fibroma condromixoide
   - Condromatosis sinovial
   - Granuloma central de células gigantes
   - Tumor de células gigantes
   - Fibroma osificante
   - Displasia fibrosa
   - Displasia cementoóseas
   - Querubismo
   - Histiocitosis idiopática
   - Hemangioma intraóseo
   - Prognoma melanótico
2. Tumores malignos no odontogénicos
   - Osteosarcoma
   - Condrosarcoma
   - Sarcoma de Ewing
   - Neoplasias de células plasmáticas
   - Mieloma múltiple
   - Plasmocitoma solitario
   - Linfoma de Burkitt
   - Linfoma centrofacial
   - Carcinoma metastásico
   - Otros

2.3.2.1. Tumores benignos no odontogénicos.

2.3.2.1.1. Torus. Es una excrecencia ósea, no neoplásica, de crecimiento lento, que se manifiesta habitualmente antes de los treinta años. El torus palatino es el más común, con una prevalencia de hasta un 20% en la población, mientras que la incidencia del torus mandibular es inferior al 8%. El primero corresponde a un crecimiento de la apófisis palatina del maxilar superior, presentándose en forma de espolón plano, o nodular, que se extiende en sentido anteroposterior en la línea media del paladar. El torus mandibular se manifiesta como un reborde óseo lobulado, localizado en la cara interna de la mandíbula generalmente en la región premolar. Frecuentemente aparece de forma bilateral.

Clínica. Clínicamente son asintomáticos, de crecimiento lento, aunque en algunos casos la mucosa que los cubre puede ulcerarse debido a un traumatismo. Radiológicamente pueden manifestarse como lesiones radioopacas difusas.

Histología. Histológicamente ambos tipos de torus muestran la estructura de la cortical ósea adulta, con escaso estroma y espacios medulares.

Tratamiento. En general no precisan tratamiento, a menos que causen interferencia con la dentadura.

2.3.2.1.2. ***Exostosis y enostosis.*** Son protuberancias óseas de tamaño variable, nodulares, pedunculadas o planas localizadas en la superficie ósea. Las enostosis se originan en la capa interna del hueso y presentan un crecimiento hacia las porciones esponjosa y medular de los maxilares. Las exostosis se desarrollan habitualmente en la superficie vestibular del hueso alveolar, cerca de inserciones musculares o tendinosas. Generalmente se localizan en el maxilar superior, a nivel de la fosa canina, y se presentan como engrosamientos submucosos, duros y bien delimitados.

Histología. Las exostosis están compuestas por una corteza compacta y un espacio medular central que comunica con el espacio medular del hueso correspondiente. El crecimiento tiene lugar por osificación endocondral y radiológicamente muestran una imagen circunscrita radioopaca. Las enostosis representan crecimientos localizados de hueso denso en la esponjosa ósea. Radiológicamente se observa un aspecto pagetoide, con múltiples imágenes densas difusas o bien delimitadas.

Tratamiento. El tratamiento de estas lesiones es quirúrgico si determinan traumatismos durante la masticación o si dificultan el asiento de una prótesis en el área afecta.

2.3.2.1.3. ***Osteoma.*** Es un tumor osteogénico benigno, de crecimiento lento, formado por hueso compacto o esponjoso. Se desconoce su etiología, aunque se postulan diversos factores: traumatismo, infección o anomalías de crecimiento. Esta lesión afecta casi exclusivamente al esqueleto craneofacial, donde se clasifican en osteomas centrales y periféricos o subperiósticos de acuerdo con su situación anatómica. Estos tumores aparecen con mayor frecuencia entre la segunda y la quinta décadas de la vida y predominan en los hombres.

En la mandíbula, los osteomas se localizan preferentemente en la cara lingual de la rama horizontal y en el borde inferior del ángulo mandibular.

En los senos paranasales se localizan por orden de frecuencia en los senos frontales, etmoidales y maxilares. Aunque el grado de expansión es lento, pueden ocasionar graves complicaciones por invasión de la región etmoidofrontal.

Macroscópicamente el tumor se adhiere a la superficie cortical del hueso por un pedículo sesil, cuya densidad obliga a extirpar la lesión con un margen de hueso sano alrededor. Histológicamente se han descrito tres variedades de osteomas, los osteomas duros formados por hueso compacto en ocasiones de especial dureza (osteoma ebúrneo), los osteomas esponjosos formados por una trama de estas características y los osteomas medulares si contienen sustancia medular especialmente abundante.

Por lo general se presentan de forma aislada, aunque pueden desarrollarse osteomas múltiples como una de las manifestaciones del síndrome de Gardner.

Síndrome de Gardner. Es un trastorno hereditario, autosómico dominante, que se caracteriza por la presencia de poliposis intestinal múltiple, osteomas múltiples, fibromas cutáneos, quistes epiteliales y dientes permanentes supernumerarios retenidos. La incidencia real de este síndrome se desconoce, pero puede predecirse su transmisión a un 50% de la descendencia. La mayoría de los pacientes no presenta todo el espectro de la enfermedad. El mayor número de osteomas se localiza en las ramas mandibulares, sobre todo en el ángulo mandibular, ocasionando la protusión de masas tumorales a nivel de la mandíbula. Asimismo, se ha descrito la existencia de múltiples dientes permanentes supernumerarios impactados en los maxilares. Por lo general, los pólipos intestinales afectan a colon y recto; su examen histológico revela la presencia de adenomas con una tasa muy alta de transformación maligna a carcinoma colorrectal invasor. El tratamiento, al igual que los osteomas aislados, consiste en la exéresis quirúrgica de la lesión, con el propósito de establecer el diagnóstico definitivo de la misma. No suelen recurrir tras el tratamiento quirúrgico.

2.3.2.1.4. ***Osteoma osteoide y osteoblastoma.*** Ambos tumores benignos rara vez se localizan en los huesos de la cara o del cráneo, probablemente constituyen diferentes variantes anatomoclínicas de un mismo tumor básico osteoblástico.

Histología. Se caracterizan por la presencia de nidos de tejido osteoide claramente demarcados de la zona adyacente de hueso esclerótico reactivo. Estos nidos pueden medir hasta 1 cm de diámetro y están formados por una trama de trabéculas osteoides sobre un estroma conjuntivo vascular, donde se identifican numerosos osteoblastos y osteoclastos en algunas áreas. En el osteoblastoma, la trabécula osteoide es más laxa, el componente vascular más prominente y carece de formación ósea reactiva alrededor.

Clínica. Los tumores difieren en el aspecto clínico y comportamiento biológico. El potencial de crecimiento del osteoma osteoide es limitado, de modo que las lesiones casi nunca sobrepasan 1 cm de diámetro. Afecta a sujetos jóvenes (entre diez y veinticinco años) y especialmente asienta en los huesos de las extremidades (fémur y tibia), costillas y vértebras. En los maxilares es muy raro. Clínicamente ocasiona dolor que se exacerba durante la noche y que característicamente mejora con la administración de ácido acetilsalicílico. La imagen radiológica es muy característica y muestra una zona central redondeada u ovoide menos densa, con bordes escleróticos. El tratamiento de elección es la exéresis quirúrgica en bloque para evitar su recidiva.

El osteoblastoma es particularmente infrecuente en los huesos faciales. El 80% de los casos aparecen en las vértebras y el resto en la calota y escama del temporal. La mayor parte de los casos aparecen durante la segunda década de la vida y el 90% comienza antes de los treinta años. Predomina en hombres, con una proporción de 2:1 con respecto a las mujeres. En la cara la localización mandibular es la más común. Los síntomas son inespecíficos y el carácter doloroso de la lesión no es tan manifiesto como en el caso del osteoma osteoide. La radiografía evidencia una zona radiotransparente, única, de mayor tamaño que el osteoma osteoide y sin borde esclerótico reactivo. Como en el caso anterior, se recomienda la exéresis en bloque.

2.3.2.1.5. Condroma. Los condromas son tumores benignos, compuestos de cartílago maduro, de etiología desconocida y poco frecuentes en esta región. La mayoría de las lesiones craneofaciales se originan en el tabique nasal y en los senos etmoidales. Cuando afectan al maxilar superior se localizan en la región anterior, donde se encuentran los restos cartilaginosos embrionarios. En la mandíbula es posible encontrarlos en el cuerpo, sínfisis, apófisis coronoides y cóndilo. Se han descrito casos de condroma extraesquelético, preferentemente de localización lingual, rinofaríngea y en la musculatura masticatoria. Afectan a ambos sexos en igual proporción y la mayor parte de los tumores aparecen antes de los cincuenta años.

Histología. Puede apreciarse la presencia de lóbulos bien delimitados de cartílago hialino maduro. Las células son de tamaño algo superior a las células cartilaginosas normales y el estroma en el que se hallan puede mostrar áreas de transformación quística o calcificación.

Clínica. Se manifiesta como una tumoración indolora de crecimiento lento y progresivo que en raras ocasiones produce ulceración de la mucosa.

Radiología. Aparece como una masa radiolúcida irregular en la que pueden encontrarse focos de calcificación.

Tratamiento. El tratamiento adecuado de este tipo de lesión es su exéresis quirúrgica, son localmente invasivos y difíciles de extirpar, por lo que, a pesar de su benignidad histológica, su curso clínico se caracteriza por la persistencia de las recidivas.

2.3.2.1.6. Osteocondroma. Los osteocondromas son excrecencias osteocartilaginosas de las regiones epifisarias de los huesos largos, especialmente de la epífisis inferior del fémur y superior de la tibia. Otras localizaciones menos frecuentes son las vértebras, la pelvis y el cráneo. Se pueden presentar como lesiones únicas o múltiples.

En la mandíbula se han identificado osteocondromas solitarios en la apófisis coronoides y en el cóndilo. Se localizan próximos a las inserciones musculares y la tensión crónica a la que están sometidas las mismas podría estar implicada en su etiopatogenia. En algunos casos, la base de la lesión sufre un proceso de osificación progresivo, convirtiéndose en verdaderas exostosis.

2.3.2.1.7. Condroblastoma y fibroma condromixoide. Son tumores benignos con características clínicas definidas en cuanto a localización y edad de aparición.

El condroblastoma se origina en la región epifisaria, aunque en ocasiones invade la metáfisis, en pacientes menores de veinticinco años. Se desarrolla casi exclusivamente en el fémur y en la tibia. En los huesos faciales se han descrito algunos casos en el cóndilo mandibular. Histológicamente se observan células redondeadas (condroblastos), así como células gigantes multinucleadas con estroma condroide y una característica calcificación puntiforme.

El fibroma condromixoide se presenta en adultos jóvenes en las metáfisis de los huesos largos y en huesos pequeños como los de las manos, pies, costillas y vértebras. Ocasionalmente se han descrito localizaciones mandibulares. Histológicamente se visualizan cúmulos lobulares de células fusiformes o estrelladas con material condroide o mixoide intracelular.

2.3.2.1.8. Condromatosis sinovial. Se trata del desarrollo de focos de cartílago en la membrana sinovial de una articulación, aparentemente por metaplasia del tejido conectivo subyacente de la membrana sinovial. La articulación temporomandibular constituye una localización muy poco frecuente.

Los pacientes con condromatosis sinovial manifiestan tumefacción preauricular y limitación de la movilidad articular con desviación hacia el lado afecto cuando se abre la boca. La exploración radiológica puede mostrar pequeños focos de calcificación o ninguna alteración.

2.3.2.1.9. Granuloma central de células gigantes. Es una lesión intraósea benigna, casi exclusiva de los huesos maxilares, constituida por un tejido fibroso rico en células gigantes con múltiples focos hemorrágicos. Con respecto a su patogenia, se considera un granuloma de reparación secundario a un traumatismo o a una hemorragia intramedular.

El granuloma gigantocelular puede aparecer en ambos maxilares y a cualquier edad, pero lo más frecuente es que se localice en la zona de implantación de los dientes del maxilar inferior y que se manifieste en la tercera década de la vida. La lesión puede producir un aumento de tamaño del hueso e incluso atravesar la cortical extendiéndose a tejidos blandos y manifestándose como una tumefacción gingival.

Radiología. Se presenta como una zona de destrucción ósea de contornos lisos o lobulados, atravesada por finos tabiques óseos, similar al ameloblastoma

Tratamiento. En ocasiones se producen recidivas tras la enucleación incompleta, pero la lesión no es invasiva ni metastatiza.

2.3.2.1.10. Tumor óseo de células gigantes. Es un tumor benigno que asienta de ordinario en las epífisis de los huesos largos, especialmente a nivel de la rodilla, muy poco frecuente en su localización intramaxilar. Se diagnostican principalmente en la tercera década de la vida, y pueden alcanzar un tamaño considerable. El síntoma más destacado es un engrosamiento óseo, a veces acompañado de dolor. La destrucción intraósea provoca una neoformación de hueso en la superficie externa de la cortical que envuelve al tumor a modo de cápsula.

Radiología. La imagen radiológica no es específica, presentándose como una lesión radiolúcida similar al ameloblastoma o a otros tumores maxilares.

Histología. El tumor está formado por numerosas células gigantes multinucleadas en un estroma de células fusiformes con escaso colágeno. La naturaleza tumoral de esta lesión es indudable, se cree que deriva de células indiferenciadas de soporte de la médula ósea, aunque se ha postulado que su génesis podría estar en relación con traumatismos que afecten a un tejido medular especialmente predispuesto. En ocasiones es difícil establecer el diagnóstico diferencial histológico con otras lesiones que contienen células gigantes.

Tratamiento. La lesión es invasiva localmente (por infiltración del espacio medular óseo) y debe ser extirpada totalmente para evitar recidivas.

2.3.2.1.11. Fibroma osificante. Es un tumor de los maxilares, de crecimiento lento, que por sus características se clasifica como una lesión fibrósea benigna. El origen de este tumor podría encontrarse en las células indiferenciadas del ligamento periodontal, aunque algunos autores lo consideren como una displasia localizada debido a una alteración del metabolismo del hueso.

Histología. Se aprecian espículas óseas rodeadas de osteoblastos y osteoclastos en una matriz fibrosa. Algunas de las espículas muestran transformación trabecular ósea en la periferia.

Clínica. Se manifiesta como una lesión de crecimiento lento, totalmente asintomática, que puede afectar a ambos maxilares, en especial la zona premolar de la mandíbula. El crecimiento lento del tumor produce expansión y adelgazamiento de las corticales, aunque la perforación de la mucosa es muy poco frecuente. Se presenta durante la tercera y cuarta décadas de la vida, con predominio en las mujeres. Las lesiones son generalmente solitarias.

Radiología. Presenta unos bordes bien definidos y manifestaciones variables que dependen de la maduración o de la cantidad de calcificaciones existentes. Inicialmente, las lesiones son radiolúcidas uni o multiloculares; con el tiempo progresan y se convierten en lesiones mixtas, radiolúcidas y radioopacas debido al progresivo depósito de material cálcico. Las lesiones maduras suelen ser masas densas, radioopacas circunscritas por un anillo bien definido radiolúcido.

Tratamiento. La naturaleza generalmente circunscrita del fibroma osificante de los maxilares hace que estos tumores sean relativamente fáciles de extirpar y que los resultados del tratamiento sean favorables.

2.3.2.1.12. Displasia fibrosa. La displasia fibrosa es una enfermedad, de etiología desconocida, que se caracteriza por la proliferación de tejido fibroso conectivo que reemplaza progresivamente a la médula ósea.

Etiología. Existen varias hipótesis acerca de su etiología. Algunos autores afirman que se trata de un crecimiento hamartomatoso secundario a la actividad desordenada de las células mesenquimatosas. Otras teorías sugieren que únicamente es la detención del proceso madurativo del tejido mesenquimatoso en estado de hueso esponjoso.

Clínica. Se manifiesta como un crecimiento lento y asintomático del hueso o huesos afectos. La afectación de un único hueso, displasia monostótica, es mucho más frecuente (80%) y suele afectar al maxilar superior con extensión hacia el seno maxilar, esfenoides y suelo de la órbita. Cuando la lesión afecta a la mandíbula se localiza generalmente en el cuerpo mandibular.

El trastorno se inicia durante la primera o segunda décadas de la vida y ocurre, por lo general, en igual proporción en hombres que en mujeres. Tras un período, de duración variable, de crecimiento lento de la lesión, y después de la pubertad, la displasia fibrosa se estabiliza o disminuye notablemente su progresión.

La afectación de varios huesos, denominada displasia poliostótica, es mucho menos frecuente y afecta a cráneo, huesos faciales y maxilares.

El síndrome de Albright consiste en la asociación de displasia fibrosa poliostótica, pigmentación cutánea melanótica y anormalidades endocrinas, entre las cuales se incluye el desarrollo sexual precoz en mujeres. El síndrome de Jaffe Lichtenstein consiste en múltiples lesiones óseas por displasia fibrosa asociadas a pigmentación de la piel.

Histología. Aparece una proliferación acelular de tejido conectivo fibroso con focos de trabéculas de hueso inmaduro irregulares y fibras de colágeno desestructuradas. El hueso casi siempre es esponjoso y se cree que se origina directamente del estroma colagenoso.

La transformación maligna es una complicación poco frecuente (<1%), se describe en pacientes que presentan la forma poliostótica y generalmente han recibido radiación.

Radiología. Las manifestaciones radiológicas varían desde lesiones radiolúcidas hasta masas densas radioopacas con un gran número de trabéculas óseas. La característica radiológica más importante es que presenta bordes muy mal definidos.

Tratamiento. Las lesiones grandes que producen deformidades estéticas o alteraciones funcionales pueden tratarse con reconstrucción ósea, posteriormente al período de estabilización del crecimiento.

2.3.2.1.13. Displasias cementoóseas. Clasificadas junto a los cementomas, son un conjunto de lesiones maxilares que se caracterizan por la presencia de tejido similar al cemento, las cuales responden más al criterio de displasia que de neoplasia.

Estas lesiones presentan un gran polimorfismo clínico y morfológico y la relación entre ellas no está, todavía, clara. Algunos autores las consideran diferentes estadios de una misma entidad.

2.3.2.1.14. Querubismo. Este trastorno consiste en un engrosamiento fibroso familiar de los maxilares y está caracterizado por la proliferación intraósea de tejido fibroso junto a una cantidad variables de células gigantes.

Es una enfermedad autosómica dominante que predomina en los hombres en una proporción de 2:1. Se ha sugerido como posible causa de esta enfermedad la alteración mesenquimática durante el desarrollo maxilar por deficiente oxigenación secundaria a una fibrosis perivascular. La enfermedad es autolimitada, se inicia alrededor de los dos años de edad, progresando rápidamente durante la infancia hasta su involución durante la pubertad.

Histología. La imagen microscópica es similar al granuloma central de células gigantes, se observa un estroma fibroso muy vascularizado con gran número de fibroblastos.

Clínica. Se afectan con mayor frecuencia ángulo, rama ascendente y región retromolar de la mandíbula, de forma bilateral. Se manifiesta como un crecimiento indoloro y simétrico de la región posterior de la mandíbula, que cuando afecta al maxilar superior produce grandes deformidades con posible afectación orbitaria. Es característica la presencia de adenopatías reactivas, en particular en la región submaxilar; así como la exfoliación prematura de la dentición primaria por compresión de los cuatro cuadrantes.

Radiología. Se presenta como lesiones radiolúcidas, multiloculares, bien definidas con bordes nítidos y divididos por trabéculas óseas.

Pronóstico. Es relativamente bueno, ya que el trastorno es autolimitado y regresivo.

2.3.2.1.15. Histiocitosis idiopática. Tradicionalmente el granuloma eosinófilo, la enfermedad de Hand-Schüller-Christian y la enfermedad de Letterer-Siwe se han incluido bajo el término de histiocitosis idiopática. Representan trastornos caracterizados por la proliferación de células histiocitarias; con manifestaciones clínicas que varían desde lesiones óseas solitarias hasta cuadros con importante afectación sistémica.

Sin embargo, la relación entre estos procesos se ha cuestionado recientemente; así, la enfermedad de Letterer-Siwe se considera una proliferación linfomatosa de histiocitos indiferenciados, mientras que el granuloma eosinófilo y la enfermedad de Hand-Schüller-Christian representaría reacciones no neoplásicas de histiocitos bien diferenciados a un estímulo desconocido.

• **Granuloma eosinófilo unifocal.** Es una enfermedad benigna que afecta especialmente a niños y adultos jóvenes del sexo masculino. Se presenta como una lesión osteolítica solitaria en el fémur, huesos del cráneo o costillas. La lesión puede ser asintomática u ocasionar dolor óseo, tumefacción local o fractura patológica. Generalmente no va acompañada de otras manifestaciones sistémicas.

• **Granuloma eosinófilo multifocal (enfermedad de Hand-Schüller-Christian).** Se manifiesta casi siempre antes de los cinco años de edad. Los pacientes son aquejados de múltiples lesiones osteolíticas en los huesos planos, asociadas a manifestaciones sistémicas (malestar, anorexia, fiebre, mastoiditis). La tríada clásica de esta enfermedad: lesiones osteolíticas en los huesos del cráneo, exoftalmos y diabetes insípida; se presenta únicamente en un 25% de los pacientes. Los infiltrados líticos mandibulares y periodontales pueden producir tumefacción gingival con dolor, necrosis y ulceración, así como desplazamiento o pérdida de piezas dentarias permanentes. El pronóstico de la enfermedad depende en gran medida del grado de afectación sistémica.

• **Enfermedad de Letterer-Siwe.** Constituye una forma neoplásica maligna de histiocitosis, que aparece en niños menores de tres años. Presentan hepatoesplenomegalia, adenopatías, diátesis hemorrágica, lesiones óseas, afectación cutánea y pronóstico sombrío a corto plazo. La médula ósea se halla reemplazada por histiocitos inmaduros.

2.3.2.1.16. Hemangioma intraóseo. El hemangioma intraóseo consiste en la proliferación de vasos sanguíneos en el interior del hueso. La mayoría de los hemangiomas de los maxilares se localizan en la mandíbula, especialmente en la región posterior. Son más frecuentes en mujeres que en hombres y su mayor incidencia es durante la segunda década de la vida.

Clínica. Se presenta como una asimetría de maxilar superior o mandíbula debido al crecimiento lento y progresivo de la lesión. En ocasiones puede observarse hemorragia gingival espontánea, parestesias, dolor o movilidad de los dientes que se encuentran en la zona del hemangioma. Los hemangiomas de gran tamaño adelgazan la cortical y se presentan como masas pulsátiles a la palpación.

Histología. La mayor parte de los hemangiomas son de tipo cavernoso y se caracterizan por la presencia de numerosos conductos vasculares de pequeño diámetro.

Radiología. Se manifiestan como lesiones radiolúcidas redondeadas tabicadas por trabéculas óseas, que le confieren un aspecto en pompa de jabón.

2.3.2.1.17. Progonoma melanótico. Este tumor aparece típicamente en la parte anterior del maxilar superior en niños menores de un año. Se le denomina, también, tumor neuroectodérmico melanótico de la infancia, puesto que estas células tumorales proceden de la cresta neural.

Clínica. El tumor puede adaptar la forma de un épulis pigmentado o no pigmentado o desarrollarse en el interior del hueso. La zona de destrucción ósea puede estar atravesada por tabiques óseos y con frecuencia los dientes en desarrollo aparecen desplazados.

Histología. Se observan células epitelioides dispuestas en cordones y células pequeñas semejantes a los linfocitos, en un estroma fibroso. La melanina se halla en las células epiteliodes y en menor cantidad en las células seudolinfocitarias. Cuando las células del tumor se extienden irregularmente en el interior del hueso, la lesión puede presentar un aspecto invasivo, pese a lo cual las recidivas son muy raras y no se producen metástasis.

2.3.2.2. Tumores malignos no odontogénicos.

Los tumores malignos no odontogénicos, primarios o metastásicos, son poco frecuentes. Se originan en tejidos duros, como el osteosarcoma, en la médula ósea, como el sarcoma de Ewing, o en el resto de estructuras que forman los maxilares.

La importancia de estas entidades radica en su gravedad y en su mal pronóstico. A menudo, su diagnóstico implica tratamientos quirúrgicos agresivos.

2.3.2.2.1. Osteosarcomas. Es el tumor óseo maligno primario más frecuente, aunque es relativamente raro en la región facial. El osteosarcoma de los maxilares afecta preferentemente a varones jóvenes, y los casos mandibulares son más frecuentes que los del maxilar superior. En la mayor parte de los casos descritos no existe evidencia circunstancial de irradiación, traumatismo o enfermedad ósea preexistente.

Clínica. La presencia de tumoración maxilar es el signo más común, aunque este tipo de tumor puede ocasionar dolor precozmente. Es frecuente la invasión de la mucosa que se halla enrojecida y a menudo ulcerada. Desde el punto de vista dental, la sintomatología puede ser parecida a la de una inflamación periapical. Los síntomas tardíos se refieren a obstrucción nasal, trismus, pérdida de dientes, manifestaciones oculares y entumecimiento de los labios.

Radiología. El aspecto radiológico del osteosarcoma de los maxilares es variable dependiendo de la cantidad de hueso destruido. Un hallazgo peculiar consiste en el ensanchamiento simétrico del espacio entre las membranas periodontales entre uno o varios dientes. En la variante osteoblástica se describe una imagen en rayo de sol por formación de hueso laminar y depósito del mismo en forma radial en la periferia del tumor. La variante osteolítica, por el contrario, determina una imagen uniforme radiotransparente por lisis ósea.

Pronóstico. Los sarcomas osteogénicos de los maxilares tienen un pronóstico relativamente más favorable que los sarcomas de otros huesos. La localización mandibular, asimismo, es preferible a la maxilar, probablemente por su situación anatómica más accesible a la cirugía. El pronóstico de los osteosarcomas del seno maxilar es especialmente sombrío. La supervivencia a los cinco años oscila entre el 20 y el 35%.

2.3.2.2.2. Condrosarcoma. Los condrosarcomas están compuestos por tejido cartilaginoso, cuyas células y sustancia fundamental no alcanza la madurez y la uniformidad observada en los condromas o en el cartílago normal.

Clínica. Los condrosarcomas de los maxilares y del esqueleto maxilofacial son menos frecuentes que los sarcomas osteogénicos y suelen afectar a adultos de ambos sexos entre los treinta y los sesenta años. En la mandíbula tienen una predilección especial por las regiones premolar y molar, aunque también se han descrito casos en la sínfisis del mentón y en la apófisis condilar. En el maxilar superior, el lugar de origen más frecuente es la región alveolar anterior; en este caso, el crecimiento tumoral engloba las raíces de los dientes y ocasiona la pérdida de éstos.

Radiología. Estos tumores ofrecen una imagen de destrucción ósea irregular, a veces con focos de calcificación. Los condrosarcomas del área nasoesfenoetmoidal presentan unas características histológicas más diferenciadas, pero la invasión contralateral del seno esfenoidal, cavidad nasal posterior, órbita y cavidad intracraneal ensombrece el pronóstico.

- *Condrosarcoma mesenquimal.* Es una rara variedad de tumor maligno que presenta una especial predilección por los maxilares y las costillas. Los síntomas debidos a la presencia de este tumor son variables e inespecíficos, incluyendo dolor por compresión nerviosa, fractura patológica o únicamente tumefacción local. Se diferencia del condrosarcoma por su mayor incidencia en personas jóvenes, con una media de edad de treinta y tres años.

La alta tasa de recidivas locales de las neoplasias condrogénicas de los huesos faciales, junto con la imposibilidad de detectar su extensión real por examen radiográfico, determinan la dificultad de un tratamiento efectivo. Los pacientes con condrosarcomas de los maxilares fallecen a causa de la extensión local del tumor con destrucción y afectación de las estructuras vitales.

2.3.2.2.3. Sarcoma de Ewing. Es un tumor óseo primario de los huesos largos y de los huesos de la cadera. Un 9% de los casos corresponden a tumores del cráneo y del esqueleto facial, entre los cuales predomina la afectación de la mandíbula.

Clínica. Se manifiesta por dolor intenso y tumefacción. Se ha descrito una forma de sarcoma extraesquelético en las extremidades y región paravertebral.

Radiología. La imagen radiológica es inespecífica, apreciándose expansión y aumento de densidad de la cortical, destrucción moteada del hueso, lobulación quística y diferentes grados de engrosamiento perióstico.

Pronóstico. El sarcoma de Ewing tiene una tendencia a la metastatización por vía hemática; un 15 a un 30% de los pacientes tienen metástasis asintomáticas en el momento del diagnóstico. El pronóstico es sombrío y la supervivencia a los cinco años se estima alrededor del 16% de los casos.

2.3.2.2.4. Neoplasias de células plasmáticas.

2.3.2.2.4.1. Mieloma múltiple. Se trata de una proliferación neoplásica de células plasmáticas capaces de producir y secretar un componente monoclonal de inmunoglobulinas.

Clínica. Suele presentar una afectación sistémica caracterizada por: cuadro tóxico, fiebre secundaria a procesos infecciosos, trastornos neurológicos, insuficiencia renal, hiperviscosidad sanguínea y alteraciones óseas.

La afectación ósea está producida por el incremento de la actividad de los osteoclastos y dependerá del grado de infiltración medular por las células plasmáticas. Se presenta en forma de lesiones osteolíticas, denominadas en «sacabocados», localizadas por todo el organismo aunque con predominio en la calota craneal, las costillas y la cintura pélvica. Otras formas de afectación ósea menos frecuente son la osteoporosis generalizada y la osteosclerosis.

Cuando se localizan en los maxilares, pueden ser asintomáticos o causar dolor, expansión, tumefacción de la mandíbula, movilidad de los dientes o fracturas patológicas.

Radiología. Las manifestaciones radiológicas son variables, aunque la imagen más característica es la de múltiples zonas de destrucción del hueso, radiolúcidas, en sacabocado.

Tratamiento. El tratamiento del mieloma consiste en la administración de agentes quimioterápicos e incluso la aplicación de radiación local directa. El pronóstico es malo y los pacientes suelen fallecer por causa infecciosa, insuficiencia renal o por complicaciones cardíacas.

2.3.2.2.4.2. Plasmocitoma solitario. Es una discrasia plasmocelular localizada que afecta por orden de frecuencia a ilión, fémur, vértebras y huesos del cráneo. La localización mandibular es extraordinariamente rara, habiéndose descrito pocos casos en los sectores posteriores y en el ángulo mandibular.

Clínica. Se caracteriza por la presencia de dolor, tumoración y fractura patológica. El tumor puede destruir la cortical ósea y afectar a tejidos blandos adyacentes. A diferencia de lo que ocurre en el mieloma múltiple no se encuentran alteraciones en sangre periférica y el perfil bioquímico normal. Más del 50% de los pacientes diagnosticados de plasmocitoma solitario evoluciona hacia mieloma múltiple.

Radiología. Radiológicamente se han identificado dos tipos de imágenes: una osteolítica bien delimitada y otra destructiva-trabecular.

Tratamiento. El tratamiento consiste en la aplicación de radioterapia local, aunque en algún caso puede practicarse la exéresis quirúrgica de la lesión.

2.3.2.2.4.3. Linfoma de Burkitt. Es una proliferación linfomatosa de células de estirpe B, con un alto grado de malignidad. Se caracteriza por la presencia de elementos linfoides de marcada basofilia junto a histiocitos de carácter reactivo.

Clínica. Los síntomas iniciales de afectación ósea maxilar se relacionan con la pérdida de un premolar o molar, seguidos de crecimiento de la encía con distorsión y desplazamiento de piezas dentarias sucesivas. Los tumores del maxilar superior invaden precozmente la órbita. La extensión a los tejidos blandos de la cara determina una asimetría facial característica.

Radiología. Se caracteriza por la presencia de lesiones osteolíticas que ocasionan grandes defectos radiolúcidos.

Tratamiento. Es un tumor altamente sensible a la quimioterapia.

2.3.2.2.4.4. Carcinoma metastásico. Los carcinomas metastásicos del territorio maxilofacial son poco frecuentes, menos del 1% de los tumores malignos producen metástasis en los maxilares.

Los carcinomas que más frecuentemente metastatizan son: el carcinoma de pulmón, el carcinoma de mama, el carcinoma de colon y el hipernefroma. El carcinoma metastásico de los maxilares es, a menudo, el primer signo de enfermedad metastásica.

Clínica. La edad promedio de afectación es de cincuenta y cinco años y por lo general su diseminación es hemática. La localización maxilar más frecuente es el ángulo y el cuerpo maxilar y produce dolor óseo o fracturas patológicas. Un signo clínico que frecuentemente se asocia con las metástasis óseas es la existencia de anestesia o parestesia por invasión precoz de troncos nerviosos.

Radiología. Radiológicamente se presenta como una lesión radiolúcida, mal definida, irregular e infiltrante; aunque es característica la imagen osteoblástica de las metástasis del carcinoma de próstata o de tiroides.

Pronóstico. El pronóstico de estos enfermos es grave siendo su supervivencia a los cinco años menor al 10%.

2.4. Enfermedades metabólicas de los maxilares

Introducción. De entre la amplia variedad de trastornos del metabolismo, caben destacar aquellas enfermedades en las que la afectación del esqueleto óseo facial adquiere un especial protagonismo.

2.4.1. Acromegalia. Trastorno hormonal caracterizado por la hipersecreción crónica de hormona de crecimiento, en la mayoría de los casos por la presencia de un adenoma hipersecretante en la región de la hipófisis. Las concentraciones de hormona del crecimiento se correlaciona de modo proporcionado al tamaño del adenoma y a la gravedad de la enfermedad. El crecimiento es insidioso y se caracteriza por la hipertrofia ósea y de los tejidos blandos.

Clínica. Presentan engrosamiento de los rasgos faciales; prognatismo, hipertrofia de los huesos nasales y tumoración frontal. Puede apreciarse macroglosia, labios prominentes, engrosamiento de mucosa bucal y aumento del tejido glandular salival. Es frecuente la presencia de diastemas y alteración del lenguaje secundarias a la hipertrofia de los maxilares.

Tratamiento. El tratamiento correctivo de las deformidades maxilofaciales puede estar indicado tras la normalización de las cifras de hormona de crecimiento.

2.4.2. Enfermedad de Paget. La enfermedad de Paget, osteítis deformante u osteodistrofia fibrosa hipertrófica, es un trastorno crónico y progresivo, que se caracteriza por una fase de destrucción ósea rápida, que se sigue, en el curso de los años, por la formación de un tejido óseo de estructura alterada que distorsiona y deforma las estructuras esqueléticas afectas.

Etiología. La etiología de esta enfermedad no está clara, las hipótesis hereditaria, inflamatoria, vascular y autoinmune no han podido ser confirmadas. En los últimos años, la identificación de inclusiones de aspecto vírico en el interior de los osteoclastos ha suscitado la teoría de la génesis vírica.

Clínica. La enfermedad se presenta en tres fases: la fase inicial, en la que se produce resorción ósea, la fase vascular, en la que se encuentra de manera simultánea reparación osteoblástica irregular y, por último, la fase final en la que se observa la mineralización de la matriz ósea depositada en fases anteriores, produciendo grandes deformidades óseas y complicaciones. La edad media de aparición es de sesenta y cinco años y los varones se afectan algo más que las mujeres. La afectación maxilar se da en un 15% de los casos, generalmente de manera bilateral, aunque es más frecuente en el maxilar superior. Clínicamente se aprecia deformidad o dolor de los huesos afectados y molestias neurológicas que incluyen cefalea, alteraciones auditivas o visuales, parálisis facial y vértigo.

Es característico, como síntoma inicial, el desajuste o mal funcionamiento de la prótesis dental debido al ensanchamiento de los maxilares. En pacientes dentados se observa la presencia de diastemas y pérdidas dentales.

Es un trastorno lentamente progresivo en el que con frecuencia aparecen complicaciones secundarias como la compresión de nervios periféricos, la presencia de fracturas patológicas o la transformación maligna a osteosarcoma.

Radiología. Se aprecia una disposición irregular del hueso recién formado. En los maxilares este patrón se asocia con hipercementosis radicular, pérdida de la lámina dura y del espacio periodontal y resorción de las raíces.

Tratamiento. El tratamiento es la administración de calcitonina y bifosfonatos con el objetivo de inhibir los efectos de la hormona paratiroidea.

2.4.3. Hiperparatiroidismo. El hiperparatiroidismo se caracteriza por la hipersecreción de hormona paratiroidea debida a una hiperplasia glandular, adenoma o, en menor frecuencia, a un adenocarcinoma. El diagnóstico se confirma al detectar cifras elevadas de hormona paratiroidea y calcio. La forma primaria de la enfermedad se debe a un trastorno intrínseco de la glándula y la forma secundaria a una respuesta compensatoria a la hipocalcemia, como sucede en la insuficiencia renal.

Clínica. Varía desde casos asintomáticos, donde la alteración es puramente analítica, hasta casos graves con letargia y en ocasiones coma. Los síntomas iniciales suelen ser fatiga, debilidad, náusea, poliuria, dolor óseo y cefalea. Es frecuente la afectación renal, esquelética, gastrointestinal y del sistema nervioso. La afectación más característica de los maxilares es la presencia de lesiones quísticas, radiolúcidas y bien delimitadas generalmente de localización mandibular. Del mismo modo pueden aparecer osteoporosis, pérdida dental y adelgazamiento de las corticales.

Histología. Se aprecian lesiones óseas inespecíficas idénticas a las que aparecen en los granulomas centrales de células gigantes.

Tratamiento. El tratamiento consiste en la eliminación de la patología de las paratiroides, que en la mayoría de los casos será quirúrgico.

2.4.4. Hiperostosis cortical infantil. La enfermedad de Caffey se caracteriza por el engrosamiento cortical de los huesos, y con frecuencia por el edema del tejido blando asociado. De etiología poco clara, se postulan: trastornos hereditarios, factores infecciosos, alteraciones nutricionales, alergias, antecedentes de traumatismos, alteraciones hormonales y trastornos del metabolismo del colágeno. No presenta predilección por ningún sexo y la edad de inicio suele ser durante los primeros meses de la vida.

Clínica. Se presenta como una tumoración maxilar dura con edema de los tejidos blandos perilesionales, dolor y fiebre. La localización más frecuente es la mandíbula, especialmente el ángulo mandibular o la rama ascendente.

Radiología. Se aprecia una hiperostosis expansiva de la superficie cortical. La gammagrafía con tecnecio puede ser positiva antes de que se detecte en la radiografía convencional.

Tratamiento. Es una enfermedad autolimitada, por lo que únicamente será necesario un tratamiento de soporte. El pronóstico es bueno a pesar de las posibles complicaciones, como la maloclusión grave y la asimetría mandibular.

3. Tratamiento

3.1. Quistectomía

El tratamiento de los quistes, odontogénicos o no odontogénicos, es siempre quirúrgico. El crecimiento progresivo de los quistes produce no tan sólo el debilitamiento óseo, sino la compresión de las estructuras vecinas.

La presencia de una cavidad ósea en contacto con la cavidad oral supone un riesgo importante de infección y de eventual exteriorización mediante una fístula. No hay que olvidar tampoco que, aunque de forma excepcional, el epitelio capsular de un quiste puede sufrir una transformación maligna.

La elección de un determinado método quirúrgico dependerá de la localización, el tamaño y su proximidad a estructuras vecinas.

El objetivo del tratamiento es la exéresis total del quiste, aunque en casos excepcionales, por la extensión del proceso o por la posibilidad de lesionar estructuras vecinas, se puede optar por métodos quirúrgicos más conservadores.

3.1.1. Quistectomía total. Esta técnica quirúrgica, también denominada Partsch II (fig. 8), consiste en la extirpación completa de la cápsula quística y el posterior cierre de la cavidad mediante la sutura del colgajo mucoperióstico.

Tras la elección del tipo de anestesia y el abordaje quirúrgico, se procede al despegamiento del colgajo mucoperióstico y a la exposición de la cortical ósea. La ostectomía de la cortical ósea puede realizarse mediante fresa redonda o gubia, según el grosor o perforación de la misma. Una vez expuesta la cavidad quística mediante la ostectomía, se practica la enucleación del quiste. Dependiendo del tamaño del quiste la exéresis de la cápsula quística podrá realizarse mediante una cureta o mediante un periostótomo.

La conducta a seguir con el diente responsable del proceso dependerá de su afectación. Es conveniente conservarlo siempre que sea posible, practicando su apicectomía y su obturación retrógrada. Si, por el contrario, el diente está muy deteriorado o existe enfermedad periodontal importante, es aconsejable su exodoncia.

Una vez eliminado el quiste y tras una revisión y limpieza minuciosa de la cavidad ósea, se practica la sutura del colgajo mucoperióstico. Habitualmente no es necesario el uso de sustancias de relleno para el interior de la cavidad ósea.

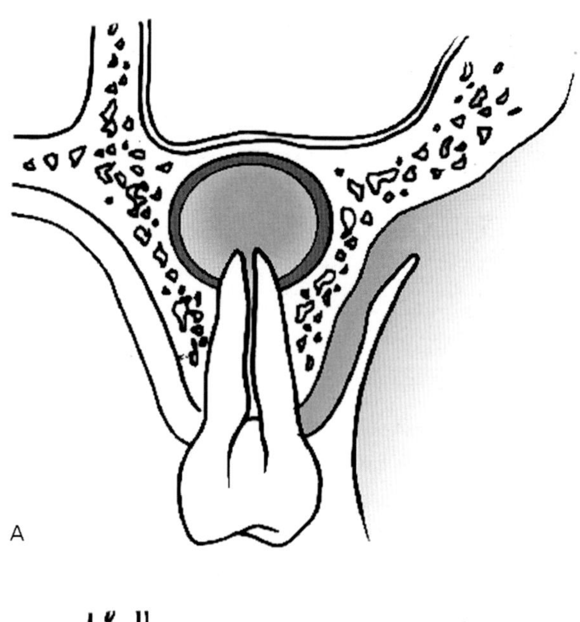

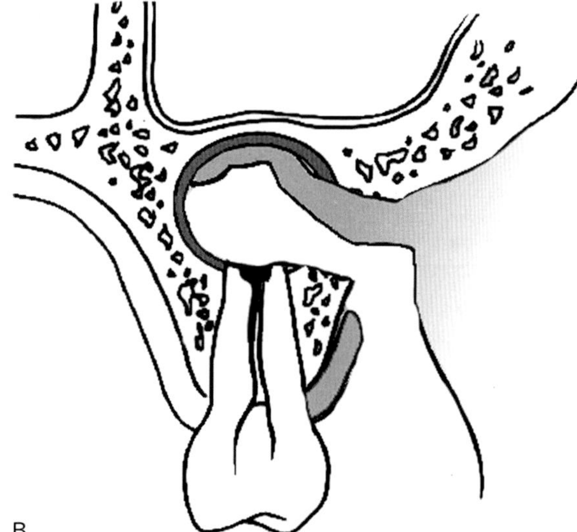

Fig. 8.7.—**Quistostomía Partsch I.** A. Aspecto del quiste. B. La mucosa del quiste abierta se sutura al colgajo.

3.1.2. Quistostomía (fig. 7). La quistectomía parcial o técnica de Parstch I se basa en la apertura quirúrgica del quiste y su comunicación con el resto de la cavidad oral.

La técnica consiste en la hemiquistectomía o sección de la parte más externa de la cápsula quística, dejando la parte más profunda de la cavidad ósea tapizada por el resto del epitelio quístico. De esta forma se consigue la metaplasia del epitelio quístico y el progresivo cierre de la cavidad hasta su puesta a plano.

Una variante de este método es la marsupialización que consiste en la introducción del colgajo mucoso sobre el fondo de la cavidad ósea. Esta técnica conservadora se utiliza en contadas ocasiones. Está indicada en aquellos quistes en los que su exéresis total supone un elevado riesgo

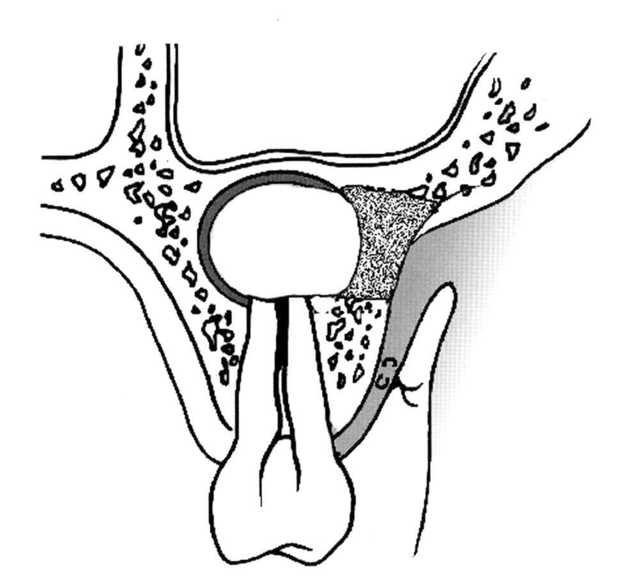

Fig. 8.8.—**Quistectomía Partsch II.** El quiste ha sido enucleado y la incisión de la mucosa bucal es suturada.

de lesión de estructuras nerviosas o vasculares. También se utiliza cuando hay posibilidad de desvitalización de dientes vecinos o en aquellos quistes en los que se haya debilitado mucho la estructura ósea periquística y exista un elevado riesgo de comunicación.

3.2. Antrostomía de Caldwell-Luc

La antrostomía de Caldwell-Luc consiste en la apertura del seno maxilar a través del abordaje intraoral. Esta técnica está indicada en la exploración de los senos maxilares, en el tratamiento de los tumores benignos, en enfermedades crónicas de los senos maxilares y en ciertas fracturas complejas.

Se incide en el fondo vestibular superior desde canino hasta el primer molar y se levanta el colgajo mucoperióstico exponiendo la cortical ósea. Mediante fresado se abre una ventana ósea por encima del ápice de los dientes del maxilar superior y del suelo del seno maxilar y se retiran los fragmentos óseos.

Desde la apertura practicada en la pared anterior del seno puede explorarse toda la cavidad, eliminarse quistes o tumoraciones benignas o incluso resecar toda la mucosa sinusal afecta.

Es habitual la práctica de una antrostomía intranasal por debajo del meato inferior para facilitar el drenaje del seno.

Finalmente se sutura el colgajo mucoperióstico del fondo vestibular y se coloca un drenaje en la antrostomía nasal practicada.

3.3. Maxilectomía (fig. 9)

3.3.1. Maxilectomía parcial. La maxilectomía parcial o marginal es el procedimiento quirúrgico de elección en aquellas tumoraciones agresivas de maxilar superior que no afecten al seno maxilar.

La vía de abordaje es intraoral. Se realiza una incisión mucoperióstica sobre mucosa sana rodeando la lesión con un margen de seguridad de 2 cm. Una vez desperiostizado por el lado sano perilesional y expuesto el maxilar superior se practican las osteotomías verticales desde el suelo del seno maxilar hasta la cresta alveolar. A continuación se realizan las osteotomías horizontales por vestibular y por palatino y se extrae el margen de maxilar superior afecto unido a la mucosa oral.

El lecho residual en el maxilar superior puede cubrirse mediante un obturador o puede practicarse alguna técnica de reconstrucción mediante colgajos locales.

3.3.2. Maxilectomía total. La maxilectomía total es la técnica de elección en caso de tumores agresivos que afecten al seno maxilar o que recidiven.

El abordaje es extraoral. Se practica una incisión desde la línea media del labio superior en profundidad hasta la mucosa oral, seguida por la parte inferior y la superficie lateral de la nariz hasta el canto interno del ojo (abordaje de Weber-Ferguson). Finalmente, se prolonga con una incisión infraorbitaria.

A través de la mucosa oral, en el fondo vestibular se practica una incisión intrabucal hacia atrás hasta la tuberosidad. Se levanta el colgajo mucoperióstico hasta visualizar el margen lateral de las fosas nasales y el margen inferior de la órbita, separando el colgajo facial hasta el cigoma.

Con todo el maxilar superior expuesto se practica la osteotomía atravesando el malar, el suelo de la órbita hasta la fisura orbitaria inferior, la apófisis frontonasal del maxilar hasta el margen alveolar y finalmente a través de la línea media del paladar duro hacia atrás, para unirla lateralmente con la parte más posterior de la del fondo vestibular.

La musculatura del paladar blando, los constrictores superiores de la laringe, el buccinador y los músculos pterigoideos se seccionan y se exponen las apófisis pterigoideas que pueden separarse de la parte más posterior del maxilar superior mediante el escoplo. Es habitual el sangrado profuso de las ramas pterigoideas de la arteria maxilar y del plexo venoso pterigoideo.

Iras la extracción del maxilar superior, liberado totalmente de sus inserciones esqueléticas, se regularizan los

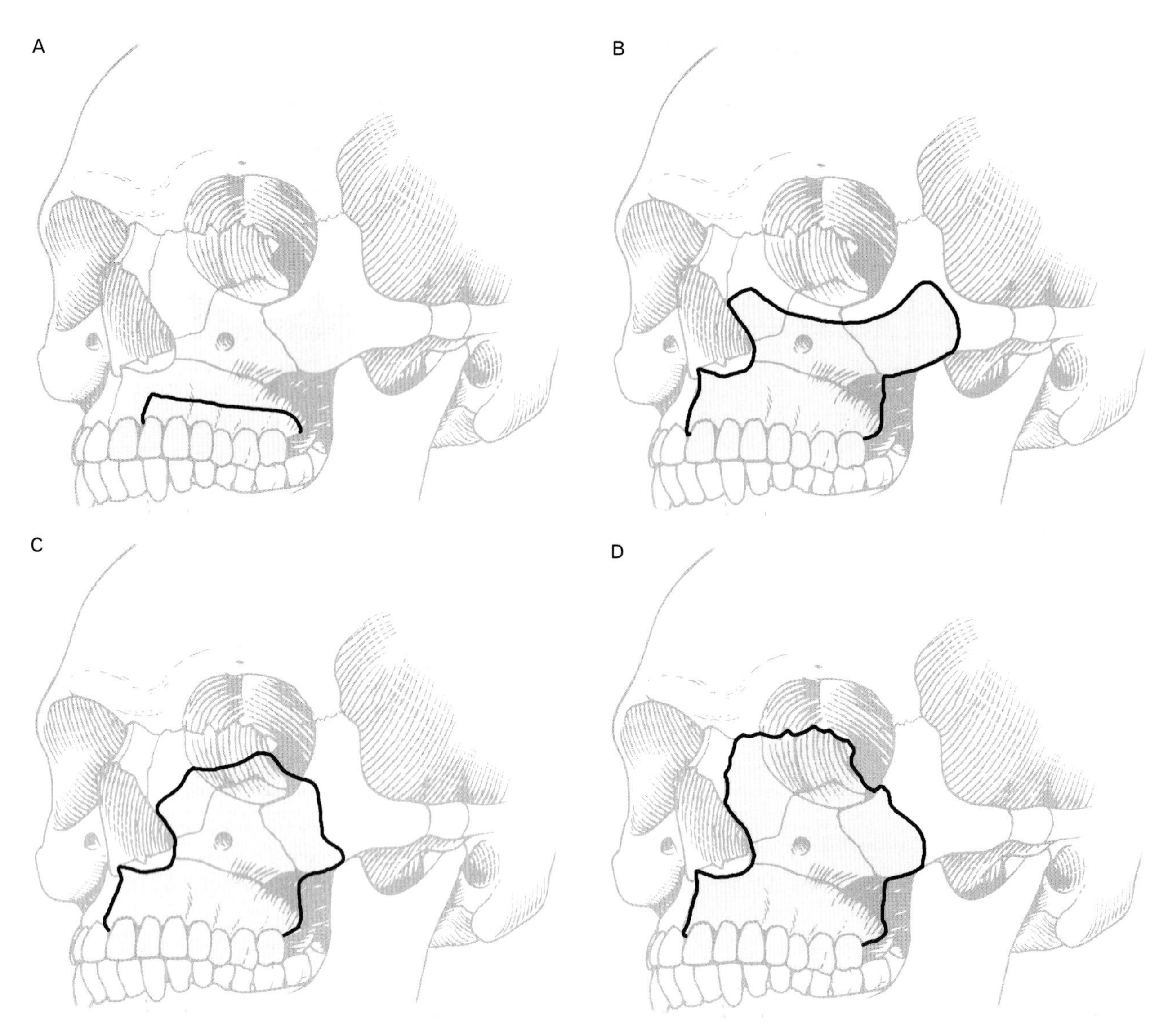

Fig. 8.9.—**Tipos de resección maxilar.** A. Parcial. B. Total preservando suelo orbitario. C. Total incluyendo el suelo orbitario. D. Radical incluyendo etmoidectomía y exenteración órbital.

bordes óseos y se practica una hemostasia minuciosa. El defecto residual puede cubrirse con una gasa hemostásica suspendida en la sutura de aproximación entre la mucosa vestibular y la palatina.

Las superficies cruentas, óseas o de partes blandas, pueden cubrirse mediante un injerto dermoepidérmico que evite su retracción o mediante alguna técnica de reconstrucción con colgajos locales.

3.4. Mandibulectomía (figs. 10-11)

3.4.1. Resección mandibular marginal. La resección mandibular marginal o parcelaria es aquel procedimiento quirúrgico que elimina parte de la mandíbula manteniendo la continuidad de la misma.

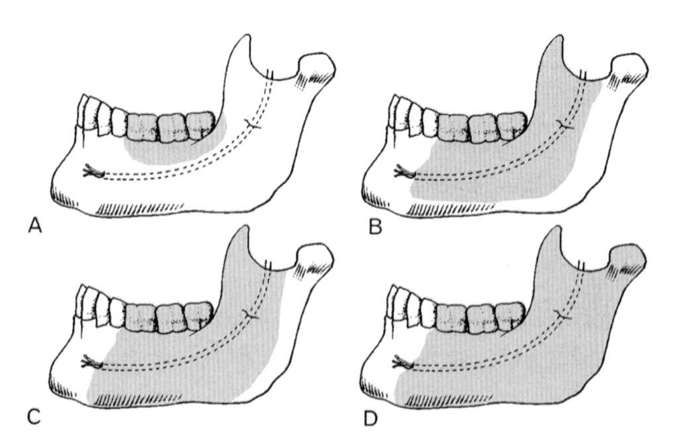

Fig. 8.10.—**Tipos de resección mandibular.** A. Marginal. B. Segmentaria, conservando la continuidad de la mandíbula. C. Segmentaria, interrumpiendo la continuidad mandibular. D. Total (hemimandibulectomía).

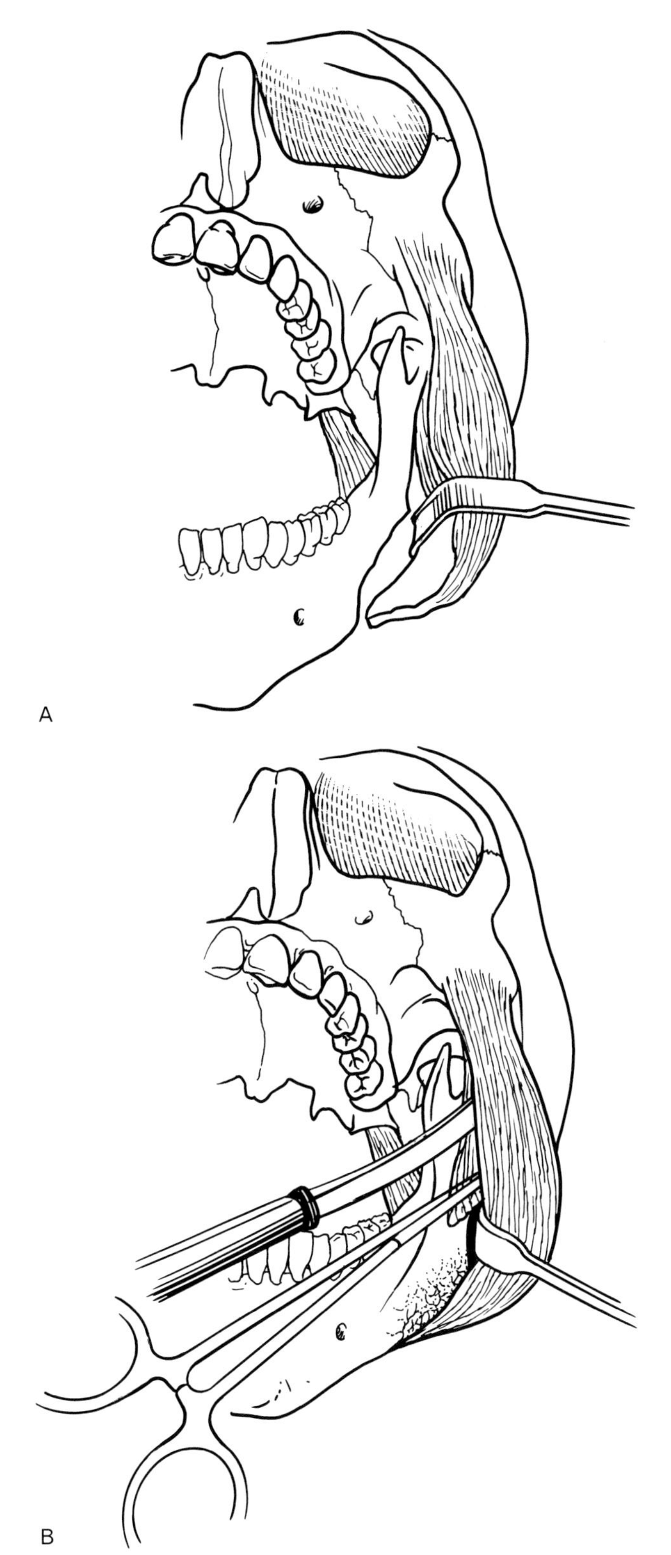

Fig. 8.11.—**Hipertrofía ángulo mandibular.** *Tratamiento:* A. Resección del ángulo mandibular por vía intraoral. B. Resección parte medial del músculo masetero.

Está indicado en aquellas lesiones agresivas de localización mandibular, muchas veces recidivantes, que no invaden el nervio dentario quedando a más de 1 cm del margen basilar. Puede practicarse mediante un abordaje intraoral o extraoral.

Abordaje intraoral. Se recomienda utilizar esta vía cuando la lesión está localizada en el sector anterior, de fácil acceso. Se delimita la lesión con un margen de 2 cm de tejido sano, por lo que muchas veces es necesaria la exodoncia de los dientes localizados en la zona afecta. Se levanta el colgajo mucoperióstico exponiendo la zona afecta.

Se practican osteotomías verticales desde el margen alveolar en profundidad hasta el nervio dentario inferior. Se comunican ambas líneas verticales mediante una osteotomía horizontal que permite la extracción del segmento óseo junto con el tejido blando que lo recubre. Para finalizar la intervención, y tras colocar cera de hueso en los márgenes óseos, se cubre la zona del hueso mandibular extraído mediante la sutura de los colgajos vestibular y lingual.

Abordaje extraoral. El abordaje extraoral, similar al procedimiento anterior, se aconseja cuando la lesión es de difícil acceso o cuando afecta a la rama ascendente mandibular.

Se practica una cervicotomía 4 cm por debajo del borde inferior o basilar de la mandíbula con objeto de no lesionar la rama marginal del facial. Se levanta el colgajo cervical hasta alcanzar el borde inferior de la mandíbula, el cual se respeta.

3.4.2. Resección mandibular segmentaria. La resección mandibular segmentaria consiste en la exéresis quirúrgica de todo un sector mandibular afecto, incluyendo el borde basilar y perdiendo la continuidad mandibular.

Está indicado en aquellas lesiones mandibulares extensas que invaden hasta en nervio dentario, debilitando de forma importante la estructura mandibular.

Se practica habitualmente mediante un abordaje extraoral similar al comentado en la resección marginal. Se completa mediante una incisión a través del mucoperiostio de las caras lingual y vestibular de la mandíbula para poder desperiostizar correctamente el segmento óseo afecto. La resección ósea dependerá del tamaño de la lesión pudiendo abarcar hasta una hemimandibulectomía completa.

Tras la exéresis quirúrgica del segmento afecto, se reconstruye la mandíbula mediante osteosíntesis con placas modeladas previamente a la realización de la osteotomía.

3.4.3. Hemimandibulectomía. En ocasiones la afectación mandibular es extensa, siendo necesaria la exéresis de la hemimandíbula afecta mediante su desarticulación.

Se practica una incisión vertical en la línea media del labio inferior que se continúa hacia el ángulo mandibular 4 cm por debajo del borde basilar de la mandíbula.

Se traza una incisión horizontal a través del mucoperiostio de las caras vestibular y lingual de la mandíbula, prolongándolas hasta la región retromolar. A continuación se levantan los colgajos mucoperiósticos lingual y vestibular, desinsertando el músculo milohioideo por la cara lingual y ligando el paquete vasculonervioso mentoniano por vestibular.

A través de la cervicotomía se diseca hasta el borde basilar mandibular ligando los vasos faciales, preservando la rama marginal del nervio facial y seccionando la inserción del músculo masetero en el ángulo mandibular. Se individualiza el cuerpo y la rama ascendente de la mandíbula separándolas de la musculatura maseterina por su parte externa y de la musculatura pterigoidea por su parte interna.

Se realiza la osteotomía vertical en el sector anterior de la mandíbula y se moviliza mediante una pinza de hueso. Tras identificar y ligar el paquete vasculonervioso del nervio dentario inferior se incide sobre la cápsula de la articulación temporomandibular y se desarticula la mandíbula.

Es aconsejable suturar las superficies opuestas de los músculos pterigoideo interno y masetero, así como los tejidos profundos de la región submandibular, de esta forma se consigue una hemostasia efectiva y una obliteración del espacio muerto. Los colgajos mucoperiósticos lingual y vestibular se aproximan y se suturan cubriendo completamente el lecho quirúrgico residual.

Finalmente se sutura la incisión labial y la cervicotomía horizontal, dejando siempre un drenaje aspirativo y un apósito compresivo.

Habitualmente se deja una tracción elástica intermaxilar durante unas semanas para evitar la desviación mandibular y favorecer la curación de la herida.

Bibliografía

Berkovitz B. Head and neck anatomy. Londres: Wolfe Medical, 1989.

Bouchet A, Cuilleret J. Anatomía. Buenos Aires: Médica Panamericana, 1988.

Donado M. Cirugía bucal, patología y técnica. Madrid: El Autor, 1990.

Laskin D. Cirugía bucal y maxilofacial. Buenos Aires: Médica Panamericana, 1987.

López Arranz J. Cirugía oral. Madrid: Interamericana, 1991.

Loré J. Cirugía de cabeza y cuello. Buenos Aires: Médica Panamericana, 1990.

Pasler A. Radiología odontológica. Barcelona: Masson-Salvat, 1991.

Peterson. Oral and maxilofacial surgery. Filadelfia: JB Lippincot company, 1989.

Prein Y. Atlas of tumors of the facial skeleteon. Berlín: Springer Verlag, 1986.

Raspall G. Tumores de cara, boca, cabeza y cuello. Barcelona: Salvat, 1986.

Regezi J. Sciubba J. Patología bucal. México: Interamericana-Mcgraw-Hill, 1991.

Richard JM, Guerrier Y. Les tumeurs du massif facial supérieur. París: Masson, 1991.

Ries Centeno, GA. Cirugía bucal. Madrid: El Ateneo, 1979.

Seymour Hoffman. Intraosseus and parosteal tumors of the jaws. Whasington: Armed Forces Institute of Pathology, 1987.

Williams, Werwick. Gray anatomía. Barcelona: Salvat, 1985.

Capítulo 9

Enfermedades de la articulación temporomandibular

1. Consideraciones generales

1.1. Anatomía

La articulación temporomandibular es una articulación tipo *diartrosis* constituida por el cóndilo mandibular y la cavidad glenoidea del hueso temporal. Se considera diartrosis aquella articulación libremente móvil, en la que los componentes óseos se hallan conectados por una cápsula fibrosa y lubricados por el líquido sinovial (fig. 1).

Como característica especial de la ATM se debe considerar que es una diartrosis bilateral, ya que ambos lados, derecho e izquierdo, deben funcionar conjuntamente.

1.1.1. Anatomía ósea

Superficies óseas. Son dos: el cóndilo mandibular y la cavidad glenoidea del hueso temporal.

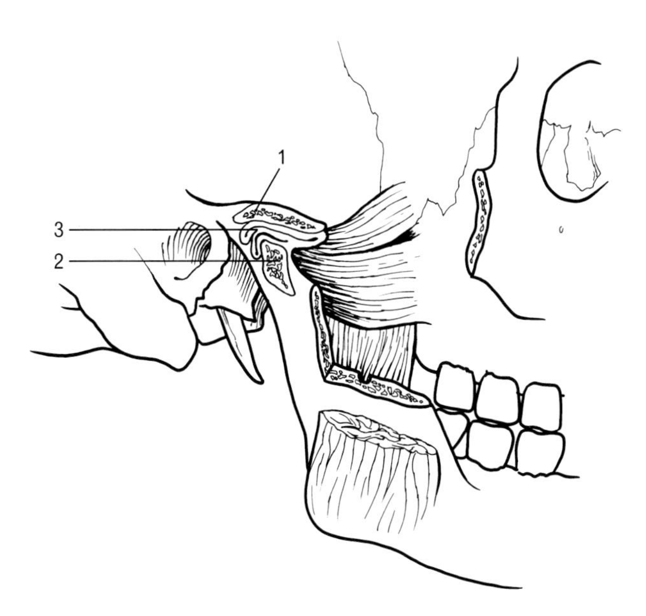

Fig. 9.1.—**Anatomía de la ATM.** 1. Cavidad glenoidea del temporal. 2. Cóndilo mandibular. 3. Menisco.

• *Cavidad glenoidea.* Cavidad ósea de la parte inferior del hueso temporal, limitada posteriormente por el conducto auditivo interno y anteriormente por la eminencia articular. Superiormente forma parte del suelo de la fosa craneal media. Constituye la parte estática de la articulación.

• *Cóndilo mandibular.* Es una apófisis ósea que se extiende de forma posterosuperior en la rama ascendente mandibular. Consta de un estrechamiento óseo llamado *cuello condilar*, que termina en una excrecencia ósea llamada cabeza condílea o *cóndilo.*

La cabeza condílea tiene una forma ovoidea de aproximadamente 1 cm en sentido anteroposterior y 2 cm en sentido mediolateral. Su extremo externo se encuentra algo más adelantado que el interno, de forma que los ejes que pasan por los dos cóndilos definen un ángulo de 145 a 160°. Ambos cóndilos (derecho e izquierdo) son marcadamente simétricos, condición necesaria para su funcionamiento coordinado.

Constituye la parte móvil de la articulación y es la más comúnmente afectada tanto por traumatismos como por enfermedades degenerativas o congénitas.

Ambas superficies articulares se encuentran tapizadas por *fibrocartílago,* con capacidad de regeneración y remodelación bajo estrés funcional.

Cápsula y ligamentos. Son las estructuras que unen ambas superficies óseas y definen la cavidad articular.

• *Cápsula.* Es una estructura fibrosa que se inserta a nivel superior alrededor del borde de la cavidad glenoidea y a nivel inferior circunferencialmente en el cuello del cóndilo por debajo de la superficie articular. Está íntimamente unida al menisco, al que estabiliza en su posición. Está inervada por ramas del nervio auriculotemporal.

• *Ligamentos.*

Ligamento lateral o temporomandibular, que cubre la parte anterior y lateral de la articulación, engrosando a este nivel la cápsula, de la que es inseparable. A nivel superoanterior se inserta en el suelo del arco cigomático, de donde parten dos fascículos, uno *horizontal* que va a insertarse en el polo externo del cóndilo, limitando el movimiento posterior de la mandíbula, y otro *oblicuo,* que se inserta en la parte externa de cuello condilar, limitando los movimientos rotacionales.

Ligamento esfenomandibular, que se extiende de la espina del esfenoides al margen del foramen mandibular.

Ligamento estilomandibular, que va de la apófisis estiloides al borde posterior del ángulo mandibular. Ambos ligamentos accesorios contribuyen como punto de rotación mandibular.

Menisco y compartimentos articulares. El menisco es una estructura de tejido fibroso denso y avascular, situado aproximadamente en el plano horizontal y que divide la articulación en dos compartimentos, el superior y el inferior.

El menisco es flexible y puede adaptarse a las distintas demandas funcionales. Su grosor es variable según la zona del mismo, siendo más estrecho por el centro que por los márgenes.

Se distinguen tres zonas meniscales: banda anterior, zona intermedia y banda posterior. La zona intermedia es la más delgada, siendo también el área de función entre el cóndilo y el hueso temporal.

El menisco se halla íntimamente adherido, por su parte medial y lateral, a la cápsula articular al nivel más bajo, cerca del cóndilo.

En la parte anterior y media, fibras del fascículo superior del *músculo pterigoideo lateral* se insertan en la cápsula o directamente en el menisco. Esta inserción sirve para dar estabilidad y recolocar el menisco en correcta relación con las superficies óseas en el movimiento de cierre de la boca.

En la zona posterior del menisco existe el *tejido retrodiscal o zona bilaminar*, que constituye una inserción débil y relajada a la parte posterior de la cavidad glenoidea y cuello condíleo. Este tejido es laxo, vascular e inervado por fibras del auriculotemporal. Su relativa laxitud permite al menisco la libertad necesaria durante los movimientos articulares.

Las inserciones del menisco a la cápsula articular y su situación en un plano más o menos horizontal definen dos compartimentos articulares, tapizados cada uno por su membrana sinovial.

Compartimentos articulares. El *compartimento superior* es algo mayor y más anterior que el inferior; contiene aproximadamente 1,2 ml de líquido sinovial. El *compartimento inferior* es algo menor y posterior, conteniendo unos 0,9 ml de líquido sinovial.

El líquido sinovial tiene una función lubricante y nutricia del fibrocartílago, que por ser avascular carece de fuente nutricia propia.

1.1.2. Músculos de la masticación. En íntima relación con la ATM, pero sin formar estrictamente parte de la misma, se encuentran los músculos de la masticación. Los músculos de la masticación son pares y en número de cuatro por lado:

Músculo temporal. Se origina en la fosa temporal y en la zona lateral del cráneo, incluyendo parte de los huesos parietal, temporal, frontal y esfenoides; y se inserta en la apófisis coronoides y parte anterior de la rama ascendente mandibular. Su función es la de elevador de la mandíbula, y por sus fibras posteriores, más horizontales, también ejerce cierta retrusión. Está inervado por ramas del trigémino, que se desprenden a su salida del agujero oval.

Músculo masetero. Se origina en el arco cigomático y va a insertarse en la cara lateral de la rama ascendente y ángulo mandibular. Tiene dos fascículos: el *superficial* se origina en el borde inferior del hueso cigomático y en los dos tercios anteriores del arco cigomático y va a insertarse en el ángulo mandibular; y el *profundo,* que se origina en la cara interna de todo el arco cigomático y va a insertarse en la cara lateral de la rama mandibular, por encima de la inserción del fascículo superficial.

Su función es principalmente la de elevador de la mandíbula, pero también retrusor (fascículo profundo) y protusor (fascículo superficial). Está inervado por la rama maseterina del trigémino.

Músculo pterigoideo medial. Se origina en la fosa pterigoidea y superficie interna de la lámina externa de la apófisis pterigoides y se inserta en la cara interna de la rama mandibular.

Su función es de elevador y protusor.

Músculo pterigoideo lateral. Tiene dos fascículos que actúan como músculos independientes.

Fascículo superior: Se origina en el ala mayor del esfenoides para insertarse en el cóndilo y menisco articular. Su función es la retrusión y elevación.

Fascículo inferior: Se origina en la parte lateral de la lámina externa de la apófisis pterigoides y se inserta en el cuello condíleo. Su acción es la protrusión y depresión mandibular.

La inervación de ambos pterigoideos depende del nervio trigémino.

También relacionado con los movimientos mandibulares, pero sin considerarse como músculos de la masticación, está el grupo de músculos considerados como *submandibulares* y que a su vez se dividen en *supra e infrahioideos*.

Músculos suprahioideos. Músculo digástrico, milohioideo, genihioideo y estilohioideo.

La inervación del milohioideo y del vientre anterior del digástrico dependen del nervio trigémino, mientras que el estilohioideo y el vientre posterior son inervados por el nervio facial.

Infrahioideos. Esternohiodeo, tirohioideo, omohioi-deo y esternotiroideo. Este grupo de músculos está inervado por el asa descendente del hipogloso o por el hipogloso directamente en ocasiones.

Los músculos suprahioideos tienen como función la depresión mandibular cuando el hioides está fijado en posición por el grupo muscular infrahioideo, o la elevación del hioides cuando la mandíbula está fijada en posición por el grupo muscular supramandibular.

1.2. Biomecánica de la articulación temporomandibular

La articulación temporomandibular tiene ciertas características que la hacen peculiar. Éstas son básicamente dos:

1. Son dos articulaciones que trabajan conjuntamente, siendo la combinación de ambas la que se traducirá en un tipo de movimiento u otro sobre la mandíbula.
2. A su vez se encuentran influenciadas por un tercer elemento, que es la oclusión dental.

Los movimientos básicos de la ATM son dos: *rotación y traslación*.

El movimiento de rotación depende del compartimento inferior de la articulación; es decir, de la relación entre el menisco y la cabeza condílea.

El movimiento de traslación depende básicamente del compartimento superior; es decir, de la relación entre el menisco y la concavidad glenoidea y la eminencia ar--ticular.

1.2.1. Relaciones entre menisco-cóndilo-eminencia durante el movimiento de apertura-cierre. En estado de reposo (cierre) el menisco se encuentra situado entre la parte anterosuperior del cóndilo y la parte posterior de la eminencia articular. Dado que el menisco se encuentra firmemente adherido a los polos lateral y medial del cóndilo, sus movimientos dependen principalmente de la laxitud del tejido retrodiscal o zona bilaminar.

Durante el movimiento de apertura mandibular se produce la contracción del fascículo inferior del pterigoideo lateral, que empuja al menisco hacia adelante y abajo, acompañando de este modo al cóndilo en su recorrido. Este movimiento se encuentra facilitado, ya que el fascículo superior de dicho músculo se encuentra relajado y la zona bilaminar no se opone al movimiento meniscal. A pesar de ello el menisco queda situado algo más posterior que en estado de reposo, pero manteniendo su relación entre la eminencia y el cóndilo.

Durante el movimiento de cierre se produce la situación inversa, relajándose el fascículo inferior y contrayéndose el superior, ayudando de este modo al menisco a recuperar su posición más anterior respecto al cóndilo.

1.3. Diagnóstico de la articulación temporomandibular

1.3.1. Historia y exploración. El intentar establecer una clínica común es algo sumamente difícil, ya que son diversas las entidades nosológicas que afectan a la ATM, y cada una de ellas tiene unas características propias.

Básicamente distinguiremos cuatro tipos de manifestaciones clínicas:

1. Alteraciones de la movilidad.
2. Dolor.
3. Asimetría facial.
4. Alteraciones oclusales.

Como en todas las actividades diagnósticas, la historia médica pasada y actual, así como una exploración y valoración general del paciente son imprescindibles, pero el presente capítulo está dirigido a la exploración concreta del territorio de la cabeza y el cuello.

Dentro del proceso de exploración cabe distinguir las siguientes fases:

1.3.1.1. **Inspección.** Se debe valorar la presencia de *asimetrías faciales*, presencia de *tumefacciones* en la zona articular (pretrago).

Se observarán también los *movimientos mandibulares*, valorando la presencia de hipo o hipermovilidades y la desviación mandibular a la apertura. Los rangos normales de movilidad son:

Máxima apertura: 40-50 mm de distancia interincisal.

Lateralidad: distancia entre la línea media entre los incisivos centrales superior e inferior. Oscila de 8 a 12 mm.

Protusión: de 8-10 mm.

En condiciones normales la excursión mandibular debe realizarse sin ningún tipo de desviación, la existencia de la misma denota una asimetría en el funcionamiento articular, que traduce una alteración morfológica o funcional de la articulación.

1.3.1.2. **Palpación.** Deben palparse la articulación y los músculos asociados.

Articulación. Existen dos puntos básicos donde palpar la articulación temporomandibular.

Zona pretrago: Delante del CAE, puede percibirse el movimiento del cóndilo y el polo lateral del mismo.

Dentro del CAE: Se puede palpar la superficie condílea posterior y el menisco.

Debe valorarse la presencia de dolor, tumefacción o crujidos articulares. Es útil hacer la exploración bilateral de forma simultánea de modo que puedan compararse ambos lados.

Músculos. Deben explorarse los músculos que intervienen en los movimientos mandibulares, así como los músculos cervicales. Se deben explorar los temporales, maseteros, pterigoideos lateral y medial, músculos supra e infrahioideos, esternocleidomastoideo, trapecio y músculos de la nuca. Durante la palpación se debe buscar la presencia de dolor, tumefacción y tono muscular.

La exploración se realiza palpando la zona anatómica del músculo; consideración especial merecen aquellos músculos que deben ser explorados de forma intraoral o mixta.

Músculo pterigoideo lateral. Se explora introduciendo el índice intraoralmente, entre la rama ascendente mandibular y la tuberosidad maxilar, palpando superior y medialmente.

Músculo pterigoideo medial. Se explora intraoralmente, introduciendo el índice y palpando internamente la rama mandíbula por detrás del trígono retromolar.

Músculo milohioideo. Constituye el suelo de la boca y se palpa de forma bimanual.

Es útil realizar en lo posible la palpación bilateral de forma simultánea, ya que facilita la detección de asimetrías.

1.3.2. Exploración radiográfica-diagnóstico por la imagen. En la exploración radiográfica de la ATM han sido utilizadas varias técnicas, tales como radiografías simples, tomografías, artrografía, TAC y RNM. Raramente es preciso aplicar todas las técnicas al mismo paciente. A continuación se discuten las ventajas e inconvenientes de cada una de ellas.

1.3.2.1. **Radiografías simples.**

- **Transcraneal o proyección lateral-oblicua.** Es una de las más antiguas, permite identificar los contornos óseos, pero no da información de la posición del cóndilo respecto a la fosa glenoidea, ya que sólo permite la visualización del tercio lateral del cóndilo.

Cuando se combina con proyecciones anteroposteriores, transmaxilares o submentovértex, éstas completan la información sobre el aspecto medial de la articulación.

- **Proyección anteroposterior, submentovértex, transfaríngea.** Combinadas con la transcraneal, añaden a ésta la información sobre la zona medial de la articulación.

Ventajas. Son fáciles de realizar, equipo sencillo.

Desventajas. Poco reproducibles, superposición de imágenes, detectan estadios avanzados.

- **Panorámica.** Técnica tomográfica que nos permite la visualización de toda la mandíbula. Da buena información sobre los contornos óseos y explora ambas articulaciones en un solo film.

Puede ser útil como técnica de cribaje, pero cuenta con algunas *desventajas,* como son las imágenes fantasma del lado contrario, un enfoque pobre de la zona articular y ser información parcial, ya que es una tomografía.

1.3.2.2. **Tomografías.** Obtención de secciones radiográficas de la articulación, que permiten la visualización de todos sus aspectos (lateral-medial). Da mayor información sobre los contornos óseos de la articulación, pero requiere un utillaje más complejo. En la actualidad, está siendo sustituida por la TAC.

1.3.2.3. **Artrografía**. Técnica radiográfica descrita por Norgaard en 1944, que consiste en la inyección de un contraste radioopaco en el compartimento inferior de la articulación o en ambos y en la obtención de una placa simple o una tomografía. Con la inyección del contraste se consigue definir el contenido y estructura articular. Permite determinar la *posición* del menisco, su *morfología* y la presencia de *perforación*.

Ventajas: Información del contenido articular, diagnóstico de perforación.

Desventajas: Técnica invasiva (riesgo de infección o hematoma), alta dosis de radiación.

1.3.2.4. TAC. Técnica radiográfica desarrollada a finales de los setenta principios de los ochenta que permite la visualización de las estructuras óseas y tejidos blandos de la articulación, en dos planos, axial y sagital. En la actualidad es la técnica de elección cuando se sospechan alteraciones óseas, dada su alta resolución para los tejidos óseos.

Ventajas. Permite el estudio del tejido óseo y blando; estudio en plano axial y coronal.

Desventajas. Poca resolución del tejido blando, interferencia con restauraciones dentales. No es un estudio dinámico.

1.3.2.5. RNM. Poco a poco esta técnica se esta convirtiendo en la de elección para el estudio radiográfico de la ATM. Basada en el movimiento de los átomos al ser sometidos a un campo magnético, carece de los efectos secundarios de la radiación. Permite, al igual que la TAC, el estudio en los planos axial y coronal.

Tiene una alta definición en lo que a los tejidos blandos se refiere, proporcionando una información precisa respecto a la posición y morfología del menisco. La información sobre los contornos óseos no es tan precisa, pero también es válida.

Puede también detectar cambios inflamatorios, reconocidos como alteraciones del brillo en las imágenes en fase 2.

2. Entidades clínicas

2.1. Patología congénita. Anomalías y deformidades

Los huesos del esqueleto facial se desarrollan de forma coordinada, de tal manera que el crecimiento de cada uno de ellos influye en el de los demás. Así pues, una anomalía en el crecimiento de un hueso facial repercute en la morfología y desarrollo de los otros.

El cóndilo representa el centro de crecimiento mandibular, influyendo sus alteraciones en el desarrollo de la hemimandíbula correspondiente. En el curso de su crecimiento la mandíbula se desplaza hacia abajo y adelante, y en su crecimiento no sólo participa el desarrollo condíleo, sino también fenómenos de aposición ósea perióstica y remodelación.

Las anomalías congénitas que afectan a la cavidad glenoidea y cóndilo suelen ocurrir durante el tercer trimestre de gestación. Los trastornos del desarrollo mandibular pueden clasificarse en dos grandes grupos (tabla I):

Tabla I. Síndromes que se acompañan de trastornos de crecimiento condíleo.

Síndromes congénitos con hipo o aplasia condílea:
— Disostosis otomandibular
— Displasia óculo-aurículo-vertebral
— Síndrome de primer y segundo arco
Síndrome de hipercrecimiento:
— Hiperplasia condílea
— Hiperplasia hemimandibular
— Prognatismo mandibular asimétrico

1. Crecimiento deficitario: Se traduce en aplasia o hipoplasia condílea, que cuando se presenta de forma unilateral constituye el síndrome de microsomía hemifacial, que a su vez puede formar parte de otros síndromes congénitos.

2. Crecimiento excesivo: Alteración del crecimiento mandibular que implica un aumento de la actividad del mismo, principalmente en su centro de crecimiento (cóndilo), aunque también se puede afectar la mandíbula de forma más generalizada.

2.1.1. Déficit de crecimiento

2.1.1.1. Microsomía hemifacial. La microsomía hemifacial o síndrome de Goldenhar es un trastorno congénito, secundario a una malformación del primero y segundo arcos branquiales, que puede presentarse en distintos grados de severidad. Es relativamente frecuente, con una incidencia que oscila entre 1 por 3.500-5.600 nacidos vivos. Su sistema de transmisión hereditaria permanece desconocido, aunque suele ser de aparición esporádica.

En ocasiones se encuentra asociado a otras alteraciones como fisura palatina y labio leporino (entre un 10-20%), y trastornos en general de los derivados mesenquimales (anomalías renales, cardíacas y esqueléticas). Suele ser unilateral en un 70% aproximado de los casos.

Afecta al hueso malar, maxilar y temporal, cóndilo, cavidad glenoidea, oreja y tejidos blandos de la cara. En general, el grado de afectación del resto de las estructuras se relaciona con el tamaño y forma del cóndilo mandibular. Así, las deformidades secundarias a este trastorno se traducen no sólo en las estructuras afectadas, sino también al resto de la cara, que se adapta a este crecimiento anormal. Los hallazgos clínicos son:

• Aplasia o hipoplasia condílea y de la rama mandibular, que se traducen según gravedad en retrognatia, desviación del mentón y alteraciones de la dentición, disminución del crecimiento vertical de la cara en el lado afecto y plano oclusal oblicuo.

• Hipoplasia maxilomalar.

• Hipoplasia de la cavidad glenoidea, en casos graves hipoplasia de la plataforma timpánica y ausencia de menisco. Puede llegar a la ausencia de arco cigomático.

• Estenosis CAE, oreja hipoplásica y de inserción baja, incluso ausencia de la misma.

• Disminución del volumen de los tejidos blandos, hipoplasia de la glándula parótida.

• Fisura palpebral descendida, coloboma en párpado superior.

2.1.1.2. **Síndrome de Treacher-Collins**. Síndrome congénito que se hereda con carácter autosómico dominante, de expresividad variable.

Sus manifestaciones clínicas incluyen la retrognatia, con mordida abierta anterior, macrostomía, hendidura palpebral antimongoloide y coloboma en párpado inferior. Existe deformidad o ausencia de los pabellones auriculares. Puede faltar el canal auditivo externo y existir una sordera de transmisión. El malar está deprimido. Se observa hipoplasia mandibular, predominante de rama ascendente. Suelen existir unas articulaciones temporomandibulares funcionantes.

Puede asociarse a fisura palatina (30%), ausencia de glándula parótida, alteraciones renales, cardíacas y de las vértebras cervicales o de las extremidades.

Tratamiento. En lo que a la deformidad mandibular se refiere, dado que las articulaciones temporomandibulares son funcionantes, se evita la cirugía directa sobre la articulación y se realizan osteotomías e injertos para el alargamiento de la rama, y ocasionalmente genioplastia.

2.1.2. Exceso de crecimiento

2.1.2.1. **Hiperplasia condílea.** Entidad clínica que consiste en un aumento del crecimiento condíleo de forma lentamente progresiva y que puede presentarse en el período pospuberal o en la edad adulta.

Se caracteriza por un aumento del turnover óseo a nivel del cóndilo afecto que se puede evidenciar con una gammagrafía ósea. En la valoración clínica deben estudiarse siempre ambos lados, para descartar un posible hipodesarrollo del lado contrario que simule una hiperplasia del otro.

Clínica.

a) Alteraciones oclusales: laterognatia y mordida cruzada contraletral. Clase III molar ipsilateral.

b) Asimetría facial con desviación de la línea media contralateral.

Tratamiento.

1. *Crecimiento activo*: condilectomía y reconstrucción articular.

2. *Crecimiento estabilizado*: ortodoncia y cirugía ortognática posterior.

Relacionadas con la hipertrofia condílea existen otras dos entidades, que han creado confusión en la terminología y clasificación, que en realidad no son más que formas distintas de hipertrofia condílea.

2.1.2.2. **Hiperplasia hemimandibular.** Es una entidad clínica en la que el grado de deformidad depende del momento del desarrollo en que aparece y el tiempo de duración del crecimiento anormal. Generalmente se inicia entre los seis y ocho años, haciéndose más evidente en la pubertad.

Clínica. Existe un aumento en el desarrollo de toda una hemimandíbula, con aumento del tamaño condíleo, de la rama y el cuerpo. Aparece un aumento en la altura facial del lado afecto, con mínima desviación del mentón y cierto descenso de la comisura labial. Suele acompañarse de una mordida abierta lateral ipsilateral, sin excesiva migración de la línea interincisal.

Radiología. Se aprecia un aumento de las dimensiones de toda una hemimandíbula y un desplazamiento inferior del canal dentario. En casos de crecimiento activo, la gammagrafía demuestra un aumento de captación a nivel condíleo.

Tratamiento. Actualmente se acepta la necesidad de actuar quirúrgicamente lo antes posible para disminuir al máximo la deformidad secundaria. Las técnicas a utilizar son:

• Condilectomía (para eliminar todo el cartílago de crecimiento), que en algunos casos resuelve todo el problema.

• Osteotomía de rama contralateral, para corregir la asimetría.

• Osteotomía de Lefort I, en casos de alteración del plano oclusal.

• Remodelado del contorno mandibular.

2.1.2.3. **Elongación hemimandibular.** Entidad clínica que se caracteriza por un aumento del tamaño condíleo y de la longitud del cuello, rama y cuerpo. Se presenta generalmente en la adolescencia, aumentando la deformidad mientras se mantiene el crecimiento.

Clínica. Asimetría facial con desviación de la línea media al lado sano, más marcada en mentón que en interincisal, con descenso de la comisura labial del lado afecto.

Existe maloclusión, con mordida cruzada contralateral y sobreerupción dentaria en el lado afecto o mordida abierta. En ocasiones puede existir una inclinación del plano oclusal.

Tratamiento. Existen diversas tendencias, desde los que tratan la entidad como la hiperplasia hemimandibular (incluyendo la cirugía condílea temprana) a los que, considerando esta entidad menos agresiva, se inclinan por el control ortodóncico durante el crecimiento y aplicar las técnicas ortognáticas habituales, si es necesario, cuando éste ha finalizado.

2.1.2.4. Prognatismo mandibular asimétrico. Es una entidad clínica en la que existe una hiperplasia condílea bilateral asimétrica que se traduce en un prognatismo mandibular con desviación del mentón respecto a la línea media. La asimetría aparece de forma progresiva y se detiene al detenerse el crecimiento. Puede manifestarse con o sin mordida abierta anterior.

Tratamiento. Suele olvidarse el origen condíleo de la deformidad y se aborda con técnicas de cirugía ortognática convencional.

2.2. Patología traumática

2.2.1. Fracturas de cóndilo mandibular. Las fracturas del macizo facial son relativamente frecuentes, afectando aproximadamente un 40-70% de los pacientes politraumatizados; dentro de éstas, las fracturas mandibulares representan entre un 40-60%.

Las fracturas condíleas son las primeras en frecuencia dentro de las fracturas mandibulares, siendo aproximadamente un 30% del total. Por su frecuencia y por estar directamente relacionadas con la ATM, merecen consideración aparte, especialmente en lo que a su tratamiento se refiere.

Mecanismos lesivos. Clásicamente se describen dos tipos de mecanismo lesivo, el directo y el indirecto.

• *Mecanismo directo*. Se entiende por mecanismo directo aquél en que el impacto se produce sobre la zona articular mandibular; o sea, sin que exista una transmisión de las fuerzas a través del hueso mandibular hasta llegar a la zona condílea. Representativa de este tipo de mecanismo es la herida por proyectil en el área preauricular.

• *Mecanismo indirecto*. Es aquél en que el impacto se produce en otra zona mandibular y las fuerzas transmitidas actúan sobre el cóndilo produciendo su fractura. Típico de este tipo de mecanismo son los impactos frontales en el mentón, que pueden producir fracturas bicondíleas con o sin fractura sinfisaria; o los impactos laterales en el cuerpo mandibular que asocian fracturas parasinfisarias y condíleas contralaterales.

Clasificación. Existen diversas clasificaciones de las fracturas condíleas, pero las más útiles son aquellas que se refieren al nivel de la fractura y al grado de desplazamiento condilar, por su implicación sobre el tratamiento a seguir (ver tabla II).

Tabla II. Clasificación de las fracturas de cóndilo.

Nivel de la fractura:

1. Intraarticulares o de cabeza condílea
2. Extraarticulares:
   2.1. Cuello de cóndilo
   2.2. Subcondíleas

Desplazamiento:

1. No desplazadas
2. Desplazadas:
   2.1. Lateral
   2.2. Medial
   2.3. Anteroposterior

Dislocación:

Segun la relación del cóndilo respecto a la cavidad glenoidea.

1. No dislocadas
2. Dislocadas
   2.1. Anterior o posterior
   2.2. Medial o lateral
   2.3. Superior

Exploración y hallazgos clínicos. En lo que a la exploración clínica se refiere básicamente se utiliza la inspección y la palpación, tanto extra como intraoral.

Extraoral. Lo primero que destaca es la aparición casi siempre de una asimetría facial (cuando la fractura es extracapsular y unilateral) con desviación del tercio inferior facial hacia el lado de la fractura. Se puede observar también tumefacción y dolor a la palpación de la zona preauricular, así como dentro del CAE, y crepitación a la movilización mandibular. En ocasiones, cuando existe una dislocación medial del cóndilo puede aparecer una depresión en la zona preauricular.

• *Intraoral*. Existe una limitación a la apertura oral con desviación hacia el lado de la fractura, en caso de ser unilateral, así como una maloclusión.

• *Unilateral*. Existe una desviación de la línea media inferior hacia el lado de la fractura con contactos prematuros posteriores ipsilaterales y mordida abierta contralateral.

• *Bilateral.* No existe desviación de la línea media, pero sí maloclusión con contactos prematuros bilaterales y mordida abierta anterior.

Exploración radiográfica. Es básica para el diagnóstico de certeza y la localización exacta de la fractura. En general, la radiología simple con proyecciones específicas es suficiente para el diagnóstico, aunque en ocasiones la TAC es de utilidad para valorar el grado de desplazamiento y dislocación condílea.

Radiología simple.

• *Ortopantomografía.* Muestra la línea de fractura, acortamiento de la rama mandibular o aumentos de densidad en caso de superposición de fragmentos. En caso de no poderse realizar es útil también la proyección lateral-oblicua o desenfilada mandibular.

• *Towne modificada.* Sirve para valorar la desviación medial o lateral del cóndilo.

Tomografía computarizada. En algunos casos puede estar indicada para valorar el grado de desplazamiento y dislocación condílea, así como para saber si el cóndilo interfiere en el recorrido mandibular. Está especialmente indicada cuando se valora la posibilidad de realizar una reducción abierta.

Tratamiento. El tratamiento de las fracturas condíleas sigue siendo en ciertos aspectos controvertido, ya que existen diversas tendencias más o menos agresivas en cuanto a la reducción abierta y fijación del segmento condíleo. Las actitudes conservadoras abogan por los buenos resultados de la reducción cerrada y por el riesgo quirúrgico de las reducciones abiertas; en tanto que las actitudes agresivas valoran más las posibles secuelas funcionales de los tratamientos conservadores, que la morbilidad quirúrgica.

En este apartado se ha intentado hacer un esquema terapéutico en el que se acogen las indicaciones actualmente más aceptadas.

Objetivos del tratamiento. Los objetivos son restablecer la oclusión, restablecer los movimientos mandibulares en el rango de la normalidad y mantener la altura de la cara.

Reducción cerrada. La técnica de reducción cerrada por bloqueo intermaxilar (BIM) es la técnica clásica por la cual con el restablecimiento de la oclusión previa del paciente se consigue la reducción de los fragmentos fracturarios.

Actualmente se aceptan como término medio unas dos-tres semanas de duración del BIM, con un posterior período de abertura guiada por gomas en caso de que la oclusión no sea completamente estable, pasadas unas dos semanas de abertura guiada sin problemas, se pueden retirar las férulas y emprender una fisioterapia activa de apertura mandibular.

Está ampliamente aceptado que en los casos de fracturas intracapsulares éste es el tratamiento de elección. En los casos de fracturas de cuello condilar y subcondíleas existen opiniones divergentes en cuanto a las indicaciones de la reducción cerrada frente a la reducción abierta, aunque la técnica clásica de BIM muestra unos buenos resultados clínicos en la mayoría de los casos sin añadir morbilidad quirúrgica al tratamiento.

Reducción abierta. Se entiende como reducción abierta el realizar un abordaje quirúrgico de la fractura (vía preauricular, intraoral, submandibular o combinadas) y establecer una osteosíntesis entre los fragmentos (alambres, miniplacas o *lag screw*). A pesar de la controversia existente alrededor de esta terapéutica, hay unas indicaciones claras de la misma.

Indicaciones.

• Existe contraindicación para el BIM.

• No se puede conseguir una correcta oclusión con el BIM.

• La posición del fragmento condíleo interfiere el movimiento mandibular.

• Dislocación en la fosa craneal media.

• Dislocación lateral extracapsular (riesgo de anquilosis).

• Existencia de un cuerpo extraño intraarticular.

• Fracturas bicondíleas cuando se asocian a fracturas del tercio medio de la cara en que no se realiza reducción abierta, y aquéllas en que no es posible establecer una correcta oclusión que sirva de reducción.

• Marcado acortamiento mandibular, dada la alta incidencia de desviación a la apertura que existe en estos casos si se realiza un tratamiento conservador.

2.2.2. Luxaciones condíleas. Se entiende por luxación mandibular el desplazamiento del cóndilo fuera de la cavidad glenoidea; ésta puede aparecer en el contexto de un traumatismo o ser secundaria a los denominados síndromes de hipermovilidad mandibular. Cuando las luxaciones son de origen traumático pueden asociarse a fracturas condíleas siendo entonces una fractura-luxación. Las luxaciones pueden ser anteriores, posteriores, superiores y laterales.

2.2.2.1. **Anteriores.** Son las más frecuentes y cuando son de origen traumático son frecuentemente bilaterales. Las luxaciones bilaterales se caracterizan clínicamente por mordida abierta anterior con imposibilidad de cierre oral, cierto prognatismo, dolor y depresión evidente en la zona preauricular. Las unilaterales presentan una desviación del mentón contralateral y maloclusión.

Tratamiento. Consiste en la reducción de la luxación por la maniobra de Nelaton. En ocasiones es necesario infiltrar localmente con anestésicos, administrar relajantes musculares (diazepam) incluso recurrir a la anestesia general y tracción mecánica. Después de la reducción se aconseja al paciente abstenerse durante dos-tres semanas de aperturas orales forzadas.

2.2.2.2. **Posteriores.** Producidas por un agente lesivo en dirección posterior y suelen asociarse a laceraciones y heridas del CAE.

2.2.2.3. **Superiores.** En las que el cóndilo se introduce en la fosa craneal media. Han sido descritas sin fractura de cóndilo, y con sólo impactación del mismo en el suelo de la fosa craneal. Clínicamente se caracterizan por componente neurológico, hemorragia por el CAE, desviación mandibular ipsilateral y acortamiento de la dimensión vertical de la cara.

2.2.2.4. **Laterales.** Se asocian siempre a fractura mandibular y/o condílea. Se caracterizan por una mordida cruzada más acentuada que la que correspondería a la fractura en sí, dolor y aparición de tumefacción en la zona preauricular. Precisan de la reducción manual o quirúrgica del cóndilo mandibular.

2.3. Alteraciones del movimiento

Los trastornos de movilidad de la articulación temporomandibular se dividen básicamente en dos grupos, la hipermovilidad mandibular que comprendería, según grados, la hipermovilidad, la subluxación y la luxación y la hipomovilidad articular intra o extracapsular.

Ambas entidades no son más que la expresión clínica de una alteración en el funcionamiento articular que puede corresponder a muy diversas etiologías y de mecanismo etiopatogénico distinto.

2.3.1. Síndrome de hipomovilidad. Anquilosis. Se entienden como síndrome de hipomovilidad o anquilosis mandibular aquellas condiciones en que la apertura oral se encuentra disminuida por debajo del rango de la normalidad (40-50 mm), con el consiguiente deterioro de la función masticatoria, fonación e higiene oral. Dentro de los síndromes de hipomovilidad podemos distinguir tres condiciones básicamente distintas:

1. *Trismus.* En que la limitación del movimiento se debe a un trastorno del funcionalismo muscular. A su vez puede corresponder a diferentes etiologías como tétanos (neurológico), espasmo muscular por dolor (odontogénico, traumático, etc.), invasión muscular (neoplasias, infecciones), toxicidad por fenotiacidas, etc.

2. Pseudoanquilosis. Situación en que la restricción del movimiento se debe a una alteración extraarticular, ya sea por proliferación de tejido óseo o fibroso extraarticular o por bloqueo mecánico de la misma. Como posibles agentes etiológicos destacan:

— Fractura deprimida del arco cigomático.
— Fibrosis o bridas del músculo temporal.
— Anquilosis de la coronoides al arco cigomático.
— Hipertrofia de la coronoides.
— Fractura-dislocación de cóndilo.

3. Anquilosis. Cuando la limitación del movimiento se debe a una alteración intrarticular con proliferación de tejido óseo o fibroso en el interior de la misma.

Etiología. Como agentes etiológicos destacan:

- Traumáticos: fracturas intracapsulares, fracturas condíleas desplazadas medialmente.
- Artritis sépticas (aunque la proliferación ósea secundaria puede ser extraarticular).
- Osteoartritis.
- Artritis inflamatorias: artritis reumatoide, espondilitis anquilosante, etc.
- Iatrogénicas o posquirúrgicas.

Clínica. Existe una diferencia básica en cuanto a las manifestaciones clínicas según en qué momento del crecimiento facial se ha producido la anquilosis temporomandibular.

Cuando la anquilosis se produce en la infancia, especialmente antes de los seis años, aparece un trastorno grave del crecimiento facial con una alteración tridimensional. Si la anquilosis es unilateral se manifestará como una hipoplasia hemimandibular con acortamiento de la rama y asimetría facial; si es bilateral aparecerá como la típica fascies en pájaro, con retrognatia y mordida abierta anterior.

Cuando la anquilosis sucede en adultos ésta no se traduce en ninguna dismorfia facial, sino en un progresivo deterioro del funcionalismo mandibular, siendo éste mucho más acentuado (5 mm de apertura máxima) cuando la anquilosis es ósea frente a la anquilosis fibrosa (15 mm). Si la anquilosis es unilateral existirá una desviación en la apertura oral con hipermovilidad del cóndilo contralateral.

Radiología. Las radiografías simples tipo anteroposterior o ortopantomografía pueden ser de utilidad en los casos de anquilosis ósea mostrando las neoformaciones cálcicas y estrechamiento del espacio articular en caso de anquilosis fibrosa.

Actualmente la exploración que mayor información nos da sobre las estructuras óseas es la TAC, siendo obligado realizarla como valoración preoperatoria, ya que detalla el nivel y la extensión de la anquilosis.

Tratamiento. Es básicamente quirúrgico, clasificándose las técnicas a utilizar en tres grupos principales: artroplastias en puente, técnicas de interposición o reconstrucción articular completa.

2.3.2. Síndrome de hipermovilidad. Los síndromes de hipermovilidad mandibular agrupan un conjunto de entidades en las que la excursión de la articulación temporomandibular es superior a la normal (40-50 mm).

Clasificación. Según la severidad del trastorno pueden clasificarse en tres grupos:

- Hipertraslación. Es el excesivo desplazamiento anterior del cóndilo mandibular durante la apertura oral, con una colocación algo anterior y superior respecto a la eminencia. Puede asociarse a maloclusiones tipo II-I y al síndrome de dolor-disfunción de ATM.
- Subluxación. Se define como la luxación mandibular recidivante, no dolorosa y que se reduce espontáneamente al cerrar la boca.
- Luxación. Es el desplazamiento del cóndilo mandibular por delante de la eminencia articular y que no se reduce de forma espontánea. Puede presentarse como secundaria a un traumatismo agudo, o de forma crónica traduciendo una laxitud ligamentosa, una discrepancia articular o un trastorno motor.

Clásicamente se considera que estas tres entidades constituyen un ciclo evolutivo, pasando de una a otra con el curso del tiempo; pero no siempre es así, dependiendo principalmente de la causa subyacente.

Etiología. Estas condiciones pueden responder a diferentes etiologías, desde maloclusiones dentarias (clase II, división I) a hiperlaxitudes ligamentosas (síndrome Enhler-Danlos, síndrome Marfan), alteraciones internas, discinesias musculares o secundarias a traumatismos intrínsecos (reír, bostezar, etc.) o extrínsecos.

Como factores predisponentes a la hipermovilidad pueden señalarse:

a) Lesión previa de la cápsula o los ligamentos.
b) Hiperlaxitud ligamentosa.
c) Enfermedad degenerativa de la ATM.
d) Anomalías morfológicas articulares.
e) Enfermedad degenerativa articular.

Clínica. La hipertraslación y la subluxación pueden manifestarse como cefaleas hemicraneales, dolores sordos en la zona articular y sensación de plenitud, aunque lo más frecuente es que sean asintomáticas. A la exploración clínica puede evidenciarse un aumento en el rango de movilidad, existencia de *clicks* articulares sin hallazgos radiológicos valorables. En caso de subluxación el *click* articular se produce al saltar el cóndilo la eminencia articular y aparece una depresión en la zona preauricular, acompañado por un movimiento zigzagueante de la mandíbula al cierre oral producido por la reducción espontánea de los cóndilos.

La luxación mandibular es de clínica más llamativa, con dolor en la zona articular y maloclusión evidente, con imposibilidad de cierre oral y sialorrea. En caso de ser bilateral aparece una mordida abierta anterior con protusión mandibular.

Tratamiento. En los casos de hipertraslación y subluxación mandibular que no se acompañan de alteración interna de la articulación y son asintomáticos se aconseja abstención terapéutica, ya que no existe una evidencia real de evolución de estos casos a casos más graves de luxación mandibular.

El tratamiento de la luxación aguda consiste en la reducción de la misma mediante la maniobra de Nelaton, en la que el cirujano introduce los pulgares sobre la superficie oclusal de los segundos molares inferiores, el resto de los dedos a nivel de ángulo y realiza la fuerza en tres vectores inferior, posterior y superior, para conseguir la colocación del cóndilo en la cavidad glenoidea.

En caso de haber transcurrido un período prolongado de tiempo y de que exista gran contractura muscular puede ser necesario recurrir a infiltrar con anestesia local, dar relajantes musculares tipo benzodiacepina, e incluso recurrir a la anestesia general y a la tracción mecánica de la mandíbula.

Cuando los episodios de luxación articular aparecen de forma repetida y crónica puede valorarse la necesidad de una solución quirúrgica, que básicamente se agrupan en:

— Reforzar la cápsula y ligamentos articulares.
— Crear barreras mecánicas a la luxación.
— Suprimir las barreras mecánicas que mantienen la luxación.
— Equilibrar las fuerzas musculares.

2.4. Alteración interna de la articulación temporomandibular

Se entiende como alteración interna de la articulación temporomandibular un trastorno de la movilidad articular secundario a un impedimento mecánico en el funcionamiento de la misma.

Ha sido definido por Dolwick como la «relación anormal del menisco articular respecto al cóndilo, fosa y eminencia articular» y tradicionalmente se han considerado los *clicks* o ruidos articulares como signos patognomónicos de la misma. Actualmente se cree que la existencia de *clicks* articulares en pacientes asintomáticos no indica necesidad de tratamiento, ya que se ha observado que en su mayoría no desarrollan un agravamiento del cuadro.

2.4.1. Biomecánica de la ATM normal. La ATM está dividida en dos compartimentos, superior e inferior, por el menisco, y cada uno de ellos funciona como una unidad funcional.

Compartimento inferior (cóndilo-menisco): rotación.

Compartimento superior (eminencia-menisco): traslación.

Durante el movimiento de apertura se produce un deslizamiento hacia adelante del complejo cóndilo-menisco, respecto a la eminencia; y a su vez una rotación anterior del cóndilo respecto al menisco y una rotación posterior de éste respecto al cóndilo. Dicha rotación se produce sobre la zona intermedia del menisco que es avascular y no inervada.

2.4.2. Etiología de la Alteración Interna. A lo largo del tiempo se han propuesto diversas etiologías como responsables de la AI, pero siempre incluyendo en su mecanismo lesivo la existencia de un trauma articular agudo o crónico.

Trauma. Es posiblemente una de las causas más frecuentes, habiendo sido encontrado como agente etiológico en un 43% en algunos estudios. El tipo de traumatismo puede ser un golpe directo en la mandíbula, hiperapertura oral mantenida durante la intubación anestésica o cirugía oral, tracción cervical y latigazo mandibular en accidentes de tráfico.

Sobrecarga funcional. Es reconocida como agente etiológico la contracción isométrica mantenida que se produce durante el apretamiento continuo. Esta parafunción mandibular genera un desgaste del lubricante articular con la consiguiente fricción entre el menisco y la cavidad glenoidea y progresivo desplazamiento anterior del menisco.

En pacientes con parafunción podemos encontrar también factores de contracción muscular (espasmo del pterigoideo lateral) que se consideraban como causa del llamado síndrome de dolor y disfunción miofascial. Actualmente se acepta que en pacientes con hábitos parafuncionales existe una afectación interna directa de la articulación, aunque puede asociarse también un componente de espasmo muscular en la generación del dolor, y ambos aspectos deben ser tenidos en cuenta en el tratamiento.

Enfermedad degenerativa. Una enfermedad degenerativa puede ser el factor primario de la alteración interna de la articulación (por ejemplo, artritis reumatoide) o aparecer de forma secundaria (artrosis) a la alteración interna por otras causas. El tratamiento debe dirigirse tanto a la enfermedad degenerativa como a la alteración interna articular.

Factores oclusales. Los factores oclusales han sido largamente debatidos como causa de alteración interna de la articulación. Ningún estudio ha llegado a resultados concluyentes. Parece juicioso afirmar que los factores oclusales aisladamente no producen una alteración interna de la articulación, pero pueden facilitar la aparición de un hábito parafuncional.

2.4.3. Clasificación de las alteraciones internas. A pesar de que las alteraciones internas pueden afectar a la morfología del menisco o superficies articulares sin cambio de la posición meniscal, en su mayoría se traducen en una alteración de la posición o movimiento meniscal. A continuación presentamos una clasificación de las alteraciones internas según la posición del menisco (tabla III).

1. *Desplazamiento anteromedial parcial.*
2. *Desplazamiento anteromedial con reducción.*
3. *Desplazamiento anteromedial con bloqueo intermitente.*
4. *Desplazamiento anteromedial sin reducción.*

El movimiento normal del menisco respecto al cóndilo es de rotación, cualquier movimiento de deslizamiento o traslación entre ambos es patológico.

1. *Desplazamiento anteromedial parcial*: Existe una posición algo más anterior de la banda posterior del menisco, con cierta elongación de la misma. Clínicamente no existen *clicks* articulares, ya que el desplazamiento del menisco no es suficiente, pero hay un cierto dolorimiento articular durante los sobreesfuerzos de la misma.

2. *Desplazamiento anteromedial con reducción*: Consiste en un desplazamiento anterior del menisco respecto al cóndilo en la fase de cierre mandibular y que

Tabla III. Estadios de Wilkes.

— **Estadio I (inicial):**

Clínica: Sin síntomas mecánicos excepto cliks articulares. Sin dolor ni limitación a la apertura
Radiología: Contornos óseos normales. Morfología del disco normal con discreto desplazamiento anterior
Cirugía: Anatomía normal. Discreto desplazamiento meniscal

— **Estadio II (intermedio-inicial):**

Clínica: Aumento de los clicks. Primeros episodios de dolor y bloqueo articular
Radiología: Se inicia la remodelación ósea. Menisco desplazado y se inicia la deformación
Cirugía: Desplazamiento anterior. Primeros cambios anatómicos

— **Estadio III (intermedio):**

Clínica: Múltiples episodios de dolor, tumefacción articular y cefaleas. Bloqueos y restricción de la movilidad
Radiología: Remodelado óseo discreto. Desplazamiento no reductible y deformidad del menisco
Cirugía: Desplazamiento y cambios anatómicos notables. No deformidad ósea

— **Estadio IV (tardío-intermedio):**

Clínica: Cronicidad de los síntomas, con repetidos episodios de dolor, cefaleas y restricción variable de la movilidad
Radiología: Cambios óseos hipertróficos y degenerativos. Marcado desplazamiento sin reducción y deformación del menisco y tejido retromeniscal
Cirugía: Incremento de los hallazgos del estadio III, con remodelación ósea. Múltiples adherencias

— **Estadio V (tardío):**

Clínica: Crepitación de la articulación. Episodios repetidos de dolor y limitación funcional importante
Radiología: Marcada erosión-remodelación ósea. Perforación del tejido retromeniscal o del menisco
Cirugía: Importante degeneración del menisco y las estructuras óseas. Perforación meniscal. Múltiples adherencias

recupera su posición normal en el movimiento de apertura. Clínicamente se caracteriza por un *click* articular a la apertura producido al saltar el cóndilo por encima de la zona posterior y caer de nuevo en la zona intermedia del menisco articular. A la apertura oral inicial existe una ligera lateralización al lado afecto, recuperando la línea media cuando se reduce el menisco.

3. *Desplazamiento anteromedial con bloqueo intermitente*: Cuando el menisco permanece desplazado durante períodos prolongados puede alterarse su morfología, pasando de biconvexa a bicóncava, dificultando así su recapturación por el menisco. Clínicamente se caracteriza por episodios de bloqueo articular, generalmente tras episodios de sobreesfuerzo articular.

4. *Desplazamiento anteromedial sin reducción*: Situación en la que el menisco permanece de forma constante desplazado, manteniendo su anormal relación anterior respecto al cóndilo. Puede presentarse de forma aguda o crónica (más de seis meses).

La forma aguda *(Closed lock)* se manifiesta clínicamente como una limitación a la apertura oral (20-25 mm) y disminución de los movimientos de protusión y lateralidad. En la forma crónica se han restablecido los movimientos mandibulares gracias a la elongación meniscal y de la zona bilaminar, pero existen ruidos articulares y degeneración de las superficies articulares.

Existen otras situaciones de alteración interna sin desplazamiento del menisco, como son la perforación meniscal y la hipomovilidad meniscal adhesiva, pero tienen menor entidad clínica y no las trataremos específicamente.

2.4.4. Progresión de las alteraciones internas. Existe cierta controversia sobre si la patología de AI es un proceso progresivo con agravamiento del cuadro o no. Aunque los hallazgos clínicos apuntan hacia una progresión natural de la enfermedad, numerosos estudios demuestran a su vez que no siempre es así.

Dado que no ha sido demostrada la existencia de un empeoramiento progresivo en todos los casos (sólo 3%), es admisible tomar una actitud conservadora en aquellos pacientes con *clicks* articulares pero asintomáticos, e instaurar tratamiento sólo en caso de molestias.

2.4.5. Clínica. En general las AI de la articulación temporomandibular se caracterizan por un cuadro de dolor facial, más o menos referido a la zona articular. Puede acompañarse de mayor o menor limitación de la movilidad mandibular, anomalías en la excursión mandibular y por ruidos articulares. Puede existir también dolor a la palpación de los músculos relacionados con la movilidad mandibular (ver exploración clínica del ATM).

2.4.6. Diagnóstico. En el diagnóstico de AI de la ATM son básicas la historia y la exploración clínica, asimismo es de suma importancia la exploración radiográfica y en especial la RNM para establecer exactamente el estado interno de la articulación y la posición meniscal.

2.4.7. Tratamiento

Tratamiento médico. Para el tratamiento de las AI de la ATM se han utilizado diversos métodos como el calor local, analgésicos y antiinflamatorios, placas de descarga y tallados selectivos.

Actualmente siguen jugando un papel los AINES, analgésicos y relajantes musculares para el tratamiento sintomático y del componente de contracción muscular. El tallado selectivo está cada vez más controvertido, al estar el papel de la oclusión como agente etiológico en discusión.

En lo que se refiere a las *placas de descarga*, éstas son de franca utilidad para descomprimir la articulación y permitir al menisco que se recoloque y que la zona bilaminar se restablezca; deben evitarse las placas de reposición mandibular que pueden provocar cambios oclusales permanentes. Se utilizan placas que aumentan la dimensión vertical de 1 a 3 mm, permitiendo la recolocación del menisco.

En los casos de *closed lock* crónico se recomienda una actitud más agresiva con artrocentesis y lavado o artroscopia para evitar el persistente deterioramiento del menisco y tejido retromeniscal. En los casos agudos la reducción manual, placas de descarga y tratamiento sintomático siguen estando indicados.

Tratamiento quirúrgico. Son candidatos de tratamiento quirúrgico aquellos pacientes en que las medidas conservadoras han fallado después de tres meses de tratamiento y los casos de *closed lock* crónico.

Existen diversas técnicas tales como artrocentesis, artroscopia, reposición meniscal, meniscoplastia y sustitución meniscal, que son explicadas de forma más detallada en el capítulo de técnicas quirúrgicas.

2.5. Patología inflamatoria. Artritis

Existen diversos cuadros patológicos que afectan a la articulación temporomandibular y que se caracterizan por un cuadro de inflamación articular y en ocasiones de cambios degenerativos. Dentro de estos cambios, más o menos comunes, hay distintas etiologías y características que agrupan los cuadros de inflamación articular en diferentes grupos.

2.5.1. Osteoartrosis. Con el paso del tiempo las articulaciones del organismo humano sufren una serie de cambios o alteraciones degenerativas que conforman un cuadro clínico denominado osteoartrosis. La incidencia general de la artrosis es variable según edades y poblaciones, apuntando hacia unos factores genéticos y ambientales. Se considera que aproximadamente un 50% de la población adulta sufre un grado variable de osteoartrosis. Se distinguen dos tipos de osteoartrosis:

1. Poliartrosis primaria: Idiopática y con factor hereditario seguro. Presencia de nódulos de Heberden y afectación predominante de las pequeñas articulaciones de las extremidades, rodillas y la columna vertebral.
2. Artrosis secundaria: Se puede identificar el agente causal, ya sean deformidades articulares, traumatismos repetidos, enfermedades de depósito, sobrecarga articular o necrosis aséptica.

Etiología. En su etiología parecen ser de importancia capital los factores locales como la sobrecarga articular por parafunción, fracturas intracapsulares, aunque también influyen las enfermedades con afectación generalizada de las articulaciones, malformaciones congénitas, etc.

En cuanto al papel de la alteración interna de la ATM como factor desencadenante de artrosis, es algo controvertido, habiendo casos en que sí puede ser causa de evolución a la artrosis y otros en que la artrosis es causa de alteración meniscal.

Clínica. Clínicamente se manifiesta como un cuadro crónico de evolución progresiva con dolor en reposo y movimiento, limitación de los movimientos mandibulares, tardíamente «crepitación» articular y ciertos episodios de agudización en los que el dolor se hace más evidente, pudiendo aparecer tumefacción articular.

Radiología. En un inicio puede ser anodina y posteriormente aparecen las características propias de la artrosis con: esclerosis ósea subcondral, pinzamiento de la interlínea, osteofitos, geodas intraóseas y un grado mayor o menor de destrucción articular.

Tratamiento. En el armamentario del tratamiento de la artrosis de la ATM figuran:

1. Medicación: Con AINES y relajantes musculares.
2. Férulas de descarga: Colaboran a disminuir a la carga de la articulación.
3. Terapias físicas: Calor o frío local, ultrasonidos y masajes.
4. Cirugía: Raramente está indicada, sólo en casos muy avanzados en los que se requiere eliminación de osteofitos, cuerpos libres articulares o sustitución protésica articular.

2.5.2. *Artritis inflamatorias*

2.5.2.1. **Artritis reumatoide.** Es una enfermedad autoinmune que afecta primeramente a pequeñas articulaciones periféricas y de forma simétrica. Tiene una mayor prevalencia en el sexo femenino, relación 3:1, y se caracteriza por la formación de anticuerpos dirigidos contra la propia IgG. Es una enfermedad de curso lento con exacerbaciones y remisiones y que se acompaña de afectación sistémica con anemia, VSG elevada y pérdida de peso; pudiendo afectar a la piel, vasos sanguíneos, pleuras, retina, pulmones y nervios periféricos.

En un principio las alteraciones se encuentran en el tejido sinovial, con abundante infiltrado linfoplasmocitario, aparición de un tejido de granulación llamado pannus y progresiva destrucción de la articulación, con atrofia del cartílago y erosiones y porosis de las epífisis óseas. La evolución determina una progresiva desaparición de la cavidad articular con anquilosis fibrosa o ósea y ocasionalmente subluxaciones articulares.

Clínico. La forma de comienzo más habitual es la de una poliartritis bilateral y simétrica de pequeñas articulaciones, con dolor y tumefacción y la característica rigidez matutina. En aproximadamente un 70% de los casos se acompaña de astenia, anorexia y pérdida de peso.

En estadios progresivos, a medida que se va alterando el cartílago aparecen deformidades articulares con deterioro progresivo de la función y llegando finalmente a la anquilosis fibrosa u ósea.

Pueden presentarse también manifestaciones extraarticulares como nódulos subcutáneos, tendinitis y bursitis, pericarditis y trastornos en la conducción, fibrosis pulmonar, mononeuritis múltiple o polineuropatía, queratoconjuntivitis y escleritis, anemia y leucopenia. La enfermedad cursa a brotes con exacerbaciones y remisiones que nunca son completas.

A nivel de la ATM, la enfermedad suele ser bilateral y afecta aproximadamente a un 50% de los pacientes. Se manifiesta como dolor y tumefacción preauricular, con rigidez matutina, crepitaciones y *clicks* articulares así como disminución de la fuerza de masticación. Clásicamente la deformidad secundaria a la afectación de la ATM es una mordida abierta anterior y retrognatia por destrucción de los cóndilos; sólo excepcionalmente se desarrolla una anquilosis fibrosa u ósea. A pesar de existir una alteración articular importante a nivel sistémico, la afectación de la ATM raramente resulta incapacitante.

Radiología. Entre los signos de enfermedad figuran:

- Tumefacción de los tejidos blandos periarticulares.
- Descalcificación subcondral y epifisaria.
- Proliferaciones periósticas.
- Erosiones óseas (tardan de tres a seis meses en aparecer) e imágenes pseudoquísticas.
- Luxaciones y subluxaciones articulares.

Diagnóstico y tratamiento. Tanto el diagnóstico como el tratamiento general de esta afección escapan al contenido de este tratado, baste con decir que para el diagnóstico son necesarios una serie de criterios clínicos, radiológicos y de laboratorio. Para el tratamiento del cuadro en general se utilizan medios físicos (reposo y fisioterapia), así como fármacos analgésicos y antiinflamatorios para el tratamiento sintomático, y fármacos inductores de remisión como las sales de oro, la penicilamina, antipalúdicos e inmunosupresores.

Tratamiento de la afectación temporomandibular: En principio el tratamiento de la ATM se encuadra dentro del tratamiento general de la enfermedad, mejorando las manifestaciones locales si mejora el cuadro general. Como medidas dirigidas al tratamiento de la ATM se encuentran la fisioterapia, las férulas de descarga y ocasionalmente tallados selectivos para el ajuste de una mordida anterior mínima. El tratamiento quirúrgico debe reservarse para aquellos casos de dolor refractario al tratamiento médico, importante alteración funcional y/o articular.

La cirugía puede incluir desde la artroplastia e interposición de tejidos autólogos a la reconstrucción total de la articulación, ya sea protésica (prótesis de Kent) o por injerto costocondral, para recuperar la función articular y la altura de la rama mandibular.

Las deformidades secundarias a artritis reumatoidea en pacientes actualmente libres de enfermedad pueden tratarse con cirugía ortognática convencional.

2.5.2.2. **Artritis psoriásica.** La psoriasis es una enfermedad de la piel que se caracteriza por una hiperplasia epidérmica de etiología desconocida. La artritis psoriásica es una artritis seronegativa que puede afectar aproximadamente a un 10% de los pacientes con psoriasis.

Aunque son dos entidades relacionadas, no son una complicación de la otra, ya que pueden presentarse de forma simultánea o preceder la una a la otra indistintamente, aunque más frecuentemente la afectación epidérmica antecede a la articular.

A diferencia de la artritis reumatoide, existe cierta predominancia del sexo masculino y clínicamente se distinguen distintos cuatro tipos:

a) Oligoartritis asimétrica: la forma más frecuente y de predominio en las interfalángicas distales.

b) Artritis reumatoide-like.

c) Espondilitis anquilosante-like.

d) Artritis mutilante.

Tratamiento. Las posibilidades de tratamiento comprenden las terapias físicas, AINES y ocasionalmente corticoides, sales de oro o inmunosupresores. En lo que a la ATM se refiere, el tratamiento sistémico suele ser suficiente, fisioterapia de la articulación y reservando la cirugía para casos de deformidad importante o anquilosis.

2.5.2.3. **Espondilitis anquilosante.** Es una enfermedad de etiología desconocida, de predominio en el sexo masculino 3:1, que se caracteriza por una inflamación de las inserciones tendinosas, que afecta en todos los casos a las articulaciones sacroilíacas, al raquis y, con menor frecuencia, a las articulaciones periféricas, y con elevada tendencia a la anquilosis articular. Tiene una agrupación familiar importante, siendo el HLA-B27 positivo en aproximadamente un 90% de casos.

Clínica. Se caracteriza por una presentación en edad temprana, con dolor lumbar o glúteo, generalmente tras períodos de descanso y que mejora con la movilización. Puede acompañarse de poliartritis periférica, generalmente asimétrica. Progresivamente, por afectación del raquis, va produciéndose una disminución de la movilidad con rectificación lumbar y aumento de la cifosis cervical y dorsal. La restricción de la movilidad de la columna torácica puede traducirse en problemas de tipo respiratorio.

La articulación temporomandibular puede llegar a afectarse en aproximadamente un 50% de los casos, siendo las características clínicas el dolor articular y la restricción en la apertura oral. Generalmente la afectación de la ATM se produce en pacientes de edad, con larga evolución de la enfermedad y en estado avanzado de la misma a nivel sistémico.

Radiología. Las manifestaciones radiológicas incluyen esclerosis subcondral, erosiones óseas, estrechamiento del espacio articular y anquilosis articular.

En la columna aparecen los típicos sindesmofitos que bridan las vértebras entre ellas y dan la característica imagen en caña de bambú.

Tratamiento. Incluye las siguientes medidas:

a) Fisioterapia activa para mantener la movilidad articular al máximo.

b) Tratamiento médico con AINES (indometacina o fenilbutazona), que alivian la sintomatología.

c) Corticoides intraarticulares que producen alivio sintomático, pero que actualmente están debatidos.

d) Técnicas quirúrgicas de sustitución articular. En casos de anquilosis importante.

2.5.2.4. **Lupus eritematoso sistémico.** Es una enfermedad inflamatoria generalizada en la que existe una respuesta inmunitaria alterada frente a antígenos propios. Sigue en frecuencia a la artritis reumatoide, tiene un franco predominio entre el sexo femenino (relación 9:1) y en edades de 20 a 40 años. La lesión anatomopatológica básica es un vasculitis neutrofílica y linfoplasmocitaria que puede afectar a distintas estructuras: sinoviales articulares, riñón, pleuropericardio, SNC y piel.

Clínica. Suele manifestarse como una poliartritis migratoria de grandes articulaciones, sin muchos signos inflamatorios acompañantes. Suelen añadirse al cuadro clínico fiebre, malestar general y afectación cutánea. La afectación renal es frecuente y marca el pronóstico de la enfermedad, aunque en fases iniciales suele ser asintomática. Existen también manifestaciones clínicas tipo neuropatías, endocarditis, pleuritis, neumonía y afectación del sistema nervioso central.

La afectación de la articulación temporomandibular es bastante frecuente, entre un 60-70%, con casos de alteraciones graves. Se manifiesta como dolor y tumefacción en la zona articular, limitación del movimiento y ocasionalmente luxaciones condíleas.

Radiología. Aparece un aplanamiento de la cabeza del cóndilo, y pueden hallarse erosiones óseas, osteofitos y esclerosis.

Tratamiento. El propio de la enfermedad de base; en general es necesario el uso de corticoides, analgésicos para el tratamiento sintomático de la articulación y terapias físicas de sostén.

2.5.2.5. **Síndrome de Reiter.** Es una oligoartritis seronegativa que se caracteriza por presentar la tríada sintomática de uretritis, conjuntivitis y artritis. Afecta principalmente a hombres jóvenes, siendo entre éstos la causa más frecuente de artritis. Se ha encontrado una alta incidencia del HLA-B27, cercana al 90%, entre los pacientes afectos del síndrome de Reiter.

Clínica. Generalmente la tríada sintomática se inicia con una uretritis de descarga generalmente serosa. Posteriormente aparecen la conjuntivitis y la artritis.

Pueden aparecer también aftas en mucosa oral y genital, queratosis de palmas y plantas, uveítis y más raramente pleuropericarditis y afectación neurológica.

Las manifestaciones articulares son de una oligoartritis asimétrica de predominio en extremidades inferiores, acompañadas de fiebre y malestar general. Existe enrojecimiento y dolor a la palpación de las mismas. La articulación temporomandibular puede verse afectada, aunque de forma poco frecuente.

Radiología. En estadios avanzados aparecen erosiones óseas, estrechamiento del espacio articular y aposición ósea perióstica.

Tratamiento. Básicamente AAS y AINES.

2.5.3. Artritis sépticas. Las artritis infecciosas temporomandibulares son entidades poco frecuentes y fisiopatológicamente pueden distinguirse diversos mecanismos:

Etiopatogenia.

- Contaminación por vecindad, ya sea por otitis-mastoiditis, parotiditis o infecciones odontógenas.
- Vía hematógena, a partir de un foco séptico distante.
- Iatrógena, por manipulación de la articulación con punciones o artroscopia.

Por lo general se trata de pacientes con enfermedades de base debilitantes (diabetes *mellitus*) y/o alteraciones previas de la articulación (artritis reumatoide), o en tratamiento inmunosupresor.

Los gérmenes más comúnmente identificados son el estafilococo áureo, *Haemophilus influenzae* y la *Pseudomona aereoginosa* (en casos relacionados a otitis).

Clínica. Se manifiesta con los signos inflamatorios típicos de calor, tumor y rubor, e impotencia funcional; si bien al ser una estructura con cobertura fascial pueden tardar algo en hacerse evidentes a la exploración. Suele acompañarse de linfoadenopatía cervical. El *trismus* aparece en fase inicial, pudiendo llegar a ser total y en ocasiones existe desviación de la línea media contralateral por ocupación articular por pus. En casos de larga evolución o muy agresivos se puede llegar a la destrucción articular. Como toda enfermedad infecciosa, puede acompañarse de malestar general, fiebre y leucocitosis.

Tratamiento. Básicamente en fases iniciales se recurre al tratamiento antibiótico endovenoso apropiado para el germen causal o de amplio espectro. En ocasiones es necesario recurrir al tratamiento quirúrgico, que puede consistir en:

— Aspiración-lavado de la articulación.
— Drenaje por incisión.
— Artrotomía y drenaje articular.

2.5.4. Artritis metabólicas. Las artritis metabólicas son básicamente la gota y la pseudogota.

2.5.4.1. Gota. Es una enfermedad debida a una alteración en el metabolismo de las purinas, que se traduce en una hiperuricemia.

Etiología. Esta condición de hiperuricemia puede ser debida a distintas etiologías:

— Gota úrica primaria.
— Síndrome Lesch-Nyhan.
— Gota secundaria: Insuficiencia renal, síndrome mieloproliferativos, diuréticos.

La gota primaria se caracteriza por ser una afección de marcado carácter hereditario, aunque polifactorial. Predominio importante del sexo masculino que supone un 90-95% de los casos.

Clínica:

Gota articular aguda: Es una monoartritis muy dolorosa, de presentación nocturna y que se localiza característicamente en la articulación metatarsofalángica del primer dedo. Se acompaña de fiebre y malestar general. Después de la remisión del cuadro pueden quedar alteraciones permanentes en la articulación, la duración del cuadro suele ser de una semana.

Gota intercrítica: Corresponde a los períodos en que no hay brote agudo y que en caso de existir secuelas tras los brotes se transforma en una gota poliarticular crónica.

Gota crónica tofiacea: Poliartritis crónica con afectación permanente articular, dolor y rigidez. Son característicos los tofos, que son acúmulos subcutáneos de cristales de uratos, típicos del pabellón articular, cartílagos, tendones y sinoviales.

La afectación de la articulación temporomandibular no es muy frecuente, pero se han descrito casos en que ésta constituye el brote de gota articular aguda.

Radiología. Son características las imágenes en «taladro» (geodas óseas bien delimitadas) y cambios secundarios a osteoartrosis.

Tratamiento. En *fase aguda,* tratamiento antiinflamatorio específico con colchicina o con fenilbutazona, indometacina y reposo articular.

En *fase crónica* o intercrisis se combinan úricos e inhibidores de la síntesis de ácido úrico con colchicina.

2.5.4.2. Pseudogota o condrocalcinosis. Consiste en el depósito de microcristales de pirofosfato cálcico dihidrato alrededor de los condrocitos, con la consiguiente necrosis del cartílago.

Etiopatogenia. Existen básicamente tres grupos de condrocalcinosis:

- Hereditaria.
- Idiopática.
- Asociada a enfermedades metabólicas (hiperparatiroidismo, hipotiroidismo...).

Clínica. Presenta un comportamiento clínico similar al de la gota, con crisis agudas y formas crónicas. La afectación articular típica es la de la rodilla. Son características las calcificaciones tendinosas y cartilaginosas.

Tratamiento. No existe tratamiento etiológico de la enfermedad, limitándose a la administración de antiinflamatorios, en especial la fenilbutazona y la indometacina. La disminución de la carga articular y la corrección quirúrgica de las deformidades también son posibilidades a considerar.

2.6. Patología tumoral: primaria y metastásica

Los tumores de la articulación temporomandibular (tabla IV) son una entidad clínica poco frecuente y mayoritariamente afectan al cóndilo mandibular. Pueden ser primarios, derivados de las estructuras articulares, o metastásicos; siendo estos últimos los más frecuentes.

Tabla IV. Variedades histológicas de los tumores de cóndilo

Tumores primarios benignos

1. Osteoma
2. Osteocondroma
3. Hemangioma
4. Fibroma no osificante
5. Condromatosis sinovial
6. Sinovitis veno-nodular
7. Lesiones de células gigantes

Tumores primarios malignos

8. Condrosarcoma
9. Sarcoma sinovial
10. Mieloma múltiple

Tumores metastásicos

Adenocarcinoma: colon, próstata, mama y pulmón

Manifestaciones clínicas. Las manifestaciones clínicas de los tumores condíleos son secundarias a la ocupación de espacio por el tumor y a la alteración del funcionalismo articular.

Así pues, puede aparecer una tumefacción en la zona preauricular, limitación de los movimientos mandibulares con *trismus, clicks* articulares y cambios oclusales con mordida abierta ipsilateral y cruzada contralateral.

Los tumores malignos, de rápido crecimiento, se caracterizan por la aparición de estos cambios de forma aguda, así como por acompañarse en ocasiones de afectaciones nerviosas con paresias o hipoestesias, alteración del VIII par con vértigo, tinnitus y cambios en la audición.

Por sus manifestaciones clínicas los tumores condíleos pueden mimetizar un síndrome miofascial temporomandibular o una alteración interna, por lo que es importante tener en cuenta la posibilidad de una neoplasia ante un síndrome articular y solicitar al menos una radiografía simple de control.

Diagnóstico. Dentro del proceso diagnóstico es de especial importancia la historia clínica reciente y pasada, detallando el tiempo de aparición de los síntomas y la presencia de otras neoplasias sistémicas que puedan haber metastatizado.

La exploración radiográfica iniciándose por una radiografía simple y continuándose con TAC o RNM es un eslabón básico, llegándose por ellas a una sospecha diagnóstica altamente certera.

En última instancia queda el diagnóstico histológico definitivo realizado mediante técnicas biópsicas que incluyen PAAF, biopsia por trócar, biopsia incisional o escisional.

En ocasiones, cuando el diagnóstico es de malignidad obliga a la biopsia peroperatoria que permita la realización de una cirugía amplia con seguridad o a una segunda intervención de ampliación de márgenes tras la confirmación histológica diferida de malignidad.

2.6.1. Tumores benignos

2.6.1.1. **Osteoma.** Es un tumor benigno de hueso, en ocasiones difícil de diferenciar entre exostosis, hiperplasias condíleas, incluso osteocondromas.

Se caracteriza por ser una lesión radioopaca, bien definida, con cierta predilección por el sexo femenino. Es característico del osteoma osteoide su radiolucidez y el dolor que remite con la administración de AAS.

El tratamiento es la condilectomía con o sin reconstrucción del cóndilo.

2.6.1.2. **Osteocondroma.** Es un tumor benigno frecuente del esqueleto axial, que se localiza principalmente en las metáfisis de los huesos largos. El 75% corresponden a lesiones únicas y el 25% a lesiones múltiples (síndrome autosómico dominante). Las lesiones únicas desarrollan cambios sarcomatosos en un 1% de los casos.

En la mandíbula son poco frecuentes y se localizan principalmente en la apófisis coronoides, aunque también se han descrito en el cóndilo, generalmente en relación a la inserción del músculo pterigoideo lateral. Se caracteriza por un crecimiento lento y progresivo.

El tratamiento consiste en la condilectomía con o sin reconstrucción. En los casos de localización condílea no se han descrito recidivas ni degeneraciones sarcomatosas.

2.6.1.3. **Hemangioma.** Es una neoplasia de origen vascular que generalmente se inicia en los tejidos blandos, aunque también puede originarse primariamente en el hueso. Es poco frecuente en los maxilares, localizándose en mandíbula de forma preferente en la sínfisis. Pueden ser de tipo congénito o adquirido, relacionándose en ocasiones con traumatismos previos. En el cóndilo son extremadamente raros.

Radiología. Radiográficamente suelen manifestarse como una imagen radiolúcida con trabeculaciones en su interior. La angiografía carotídea sirve para delimitar la vascularización del tumor y las biopsias por trócar están formalmente contraindicadas por el riesgo de sangrado.

Tratamiento. Cuando están limitados al cóndilo, la condilectomía es un tratamiento adecuado y la embolización en las veinticuatro horas previas a la cirugía puede disminuir el sangrado operatorio.

2.6.1.4. **Fibroma no osificante.** Es una lesión de carácter benigno, asintomática y que en ocasiones puede resolverse espontáneamente. En general se localiza en la metáfisis de los huesos largos. En los maxilares se ha descrito únicamente en zonas posteriores de la mandíbula (rama y cóndilo).

Radiología. Radiográficamente suelen manifestarse como una radiolucidez multilocular y cuando la lesión crece lo suficiente puede ser causa de fractura patológica.

Tratamiento. El curetaje, si es posible, o la resección limitada (condilectomía) son tratamientos correctos. En el diagnóstico diferencial debe tenerse en cuenta el granuloma de células gigantes propio del hiperparatiroidismo.

2.6.1.5. **Condromatosis sinovial.** Es una entidad de etiología desconocida, que se caracteriza por la formación de focos múltiples de cartílago hialino en la membrana sinovial y que pueden liberarse al espacio articular como *ratones articulares.* Parece corresponder más a una metaplasia de la membrana sinovial que a una auténtica neoplasia. Clínicamente se caracteriza por tumefacción preauricular, limitación de los movimientos mandibulares y dolor local.

Tratamiento. El tratamiento consiste en la limpieza de los ratones articulares y sinovectomía.

2.6.1.6. **Sinovitis vellonodular.** Lesión poco frecuente, que se localiza normalmente en la rodilla y el hombro. Parece relacionarse con traumatismos articulares y sangrado repetido intrarticular. Se manifiesta como tumefacción articular moderadamente dolorosa y limitación de los movimientos mandibulares. Radiográficamente puede no existir erosión ósea. Se caracteriza por depósito de hemosiderina.

2.6.1.7. **Lesiones de células gigantes.** Lesión de características benignas que se presenta casi de forma exclusiva en los huesos maxilares. Generalmente afecta a adolescentes y adultos jóvenes.

Se distinguen el *granuloma* y el *tumor* de células gigantes, teniendo este último un curso más agresivo. El granuloma de células gigantes es indistinguible de los tumores pardos del hiperparatiroidismo, por lo que está indicado hacer un estudio de los niveles de fósforo y calcio, para descartar esta enfermedad.

Radiología. Se manifiesta como una imagen radiolúcida generalmente multilocular, de bordes mal definidos y que en ocasiones puede romper la cortical.

2.6.2. Tumores malignos

2.6.2.1. **Condrosarcoma.** Tumor poco frecuente, pero puede presentarse en la rama y el cóndilo mandibular. Se puede originar en un tumor benigno preestablecido, o aparecer como lesión primaria en estructuras óseas o cartilaginosas normales. Predomina en adultos de edad avanzada.

Clínica. Se presenta como una masa preauricular de rápido crecimiento, acompañada de dolor y en ocasiones de afectaciones neurales.

Radiología. Es muy variable, pudiendo manifestarse como una imagen radiolúcida uni o bilocular, múltiples zonas radioopacas o ser predominantemente radioopaco.

2.6.2.2. **Sarcoma sinovial.** Lesión propia de hombres adultos jóvenes, que se origina en los tejidos blandos profundos y preferentemente en las extremidades inferiores.

La clínica es la común a los tumores condíleos. El tratamiento es la escisión quirúrgica con márgenes de seguridad.

2.6.2.3. **Mieloma múltiple.** El mieloma múltiple representa el 43% de los tumores óseos, generalmente se presenta a partir de los sesenta años. Los tumores de células plasmáticas tienen frecuentemente manifestaciones intraorales tales como sangrado, movilidad dentaria, fracturas patológicas, anestesia o parestesia, que en ocasiones pueden ser la primera manifestación del tumor.

Las lesiones mandibulares han sido descritas en el contexto del mieloma múltiple, siendo el cuerpo mandibular la localización más frecuente, seguida de la rama mandibular. También se han descrito afectaciones del cóndilo.

Radiología. Se caracterizan por una radiolucidez de bordes mal definidos y destrucción de la cortical.

Tratamiento. Consiste en el de la enfermedad sistémica, con quimioterapia y ocasionalmente radioterapia.

2.6.2.4. **Tumores metastásicos** (tabla V). Las lesiones metastásicas en la ATM se localizan principalmente en el cóndilo mandibular y su cuadro clínico es similar al de los tumores primarios, con dolor, tumefacción, limitación de la movilidad y alteraciones oclusales. Estos hallazgos, junto a una imagen radiográfica de destrucción ósea, deben orientar hacia un proceso maligno, ya sea primitivo o metastásico.

Tabla V. Metástasis condilares

— Mama	30,4%
— Riñón	15,6%
— Pulmón	14,8%
— Colon y recto	7,8%
— Próstata	7,0%
— Tiroides	6,1%
— Estómago	5,2%

El adenocarcinoma es el tipo histológico que más frecuentemente metastatiza en los maxilares, representando aproximadamente un 70% del total.

Las metástasis mandibulares se localizan generalmente en zona premolar y molar, y en contadas ocasiones a nivel condíleo, donde son más frecuentes los tumores benignos y los primarios malignos. Esto se debe posiblemente a la aislada irrigación del cóndilo y a su escasez de hueso esponjoso.

La ATM se ve más frecuentemente afectada por tumores vecinos en contigüidad, ya sea neoplasias parotídeas, de piel o nasofaringe. En general las metástasis condíleas aparecen cuando las metástasis en otras zonas ya son evidentes, pero en ocasiones pueden ser la primera manifestación de la enfermedad metastásica.

3. Técnicas quirúrgicas

3.1. Consideraciones anatómicas

Para una correcta comprensión de las vías de abordaje a la articulación temporomandibular se debe tener en cuenta la anatomía de la zona, en especial aquellas estructuras que es preciso conservar durante el acto quirúrgico, en particular:

- — Arteria y vena temporal superficial.
- — Nervio auriculotemporal.
- — Tronco y rama superior del nervio facial.
- — Arteria maxilar interna.

3.1.1. Arteria y vena temporales superficiales. La arteria temporal superficial es rama terminal, junto con la arteria maxilar interna, de la arteria carótida externa. Nace junto al cuello del cóndilo y profundamente a la glándula parótida, para hacerse superficial por delante del conducto auditivo externo. Cruza la apófisis cigomática para llegar a la fosa temporal, donde se divide en diversas ramas. La vena acompaña a la arteria en su recorrido.

Debe de tenerse en cuenta su existencia al realizar el abordaje, intentando conservar la arteria en el espesor del colgajo cuando se realiza una extensión temporal.

3.1.2. Nervio auriculotemporal. Da la sensibilidad a la piel de la zona temporal, membrana timpánica y pabellón auricular. Discurre en un trayecto semejante al de la arteria temporal superficial.

3.1.3. Tronco y rama cigomático-temporal del nervio facial. El nervio facial, nervio motor de la mímica de la cara, emerge del cráneo por el agujero estilomastoideo y se divide en las ramas cervicofacial y temporofacial, para dar posteriormente las cinco ramas clásicas: frontal, cigomática, bucal, mandibular y cervical.

Según los estudios de Al Kayat y Bramley, la distancia entre el meato auditivo óseo y la división oscila de 2,3 ± 0,28 cm y del tubérculo posglenoideo a la división de 3,0 ± 0,3 cm. Así mismo, en estos estudios se midió la distancia entre el punto más anterior del conducto auditivo óseo y el punto donde la rama temporal del facial cruza el arco cigomático, siendo de 2 ± 0,5 cm.

A la luz de dichas mediciones resulta evidente que la ramas del facial se encuentran muy cerca de la zona quirúrgica. Para conservar dichas estructuras se deben conocer los planos anatómicos por los que discurren, siendo en este caso de extrema utilidad la fascia del músculo temporal.

La fascia del músculo temporal es una vaina de tejido conectivo que envuelve al músculo y que se extiende desde la escama del temporal hasta el arco cigomático. Esta fascia se divide en dos capas. La capa externa se inserta en el borde superior del arco y la interna en el borde medial, entre ambas se encuentra un tejido adiposo por donde discurren las ramas cigomaticotemporal del nervio maxilar y la arteria temporal. Las ramas temporal y cigomática del nervio facial cruzan el arco por encima de dicha fascia, por lo que siempre que nuestra disección sea más profunda a dicho plano permanecerán seguras.

3.1.4. Arteria maxilar interna. La arteria maxilar interna es rama terminal de la carótida externa, nace junto al cóndilo mandibular al que rodea por detrás para penetrar en la fosa pterigomaxilar a través del agujero retrocondíleo de Juvara.

Es de especial importancia recordar esta relación anatómica durante la cirugía sobre el cóndilo, principalmente en la condilectomía, intentando preservar el tejido retrocondíleo de la cirugía para no lesionar la arteria maxilar interna.

3.2. Vías de abordaje a la articulación temporomandibular

Son numerosas las vías utilizadas para alcanzar la ATM, dependiendo su indicación no sólo de la técnica quirúrgica a realizar, sino también de las preferencias y experiencia personal del cirujano.

Los objetivos principales buscados por los abordajes de la ATM son:

— Acceso suficiente a las estructuras articulares.
— Estética aceptable.
— Conservación de las ramas del facial.

3.2.1. Preauricular-temporal (fig. 2). Se realiza una incisión por delante del pabellón auricular, desde la parte más inferior del trago hasta la concha. En caso de necesitar mayor acceso se realiza una extensión temporal de la incisión, rectilínea por el nacimiento del pelo (Rowe) o semicircular y más posterior respetando las ramas principales de los vasos temporales superficiales (Al Kayat y Bramley).

La incisión preauricular no debe extenderse por debajo del trago por riesgo de lesión del tronco principal del nervio facial. Delante del pabellón, la incisión se profundiza siguiendo el conducto auditivo externo hasta llegar al hueso cigomático, generalmente los vasos temporales pueden respetarse incluyéndose en el colgajo. Una vez sobre el hueso cigomático, debe abrirse su periostio con una incisión vertical y realizar una disección subperióstica a lo largo del arco cigomático, que permitirá elevar el colgajo incluyendo en él las ramas temporocigomáticas del nervio facial (figs. 3 y 4). La disección debe extenderse inferiormente para alcanzar la inserción inferior de la cápsula articular y el cuello del cóndilo.

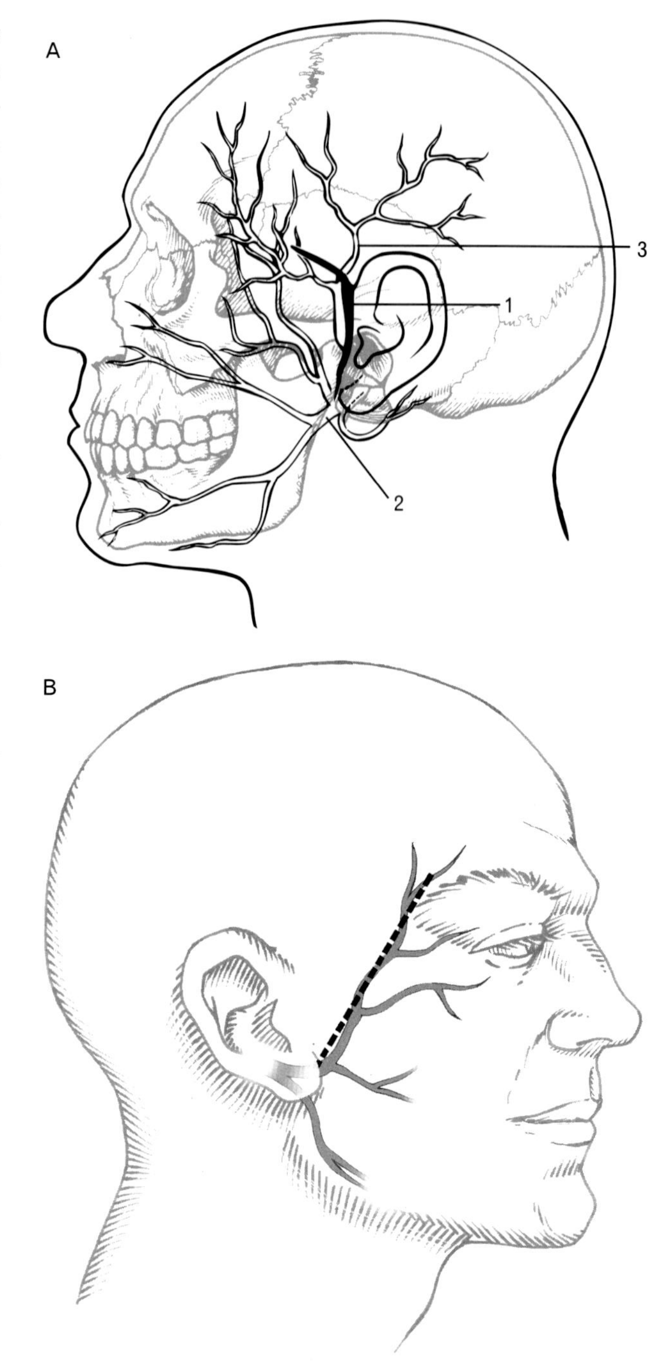

Fig. 9.2.—**Abordaje quirúrgico.** A) *Abordaje preauricular:* 1. Incisión. 2. Nervio facial. 3. Arteria temporal superficial. B) *Posición del nervio facial:* línea que va del lóbulo de la oreja al extremo externo de la ceja.

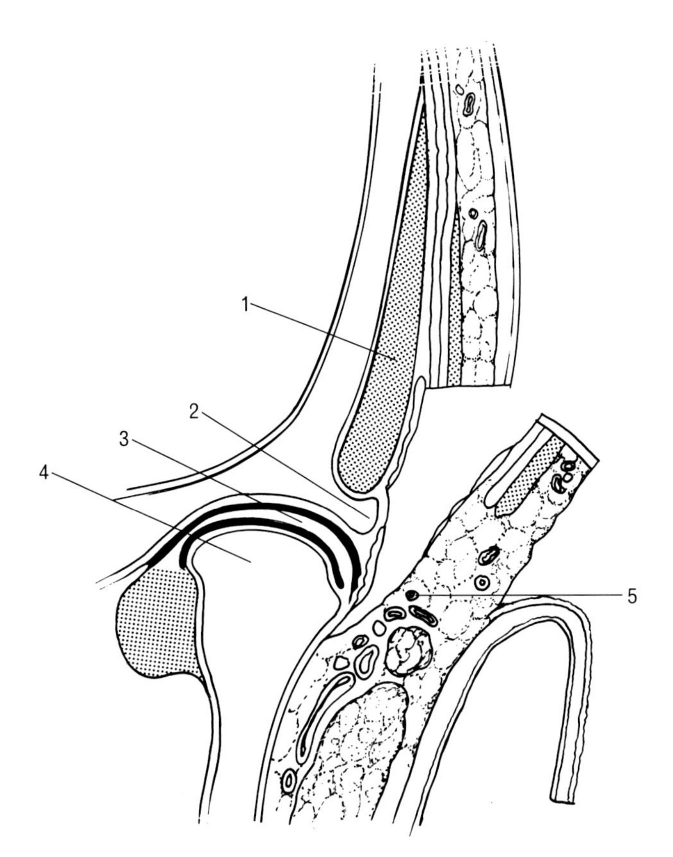

Fig. 9.3.—**Plano de disección, corte coronal.** 1. Musc.temporal. 2. Proceso cigomático. 3. Menisco. 4. Cóndilo.5. Ramas del nervio facial.

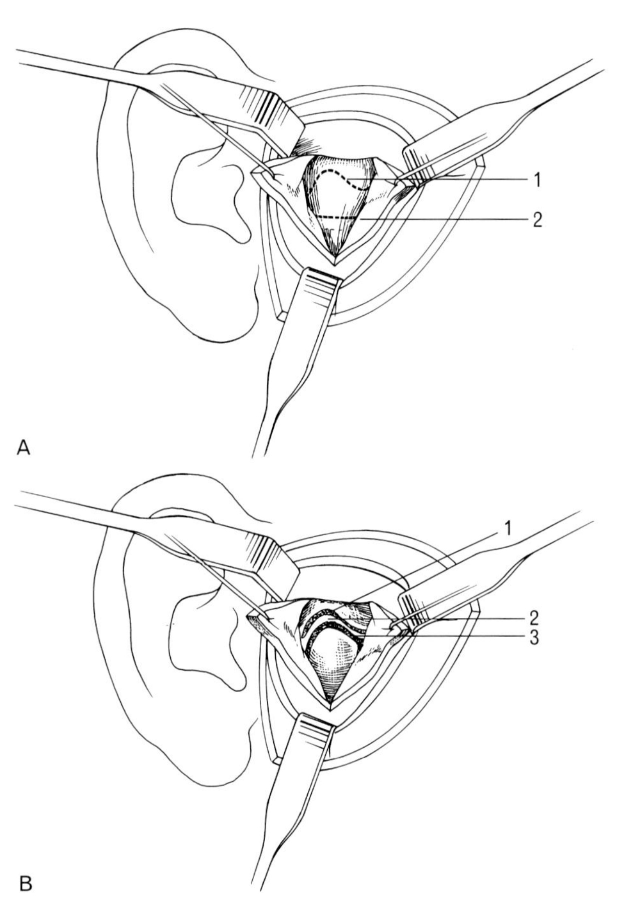

Fig. 9.4.—**Exposición interna.** A) *Incisiones espacios articulares:* 1. Superior. 2. Inferior. B) *Exposición interna de la ATM:* 1. Espacio articular superior. 2. Menisco. 3. Espacio articular interior.

Cuando se realiza la extensión temporal, ésta ofrece un mayor acceso y seguridad para las ramas nerviosas del nervio facial. Se realiza una incisión temporal curvilínea llegando en profundidad hasta la fascia temporal e incluyendo la misma en el colgajo. Al llegar cerca del arco malar se distinguen las dos capas de fascia con su contenido graso, se incide la fascia superficial y se incluye en el colgajo, protegiendo así las fibras nerviosas cigomaticotemporales. La cicatriz se cierra por planos, suturando de nuevo la fascia temporal superficial.

3.2.2. Postauricular. Abordaje descrito inicialmente en 1920 para evitar las ramas nerviosas faciales, y que posteriormente ha sufrido diversas modificaciones que han mejorado considerablemente los resultados.

Se realiza una incisión posterior al pabellón auricular a unos 3-5 mm de la inserción auricular y se llega, previa sección de los músculos auriculares, hasta la fascia mastoidea que se continúa anteriormente con la fascia superficial del temporal. Se diseca el conducto auditivo cartilaginoso y se secciona su inserción al pabellón. Se continúa con la disección de la fascia parotideomaseterina y se incluye en el colgajo la parte posterior del lóbulo superficial de la parótida. Llegado al arco cigomático se identifica la hoja externa de la fascia del temporal, que se abre y se incluye en el colgajo. Llegado este momento, se tiene un buen acceso a la cápsula articular.

El cierre de la herida se realiza por planos, siendo necesaria la sutura del conducto auditivo para minimizar el riesgo de infección.

3.2.3. Intraoral. Tiene como ventaja la ausencia de cicatrices faciales y que las ramas del nervio facial y auriculotemporal no corren riesgo, pero ofrece poco acceso a la articulación y existe el riesgo de lesión del nervio lingual, paquete dentario y arteria maxilar interna. Su utilidad se limita a la condilotomía, con o sin condilectomía.

Se realiza una incisión vertical (con preferencia a bisturí eléctrico) en la mucosa yugal desde el plano oclusal superior hasta cuerpo mandibular donde puede prolongarse lo necesario. Se realiza una disección subperióstica de la rama mandibular hasta alcanzar el cuello condíleo, previa colocación de retractores para proteger el paquete vasculonervioso. En el cuello del cóndilo la disección debe

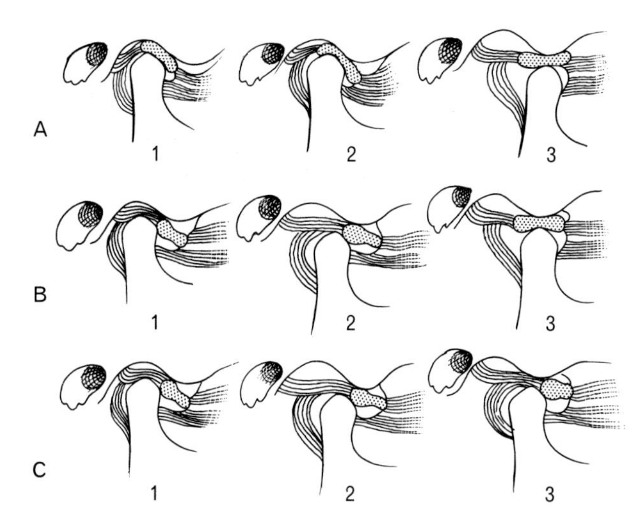

Fig. 9.5—**Relación entre el menisco y el cóndilo.** A) *Normal:* 1. Cerrada. 2. Intermedia. 3. Abierta. B) *Dislocación anterior del menisco con reducción.* C) *Dislocación anterior del menisco sin reducción.*

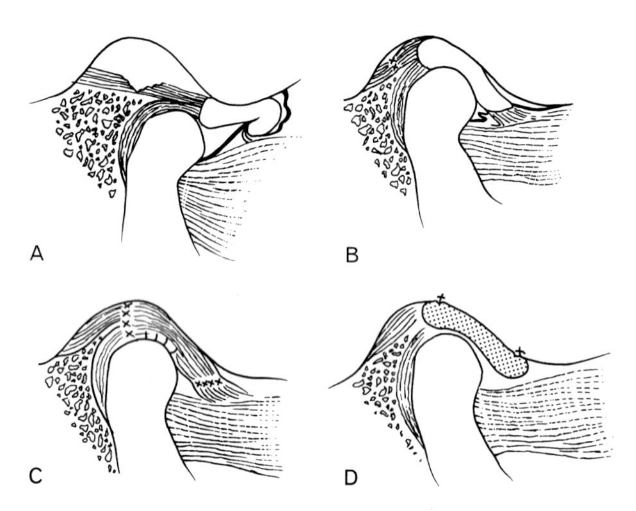

Fig. 9.6.—**Técnicas quirúrgicas en el menisco.** *Plicatura:* A. Resección tejidos. B. Reposición. *Reemplazo del menisco:* C. Autógeno. D. Alógeno.

ser especialmente cuidadosa, protegiendo los tejidos blandos para no lesionar la arteria maxilar interna.

3.2.4. Submandibular. Abordaje de la rama ascendente mandibular en el ángulo, que se utiliza generalmente como acceso complementario en la cirugía de la ATM, cuando se realiza una reconstrucción articular completa con colocación de injerto costal.

Se realiza una incisión horizontal, siguiendo los pliegues cutáneos, a unos 2 cm de ángulo y cuerpo mandibular, y se eleva un colgajo que incluye piel, tejido celular subcutáneo, músculo platisma y fascia cervical superficial. De este modo se conserva la rama marginal del nervio facial. En general es preciso ligar la vena facial para elevar el colgajo. Se dirige la disección hacia el ángulo mandibular y al alcanzarlo se incide la inserción del músculo masetero y se inicia una disección roma subperióstica hasta alcanzar el cuello condíleo y la escotadura sigmoidea.

Una variante también útil es la incisión descrita por Hinds para la osteotomía subcondilar vertical, donde la incisión cervical se realiza paralela al músculo esternocleidomastoideo a unos 2 cm por detrás de la rama ascendente.

3.3. Técnicas quirúrgicas básicas

A continuación se exponen las técnicas quirúrgicas más comunes que se utilizan para el tratamiento de las degeneraciones articulares, para exponer posteriormente las técnicas específicas para la cirugía meniscal, anquilosis mandibular y la luxación mandibular recidivante.

3.3.1. Condilectomía total (fig. 7) Consiste en la exéresis completa del cóndilo mandibular. La resección tiene lugar en el cuello del cóndilo, por debajo de la inserción de la cápsula. Debe prestarse especial atención a la protección de los tejidos blandos durante la osteotomía para no lesionar la arteria maxilar interna.

Como inconvenientes presenta el acortamiento de la rama mandibular, con aparición de contactos prematuros contralaterales y apertura desviada. Estas secuelas pueden minimizarse con ejercicios de apertura guiada.

En casos seleccionados debe valorarse la necesidad de reconstrucción articular con prótesis o injertos autólogos (costocondral).

3.3.2. Condilectomía alta. Consiste en la eliminación de 2 a 3 mm de la superficie articular del cóndilo. El proceso es totalmente intracapsular, se realiza un abordaje del compartimento inferior y, protegiendo al menisco y preservando la inserción del pterigoideo lateral, se procede a

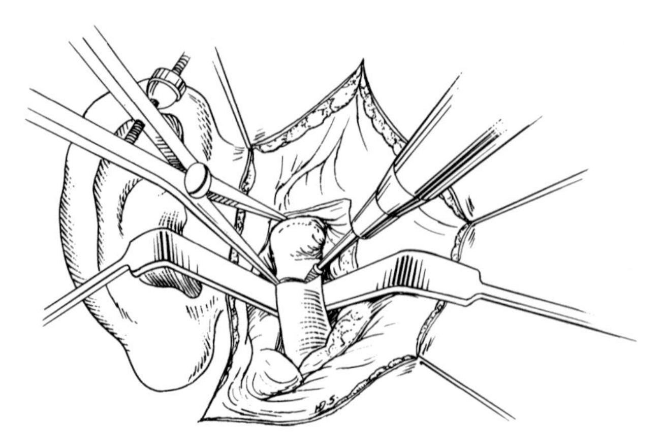

Fig. .9.7.—**Condilectomía.**

la osteectomía, con fresa o sierra oscilante, de la superficie articular.

En general no se traduce en ningún cambio oclusal y precozmente se emprende una fisioterapia activa. Ocasionalmente aparecen contactos prematuros en el postoperatorio inmediato, que suelen normalizarse a las tres-cuatro semanas.

3.3.3. Artroplastia. Consiste en el remodelado de la superficie condílea, suprimiendo osteofitos y posibles discrepancias con la cavidad glenoidea. Al igual que la condilectomía alta, se realiza totalmente intracapsular y debe protegerse el menisco durante la técnica. Es importante la fisioterapia activa en el postoperatorio inmediato.

3.3.4. Condilotomía. Consiste en la sección del cuello condilar sin eliminación del cóndilo, con lo que se permite una recolocación del mismo según las fuerzas de tracción muscular y mejorando la relación condilomeniscal. Se describió tras observar que pacientes afectos de trastornos degenerativos temporomandibulares experimentaban una importante mejoría posterior a fracturas subcondíleas accidentales.

La técnica original se realiza sin abordaje externo, una pequeña incisión de 2 mm se sitúa a un dedo por debajo de la inserción de la oreja. Luego, manteniendo la boca en máxima apertura, se pasa un sierra de Gilli, procurando mantener siempre contacto con el cuello condíleo, y se realiza la osteotomía.

En 1989 Nickerson y Veaco describieron la condilotomía modificada, utilizando un abordaje intraoral y una osteotomía vertical de rama. En ambas técnicas debe realizarse un bloqueo intermaxilar (unos diez días), principalmente en los casos bilaterales para evitar la aparición de una maloclusión.

Esta técnica ha demostrado ser eficaz para el tratamiento del desplazamiento anterior del menisco con reducción, que no mejoran con el tratamiento conservador.

3.3.5. Cirugía sobre el menisco articular (figs. 5-6). Sobre el menisco articular se han descrito multitud de técnicas quirúrgicas que incluyen desde la reposición del mismo, la meniscectomía, a distintas técnicas de sustitución meniscal.

3.3.5.1. **Reposición meniscal-meniscoplastia.** Consiste en la reposición del menisco articular de tal manera que se consiga una correcta relación menisco-cóndilo-cavidad glenoidea.

Actualmente se encuentra en discusión la auténtica utilidad de dichas técnicas, ya que la lisis-lavado por artroscopia da unos buenos resultados clínicos a pesar de no reposicionar el menisco. Así pues, parece prudente el reservar las técnicas de reposición a aquellos pacientes en que existe un obstáculo mecánico claro o en los que la artrocentesis o artroscopia han fracasado. Básicamente se distinguen tres técnicas de reposición:

— Plicatura de tejido retrodiscal sobre sí mismo.
— Escisión de espesor parcial del tejido retrodiscal y plicatura.
— Escisión de espesor total del tejido retrodiscal y plicatura.

Generalmente la reposición del menisco requiere una rotación posterolateral, dado que el desplazamiento más frecuente es el anteromedial. Esto implica que la resección de tejido, cuando se realiza, sea en forma de cuña de base lateral. Una vez realizada la técnica se sutura de nuevo el menisco a los bordes laterales de la cápsula articular. En ocasiones es necesario realizar una liberación del menisco de su inserción anterior para conseguir su reposición.

Las técnicas de reposición meniscal pueden combinarse con otras de artroplastia, especialmente la eminectomía, que mejoran el acceso al menisco y descomprimen la articulación.

Como complicaciones pueden aparecer adherencias intraarticulares, por lo que es de especial importancia una rehabilitación postoperatoria inmediata y una descarga de la articulación.

Con las nuevas técnicas de imagen (RNM) que dan una situación exacta del menisco articular, debemos tener en cuenta que no siempre una posición anormal del menisco tiene una traducción clínica, de modo que debemos asegurar clínicamente que el dolor procede de la articulación antes de realizar ninguna terapéutica quirúrgica, así como intentar los tratamientos no quirúrgicos.

3.3.5.2. **Meniscectomía.** Consiste en la extirpación del menisco articular, sin intento de substitución del mismo por ningún tipo de material, autólogo o heterólogo. Ésta es una de las cirugías más antiguas sobre la articulación temporomandibular afectada por alteración interna, y cuyas indicaciones serían:

a) Estadios avanzados de Wilkes, en los que el estado del menisco imposibilita una técnica de recolocación.

b) Articulaciones dolorosas previamente tratadas sin éxito con técnicas de recolocación, artroscopia o condilotomía.

La realización de esta técnica implica un abordaje abierto de la articulación, con extirpación del menisco, procurando lesionar lo mínimo las estructuras adyacentes, principalmente la sinovial y el cartílago articular.

Para el éxito de esta técnica es básica la rehabilitación postoperatoria y el liberar la articulación de sobrecargas. Así pues, debe iniciarse una rehabilitación precoz, intentando llegar en pocas semanas a una apertura de 40 mm y lateralidades de 8 mm.

También se ha demostrado que debe liberarse a la articulación de sobrecargas durante los seis primeros meses posoperatorios, mientras los cambios óseos se estabilizan y se forma hueso maduro. De este modo se evitan la degeneración articular o la aparición de anquilosis.

3.3.5.3. **Técnicas de sustitución meniscal** (tabla VI). Se entienden como técnicas de sustitución meniscal aquellas en las que, tras la eliminación del menisco, se sustituye al mismo por materiales autólogos o heterólogos (fig. 8). Al menisco articular se le atribuyen distintas funciones, entre ellas la absorción de fuerzas, separar los movimientos de rotación y traslación entre los dos compartimentos, y la distribución del líquido sinovial.

Tabla VI. Técnicas sustitución meniscal

Materiales heterólogos:

- Silicona-teflón: Actualmente retirados del mercado por lesiones óseas y reacción a cuerpo extraño

Materiales autólogos:

- Injerto de cartílago auricular: En algunos estudios se ha demostrado la aparición de adherencias poscirugía
- Injerto dérmico: Puede utilizarse también para le reparación del menisco
- Colgajo fasciomuscular de temporal: mayormente indicado cuando existe una pérdida de dimensión vertical

Parece evidente que lo ideal sería la sustitución del menisco tras su exéresis, para conseguir una articulación lo más fisiológica posible. A pesar de ello, actualmente se conoce que la meniscectomía sin sustitución, cuando está correctamente indicada y se sigue de un período de descarga articular, consigue un 89% de éxitos, sin que haya sido superada por ninguna de las técnicas de sustitución meniscal. Es por ello que en la actualidad sólo está justificada la utilización de dichas técnicas en estudios comparativos para demostrar su utilidad.

3.4. Cirugía de la luxación mandibular recidivante

La luxación mandibular puede ser un hecho esporádico y secundario a un traumatismo, que se resuelva tras la

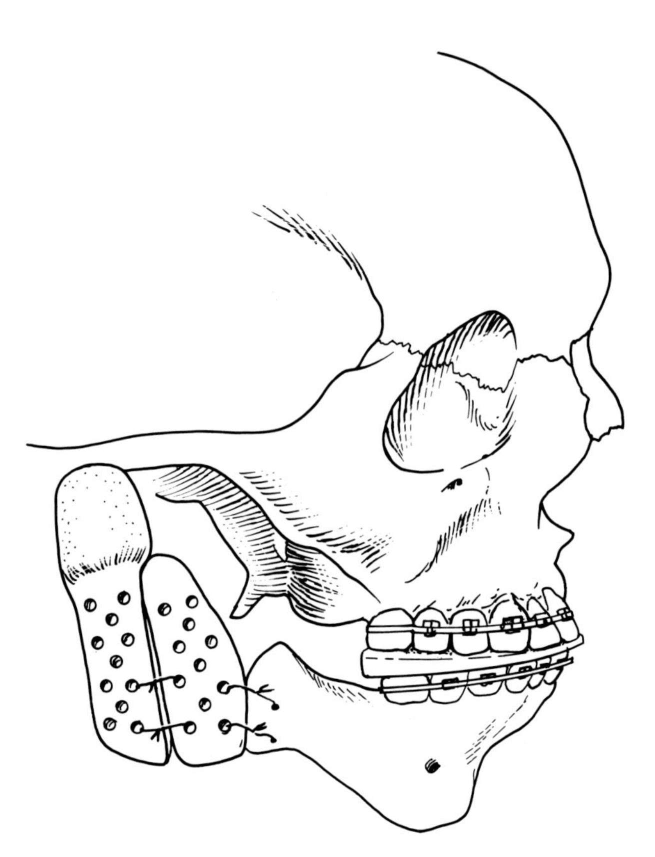

Fig. 9.8.—**Transplante osteocartilaginoso.**

reducción de la luxación y un cierto período de limitación de los movimientos; o presentarse como un fenómeno recidivante que puede llegar a limitar la vida del paciente.

Cuando la luxación mandibular se presenta de forma repetida e interfiere la vida del paciente, debe plantearse una solución quirúrgica al problema. Se han descrito numerosas técnicas quirúrgicas para solucionar dicha patología, que básicamente se pueden agrupar en tres tipos.

3.4.1. Técnicas que eliminan elementos de bloqueo

3.4.1.1. **Eminectomía** (fig. 9): Consiste en la eliminación por ostectomía de la eminencia articular, con lo que el cóndilo mandibular puede recuperar su posición en la cavidad glenoidea sin necesidad de superar dicho obstáculo.

La técnica se realiza por abordaje convencional de la ATM, sin necesidad de abrir la cápsula articular. Debe prestarse especial atención a la eliminación completa de la eminencia, sin olvidar su aspecto medial.

Es una técnica clásica (Myrhaug, 1951) y con excelentes resultados posoperatorios (éxitos entre el 80-100%).

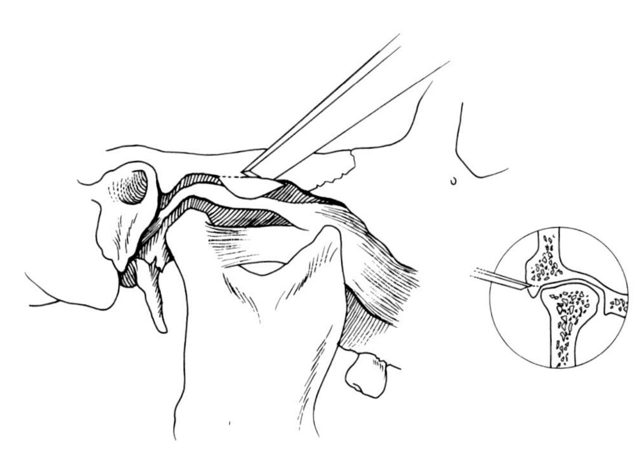

Fig. .9.9.—**Luxación crónica: eminectomía.**

3.4.2. Técnicas que crean barreras mecánicas a la luxación

3.4.2.1. Refuerzo ligamentoso-capsular: Mediante cicatrices y plicatura de la cápsula articular se pretende reforzar la misma de modo que se limite parcialmente el desplazamiento condíleo. Cualquier cirugía articular abierta presenta este efecto secundario, por la cicatrización de la incisión capsular.

3.4.2.2. Barrera mecánica a nivel de la eminencia: Se crea un aumento del tope de la eminencia para evitar la luxación condílea. Dentro de este grupo se incluyen:

- Fractura-hundimiento del arco cigomático por delante de la eminencia.
- Injertos óseos a nivel de la eminencia.
- Material protésico insertado en la eminencia.

3.4.3. Técnicas de balance muscular

3.4.3.1. Miotomía del pterigoideo lateral: Se pretende eliminar la acción del músculo que inicia y mantiene la luxación. Se realiza la sección de la inserción condílea del pterigoideo lateral, y se coloca una pieza de silastic alrededor del cuello del cóndilo para evitar su reinserción. Como secuela aparece una disminución del movimiento de traslación mandibular.

3.4.4. Condilotomía: Se realiza mediante técnica cerrada y su mecanismo de acción es similar a la miotomía del pterigoideo, ya que al recolocarse el cóndilo el músculo pierde parte de su potencia de tracción.

3.5. Cirugía de la anquilosis mandibular

La anquilosis mandibular constituye uno de los campos en cirugía maxilofacial que más problemas genera, tanto en la alimentación e higiene oral, como en el desarrollo mandibular, y para el que se han descrito numerosos tipos de soluciones quirúrgicas. Básicamente la cirugía de la anquilosis mandibular persigue como objetivos la mejora de funcionalismo articular y evitar la recidiva de la misma. Las técnicas quirúrgicas descritas para el tratamiento de la anquilosis pueden agruparse en tres grupos.

3.5.1. Artroplastias de separación. Consisten en la resección de un segmento óseo a un determinado nivel entre la base del cráneo y la entrada del paquete dentario inferior en el canal mandibular. La ostectomía puede llegar desde la condilectomía alta (remodelado condíleo) hasta la realización de una osteotomía de rama y la creación de una neoarticulación. Debe prestarse especial atención a la apófisis coronoides que a menudo está implicada en la anquilosis.

Estas técnicas dejan dos fragmentos de hueso cruentos (caso que no se preserve un menisco funcional), con un riesgo elevado de reanquilosis, por lo que se describieron las llamadas artroplastias interposicionales.

3.5.2. Artroplastias interposicionales. Se realiza una mayor o menor osteectomía-osteotomía y se coloca entre ambos extremos un material que impide el contacto entre los extremos óseos y la reanquilosis. El material utilizado puede ser protésico o autólogo.

Material aloplástico: Se han utilizado silastic y metales. Como principal desventaja está el hecho de que, a pesar de impedir el contacto óseo, se respeta la envoltura perióstica, con lo que puede aparecer un nuevo puente óseo.

Material autólogo:

Injertos dérmicos. Cuando la resección ósea es mínima el muñón condíleo puede cubrirse con un injerto libre dérmico que se fija alrededor del cuello condíleo suturándolo al periostio, o con ayuda de un alambre cervical.

Colgajos fascio-musculares. Principalmente se utiliza el colgajo de músculo temporal. Dicho músculo está envuelto por una capa fascial gruesa que se extiende desde su inserción en la escama del temporal hasta por debajo del arco cigomático, y que se divide en dos capas a unos 2 cm por encima del arco (ver anatomía de los abordajes a la ATM). El músculo se origina en la escama del temporal, pasa por debajo del arco cigomático y va a insertarse a la apófisis coronoides mandibular. Su irrigación depende principalmente de las arterias temporales profundas, ramas de la arteria maxilar interna, que penetran en el músculo en su cara ventral por debajo del borde superior del arco cigomático. Existe también un cierto aporte sanguíneo que depende de la arteria temporal superficial por sus ramas musculares.

El hecho de que los vasos y nervios penetren en el músculo inferior y profundamente, y que la irrigación discurra de forma paralela a las fibras musculares permite la realización de diversos diseños de colgajos que rotan el músculo temporal respetando este punto. También pueden diseñarse colgajos teniendo en cuenta la circulación axial que procede de la arteria temporal media, la cual irriga principalmente la fascia del temporal. Todos estos colgajos pueden pasarse por debajo del arco cigomático o bien reflejarlos por encima de éste.

Tipos de colgajo temporal:

1. Base anterior, que cuenta con la ventaja de que al fijarse al muñón condíleo y continuar insertado en la apófisis coronoides acompaña y favorece el movimiento articular por la acción muscular del masetero.
2. Base posterior.
3. Base inferior.

Ventajas. El colgajo temporal miofascial presenta como principales ventajas el ser un material autólogo que no produce reacciones adversas ni fricciones excesivas, el proceder de una región anatómica cercana a la ATM que permite su elevación sin cambiar el campo quirúrgico y el ofrecer una cantidad de tejido suficiente para compensar la pérdida de altura ósea.

3.6. **Reconstrucción articular** (tabla VII)

Existe otro grupo de técnicas que se basan en la reconstrucción completa de la articulación. Para la reconstrucción articular se han utilizado diferentes técnicas que básicamente se agrupan en dos tipos.

Tabla VII. Indicaciones de sustitución articular total

1. Anquilosis con pérdida de altura condilar
2. Múltiples cirugías de ATM con pérdida del menisco y del cóndilo
3. Enfermedad degenerativa con grave deformidad condílea
4. Artritis reumatoide avanzada con destrucción condílea y mordida abierta anterior
5. Reabsorción condílea idiopática con mordida abierta anterior, no susceptible de corrección ortognática
6. Reconstrucción tras resección tumoral

Contraindicaciones:

1. Pacientes de elevado riesgo quirúrgico
2. Pacientes inmunodeprimidos o con trastornos de la cicatrización
3. Trastornos psiquiátricos
4. Infección activa o reciente de la zona
5. Crecimiento incompleto
6. Cantidad de hueso remanente insuficiente

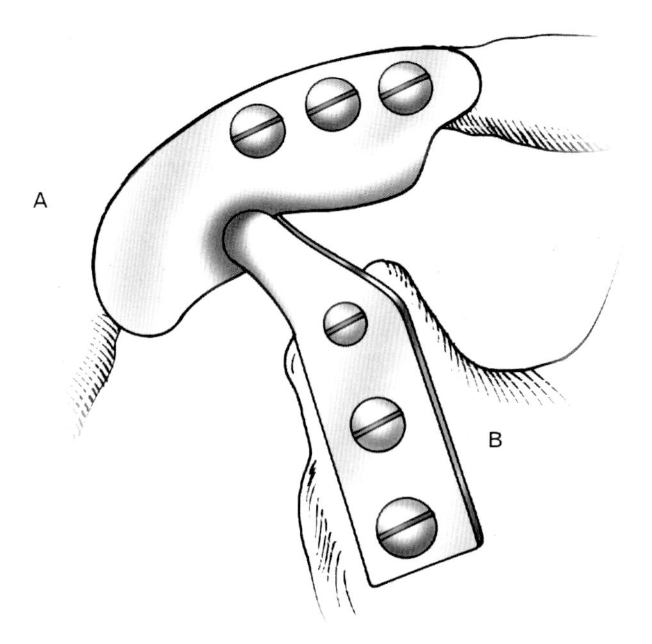

Fig. 9.10.—**Prótesis articular.** A) Fosa-Eminencia. B) Cóndilo.

3.6.1. Reconstrucción con prótesis metálicas. La reconstrucción articular con prótesis metálicas se inició en los años sesenta con las prótesis parciales de Robinson y Christensen, que sustituían únicamente la cavidad glenoidea. Posteriormente se realizó algún intento de sustitución condilar conservando la cavidad glenoidea natural, que fue desestimado por la aparición de erosión de la cavidad y recurrencia del dolor y la deformidad.

Las tendencias actuales se inclinan por la reconstrucción articular completa con sustitución del cóndilo y de la cavidad glenoidea-eminencia (fig. 10). Existen en el mercado diferentes sistemas y de materiales distintos, algunos de ellos con experiencias prolongadas y respaldados por especialistas de prestigio, pero cuya discusión se escapa del contenido de este texto.

Ya que la reconstrucción articular completa de la articulación implica la eliminación de cóndilo mandibular, es preciso que exista una degeneración progresiva e incontrolable del mismo para la aplicación de dichas técnicas.

Técnica quirúrgica. La colocación de dichas prótesis requiere una ferulización para estabilizar la oclusión durante el implante, así como un abordaje mixto preauricular (para tener acceso directo a la articulación) y retrosubmandibular (para acceso a la rama ascendente y colocación del implante condíleo).

Además se sigue de otros múltiples pasos de adaptación y fijación correcta de los implantes, propios de cada sistema y que en general se caracterizan por buscar la colocación del cóndilo protético en la posición más superior y posterior posible.

Complicaciones. Se expondrán tan sólo las propias de esta técnica, sin hacer mención de las asociadas a los abordajes utilizados, que ya han sido comentadas en la sección correspondiente.

a) Lesión de la arteria meníngea media por erosión importante de la cavidad glenoidea. El sangrado suele ceder con la compresión de la zona.

b) Lesión de la duramadre, también por erosión de la cavidad glenoidea, y que se resuelve con sutura directa o injerto dérmico o de fascia de temporal, según el tamaño de la lesión.

c) Infección. Es una complicación mayor, ya que en ocasiones se requiere la eliminación de la prótesis. Debe realizarse profilaxis antibiótica y extremar las medidas de asepsia quirúrgica.

d) Maloclusión. Cuando ésta es importante suele deberse a una mala colocación de la prótesis, aunque un gran número de pacientes requieren un equilibrado oclusal tras la cirugía.

e) Crecimiento exagerado por medial del cuello condilar con desarrollo de anquilosis ósea. Ocurre en un número reducido de pacientes y se ha relacionado con un intento de mejorar la inserción del músculo pterigoideo lateral. Requiere la reintervención del paciente.

f) Desgaste de la cavidad glenoidea: se relaciona a menudo con una mala relación cóndilo-cavidad. Se manifiesta como un empeoramiento progresivo de la función articular y requiere la sustitución de la prótesis. Actualmente con los nuevos materiales se ha aumentado también la longevidad de los implantes.

g) Reacción a cuerpo extraño, por particulación de la prótesis, relacionado con las prótesis parciales.

h) Lesión del conducto auditivo por desplazamiento de la cabeza condílea.

3.6.2. Reconstrucción con injerto costocondral. La reconstrucción con injerto costocondral tiene especial indicación cuando la cirugía se lleva a cabo en niños, donde el crecimiento no ha finalizado e interesa la sustitución de los componentes articulares por un tejido con capacidad de crecimiento.

Indicaciones. Las indicaciones de la técnica son:

— Reconstrucción tras cirugía tumoral.
— Anquilosis.
— Deformidades congénitas o del desarrollo.
— Reconstrucción postraumática.

Técnica. Generalmente se utiliza la quinta o sexta costilla contralateral a la articulación a reconstruir, y a través de una incisión submamaria se obtiene el injerto prestando especial atención a respetar el periostio y pericondrio cercanos a la unión costocondral para evitar que ésta se separe. Es preciso realizar un doble abordaje preauricular y submandibular para conseguir una correcta estabilización del injerto. En la articulación a reconstruir se realiza una osteotomía de rama vertical u oblicua, se escinde el fragmento óseo, se coloca el injerto con la parte condral (unos 10 mm) en la cavidad glenoidea y se fija a la parte restante de la rama vertical mandibular mediante alambres, miniplacas o tornillos. La decorticación de la zona de costilla que contacta con el fragmento mandibular puede facilitar la revascularización y toma del injerto.

Es preciso realizar un bloqueo intermaxilar de dos a seis semanas de duración según el tipo de fijación utilizado, y una fisioterapia activa para movilizar la articulación, en cuanto éste se retira.

Complicaciones: 1) infección; 2) neumotórax (raramente si se hace una técnica cuidadosa); 3) crecimiento desmesurado.

A pesar de las posibles complicaciones es una buena opción para la reconstrucción articular, principalmente en pacientes en período de crecimiento, aunque algunos de ellos precisen de alguna corrección quirúrgica posterior. Como en todas las técnicas que se basan en un injerto óseo libre debemos tener en cuenta que el lecho receptor debe estar adecuadamente vascularizado, por lo que en casos que requieran radioterapia pre o posoperatoria no es un método aconsejado.

3.7. Artroscopia de ATM

La artroscopia temporomandibular es una técnica que presenta dos vertientes, diagnóstica y terapéutica. El objetivo final es proporcionar un diagnóstico preciso de trastornos intracapsulares de ATM sintomáticos mediante su visualización directa, y conseguir un tratamiento quirúrgico mínimamente invasivo de las anomalías observadas en la artroscopia diagnóstica.

Ventajas. Se trata de un procedimiento mínimamente invasivo que permite un diagnóstico patológico preciso, unas incisiones mínimas, régimen ambulatorio, escasas complicaciones y secuelas con recuperación rápida.

Inconvenientes. Se necesita un equipamiento caro y experiencia por parte del cirujano.

Indicaciones. Existen diversas entidades que pueden beneficiarse de la práctica de la artroscopia de ATM.

- Enfermedades inflamatorias (sinovitis, artritis sistémicas).
- Desplazamiento meniscal con reducción.
- Desplazamiento meniscal sin reducción.
- Artropatía degenerativa.
- Hipermovilidad con luxación.
- Perforaciones meniscales.

Técnicas artroscópicas. La artroscopia de ATM permite realizar diferentes técnicas diagnósticas y terapéuticas que se selecionarán según el diagnóstico de cada paciente.

- Lavado y eliminación de adherencias y bridas.
- Inyección de esteroides.
- Sinovectomía.
- Cauterización.
- Reposicionamiento y sutura del menisco.
- Liberación muscular.
- Eliminación de espículas óseas y osteofitos.

Bibliografía

Christiensen RW. The correction of mandibular ankylosis by arthroplasty and the insertion of a cast vitallium glenoid fossa. Oral Surg 1964; 17:712.

Dolwick MF, Sanders B. TMJ internal derangement and diagnosis. St Louis: Mosby, 1985.

Laskin DM (ed.). Current controversies in surgery for internal derangement of the TMJ. Oral and Maxillofacial Surgery Clinics of North América 1994; 6:2.

Laskin DM (ed.). Medical management of temporomandibular disorders. Oral and Maxillofacial Surgery Clinics of North America 1995; 7:1.

McNeill C (ed). Temporomandibular disorders. Chicago: Quintessence, 1993.

Sanders B, Murakami KI, Clark GT. Diagnostic and surgical arthroscopy of the TMJ. Filadelfia Saunders, 1989.

Tarro AW. TMJ arthroscopy. Filadelfia: JB Lippincot, 1993.

Worthington P, Evans JR (ed). Controversies in Oral and Maxillofacial Surgery. Filadelfia: WB Saunders, 1994.

Capítulo 10

Boca

1. Generalidades

1.1. Anatomía (fig. 1)

1.1.1. Histología. La boca es la puerta de entrada del tubo digestivo y cumple también funciones importantes en el aparato respiratorio y fonatorio. La mucosa oral tapiza el interior de la boca, distinguiéndose tres tipos:

- *Mucosa móvil*: Mucosa de revestimiento que se encuentra en las mejillas (mucosa yugal), suelo de la boca, encía no adherida, vientre lingual, paladar blando y pilares faríngeos. Se trata de un epitelio poliestratificado no queratinizado.
- *Mucosa masticatoria o queratinizada*: Es la mucosa del paladar duro y de la encía adherida. Se trata de un epitelio poliestratificado queratinizado.
- *Mucosa gustatoria*: Se trata de un epitelio poliestratificado queratinizado con órganos sensoriales gustativos especializados. Recubre el dorso lingual.

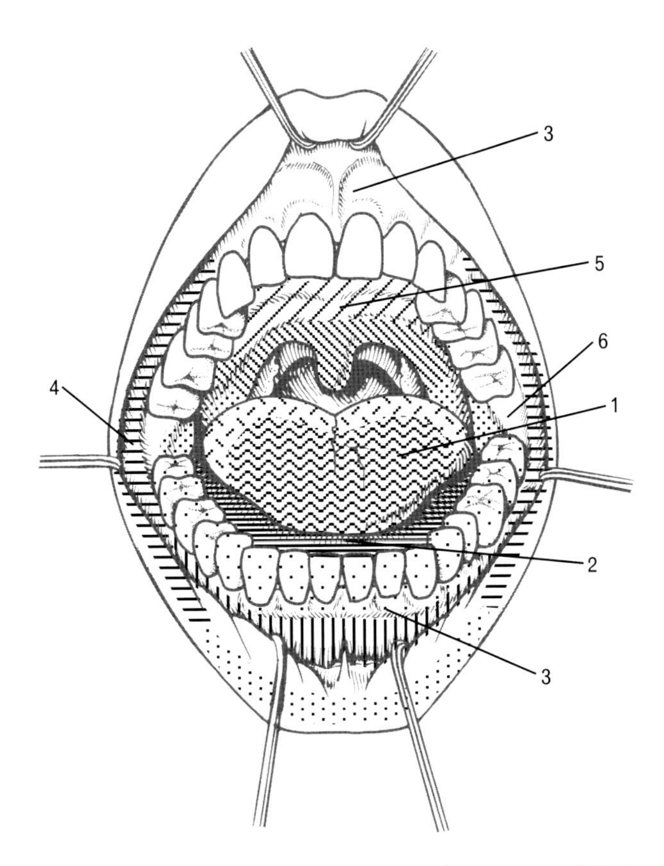

Fig. 10.1.—**Anatomía de la boca**. *Zonas quirúrgicas:* 1 Lengua. 2 Suelo de la boca. 3 Encías: superior, inferior. 4 Mucosa yugal. 5 Paladar duro. 6 Trígono retromolar.

1.1.2. Dientes. Los dientes son órganos especializados que intervienen en la masticación. En el adulto existen 32 dientes que se dividen, según su función, en incisivos, caninos, premolares y molares. Están compuestos por tres tejidos:

- *Dentina:* Capa gruesa de tejido conectivo rico en colágeno y calcificado que se sitúa entre el tejido conectivo de la pulpa dentaria y el esmalte.
- *Esmalte:* Forma la dura capa externa que recubre la corona del diente; es de naturaleza mineral y formado por una agrupación de cristales de apatita cálcica con una matriz orgánica.
- *Cemento:* Recubre la dentina en las raíces de los dientes.
- *Órgano pulpar:* Formado por pulpa coronaria y radicular. Contiene en su interior vasos y nervios. Está limitado por una región odontogénica que incluye los odontoblastos.

1.1.3. Lengua. La lengua es un órgano muscular que interviene en la función masticatoria, en la deglución, en la fonación y en la función gustativa. Sus dos tercios anteriores se localizan en la boca y el tercio posterior en la faringe (base de la lengua). Los dos tercios anteriores de la lengua son móviles (lengua móvil). Anatómicamente la lengua oral se divide en dorso, punta y bordes laterales. Los músculos de la lengua se dividen en intrínsecos y extrínsecos:

• Músculos intrínsecos: Se distinguen por la dirección de sus fibras, y actúan modificando la forma de la lengua en los tres planos del espacio al hablar, deglutir y masticar:

— Músculo lingual inferior.
— Músculo lingual vertical.
— Músculo lingual transverso.

• Músculos extrínsecos: Son los encargados fundamentalmente de mover el cuerpo de la lengua:

— Músculo geniogloso.
— Músculo hiogloso.
— Músculo estilogloso.

Vascularización. La arteria lingual, rama de la arteria carótida externa, es la encargada de su vascularización. El nervio hipogloso se encarga de la motricidad y el nervio lingual recoge la sensibilidad. El drenaje linfático se efectúa hacia los niveles I y II del cuello.

1.1.4. Apófisis alveolares superior e inferior. Los apófisis alveolares de los maxilares están formados por el hueso alveolar de la mandíbula y el maxilar y un recubrimiento de encía queratinizada (encía adherida) en íntimo contacto con el periostio. Esta característica anatómica hace que las neoplasias infiltrantes a este nivel invadan rápidamente el hueso subyacente y, en el caso del maxilar, penetren en el seno.

El nervio mandibular discurre por el canal del mismo nombre y presta inervación a los dientes mandibulares correspondientes y a la encía. Abandona la mandíbula por el orificio mentoniano y recoge la sensibilidad del labio inferior homolateral. Ramas del nervio lingual participan recogiendo la sensibilidad de los sectores posteriores de las caras linguales de la encía, y el nervio bucal recoge la sensibilidad de la parte posterior del vestíbulo mandibular.

Las ramas del nervio maxilar recogen la sensibilidad de la apófisis alveolar del maxilar. En su parte más anterior el nervio nasopalatino inerva la premaxila, y los nervios palatinos mayor y menor se encargan, de los sectores posteriores.

1.1.5. Suelo de la boca. El suelo de la boca es una superficie mucosa en forma de media luna. Discurre entre la lengua móvil y la cara lingual del proceso alveolar mandibular.

En su parte más anterior, y a ambos lados del frenillo lingual, se encuentran las carúnculas de drenaje de los conductos de Wharton. Las glándulas sublinguales se sitúan a ambos lados del frenillo, por debajo de la lengua.

La mucosa descansa sobre un diafragma muscular formado por los dos músculos milohioideos. En el borde posterior de este diafragma se refleja el conducto de la glándula submaxilar para acceder al suelo de la boca.

La vascularización y el drenaje linfático son los mismos que los de la lengua.

1.2. Exploración

1.2.1. Exploración clínica de boca

Instrumental necesario:

Dispositivo de iluminación: foco, linterna o luz frontal.

Espejo dental.

Guantes de exploración.

Depresor lingual.

Para una correcta exploración clínica orofaríngea el paciente debe estar preferiblemente sentado. El explorador se coloca delante del paciente con un dispositivo de iluminación.

Fases de la exploración:

• Exploración dental: Morfología y posición de los dientes (hipoplasias del esmalte, alteraciones de la forma, dentición decidua). Oclusión que establece el paciente y sus posibles alteraciones (prognatismo, micrognatia, mordidas abiertas). Ausencias de dientes y movilidad. Presencia de caries y enfermedad periodontal.

• Exploración de la mucosa oral: Presencia de leucoplasias, ulceraciones, pigmentaciones.

• Exploración lingual: Fonación, movilidad de la lengua, frenillo lingual, trastornos de la mucosa lingual (lengua vellosa, lengua escrotal, lengua geográfica), papilas linguales.

• Exploración de las glándulas salivales y sus conductos secretores. Ránula. Presencia de cálculos. Valoración de la características de la saliva.

• Exploración del paladar: Morfología (paladar ojival, fisura palatina), presencia de tumoraciones y fístulas.

• Exploración de los pilares faríngeos y trígono retromolar: Morfología, movilidad, presencia de ulceraciones y tumoraciones.

• Exploración del cavum (con ayuda de espejo dental y depresor lingual): Presencia de tumoraciones, hiperplasia de amígdalas y adenoides.

• Exploración de orofaringe: Con espejo dental; exploración del seno piriforme y glotis, presencia de tumoraciones y cuerpos extraños.

1.2.2. Exploración clínica del cuello

El paciente se colocará sentado, preferentemente en una silla, de manera que permita al explorador situarse por detrás. La exploración del cuello se efectuará en ligera flexión de la cabeza, con lo que la tensión cutánea y del músculo platisma disminuirá permitiendo palpar las estructuras situadas por debajo.

La exploración del cuello deberá ser bilateral y sistemática. Para la sistematización se dividirá el cuello en triángulos: triángulo submental, triángulo submandibular, triángulo muscular, triángulo posterior.

Inicialmente se palpará el *triángulo submental*. A este nivel se pueden encontrar adenopatías en los tumores que afectan el labio inferior y el suelo de la boca (nivel I de adenopatías). También se palpan a este nivel los quistes dermoides del suelo de la boca que pueden fistulizar.

En el *triángulo submandibular* se palpa la glándula submaxilar y las adenopatías que siguen el trayecto de los vasos faciales (nivel II). Para diferenciar la glándula de las adenopatías a este nivel es útil la palpación bimanual de la glándula. El explorador se coloca delante del paciente. Se introduce un dedo siguiendo el conducto de Wharton por la boca y con la otra mano se palpa e identifica la glándula.

El *triángulo muscular* se localiza delante del músculo esternocleidomastoideo (ECM). En su nivel más alto pueden encontrarse adenopatías de la cadena yugular (nivel II). Más caudalmente se localiza el glomus carotídeo, palpándose con claridad el pulso arterial. A este nivel puede palparse el frémito de los tumores vasculares, como el quemodectoma.

En el tercio medio del triángulo muscular se localiza el nivel III ganglionar. Los quistes branquiales se palpan también en esta zona, fistulizando característicamente por delante del ECM. En la línea media se encuentra el hueso hioides y relacionado con él se pueden encontrar los quistes y fístulas del conducto tirogloso.

En el tercio inferior del triángulo muscular se encuentra la glándula tiroides, que puede ser lugar de asiento de quistes y tumores. Esta zona corresponde al nivel IV ganglionar.

Por detrás del músculo ECM se encuentra el *triángulo posterior*. Esta zona es rica en tejido fibroadiposo. Aquí se encuentra el nivel V ganglionar. En su porción más alta discurre el nervio espinal (XI par craneal). En su base se encuentran los vasos cervicales transversos.

1.2.3. Diagnóstico por la imagen

1.2.3.1. **Ortopantomografía.** La ortopantomografía es la exploración radiológica fundamental de la boca y sus anejos. Permite una excelente definición de los dientes y ambos maxilares y podemos visualizar la parte baja de los senos maxilares y el septo nasal. Permite también diagnosticar cálculos radioopacos de las glándulas salivales.

En Oncología es una exploración inexcusable, pues permite valorar de forma fidedigna la existencia de erosiones de las corticales óseas y servir de guía en las ostectomías de los maxilares.

1.2.3.2. **Tomografía computarizada.** La tomografía computarizada permite valorar el hueso y las partes blandas de forma tridimensional. Es insuperable en la valoración de las estructuras óseas y localización de cálculos de glándulas salivales, si bien en la resolución de los tejidos blandos es más eficaz la resonancia magnética. Es útil sobre todo en la valoración de lesiones que afectan el maxilar superior y se extienden a los senos y fosas nasales.

Tiene como inconveniente en la cabeza las interferencias y artefactos que producen las prótesis dentales metálicas y las obturaciones con amalgama de plata. Sobre la resonancia magnética tiene la ventaja de su menor coste económico, mayor rapidez de ejecución y mejor tolerancia de los pacientes claustrofóbicos.

1.2.3.3. **Resonancia magnética.** La resonancia magnética ha supuesto un gran avance en la evaluación de los pacientes oncológicos de cabeza y cuello. Su excelente resolución de los tejidos blandos hace que sea especialmente útil en la detección y seguimiento de los tumores malignos infiltrantes. Se utiliza en muchos centros de forma sistemática en la evaluación de extensión y estadiaje de los tumores primarios. Es muy eficaz en la evaluación de cadenas ganglionares regionales, en la detección de tumores ocultos y en el seguimiento de los pacientes oncológicos de cabeza y cuello.

Tiene como inconvenientes su elevado coste, la duración de la exploración y la poca tolerancia a ella de los pacientes claustrofóbicos. No puede efectuarse a pacientes portadores de marcapasos o cualquier prótesis o cuerpo extraño metálico.

1.2.4. Diagnóstico histológico

1.2.4.1. **Biopsia.** El diagnóstico histológico es fundamental en patología de cabeza y cuello, pues en muchas ocasiones es el único instrumento que nos permitirá un diagnóstico diferencial.

Las preguntas que generalmente formula el clínico al patólogo cuando remite la biopsia son:

— ¿Es una lesión tumoral o inflamatoria?
— Si es tumoral, ¿es benigna o maligna?, ¿de qué tumor se trata?
— Si es maligno, ¿qué grado histológico tiene?
— Si es inflamatoria, ¿es infecciosa o no infecciosa?
— Si no es infecciosa, ¿de qué proceso se trata?

El diagnóstico histológico de malignidad se establece por los criterios presentados en la tabla I.

El grado de diferenciación del tumor es también importante para decidir el tratamiento a efectuar y establecer el pronóstico. En el carcinoma escamoso se utiliza la clasificación de Broder para valorar este factor:

G1: bien diferenciado.
G2: moderadamente diferenciado.
G3: poco diferenciado.
G4: indiferenciado.

En las piezas de resección es muy importante valorar la invasión de los márgenes de resección y la distancia del tumor a estos márgenes. Para ello se marcan estos márgenes con tinta china y se estudian de forma sistemática.

En los vaciamientos ganglionares es importante reflejar el número total de ganglios hallados, el número de ellos que se encontraban invadidos, la presencia de diseminación extracapsular y si es posible la localización de estos ganglios.

1.2.4.2. **Punción citológica con aguja fina.** La punción citológica con aguja fina constituye una importante herramienta diagnóstica tanto a nivel intraoral como cervical. En los últimos años se ha avanzado mucho en la sensibilidad y especificidad de esta técnica. Generalmente se reserva para lesiones profundas, no accesibles a una biopsia convencional bajo anestesia local. En ocasiones puede ser guiada con ecografía o tomografía computarizada.

2. Entidades clínicas

2.1. Lesiones inflamatorias e infecciosas

Las lesiones inflamatorias e infecciosas de la boca se tratan en el capítulo 4.

2.2. Lesiones traumáticas

Las lesiones traumáticas de la boca se tratan en el capítulo 3.

2.3. Lesiones tumorales

2.3.1. Tumores benignos

2.3.1.1. Tumores epiteliales.

Verruga vulgar. Tumoración de origen viral que, aunque mayoritariamente se manifiesta en la piel, puede también presentarse en la boca, sobre todo en los labios, paladar y

Tabla I. Diferencias histológicas de tumores benignos/malignos

		Benignos	*Malignos*
A)	**Evidencia de crecimiento rápido**		
	Mitosis	Pocas y normales	Numerosas, y con frecuencia anormales
	Núcleos	Poco alterados	Grandes, con frecuencia irregulares (pleomórficos)
	Nucleolos	Poco alterados	Por lo general, grandes
	Basofilia citoplasmática	Ligera	Intensa
	Hemorragia y necrosis	Poco importantes	Con frecuencia, intensas
B)	**Diferenciación**		
	Parecido macroscópico con el tejido de origen	Con frecuencia parecido	Variable: parecido o no
	Parecido microscópico con el tejido de origen	Por lo general, acusado	Por lo general, escaso
	Función, por ejemplo, secreción	Por lo general, mantenida	Mantenida, ausente o secreción de productos anormales
C)	**Evidencia decrecimiento invasor**		
	Cápsula intacta	Frecuente	Raro (normalmente ninguno)
	Invasión local	Ausente	Muy frecuente
	Metástasis	Nunca	Frecuentes

lengua. Se trata de una lesión sesil blanda, con aspecto de coliflor o en forma de ramillete. El aspecto microscópico es papilar y recubierta de queratina. La microscopia electrónica demuestra inclusiones virales típicas. La exéresis quirúrgica o criorresección es curativa.

Condiloma acuminado. Verruga epitelial de origen viral con base amplia que predominantemente afecta a genitales, pero que también puede verse en boca. El aspecto microscópico es similar al de la verruga vulgar. Su tratamiento es quirúrgico, con mayor tendencia a la recidiva que la verruga vulgar.

Papiloma. Neoplasia benigna epitelial que suele aparecer en paladar duro y blando y en la úvula, pero también en otros lugares. Tiene aspecto pedunculado con aspecto en coliflor. Al microscopio se observe un tallo delgado y numerosas proyecciones digitadas con un corión de tejido mesenquimal laxo y un epitelio poliestratificado que las recubre. Si la lesión se reseca por su base no recidiva.

Hiperplasia epitelial (enfermedad de Heck). Enfermedad que aparece en la edad pediátrica y que se caracteriza por la aparición de múltiples lesiones sobreelevadas en mucosa oral de aspecto papilomatoso. Al microscopio estas lesiones presentan acantosis con una estructura epitelial normal. Se cree que su etiología es viral.

Queratoacantoma. Se trata de una proliferación pseudotumoral benigna del epitelio de la mucosa oral. Puede aparecer de forma primaria o secundariamente a agresiones crónicas de la mucosa (decúbitos, infecciones, etc.). Suele aparecer en labios, lengua y crestas alveolares. Su forma de presentación es variable, apareciendo en forma de úlcera, cráter, nódulo o placa. Su estructura histológica muestra proliferación del epitelio con aparente invasión de los tejidos subyacentes. Esta proliferación puede parecerse superficialmente a un carcinoma de células escamosas, pero todas las células son normales y sin disqueratosis.

2.3.1.2. Tumores mesenquimales.

Fibroma irritativo. Proliferación de la mucosa con aspecto pedunculado o sesil como consecuencia de un factor irritativo local (succión, traumatismo, hábitos linguales). Formado histológicamente por acumulación en el corión de colágeno denso con zonas de hialinización y pocos vasos sanguíneos. Se trata mediante resección y supresión del agente irritativo causal.

Fibroma. Lesión similar histológicamente a la anterior, pero que aparece en zonas en las que no se demuestra un agente irritativo local. Existe una proliferación del corión de la mucosa con una superficie epitelial normal. En ocasiones pueden presentar focos de calcificación. Pueden aparecer tanto en encía queratinizada como en mucosa libre o lingual.

Épulis fisurado. Crecimiento pseudotumoral que aparece en los bordes de una prótesis dentaria mal adaptada. Su aspecto y tratamiento es idéntico al del fibroma irritativo.

Épulis granulomatoso. Crecimiento pseudotumoral que aparece en un alveolo dentario tras una extracción. Aparece a las pocas semanas de la extracción y se manifiesta como una excrecencia de tejido rojizo y sangrante en el alveolo. Al microscopio se trata de tejido de granulación normal. Se puede efectuar un legrado del alveolo en caso necesario.

Épulis de células gigantes. También se conoce como épulis mieloide y como granuloma gigantocelular periférico. Se trata de una lesión azulada con superficie lisa y hemorrágica que aparece sobre encía queratinizada. Puede erosionar el hueso subyacente. Histológicamente se compone de fibroblastos, mastocitos y células gigantes multinucleadas. Su exéresis con curetaje cuidadoso es suficiente para que no recidive.

Granuloma piógeno. Formación pseudotumoral que aparece sobre todo en la encía queratinizada. Aparece como un crecimiento elevado, blando, sesil, con aspecto aframbuesado y que sangra con facilidad. Histológicamente se caracteriza por una proliferación corial con tejido de granulación y gran vascularización. Se cree que se trata de una reacción local de la encía desproporcionada contra microtraumatismos.

Épulis gravídico. Tumoración superponible al granuloma piógeno que aparece en mujeres embarazadas y que regresa espontáneamente tras el parto.

2.3.2. Tumores malignos

2.3.2.1. Carcinoma de la mucosa oral.

Epidemiología. Los tumores malignos de la cavidad oral representan el 4% de los tumores malignos del hombre y el 2% en la mujer. En EE.UU. se diagnostican alrededor de 19.000 nuevos casos cada año y alrededor de 5.000 personas mueren anualmente por esta causa. Desgraciadamente la mayoría de casos se diagnostican en estadios avanzados (65-70%, según las series), lo que disminuye las posibilidades terapéuticas. Hay que avanzar para que aumente el diagnóstico precoz de esta enfermedad; la sensibilización frente a este problema de los odontólogos y médicos generales es fundamental.

Etiología. Más del 90% de los pacientes afectados de cáncer oral presentan antecedentes de exposición al alcohol y al tabaco. Se ha demostrado que el riesgo aumenta en relación con el número de cigarrillos consumidos por día y con el tiempo de exposición.

En los países asiáticos la incidencia es muy alta, llegando a ser en algunas zonas la neoplasia maligna más frecuente. En estos casos se atribuye la alta incidencia al hábito de mascar determinadas plantas tóxicas (nuez de betel) y a fumar con el cigarrillo invertido.

No se conocen suficientemente los mecanismos fisiopatológicos por los que el tabaco y el alcohol pueden inducir la transformación maligna de las células de la mucosa oral. Se cree que ambos son carcinógenos de forma aislada y que la exposición a ambos tiene un efecto sinergístico.

Se ha demostrado una disminución de los folatos (micronutrientes que intervienen en la síntesis celular del ADN) en la mucosa oral de los individuos fumadores. Se ha postulado que los tóxicos del humo del tabaco como los nitratos orgánicos, cianatos e isocianatos podrían convertir algunos micronutrientes como los folatos en formas biológicamente inactivas. La inactivación experimental de otros micronutrientes como la 4-nitroquinolona ha sido capaz de inducir tumores linguales en ratas.

Los pacientes alcohólicos no fumadores presentan cambios en la celularidad de la mucosa oral. Aparece displasia epitelial, incremento del índice nucleocitoplasmático, prominencia de los nucleolos y se observan fragmentaciones y proliferaciones de la membrana basal.

Diversos factores genéticos se han relacionado con una mayor predisposición a la aparición de tumores epiteliales malignos intraorales: fenotipos de baja eficiencia de enzimas detoxificantes como la glutation-S-transferasa, delecciones a nivel del brazo corto del cromosoma 3 que producen pérdida de genes supresores tumorales, etc.

Otros factores que se han asociado a un aumento del riesgo de desarrollar cáncer de cavidad oral son la sífilis, la higiene oral deficiente, déficit de riboflavina, síndrome de Plummer-Vinson, virus (papiloma, herpes), exposición a hidrocarburos y derivados, etc.

Lesiones premalignas. La leucoplasia y la eritroplasia pueden ser tanto lesiones premalignas como la forma de presentación de un carcinoma en sus fases más iniciales. Solamente el examen histológico nos sacará de dudas.

- **Leucoplasia.** Leucoplasia es el término clínico que describe una mancha blanca en una mucosa. Una leucoplasia puede tener una apariencia gruesa y exofítica o ser fina, como una membrana. Bajo la apariencia clínica de leucoplasia puede manifestarse desde un muguet, un liquen plano, una cicatriz mucosa posquirúrgica hasta un carcinoma invasivo.

La leucoplasia que se considera lesión premaligna es aquélla que es la consecuencia de una agresión crónica a la mucosa. Otras lesiones blancas como el muguet, leucoedema, lupus eritematoso y psoriasis no han demostrado incremento del riesgo. La agresión crónica física o química produce como respuesta una proliferación del epitelio y del corión. La hiperplasia epitelial es el hallazgo histológico más frecuente (80% de los casos). Aproximadamente un tercio de las leucoplasias presentan diferentes grados de displasia y entre un 8 y un 2% de las biopsias se puede encontrar un carcinoma.

- **Liquen plano.** Esta enfermedad de la piel y las mucosas, en especial sus formas erosivas, tiene potencial de malignización en la mucosa oral. No es infrecuente que pacientes afectos de formas graves erosivas de liquen plano oral desarrollen varios carcinomas escamosos en el curso de su enfermedad. Estudios de seguimiento a largo plazo de pacientes afectos de esta entidad han demostrado aumento del riesgo de desarrollo de carcinomas escamosos.

- **Eritroplasia.** La eritroplasia es también un término clínico que describe una mancha roja en la mucosa. Tiene mayor riesgo de malignidad que la leucoplasia. Puede tratarse de una lesión sobreelevada, granulosa o ulcerada. Suele sangrar con facilidad. Suele aparecer en la parte posterior de la boca.

Clínica. La sintomatología que producen los tumores de cavidad oral suele ser mínima. El paciente suele acudir o ser remitido ante la presencia de una ulceración o masa indolora que ha aparecido en la boca. En otras ocasiones el paciente acude por inestabilidad de sus prótesis removibles, movilidad de piezas dentarias o anquiloglosia. No son infrecuentes los casos en que el paciente acude ante la aparición de una metástasis cervical.

Cada vez son más los pacientes que son remitidos por su dentista o su dermatólogo ante una lesión preneoplásica sospechosa. El diagnóstico precoz es en la actualidad la mejor arma disponible ante esta enfermedad.

Interrogatorio. En los hábitos tóxicos del paciente será importante recoger el hábito tabáquico y el consumo diario de alcohol. Se deberán registrar cuidadosamente los fármacos que consuma el paciente de forma crónica.

Es importante evaluar el estado nutricional del paciente y evaluar la pérdida de peso corporal. Para valorar el estado general del paciente se ha establecido una clasificación:

Performance status del Eastern Cooperative Oncology Group

0. Asintomático.
1. Síntomas leves.
2. Encamado el 50% del tiempo.
3. Encamado entre el 50-99% del tiempo.
4. Encamado todo el día.

Junto con el Índice de Karnofski permiten cuantificar el estilo de vida de un paciente al comenzar el tratamiento, y medir su mejoría o empeoramiento

En cuanto a los antecedentes patológicos, deberán evaluarse las enfermedades que incrementan el riesgo de carcinoma oral, liquen plano, síndrome de Plummer-Vinson, etc. Las enfermedades intercurrentes o sufridas por el paciente pueden contraindicar tratamientos quimioterápicos y dificultar la recuperación tras una intervención quirúrgica. Preguntar específicamente por enfermedades crónicas como diabetes, hipertensión, angor pectoris, ulcus gastroduodenal y hepatitis.

Se debe registrar el tiempo de evolución de la sintomatología.

Exploración física. Se distinguen tres patrones morfológicos:

- *Exofítico*. En forma de coliflor; es la menos frecuente y suele tratarse de tumores bien diferenciados. Su crecimiento se efectúa en superficie y con poca tendencia a metastatizar. Puede ulcerarse por necrosis de las zonas centrales de la lesión. No suele sangrar.
- *Ulcerado*. Es el tipo más frecuente. Adopta la morfología de *ulcus rodens* típica, con tendencia a sangrar. Suele tratarse de formas histológicas poco o moderadamente diferenciadas. Tiene tendencia a invadir en profundidad, infiltrar estructuras vecinas y diseminarse por vía linfática.
- *Infiltrante*: Se manifiesta como una masa o placa de bordes mal definidos en/o bajo la mucosa. Suele aparecer en la lengua, manifestándose con anquiloglosia, y es el tipo más agresivo y más indiferenciado. Puede ulcerarse posteriormente y sangrar.

Deberá valorarse el estado de higiene oral, la existencia de ulceraciones por decúbito de prótesis o dientes que puedan haber favorecido la aparición del proceso, así como signos y síntomas de liquen plano.

La exploración cervical deberá intentar descubrir adenopatías satélites. No es infrecuente la submaxilitis obstructiva en los pacientes con tumores del suelo de boca anterior por infiltración de las carúnculas de los conductos de Wharton.

Tras la exploración física, el paciente debe ser evaluado según la clasificación TNM (TNM clínico).

Diagnóstico.

Biopsia. El diagnóstico de certeza de un carcinoma lo establece el examen histológico. Ante la sospecha clínica de un carcinoma, debe efectuarse de inmediato una biopsia. Puede realizarse bajo anestesia local en el caso de que la lesión sea de acceso fácil, o bien programarla bajo anestesia general en el caso de que se afecte la parte posterior de faringe o la base de la lengua. En el caso de las metástasis ganglionares cervicales será necesaria una punción citológica para determinar su malignidad.

Diagnóstico por imagen. El examen con tomografía computarizada o con resonancia magnética será importante para determinar el alcance de la lesión, invasión de estructuras vecinas y presencia de metástasis ganglionares o viscerales ocultas. Nos permitirá completar el TNM clínico.

Bioquímica y hemograma. El examen bioquímico general y el hemograma nos permitirán establecer el estado general del paciente y su estado nutricional, y será muy importante en la decisión del tratamiento a efectuar.

Estadiaje. En el estadiaje de los tumores se emplea la clasificación TNM. Se divide en tres parámetros:

T: tamaño del tumor.
N: metástasis ganglionares.
M: metástasis viscerales.

Una vez evaluados estos tres parámetros se puede encuadrar al paciente en cuatro estadios de progresión de la enfermedad.

T

TX. No se dispone de información del tumor primitivo.
T0. No hay evidencia del tumor primitivo.
Tis. Carcinoma *in situ.*
T1. Diámetro igual o inferior a 2 cm.
T2. Diámetro del tumor primitivo superior a 2 cm, pero inferior a 4 cm.
T3. Diámetro del tumor primitivo superior a 4 cm.
T4. Tumor voluminoso de diámetro superior a 4 cm con invasión de estructuras profundas.

N

NX. No se han determinado los ganglios regionales.
N0. No existen metástasis ganglionares.
N1. Metástasis en un único ganglio linfático homolateral de 3 cm o menos en su dimensión mayor.
N2. Metástasis en un único ganglio linfático homolateral de más de 3 cm en su dimensión mayor; o múltiples ganglios homolaterales afectos, pero ninguno mayor de 6 cm en su dimensión mayor; o ganglios linfáticos bilaterales o contralaterales, pero ninguno mayor de 6 cm en su dimensión mayor.
N2a. Metástasis en un único ganglio linfático homolateral, cuya dimensión mayor es mayor de 3 cm, pero menor de 6 cm.
N2b. Metástasis en múltiples ganglios homolaterales, pero ninguno de ellos de más de 6 cm en su dimensión mayor.
N2c. Metástasis múltiples bilaterales o contralaterales, pero ninguna de más de 6 cm en su dimensión mayor.
N3. Metástasis en un ganglio linfático de más de 6 cm en su dimensión mayor.

Los ganglios en línea media se consideran homolaterales.

M

MX. No se ha determinado la presencia de metástasis a distancia.
M0. No existen metástasis a distancia.
M1. Existen metástasis a distancia. La categoría M1 puede especificarse más con la siguiente notación:

Pulmón	PUL	Médula	MAR
Hueso	OSS	Pleura	PLE
Hígado	HEP	Peritoneo	PER
Cerebro	BRA	Piel	SKI
Linfáticos	LYM	Otras	OTH

Estadios. Una vez establecidos los tres parámetros se puede encuadrar al paciente ya en uno de los siguientes estadios.

Estadio 0	Tis	N0	M0
Estadio I	T1	N0	M0
Estadio II	T2	N0	M0
Estadio III	T3	N0	M0
	T1	N1	M0
	T2	N1	M0
	T3	N1	M0
Estadio IV	T4	N0/N1	M0
	cualquier T	N2/N3	M0
	cualquier T	cualquier N	M1

Tratamiento. Los protocolos de tratamiento varían según las características y disponibilidades terapéuticas de los distintos centros. Las modalidades de tratamiento generalmente aceptadas son:

- Tratamiento local: cirugía, radioterapia externa, braquiterapia.
- Tratamiento electivo del cuello: cirugía, radioterapia externa.
- Cuello con metástasis ganglionar: cirugía, radioterapia externa, quimioterapia complementaria.
- Tratamiento paliativo: Radioterapia externa, quimioterapia complementaria.

Los estadios I y II tienen altas tasas de curación tanto con cirugía como con radioterapia, y la elección de una u otra modalidad dependerá de las disponibilidades y la experiencia del centro, y del previsible mejor resultado cosmético y funcional. La presencia de un margen positivo de resección o una profundidad de invasión del tumor superior a 5 mm incrementa el riesgo de recidiva local, por lo que en estos casos se prefiere la combinación de cirugía y radioterapia.

Los tumores avanzados (estadios III y IV) constituyen un reto para los equipos oncológicos de cabeza y cuello. Excepto para los pacientes con lesiones T3 N0 M0 o con ganglios inferiores a 2 cm móviles, en los cuales las modalidades para los estadios I y II pueden todavía ser apropiadas, el resto de pacientes deben seguir tratamientos combinados. En estos casos se efectúan en la actualidad ensayos clínicos con combinaciones de quimioterápicos con función citorreductora, radiosensibilizadora y para mejorar el control local y la supervivencia.

Pronóstico. En las lesiones moderadamente avanzadas del trígono retromolar sin evidencia de diseminación linfática al cuello se alcanzan tasas de control local del 90%, mientras que las lesiones de paladar duro, encía maxilar y mucosa yugal tienen porcentajes de control local del 80%.

En ausencia de evidencia clínica de diseminación cervical, las lesiones moderadamente avanzadas del suelo de boca y lengua móvil presentan tasas de supervivencia del 70 y 65%, respectivamente.

La incidencia de metástasis a distancia es relativamente baja en los tumores de estas localizaciones y solamente se produce en fases muy avanzadas de la enfermedad. Considerado de forma global, aparece entre un 15-20% de los pacientes. Cuando aparecen, suelen afectar pulmón y hueso.

Los pacientes con carcinomas de cabeza y cuello tienen incrementado el riesgo de desarrollar segundos tumores primarios del tracto aerodigestivo. Alrededor de un 15% de pacientes diagnosticados pueden desarrollar un nuevo tumor primario. Existen estudios que demuestran que el tratamiento con dosis moderadas de isotretinoína (ácido 13-cis retinoico) durante un año reduce la incidencia de aparición de estos segundos primarios.

3. Técnicas quirúrgicas

3.1. Biopsias

3.1.1. Biopsia simple. La biopsia es la obtención de una muestra de tejido para su estudio histológico. Si la lesión a estudiar es menor de unos 2,5 cm es preferible su exéresis completa (biopsia escisional). En el caso de lesiones de mayor tamaño se debe efectuar una biopsia en cuña o mediante *punch* de las zonas más significativas.

Es preferible siempre tomar una muestra del borde de la lesión, obteniendo una porción de mucosa sana. La toma de muestras en el centro de la lesión, sobre todo en los tumores, puede ser inútil para el diagnóstico por tratarse de zonas de necrosis.

Consejos para el éxito en la biopsia (tabla II). Historia clínica y exploración correcta del paciente antes de efectuar el procedimiento: si se sospecha un linfoma habrá que enviar cantidad de tejido suficiente para varios procesados y no fijar la muestra. Ante esta sospecha enviarla en fresco o suero fisiológico y avisar al laboratorio. Si se sospecha una enfermedad ampollosa se debe enviar una muestra de mucosa sana.

La técnica quirúrgica debe ser cuidadosa: elegir una zona adecuada, manipulación atraumática de la muestra, obtener una cantidad suficiente de tejido y fijar la muestra inmediatamente. Transporte rápido de la muestra al laboratorio.

Ante diagnósticos dudosos enviar las laminillas para consulta a otros patólogos especializados o con más experiencia.

3.1.2. Biopsia de glándulas salivales menores. La biopsia para la obtención y estudio de glándulas salivales menores es un procedimiento de interés en el diagnóstico del síndrome de Sjögren. Esta enfermedad autoinmune se caracteriza por la infiltración por linfocitos de las glándulas exocrinas que puede demostrarse histológicamente.

El procedimiento se efectúa en la mucosa del labio inferior. Tras infiltrar con anestésico local con vasoconstrictor se efectúa una incisión horizontal superficial que sólo interese la mucosa. Con tijera fina o mosquito se diseca la mucosa. Inmediatamente aflorarán unos pequeños glóbulos de color amarillento que son las glándulas salivales menores. Con cuidado de no machacarlas, se obtendrán varias de ellas con una pinza. Se recomienda obtener al menos cinco glándulas.

Las muestras deberán remitirse en suero fisiológico para permitir técnicas inmunohistoquímicas o de inmunofluorescencia si se considerara oportuno en el diagnóstico diferencial histopatológico. El cierre de la mucosa se efectuará con catgut o seda de 3 o 4 ceros.

Tabla II. Causas de fracaso de la biopsia

Obtención inadecuada:

- Biopsia efectuada en un lugar inadecuado: zona sana, zona necrótica
- Muestra de tamaño demasiado pequeño (en ocasiones debe dividirse para varios procesados)
- La muestra no recoge todo el espesor de la mucosa
- La muestra está machacada por una manipulación inadecuada (pinzas, tijeras, mosquitos)
- Muestra obtenida con electrobisturí (los tejidos quemados no sirven para diagnóstico)
- Debía haberse remitido además un fragmento en fresco para otras técnicas (inmunofluorescencia por ejemplo)

Fijación inadecuada:

- La muestra debía ser enviada en fresco y ha llegado en formalina
- Fijador inadecuado (dilución inadecuada, confusiones: alcohol por formalina)
- Una parte de la muestra ha quedado sin fijar: poca cantidad de fijador

Transporte inadecuado:

- La muestra en fresco se ha olvidado y ha sufrido putrefacción
- La muestra se ha perdido
- La muestra en fresco para cultivo se remitió a anatomía patológica y en formalina para microbiología

Diagnóstico inadecuado:

- El patólogo no nos da un diagnóstico, solamente una descripción
- Inexperiencia del patólogo en patología oral

3.2. Terceros molares incluidos

3.2.1. Indicaciones de la extracción

Pericoronaritis.

Patología dental del tercer molar semierupcionado o del segundo molar adyacente.

Patología periodontal distal al segundo molar.

Reabsorción radicular de piezas adyacentes.

Patología folicular (quistes y tumores odontogénicos).

Manejo del dolor de causa inexplicable.

Consideraciones ortodóncicas.
Prevención de fractura mandibular.
Previo a un tratamiento protésico.

Previo a radioterapia mandibular o a inmunosupresión en pacientes con tratamiento quimioterápico o en protocolo de trasplante.

Factores sociales y económicos.

3.2.2. Contraindicaciones de la extracción. La decisión para llevar a cabo cualquier exodoncia debe basarse en la valoración cuidadosa de los riesgos y beneficios potenciales. Las contraindicaciones básicas son: edades extremas, salud del paciente y lesión quirúrgica a dientes o estructuras vecinas.

3.2.3. Estudio preoperatorio del tercer molar. El estudio preoperatorio del tercer molar mandibular es a la vez clínico y radiográfico. El estudio radiográfico es fundamental. Los factores a considerar son:

Angulación.
Relación con la rama ascendente mandibular.
Profundidad de la impactación.
Ligamento periodontal.
Saco folicular.
Forma radicular.
Forma y tamaño de la corona.
Relación con el segundo molar.
Segundo molar.
Conducto alveolar inferior.
Textura ósea.

Técnica quirúrgica. La técnica básica de exodoncia quirúrgica de terceros molares es común a todos los tipos de impactaciones, existiendo diferencias en el tipo de odontosección/ostectomía efectuada.

1. **Colgajo mucoperióstico:** El colgajo mucoperióstico debe ser de tamaño suficiente para garantizar adecuado acceso y visibilidad del campo quirúrgico, sin que su retracción forzada pueda originar desgarros mucosos. Puede tratarse de un colgajo envolvente o de un colgajo triangular con incisión de descarga hacia fondo de vestíbulo. En este último caso, la incisión de descarga debe ser oblicua, de forma que la base del colgajo sea amplia y no comprometa la vascularización de éste. La incisión a lo largo de todo su trazado debe hacerse con el bisturí incidiendo hasta hueso para conseguir un colgajo mucoperióstico de espesor completo. La prolongación anterior de la incisión garantiza por una parte acceso adecuado, y además que el cierre sea sobre hueso sólido y no sobre el defecto óseo para evitar dehiscencias de la herida.

2. **Eliminación ósea u osteoectomía.** La cantidad de hueso que deberá ser eliminada dependerá de la profundidad de la impactación, la angulación de la pieza y la disposición de las raíces. Deberá eliminarse el hueso de las superficies oclusal, bucal y distal hasta exponer la línea cervical. Es fundamental la eliminación del hueso vecino a la cara mesial del tercer molar para facilitar la introducción del instrumental, y del hueso del trígono retromolar para facilitar la vía de salida.

Tercer molar inferior. La secuencia de osteotomía en la exodoncia quirúrgica de un tercer molar inferior será el siguiente: eliminación ósea en la superficie oclusal para exponer la corona, fresado de la cortical bucal hasta exponer la línea cervical, fresado de un surco por distal del diente para permitir la luxación posterior de éste, ligero fresado por mesial para proporcionar un punto de apoyo al elevador para dicha luxación.

Tercer molar superior. Debe eliminarse el hueso de la superficie bucal hasta la línea cervical para exponer la corona, y a nivel mesial para proporcionar un punto de apoyo al elevador. No suele requerirse mayor odontotomía dada la naturaleza esponjosa y, por tanto, elástica del hueso a este nivel.

3. **Odontosección:** La dirección de sección del diente dependerá de la angulación de la pieza impactada como factor principal. En ningún caso durante la sección dentaria con la fresa debe llegarse hasta la superficie lingual del diente. Se hará una sección incompleta y se finalizará la odontosección insertando un elevador en la fisura y haciéndolo rotar hasta dividir el diente, para evitar así la lesión del nervio lingual.

4. **Extracción del molar.** Una vez hecha la osteoectomía y odontosección se retiran los distintos segmentos del diente mediante el uso de elevadores. Los movimientos de luxación para expansionar las corticales bucales y linguales son mínimos. No debe aplicarse excesiva fuerza con los elevadores por el riesgo de fracturar el tercer molar, el segundo molar, las corticales bucales o linguales, o incluso la mandíbula.

5. **Limpieza y sutura de la herida.** Debe limpiarse el alveolo de todo resto de folículo dental y espículas óseas con un cuidadoso curetaje. Deberán irrigarse con suero fisiológico tanto el alveolo como debajo del colgajo mucoperióstico. Deberán regularizarse los bordes óseos mediante fresado manual o con motor. Se procede a la sutura para obtener un cierre primario de la herida. El primer punto se aplica inmediatamente por detrás del segundo molar y los siguientes se colocan por detrás de éste; por delante se

colocan a través de la papila por mesial al segundo molar y en la incisión de descarga. Suele usarse sutura de 3/0 o 4/0, no reabsorbible como la seda o bien reabsorbible como el catgut.

Complicaciones. La mejor forma de combatir las complicaciones es su prevención. No obstante, cuando, a pesar de una correcta planificación y tratamiento, sucede tal eventualidad, es esencial llegar a un diagnóstico precoz, disponiendo de un arsenal terapéutico para su resolución. El profesional debe conocer cuáles son sus limitaciones quirúrgicas. Un manejo satisfactorio del paciente justifica la consulta con el especialista, para ahorrar al paciente una mala experiencia quirúrgica y una incidencia de complicaciones excesiva (tabla III).

Tabla III. Complicaciones intraoperatorias de la extracción del tercer molar

1. Lesión de los tejidos blandos
   Desgarro de la mucosa oral
   Lesiones punzantes
   Abrasiones o quemaduras
2. Lesión de las estructuras óseas
   Fractura apófisis alveolar
   Fractura mandibular
   Fractura tuberosidad maxilar
3. Lesión de otras estructuras vecinas
   Lesiones nerviosas
   Lesiones vasculares. Hemorragia
   Complicaciones sinusales
4. Luxación mandibular
5. Lesión de otras estructuras dentarias
   Lesión de dientes vecinos
   Lesión del tercer molar (exodoncia frustrada, restos no extraíbles)
   Desplazamiento a espacios vecinos
   Aspiración. Deglución
6. Complicaciones relacionadas con el instrumental
   Rotura instrumental
   Enfisema
   Complicaciones posoperatorias
   Dolor
   Edema
   Hemorragia secundaria
   Osteítis alveolar
   Infecciones
   Trismus
   Patología de la articulación temporomandibular
   Reacciones farmacológicas

3.3. Caninos incluidos

Los caninos superiores son, después de los terceros molares, los dientes que con más frecuencia muestran problemas de erupción. Ello se debe a una combinación de falta de espacio en la arcada con la erupción tardía de dichos dientes en relación con los vecinos.

Localización. Los caninos ectópicos se localizan el 60% en paladar, el 30% en vestíbulo y el 10% en posición intermedia. Otras posiciones anómalas o heterotópicas incluyen el seno maxilar o las fosas nasales. En un 40-50% de casos la condición es bilateral y asimétrica.

Clínica. Ausencia del diente en la arcada, con persistencia del canino deciduo, o migración de las piezas vecinas hacia el espacio correspondiente. Ocasionalmente, es posible palpar la corona submucosa del diente. La inclusión del canino no tratada se puede acompañar de las siguientes complicaciones:

a) Problemas mecánicos. Versiones y rotaciones de los dientes vecinos, con o sin rizólisis. En pacientes adultos edéntulos, puede presentarse en forma de decúbito de la prótesis.

b) Problemas nerviosos. Dolores faciales localizados o irradiados a distancia. Los defensores de la teoría de enfermedad focal también atribuyen a la inclusión del canino problemas neurovegetativos como las alopecias, lagrimeos, etc.

c) Problemas quístico-tumorales. Aparición de quistes foliculares, ameloblastoma.

d) Problemas infecciosos. En aquellos casos de semierupción de la corona del canino, puede aparecer una pericoronaritis que, en caso de no tratarse, puede extenderse hacia las estructuras vecinas.

Radiología. Se debe valorar la posición del canino en relación a los tres ejes del espacio, su relación con los ápices de los dientes vecinos y estructuras anatómicas circundantes. Para ello se debe recurrir a radiografía panorámica, radiografía oclusal y radiografía de perfil de cráneo.

1. *Ortopantomografía*. Permite obtener una visión general de la región maxilofacial del paciente, valorar la ectopia del canino y la aparición simultánea de otras anomalías dentofaciales.
2. *Radiografía oclusal*. Radiografía que se realiza con el cono del tubo de rayos X sobre la nariz y perpendicular a la placa intraoral.
3. *Radiografía de perfil de cráneo*. Permite relacionar la corona del canino con la de las piezas vecinas.
4. *Radiografía periapical*. Si las proyecciones anteriores no permiten localizar la posición del canino, la práctica de tres radiografías pericapicales permite llegar a un diagnóstico fiable. Esta ley de Clark permite la localización de la posición de una canino incluido. Al hacer tres radio-

grafías en sentido mesiodistal, en caso de que el canino esté una posición vestibular, éste parece desplazarse hacia delante en relación al resto del grupo anterior; si el canino está por palatino, el canino parece desplazarse hacia el sector molar.

Tratamiento. El enfoque terapéutico de los dientes incluidos es variable: a) extracción, b) fenestración y tracción ortodóncica y c) trasplante autólogo.

3.4. Implantes osteointegrados

Los implantes dentales son dispositivos insertados en el interior del hueso con el fin de sostener prótesis dentales artificiales. El concepto de osteointegración ha consolidado esta técnica como una alternativa eficaz, fiable y predecible para la restauración funcional y estética del paciente edéntulo.

El sistema Branemark de implantes osteointegrados está basado en una serie de normas que se recogen en la tabla IV. El propósito inicial de esta técnica fue el tratar exclusivamente a los desdentados totales, tanto en maxilar como en mandíbula. En la actualidad ha demostrado también su utilidad en el tratamiento de desdentados parciales y en la sustitución de dientes unitarios.

Tabla IV. Características del sistema Branemark de implantes osteointegrados

1. Utilización de un implante endóseo
2. El material del mismo es el titanio comercialmente puro (98,7%)
3. Diseño en forma de tornillo roscable
4. Implantación quirúrgica estéril en dos etapas:
   a) Colocación del implante
   b) Tras un intervalo de tiempo en el que se produce la osteointegración, segunda fase en la que se abre la encía y se conectan los pilares o *abutments*
5. Tiempo quirúrgico lo más atraumático posible para mantener la vitalidad del hueso

Osteointegración. Según el propio P. I. Branemark, *osteointegración es la conexión firme, íntima y duradera entre la superficie del implante y el hueso que lo sustenta.* El término tiene diversos significados y connotaciones según el nivel en que se estudia. La relación más estrecha entre metal y hueso la establecen una capa de óxidos de titanio y otra capa de glicoproteínas. El titanio es un metal que se oxida con facilidad y se recubre espontáneamente por una capa de sus óxidos. Generalmente tiene alrededor de 10 Å de espesor, pudiendo aumentar si se somete al autoclave o cualquier otro procedimiento que aumente su temperatura y si se expone a los tejidos vivos. Estos óxidos, a diferencia de otros óxidos metálicos, son altamente resistentes a la corrosión.

La superficie del implante osteointegrado, es decir, la que establece contacto íntimo con el hueso, debe ser la máxima posible para permitir un mejor reparto de la carga a la que va a estar sometido. Se ha comprobado que para que pueda darse este fenómeno es necesario que transcurra un tiempo determinado. A los quince días todavía no se ha establecido ningún contacto; al mes, un 25% de la superficie del implante establece contacto. A los tres meses existe contacto en el 50% de la superficie, momento en el cual existe la posibilidad de iniciarse la carga. A los doce meses se considera que la unión se ha establecido en un 95% de la superficie.

Entre el pilar y la mucosa gingival también se establece una relación. Se ha observado que las células epiteliales tienen capacidad de adherirse al titanio. El mecanismo parece estar mediado por estructuras similares a los hemidesmosomas emitidos por las células epiteliales periimplantares que emiten sus pseudópodos formados por glucoproteínas. Los factores que determinarán la osteointegración incluyen material del implante, superficie del implante, diseño del implante, lecho del implante, técnica quirúrgica y condiciones de carga.

Indicaciones. La adecuada indicación del tratamiento implantológico dependerá de una buena comunicación y compenetración entre los diversos profesionales que intervienen en esta terapéutica (odontoestomatólogo, cirujano, técnico protésico y médico de cabecera) y el propio paciente.

Los implantes han demostrado ser útiles en el tratamiento de pacientes edéntulos, desdentados parciales y también en la reposición de coronas únicas. Es fundamental informar bien al paciente de las características de la técnica, haciendo hincapié en las etapas del tratamiento. El objetivo fundamental será el restaurar la función, no sin olvidar la importancia del resultado estético (tabla V).

Técnica quirúrgica (fig. 2). El tiempo quirúrgico se desarrolla en dos fases bien diferenciadas: en primer lugar, la instalación del implante, y en segundo lugar, la conexión del pilar.

Durante toda la exposición se tratará la técnica quirúrgica en la mandíbula, dejando para el final las consideraciones especiales del maxilar.

Instalación del implante.

Preparación preoperatoria. Se recomienda administrar por la mañana 10 mg de diazepam por vía oral. La antisepsia del campo operatorio tanto extra como intraoral se

Tabla V. Requerimientos para la fase quirúrgica

1. Condiciones estériles en un quirófano completamente equipado
2. Equipo completo estandarizado para instalación del implante y conexión de los pilares
3. Implantes y pilares correctamente fabricados en cuanto a propiedades del material con adecuada preparación preoperatoria que evite su contaminación
4. Cirujano experimentado entrenado específicamente en procedimientos de osteointegración, cuya técnica quirúrgica sea lo más atraumática y precisa posible
5. Paciente adecuadamente evaluado y preparado
6. Equipo quirúrgico bien entrenado

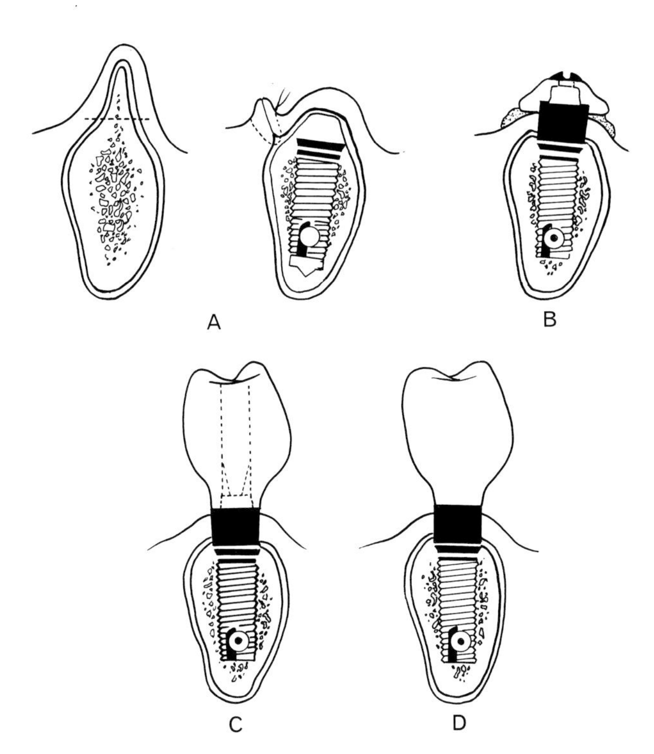

Fig. 10.2.—**Implantes dentales osteointegrados.** *Tiempos del tratamiento:* A. 1.ª operación, colocación del implante; periodo de cicatrización, de 3-6 meses. B. 2.ª operación, conexión del pilar transepitelial. C. Tiempo de construcción de la prótesis. D Controles posteriores.

efectuará con el antiséptico habitual en cirugía oral (por ejemplo, clorhexidina al 0,12%).

Preparación del instrumental. Todo el material se encontrará debidamente esterilizado y preparado en sus cajas correspondientes. El motor y las piezas de mano se prepararán con su funda estéril correspondiente. Es importante recordar que *ninguna pieza de titanio deberá entrar en contacto con otra que no sea del mismo material*, pues en caso contrario se producirá su rayado y deterioro debido a la diferente dureza relativa del acero y el titanio. Es conveniente no tocar las piezas de titanio ni siquiera con los guantes de látex. La superficie del implante nunca debe entrar en contacto con materiales que no sean el hueso del paciente, pues se producirá la contaminación de la superficie de contacto.

Anestesia. La anestesia se efectuará mediante bloqueo troncular del nervio dentario. Se efectuará con Ultracain® con adrenalina al 2% o similar. Es conveniente efectuar infiltración local, la cual mejorará el efecto anestésico y facilitará la hemostasia. También es de utilidad trabajar sobre un paciente sedado por un anestesiólogo.

Colgajo de mucosa. Se realiza mediante las técnicas convencionales, siendo recomendable efectuar la incisión en la vertiente vestibular de la mucosa, lejos de la cresta y prestando atención a la salida de los nervios mentonianos para no lesionarlos. La cresta alveolar se remodelará de forma conservadora en aquellos casos en que sea necesario. Para ello se usará gubia o lima de hueso: se debe aprovechar todo el hueso disponible.

Preparación del lecho del implante. La construcción del lecho del implante requiere un fresado de alta velocidad, para construir la cavidad, y uno de baja velocidad, para crear la rosca e instalar el implante. La irrigación continua con suero fisiológico mantendrá la temperatura y la vitalidad del hueso. Existe controversia sobre la utilización de dispositivos de irrigación interna, que tienen mejor efecto refrigerante, pero en los que se han descrito problemas por embolia aérea y contaminación del lecho óseo.

a) Fresado de alta velocidad (2.000 rpm). Se escogen la posición y dirección preliminar de los implantes, que se dispondrán entre los dos nervios mentonianos. Deberá elegirse un punto de la vertiente lingual de la cresta. De lo contrario, el pilar estará excesivamente vestibulizado, comprometiéndose el resultado estético.

Secuencia:

1. Fresa guía. Fresa redonda que señala la entrada del futuro lecho de los implantes. La distancia mínima entre dos orificios debe ser de 3,5 mm.

2. Fresa espiral de 2 mm. Comenzando en la línea media, y orientando cuidadosamente en relación a la arcada antagonista, se labra el orificio correspondiente a cada uno de los implantes. Tras practicar todos los orificios se comprueba su orientación con los indicadores de dirección.

3. Fresa piloto. Permite ensanchar la parte superior de cada uno de los lechos del implante, manteniendo la dirección inicial.

4. Fresa espiral de 3 mm. Ensancha la totalidad del lecho del implante. Vuelven a insertarse los indicadores de dirección.

5. Avellanador marginal. Permite crear un hombro en la parte superior del orificio, correspondiente a la compacta mandibular.

b) Fresado de baja velocidad (15-20 rpm). El fresado de baja velocidad pretende alcanzar la preservación máxima de la vitalidad ósea durante las operaciones de creación de la rosca del lecho y de atornillado del implante.

El grabado de la rosca en la cavidad lo realiza un macho de terraja que tiene exactamente las mismas dimensiones que el implante. Es fundamental una técnica atraumática para no lesionar la rosca.

Atornillado del implante. El momento clave de la primera fase quirúrgica es el atornillado final del implante. El sistema Branemark presenta en su extremo inferior un orificio en el que se recogen pequeñas virutas formadas en el roscado final que actúan como autoinjerto. Es por ello que para favorecer este proceso la irrigación durante el roscado final debe retrasarse unos instantes. Las últimas vueltas del atornillado final se realizan con el atornillador manual, pues permite valorar la solidez del anclaje. Una vez comprobada, verificar la intimidad del contacto hueso-implante mediante percusión. Se retira el portaimplantes y se rosca el tornillo protector.

El resto de los implantes se instalan de forma sucesiva siguiendo la misma secuencia de maniobras.

Cierre del colgajo y medidas posoperatorias. El campo operatorio se irriga abundantemente. La sutura se efectúa con seda 3/0 u otro material adecuado, buscando la mejor adaptación de los tejidos y el hermetismo de la sutura. Una gasa seca a presión durante unas horas será suficiente para mantener la hemostasia. Es conveniente una cobertura antibiótica con amoxicilina o clindamicina. Un bolo único de corticoides puede ser útil para disminuir el edema y la tumefacción. Se indicará al paciente que no debe usar su prótesis provisional hasta que transcurra un mínimo de dos semanas.

Peculiaridades de la instalación en el maxilar superior. En el maxilar superior, se deben considerar los siguientes factores: a) ausencia de una cortical definida, b) resistencia mecánica inferior, c) dimensiones reducidas con íntimo contacto con cavidad nasal y senos maxilares.

Para iniciar la perforación se escogerá un punto de la vertiente palatina de la cresta, dando al conducto una inclinación palatina. Es frecuente que sea necesario utilizar implantes de diversas longitudes. Al efectuar las mediciones, tal como ocurría en la mandíbula, debe tomarse como referencia el punto más bajo del orificio.

Intervalo de osteointegración. En la mandíbula el tiempo de espera antes de la conexión del pilar es de tres-cuatro meses. En el maxilar este intervalo se alarga a seis-ocho meses.

Conexión del pilar. La preparación quirúrgica, las condiciones de esterilidad y la anestesia son idénticas a las de la instalación del implante. Tras efectuar la anestesia deberán localizarse los implantes por palpación o utilizando una sonda periodontal. Pueden efectuarse incisiones individuales para cada implante o, para mayor comodidad, una única incisión larga. La incisión sobre la cresta será la más útil en esta fase. Una vez localizados deberán liberarse las cabezas del sobrecrecimiento óseo, procurando que queden libres de virutas óseas. Una vez libres y limpias, mediante la utilización del bisturí o un *punch,* se adaptará la mucosa a la forma del pilar. Tras preparar la mucosa puede procederse a retirar la cabeza protectora mediante un destornillador específico. Hasta hace poco se colocaba a continuación el pilar definitivo, que debe tener una altura igual al nivel más alto de la mucosa. Actualmente existe la tendencia a colocar en este tiempo un pilar provisional de cicatrización. Este pilar se deja durante un tiempo a la espera de la curación de la mucosa, siendo el odontoestomatólogo el que lo sustituirá por el definitivo.

La sutura se realizará con material irreabsorbible y se retirará a la semana de la intervención.

En esta fase es importante el comprobar si se ha producido la osteointegración. El dolor al roscar el pilar puede ser síntoma de fracaso, así como la presencia de fístulas o supuración. Después de la intervención se efectuará una ortopantomografía de control. Antes de este momento no se recomiendan los controles radiológicos por suponerse un efecto desfavorable sobre la osteointegración. Es importante comprobar que el pilar y el implante encajan perfectamente. Los espacios entre ambos se llenarán de tejido conectivo y pueden convertirse en focos infecciosos. Si la mucosa alrededor del implante presenta movilidad no es problema; sólo requiere aumentar las condiciones higiénicas. A las dos semanas de este tiempo quirúrgico podrá instalarse la prótesis definitiva.

Pronóstico (tabla VI). El porcentaje de éxitos es mayor en la mandíbula que en el maxilar debido a las características del hueso. Como regla general, un equipo podrá considerar que domina la técnica cuando el porcentaje de éxitos en la mandíbula a los cinco años sea superior al 85%. Es todavía más exacto que el porcentaje de éxitos del tratamiento el considerar el porcentaje de implantes estables. Todo lo anterior viene referido al grupo de pacientes con el que se tiene mayor experiencia: los desdentados totales. Respecto al desdentado parcial, no se dispone en la actualidad de una casuística lo suficientemente amplia, dado que en ellos la técnica se utiliza desde aproximadamente 1982. Los estudios de seguimiento apuntan buenos resultados.

Tabla VI. Criterios de éxito de la técnica. Albrektsson, Zarb, Worthington y Eriksson, 1986

1. Que un implante individual no ferulizado sea inmóvil cuando se examina clínicamente
2. Que una radiografía no siempre demuestra evidencia de radiolucencia periimplantaria
3. Que la pérdida vertical ósea sea menor de 0,2 mm anuales a partir del primer año de servicio del implante
4. Que la realización de cada implante está caracterizada por la ausencia de signos y síntomas irreversibles y/o persistentes tales como dolor, infecciones, neuropatías; parestesias o violación del canal mandibular
5. Que, en el contexto de lo citado anteriormente, sean criterios mínimos de éxito: un porcentaje de éxito del 85% a los cinco años de observación y del 80% a los diez años

El seguimiento de las condiciones marginales es también importante. Un 6,5% de los pacientes presentan gingivitis clínica. La pérdida de hueso marginal es un factor que debe controlarse radiológicamente y puede cuantificarse mediante la evaluación de los pasos de rosca que se han perdido con el tiempo. Normalmente se pierde 1 mm/año durante el primer año y 0,1 mm/año en los años posteriores. El hueso remanente presenta un aumento de densidad en relación directamente proporcional a su carga funcional.

La eficacia masticatoria mejora sustancialmente con este tratamiento. Así se ha comprobado que los pacientes portadores de dentaduras convencionales tienen un grado de eficacia respecto a la normalidad del 10%, mientras que los portadores de puentes fijos osteointegrados presentan una función del 96%. El confort de la prótesis presenta respectivamente un grado respecto a la normalidad de 16% y 92%.

La diferencia principal entre el diente natural y el implante osteointegrado es la falta de ligamento periodontal. A pesar de carecer de él, los pacientes tienen cierto grado de sensación de carga, táctil, que se considera mediada por receptores óseos propioceptivos.

3.5. Resecciones linguales

3.5.1. Glosectomías parciales (fig. 3). La resección de lesiones linguales vendrá determinada por dos factores:

- Criterios oncológicos: Exéresis total de la lesión con el margen de seguridad determinado por su naturaleza benigna o maligna.
- Criterios funcionales: Preservación de la movilidad y forma de la lengua, de forma que no se afecte el habla ni la deglución.

La lengua es un órgano muscular muy bien vascularizado a partir de las arterias linguales, cuyos troncos principales discurren por su espesor en sentido anteroposterior.

En las lesiones benignas, la enucleación de la lesión; en el caso de lesiones submucosas, o su exéresis simple, con cierre directo. No será necesario un margen de seguridad. Las incisiones deberán tener un sentido longitudinal anteroposterior.

En las lesiones malignas deberá guardarse un margen de seguridad, recomendándose 5 mm. La forma de la resección va a depender del tamaño y la posición de la lesión:

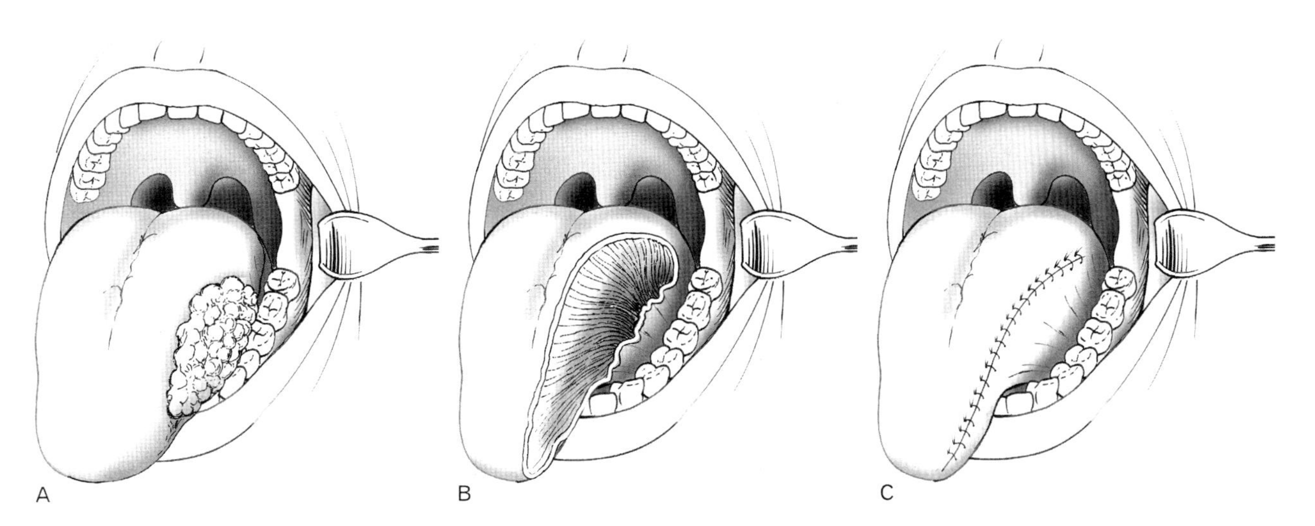

Fig. 10.3.—**Glosectomía parcial por vía intraoral.** A. Carcinoma borde lingual. B. Glosectomía con márgenes de seguridad. C. Sutura directa.

• Lesiones en la parte anterior de la lengua móvil: Se preferirán las resecciones en cuña.

• Lesiones en dorso lingual: Se efectuará una resección fusiforme.

• Lesiones en borde lateral: Puede efectuarse una resección fusiforme en lesiones de pequeño tamaño, o bien en cuña en las de mayor tamaño.

3.5.2. Hemiglosectomía. La resección de la hemilengua es necesaria en tumores de gran tamaño que afectan los bordes laterales. El vaciamiento ganglionar cervical es la norma en estos casos, tanto terapéutico como electivo. Es conveniente realizarlo antes de la resección del tumor primario, puesto que nos permitirá ligar la arteria lingual y minimizar la hemorragia.

La intervención se iniciará con la desinfección del campo con povidona yodada u otro antiséptico utilizable en las mucosas. Se colocará un abrebocas autoestático y se utilizarán separadores tipo Langenbeck. Es útil la colocación de puntos de tracción: dos en la punta lingual (uno se irá con la pieza, el otro se quedará en la punta) y otro que marque el margen posterior de la resección. Con un rotulador quirúrgico se marcará la resección guardando un margen de seguridad de 5 mm. La resección puede efectuarse con electrobisturí, cauterizando las boquillas arteriales que se encuentren. El cirujano puede movilizar la pieza de resección con ayuda del punto de tracción. Es importante durante todo el proceso la verificación continua del margen. Siempre será más útil la palpación con el dedo que el mero control visual. Terminada la resección, el punto de tracción se anudará y servirá como marca del borde anterior de la pieza. Antes de proceder a cerrar la herida se efectuará una hemostasia cuidadosa y un cierre por planos con sutura reabsorbible gruesa que evite la formación de cavidades y efectúe una buena hemostasia. El plano mucoso puede suturarse con seda.

El órgano resultante será más estrecho pero al cabo de pocos meses permitirá una buena función.

3.6. Resección de lesiones y tumores intraorales

3.6.1. Técnica de exéresis (figs. 4, 5, 6 y 7). Cualquier técnica de resección de un tumor debe perseguir la remoción total de la lesión manteniendo unos márgenes de seguridad en caso necesario, dañar la pieza resecada lo menos posible para permitir su estudio histológico, evitar dañar las estructuras vecinas y permitir la posterior reconstrucción del defecto. Ocasionalmente, puede ser necesario recurrir a técnicas exeréticas que precisen un mejor campo quirúrgico, obligando a efectuar abordajes más agresivos, entre los que figuran la división de los tejidos blandos y la mandibulotomía.

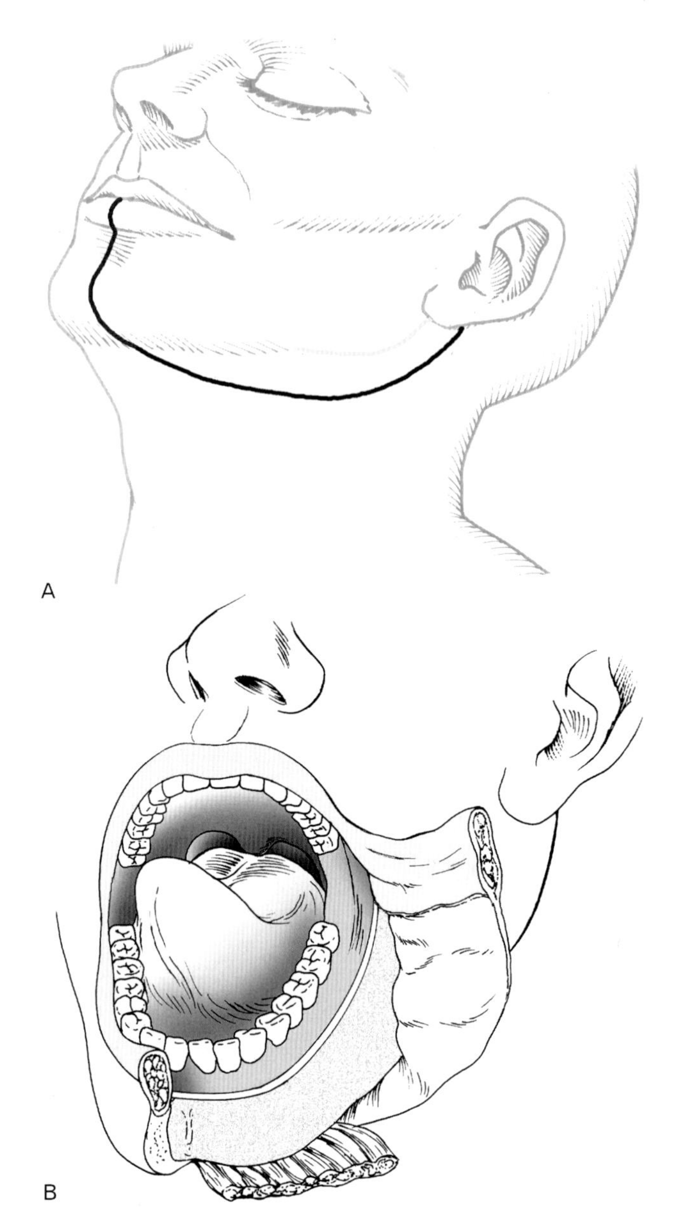

Fig. 10.4.—**División del labio inferior.** A. Trazado de la incisión. B. Elevación del colgajo inferior para facilitar el acceso a la mandíbula, encía inferior, lengua, suelo de la boca.

La correcta identificación de los márgenes de la lesión es fundamental para establecer un margen de seguridad. En las lesiones benignas su identificación visual es fácil, no así en las lesiones malignas e infiltrantes. En estos casos es la palpación de la zona infiltrada la que marca el límite de la lesión. También determinarán el margen de seguridad las relaciones con estructuras nobles vecinas. Como norma general se recomendará la enucleación simple en los tumores benignos y un margen de al menos

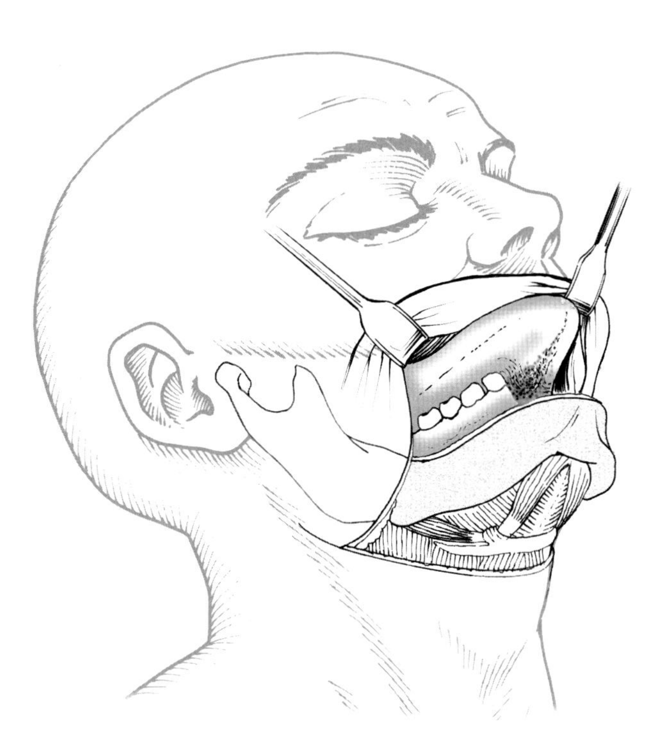

Fig. 10.5.—**Colgajo en visor.** Permite el acceso a la región anterior sin la división del labio inferior.

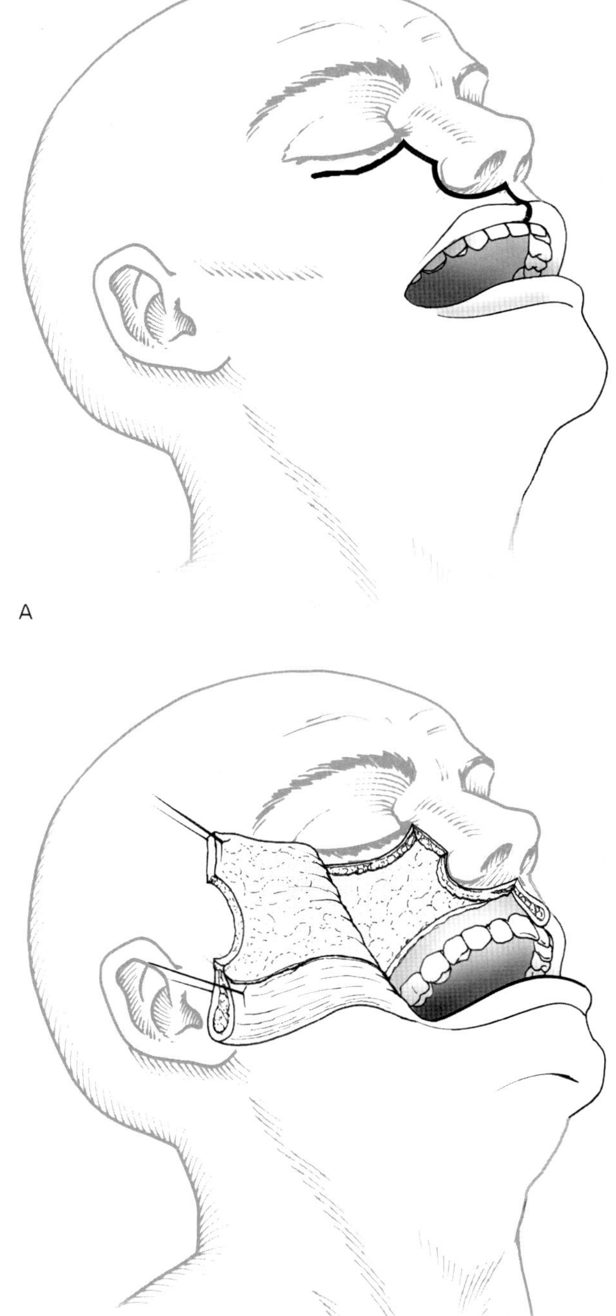

Fig. 10.6.—**División del labio superior.** A Incisión. B Elevación del colgajo superior para el acceso al maxilar, paladar, encía, superior...

5 mm en las lesiones malignas. Márgenes de seguridad mayores son posibles pocas veces a nivel intraoral.

La manipulación de la pieza de resección es importante con vistas a su examen histológico. Cuando se trata de piezas de pequeño tamaño su manipulación con pinzas y mosquitos puede aplastar los tejidos y hacerlos inservibles para el diagnóstico. Debe evitarse también el electrobisturí en estos casos. Cuando se trata de piezas más grandes hay que tener la precaución de poner puntos de seda de referencia que permitan orientar la pieza en el espacio. Hay que tener en cuenta que las zonas resecadas con electrobisturí no son aptas para su diagnóstico histológico, por lo que sólo podrá usarse cuando tengamos la certeza de que los márgenes de seguridad son suficientes.

3.6.2. Manejo del defecto

3.6.2.1. Granulación. La mucosa de la cavidad oral es un tejido con una capacidad de cicatrización y regeneración muy importante. Esta especialización es un mecanismo adaptativo frente a los microtraumatismos que se producen fundamentalmente con la alimentación. Esta gran capacidad regenerativa hace que los defectos de pequeño tamaño se cierren y epitelicen espontáneamente en poco tiempo.

Hay zonas de la cavidad oral en las que los defectos de pequeño tamaño son más susceptibles de ser dejados a su granulación espontánea: el suelo de la boca, el trígono retromolar, el maxilar. Normalmente serán aquellas zonas en las que la retracción cicatricial pueda producirse sin problemas. No serán zonas adecuadas para granular espontáneamente la lengua, la mucosa yugal y la encía mandibular.

La hemostasia del defecto ha de ser perfecta durante la cirugía, y no es conveniente dejar ligaduras vasculares expuestas. Durante el proceso de granulación la herida se

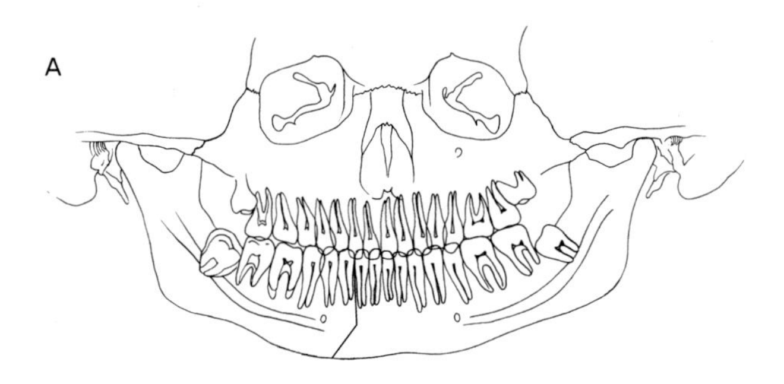

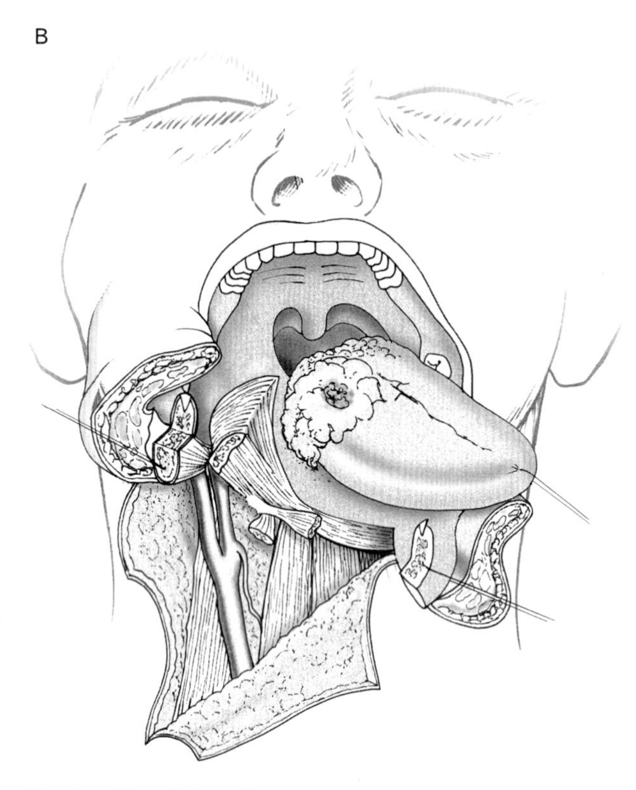

Fig. 10.7.—**Mandibulotomía para-mediana.** A. División de la mandíbula entre el incisivo lateral y el canino. B. Exposición del tumor localizado en lengua posterior.

recubre de fibrina y el fondo de la herida se hace proliferante y sangrante al mínimo traumatismo. El proceso de epitelización espontánea se inicia periféricamente y avanza hacia el centro de la lesión. Paralelamente se produce la retracción de la herida en sentido radial.

Durante el período de granulación de los defectos intraorales no es necesario cubrir la herida con ningún tipo de apósito, si bien es recomendable su limpieza periódica con enjuagues o irrigación con agua oxigenada rebajada o colutorio diluido.

3.6.2.2. **Cierre directo.** El cierre directo del defecto es siempre la mejor opción en defectos de pequeño tamaño siempre que no se efectúe bajo tensión excesiva. La cicatrización es rápida y la hemostasia que se consigue es perfecta.

Será el método de elección siempre que la tensión de los tejidos sea mínima y no se consiga a expensas de crear cavidades subyacentes. El exceso de tensión dará lugar a dehiscencia de la herida. Las cavidades subyacentes se llenarán de hematoma o saliva infectándose consecuentemente y apareciendo a continuación una dehiscencia o fístula orocervical.

3.6.2.3. **Reconstrucción.**

• **Injertos libres.** Los injertos libres pueden también utilizarse a nivel intraoral. La boca es, sin embargo, un medio poco favorable para su empleo debido a la acción digestiva de la saliva. Pueden emplearse tanto injertos de espesor total como de espesor parcial.

Los injertos de espesor total pueden obtenerse con bisturí de la piel supraclavicular. Debe eliminarse cuidadosamente el tejido celular subcutáneo antes de su colocación. Los injertos de piel parcial se obtienen con dermatomo del brazo o la nalga.

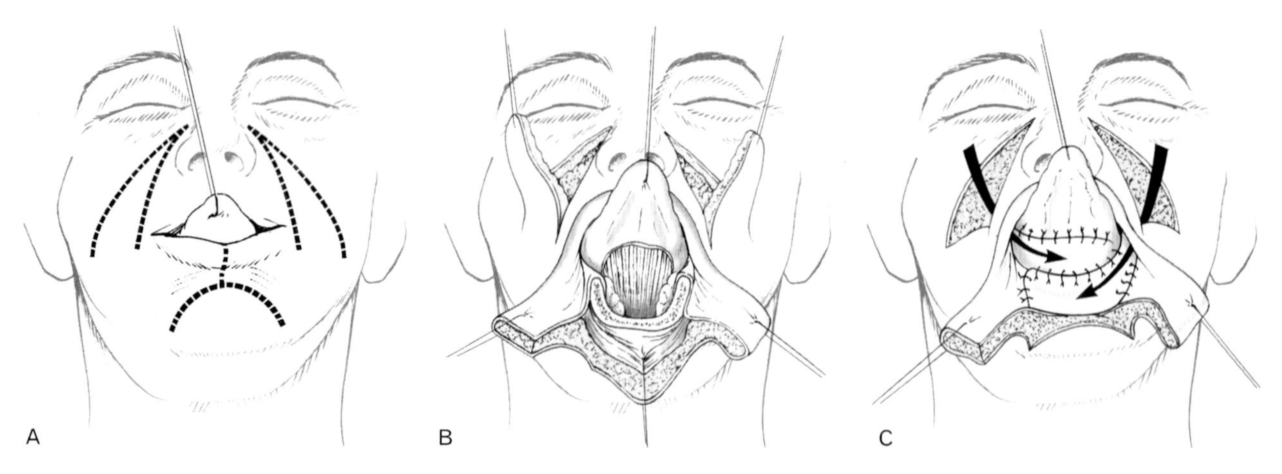

Fig. 10.8.—Colgajo naso-labial. A Diseño de los colgajos. B Elevación. C Reconstrucción de defecto en el suelo de la boca.

Es fundamental en la utilización intraoral una buena fijación del injerto libre al lecho, tanto desde su periferia como central. La mínima dehiscencia, combinada con la acción de la saliva, producirá su pérdida. La fijación se consigue con puntos y un apósito compresivo. Son recomendables los puntos no reabsorbibles por ofrecer mayor seguridad. La colocación de un apósito graso fijado con los puntos periféricos mejora la aposición del injerto al lecho, impide la formación de hematoma y lo protege de la acción de la saliva.

- **Colgajos locales.** La boca también es un lugar adecuado para la reconstrucción mediante colgajos de rotación, desplazamiento o en isla. Entre ellos figuran colgajos linguales, colgajos nasogenianos o el colgajo tem-poral.
- ***Colgajo nasogeniano*** (fig. 8): Se trata de un colgajo axial, dependiente de los vasos angulares. La arteria y la vena angulares son las ramas terminales de los vasos faciales, que nacen de la carótida externa. El colgajo consta de una isla de piel que se obtiene en la región nasogeniana. La isla tiene una forma aproximadamente triangular. Debe disecarse el tejido celular subcutáneo con delicadeza para no lesionar los vasos nutricios. La paleta cutánea se invierte hacia la cavidad bucal, cerrándose de forma directa el defecto externo. Indicaciones: defectos de pequeño tamaño en mucosa yugal por delante de la papila del conducto de Stenon, defectos anteriores del maxilar superior.

Ventajas: Se trata de un colgajo axial, cercano al defecto intraoral, con un pedículo corto y que difícilmente se acoda. Si fracasa deja pocas secuelas.

Inconvenientes: Deja una cicatriz en la cara, y limitación en la distancia a movilizar.

- ***Colgajos linguales*** (fig. 9). Se trata de un colgajo local, de vascularizacion aleatoria. Existen dos variantes:

Isla del dorso lingual. Se emplea para reconstruir pequeños defectos del suelo de boca anterior. Se diseca una paleta en el dorso de la lengua que se traspone a través de un túnel al suelo de la boca. El dorso lingual se cierra de forma directa. Inconvenientes: Produce cierto grado de anquiloglosia. No tiene mayores ventajas que dejar granular espontáneamente el defecto.

Colgajos de borde lateral. Se efectúan en dos fases. En la segunda fase se corta el pedículo a las tres-cuatro semanas. Inconvenientes: Es un colgajo en dos fases, es muy sangrante y el paciente presenta dificultades a la alimentación. Riesgo de dehiscencia por arrancamiento por la acción muscular de la lengua.

- **Colgajos a distancia.** Cuando no es posible efectuar técnicas de aporte de tejidos locales, son necesarios los colgajos miocutáneos regionales. Existen muchos tipos de colgajos miocutáneos descritos, pero es recomendable que cada equipo elija unos pocos y adquiera experiencia. El colgajo de pectoral es el más utilizado, teniendo como limitaciones la distancia del pedículo y su volumen.

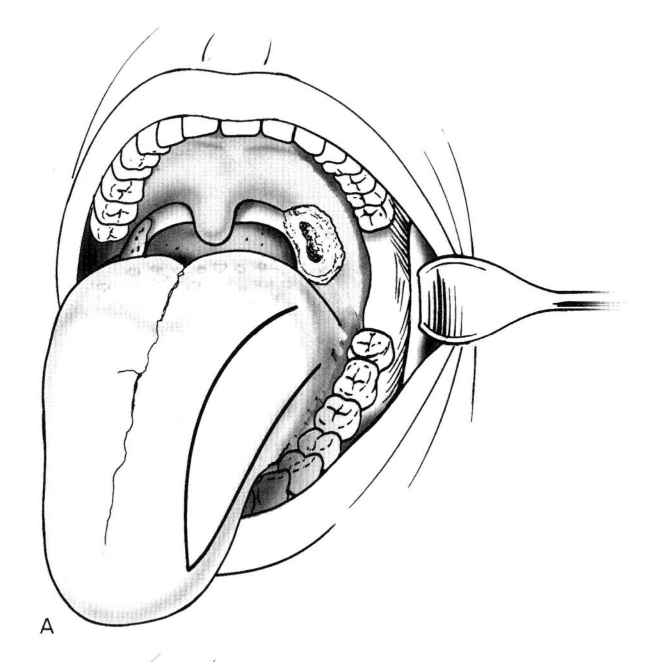

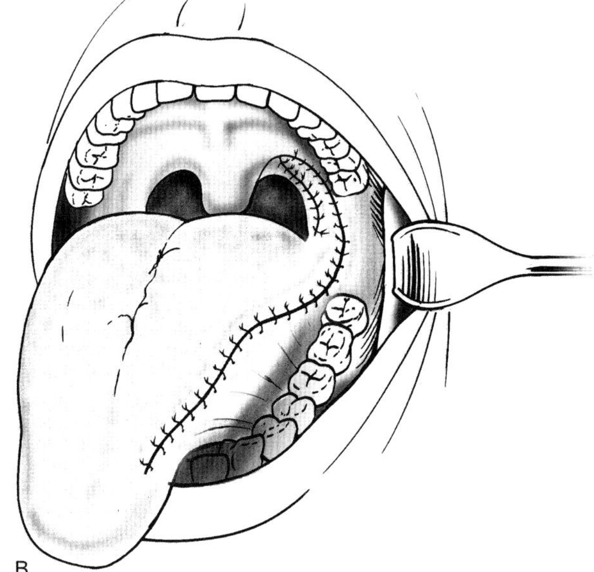

Fig. 10.9.—**Colgajo lingual.** A. Diseño con base posterior. B. Transposición a región del trígono.

- **Injertos microvascularizados** (ver capítulo 1).

Bibliografía

Barbosa JB. Surgical Treatment of head and neck tumors. New York: Grune & Stratton, 1974.

Bhaskar SN. Patología bucal. Buenos Aires: El Ateneo, 1984.

Cummings CW. Otolaryngology-head and neck surgery. 2.ª ed. St. Louis Missouri: Mosby-Year Book, 1993.

Keith DA. Atlas of oral and maxillofacial surgery. Filadelfia: WB Saunders, 1992.

Loré JM, An atlas of head and neck surgery. Filadelfia: WB Saunders, 1988.

Oncolink (Univ. de Pennsylvania). Cancer net. The National Cancer Institute. Internet.

Peterson LJ. Contemporary oral and maxillofacial surgery. 2.ª ed. St. Louis Missoure: Mosby-Year Book, 1993.

Raspall G. Cirugía oral. Madrid: Médica Panamericana, 1994.

Capítulo 11

Los labios

1. Consideraciones generales

1.1. Ciencias básicas

1.1.1. Anatomía de los labios

1.1.1.1. **Configuración general.** Los labios forman la región labial o bucal (fig. 1). Se trata de una región impar y simétrica ubicada en la parte media del tercio inferior de la cara. En el plano cutáneo, esta región se halla limitada superiormente por una línea horizontal que pasa por la raíz de los orificios nasales y la base de la columela, inferiormente por el surco labiomentoniano y lateralmente por los dos surcos nasogenianos. El paso de la región geniana a los labios se efectúa sin solución de continuidad.

En el plano mucoso, los límites superior e inferior están representados por el fondo de los vestíbulos bucales y lateralmente el límite se sitúa en los primeros premolares por delante de la emergencia del nervio mentoniano.

Cada labio comprende una porción cutánea o labio blanco, y una parte mucosa o labio rojo. El revestimiento cutáneo es espeso, resistente y está muy adherido al plano muscular subyacente por la penetración de fibras musculares en la dermis, permitiendo así la participación en todas las expresiones del rostro. El labio blanco superior presenta una depresión en el centro o *filtrum* bordeada por dos crestas. El labio inferior presenta a su vez una depresión más o menos marcada.

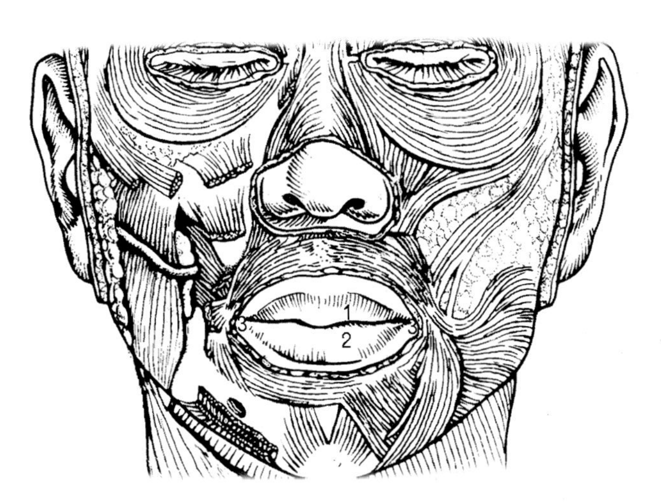

Fig. 11.1.—**Anatomía.** 1. Labio superior. 2. Labio inferior. 3 Comisuras.

La porción mucosa forma el borde libre de los labios y responde a los elementos constrictores del músculo orbicular de los labios. Se distingue una porción interna, constituida por epitelio pavimentoso estratificado en continuidad con la mucosa bucal, y una porción externa o bermellón que es una zona de transición entre la mucosa y el epitelio córneo.

La mucosa interna se halla en contacto con la dentición, y forma la pared anteroexterna del vestíbulo bucal anterior. En su parte media aparecen los frenillos labiales, siendo más acentuado el superior. Dicho repliegue mucoso se inserta en la cara profunda de la piel del *filtrum* y se extiende hasta el canal nasopalatino a través de la sutura interincisiva. La mucosa labial es fina, está muy vascularizada y está separada de la musculatura por tejido conectivo laxo que contiene glándulas salivales menores.

La línea de separación cutaneomucosa es evidente y presenta un trazado que es esencial respetar en las suturas de los labios. En la parte media del labio superior, correspondiente al filtro, existe una incurvación, más o menos acentuada, llamada «arco de Cupido».

Las comisuras labiales reúnen lateralmente y de forma simétrica el labio rojo superior e inferior, y constituyen una reserva de tejido cutáneo y mucoso que les permite distenderse.

1.1.1.2. **Plano muscular.** El músculo fundamental de los labios es el **orbicular de los labios** *(musculus orbicularis oris),* que forma alrededor del orificio bucal una elipse de diámetro mayor transversal. Se divide en dos porciones:

a) Una principal, orbicular interno o parte labial que ocupa el borde libre de los labios y actúa como un verdadero esfínter.

b) Otra accesoria, el orbicular externo o parte marginal, formado por las fibras terminales de las comisuras.

A estos músculos se adjuntan los músculos incisivos en número de cuatro, extendidos desde el borde alveolar de los maxilares a los labios superior e inferior y unidos al orbicular externo.

El músculo orbicular es constrictor y asegura el cierre de la boca, por el orbicular interno, o proyección anterior de los labios, por el orbicular externo. Los músculos incisivos son a su vez constrictores.

Otros músculos provenientes de otras regiones de la cara se disponen en torno del orificio bucal en un plano profundo y otro superficial, son todos ellos antagonistas, es decir dilatadores.

1.1.1.3. Inervación. La inervación motora depende del nervio facial a través de las ramas: bucal superior, inferior, mentoniana e infraorbitaria para los músculos elevadores. La inervación sensitiva depende del nervio trigémino a través de sus ramas: nervio infraorbitario, dentario inferior y mentoniano.

1.1.1.4. Vascularización.

Labio superior. El labio superior recibe el aporte arterial de:

— Ramas colaterales directas de la arteria facial.
— Ramas terminales de la arteria esfenopalatina.
— Arterias coronarias superiores.

Las arterias coronarias proporcionan el aporte arterial esencial, suelen anastomosarse derechas e izquierdas, y presentan una disposición sinusoidal característica de las arterias de los esfínteres a partir de su origen en relación a la comisura labial.

Labio inferior. El labio inferior recibe también el aporte arterial de tres orígenes:

— Ramas colaterales directas de la arteria facial.
— Arteria mentoniana.
— Arterias coronarias inferiores, también originadas en la comisura labial.

El drenaje venoso se caracteriza por la ausencia de vena coronaria y por la independencia del drenaje de los dos labios.

1.1.2. Embriología de los labios. La cara se forma entre las semanas cuarta a octava del desarrollo embrionario gracias al desarrollo de cinco mamelones: dos mandibulares, dos maxilares y uno frontonasal. Las placodas nasales medias están limitadas por los mamelones nasales medios y laterales y están localizados a cada lado del mamelón frontonasal. Los mamelones nasales medios se fusionan con la prominencia frontonasal, formando la porción principal del mamelón frontal. Estos mamelones medios también se unen en la línea media dando lugar al *filtrum* labial, columela, punta nasal, septo cartilaginoso y paladar primario. El mamelón frontonasal forma el puente y la raíz nasal, mientras que los procesos laterales forman las alas nasales.

Los mamelones maxilares se originan en el primer arco branquial, migran en sentido medial y se fusionan con unas prolongaciones inferiores de los procesos nasales medios denominados procesos globulares. Formarán el labio superior. Los mamelones maxilares también forman mejilla, maxilar y paladar secundario.

Los mamelones mandibulares forman el labio inferior, la mandíbula y la porción anterior de la lengua.

La fisura labioalveolopalatina es el resultado de un trastorno embrionario originado entre la quinta y la décima semanas de gestación, y que conduce a la falta de fusión de los procesos embrionarios que forman la cara. La teoría clásica de la formación de las fisuras afirma que se debe al fracaso en la fusión de los mamelones faciales. Durante la formación de la porción central de la cara, el epitelio de los mamelones entra en contacto, y luego la penetración del mesodermo completa la fusión. La interferencia con esta secuencia tendría como resultado la aparición de una fisura facial.

La fisura labial asociada o no a la fisura palatina se debe diferenciar de la fisura palatina aislada. Se cree que estas últimas son debidas a que la lengua impide mecánicamente la fusión de las láminas palatinas.

1.1.3. Función y competencia labial. Los labios son extremadamente importantes en la estética global del paciente y deben evaluarse en reposo y en actividad. En reposo el labio inferior tiene una exposición de bermellón que es aproximadamente el 25% superior a la del inferior. La anchura de los labios de comisura a comisura debe ser igual a la distancia interpupilar. Se evalúa la posición de los labios en relación a la columela (ángulo nasolabial de 90-110 grados) y a los dientes superiores (exposición de unos 3 mm); la simetría en el plano frontal; la relación de la columela con los ojos; la exposición de bermellón; la exposición de los dientes en la sonrisa; la competencia labial en el cierre; la distancia interlabial (hasta 3 mm en

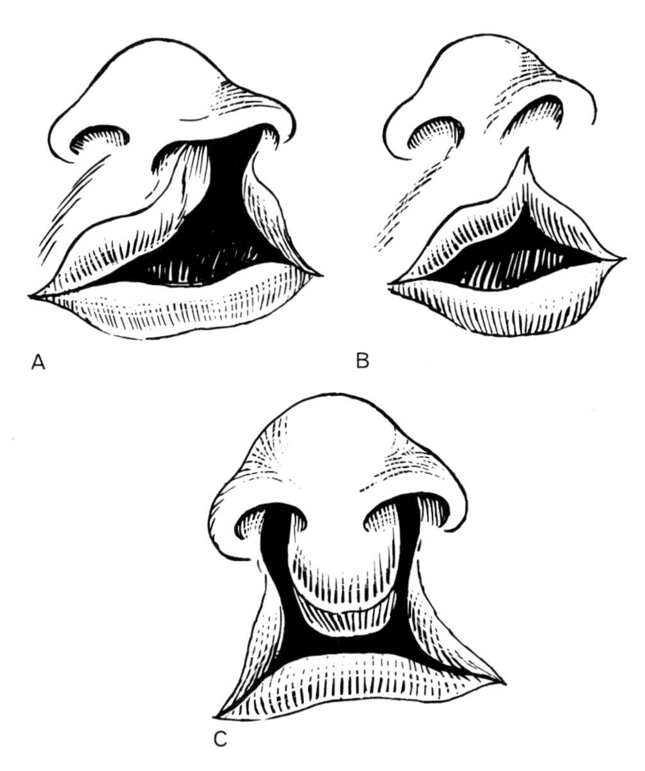

Fig. 11.2.—**Labio leporino.** A. Unilateral completo. B. Unilateral incompleto. C. Bilateral completo.

reposo); las relaciones interlabiales (ligera protrusión del labio superior).

Los labios desempeñan un papel importante en la estética facial, no sólo por sus características propias, sino también por las relaciones que mantienen con otras estructuras faciales. Así, el plano vertical de los labios debe encontrarse alineado con el plano facial, estando la unión labionasal ligeramente por delante de esta línea para dar plenitud a este sector.

El análisis de los labios debe incluir los siguientes parámetros:

• *Longitud.* La longitud del labio superior (distancia subnasal-estomión) es de 24 mm en varones y de 20 mm en niñas. La longitud del labio inferior (estomión-gnatión) es de 50 mm en niños y de 46 mm en niñas.

• *Grosor del bermellón.* La distancia determinada por la distancia entre la superficie vestibular del incisivo superior y el punto más anterior del bermellón del labio superior, y entre la superficie vestibular del incisivo inferior y el punto más anterior del bermellón del labio inferior.

• *Relación con planos de referencia* (ver capítulo 3).

Se han descrito técnicas puramente cosméticas con el fin de reducir o aumentar el volumen de labio expuesto (figs. 3-4).

1.2. Exploración y diagnóstico

1.2.1. Exploración clínica. La exploración de la cavidad oral debe ser sistemática, precisa una correcta iluminación y debe incluir la palpación de todas las áreas sospechosas. Se deben examinar los labios, surco bucogingival, mucosa yugal, trígono retromolar, suelo de boca, surco alveololingual, vientre, bordes laterales y dorso lingual. Finalmente se procede a explorar paladar duro y blando y pilar anterior de faringe.

Tal como se ha citado, es esencial la palpación bimanual para descartar la presencia de induraciones que no son visibles.

Finalmente se debe efectuar una cuidadosa palpación del cuello, en busca de linfadenopatías. Esta exploración también debe ser sistemática: sublingual, submandibular, yugulodigástrico, yugulares medios, triángulo posterior y supraclaviculares.

Lesiones elementales de los labios. Las lesiones elementales de los labios son signos objetivos indicadores de

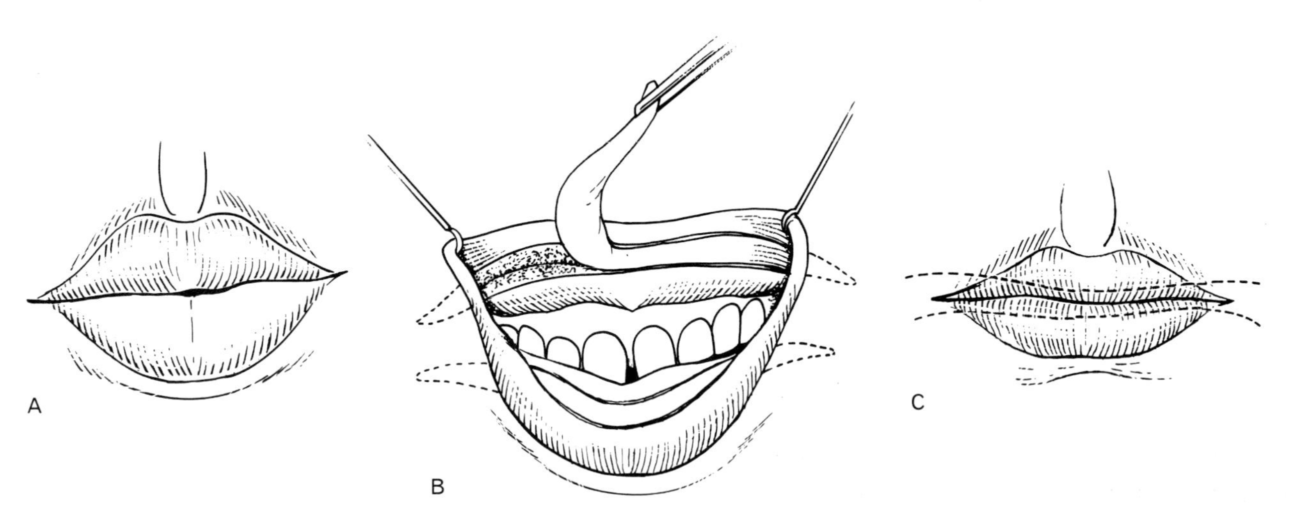

Fig. 11.3.—**Reducción de volumen de los labios**. A. Labios gruesos. B. Excisión triangular. C. Líneas de sutura intraorales.

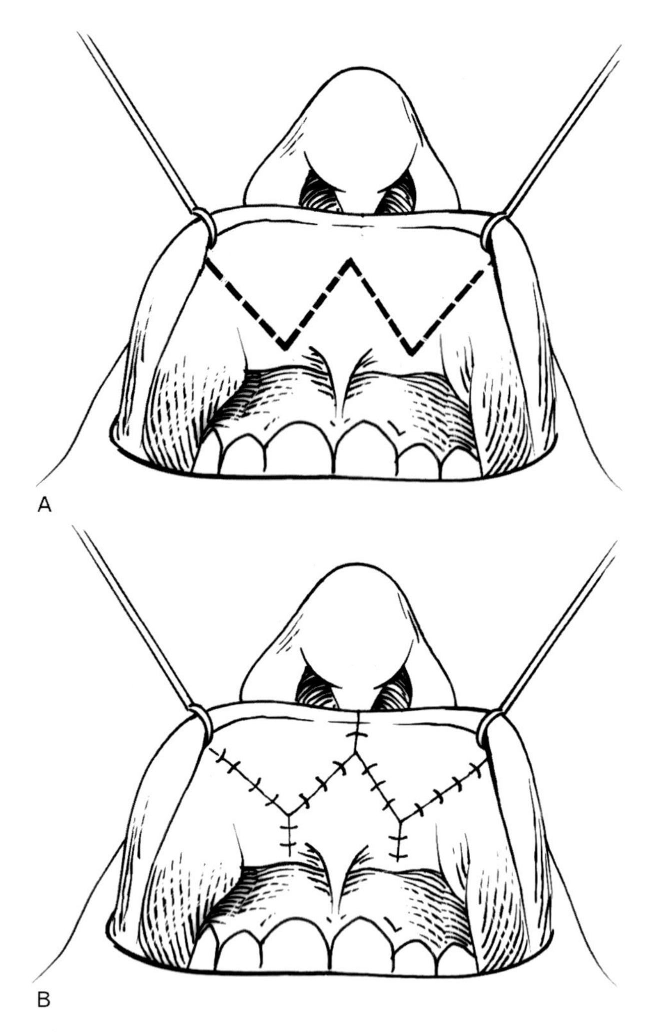

Fig. 11.4.—**Aumento de volumen del labio superior.** A. Plastia de avance en V-Y. B. Sutura.

patología labial. La descripción detallada de las mismas y las pruebas complementarias permitirán la obtención de un diagnóstico etiológico.

Manchas: Son cambios de coloración que no alteran el relieve o el espesor de la mucosa.

Pápula: Lesión sólida que se eleva sobre la superficie de la mucosa. No deja cicatriz.

Máculo-pápula: Lesión sobreelevada con cambio de coloración en el tejido que la rodea.

Placa: Lesión elevada, bien delimitada, de diámetro superior a las pápulas y superficie lisa o verrugosa.

Vegetación: Lesión exofítica de consistencia blanda y con aspecto de coliflor. Si la superficie es queratinizada se describe como verrugosidad.

Nódulo: Lesión sólida, bien delimitada, que se localiza en la dermis o en la hipodermis. Detectable por palpación.

Tubérculo: Lesión sólida, bien delimitada, que se localiza en la dermis y deja cicatriz.

Tumor: Clásicamente, es aquella lesión bien delimitada que tiende a crecer sin límite o puede detenerse. Puede manifestarse con el aspecto de distintas lesiones elementales.

Vesícula: Lesión de contenido líquido, elevada que no deja cicatriz.

Ampolla: Lesión elevada de contenido líquido, intra o subepitelial.

Quiste: Lesión elevada de contenido líquido, persistente y que hace relieve en la mucosa.

Surcos: Lesiones lineales que, a diferencia de las fisuras, no presentan solución de continuidad.

Hablamos de lesiones elementales secundarias cuando son el resultado de la evolución de las primarias y son: erosión, ulceración, úlcera, fisura, perforación, pseudomembrana, costra, escara y escama.

Se denomina macroqueilia a un aumento desproporcionado del espesor de la mucosa.

1.2.2. Diagnóstico por la imagen. Estará indicado solamente en casos de traumatismos para descartar la presencia de cuerpos extraños radioopacos, y ante la eventualidad de una litiasis de glándula salivar menor.

1.2.3. Diagnóstico histológico

1.2.3.1. PAAF. Es una técnica citológica que permite la obtención de tejido celular sospechoso, mediante la punción con aguja fina, generalmente de calibre 22, y posterior aspiración para retener la muestra. La gran difusión de la punción radica en ser un método sencillo, incruento, no requiere anestesia, no crea ansiedad en el paciente y permite realizar muchas tomas.

Sin embargo, la limitación es importante en el diagnóstico diferencial ante resultados positivos y absoluta ante resultados negativos, por ello es una técnica de orientación diagnóstica y terapéutica.

1.2.3.2. Biopsia. La mejor prueba diagnóstica ante la sospecha de una enfermedad maligna de los tejidos orales es el estudio histológico de los tejidos afectados. La biopsia es la obtención por medios quirúrgicos de una muestra de tejido vivo para su estudio histológico. Posibilita un diagnóstico de certeza.

La biopsia puede ser incisional o escisional. Las técnicas de biopsia incisional toman una porción de la lesión tomando también una porción de los tejidos adyacentes sanos para facilitar el diagnóstico correcto. Generalmente se efectúan en la periferia de la lesión. Por su parte, las biopsias escisionales extirpan la totalidad de la lesión.

La práctica de la biopsia estará indicada ante toda erosión, ulceración, úlcera y ampolla de evolución superior a diez días sin muestras de curación; tumefacción sospechosa; lesión hiperqueratósica persistente y cualquier exéresis quirúrgica de tejido labial.

En la región labial, las lesiones pigmentadas, leucoplasias, y aquellas cuyo tamaño lo permita deben eliminarse totalmente y con margen de seguridad.

2. Entidades clínicas

2.1. Malformaciones congénitas

2.1.1. Labio leporino. El labio leporino es una malformación congénita que da lugar a una hendidura labial por hipoplasia de los elementos anatómicos del labio (fig. 2).

Según las teorías más antiguas, sería debido a una falta de fusión de los procesos globulares y maxilares. La teoría de la penetración mesodérmica, de mayor vigencia actual, enuncia que durante el período de diferenciación embriológica existen unos surcos ectodérmicos que separan masas mesodérmicas. Estas masas obliteran a los surcos ectodérmicos para formar el tabique nasal primario, prolabio y premaxilar. La terminación completa de superior, que abarca todo el bermellón y se extiende hacia región cutánea. El suelo de la nariz está conservado y no existe hendidura en la arcada alveolar. Puede ser uni o bilateral.

Etiopatogenia. El desarrollo del labio depende de la penetración en esta región primaria de tres masas mesodérmicas, una central y dos laterales. La ausencia o deficiencia de estas masas o su falta de penetración da lugar a una separación del ectodermo con formación de hendiduras.

Incidencia. La incidencia aproximada es de un caso por cada 1.000 recién nacidos de raza caucasiana. La frecuencia es más elevada en las razas orientales y más baja en la raza negra.

El labio leporino aislado puede ser uni o bilateral (20%). Cuando es unilateral, la hendidura aparece en un 70% de los casos en el lado izquierdo. Aproximadamente el 85% de los labios hendidos bilaterales y el 70% de los casos unilaterales se asocian con paladar hendido.

Es algo más frecuente en el varón. Debido a la gran cantidad de estudios realizados sobre familiares de casos de labio leporino y a sus resultados, se acepta una herencia multifactorial.

Clasificación.

a) *Labio leporino cicatrizal:* Forma más benigna, consiste en una ligera depresión del borde mucoso asociada a un surco vertical en el labio cutáneo.

b) *Labio leporino simple:* Presenta una muesca más o menos profunda en el labio.

c) *Labio leporino total:* Hendidura que afecta la totalidad del labio y del paladar primario. La arcada alveolar está dividida. La nariz está ensanchada por alargamiento e hipertrofia de la aleta nasal. Puede ser también uni o bilateral.

d) *Labio leporino central:* Hendidura que abarca la totalidad del labio con agenesia total del prelabio y premaxilar.

e) *Formas asimétricas:* Incluye los casos bilaterales con formas labiales variadas: simple de un lado y total del otro.

También se subclasifican en:

a) *Labio leporino unilateral:* Todos los elementos centrales forman parte del borde interno de la fisura. Hay una hipoplasia de las partes próximas a la hendidura. El arco de Cupido y el *filtrum* pueden diferenciarse. La mucosa es delgada y seca. El músculo subyacente está mal desarrollado. El orbicular de los labios está conservado aunque retraído.

La aleta nasal del lado afecto está aplanada e hipertrofiada. El cartílago alar del lado afecto está separado del opuesto por la interposición del tejido adiposo. La base de la columela está desviada hacia el lado sano. La punta de la nariz es más ancha y deprimida. El suelo nasal puede estar hendido.

b) *Labio leporino bilateral:* La porción central malformada presenta diferentes grados de separación del labio lateral. El arco de Cupido no es reconocible. El filtro y la parte media del músculo orbicular no están desarrollados.

La columela es corta y casi inexistente. Las aletas nasales son semejantes a las de la forma unilateral.

Tratamiento. La rehabilitación de los pacientes fisurados es prolongada y debe dirigirse al aspecto del paciente y a su fonación, masticación, deglución y audición. La situación ideal es aquella en la que el paciente es introducido desde el nacimiento en un equipo multidisciplinario de tratamiento. En los pacientes fisurados, la cronología del tratamiento es uno de los temas más controvertidos.

En nuestro medio, la pauta seguida es la siguiente: La fisura labial se opera a los seis meses. La fisura palatina se corrige a los dieciocho meses en el defecto de tejidos blandos y a los cuatro-cinco años en el defecto correspondiente a paladar duro.

El defecto alveolar se corrige antes de la erupción del canino, entre los siete y los diez años. Finalmente se deben practicar la corrección de las deformidades esqueléticas secundarias a la FLAP, que siguen la misma pauta que en sujetos no fisurados, y la deformidades nasales.

Queilorrafia. La corrección quirúrgica de la fisura labial tiene como objetivos restaurar la continuidad del músculo orbicular de los labios para otorgar funcionalidad al labio, así como conseguir un labio anatómica y estéticamente normal. Se han descrito numerosas técnicas de corrección labial, aunque se destaca la técnica de Millard 2.

2.1.2. Fístulas labiales inferiores. Consisten en conductos ciegos, que se abren de forma simétrica a cada lado de la línea media, en el vértice de la hemimucosa labial inferior. Las glándulas salivales vierten la secreción en su interior.

Etiopatogenia. La incidencia aproximada es de un caso por cada 100.000 recién nacidos. El 2% de los pacientes con fisura labiopalatina presentan fístulas labiales. Parecen originarse en la persistencia de surcos laterales del arco mandibular embrionario, que suele desaparecer a las seis semanas de desarrollo embrionario. Suelen asociarse a fisura labiopalatina (síndrome de Van der Woude).

Tratamiento. El tratamiento quirúrgico está condicionado al defecto estético y las inflamaciones recidivantes.

2.1.3. Doble labio congénito. Anomalía oral poco frecuente que se caracteriza por un repliegue o exceso de la mucosa, que sobrepasa el borde libre del labio superior. Ocasionalmente puede afectar al labio inferior o a ambos. Generalmente sólo se manifiesta al sonreír o cuando el paciente habla. Aunque es congénito, se manifiesta a partir de la erupción de los dientes temporales. El crecimiento del defecto se estabiliza con la edad. La clínica es meramente estética.

El síndrome de Ascher se caracteriza por doble labio adquirido, blefacalasia y bocio.

Tratamiento. El tratamiento es quirúrgico, pudiendo realizarse la escisión elíptica o una plastia en W, bajo anestesia locorregional.

2.1.4. Fístula labial comisural. Pequeñas invaginaciones mucosas que aparecen en la comisura labial, y que se atribuyen a un defecto de fusión de los procesos embrionarios maxilar y mandibular. Son relativamente frecuentes, predominan en varones y se observan en adultos. No se asocian con otras fisuras faciales.

2.2. Lesiones inflamatorias e infecciosas de los labios

Las queilitis son lesiones inflamatorias propias de los labios, con una morfología común y un cuadro histológico inespecífico (tablas I-II). No debemos incluir bajo esta denominación aquellos cuadros clínicos conocidos de etiología específica que manifiestan clínica inflamatoria labial (*lupus*, liquen plano, sarcoidosis...).

Tabla I. Clasificación de las queilitis

1. Queilitis glandular
   1.1. Superficiales
      a) Simple
      b) Supurada
   1.2. Profundas
      a) Apostematosa
      b) Agudas
2. Queilitis no glandular
   a) Superficiales
   b) Profundas

Tabla II.

Agentes de contacto	*Agentes físicos*	*Fármacos*	*Tóxica*
Cosméticos	Luz solar	Sulfamidas	Enolismo
Alimentos	Rayos x	Penicilina	Uremia
Dentífricos	Frío	Tetraciclinas	Diabetes
Medicamentos	Calor	Mercurio	

La mayoría de las queilitis se localizan en la semimucosa del labio inferior, por ser la zona más expuesta, de mayor extensión y la de menor defensa por la ausencia de glándulas salivales y queratinización.

2.2.1. Queilitis glandular. Entidad que se caracteriza por una inflamación de las glándulas salivales menores del labio. La forma simple es muy común y propia de la edad adulta. Se origina a nivel de la unión de la semimucosa con la mucosa, donde existen glándulas.

Clínica. El labio se presenta hipertrofiado, evertido y tumefacto, no doloroso, con gotas de saliva de mayor consistencia. Las glándulas se palpan hipertrofiadas. Tiene una evolución crónica con exacerbaciones favorecidas por mala higiene bucal, agentes irritantes externos y causas emocionales. Existen casos de predisposición familiar.

Histología. Se han descrito tres variedades según la severidad de la enfermedad: simple, superficial supurada (enfermedad de Baelz) y supurada profunda (queilitis glandular apostematosa).

Las variantes supuradas son siempre secundarias a la forma simple, se caracterizan por el drenaje purulento. Pueden producir tras su resolución defectos cicatrizales. La queilitis glandular supurada profunda ocasiona macroqueilia, eversión labial, secreción purulenta y en ocasiones abcesos con fístulas mucosas o cutáneas de drenaje. Es un proceso muy doloroso prácticamente limitado al labio inferior. Su asociación con boca séptica y enfermedad periodontal es más que frecuente. Existe una incidencia significativa de carcinoma espinocelular.

Tratamiento. El tratamiento de ambas formas está basado en el tratamiento antibiótico y en la eliminación de los factores predisponentes. En casos rebeldes pueden estar indicadas resecciones quirúrgicas mucosas o la corrección del labio evertido.

2.2.2. Queilitis no glandulares. Según su evolución, se clasifican en agudas, subagudas y crónicas. Las causas que la originan son múltiples, predominando irritantes primarios de contacto como dentífricos, alimentos, medicamentos tópicos, cosméticos y prótesis.

Clínica. Generalmente la afectación es superficial, los labios aparecen edematosos, rojos, calientes y dolorosos, con lesiones vesiculoampollosas. Suelen afectarse ambos labios y el proceso puede extenderse a la piel de alrededor.

Tratamiento. Para el tratamiento se eliminará la causa desencadenante y se administrarán antiinflamatorios tópicos y sistémicos.

2.2.3. Queilitis crónica. Las queilitis crónicas superficiales son las más comunes, responden a las mismas etiologías que las formas agudas de las que a veces son una continuación. Responden además a causas mecánicas (chupete, ortodoncia, pipa, boquillas...), estados carenciales, infecciones, alergias, etc.

Queilitis descamativa. La queilitis exfoliativa o descamativa es la forma clínica más frecuente, presenta en su evolución períodos secos y períodos exudativos. Es una lesión premaligna, con riesgo de malignización algo más alto para las formas de origen solar, que a su vez son más difíciles de erradicar. Ante tales lesiones mantendremos un atento control para detectar la transformación carcinomatosa.

Queilitis crónica comisural. La queilitis crónica comisural es un cuadro clínico con identidad propia, también llamada *perleche* o vulgarmente conocida como boquera. En su etiología se combinan factores predisponentes como la disminución de la dimensión vertical, el uso de prótesis, los estados carenciales, las candidiasis y las piodermitis.

El proceso se inicia con inflamación a nivel comisural que posteriormente se fisura y se extiende a la piel. La infección por candidas ocasiona una coloración blanquecina característica, mientras que las piodermitis producen un exudado. Son también frecuentes las sobreinfecciones estafilocócicas.

Tratamiento. El tratamiento está condicionado a la causa, se basa en antimicóticos y antibióticos tópicos, remodelación de prótesis dentarias, etc. Contempla en ocasiones la exéresis quirúrgica y comisurotomía reconstructiva.

2.3. Lesiones traumáticas de los labios

2.3.1. Heridas labiales. Las lesiones labiales son heridas faciales de tejidos blandos, cuya reparación quirúrgica requiere especial atención por la anatomía de la unión bermellón-piel y por el borde mucoso.

El tratamiento inicial de una herida labial, si no existe contraindicación por su etiología ni pérdida de sustancia superior a un tercio, es el cierre primario inmediato.

Examen inicial. La arteria labial y las coronarias pueden causar hemorragias profusas, cuya hemostasia puede necesitar su ligadura. La lesión puede afectar a la piel y al tejido subcutáneo o bien afectar a todo el espesor labial, comprometiendo la función esfinteriana del músculo orbicular. El edema y los hematomas acompañantes pueden enmascarar la anatomía, la presencia de cuerpos extraños y dificultar la reparación. Se deben valorar asimetrías, deformaciones, hipoestesias y parálisis. Nos serviremos del estudio radiográfico, apical, oclusal y perfiles de los tejidos blandos para completar la exploración y descartar la presencia de cuerpos extraños, fragmentos dentarios con mayor frecuencia. Si existen lesiones óseas éstas serán reparadas antes que la herida labial.

Es aconsejable la obtención de un registro fotográfico.

Tratamiento. Tras el examen inicial y una exhaustiva limpieza de la herida se procede a su reparación anatómica, que implica:

— Reajuste anatómico del borde rojo.
— Sutura mucosa impermeable.
— Reconstrucción muscular precisa.

Como en el resto del territorio maxilofacial, los desbridamientos amplios no suelen tener indicación. Se inicia la reparación colocando un punto de aproximación con nailon en el borde del bermellón para ajustar la unión mucocutánea. El cierre se realiza por planos, comenzando desde el más profundo hasta la piel, la sutura del plano muscular y mucoso se realiza con material reabsorbible. La piel se sutura con nylon 6/0 o similar.

2.4. Quistes y tumores de los labios

2.4.1. Lesiones de origen salival

2.4.1.1. **Mucocele.** Término que define el acúmulo de tejido mucoso en una cavidad del tejido conectivo que no está revestida por epitelio, y se relaciona con la sección traumática de un conducto que lleva a la extravasación del líquido en los tejidos circundantes. Al carecer de epitelio, se trata estrictamente de un pseudoquiste.

Aparece preferentemente en glándulas salivales menores, con especial preferencia por labio inferior, aunque se ha descrito en labio superior, mucosa oral, suelo de boca, lengua y paladar. Solamente el 2% de estas lesiones aparecen en glándulas salivales mayores. Es una lesión de sujetos jóvenes, sin que se evidencie preferencia de sexos.

Clínicamente se trata de tumoraciones blandas, fluctuantes, bien limitadas de un color azulado translúcido. Pueden romperse, dando lugar a la aparente resolución del cuadro, aunque puede recidivar en un plazo de tiempo variable.

El tratamiento de estas lesiones es simple y requiere la exéresis del mucocele, así como de la glándula causal.

2.4.1.2. **Quiste de retención mucosa.** Entidad menos frecuente que el mucocele, que es un verdadero quiste revestido por epitelio. Estos quistes de retención son el resultado de la obstrucción parcial de un conducto, y que causan su dilatación sin ruptura. El 96% de estas lesiones aparecen en las glándulas salivales mayores y en sujetos de mayor edad que el mucocele.

Clínicamente son masas de crecimiento lento, indoloro, circunscritos y fluctuantes, con un aspecto semejante al de los mucoceles.

2.4.1.2. **Litiasis de la glándula salival menor.** Término que define la presencia de cálculos en el sistema de las glándulas salivales menores. Suele tratarse de una situación excepcional.

Patogenia. El origen del cuadro está en un precipitado de material orgánico en forma de gel que se sigue del depósito de sustancia mineral. Entre los factores predisponentes figuran la elevación del pH, la elevación de la concentración de mucina y el cambio de los niveles de iones en saliva.

Clínica. Se trata de una situación extremadamente infrecuente en las glándulas salivales menores. No obstante, cuando aparece lo hace en labio inferior y su forma de presentación es indiferenciable de la del mucocele, aunque ocasionalmente puede palparse una zona dura correspondiente al cálculo.

Tratamiento. El tratamiento de estas lesiones es simple, y requiere la exéresis del cálculo así como de la glándula obstruida.

2.4.1.3. **Tumores de glándulas salivales.** En la cavidad oral se encuentran entre 500 y 800 glándulas salivales menores, que pueden ser asiento de patología tumoral. Los tumores de las glándulas salivales menores suponen el 10% de todos las neoplasias de la cavidad oral y el 15-23% de los tumores malignos de origen salival. La relativa escasez de casos clínicos así como la gran variedad de tipos histológicos presentes hacen que exista controversia en lo que se refiere a la clasificación, diagnóstico histológico, tratamiento y pronóstico de algunos de estos tumores.

La incidencia de enfermedad maligna es más alta en las glándulas salivales menores que en las mayoles (82-91% del total de tumores). Existen varias clasificaciones de los tumores de glándulas salivales, pero se ha utilizado la clasificación de la OMS de 1992. Entre los tumores benignos se han clasificado nueve variedades, entre las que cabe destacar por su frecuencia el adenoma pleomorfo, aunque en cada localización existe un tipo histológico característicamente más frecuente. Entre los tumores malignos, la variedad histológica es aún mayor.

El tratamiento de los tumores de glándulas salivales menores continúa siendo la cirugía. En tumores benignos se debe practicar la exéresis de la lesión con márgenes de seguridad variables según localización y variedad histológica. En tumores malignos, el tratamiento depende del estadiaje locorregional y de la presencia de metástasis, así como de la variedad histológica y de la localización. La presencia de metástasis cervicales requiere la práctica de vaciamientos cervicales. Radioterapia y quimioterapia desempeñan un papel limitado en esta patología. Se ha demostrado que con respecto al pronóstico los factores más significativos son el estadiaje clínico, los márgenes quirúrgicos y la diseminación locorregional en el momento de la presentación de la enfermedad.

2.4.1.4. **Hiperplasia adenomatoide.** Lesión poco frecuente de las glándulas salivales menores que se presenta en forma de tumefacción glandular indiferenciable de un tumor. Aparecen especialmente en paladar.

2.4.2. Tumores benignos de los labios

2.4.2.1. Angiomas.

• *Hemangioma capilar de la infancia o angioma tuberoso:* Aparece varios días después del nacimiento, como una lesión polipoide de color rojo brillante que crece en la dermis y el tejido subcutáneo. Aumentan progresivamente de volumen, hasta aproximadamente el primer año de vida, para luego iniciar una regresión espontánea que termina con su desaparición hacia los siete años. El tratamiento quirúrgico no está indicado. Si por su tamaño ocasionan incontinencia salival, puede indicarse una corticoterapia.

• *Angiomas planos:* También conocidos como angiomas verdaderos, están presentes en el momento del nacimiento en forma de mancha vinosa, que adquiere un color violáceo en el adulto. Pueden afectar a planos subcutáneos y musculares. La lesión no presenta un crecimiento progresivo. El tratamiento quirúrgico se indica en función de la extensión e hipertrofia de la lesión, requiriendo en la mayoría de ocasiones de técnicas reconstructivas y segundos tiempos operatorios. La embolización previa o terapéutica no es de utilidad.

• *Angiomas venosos.* Pueden estar presentes en el momento del nacimiento, tienen un crecimiento progresivo, alcanzando tamaños que implican alteraciones funcionales. Afectan a planos subcutáneos, dando una coloración azulada a la piel. El tratamiento consiste en la embolización por punción directa y exéresis quirúrgica al cabo de cuatro-cinco semanas.

2.4.2.2. Tumor de células granulares.

Etiología. Neoplasia poco frecuente de etiología desconocida y también conocido como mioblastoma de células granulares.

Clínica. Aparece en cualquier edad y sin preferencia de sexos, y su localización preferente es la lengua. En labio se puede presentar como una masa asintomática de crecimiento lento no ulcerada. Tras su escisión no recidiva, y se ha descrito su remisión espontánea.

2.4.3. Lesiones precancerosas de los labios

Leucoplasia. Placa blanca queratósica que no se puede caracterizar clínica o patológicamente como otra enfermedad. Es muy frecuente su observación en el borde del bermellón, mientras que la forma de presentación en la mucosa y en la comisura labial es en la forma conocida como papilomatosis oral florida.

Las leucoplasias se localizan en orden de preferencia en bermellón labial, mucosa bucal, encía mandibular, lengua, suelo de boca, paladar duro, mucosa labial y paladar blando. Las zonas de mayor riesgo para la malignización son el bermellón labial y la lengua. También es especialmente peligrosa la leucoplasia nodular localizada en la comisura labial.

La leucoplasia de la mucosa labial suele presentarse como una lesión bien definida, uniforme y con un patrón estriado.

La histología de estas lesiones mostrará desde displasias leves hasta carcinomas intraepiteliales. Representa el 85% de los precánceres. Las displasias leves con relación directa con el hábito de fumar o consumo de rapé son susceptibles de remisión con el abandono de dichos hábitos. Las displasias severas serán tratadas como cánceres.

Se debe diferenciar del liquen plano, de las mordeduras crónicas y de la queratosis friccional.

Queilitis crónicas. Debido a la práctica ausencia de leucoplasias en el borde del bermellón, hablamos de lesiones precancerosas ante las queilitis crónicas, especialmente las formas glandulares, exfoliativas, fisuradas y abrasivas. El riesgo de malignización es de alrededor del 5%.

Queratosis actínica. Degeneración tisular de los labios secundaria a la exposición continuada y prolongada a la luz solar. Aparece únicamente en la raza blanca, y especialmente en sujetos de piel clara.

Clínica. Aparece en sujetos de más de cuarenta y cinco años, y predominantemente varones. Se presenta como unos labios pálidos brillantes y fisurados en la región comisural y en la interfase cutaneomucosa. Si no se trata, aparecen áreas de hiperpigmentación y queratosis variables. Finalmente se desarrollan áreas de ulceración focal.

Histología. Atrofia del epitelio escamoso estratificado, con una notable producción de queratina. Se observan grados variables de displasia.

Pronóstico. Destaca por su mayor potencial de malignización, por lo que está justificado su control periódico y la biopsia ante la sospecha de malignización. Se han comunicado una incidencia del 6-10% de carcinoma de células escamosas sobre la queilitis actínica.

Otras lesiones. Destacan, también con un bajo riesgo de malignización, el liquen plano y el *lupus* eritematoso diseminadodiscoide localizado en la unión cutaneomucosa.

Candidiasis. La sobreinfección por candidas de las lesiones precancerosas, especialmente frecuente en las leucoplasias de la comisura labial, es considerada como un factor de riesgo añadido al existente.

2.4.4. Cáncer de labio. El carcinoma originado en la mucosa labial es el tumor maligno más frecuente de la boca, correspondiéndole más del 30% del total. Más del 95% de las lesiones aparecen en el labio inferior, y tienen un comportamiento totalmente distinto. Mientras los originados en labio inferior se relacionan con tabaco y luz solar, los superiores no lo hacen. También el crecimiento y el pronóstico son peores para los tumores originados en labio superior.

Epidemiología. La mayor parte de casos aparecen en varones, especialmente en sujetos expuestos a la luz solar, y que presentan una complexión de piel clara.

Clínica. En el labio inferior suelen aparecer entre la línea media y la comisura, mientras que en el labio superior aparecen más cerca de la comisura. Pueden aparecer en forma de leucoplasia o de pequeñas erosiones. Suelen tener un crecimiento lento y progresivo, creciendo lateralmente y ulcerándose centralmente. Conforme aumentan de tamaño aumenta su potencial de dar metástasis regionales y a distancia. Las metástasis regionales aparecen en un 10% de los casos, y suelen localizarse en las cadenas submaxilares y submentales. Si no se tratan pueden afectar secundariamente a la piel vecina, hueso mandibular y diseminarse siguiendo el trayecto de los nervios vecinos (tabla III).

Tabla III. Clasificación TNM de los tumores del labio

T1.	Tumor de < 2 cm
T2.	Tumor de 2-4 cm
T3.	Tumor de > 4 cm
T4.	Estructuras adyacentes
N1.	Adenopatía ipsilateral de < 3 cm
N2.	Adenopatía ipsilateral de 3-6 cm
	Adenopatías múltiples ipsilaterales < 6 cm
	Adenopatía bilateral contralateral < 6 cm
N3.	Adenopatías de > 6 cm

Pronóstico. Los tumores T1 y T2 de labio tienen una tasa de curación, se traten con cirugía o radioterapia, del 90%, siempre que no exista afectación ganglionar. En lesiones T3 y T4 este porcentaje cae al 60% y 40%, respectivamente. Si existen metástasis cervicales confirmadas, la supervivencia se reduce en un 50%.

Tratamiento.

Cirugía. El tratamiento quirúrgico tiene como objetivo la resección de la lesión con unos márgenes de seguridad de 10 mm como mínimo, tanto en superficie como en profundidad. La extensión de la amputación labial y su localización determinarán la elección de la técnica reconstructiva.

Ante leucoplasias con displasia severa y carcinomas *in situ,* la bermellectomía será un tratamiento suficiente, reconstruyéndose el defecto con colgajo de avance de la mucosa labial.

La cirugía ganglionar generalmente no se indica de forma electiva. Cuando es necesaria por aparecer ganglios sospechosos debe efectuarse de forma bilateral. El tipo de vaciamiento ganglionar efectuado con mayor frecuencia es el *supraomohioideo*, que incluye los niveles I, II y III. El vaciamiento *radical* estará indicado en los casos de metástasis ganglionares adheridas a los grandes vasos o planos profundos.

Radioterapia. Está indicada como terapia coadyuvante preoperatoria, ante tumores T3 de gran tamaño, T4 con extensión gingival u ósea y/o presencia de adenopatías metastásicas.

Se contempla como alternativa terapéutica la braquiterapia a dosis curativas ante tumores T1-2, en ausencia de adenopatías metastásicas, aunque por los resultados estéticos y por la morbilidad es mejor tolerada la exéresis quirúrgica.

3. Consideraciones especiales: técnica quirúrgica

3.1. Generalidades

La cirugía labial debe basarse en el mantenimiento de los condicionantes anatómicos de dicha región, como son: forma, color, posición, movilidad y aspecto, para de esta forma asegurar la función y la estética de los labios. Los principales objetivos del tratamiento del cáncer de labio son la erradicación de la enfermedad, el establecimiento de un esfínter oral competente con un surco vestibular suficiente, una mínima deformidad y la restauración de un aspecto aceptable.

3.1.1. Bermellectomía. Consiste en el despegamiento de toda la mucosa húmeda del labio inferior para obtener un colgajo de avance que cubra la pérdida de sustancia del bermellón. La escisión del bermellón debe rebasar muy ligeramente el labio blanco. La sutura cutaneomucosa del colgajo debe evitar la formación de escalones durante la cicatrización, utilizando puntos en forma de U. Para evitar el aspecto plano del labio inferior, consecutivo a la técnica clásica de bermellectomía, se puede utilizar un colgajo musculomucoso que implique el borde superior del músculo orbicular. La arteria coronaria puede ser incluida en este colgajo, cuyo avance está facilitado por una plastia mucosa en forma de V-Y.

La bermellectomía estaría indicada en el tratamiento quirúrgico de queilitis actínica crónica, lesiones preepiteliomatosas y epitelioma *in situ* del bermellón en ausencia de una posible infiltración adyacente. Puede asociarse también a la resección en cuña o en escudo de tumores con disqueratosis acompañante de resto del bermellón.

3.2. Cuña labial

En los primeros estadios de carcinomas de hasta 0,5 cm de diámetro puede utilizarse la exéresis en cuña o escudo, con márgenes adecuados (figs. 5-6-7).

Consiste en la resección de, como máximo, un tercio de labio inferior o superior, cerrando el defecto por simple acercamiento de los bordes respetando de forma estricta los planos mucoso, muscular y cutáneo. Los bordes rojos a ambos lados de la incisión pueden marcarse con azul de metileno para una mayor precisión en la aproximación posterior. Los vasos se pinzan y ligan sólo después de haber completado la resección. El cierre se realiza por planos, comenzando por la aproximación del labio rojo o mucosa.

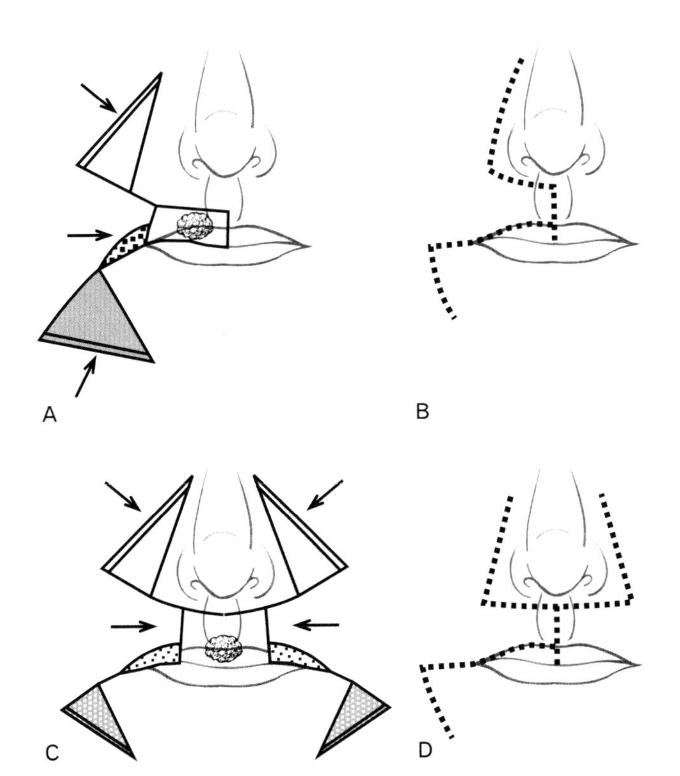

Fig. 11.5.—**Reconstrucción del labio superior**. A. Extirpación parcial del labio superior y plastia de transposición lateral con triángulos de descarga. B. Sutura. C. Extirpación total del labio superior y plastia de transposición lateral bilateral con triángulos de descarga. D. Sutura.

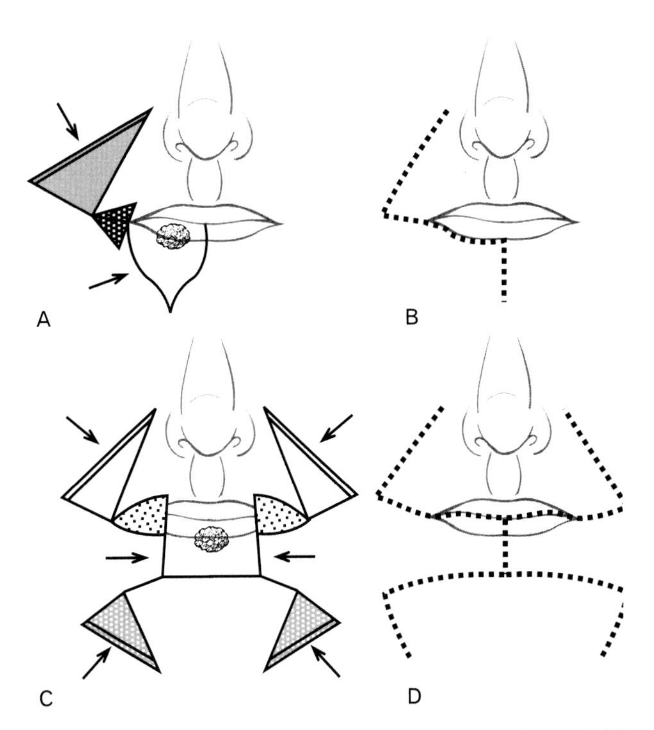

Fig. 11.6.—**Reconstrucción del labio inferior**. A. Extirpación parcial del labio inferior y plastia de transposición lateral con triángulo de descarga. B. Sutura. C. Extirpación total del labio superior y plastia transposición lateral bilateral con triángulos de descarga. D. Sutura.

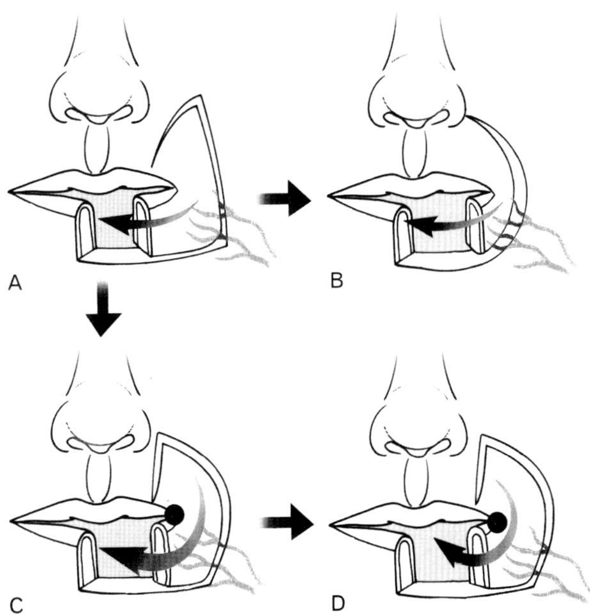

Fig. 11.7.—**Reconstrucción de la comisura.** A. *Gillies:* Colgajo de avance. B. *Karapandzic:* Colgajo de avance dejando intacto el pedículo neurovascular. C. *McGregor:* Requiere nuevo bermellón. D. *Nakajima:* Mantiene la irrigación de los vasos faciales.

3.3. Técnicas de reconstrucción

Ante exéresis labiales amplias no puede realizarse la reparación directa, para evitar, en lo posible, graves anomalías en la función y estética de la región labial. Por ello recurrimos a técnicas de reconstrucción plásticas que permiten diseñar variados tipos de colgajos.

3.3.1. Colgajo de Abbé. Es un tipo de colgajo de espesor total (piel, músculo y mucosa) que permite la reconstrucción de defectos labiales, ofreciendo la reposición inmediata del aspecto total del labio. Además de su papel en la cirugía oncológica, puede indicarse a continuación de la reparación insatisfactoria del labio fisurado o traumatismo.

Consiste en la obtención de un colgajo heterolabial pediculado en una arteria coronaria que reparará el defecto del labio opuesto al rotar 180º. La arteria labial es la fuente principal de irrigación. En la realización de esta técnica requieren una especial atención las suturas cutaneomucosas, y la sutura alrededor del pedículo para no comprometer el aporte sanguíneo. En un segundo tiempo, al cabo de diez a catorce días, el pedículo es dividido. Su forma es variable, aunque generalmente es triangular o adopta una forma de escudo, según el área receptora.

Puede originar secuelas cicatrizales importantes. No obstante, si está bien diseñado, estas cicatrices pueden simular el *filtrum* labial. Cuando el colgajo se emplea para reconstruir parcialmente la comisura se llama colgajo de Abbé-Estlander.

3.3.2. Colgajos de reparación del labio inferior (fig. 6). Para la reconstrucción de pequeñas pérdidas de sustancia y cicatrices residuales, utilizaremos colgajos de transposición, deslizamiento y rotación que permiten obtener buenos resultados estéticos y funcionales.

Ante pérdidas de sustancia superiores a un tercio del labio inferior, surgen las técnicas de reconstrucción subtotales y totales. Existen para ello numerosas técnicas descritas cuya elección dependerá de la experiencia del cirujano, de la capacidad de reconstrucción de un esfínter continuo y unos labios continentes, de la edad del paciente y laxitud cutánea, de la localización medial o lateral del defecto y de la necesidad de colocación de prótesis dentales.

3.3.3. Reconstrucción subtotal

a) **Colgajo de Abbé-Estlander.** Crea una comisura redonda que podrá ser reparada con una comisurotomía en un segundo tiempo. En defectos centrales del labio inferior no puede utilizarse como zona dadora del labio superior la región del *filtrum* y las crestas.

b) **Técnica de Karapandzic.** Se puede utilizar en resecciones de 50 a 75% del labio. Se efectúan unas incisiones cutáneas y mucosas, identificando el sector más externo del músculo orbicular de los labios. A continuación se identifica el pedículo neurovascular, y se moviliza el músculo que se avanza para suturarlo con el contralateral. De fácil realización, crea un labio competente y funcional, aunque tiende a formar estomas más pequeños.

c) **Técnica de McGregor.** Basada en el colgajo clásico en abanico *(fan-flap)*, consigue la eliminación profiláctica del bermellón que queda tras la resección del tumor. Al igual que la técnica de Karapandzic, conserva la forma de la comisura, pero cambia la dirección de las fibras musculares afectando a la acción esfinteriana.

3.3.4. Reconstrucción total. Sobre la intervención original descrita por Camille Bernard, en 1853, se han realizado numerosas modificaciones que han servido para diseñar las técnicas con los resultados más aceptables en la reconstrucción de los grandes defectos del labio inferior. De ellas destacan la técnica de Webster (1960) y la de Fries (1973).

3.3.4.1. **Webster.** Descrita para la reconstrucción del labio inferior, puede también utilizarse en el superior. El objetivo es evitar la tensión, mediante el diseño de los triángulos de Burow en número de cuatro. El bermellón puede reconstruirse con un colgajo lingual. Los resultados no son los deseados, y generalmente se obtiene un labio algo tenso con disminución de la continencia.

3.3.4.2. **Fries.** También conocida como «Procedimiento Universal», puede utilizarse de forma uni o bilateral. Tan sólo la conservación del músculo orbicular, pues las incisiones de los triángulos superiores se extienden lateralmente y no en profundidad y la reconstrucción del bermellón, a partir de mucosa oral del recién creado labio inferior, la diferencian de la técnica de Webster.

Permite una mejor continencia labial y un estoma suficiente.

Bibliografía

Abbe RA. A new plastic operation for the relief of deformity due to double harelip (Classic Reprint). Plast Reconst Surg 1968; 42:360.

Ceccotti EL. Clínica estomatológica. SIDA, cáncer y otras afecciones. Médica Panamericana, 1993.

Fries R. The merits of Bernards operation as a universal procedure for lower lip reconstruction after resection of carcinoma. Chir Plast 1971; 1:45.

Fries R. Advantages of a basic concept in lip reconstruction after tumor resection. J Max-Fac Surg, 1973.

Gorlin RJ, Goldman HM. Thoma patología oral. Ed. Salvat, 2.ª edic., 1979.

Grinspan, D. Enfermedades de la boca. T. I. Ed. Mundi, 2.ª edic., 1975.

Jackson IT. Colgajos locales en la reconstrucción de cabeza y cuello. Ed. Salvat, 1990.

Karapandzic M. Reconstruction of lip defects by local arterial flaps. Br J Plast Surg 1874; 27:93.

Lévignac J. Cirugía de los labios. Ed. Masson, 1992.

Loré JM. Cirugía de cabeza y cuello. Médica Panamericana, 3.ª edic., 1990.

Fonseca RJ, Walker RV. Oral and maxillofacial trauma. Ed. WB Saunders, 1991.

Mac Gregor IA. Reconstruction of the lower lip. Br J Plast Surg 1983; 36:40.

McCarthy JG. Cirugía plástica. La cara. Médica Panamericana, 1992.

Pindborg JJ. Cáncer y precáncer bucal. Médica Panamericana, 1981.

Regezzi JA, Sciubba JJ. Oral pathology. Ed. W. Saunders, 1989.

Tresserra L. Tratamiento del labio leporino y fisura palatina. Ed. Jims, 1972.

Webster R, Coffey R, Kelleher R. Total and partial reconstruction of the lower lip with innervated muscle-bearing flaps. Plast Reconst. Surg 1960; 25:360-371.

Capítulo 12

Faringe

1. Generalidades

1.1. Anatomía quirúrgica

La faringe es un tramo que comparten la vía aérea y la vía digestiva. Limita por arriba con las estructuras de la base del cráneo. Por abajo, aproximadamente a la altura de la sexta vértebra, con el esófago. Por detrás limita con los músculos prevertebrales. Por delante, y de arriba abajo, limita con las fosas nasales a través de las coanas; la cavidad bucal, a través de los pilares amigdalinos, la úvula y la base de la lengua, y, finalmente, con la laringe, a través de la glotis.

La faringe se divide, desde el punto de vista quirúrgico en tres niveles (figs. 1 y 2): rinofaringe, orofaringe e hipofaringe.

La faringe está formada histológicamente por tres capas: mucosa, muscular y fascia. La mucosa está constituida por un tejido epitelial poliestratificado no queratinizado.

Musculatura. Los músculos de la faringe conforman un manguito abierto en su porción anterior con una sección en forma de U. Este músculo se denomina constrictor de la faringe y se distinguen tres fascículos pares (superior, medio e inferior).

- El *constrictor superior de la faringe* se origina en el tercio inferior de la lámina pterigoidea y rafe ptérigomandibular. Las fibras se irradian hacia atrás en forma de abanico. Este músculo se inserta, por lo tanto, en la base del cráneo en tres puntos: las dos apófisis pterigoides y el tubérculo faríngeo del occipital.

- El *constrictor medio de la faringe* se origina en los cuernos mayores y menores del hioides y ligamento estilohioideo. Sus fibras se irradian hacia atrás en abanico y se condensan en el rafe faríngeo posterior superponiéndose a las fibras del fascículo superior.

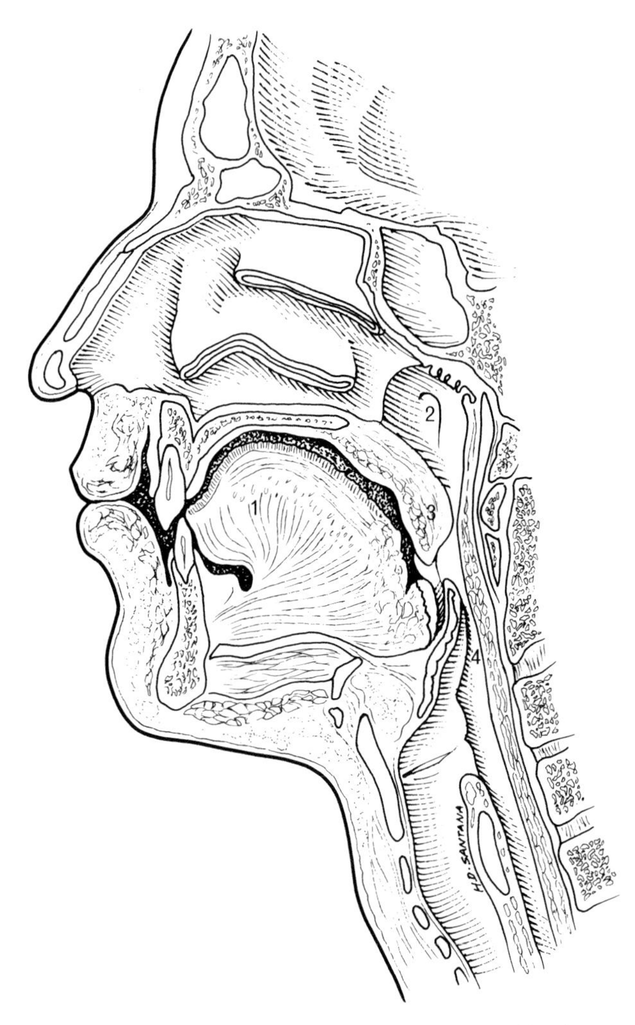

Fig. 12.1.—**Anatomía.** *Visión lateral*: 1. Cavidad oral. 2. Nasofaringe. 3. Orofaringe. 4. Hipofaringe.

- El *constrictor inferior de la faringe* es el más grueso y desarrollado de los tres fascículos. Sus fibras se originan en la línea oblicua del cartílago tiroides y la cara posterior del cricoides. Sus fibras se abren en abanico hacia atrás superponiéndose a las del constrictor medio, dando lugar al rafe faríngeo posterior. Sus fibras más inferiores se interdigitan con las del esófago, dando lugar al músculo cricofaríngeo, de gran importancia en la deglución.

El *músculo tensor del velo del paladar* se origina en la fosa entre las apófisis pterigoides. Sus fibras discurren junto al hueso esfenoides, cruzan las fibras del constrictor superior, se reflejan en el rafe ptérigomandibular y se insertan finalmente en la porción anterior del paladar blando. Esta porción del paladar blando se tensa con la acción de este músculo.

El *músculo elevador del velo del paladar* se origina junto al tensor, cruza el borde craneal del constrictor superior y se inserta en la pared lateral del paladar blando. Su acción eleva el paladar blando y contribuye al cierre de la nasofaringe durante la deglución.

El *músculo estilofaríngeo* discurre entre el constrictor superior y medio. Es acompañado en su trayectoria por el IX par, que le proporciona inervación motora.

La fascia de la faringe se divide en dos partes:

• La fascia faringobasilar se origina en el basi-occipucio. Se extiende horizontalmente sobre la porción petrosa del hueso temporal hasta el canal carotídeo, punto en el que se refleja hacia delante fijándose a la lámina pterigoidea media y el rafe pterigomandibular. Constituye el techo de la faringe, separándola de la base del cráneo

• La fascia bucofaríngea es el fascículo medial de la fascia cervical profunda que se confunde con la fascia que envuelve al músculo constrictor de la faringe en su porción superior y músculos buccinatorios. Se origina en la base del cráneo y se extiende hacia el cuello fusionándose con la fascia pretraqueal y con la fascia visceral.

Vascularización. La vascularización de la faringe la efectúan vasos del sistema de la arteria carótida externa. La porción más craneal la irrigan ramas de la *arteria faríngea ascendente* (rama de la carótida externa) y de la *arteria palatina ascendente* (rama de la arteria facial). Estos vasos contribuyen a la vascularización de las amígdalas palatinas y la mucosa adyacente.

La *arteria lingual,* tras nacer en la carótida externa discurre sobre el borde superior del constrictor medio, paralelamente al par glosofaríngeo, y en su camino hacia la lengua va proporcionando vascularización a la faringe.

La *arteria laríngea superior* discurre entre el constrictor medio e inferior, vascularizando la laringe y los recesos piriformes.

En su porción más inferior y vecina al esófago la vascularización corre a cargo de la *arteria laríngea inferior* y la *arteria tiroidea inferior.*

Inervación. Las relaciones nerviosas se visualizan en la figura 5.

Tejido linfoide. Desde la zona de la trompa de Eustaquio hasta la base de la lengua, la mucosa faríngea está infiltrada densamente por un tejido linfoide que se acumula en algunas zonas dando lugar a las amígdalas. Vista la mucosa desde la parte posterior, este tejido linfoide se distribuye en forma de anillo, conocido como anillo de Waldeyer. Estas estructuras son las defensas de primera línea del sistema inmunitario en el tracto aerodigestivo.

Las amígdalas son cuatro:

Amígdala faríngea, en el techo de la nasofaringe, también conocidas como adenoides.

Amígdala tubárica, alrededor del *ostium* tubárico, en la fosita de Rosenmüller.

Amígdala palatina, entre los pilares laterales de la faringe.

Amígdalas linguales, masas similares a papilas situadas en el tercio posterior de la lengua.

1.2. Funciones

Desde el punto de vista fisiológico, la faringe participa en la alimentación, la rumiación y el vómito, junto con el mantenimiento de la vía aérea faríngea. La principal función es la participación en la deglución. También se debe considerar la función inmunológica del anillo linfático de Waldeyer.

1.2.1. Deglución. La deglución acontece en tres fases:

a) Fase oral: movimientos voluntarios.

b) Fase faríngea: movimientos involuntarios.

c) Fase esofágica: transporta el bolo hasta el estómago.

En la *fase oral,* después de masticar el alimento y mezclarlo con la adecuada cantidad de saliva, se transporta en forma de bolo hasta la parte media de la lengua. Ésta es el elemento encargado de hacer penetrar al bolo alimenticio en el canal formado por el paladar y los repliegues faringopalatinos, para así pasar a la siguiente fase.

La *fase faríngea* se caracteriza por el fenómeno de la deglución que se produce a medida que el bolo alimenticio pasa a través de la lengua y los repliegues faringopalatinos, siendo desencadenada por el nervio laríngeo superior o glosofaríngeo después de la estimulación de la mucosa o de un estímulo nervioso directo. A menudo también es desencadenada por secreciones de la faringe, la boca, la nariz, la laringe o el árbol traqueobronquial. La progresión del bolo se relaciona con un movimiento súbito de

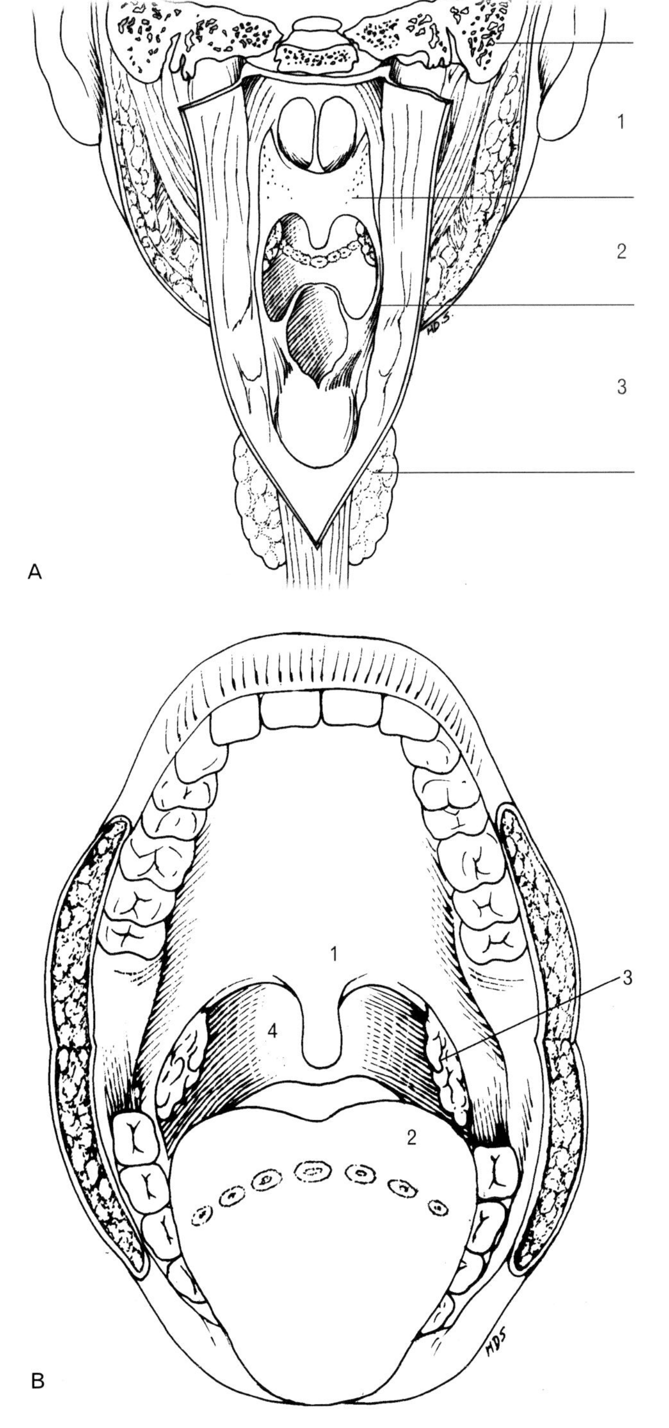

Fig. 12.2—**Anatomía. Visión posterior y visión anterior:** A. *Faringe, visión posterior:* 1. Nasofaringe. 2. Orofaringe. 3. Hipofaringe. B. *Orofaringe, visión anterior:* 1. Paladar blando. 2. Base lengua. 3. Amígdala. 4. Pared faríngea.

la laringe, tráquea, la faringe y el esófago hacia arriba. Dicho movimiento se ve dirigido por el avance del hioides hacia arriba y hacia delante.

La principal fuerza de propulsión del bolo alimenticio se debe a la contracción de las paredes de la faringe, junto con la contracción de la lengua y del paladar. Los movimientos deglutorios se realizan a gran velocidad, siendo propulsado el bolo de la lengua a faringe a una velocidad aproximada de 40-50 cm/seg. La onda peristáltica alcanza una velocidad en faringe de 2-14 cm/seg. En este tiempo se abre el esfínter cricofaríngeo, permitiendo así el paso del bolo alimenticio, y se vuelve a cerrar al llegarle la onda peristáltica y lo sobrepasa, para seguir hacia el esófago superior, donde la velocidad disminuye hasta 3-4 cm/seg.

La faringe participa también en la ingestión. Durante la deglución las glándulas faríngeas de von Ebner, que están situadas debajo de las papilas caliciformes que separan las porciones bucal y faríngea de la lengua, producen secreciones ricas en lipasas, que se mezclan con el resto del bolo. Las glándulas de von Ebner son la fuente principal de lipasa del segmento proximal del tubo digestivo.

En la *fase esofágica,* la contracción del músculo constrictor superior de la faringe coincide con la relajación del esfínter faringoesofágico, lo que permite el paso del bolo alimenticio a esófago. Mediante los mecanismos peristálticos primarios, secundarios y terciarios se produce la progresión del bolo alimenticio hasta el estómago.

El estudio clínico de la deglución se basa en el estudio radiológico con contraste baritado, el estudio manométrico y, siendo menos frecuente su utilización, el estudio electromiográfico.

1.2.2. Defensa inmunitaria. El *anillo linfático de Waldeyer* está constituido por el conjunto de elementos linfoepiteliales que rodean las aberturas externas de la faringe. Forma parte de los órganos linfoides periféricos y, junto a los demás, se encarga de la formación y destrucción de los linfocitos en los centros germinativos, la producción de inmunoglobulinas A, G y M (en el caso de la faringe la IgA secretora) y de la defensa submucosa mediante los linfocitos macrófagos. El anillo de Waldeyer es un órgano importante en la defensa de agentes infecciosos. Debido a la ausencia de receptores que permiten el transporte transepitelial de las IgA e IgM secretoras, no las vierten directamente en la cavidad oral durante la respuesta inmune, sino que representan un lugar clave en la síntesis de inmunoglobulinas específicas frente a agentes infecciosos de la cavidad oral.

1.3. Diagnóstico

1.3.1. Clínico: técnicas de exploración de la faringe

Interrogatorio. Generalmente el paciente acude a la consulta con síntomas subjetivos: picor, sensación de cuerpo extraño, sequedad. También es frecuente la consulta por alteraciones funcionales:

- Alteración de la masticación por dolor, impotencia funcional, etc.
- Alteración de la salivación: sialorrea, sequedad bucal y faríngea.
- Alteración de la deglución: imposibilidad de deglución de líquidos, sólidos.
- Alteración del gusto: disgeusia, ageusia.
- Alteración del lenguaje: voz nasal, voz de «patata caliente».

La valoración de los antecedentes personales es importante. Los datos a valorar serán: aspectos laborales (exposición a irritantes ambientales como gases, polvo, madera, humedad), hábito tabáquico, hábito enólico. Los antecedentes patológicos más importantes a considerar serán los infecciosos, traumatismos y tumores.

Examen físico. Deberá utilizarse un dispositivo luminoso, bien linterna, luz frontal o foco. Para facilitar la inspección deberemos ayudarnos de un depresor lingual, separador de mejilla, abrebocas, espejos, dependiendo de la localización a examinar, disponibilidades del consultorio y experiencia. El examen debe ser sistemático. La secuencia recomendable sería:

1. Inspección.

- Piel de la cara: semimucosas labiales.
- Vestíbulos bucales; trígonos retromolares; dientes; encías y paladar.
- Suelo de boca; palpación y expresión de glándulas salivares; papilas del conducto de Stenon y conducto de Wharton.
- Pilares amigdalinos; amígdalas palatinas y linguales; pared faríngea posterior.

El examen no sólo debe ser visual, sino que debe valorarse la movilidad y función de los órganos y acompañarse de su palpación.

2. Examen indirecto.

El examen indirecto se efectúa a continuación. Para ello se debe disponer de un espejo largo de laringoscopia o rinoscopia posterior y un dispositivo para calentarlo, como un mechero de alcohol, para evitar la formación de vaho.

Para explorar la rinofaringe se necesita deprimir la lengua y se coloca el espejo por detrás del paladar y orientado a la rinofaringe. Se hace respirar al paciente por la nariz.

Para examinar la base de la lengua y la hipofaringe se tira de la lengua del paciente con una gasa y se coloca un espejo de mayor diámetro (espejo de Clar) contra la pared posterior de la faringe. Puede ser necesario un poco de anestesia tópica en «spray». Se hace pronunciar al paciente la vocal «e», maniobra que facilita la visualización. La imagen no aparece invertida, sino solamente cambiada de derecha a izquierda.

3. Examen directo.

Tubos laringoscópicos rígidos. Existen diferentes diseños (tubos de Haslinger, de Chevalier, etc.), pero en la actualidad en laringoscopias rígidas se prefieren dispositivos en suspensión, con apoyo torácico, que dejan libres las manos del operador y permiten la utilización de microscopio quirúrgico y efectuar tratamientos micro-quirúrgicos. Se practica bajo anestesia general y requiere la colocación del paciente en extensión de la cabeza. La imagen laringoscópica no se ve invertida.

Fibroscopios flexibles. Permiten no sólo el examen de la faringe en su totalidad, laringe y tráquea, sino que permiten el examen de las fosas nasales y senos paranasales.

2. Entidades clínicas

2.1. Anomalías y deformidades: estenosis faríngea

Se define como toda estrechez congénita o adquirida de la faringe. La etiología de las estenosis adquiridas es múltiple, pueden ser postraumáticas (heridas o quemaduras), posquirúrgicas (amigdalectomía, adenoidectomía) o posinflamatorias (sífilis, TBC).

Clínica. La sintomatología está en función de la localización:

- Rinofaringe: Cursará con rinolalia, alteración del sentido del olfato y una disminuida movilidad del velo del paladar.
- Orofaringe: Cursa con la misma sintomatología que la estenosis rinofaríngea más alteraciones en la deglución.
- Hipofaringe: Grandes alteraciones en la deglución y pueden cursar con síntomas respiratorios de origen laríngeo.

Tratamiento. El tratamiento es quirúrgico fundamentalmente, debiéndose suprimir el tejido cicatrizal, recalibrar la faringe y evitar las recidivas.

2.2. Traumatismos

2.2.1. Cuerpos extraños. La presencia de cuerpos extraños en faringe es más frecuente en niños y en pacientes con déficit psíquicos. Como cuerpos extraños se puede encontrar prácticamente de todo, siendo lo más común huesos, monedas, piezas de juguetes, tapones de bolígrafos, etc. La sintomatología está en función de la localización:

- *Rinofaringe.* Suele ser proyectado por los esfuerzos del vómito, o por una insuficiencia velopalatina. Puede introducirse en las fosas nasales. La clínica se caracteriza por obstrucción nasal y secreción purulenta, habitualmente unilateral.
- *Orofaringe e hipofaringe.* La clínica suele aparecer después de la deglución del cuerpo extraño, presentando dolor faríngeo y disfagia. El examen directo se debe completar con un espejo y radiografía. En el caso de la hipofaringe puede ser útil realizar un estudio radiológico con contraste.

Tratamiento. El tratamiento se basa en la extracción del cuerpo extraño, ya sea mediante la utilización de pinzas o del fibroscopio flexible y ya sea bajo anestesia local o general.

2.2.2. Heridas penetrantes en el cuello. Las heridas por objetos penetrantes en el cuello son situaciones de alto riesgo vital. Existen controversias sobre si es necesaria una exploración quirúrgica sistemática o selectiva.

El conocimiento del agente causal es un dato importante, pues nos informará de la posible profundidad y trayectoria de la herida. Las armas blancas dan lugar a trayectos rectilíneos, mientras que los proyectiles pueden dar distintas trayectorias. Los objetos romos darán lugar a lesiones poco profundas. Es importante buscar siempre la contraabertura, pues nos sugerirá la trayectoria interna.

Para el manejo de estas heridas se divide el cuello en tres zonas:

Zona I: Protegida por las estructuras óseas de clavícula y esternón. La exploración quirúrgica no es obligatoria, siendo la angiografía la prueba de elección. En el caso de requerirse su exploración el abordaje deberá ser mixto: cervical y torácico.

Zona II: Es la zona que se afecta con mayor frecuencia (60-75%). La angiografía, TAC y endoscopia son de utilidad, pero generalmente es necesaria una exploración quirúrgica.

Zona III: Situada por encima del ángulo mandibular. No suele dar problemas excepto si la profundidad de la lesión alcanza las estructuras de la base del cráneo. La exploración intraoral puede completarse con TAC y angiografía si se sospecha sangrado.

Tratamiento.

- Mantenimiento de la vía aérea: Intubación o traqueostomía si el paciente lo requiere. En ese caso puede intubarse al paciente por vía transcervical si la severidad de las lesiones faciales y cervicales lo requiere.
- Control de las hemorragias: La compresión externa de la herida es el medio más adecuado. Puede ser útil la compresión directa sobre la carótida primitiva.
- Asegurar vías de perfusión periféricas de gran calibre.

Estos tres primeros puntos se efectúan simultáneamente en el área de urgencias. Permiten estabilizar los parámetros vitales del paciente y permiten al cirujano una primera evaluación del paciente.

Si el paciente está inestable hemodinámicamente o la vía aérea está comprometida, el paciente se trasladará inmediatamente al quirófano para exploración quirúrgica: traqueostomía y exploración del eje vascular del cuello.

2.3. Infecciones

2.3.1. Resfriado común. Es un catarro superficial de la mucosa nasal con secreción mucopurulenta causada por diversos agentes, especialmente virus. Epidemiológicamente es la causa más frecuente de morbilidad humana y de pérdida de horas de trabajo.

Etiología. Los virus más frecuentemente implicados son los rinovirus, junto con los mixovirus (influenza A y B, y parainfluenza 1, 2 y 3). Otros agentes productores son los adenovirus, VSR y Coxsackie del grupo A.

Clínica. La sintomatología se resume en hinchazón de la amígdala faríngea con ligero enrojecimiento de la mucosa faríngea, pero sin exudados. Estos síntomas iniciales se acompañan de fuertes estornudos y secreción acuosa al principio y mucopurulenta al final. Progresivamente se añade obstrucción nasal —*rinolalia clausa*— y alteración en el gusto y olfato. Puede existir cierta fiebre, pero la enfermedad suele curar en pocos días, aunque con frecuencia se acompaña de laringitis y traqueítis, especialmente en los fumadores.

Tratamiento. El tratamiento es sintomático.

2.3.2. Amigdalitis y absceso periamigdalino. Las *amidgalitis agudas inespecíficas,* especialmente las debidas al estreptococo betahemolítico, pueden ser la puerta de entrada de cuadros a distancia de mayor importancia, como la fiebre reumática, la glomerulonefritis y la enfermedad de Lemière (sepsis amigdalina). El uso extendido de antibióticos en la infancia ha contribuido a disminuir la incidencia de estos procesos. El *Mycoplasma pneumoniae* es un agente etiológico frecuente. Los agentes causales más frecuentes son los virus. Los gérmenes que frecuentemente se aíslan en el curso de estos procesos suelen corresponder a sobreinfecciones por gérmenes habituales.

Clínica. La clínica de la amigdalitits se caracteriza por dolor faríngeo, odinofagia, fiebre y a la exploración destaca enrojecimiento difuso de la faringe y adenopatías poco importantes si es de origen vírico y amígdala muy roja con placas blancas si es de origen bacteriano.

El *absceso periamigdalino* es un absceso localizado entre la amígdala y el músculo constrictor superior de la faringe. Es más común en adultos y clínicamente cursa con fiebre, *trismus*, dolor muy intenso al tragar y a la exploración se objetiva el desplazamiento medial de la amígdala junto con la úvula desplazada hacia el lado contrario.

Tratamiento. El tratamiento es el drenaje del absceso junto con la antibioticoterapia parenteral y valorar la amigdalectomía, ya que este tipo de absceso tiende a recidivar.

2.3.3. Absceso retrofaríngeo. En el espacio retrofaríngeo existen cadenas linfáticas que recogen el drenaje de la nasofaringe, éstos suelen disminuir o desaparecer en los adultos, por lo que es una complicación que suele aparecer en niños. A este nivel pueden propagarse infecciones de origen generalmente amigdalar u odontógeno. El cuadro clínico se caracteriza por fiebre alta y dificultad a la respiración y la deglución. Es característica la alteración de la voz *(voz de patata caliente).* La confirmación diagnóstica podrá efectuarse por visualización directa con depresor lingual y confirmada con TAC.

Tratamiento. El tratamiento de elección será la antibioticoterapia parenteral y el drenaje quirúrgico.

2.3.4. Absceso parafaríngeo. Es la diseminación de la infección hacia los ganglios linfáticos del espacio parafaríngeo, limitado entre el músculo constrictor superior de la faringe y la vaina carotídea. Clínicamente cursa con la inflamación del triángulo anterior del cuello. El tratamiento se basa en la antibioticoterapia endovenosa junto con el drenaje quirúrgico.

2.3.5. Angina de Plaut-Vincent. Conocida igualmente como amigdalitis fusoespirilar. Casi siempre unilateral, se caracteriza por presentar membranas grisáceas que corresponden a zonas de mucosa necrosada adheridas a la amígdala. El frotis del exudado demuestra la presencia de una espiroqueta anaerobia *(Borrelia vicentii)* y *fusobacterium.*

2.3.6. Difteria. Etiológicamente se debe al *Corynebacterium diptheriae,* bacilo grampositivo y aerobio. La clásica afectación faringoamigdalar es actualmente rara, aunque ha tenido importancia histórica. Se caracteriza por la presencia de exudados fibrinosos en la faringe que confluyen hasta que no quedan espacios sanos en la mucosa. Son adherentes y tienden a afectar a las regiones vecinas. Suele acompañarse de síndrome infeccioso general y puede evolucionar hacia estridor laríngeo.

El tratamiento es médico.

2.3.7. Sífilis

Sífilis primaria. Es la presencia del chancro de inoculación a nivel de la faringe o la amígdala.

Sífilis secundaria. Enantema a nivel de la pared posterior de la faringe con presencia de placas mucosas e hipertrofia amigdalar.

Sífilis terciaria. Ulceraciones serpiginosas con infiltración de sus bordes o ulceraciones dentadas de bordes limpios. No existen adenopatías. Evoluciona hacia la formación de cicatrices retráctiles que pueden dar lugar a estenosis faríngeas.

2.3.8. Faringitis tuberculosa. Tiene menor importancia en la actualidad. Es secundaria a lesiones pulmonares o laríngeas avanzadas. La tuberculosis primaria amigdalar es extremadamente rara.

Se distinguen clásicamente tres formas de presentación.

Formas agudas miliares. A partir de una infección primaria pulmonar se produce una diseminación generalizada. El velo palatino aparece pálido y sembrado por multitud de granulaciones grisáceas. Pueden existir adenopatías cervicales.

Formas úlcero-caseosas crónicas. En pacientes con tuberculosis pulmonar cronificada. Se presenta en forma de ulceraciones mucosas con fondo pálido y bordes despegados.

Formas infiltrantes. Infiltración difusa de la pared posterior de la faringe que da a la mucosa un aspecto pálido.

El diagnóstico y tratamiento de todas las formas de tuberculosis será exclusivamente médico.

2.4. Tumores de la faringe

2.4.1. Tumores benignos

2.4.1.1. **Hipertrofia de la amígdala faríngea.** La hipertrofia de las vegetaciones adenoides o simplemente vegetaciones, por simple hipertrofia, originan a veces procesos patológicos importantes de forma secundaria a la obstrucción mecánica. Si la causa de la hipertrofia es una infección, sus consecuencias serán todavía mayores, ya que se producirá la propagación del proceso séptico por vecindad a nariz, senos maxilares, amígdalas, oído y árbol bronquial.

La consecuencia más importante de la hipertrofia adenoidea es la obstrucción nasal. Cuando esto sucede de forma precoz, por ejemplo, en el lactante pequeño y de forma permanente aparecen trastornos importantes. La respiración bucal dará lugar a trastornos de la alimentación del lactante. El niño está inquieto y vomita constantemente. Aparece insomnio y con frecuencia una hiperextensión de la cabeza compensatoria. La obstrucción e infección de las trompas de Eustaquio suele ser la norma, por lo que las otitis serán frecuentes. La falta de ventilación de las fosas nasales favorece la aparición de sinusitis. Es característica a la exploración física la *fascies adenoidea*, caracterizada por un labio superior grueso, corto y elevado, boca entreabierta y cuello en ligera extensión.

La exploración del *cavum* pondrá de manifiesto una secreción purulenta por detrás de la úvula. La visualización con espejo o endoscopia y la radiografía simple de *cavum* determinarán la hipertrofia y limitación del espacio aéreo.

2.4.1.2. **Hipertrofia de amígdalas.** El tamaño de las amígdalas varía de unos niños a otros. Su tamaño es independiente de su estado patológico, ya que existen amígdalas muy grandes que nunca han padecido infección y otras veces amígdalas de pequeño tamaño sufren infecciones recidivantes.

En las *amigdalitis crónicas,* las amígdalas son de tamaño grande, pero no excesivo. Presentan signos de infección: superficie irregular, criptas, puntos o filamentos blanquecinos, enrojecimiento de los pilares, inflamación de la úvula y adenopatías satélites. La infección latente y las eventuales agudizaciones suelen tener como agente productor a gérmenes diversos, inespecíficos habituales de la flora faríngea que por algún motivo aumentan su virulencia. A menudo serán virus diversos o los agentes de las enfermedades propias de la infancia (sarampión, rubéola, parotiditis, varicela, escarlatina).

2.4.1.3. **Angiofibroma rinofaríngeo.** Aparece de forma característica en la pubertad masculina. Se trata de una tumoración de consistencia variable, unas veces fibrosa y otras mixoide. Su gran vascularización hace que sangren con frecuencia y de forma abundante.

Patogenia. Se han implicado multitud de factores en su patogenia, siendo la teoría más contrastada los desequilibrios en hormonas sexuales de la pubertad, existiendo un exceso de andrógenos. De todas maneras, todavía se ha de aclarar por qué un estímulo tan poco específico puede provocar una reacción tan exagerada y sobre todo en esta región en particular. También se ha propuesto que los angiofibromas son hamartomas o bien residuos de tejido eréctil fetal con receptores hormonales. Estos tumores detienen su evolución a los veinte años, pero no regresan espontáneamente.

Clínica. Suelen presentarse en forma de obstrucción nasal persistente en un varón joven. Progresivamente se acompaña de cefaleas importantes, secreciones mucopurulentas y epistaxis frecuentes. Se trata de un tumor benigno, pero crece de forma expansiva, rompiendo las paredes óseas e invadiendo fosas nasales, senos y base del cráneo. En realidad, el diagnóstico de estos tumores no es precoz y en la mayoría de los casos el diagnóstico se establece en fases ya avanzadas, donde no es posible establecer el punto de partida del tumor.

Histopatología. Macroscópicamente se trata de un tumor de superficie lisa, lobulada, con una consistencia cartilaginosa. Histológicamente, los angiofibromas están formados por vasos y estroma (tejido conjuntivo y fibras musculares).

Diagnóstico. El diagnóstico se efectúa mediante rinoscopia posterior, en la que observaremos un tumor liso, lobulado y fiable, que sangra con facilidad.

La TC es imprescindible en el diagnóstico de estas lesiones, así como para determinar su grado de infiltración, pero si se cree que puede existir invasión endocraneal debe solicitarse una RMN. De la misma manera es indispensable la realización de una arteriografía.

Cabe recordar que la biopsia de esta masa tumoral es potencialmente peligrosa, debido a la facilidad de hemorragia del angiofibroma, además la positividad del estudio anatomopatológico no elimina la necesidad de practicar una arteriografía.

Debe realizarse el diagnóstico diferencial con diversas entidades clínicas, como los pólipos nasales, las vegetaciones adenoideas, el pólipo coanal de Killian y los quistes de *cavum.*

Tratamiento. Su tratamiento es básicamente quirúrgico con embolización previa.

2.4.1.4. **Craneofaringiomas.** Son tumores que se originan a partir de restos embrionarios de la bolsa de Rathke (origen de la *pars* anterior, *pars* intermedia y *pars tuberalis* de la hipófisis). Son histológicamente adenomas de células claras. Son más frecuentes a nivel de la silla turca, pero excepcionalmente pueden presentarse en rinofaringe.

2.4.2. Tumores malignos

2.4.2.1. Cáncer de orofaringe.

Anatomía. Anatómicamente la orofaringe se extiende desde al plano del paladar duro por arriba hasta el plano del hueso hioides por abajo y comunica por arriba con la nasofaringe y por abajo con la hipofaringe. Se continúa por delante con la cavidad oral, a través del istmo orofaríngeo. La unión del paladar blando y duro, la línea de las papilas linguales y el pilar anterior lateralmente separan la orofaringe de la cavidad oral.

Epidemiología. El cáncer de orofaringe es una enfermedad poco común en general, pero en el sur de Europa, sobre todo en España, Francia e Italia, existe una alta incidencia. La incidencia del carcinoma de orofaringe ha ido en aumento, siendo ésta especialmente alta en la región de Calvados (Francia). Tradicionalmente afectaba a varones en la sexta década de la vida, pero actualmente se ha producido un cambio cualitativo, pudiendo afectar en las tercera, cuarta o quinta décadas de la vida y haciéndolo tanto en hombres como en mujeres, aumentando espectacularmente la incidencia en éstas, debido principalmente a las modificaciones en el uso del alcohol y del tabaco.

Etiología. En cuanto a la etiología del cáncer de orofaringe, se han implicado multitud de factores como fumar tabaco, ya sea en cigarrillos o pipa, mascar tabaco, radiaciones ionizantes y el consumo de alcohol actuando sinérgicamente con el tabaco. También se han implicado factores infecciosos como la asociación de sífilis terciaria con el cáncer de lengua. De la misma manera se ha relacionado con factores nutricionales (síndrome de Plummer-Vinson), dermopatías (liquen plano) y con la mala higiene oral.

Histopatología. Los tumores malignos de orofaringe están constituidos por los carcinomas escamosos de la región amigdalar, de la base de la lengua, del velo del paladar y de la pared posterior de orofaringe.

El carcinoma escamoso es el tumor más común de la orofaringe, representando el 90% de los tumores de orofaringe. Macroscópicamente se describen varios tipos: superficial y exofítico, ulcerativo e infiltrante y vegetante. La lesión exofítica de extensión superficial se encuentra principalmente en el paladar blando. Los carcinomas escamosos de tipo ulcerativo e infiltrante son más frecuentes en la fosa amigdalina y en la base de la lengua, y se asocian con un comportamiento más agresivo, con mayor índice de metástasis y peor pronóstico.

Al igual que en la nasofaringe, existe un tipo de carcinoma escamoso muy indiferenciado y anteriormente conocido como «linfoepitelioma», que suele originarse en las amígdalas fauciales o linguales, y se caracteriza por la precocidad de las metástasis ganglionares y, a distancia, por su gran sensibilidad a la radioterapia externa. Otra variedad que se puede encontrar es el carcinoma verrugoso, que se caracteriza por su crecimiento lento y su falta de tendencia a producir metástasis locales o a distancia.

La orofaringe consta de tejido submucoso, sobre todo en paladar blando, con gran número de glándulas salivales, que originan tumores no espinocelulares, siendo el más frecuente de esta localización el carcinoma adenoideo quístico, que corresponde a un 2% de los tumores de orofaringe. Igualmente existen grandes extensiones de tejido linfoide, sobre todo a nivel de las amígdalas palatinas y linguales, de las cuales pueden surgir linfomas tipo Hodgkin o no Hodgkin, que representan cerca del 8% de los tumores malignos de orofaringe.

Cáncer de amígdala. La mayoría de los cánceres orofaríngeos nacen en la amígdala o región amigdalar que incluye el pilar anterior, pilar posterior, la fosa amigdalar y la amígdala palatina. El tipo histológico más frecuente es el carcinoma escamoso.

Clínica. Clínicamente es silente hasta que aparece una leve molestia en la deglución, cerca de una tercera parte de los pacientes presentan como primer síntoma una adenopatía laterocervical. Cuando la lesión progresa en tamaño van apareciendo otros síntomas como otalgia irradiada, dolor, disfagia, fetidez y *trismus,* que implica infiltración de los músculos pterigoideos. Al crecer el tumor puede infiltrar a la pared faríngea posterior y a la base de la lengua y puede extenderse caudalmente afectando a la hipofaringe. La extensión profunda puede provocar fijación o erosión de la rama ascendente de la mandíbula, lesionando al músculo pterigoideo interno. La infiltración del espacio parafaríngeo puede ocasionar invasión perineural de los nervios craneales con extensión final a la base del cráneo.

Diagnóstico. A la exploración suelen ser tumores dolorosos y consistentes a la palpación y la confirmación diagnóstica se basa en el examen anatomopatológico y el estudio mediante la TAC para determinar el grado de infiltración profunda.

Es importante señalar que cerca del 65% presentan adenopatías cervicales (20% son bilaterales) en el momento del diagnóstico y que se debe estudiar al paciente para descartar la presencia de metástasis a distancia (presentes en el 5% de los casos) y también descartar un segundo proceso neoplásico en las vías aerodigestivas superiores (entre un 10-20% de estos pacientes presentan o presentarán un segundo tumor).

Tratamiento. El tratamiento en general se basa en la radioterapia, aunque la cirugía puede jugar un papel importante. La poliquimioterapia neoadyuvante está indicada en los tumores avanzados. En los T1 y T2 el tratamiento de elección es la radioterapia, la cirugía se reserva para los fracasos de la radioterapia. En el estadio T3, el tratamiento también es la radioterapia, pero si la lesión afecta al trígono retromolar o bien es muy infiltrativa se tiende a utilizar la cirugía, realizándose una bucofaringectomía lateral transmaxilar seguida de radioterapia. En los T4 el tratamiento es quimioterápico seguido de cirugía y/o radioterapia (cap. 4).

Carcinoma escamoso de la base de la lengua. Los carcinomas de la base de la lengua pueden surgir de nuevo o ser secundarios a la invasión de tumores originados, por ejemplo, en la amígdala, porción anterior de la lengua o laringe, teniendo cualquiera de estos casos un mal pronóstico, debido a lo tardío del diagnóstico y a la alta frecuencia de presentación de metástasis regionales bilaterales. Junto con las lesiones tumorales de la valécula suponen aproximadamente el 30% de los carcinomas de orofaringe.

Clínica. Los carcinomas incipientes suelen ser asintomáticos y siempre se debe realizar el diagnóstico diferencial con una amígdala lingual. Los síntomas aparecen de forma tardía, siendo el más frecuente las molestias en la deglución junto con otalgia irradiada o la presencia de una adenopatía laterocervical. Progresivamente se van añadiendo disfagia, fetidez, aumento del grado de disfagia y alteración del tono de voz *(voz de patata caliente).*

Diagnóstico. Durante la exploración puede pasar inadvertida la existencia de una lesión, si ésta es pequeña, ya que puede estar escondida entre los pliegues de la amígdala lingual. Es importante palpar la tumoración para precisar los límites de ésta y valorar la infiltración de estructuras vecinas. Es igualmente importante recordar que el carcinoma de la base de la lengua puede extenderse hacia la valécula y la epiglotis, lateralmente hacia la región amigdalar y si se extiende hacia la lengua móvil dificulta sobremanera la exploración y valoración del tumor.

Aproximadamente el 75% de los pacientes presentan adenopatías cervicales en el momento del diagnóstico y en cerca del 50% de los casos éstas son bilaterales.

Tratamiento. El tratamiento se basa en la radioterapia fundamentalmente. La cirugía se aplica poco, porque ésta debe ser altamente mutilante; habitualmente se realizan una laringectomía total y una glosectomía total. En los tumores avanzados se suele empezar por un tratamiento poliquimioterápico neoadyuvante. La supervivencia a los cinco años en conjunto oscila alrededor del 12%.

Carcinoma del arco palatino. Engloban al carcinoma del pilar palatino anterior, del paladar blando y de la úvula, y representan cerca del 10% de los carcinomas orofaríngeos.

Clínica. Como en todos los carcinomas orofaríngeos, son casi silentes en cuanto a sintomatología, y se suelen presentar como una leve molestia en la deglución. Progresivamente se añaden otros síntomas como importante odinofagia, alteración del tono de voz y, finalmente, otalgia irradiada si existe diseminación lateral. La aparición de *trismus* y de regurgitación de líquidos y alimentos hacia la nariz implican respectivamente infiltración lateral profunda y perforación del paladar blando. En el momento del diagnóstico, el 40% de los pacientes presentan afectación ganglionar.

La típica forma de presentación sobre la úvula es ulceroinfiltrativa, presentándose en ocasiones de forma mutilante, amputando la úvula o el paladar blando. El carcinoma del arco palatino puede extenderse hacia el paladar duro, pilares amigdalinos, cara posterior del paladar blando y pared lateral de nasofaringe.

Carcinoma de la pared faríngea. Pueden ser tumores de novo o más a menudo secundarios a la invasión por lesiones de otra localización orofaríngea que han cursado con ausencia de sintomatología. Habitualmente afectan, además de a la pared posterior de la orofaringe, a la hipofaringe.

Clínica. Clínicamente son lesiones silentes, como los demás tumores orofaríngeos suelen debutar con una ligera molestia a la deglución o con una adenopatía laterocervical. Posteriormente aparecen disfagia, odinofagia y fetidez. Generalmente se presenta de forma ulcerovegetante e infiltra con frecuencia a la submucosa de hipo y nasofaringe. La invasión de la musculatura prevertebral suele significar la irresecabilidad del tumor. Más de la mitad de los pacientes presentan adenopatías en el momento del diagnóstico.

Diagnóstico. El diagnóstico se basa en el estudio anatomopatológico de la lesión.

Tratamiento. El tratamiento es fundamentalmente la radioterapia externa, tanto sobre el tumor como sobre las áreas ganglionares. Algunos autores sugieren la cirugía en tumores en estadios T1-T2, así como la instauración de tratamiento poliquimioterápico en tumores avanzados. La supervivencia a los cinco años es cercana al 8%.

2.4.2.2. Cáncer de rinofaringe. El carcinoma rinofaríngeo es un tumor maligno que se origina en el epitelio de la nasofaringe. Este tumor es raro en la mayor parte del mundo, siendo su incidencia anual menor a un caso por cada 100.000 personas. No obstante, la incidencia de esta patología en los varones del sur de China (región de Cantón) es cercana a los 20 a 55 casos por cada 100.000 habitantes. Entre los varones del sur de China que han emigrado a EE.UU. la incidencia es intermedia, lo cual sugiere la existencia de un factor etiológico ambiental. También se ha descrito una alta incidencia de este tipo de tumor en Alaska y en Groenlandia.

Etiología. Se han implicado en su etiología diversos agentes, como el déficit de vitamina C, infecciones por el virus de Epstein-Barr (causante de la mononucleosis infecciosa y del linfoma de Burkitt) y el consumo habitual de nitrosaminas carcinogénicas, contenidas en conservas de pescado y carnes ahumadas.

Epidemiología. Aunque el carcinoma naso o rinofaríngeo puede ocurrir en todas las edades, la edad media de diagnóstico se sitúa entre los cincuenta y los cincuenta y cinco años. Las lesiones menos diferenciadas tienden a ocurrir en individuos más jóvenes. De hecho, la mayoría de los carcinomas nasofaríngeos en gente joven, menor de cuarenta años, son carcinomas indiferenciados.

Clínica. Cerca del 60% de los pacientes afectos de carcinoma nasofaríngeo se diagnostican debido a que el primer síntoma de la enfermedad son las adenopatías cervicales; en un 50% son bilaterales, correspondiendo a metástasis, ya que el tumor primario da manifestaciones clínicas de forma tardía.

La mitad de los pacientes, clínicamente presentan otitis serosa media unilateral junto con hipoacusia de transmisión debido a la obstrucción de la trompa de Eustaquio por procesos inflamatorios peritumorales. Aproximadamente un 25% de los casos presentan epistaxis, obstrucción nasal (indica tumor voluminoso) y dolor.

Un pequeño porcentaje de pacientes presentan sintomatología neurológica, como neuralgia maxilar (por afectación de la segunda rama del trigémino), parálisis del VI par craneal (por afectación del seno cavernoso) y algias de muy diversa índole y localización.

Diagnóstico. El diagnóstico del tumor de rinofaringe se basa en la historia clínica, la exploración física (la rinoscopia posterior), la biopsia y las pruebas de imagen como la TAC y la RMN, que nos resultan indispensables para conocer la extensión, la posición exacta del tumor y para valorar la extensión endocraneana que es básica para el pronóstico.

La lesión primaria usualmente surge de la pared lateral nasofaríngea (fosa de Rosenmüller), siendo habitualmente pequeña y difícil de detectar, incluso si el paciente está siendo examinado por endoscopia. Cuando el carcinoma no se puede visualizar, está indicado realizar biopsias múltiples de la mucosa nasofaríngea.

Histopatología. Al examen microscópico los carcinomas nasofaríngeos muestran tres típicos patrones histopatológicos, a) *carcinoma escamoso queratinizante* (responsable del 25% de los carcinomas nasofaríngeos en EE.UU.), b) *carcinoma no queratinizante* (responsable del 12%), y c) *carcinoma indiferenciado o anaplásico* (responsable del 63% de los carcinomas nasofaríngeos en EE.UU.). La relación con el EBV es débil en el tipo escamoso, siendo más importante en el tipo no queratinizante y en el indiferenciado.

Los hallazgos del primer tipo de tumor son los típicos de cualquier carcinoma escamoso queratinizante. El carcinoma no queratinizante es un tumor pobremente diferenciado de células epiteliales no productoras de queratina. El tercer grupo, o carcinoma indiferenciado, consiste en células epiteliales malignas sin ninguna diferenciación. Estas células están habitualmente mezcladas con células linfoides que son normales en esta situación anatómica. Antiguamente se utilizaba el término «linfoepitelioma» para definir al carcinoma indiferenciado de nasofaringe, porque se creía que el tumor maligno se originaba conjuntamente en los tejidos linfáticos y epiteliales. No obstante, se ha demostrado que el tejido linfoide no forma parte del proceso neoplásico. El carcinoma indiferenciado puede ser difícil de distinguir del linfoma, por lo que es frecuente que se requieran técnicas inmunohistoquímicas para precisar el diagnóstico.

Tratamiento. El tratamiento está limitado por la difícil accesibilidad a la nasofaringe y a la elevada presencia de adenopatías metastásicas en el momento del diagnóstico, siendo el tratamiento más frecuente la radioterapia externa de la nasofaringe y del cuello, usualmente combinado con quimioterapia (ciclofosfamida, metotrexate y bleomicina). La braquiterapia puede utilizarse como parte del tratamiento inicial o puede reservarse para el tratamiento de la enfermedad recidivante o residual. El papel de la cirugía en el carcinoma nasofaríngeo se reduce a la disección radical del cuello en los pacientes en quienes la radioterapia ha controlado el tumor primario, pero ha fracasado en el cuello, lo cual ocurre infrecuentemente.

Pronóstico. El pronóstico varía de bueno a pobre en función del estadio de la enfermedad. Para pacientes en estadio I, existe una supervivencia del 100% a los cinco años. El estadio II se asocia a supervivencias del 67% a los cinco años; en estadio III, 44%, y en estadio IV, 34%.

2.4.2.3. Cáncer de hipofaringe (seno piriforme).

Introducción. La incidencia anual del cáncer de hipofaringe es de 4.000 nuevos casos por año en los EE.UU. En los últimos dos años no ha cambiado significativamente el pronóstico debido a que se diagnóstica tardíamente, tiene alta tendencia a la extensión submucosa hacia esófago, y a dar metástasis a distancia. Gran parte de los pacientes presentan en el momento del diagnóstico adenopatías cervicales y cerca de un 20% de éstos desarrollarán en los próximos cinco años un segundo tumor primario en la región de la cabeza y cuello. El diagnóstico precoz es difícil y la mayoría de los pacientes, cerca del 70%, presenta clínicamente el estadio avanzado de la enfermedad.

Prácticamente la totalidad de los tumores malignos de hipofaringe son carcinomas escamosos. Son tumores de crecimiento lento y clínica silente, o como máximo inicialmente el paciente suele quejarse de cierta disfagia. La rica red de tejido linfático cervical rodeando la hipofaringe permite la rápida diseminación del tumor a los tejidos adyacentes. De hecho, cerca el 80% de los pacientes con cáncer de hipofaringe presentan adenopatías cervicales palpables y frecuentemente el primer síntoma de presentación es una tumoración indolora, que habitualmente corresponde a una adenopatía yugular.

Etiología. El cáncer de hipofaringe afecta en general a varones (80%), sobre las quinta a séptima décadas de la vida, a excepción del carcinoma poscricoideo, que afecta más frecuentemente a mujeres. Se ha observado una elevada prevalencia de pacientes varones con enolismo importante, cirrosis o fumadores empedernidos, mientras que en las mujeres destaca la asociación con el síndrome de Plummer-Vinson o síndrome de Paterson-Brown.

El síndrome de Plummer-Vinson cursa con disfagia, membranas faríngeas o esofágicas, anemia ferropénica y pérdida de peso. Inicialmente la disfagia es intermitente, pero progresivamente se convierte en constante, produciendo la modificación de la dieta del paciente, siendo ésta cada vez más blanda. Progresivamente, si no se trata, va a aparecer una fibrosis secundaria por una inflamación crónica, apareciendo también glositis y atrofia de la mucosa lingual y faríngea. A menudo este síndrome se asocia a hepatoesplenomegalia y aclorhidria. La neoplasia aparece cerca de la membrana faringoesofágica, debido seguramente a la irritación crónica.

La zona hipofaríngea junto con los pacientes con tumores del suelo de la boca son la tercera región en frecuencia que desarrollan una segunda neoplasia primaria, estando habitualmente ambas neoplasias separadas por dos años.

Diagnóstico. El diagnóstico de un tumor maligno de hipofaringe se basa en una historia clínica exhaustiva, recogiendo los antecedentes tóxicos del paciente. Se debe preguntar directamente si ha presentado disfagia o sensación de cuerpo extraño en la garganta.

La media de duración de los síntomas antes de que el paciente acuda a la consulta es cercana a los cuatro meses. El 20% de éstos presentan una masa asintomática en el cuello, habitualmente yugulodigástrica. Junto a esta clínica local, el paciente suele presentar un síndrome tóxico (pérdida de peso, cansancio).

En la exploración inicial va a ser útil la realización de una laringoscopia indirecta, así como la utilización de un laringoscopio flexible. Como técnicas de imagen, hoy en día son imprescindibles, ya sea la TAC o la RMN, sobre todo antes de realizar la endoscopia y toma de biopsia. No es inusual que la TC muestre una lesión mayor a la que se apreciaba con la laringoscopia indirecta o con la endoscopia. La TC es esencial para el diagnóstico y para la valoración de la extensión de la lesión y la presencia de adenopatías metastásicas. La RMN puede ser de utilidad para valorar la posible afectación de la arteria carótida por el tumor.

Habitualmente se debe realizar un estudio radiográfico con bario para confirmar la ausencia de un segundo tumor primario a nivel de esófago, así como una radiografía de tórax para descartar la afectación pulmonar.

La evaluación panendoscópica con toma de biopsias es el último estudio a realizar. La broncoscopia no está indicada si la radiografía de tórax es normal, pero se ha de realizar si la radiografía muestra alguna anormalidad.

Tratamiento. Existe una gran diversidad de opciones de tratamiento para las neoplasias de hipofaringe, lo cual refleja la falta de coordinación respecto a éste. Las actuales modalidades de tratamiento incluyen: radioterapia, cirugía asociada con la radioterapia (pre o posoperatoria), protocolos de quimioterapia, ya sea antes de cirugía o de radioterapia o en combinación posterior con ambas.

2.4.2.4. **Linfomas de cabeza y cuello.** Los linfomas son los tumores no epiteliales más comunes de cabeza y cuello. Es importante para el cirujano de cabeza y cuello conocer esta enfermedad, ya que frecuentemente suelen presentarse como adenopatías cervicales.

En general, los linfomas se separan en dos principales tipos histopatológicos; la enfermedad de Hodgkin y los linfomas no Hodgkin.

Enfermedad de Hodgkin. La enfermedad de Hodgkin es una neoplasia bastante infrecuente, con una incidencia de 7.500 nuevos casos por año en los EE.UU. La quinta década de la vida es donde más frecuentemente se presenta, si bien existe un segundo pico hacia los veinte años.

Etiopatogenia. La etiopatogenia es desconocida y el diagnóstico de la enfermedad de Hodgkin depende de la identificación de la típica célula de Reed-Sternberg o de su variante, la célula lacunar. Se cree que ambas derivan del Sistema Mononuclear Fagocítico (SMF). La diseminación de este linfoma se produce tanto por contigüidad linfática como por hematógena.

La enfermedad de Hodgkin presenta ciertas alteraciones en la inmunidad celular como linfopenia, anergia cutánea, defectos de la hipersensibilidad retardada y aumento de infecciones por microorganismos cuya defensa depende, fundamentalmente, de la inmunidad celular *(Herpes zóster, CMV, Cándida albicans, micobacterias).*

Clínica. En la enfermedad de Hodgkin la presentación clásica y más frecuente son las adenopatías, principalmente cervicales inferiores y/o supraclaviculares, que a la exploración son indoloras, móviles y elásticas. Los grupos ganglionares afectados suelen estar situados contiguamente y, en general, las adenopatías afectadas se localizan en el eje axial del individuo, por lo que otro lugar de presentación frecuente de la enfermedad son los ganglios mediastínicos o hiliares, siendo esta forma de presentación característica de mujeres jóvenes con esclerosis nodular (subgrupo de la enfermedad de Hodgkin). La afectación de los ganglios paraaórticos es típica de pacientes de edad avanzada.

Los síntomas generales o síntomas B son más frecuentes en ancianos y son el adelgazamiento, los sudores nocturnos y la fiebre, si ésta es ondulante se denomina fiebre de Pel-Ebstein.

La afectación extraganglionar es infrecuente, y afectando principalmente al bazo (sólo es posible el diagnóstico mediante la laparotomía con esplenectomía) y al hígado (en general, afectado si lo está el bazo). Otras manifestaciones clínicas están a nivel óseo (imágenes osteosclerosas en radiología; «vértebras de marfil»), pulmón, etc.

Histopatología. La enfermedad de Hodgkin se clasifica histológicamente siguiendo el esquema propuesto por Lukes. Consiste en cuatro subtipos: a) predominio linfocítico, b) esclerosis nodular, c) celularidad mixta y d) depleción linfocitaria. Esta clasificación está muy ligada al pronóstico, de tal manera que cuantos más linfocitos y cuantos menos células de Reed-Sternberg existan, mejor pronóstico tiene cada subtipo histológico.

La determinación precisa el diagnóstico, así como la clasificación del subtipo histológico de la enfermedad de Hodgkin es imprescindible para un manejo apropiado del paciente. El diagnóstico es histológico por biopsia ganglionar, se prefiere la extirpación completa del ganglio porque es posible que sólo una parte del ganglio esté afectado y porque para la determinación de la subclasificación histológica es mejor contar con el ganglio entero. La biopsia por aspiración con aguja fina probablemente no sea útil en el estudio de esta enfermedad excepto para contribuir a excluir la posibilidad de carcinoma metastásico (tablas II y III).

En la enfermedad de Hodgkin la búsqueda histológica estará orientada a buscar la célula de Reed-Sternberg (su hallazgo no es patognomónico), de su variante, la célula lacunar que se encuentra en el subtipo de E. nodular y de la célula de Hodgkin, que no es diagnóstica pero que indica infiltración en los linfomas de Hodgkin confirmados.

Linfomas no Hodgkin. Los linfomas no Hodgkin tienen una incidencia de 30.000 casos nuevos por año en los EE.UU. Afectan principalmente entre la cuarta y la séptima décadas de la vida con una leve predominancia en varones y la etiología es desconocida salvo la del Linfoma de Burkitt (agente etiológico: virus de Epstein-Barr) y la leucemia-linfoma T del adulto (agente etiológico el HTLV-1).

Inmunología. El linfoma no Hodgkin se diferencia del linfoma Hodgkin en que éste afectaba principalmente a la inmunidad celular, mientras que los linfomas no Hodgkin afectan a la inmunidad humoral produciendo hipogammaglobulinemia, paraproteinemias monoclonales y fenómenos autoinmunes (anemia Coombs + y trombopenia inmune).

Clínica. Los pacientes con linfomas no Hodgkin presentan a menudo adenopatías cervicales y la mayoría de las lesiones extraganglionares en la cabeza están localizadas en el anillo de Waldeyer, y el sitio más frecuente es la amígdala. Además, son zonas de compromiso habitual la fosa nasal y los senos paranasales. Las adenopatías mediastínicas son infrecuentes, salvo en linfoma linfoblástico. Habitualmente tiene una presentación multicéntrica; en el 80% de los casos se presentan en estadios avanzados (III o IV). La diseminación, en general, es por vía hematógena.

• *Local.* Los linfomas no Hodgkin pueden presentarse en orofaringe, sobre todo a nivel de la amígdala, constituyendo aproximadamente el 10% de los tumores malignos amigdalares. Menos frecuentemente se presentan en la base de la lengua. Aparecen en cualquier edad de la vida, pero con un leve predominio en varones. Los primeros síntomas son similares a los de un carcinoma, es decir, son tumores silentes o con discretas molestias a la deglución. No obstante, en la exploración clínica el aspecto del tumor es distinto, la amígdala suele tener aspecto hipertrófico y la mucosa suele ser de un color rojizo con alguna ulceración de tipo necrótico. El 80% de los casos presentan adenopatías en el momento del diagnóstico y es frecuente que ésta sea el primer síntoma. La supervivencia a los cinco años es alrededor del 40%.

• *General.* Clínicamente los síntomas generales (B) son infrecuentes y la afectación extraganglionar es bastante común (esplenomegalia, médula ósea, aparato digestivo, hueso, piel, pulmón, SNC...).

Clasificación. La clasificación histológica de los linfomas no Hodgkin es la que se presenta en la tabla III. El estadiaje de los linfomas no Hodgkin es el propugnado en Ann Arbor, que es el mismo utilizado en los linfomas Hodgkin. El 90% de los linfomas no Hodgkin son de estirpe B y el 10% restante son de estirpe T.

Tratamiento. El tratamiento de los linfomas no Hodgkin depende de la histología y del estadio de la enfermedad:

Linfomas de bajo grado: Se caracterizan por clínica indolente, respuesta al tratamiento parcial y curación rara.

a) Estadios I, II: no tratamiento, a veces se asocia cirugía.

b) Estadios III, IV:

— Si asintomático: controles periódicos.

— Si progresión lenta: quimioterapia monoterapia.

— Si sintomático avanzado: poliquimioterapia.

• *Linfomas de grado intermedio y alto:* Se caracterizan por clínica agresiva, respuesta al tratamiento efectiva y pueden curar.

a) Estadios I, II: poliquimioterapia con/sin radioterapia.

b) Estadios III, IV: poliquimioterapia. Trasplante de médula ósea autólogo.

3. Técnicas quirúrgicas

3.1. Incisiones y vías de abordaje

Vía transmaxilar. Se trata de una vía utilizada frecuentemente para realizar un abordaje transoral de la base del cráneo. La maxilotomía extendida es un abordaje quirúrgico, transoral puro, que permite acceder a la rinofaringe y al compartimento central de la base del cráneo. Consiste en una osteotomía del maxilar tipo Lefort I y su segmentación en la línea media. Con la maxilotomía extendida se obtiene un acceso excelente a toda la rinofaringe.

Técnica quirúrgica. La sección del paladar blando se debe realizar de forma paramedial a nivel de la úvula y medial en el resto del paladar. La incisión del fondo del vestíbulo se extenderá de primer molar superior derecho a primer molar superior izquierdo, y ésta se unirá con una incisión vertical interincisiva. Se debe desperiostizar el maxilar superior hasta permitir una correcta identificación de los nervios y forámenes infraorbitarios, y se acabará con la disección y protección de las fosas nasales.

Antes de realizar la maxilotomía se diseñará la futura línea de osteotomía, sobre la cual se moldearán y precolocarán cinco miniplacas de titanio (dos en forma de L de localización paranasal, dos miniplacas en los arbotantes y una miniplaca horizontal que unirá los dos segmentos del maxilar). Es adecuada la colocación y posterior retirada de las miniplacas para facilitar un perfecto reposicionamiento posterior.

El Lefort I se inicia con sierra oscilante y se extiende desde la región pterigomaxilar hasta la escotadura piriforme. Se diseca el suelo de las fosas nasales y se luxa el pie del tabique nasal. La osteotomía, llegado a este nivel, se debe continuar con escoplo, procurando que la fractura sea lo más alta posible en las apófisis pterigoides, para que permita su luxación lateral posterior. El siguiente paso, una vez liberado el maxilar, es la desimpactación maxilar o *Down Fracture*, que se realiza mediante la ayuda de los fórceps de Rowe. La segmentación maxilar interincisal también se iniciará con sierra oscilante y se debe finalizar con un escoplo fino.

Tras segmentar el maxilar, se luxarán los fragmentos descubriendo en toda su longitud el suelo de las fosas nasales. La mucosa será incidida longitudinalmente, permitiendo el acceso al interior de la cavidad nasal, donde encontraremos los cornetes inferiores. A continuación se coloca un retractor ortostático (tipo Crockard) y se procede a la resección de los cornetes inferiores o turbinectomía inferior. Este procedimiento finaliza con la disección y resección del vómer.

El cierre se realiza por planos, se deben reponer los fragmentos maxilares correctamente, para lo cual se fijarán las miniplacas que anteriormente se habían precolocado. Se ha de comprobar que la reposición maxilar ha sido perfecta y, por último, se procederá a la sutura de las mucosas.

Abordaje paralateronasal (Weber-Ferguson).

Indicaciones. Esta vía se utiliza principalmente para la realización de la maxilectomía pura o incluso una maxilectomía que incluya el suelo de la órbita.

Técnica quirúrgica. La incisión empieza en un punto medio entre el canto interno y el dorso nasal. Ésta se extiende por el interior del pliegue nasofacial, hasta el surco alar, donde continúa junto por debajo de él hacia la línea media. Se realiza el *split* del labio superior, lo cual permite rechazar totalmente la mejilla, incluyendo ambos párpados y la conjuntiva palpebral, pero teniendo cuidado en no lesionar el nervio infraorbitario que a este nivel surge del foramen infraorbitario. Si en la intervención se debe incluir el suelo de la órbita, la incisión se debe ampliar lateralmente por debajo del párpado inferior.

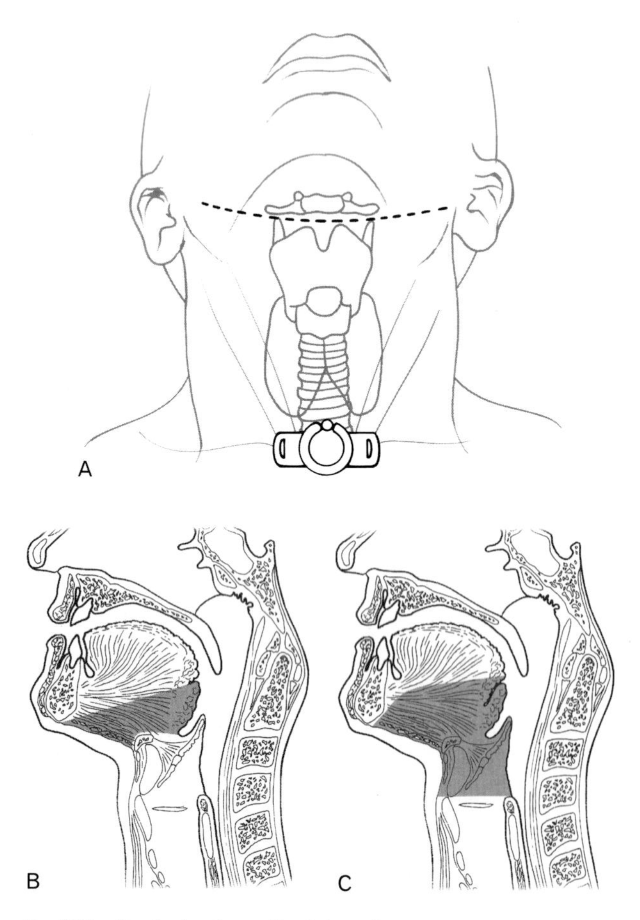

Fig. 12.3.—**Cervicotomía media.** A. Incisión transversal (traqueostomía previa). B. Extirpación de base de lengua. C. Extirpación de base de lengua y región supraglótica.

En el lado bucal del labio superior se continúa con el *split*. La incisión se debe continuar por donde anteriormente se situaba el incisivo lateral. Igualmente se realiza una incisión a lo largo de la mucosa del paladar duro, que a nivel de la unión con el paladar blando se lateraliza hasta el límite posterior de la cresta. A continuación se debe realizar la incisión a lo largo del surco gingivobucal hasta alcanzar la incisión en el paladar.

Después se realiza la maxilectomía (cap. 8) y se sutura por planos, teniendo especial cuidado en la sutura del ligamento cantal interno.

Cervicotomía media (fig. 3). La cervicotomía media permite el acceso a la base de la lengua, recesos piriformes y región supraglótica.

3.2. Adenoidectomía y amigdalectomía

Adenoidectomía. Las indicaciones de la extirpación de la amígdala faríngea o adenoides o vegetaciones se resumen en la tabla I.

Amigdalectomía. Las indicaciones de la extirpación de las amígdalas se resumen en la tabla I.

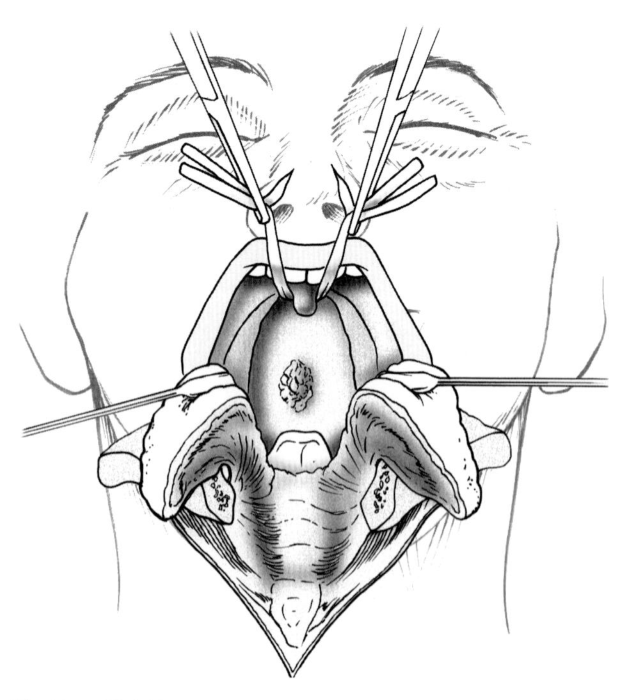

Fig. 12.4.—**División lingual.** Para el acceso quirúrgico a la pared posterior de la faringe.

Tabla I. Resumen de las indicaciones y contraindicaciones de la adenoidectomía y amigdalectomía en el niño. (Tomado de *M. Cruz. Tratado de Pediatría. ESPAXS S.A. Barcelona, 1983.*)

Indicaciones de la adenoidectomía

Obstrucción respiratoria importante con dificultad para la respiración, la alimentación o la fonación
Obstrucción tubárica permanente o intermitente con hipoacusia
Sinusitis crónica no alérgica

Indicaciones de la amigdalectomía

Gran hipertrofia amigdalar con dificultad para la respiración
Amigdalitis crónica que no responde al tratamiento general y se acompaña de síntomas generales (nefritis, artritis reumatoide, fiebre reumática, desnutrición)
Amigdalitis agudas recidivantes con frecuencia superior a una mensual, sin relación con procesos inmunoalérgicos y sin respuesta al tratamiento general
Amigdalitis complicada con absceso peritonsilar

Indicaciones de la adenoamigdalectomía

Hipertrofia e infección de amígdalas y adenoides acompañada de otitis media recidivante (en la serosa es discutible)
Hipertrofia e infección de amígdalas y adenoides en niño mayor de cinco años
Linfomas cervicales tuberculosos (acompañada de quimioterapia y posible extirpación de las adenopatías cervicales)

Contraindicaciones de la adenoidectomía y amigdalectomía

Hipertrofia simple de adenoides sin dificultad para la respiración
Hipertrofia fisiológica de amígdalas sin trastornos respiratorios o de otro tipo
Hipertrofia amigdalar con criptas y sin otros síntomas
Rinofaringitis y faringo-amigdalitis recidivantes como parte de procesos inflamatorios de vías altas
Infecciones recidivantes sin conocer factores predisponentes y sin tratamiento médico previo
Rinitis alérgica
Sinusitis alérgicas
Asma bronquial
Infecciones de vías respiratorias bajas
Afecciones generales (reumatismo, etc.) sin alteraciones amigdalares evidentes

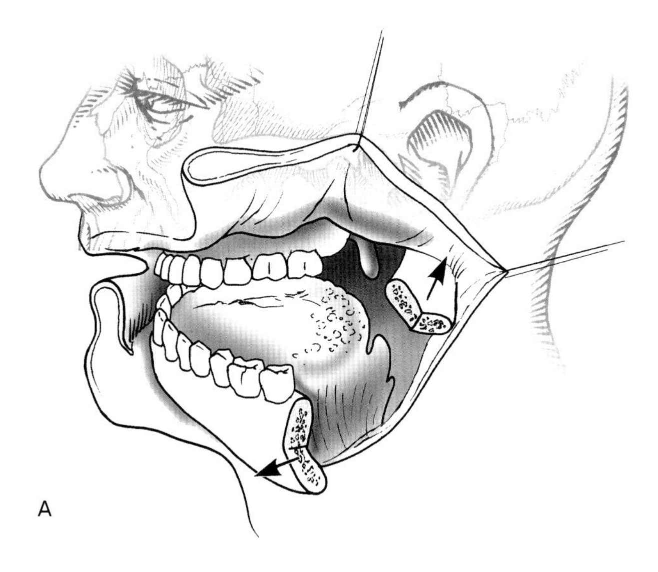

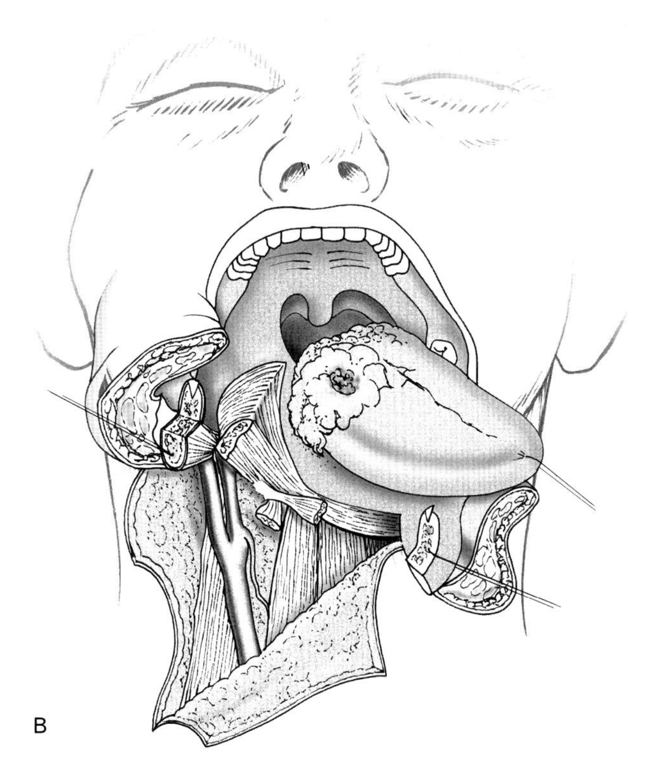

Fig. 12.5.—**División mandibular.** A. Para el acceso a la orofaringe e hipofaringe. B. Extirpación tumor de lengua posterior.

3.3. Técnicas de exéresis y reconstrucción en Oncología

3.3.1. División mandibular (figs. 4-5). La división parasagital de la mandíbula permite mejorar el acceso a la orofaringe en los abordajes intraorales. Es útil en la resección de tumores que afectan la base de la lengua, región supraglótica y, en general, todas las paredes de la orofaringe.

El abordaje de la mandíbula se efectúa mediante incisión en el reborde gingival desde premolares de un lado a los del otro. Una descarga lateral permite una menor tensión de los tejidos. Es importante visualizar el afloramiento del nervio mentoniano para evitar su lesión. La osteotomía se diseña en forma de escalón para permitir un mejor reposicionamiento. Es adecuada la colocación y posterior retirada de las miniplacas para facilitar un perfecto reposicionamiento posterior. La sierra oscilante se prefiere a la fresa al efectuar las osteotomías. En caso de utilizar fresa es importante que el trazo del corte no supere los 2 mm de anchura, ya que esta separación es la máxima que permite una cicatrización ósea correcta. Separaciones mayores requerirán injerto.

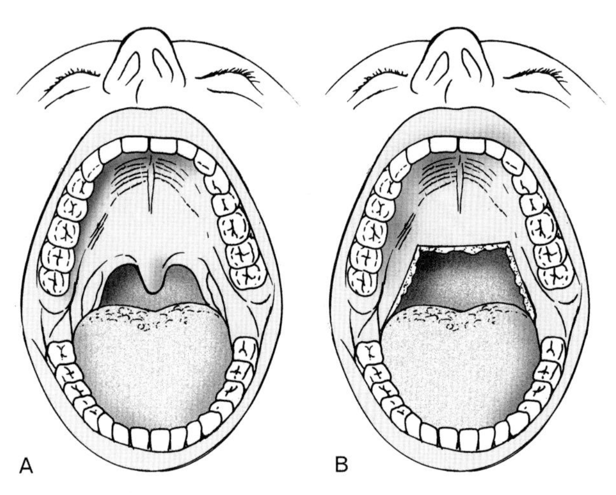

Fig. 12.6.—**Úvulo-palato-faringoplastia.** A. Línea de resección. B. Sutura.

3.3.2. Resección extraoral de tumores de base de lengua: cervicotomía transversa

Indicaciones. Tumoraciones benignas y malignas que afecten la base de la lengua y paredes anteriores de orofaringe. La cervicotomía transversa puede efectuarse por dos vías: suprahioidea (por encima del hioides) o infrahioidea. La elección de una u otra vía dependerá de la posición del tumor. Así, en aquellos tumores que no afectan la vallécula se seguirá la vía suprahioidea, y en los que la afecten, la infrahioidea.

Posición del paciente. Decúbito supino con la cara mirando al frente y en extensión.

Intubación y procedimientos adicionales. La intubación nasotraqueal será de elección. En los casos en que sea dificultosa o se prevean complicaciones posoperatorias al paso de la vía aérea se efectuará una traqueostomía. La colocación de sonda nasogástrica será necesaria para aspiración de sangre ingerida y la posterior nutrición del paciente.

Técnica quirúrgica. La incisión será horizontal, dos traveses de dedo por debajo de la mandíbula, sobre el hioides en la línea media. Si se efectuara vaciamiento cervical esta incisión se extenderá hasta apófisis mastoides; si no se tratara quirúrgicamente el cuello será suficiente desde los ángulos mandibulares. El trayecto de la incisión seguirá de preferencia un pliegue cutáneo, ya que da lugar a un mejor resultado estético. Se incide perpendicularmente atravesando piel, tejido celular subcutáneo y platisma.

Por debajo del platisma se eleva un colgajo superior y otro inferior. Se ligan las venas yugulares anteriores. La aponeurosis superficial del cuello deja traslucir las inserviones musculares sobre el hioides. Se inciden las inserviones musculares superiores del hueso hioides. A nivel de sus astas mayores debe vigilarse la lesión de los nervios hipoglosos. Puede ser necesario ligar las venas faciales a este nivel. Se secciona la inserción de la polea del músculo digástico sobre el hioides y el ligamento estilohioideo.

En el caso de un abordaje infrahioideo por afectación de la valécula las incisiones se efectúan siguiendo el reborde inferior del hioides. Debe evitarse la lesión de los nervios laríngeos superiores localizados lateralmente y algo por debajo de las astas mayores.

La membrana musculomembranosa de la faringe queda entonces expuesta. Es útil introducir el dedo por la boca del paciente, lo que permitirá palpar la posición del tumor y determinar la vallécula. Controlando la posición con el dedo, se abre transversalmente la pared anterior de la faringe. De este modo se visualiza ampliamente la base de la lengua permitiendo la resección del tumor bajo visión directa.

Tras la resección del tumor se procede a la reconstrucción de los planos anteriores de la faringe utilizando sutura reabsorbible. En caso de defectos de gran tamaño pueden efectuarse colgajos miocutáneos o microvascularizados. Se recomienda dejar dos drenajes aspirativos.

Cuidados posoperatorios. Se recomienda ingreso en una unidad de cuidados intensivos en el posoperatorio inmediato. La nutrición enteral por sonda se inicia lo antes posible.

Tabla II. Clasificación del linfoma de Hodgkin

	Frec.	*Cel. RE*	*Otras células*	*Edad/sexo*	*Pronóstico*
Predominio linfocítico	10%	++	Linfocitos 11	15-35 años	El mejor
Esclerosis nodular	60%	+	C. lacunares Bandas colag.	Mujeres jóvenes	
Celularidad mixta	20%	++	Polimorfismo celular	Edad media	
Depleción linfocítica	10%	+++ Fibrosis	Pocos linfoc.	> 50 años	El peor

Tabla III. Estadiaje de linfoma (Ann Arbour)

Clasificación:

I:	Una región ganglionar (glg) o una región extralinfática (IE)
II:	Dos o más regiones glg al mismo lado del diafragma. Puede incluir afectación localizada de una región extralinfática (IIE)
III:	Ganglios por encima y por debajo del diafragma
IV:	Afectación múltiple o diseminada de uno o más tejidos extralinfáticos (médula ósea, hígado, pulmón) con/sin afectación ganglionar

Subclasificación:

A:	Sin sintomatología general
B:	Con sintomatología general (fiebre > 38º, sudores nocturnos, adelgazamiento > 10%)
E:	Extensión localizada de un órgano/tejido a partir de un ganglio linfático contiguo
S:	Afectación bazo (Spleen)
III1:	Afectación abdomen alto (bazo, hilio hepático, celíacas)
III2:	Afectación abdomen bajo (paraaórticos, ilíacos, mesentéricos)

3.3.3. Resección de tumores de pared lateral de faringe

Indicaciones. Tumores de la región de los pilares faríngeos y amígdala que no infiltren los grandes vasos a nivel de su entrada en la base del cráneo.

Posición del paciente. Decúbito supino con la cara mirando al lado contrario de la lesión y en extensión.

Intubación y procedimientos adicionales. La intubación nasotraqueal será de elección. En los casos en que sea dificultosa o se prevean complicaciones posoperatorias al paso de la vía aérea se efectuará una *traqueostomía*.

La colocación de sonda nasogástrica será necesaria para aspiración de sangre ingerida y la posterior nutrición del paciente.

Técnica quirúrgica. El procedimiento se iniciará con el vaciamiento ganglionar cervical funcional o radical según esté protocolizado. En caso de preferirse la resección en un único bloque el vaciamiento quedará conectado al tumor primario a nivel de la mandíbula. La carótida externa será identificada y controlada mediante un *vessel-loop*.

Dependiendo del grado de infiltración, el vientre posterior del músculo digástrico será rechazado o incluido en la pieza de resección. Se efectúa osteotomía mandibular a nivel del ángulo. Se desarticula la mandíbula hacia arriba y se procede a resecar la mucosa con margen de seguridad y control intraoral.

3.4. Uvulo-palato-faringoplastia

Resección del borde libre del paladar blando empleada en el síndrome de sleep-eprec (fig. 6).

Bibliografía

Becker W, Naumann HH, Pfaltz CR. Otorrinolaringología. Barcelona: Doyma, 1986.

Cruz. Tratado de Pediatría. Barcelona: ESPAXS, 1983.

Cummings CW. Otolaryngology-head and neck surgery. 2.ª ed. St. Louis, Missouri: Mosby-Year Book, Inc., 1993.

Hyams VJ, Batsakis JG, Michales L. Tumors of the upper respiratory tract. Washington: AFIP, 1988.

Keith DA. Atlas of oral and maxillofacial surgery. Philadelphia: WB Saunders, 1992.

Loré JM. Cirugía de cabeza y cuello. Atlas. 3.ª ed. Buenos Aires: Médica Panamericana, 1990.

Scott-Brown's. Otolaryngology. 5.ª ed. Londres: Butterworth, 1987.

Shockley WW, Pillsbury HC. The neck, diagnosis and surgery. St Louis: CV Mosby, 1994.

Capítulo 13

Nariz y fosas nasales

1. Consideraciones generales

1.1. Ciencias básicas

1.1.1. Anatomía. La nariz tiene forma de pirámide triangular con su vértice en la región glabelar y con su base sobre el labio, donde se abren las dos narinas separadas por la columela (fig. 1).

Las fosas nasales del adulto tienen unas dimensiones de 7,5 cm de longitud por 5 cm de altura. Su anchura depende de la estructura del esqueleto oseocartilaginoso y del grado de ingurgitación de la mucosa nasal que la cubre.

1.1.1.1. Pirámide nasal.

Esqueleto óseo. El esqueleto nasal externo está formado por los dos huesos nasaes y por la apófisis ascendente del hueso maxilar.

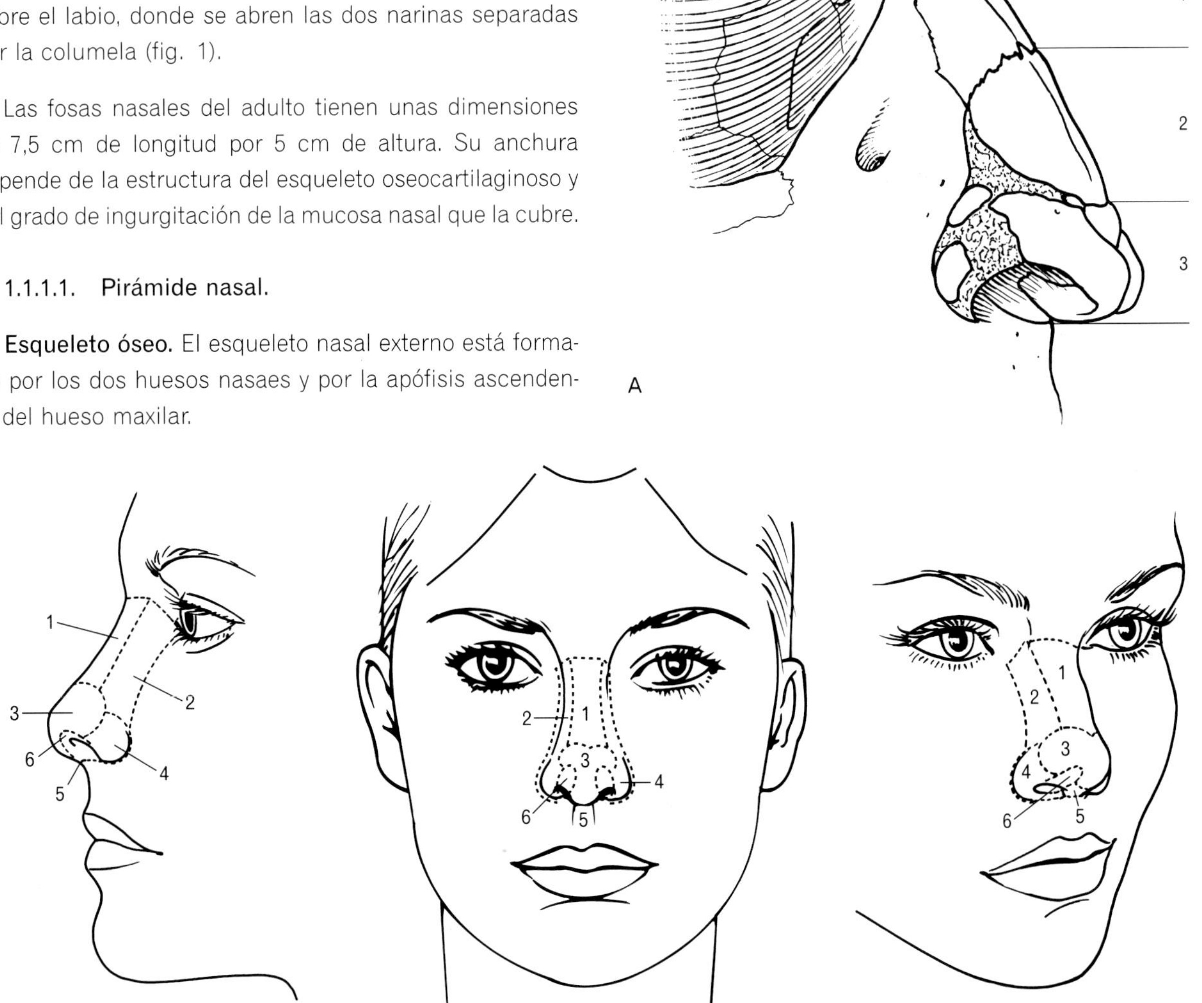

Fig. 13.1—**Anatomía topográfica.** A) *Tercios nasales:* 1. Superior. 2. Medio. 3. Inferior. B) *Sub-unidades:* 1. Dorso. 2. Paredes laterales. 3. Punta. 4. Alas. 5. Columela. 6. Triángulo blando.

a) *Huesos nasales.* Los huesos nasales son cuadrangulares unidos entre sí en la línea media y se articulan con el maxilar externamente y con el frontal superiormente. Son de mayor grosor en la porción superior que en su borde libre. Suelen ser lisos y cóncavos en su mitad superior y con cierta convexidad en la mitad inferior. Inferiormente recubren el borde superior de los cartílagos triangulares.

b) *Apófisis ascendente del maxilar superior.* Este hueso se articula superiormente con la apófisis orbitaria del hueso frontal, medialmente con el hueso nasal, y lateralmente con el hueso lagrimal.

Esqueleto cartilaginoso (fig. 2).

a) **Cartílagos laterales superiores.** Los cartílagos triangulares se fusionan entre sí y con el septo nasal en la línea media, formando un ángulo de unos 15°. Lateralmente están unidos a la apófisis ascendente del maxilar. Queda por debajo de los huesos nasales a los que están firmemente unidos. El borde cefálico del cartílago alar se superpone con el borde inferior del cartílago triangular. Entre ambos se dispone un ligamento intercartilaginoso que es uno de los principales elementos de soporte de la punta.

b) **Cartílagos alares.** Los cartílagos alares forman un arco compuesto por un crus medial, un *dome* (o cúpula) y un crus lateral.

Los crus mediales forman la columela, están unidos entre sí en la línea media y divergen conforme se acercan a la punta para formar el *dome*, o cúpula.

El *dome* forma la unión del crus medial y el crus lateral. Su forma es muy variable, pudiendo ser curvos, angulados o dar a la nariz un aspecto de bifidez.

Los crus *lateralis* son de mayor tamaño y en el sujeto normal presentan una convexidad hacia la piel. Su longitud es variable según el individuo, aunque está cerca de los 22 mm. Su borde posterior se apoya cerca de la escotadura piriforme. Su altura es de entre 7 y 15 mm. Su borde superior cubre el borde inferior del cartílago lateral superior. Finalmente el borde inferior del crus lateral se aleja del margen nasal en las porciones más externas.

1.1.1.2. Piel y tejido subcutáneo. Los tejidos blandos que cubren el esqueleto osteocartilaginoso de la nariz desempeñan un papel importante en el aspecto general de la nariz.

a) *Piel.* La piel del tercio superior es fina y móvil. En el tercio medio es incluso más fina. En el tercio inferior, el grosor aumenta debido a la presencia de glándulas sebáceas y a su adhesión al esqueleto cartilaginoso subyacente.

b) *Tejido subcutáneo.* Bajo la dermis se localizan cinco capas de tejidos blandos:

1. Capa grasa superficial.
2. Capa fibromuscular.
3. Capa grasa profunda.
4. Fascia longitudinal.
5. Ligamentos nasales.

1.1.1.3. Septo nasal. El septo nasal es una estructura osteocartilaginosa que separa las dos fosas nasales. El septo está formado por (fig. 3):

a) Espina nasal del hueso frontal.

b) Lámina perpendicular del etmoides. Está en relación con la superficie inferior de los huesos nasales y con el esfenoides.

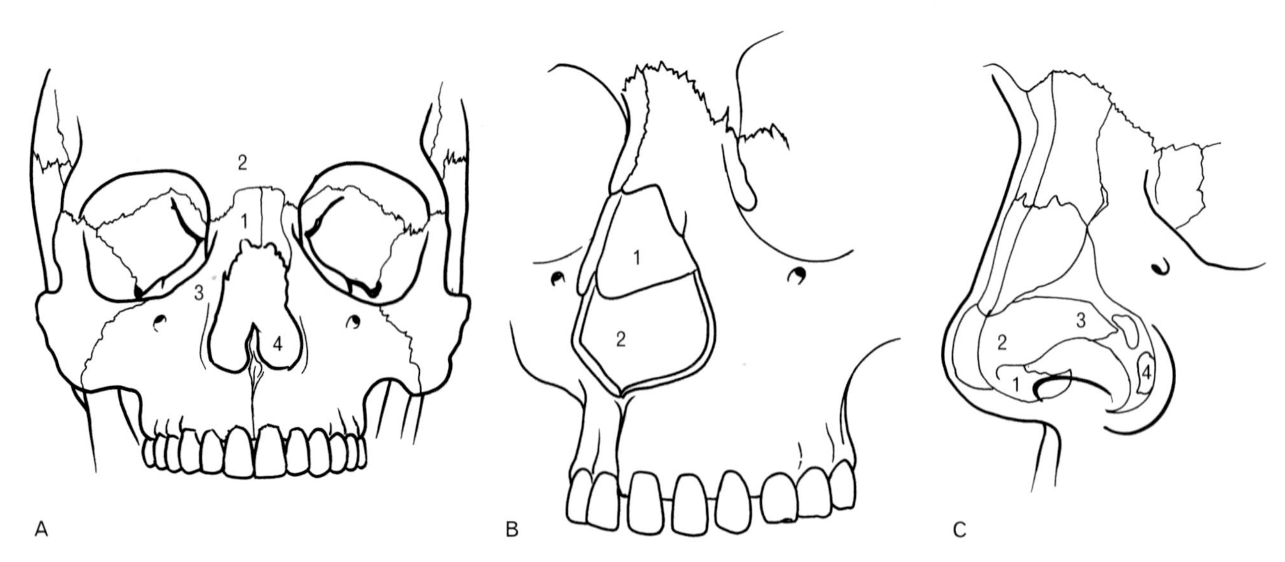

Fig. 13.2.—**Esqueleto osteo-cartilaginoso.** A) 1. Huesos nasales. 2. Hueso frontal. 3. Apófisis ascendentes del maxilar. 4. Espina nasal. B) 1. Cartílago superior. 2. Cartílago septal. C) Cartílago alar: 1. Crus medial. 2. Crus intermedia. 3. Crus lateral 4. Cartílagos sesamoideos.

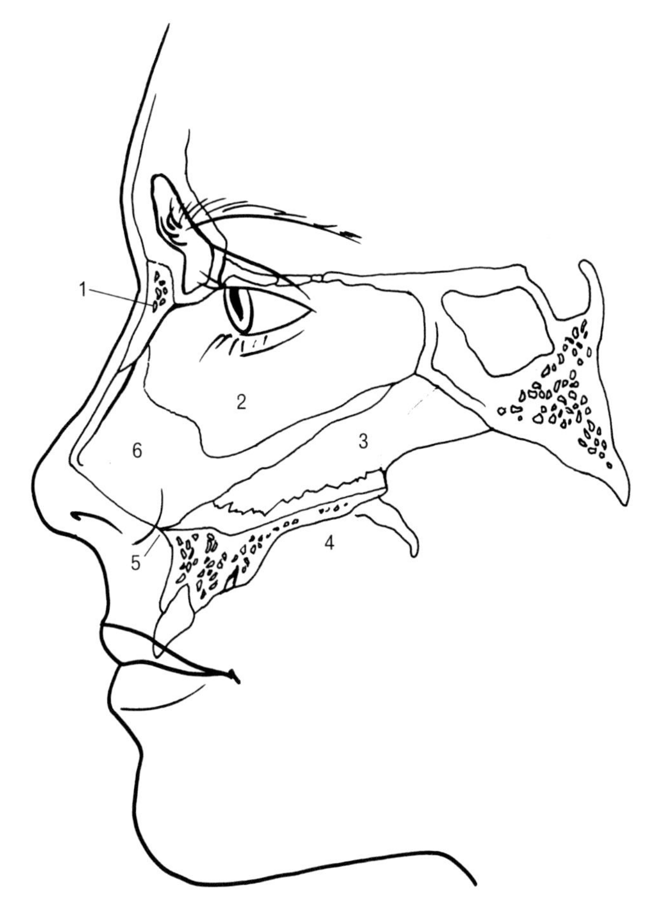

Fig. 13.3.—**Septum nasal.** 1. Hueso nasal. 2. Lámina perpendicular del etmoides. 3. Hueso vómer. 4. Hueso palatino. 5. Espina nasal. 6. Cartílago septal.

c) Vómer. Forma la base del septo óseo. Se articula con la cresta del maxilar y el palatino, con el esfenoides y con el septo cartilaginoso. Su extremo posterior libre forma las coanas.

d) Cresta nasal del hueso palatino.

e) Cresta nasal del maxilar u espina nasal.

f) Cartílago septal.

g) Septo membranoso.

1.1.1.4. **Cornetes.** Existen tres pares de cornetes que se localizan en la pared lateral de la nariz. Su función es acondicionar el aire a su paso por las fosas nasales (fig. 4).

a) *Superior.* De origen etmoidal, con frecuencia está ausente.

b) *Medio.* Proyección inferior del etmoides cuya pared lateral está adyacente al *ostium* del seno maxilar. Su principal función es la secreción de moco.

c) *Inferior.* Cubierto por epitelio ciliado y contiene lagos venosos. Tiene función de válvula para controlar el volumen de aire que llega al pulmón.

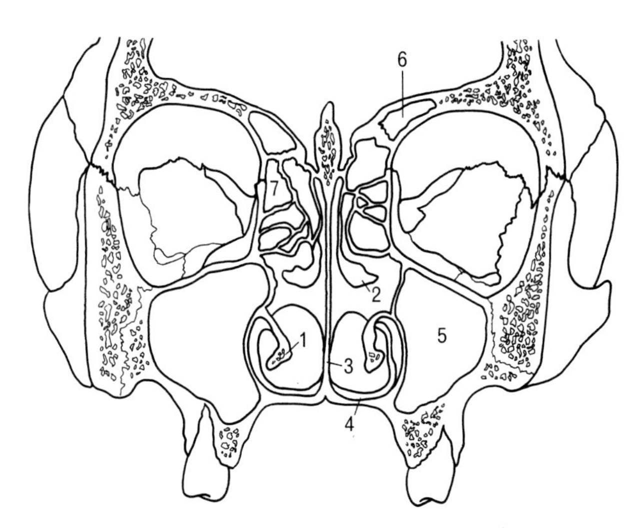

Fig. 13.4.—**Fosas nasales**. 1. Cornete inferior. 2. Cornete medio. 3. Vómer. 4. Palatino. 5. Seno maxilar. 6. Seno frontal. 7. Celdillas etmoidales.

1.1.2. Embriología. La nariz se desarrolla del ectodermo craneal sobre el estomodeo, en el que aparecen unos engrosamientos (placodas nasales) en la cuarta semana de vida. La proliferación del mesodermo circundante en los pliegues nasales medial y lateral resulta en una depresión de las placodas que forman las fosas olfatorias, y que en la quinta semana se convierten en los sacos nasales. Entre estas fosas, los pliegues nasales mediales se fusionan en el proceso frontonasal desarrollando la porción central de labio superior, premaxila y septo nasal.

1.1.3. Histología (figs. 5-6). El vestíbulo de la cavidad nasal es una extensión del epitelio escamoso estratificado queratinizante de la piel de la pirámide nasal, alcanzando aproximadamente unos 15 mm desde el margen de las narinas. Está separado del epitelio columnar pseudoestratificado ciliado de la cavidad nasal en la unión mucocutánea.

El epitelio olfatorio se encuentra en la porción posterosuperior de la cavidad nasal, aunque pueden existir placas ectópicas en otras regiones de la nariz. Se trata de un epitelio compuesto por células de soporte, células basales y células olfatorias.

1.1.4. Fisiología. Las fosas nasales llevan a cabo una doble función: por una parte, como órgano de la olfación; por otra, como primera estación del aparato respiratorio.

1.1.4.1. **Olfación.** La olfación es uno de los sentidos peor desarrollados del hombre. La célula olfatoria actúa como célula sensorial y como primera neurona de la vía. Sus fibras se reúnen en la fila olfatoria que conducen a la formación de los centros primarios alojados en el bulbo

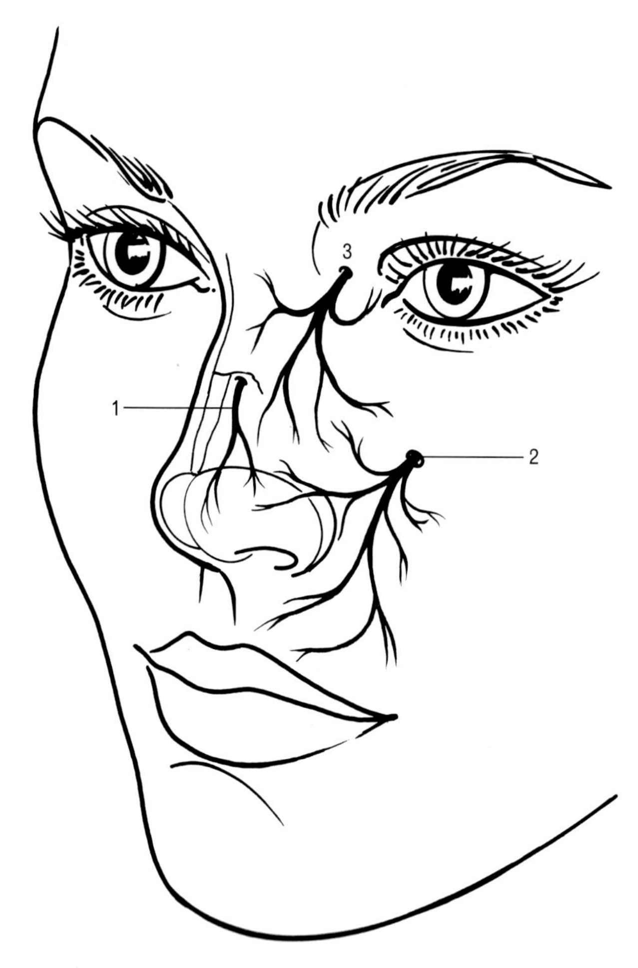

Fig. 13.5.—**Inervación.** 1. Nervio etmoidal anterior. 2. Nervio infraorbitario. 3. Nervio infratroclear.

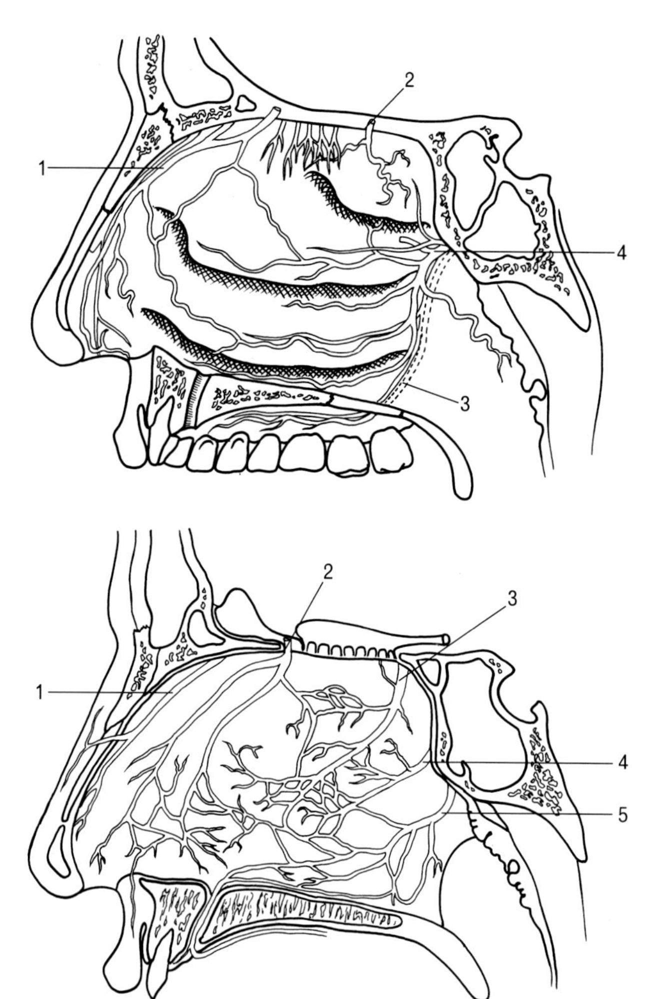

Fig. 13.6.—**Vascularización.** A) *Pared lateral:* 1. Arteria etmoidal anterior. 2. Arteria etmoidal posterior. 3. Arteria palatina superior. 4. Arteria palatina posterior. B) *Tabique:* 1. Arteria nasal. 2. Arteria etmoidal anterior 3. Arteria etmoidal posterior. 4. Arteria del tabique. 5. Arteria nasopalatina.

olfatorio. Desde aquí se dirigen a los centros secundarios y terciarios.

1.1.4.2. Respiración. En condiciones normales pasan por las fosas nasales unos 7 l/minuto, siendo la porción más estrecha el limen nasal. Cuando la respiración nasal es normal el aire se calienta, se humedece y se purifica. La función respiratoria se puede estudiar con la rinomanometría.

1.2. Diagnóstico

1.2.1. Historia clínica y exploración. Los síntomas clásicos de las enfermedades de las fosas nasales incluyen la obstrucción nasal, la rinorrea, la epistaxis, los trastornos del olfato o las cefaleas.

La exploración de la pirámide nasal puede llevarse a cabo sin aparatología específica. No obstante, para visualizar correctamente el interior de las fosas nasales debe disponerse de una buena iluminación y de instrumentos adecuados.

1.2.1.1. Externa. Debe efectuarse mediante inspección y palpación. La inspección debe considerar el estudio de las características de la piel o la presencia de masas, cuya localización puede orientar hacia el diagnóstico; así la presencia de un nódulo en la raíz nasal nos hará sospechar en un quiste dermoide, mientras que en la zona del vestíbulo nasal son frecuentes los forúnculos. En el rinofima se observa una hipertrofia de la piel y de las glándulas sebáceas de la punta nasal. También deben observarse los movimientos del ala nasal durante la respiración.

La palpación debe recoger la existencia de áreas de hipersensibilidad. La fotografía es un instrumento esencial, especialmente cuando el paciente solicita un tratamiento estético.

1.2.1.2. Interna.

a) *Inspección.* La exploración intranasal debe iniciarse sin espéculo, elevando y movilizando ligeramente la punta nasal para visualizar el vestíbulo nasal y la inserción del septo.

b) *Rinoscopia anterior.* A continuación, comienza la rinoscopia anterior, insertando un espéculo corto para explorar cada pared nasal. Esta exploración debe ser sistemática e incluir:

Vía aérea. Para confirmar la existencia de una obstrucción nasal, el médico debe ocluir una narina colocando en la otra un espejo, comparando el flujo de aire entre ambos.

Tabique nasal. Se debe valorar su curvatura, grosor y la existencia de áreas de perforación.

Cornete y meato inferior. El cornete inferior está sujeto a numerosos cambios de tamaño debido a modificaciones de su aporte vascular.

Cornete y meato medio. Este cornete también está sujeto a cambios de tamaño. El meato medio es la principal fuente de drenaje de los senos paranasales y con frecuencia es asiento de pólipos nasales.

Cuerpos extraños. Con frecuencia se alojan entre el cornete inferior y el septo nasal.

Rinoscopia posterior. La rinoscopia posterior, más compleja, permite visualizar las coanas y el borde posterior del septo nasal. Requiere la introducción de un espejo entre el paladar blando y la pared posterior de la faringe, haciendo que el sujeto pronuncie la letra «a».

1.2.2. Diagnóstico por la imagen

1.2.2.1. **Radiografía simple.** La radiografía simple debe efectuarse siempre que se sospeche una fractura nasal o ante la presencia de un cuerpo extraño intranasal.

a) *Radiografía frente.* De compleja interpretación debido a la importante superposición de estructuras.

b) *Radiografía de perfil.* La mejor forma de explorar los huesos propios de la nariz es colocando una radiografía oclusal en contacto con la pirámide nasal.

c) *Radiografía de Waters.* La proyección occipitomental se lleva cabo con el paciente sentado.

d) *Ortopantomografía.* Permite observar los sectores inferiores de los senos maxilares y de las fosas nasales.

1.2.2.2. **Tomografía computarizada.** Entre las ventajas de la TC figuran su excelente detalle en la representación de la estructuras óseas de nariz y senos, un excelente detalle en los tejidos blandos y la detección de la extensión de la enfermedad por fuera de los límites anatómicos.

Resulta útil recurrir a contraste si se sospecha la extensión intracraneal de la enfermedad, si se sospechan tumores vasculares tipo angiofibroma o meningioma o ante la sospecha de trastorno inflamatorio.

1.2.2.3. **Resonancia magnética.** La falta de señal de la estructura ósea limita su utilidad a evaluar los senos y tejidos blandos de las fosas nasales.

1.2.2.4. **Endoscopia nasal.** La endoscopia nasal permite explorar de forma exhaustiva las fosas nasales, especialmente en zonas de difícil acceso, como son los meatos y las coanas (tabla I). Además permite la toma selectiva de biopsias en áreas seleccionadas. Es necesario emplear anestesia local con *spray*. Puede recurrirse a instrumentos rígidos o flexibles.

Tabla I. Indicaciones de la endoscopia nasal

1. Evaluación de áreas inaccesibles de la cavidad nasal; por ejemplo, meato superior, medio e inferior
2. Monitorizar la fosa nasal tras resecciones tumorales
3. Evaluar epistaxis de origen desconocido y rinorreas de LCR
4. Evaluar la extensión nasal de lesiones sinusales
5. Evaluar la permeabilidad de la vía aérea
6. Monitorizar la evolución de infecciones nasales y paranasales

2. Entidades clínicas

2.1. Anomalías y deformidades

2.1.1. Malformaciones del tabique nasal. La mayor parte de los individuos presentan alteraciones en su forma; no obstante, sólo se consideran patológicas aquellas que causan trastornos funcionales.

Patogenia. Puede ser debido a una alteración del desarrollo con falta de coaptación de los centros de crecimiento (aunque también puede ser postraumática) (tabla II). Existe una desproporción entre el tabique y su marco óseo.

Tabla II. Causas de perforación septal

1. Traumatismos
   a) Quirúrgicos
   b) Cauterización repetida
   c) Trauma digital
2. Enfermedades malignas
   a) Tumores malignos
   b) Granuloma maligno de la línea media
3. Infecciones crónicas
   a) Sífilis
   b) Tuberculosis
4. Tóxicos
   a) Industriales
   b) Cocaína
5. Idiopática.

(Tomado de Brain D. The nasal septum. En: Mackay, *Bull. Rhinology.*)

Variedades.

a) *Espolones.* Angulaciones bruscas que pueden aparecer en cualquier área del tabique. Dificultan la disección durante la septoplastia.

b) *Desviaciones.* Lesiones que se caracterizan por curvaturas suaves en C o en S y que pueden afectar a cartílago y a hueso.

Clínica. Los síntomas habituales son la insuficiencia respiratoria nasal unilateral, con trastornos de la olfación. Puede causar unos trastornos de la ventilación de los senos con cefaleas. Síntomas secundarios incluyen ronquidos, modificación de la voz y alteraciones auditivas. Pueden existir deformidades nasales externas, especialmente en los dos tercios cartilaginosos.

Tratamiento. Quirúrgico (ver 3.2).

2.1.2. Malformaciones de la pirámide nasal. Las deformidades de la pirámide nasal son un frecuente motivo de consulta, no sólo por motivos estéticos sino también funcionales.

Variedades (cap. 6). Las deformaciones de la pirámide nasal pueden ser constitucionales, postraumáticas, inflamatorias o iatrógenas. Se pueden presentar de diferentes formas:

a) Exceso de dorso.
b) Nariz en silla de montar.
c) Asimetría nasal.
d) Trastornos de los alares.

Tratamiento. Quirúrgico (ver 3.3 y 3.4). Es importante seleccionar el paciente y establecer una correcta comunicación (cap. 6).

2.1.3. Malformaciones asociadas a síndromes complejos

a) **Fisura labiopalatina unilateral.** El paciente con fisura labial unilateral se caracteriza por las siguientes anomalías:

1. Inclinación de la punta nasal hacia el lado no fisurado.
2. Crus medial más corto y crus lateral más largo en lado fisurado.
3. Desplazamiento caudal de crus lateral.
4. Columela más corta y con la base dirigida hacia el lado no fisurado.
5. Orientación horizontal de la narina.
6. Desplazamiento lateral posterior e inferior de la base alar.
7. Ausencia del suelo de las fosas nasales.
8. Desviación del septo nasal.
9. Déficit esquelético maxilar.

b) **Fisura labiopalatina bilateral.** Las características de la nariz en el paciente con una fisura labial bilateral incluyen:

1. Crus mediales cortos.
2. Crus laterales largos.
3. Punta bífida por separación de los *domes*.
4. Columela corta y de base ancha.
5. Narinas horizontales.
6. Ausencia del suelo nasal.
7. Hipoplasia maxilar bilateral.

2.1.4. Otros

2.1.4.1. **Fístula y quiste nasal medio.** Orificio en la línea media en la zona de la glabela que presenta a la expresión un exudado grumoso.

2.1.4.2. **Quiste dermoide.** Invaginaciones del ectodermo que suelen contener anexos cutáneos. Se localizan en el área de la sutura nasofrontal.

2.1.4.3. **Meningoencefalocele.** Ver capítulo 15, «Órbita y párpados».

2.1.4.4. **Atresia de coanas.** Cierre óseo o fibroso del orificio posterior de las fosas nasales que se caracteriza por una rinorrea purulenta crónica con anosmia e insuficiencia respiratoria. En el recién nacido, el cuadro bilateral pone en peligro la vida.

Tratamiento. Cirugía.

3.2. Traumatismos

La fractura nasal es la lesión traumática más frecuente del esqueleto facial y en algunas series representa por sí sola el 50% del total. Según la severidad del traumatismo, se puede asociar a otras lesiones generales del organismo y a otras fracturas del esqueleto facial.

Etiología. Los agentes causales más frecuentes de la fractura nasal son la agresión, el accidente deportivo, el accidente laboral y el accidente de tráfico.

Clasificación:

a) **Lesión de tejidos blandos** (caps. 1 y 3).

b) **Hematoma septal.** El hematoma septal aparece en niños tras traumatismos romos. Se produce una hemorragia que se acumula entre pericondrio y cartílago, perma-

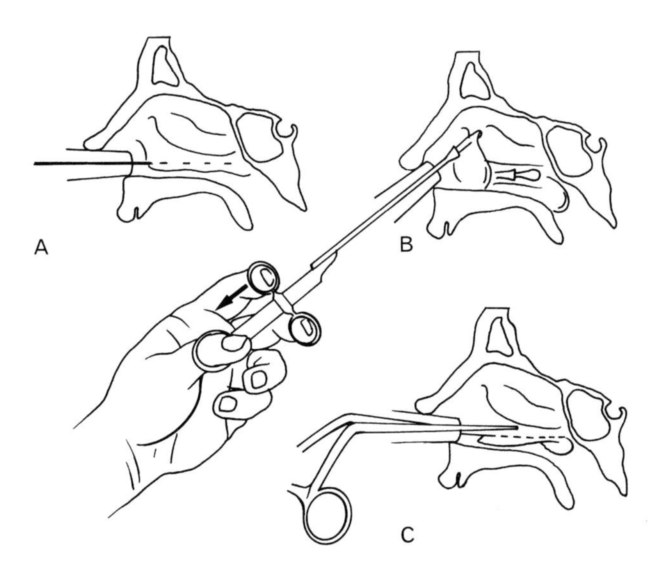

Fig. 13.7.—**Intervenciones endonasales.** A. Electrocoagulación del cornete inferior. B. Extirpación de pólipos. C. Extirpación del cornete inferior.

neciendo la mucosa intacta. Si se infecta puede aparecer un absceso septal.

Clínica. Obstrucción nasal progresiva, con cefalea y dolor local. Si persiste, el cartílago se puede necrosar (fig. 8) en un período extraordinariamente rápido.

Diagnóstico. Rinoscopia: abombamiento del tabique que obstruye la luz nasal, uni o bilateral.

Tratamiento. Incisión y drenaje del hematoma.

c) **Lesiones del tabique.** El tabique puede lesionarse aisladamente o aparecer conjuntamente con otras lesiones nasales. Se han descrito las siguientes variedades.

— Luxación del tabique del vómer.
— Fractura transversal.
— Fractura longitudinal.

d) **Fracturas óseas**

• Fractura nasal por impacto lateral (fig. 9). Lesiones muy frecuentes y cuya severidad depende de la intensidad del impacto. Oscila entre la depresión de un hueso nasal hasta la afectación de ambos huesos con luxación del tabique nasal.

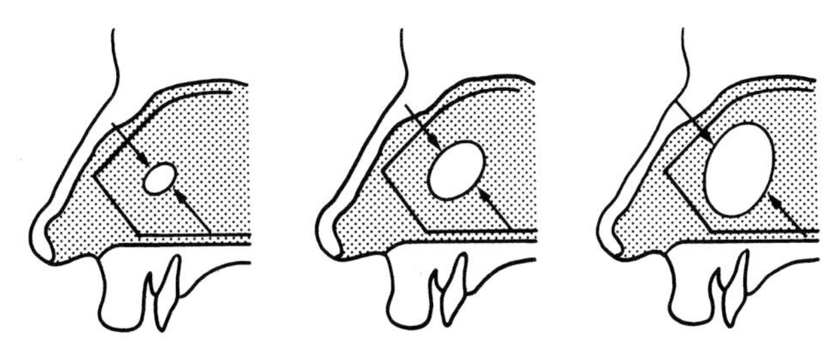

Fig. 13.8.—**Perforación septal.** Movilización colgajos.

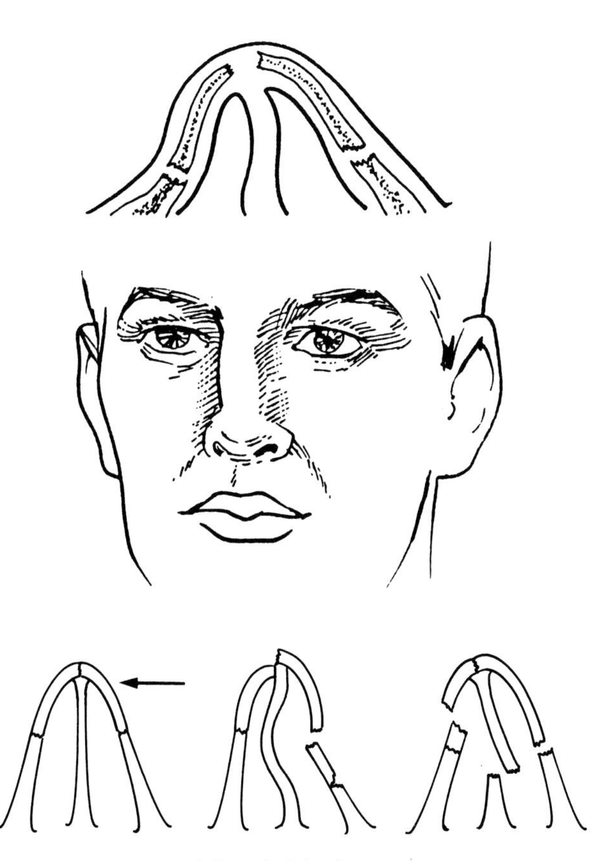

Fig. 13.9.—**Trauma nasal.** Impacto lateral.

• Fractura nasal por impacto frontal (fig. 10). Aparece un telescopaje nasal que depende de la severidad del impacto.

Diagnóstico.

Clínico. La nariz debe ser explorada externa e internamente. En situaciones de traumatismo, la rinoscopia puede sólo ser posible bajo anestesia general. Entonces se procede a limpiar las fosas nasales de detritus y de coágulos de sangre, explorando especialmente el tabique en busca de desgarros y hematomas septales.

Radiología. Es esencial disponer de imágenes en dos planos del espacio; así una radiografía de perfil y una proyección de Waters pueden permitir llegar a un diagnóstico preciso de la situación. Una sola proyección puede darnos imágenes que no se corresponden con la realidad. También se puede recurrir a la tomografía computarizada en cortes axiales y coronales que proporcionará la información necesaria.

Tratamiento.

1. Manipulación digital (fig. 11). La reducción manual de la pirámide nasal es posible en las primeras horas después del traumatismo y especialmente en situaciones de impacto lateral. En estas circunstancias el médico sujeta

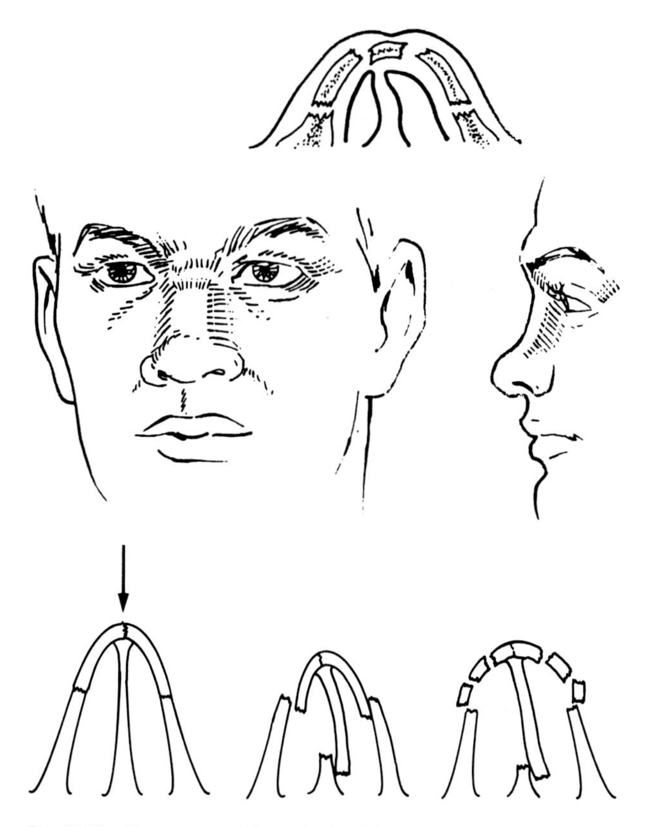

Fig. 13.10.—**Trauma nasal.** Impacto frontal.

la raíz nasal con una mano mientras que con la otra intenta desplazar la pirámide nasal en sentido contrario al que ha producido el desplazamiento. Con frecuencia es posible notar un ruido que indica la movilización ósea. En los casos de fractura frontal, especialmente cuando están afectados el tercio inferior de los huesos nasales, la reducción digital es más compleja y requiere el uso de un instrumento romo tipo mango de bisturí o legra de Howarth, con los que se intentará elevar toda la pirámide.

2. *Reducción cerrada* (figs. 12 y 13). Los instrumentos que se utilizan para reducir la fractura nasal son los fórceps de Walsham para reducir los huesos nasales y los fórceps septales de Walsham o de Ash.

La hoja corta del fórceps de Walsham se introduce en la nariz mientras que la hoja larga, protegida con plástico, se aplica en la piel. Con los dedos de la otra mano sujetando la raíz nasal, se rota el fórceps hasta reducir los huesos desplazados a su posición correcta. A continuación se

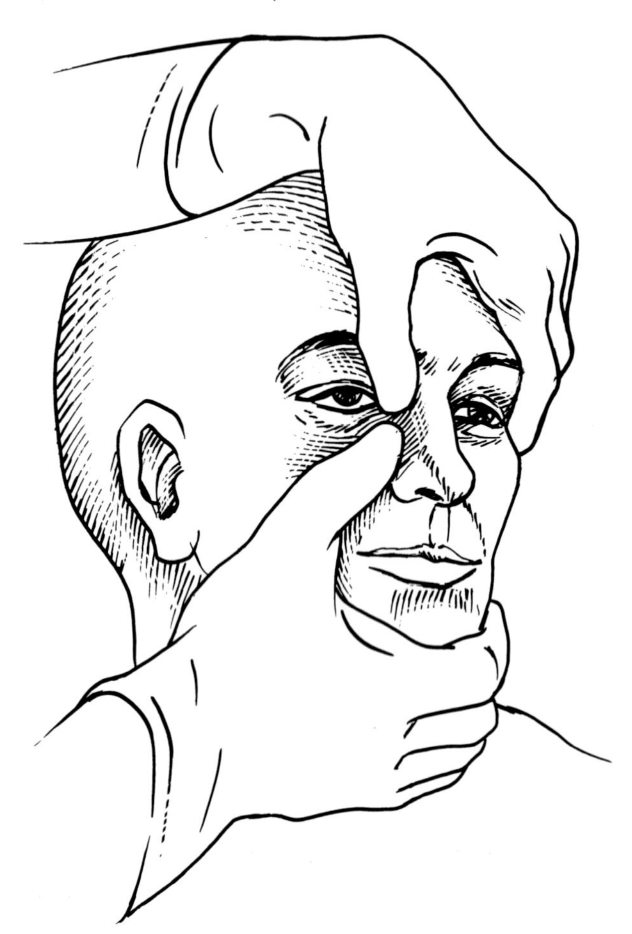

Fig. 13.11.—**Reducción digital.**

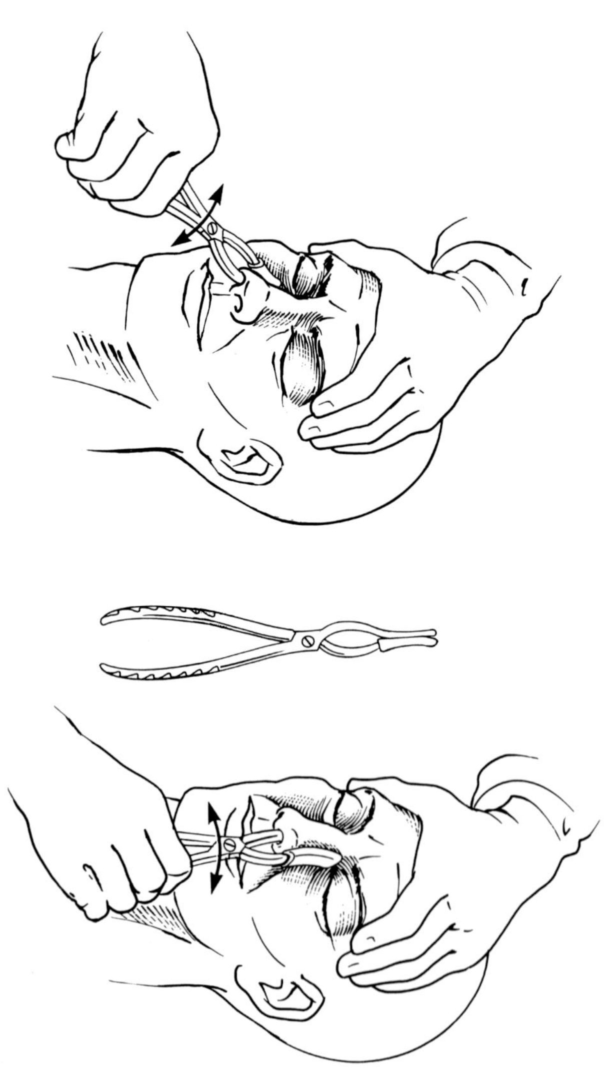

Fig. 13.12.—**Reducción con forceps.**

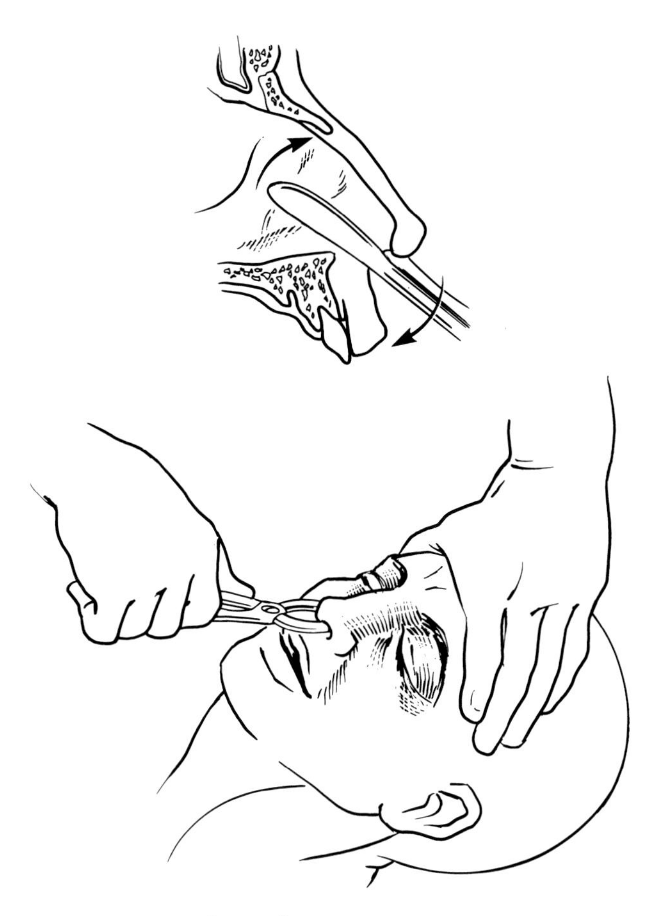

Fig. 13.13.—**Reducción septal.**

procede a reducir el tabique nasal con cualquiera de los instrumentos indicados. Los movimientos a efectuar están dirigidos en primer lugar a centrar el septo y a continuación a elevarlo aplicando tracción hacia delante.

3. *Reducción abierta.* La reducción abierta es especialmente importante en el manejo de las lesiones traumáticas del tabique. En estos casos es importante drenar los hematomas de tabique y proceder a una septoplastia quirúrgica para evitar problemas funcionales severos. La reducción abierta de las fracturas de la pirámide es más controvertida, ya que se pueden destruir las adherencias osteoperiósticas (fig. 14) que dan estabilidad a todo el esqueleto osteocartilaginoso nasal.

4. *Estabilización* (figs. 15-16):

4.1. *Intranasal.* Existen numerosas formas de ferulizar la pirámide nasal, que incluyen desde el empleo de gasa orillada impregnada de diferentes sustancias, materiales hemostáticos (Spongostan, Surgicel, Merocel), tul graso, o material plástico hinchable. El material utilizado por nosotros consiste en dos sondas de Foley del número 20, cortadas según la longitud de la fosa nasal, que se impregnan de material lubricante y se introducen en la fosa nasal.

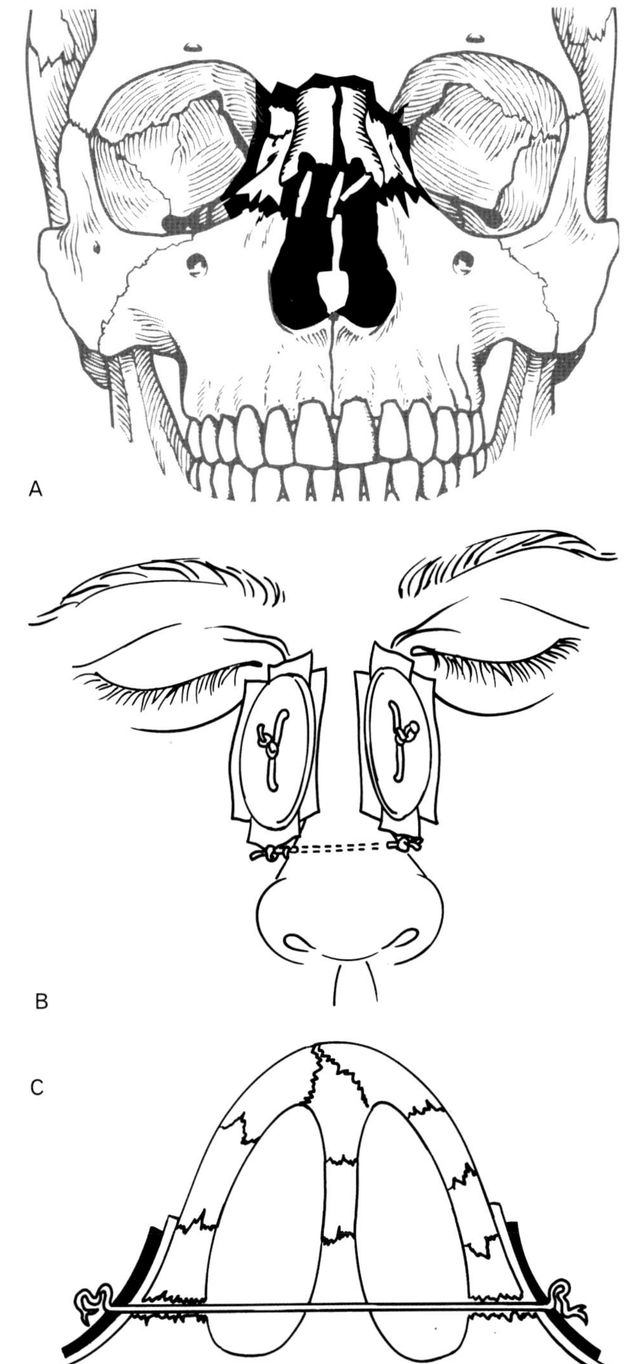

Fig. 13.14.—**Fractura comminuta.** A. Fractura comminuta. B y C. Reducción cerrada.

A su alrededor se introduce Surgicel para cohibir potenciales hemorragias. El material se mantiene durante una semana para asegurar la correcta posición del septo y el no hundimiento de los huesos nasales.

4.2. *Externo.* También existen numerosos materiales y formas para ferulizar externamente la pirámide nasal. Entre ellos figuran la escayola, compuesto de modelar, materiales termoplásticos o placas de compresión metálica.

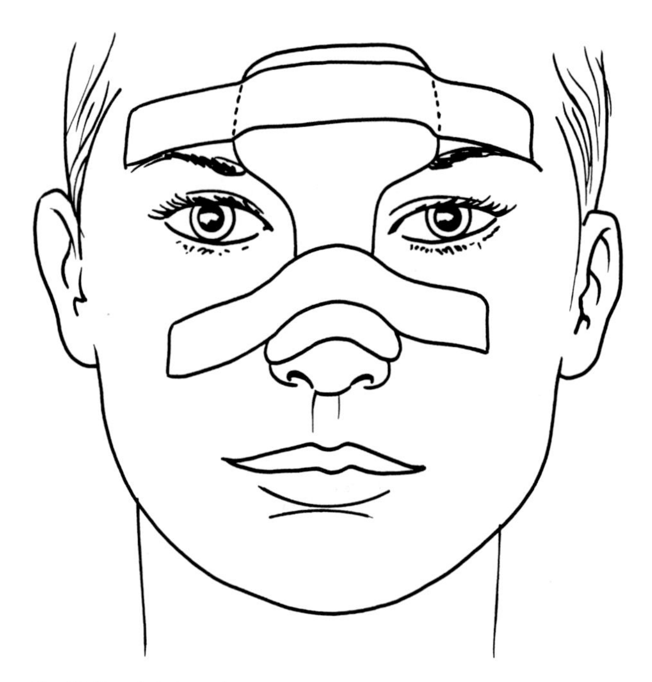

Fig. 13.15.—**Apósito externo.**

Nosotros utilizamos una capa de tiras de Steristrip, que protege la piel y evita la formación de espacios vacíos entre la piel y el esqueleto osteocartilaginoso. A continuación, se coloca un trapecio de yeso, cubierto por otros dos laterales. Toda esta estructura, una vez seca, se fija a la piel con esparadrapo hipoalergénico.

2.3. Inflamaciones

2.3.1. Inflamaciones cutáneas

2.3.1.1. Lesiones agudas.

- **Vestibulitis aguda.** Infección del vestíbulo nasal, producida por rinitis y foliculitis. Se manifiesta en forma de costras y hemorragia.

- **Forúnculo.** El forúnculo del ala nasal suele ser de origen estafilocócico. La clínica es característica con enrojecimiento del ala nasal, edema de vecindad y la aparición de un clavo de pus central.

- **Erisipela.** Cuadro clínico causado por estreptococos y que cursa con un enrojecimiento y edema facial localizado, que se extiende en forma de alas de mariposa. Cursa con dolor local y fiebre.

2.3.1.2. Lesiones crónicas.

- **Rinofima.** Entidad clínica que se caracteriza por la aparición de una tumoración rugosa de la punta nasal, donde es muy evidente el piqueteado glandular. Se trata de una variedad clínica de rosácea de la piel nasal. Afecta de forma característica a varones de edad avanzada. Puede causar obstrucción nasal por nariz péndula.

Patogenia. Existe una predisposición genética para el acné rosácea que suele aparecer entre los treinta-cincuenta años y es más frecuente en mujeres. La rinofima es mucho más frecuente en varones. Se relaciona con una hipertrofia de las glándulas sebáceas. Existen teorías que lo relacionan con el parásito *Demodex folliculorum,* deficiencias vitamínicas, estrés o trastornos endocrinos.

Tratamiento. Los tratamientos médicos de la rinofima no han sido satisfactorios, por lo que la mejor opción es la cirugía. La cirugía puede optar por extirpar totalmente el tejido anormal o bien extirparlo parcialmente (decorticación nasal). Se obtiene mejor resultado estético con la segunda opción.

2.3.2. Inflamaciones de la mucosa: rinitis.

2.3.2.1. **Rinitis aguda.** Infección más frecuente del tracto respiratorio superior, que se caracteriza por edema y vasodilatación de la mucosa nasal, con exudado y obstrucción nasal.

Etiología. Suele ser la manifestación del resfriado común, pero también de la infección por estreptococos, neumococos o estafilococos.

Clínica. Pródromos con afectación del estado general en forma de escalofríos, sensación distérmica y astenia. Horas después comienza una secreción acuosa con congestión y obstrucción nasal, disminución del sentido del olfato y rinolalia. La secreción pasa progresivamente a mucosa o mucopurulenta. El cuadro cede a los siete días.

Patogenia. Infección por rinovirus.

Diagnóstico. Detección del germen y de la sensibilidad farmacológica.

Tratamiento. Suelen ser cuadros leves y autolimitados. El tratamiento es, pues, sintomático con analgésicos y vasoconstrictores tipo fenilefrina al 0,25%. No deben emplearse antibióticos. El valor de las vacunas es cuestionable.

2.3.2.2. Rinitis crónica.

a) **Rinitis crónica simple.** Estados de inflamación crónica con aumento de volumen de la mucosa nasal.

Etiología. Múltiple: sífilis, tuberculosis, rinesclerosis, rinesporiodosis, leishmaniosis, blastomicosis, histoplasmosis y lepra.

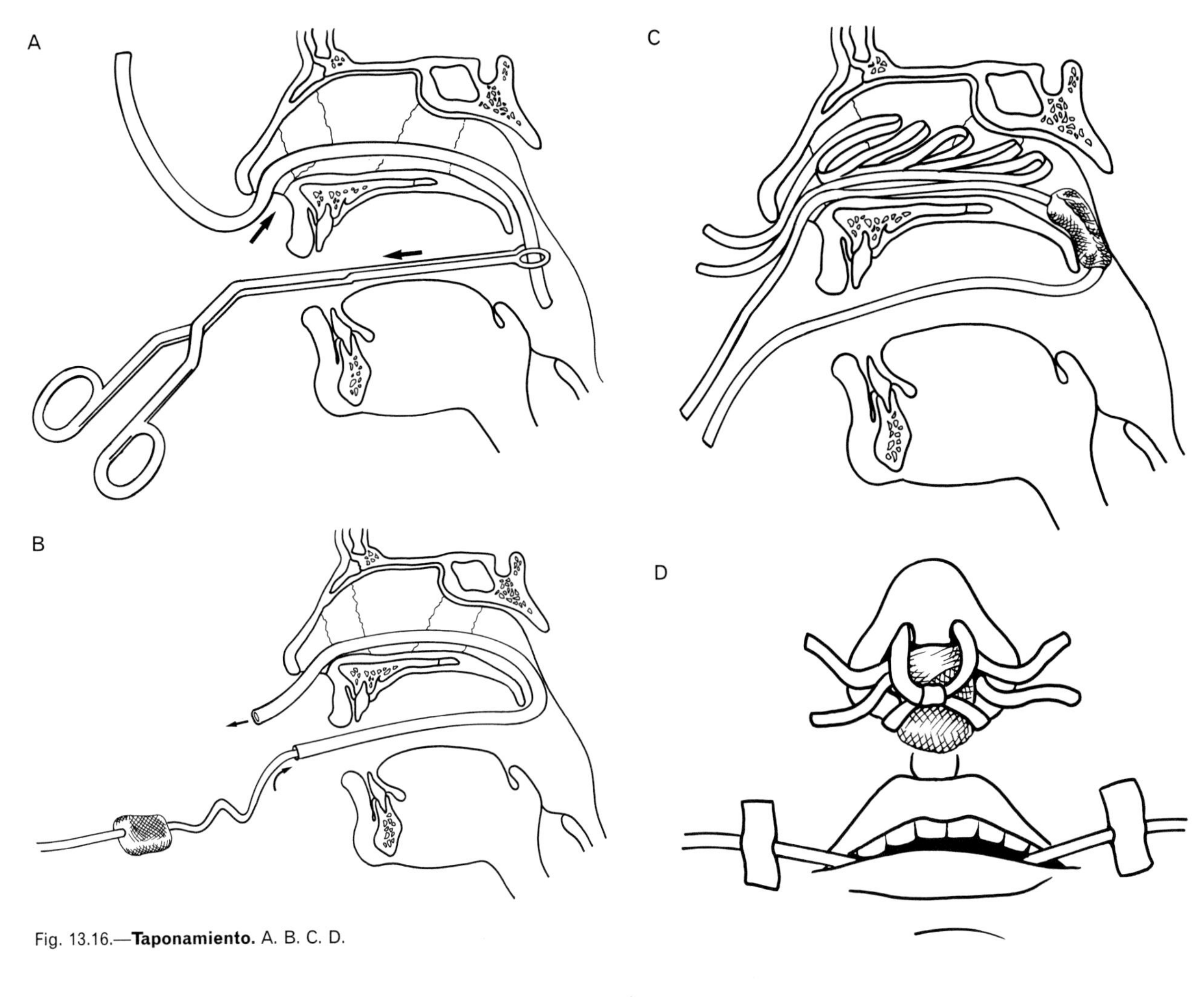

Fig. 13.16.—**Taponamiento.** A. B. C. D.

Características. Formación de granulomas, con destrucción de los tejidos blandos, cartílago y hueso.

Clínica. Obstrucción nasal con rinorrea purulenta y epistaxis frecuente.

Diagnóstico. Cultivo o biopsia.

Rinoescleroma. Enfermedad granulomatosa crónica que suele comenzar en el tracto respiratorio superior, que se relaciona con especies de Klebsiella.

Epidemiología. Endémica en Egipto, Sudamérica. Sin preferencia de sexos, afecta a sujetos jóvenes (quince-treinta y cinco años).

Clínica. Comienza en septo nasal, rellena cavidad nasal, afectando a nasofaringe, senos paranasales y piel de la pirámide nasal, en forma de nódulos mucosos cubiertos de costras pero con escasa ulceración.

Tratamiento. Tetraciclinas. Si se deja a su curso, puede causar grandes deformidades.

Rinoesporiodosis. Enfermedad crónica del tracto respiratorio superior, que puede afectar también a conjuntiva, aparato genital y esófago, y que es causado por el hongo *Rhinosporidium seeberi.*

Epidemiología. Endémico en el Sudeste asiático. Afecta a sujetos jóvenes (veinticinco-treinta y cinco años) con clara predilección por el varón.

Clínica. Aparece en forma de pólipos que se localizan sobre el cornete inferior. Los pólipos pueden ser únicos o múltiples, pedunculados o sesiles.

Tratamiento. Extirpación quirúrgica.

b) **Rinitis atrófica.** Rinitis crónica que se caracteriza por una mucosa atrófica y esclerótica, permeabilidad anormal de las cavidades nasales, formación de costras y mal olor.

Etiología. Desconocida, se atribuye a una infección bacteriana.

Características. Sustitución del epitelio normal por epitelio escamoso estratificado con disminución de tamaño de la lámina propia.

Clínica. Se caracteriza por la aparición de una cavidad nasal ensanchada con una mucosa seca y con la retracción de los cornetes inferiores. Si existe fetidez en la secreción *(ocena)*, es frecuente que el paciente no perciba dicho olor (anosmia)

Tratamiento. Reducir las costras y eliminar el dolor.

c) **Rinitis vasomotora.** Rinitis crónica que se caracteriza por la ingurgitación vascular intermitente de la mucosa nasal con estornudos y rinorrea acuosa. Cursa con períodos de remisión y exacerbación, aunque se agrava en entornos secos.

Etiología. Desconocida, aunque se atribuye a un trastorno neurovegetativo de los vasos de la mucosa nasal.

Tratamiento. Sintomático.

2.3.3. Rinitis alérgica

2.3.3.1. **Rinitis alérgica.** Enfermedad inflamatoria de la nariz que se caracteriza por obstrucción nasal, rinorrea y estornudos, y que se puede asociar con trastornos lagrimales, sinusales o faríngeos. Puede ser estacional o perenne.

Etiopatogenia. El contacto de los alergenos con la mucosa nasal de sujetos afectados causa una activación de los mastocitos mediada por IgEs, que desencadena la liberación de mediadores.

Clínica. Cosquilleo con obstrucción nasal y estornudos. Aparece una secreción acuosa clara. Pueden existir cefalea y conjuntivitis acompañante. La exploración revela una mucosa eritematosa con presencia frecuente de pólipos.

Diagnóstico. Historia clínica y exploración, frotis nasal, pruebas cutáneas y determinación de IgE.

Tratamiento. Eliminar los factores causales. El tratamiento sintomático consiste en la administración de antihistamínicos y esteroides locales. También es útil el empleo de vasoconstrictores locales.

2.3.3.2. **Pólipos.**

Concepto. Proliferación inflamatoria de la mucosa de las fosas nasales.

Patogenia. La aparición de los pólipos nasales se ha atribuido a cinco fenómenos: Fenómeno de Bernouilli, cambios en los polisacáridos, desequilibrio vasomotor, infección y alergia.

Síntomas. Obstrucción respiratoria, con exudados mucosos, alteraciones de la olfación y sinusitis crónica si afecta a los orificios de drenaje de los senos paranasales. La rinitis alérgica predispone a la aparición de pólipos, aunque pueden aparecer en todas las infecciones agudas y crónicas. La exploración puede revelar cambios vocales y, ocasionalmente, los pólipos pueden verse externamente.

Localización. Aparecen en áreas de declive en la lámina propia, generalmente alrededor de los orificios de salida de los senos paranasales.

Tratamiento. Corticoides inhalatorios o tópicos. Está indicada la cirugía si causan obstrucción nasal o favorecen la sinusitis. Existe tendencia a la recidiva de los mismos.

2.4. Tumores

2.4.1. Tumores benignos

2.4.1.1. **Papiloma exofítico.** Papilomas de células escamosas con un tallo de tejido conectivo vascularizado y proyecciones digitiformes en su superficie. Suelen recidivar pero son benignos.

Clínica. Obstrucción nasal y hemorragia.

Tratamiento. Extirpación quirúrgica.

2.4.1.2. **Papiloma invertido.** Papilomas de células escamosas en las que el epitelio está invaginado en el estroma de tejido conectivo. Son lesiones benignas que tienen un comportamiento localmente agresivo.

Clínica. Obstrucción nasal y hemorragia.

Tratamiento. Extirpación quirúrgica.

2.4.1.3. **Otros.** Fibromas, hemangiomas, neurofibromas.

2.4.1.4. **Angiofibroma juvenil.**

Concepto. Tumor benigno que se origina en el tejido conectivo del *cavum* y que aparece de forma casi exclusiva en varones durante la pubertad.

Clínica. Epistaxis y signos de ocupación de espacio: Puede obstruir fosas nasales, ensanchando la fisura pterigomaxilar y desplazando órbitas y senos paranasales.

Rx y TC: Ensanchamiento de la fisura pterigomaxilar y extensión de tumor.

Angiografía carotídea. Permite determinar el origen de los vasos nutrientes y la extensión intracraneal de la lesión.

Tratamiento. Pueden involucionar espontáneamente, pero es necesario controlar o prevenir hemorragias potencialmente masivas. Antes de la cirugía es útil administrar estrógenos para disminuir el tamaño. No obstante, el tratamiento ideal consiste en la embolización seguida de la cirugía.

2.4.2. Tumores malignos

2.4.2.1. **Tumores de fosas.** Los tumores malignos de las fosas nasales y senos paranasales suponen menos del 1% de las neoplasias del organismo.

Clínica. Es frecuente que en sus fases iniciales se trate de tumores silentes. Los síntomas incluyen la obstrucción nasal unilateral, el exudado hemorrágico y la anestesia en la región infraorbitaria. Puede aparecer una masa en la región nasogeniana. Es frecuente la aparición de cefaleas.

Conforme el tumor crece, puede invadir las estructuras vecinas: senos paranasales, paladar, órbita y cavidad craneana.

Variedades histológicas.

a) Carcinoma de células escamosas.
b) Carcinoma adenoide quístico
c) Adenocarcinoma.

2.4.2.2. **Carcinoma cutáneo.** En la piel nasal aparecen los mismos tumores que en el resto de la cara: carcinoma basocelular, carcinoma espinocelular y melanoma. Su forma de presentación no difiere a las de otras regiones, aunque existen consideraciones especiales referentes a las técnicas de reconstrucción (ver 3.5).

2.5. Alteraciones funcionales

2.5.1. Anosmia. Ausencia de sensación olfatoria.

2.5.2. Hiposmia. Disminución de la capacidad olfatoria.

2.5.3. Parosmia. Percepción anormal de los olores.

2.5.4. Cacosmia. Percepción de sensación olfatoria desagradable independientemente del estímulo causal.

2.6. Epistaxis

La hemorragia nasal, fenómeno frecuente y banal, puede en ocasiones convertirse en una situación de difícil control y que puede poner en peligro la vida del paciente.

2.6.1. Áreas de epistaxis. La vascularización de la nariz depende de las arterias carótidas interna y externa, cuyas ramas confluyen en el extremo inferior del tabique en el área de Little o de Kiesselbach, a la que se atribuye el 90% de los casos. En esta zona confluyen la arteria nasopalatina, palatina mayor, etmoidal anterior y coronaria labial.

2.6.2. Etiología. Numerosas entidades tanto locales como enfermedades generales pueden dar como síntoma la epistaxis. La tabla III recoge estas enfermedades.

Tabla III. Etiología de las epistaxis

Epistaxis idiopática
Enfermedades generales
Hipertensión arterial
Cardiopatía mitral
Hepatopatías
Trastornos de la coagulación
Tratamiento con agentes anticoagulantes
Endocrinopatías
Enfermedades locales
Traumatismos accidentales y quirúrgicos
Rinitis crónicas ulcerativas
Enfermedad de Rendu Osler
Fibroma nasofaríngeo
Tumores malignos

2.6.3. Clínica. La epistaxis aparece en el 10-12% de la población, y existen dos picos de edad ente los quince-veinticinco años, y entre cuarenta y cinco-sesenta y cinco años. Se ha observado que existe una relación inversa entre la gravedad y la frecuencia de epistaxis.

2.6.4. Diagnóstico

a) Historia clínica y exploración del paciente.
b) Localizar el área sangrante y determinar una causa probable.
c) Determinar presión arterial.
d) Hemograma completo y pruebas de coagulación.
e) Radiografías regionales.
f) Descartar causas generales de hemorragia.

2.6.5. Tratamiento

2.6.5.1. **Medidas generales.**

— Tranquilizar al paciente, haciendo que adopte una posición erguida.
— Aplicación de frío en la nuca.
— Agentes antihipertensivos.
— Suspender administración de anticoagulantes.

2.6.5.2. **Medidas locales.** Taponamiento del punto sangrante con:

— Aplicación de sustancias vasoconstrictoras.

— Infiltración con vasoconstrictor.

— Cauterización química o electrocauterización, si se localiza punto sangrante.

— Taponamiento anterior o posterior.

2.6.5.3. Ligadura vascular. Si todo lo anterior falla se debe recurrir a la ligadura de alguno de los siguientes vasos:

— Arteria maxilar.

— Arteria etmoidal anterior y posterior.

— Arteria carótida externa.

3. Consideraciones generales: técnicas quirúrgicas

3.1. Anestesia local en rinoplastia

La rinoplastia puede llevarse a cabo con anestesia local, anestesia local y sedación o anestesia general. La opción elegida depende del paciente, del procedimiento a efectuar y de las preferencias del cirujano.

La técnica de anestesia local en rinoplastia se fundamenta en el principio de Peck de obtener la máxima eficacia anestésica con la mínima deformación de los tejidos blandos. Para ello, la infiltración anestésica debe respetar la zona del dorso nasal.

Utilizamos una jeringa de cartuchos, anestesia local con vasoconstrictor (por ejemplo, Ultracain™) y agujas finas. Son necesarios siete u ocho cartuchos para obtener una anestesia eficaz de la pirámide y de las fosas nasales.

La inyección comienza con la infiltración en la zona de los dos nervios infraorbitarios (un cartucho en cada lado). El nervio infraorbitario se localiza 1 cm por debajo del reborde infraorbitario, inmediatamente por debajo de la pupila. Se puede infiltrar por vía intra o extraoral.

A continuación se infiltra un cartucho en la región de la glabela y en el tercio medial del reborde supraorbitario con el fin de anestesiar los nervios supraorbitario y supratroclear.

La anestesia del septo consiste en una infiltración subpericóndrica general que permite una fácil disección en el plano correcto. Se emplea un cartucho en cada lado. Se infiltra el septo membranoso y los tejidos blandos vecinos a la espina nasal.

Por último, se procede a la anestesia del resto de la fosa nasal; para ello se inyecta un cartucho de anestésico en el techo de cada una de las fosas nasales, bajo los huesos propios. De esta forma se obtiene la anestesia regional del territorio dependiente de los nervios etmoidales.

3.2. Septoplastia

Tras proceder a la anestesia del tabique nasal, la intervención comienza practicando una incisión en el borde caudal del septo cartilaginoso. Para ello se expone el campo, con un retractor de columela y con un separador de bolas. La incisión puede ser transfixiante o hemitransfixiante, según se atraviese la totalidad del septo membranoso (tabla IV). La incisión se dibuja con hoja de bisturí del número 15, desde el borde superior hasta la zona media; a continuación la incisión va desde el límite inferior para unirse con la incisión superior. De esta forma se evita lesionar la piel.

Tabla IV. Ventajas de la incisión hemitransfixiante

1.	Plano relativamente avascular
2.	Bordes mucosos gruesos que reducen el riesgo de desgarros
3.	Fácil acceso al septo
4.	Se puede ampliar atransfixiante en rinoplastia

A continuación, con tijeras curvas, se diseca el borde caudal del septo, buscando el plano subpericóndrico. Este plano se caracteriza por su fácil disección, por un tono azulado. Se efectúa la misma maniobra en el otro lado. Se introduce un espéculo nasal corto que separa la mucosa nasal del septo, y se introduce un disector de Cottle. Se cambia el aspirador nasal estándar por un aspirador-disector. Con movimientos en abanico de este instrumento, de delante hacia atrás por encima de la unión entre cartílago y vómer, formando así el túnel anterior. A continuación se forma el túnel inferior desde la espina nasal anterior, hasta la cresta premaxilar y vómer por debajo de la sutura del cartílago y el vómer. Finalmente se unen ambos túneles, exponiendo la totalidad del septo.

El aspirador disector se lleva entonces a la base del tabique separándolo de los surcos del maxilar y del vómer. Una vez separado con unas tijeras rectas se extirpa el tejido redundante. El volumen de tabique a extirpar se debe individualizar, pero es esencial conservar una L para que no se hunda. El tabique incurvado se puede enderezar recurriendo a la escarificación del mismo en su cara cóncava.

A continuación se repone el septo cartilaginoso y óseo introduciendo un espéculo nasal largo, que se abre en el interior de las fosas nasales. Por último, si es necesario se recorta el borde caudal del tabique; la orientación de la escisión puede modificar la posición de la punta.

3.3. Rinoplastia interna: técnica básica

La técnica clásica de rinoplastia endonasal consiste en la esqueletonización del armazón osteocartilaginoso, que se modifica de forma individual en cada paciente, dejando que los tejidos blandos se adapten a la nueva forma del armazón nasal.

3.3.1. Incisión. La incisión para abordar el esqueleto nasal puede ser de cuatro tipos: marginal, infracartilaginosa, intracartilaginosa o intercartilaginosa (fig. 17).

La incisión *marginal* sigue el vestíbulo nasal a 1 mm de su borde, buscando el plano que queda entre la piel y el cartílago alar. Resulta útil para exponer y modificar la forma de dicho cartílago y es la empleada en abordajes externos.

La incisión *infracartilaginosa* acompaña al borde caudal del cartílago alar; es semejante a la marginal en el sector medial, pero se incurva hacia el interior en la parte lateral.

La incisión *intercartilaginosa* se efectúa entre el borde cefálico del cartílago alar y el borde caudal del cartílago triangular. Es la incisión más utilizada, y permite acceder por el plano que queda entre la piel y los cartílagos triangulares al resto del esqueleto de la pirámide nasal.

La incisión *intracartilaginosa* se efectúa ligeramente por debajo de la incisión intercartilaginosa. Incluye mucosa y cartílago alar. Tiene la ventaja de que permite la resección simultánea del borde cefálico del cartílago alar.

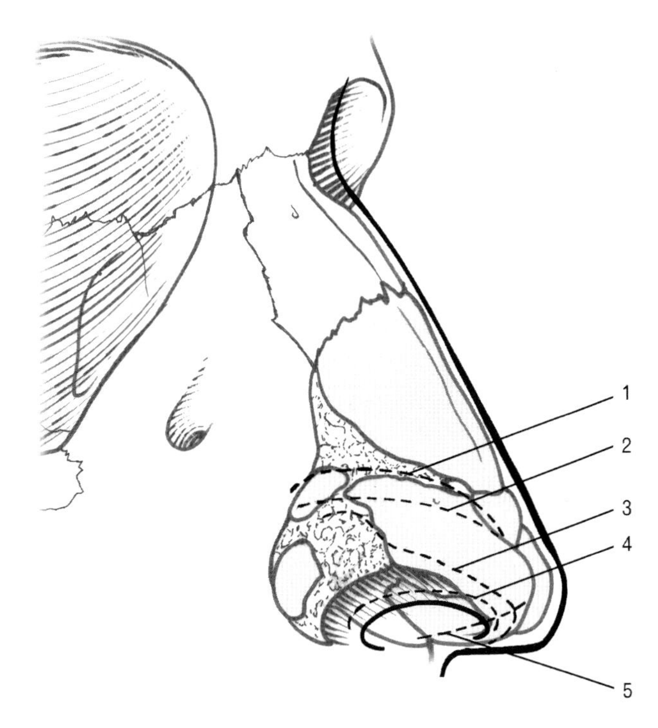

Fig. 13.17.—**Rinoplastia.** *Incisiones endonasales:* 1. Inter-cartilaginosa. 2. Trans-cartilaginosa. 3. Infra-cartilaginosa. 4. Marginal. 5. Transfixiante.

3.3.2. Esqueletonización de los huesos nasales (fig. 18). A través de la incisión elegida, se introducen unas tijeras de Metzenbaum entre la piel y los cartílagos triangulares. Se introduce un peristótomo de Joseph o una legra de Howarth elevando el periostio de los huesos nasales. La consecución de este plano se caracteriza por la audición de un chasquido característico. Es importante limitar la desperiostización para evitar el hundimiento de la pirámide. Se introduce un separador de Aufricht y se procede a la resección del dorso nasal.

3.3.3. Reducción del dorso nasal (fig. 19). El dorso nasal se puede reducir con escoplo, sierra o lima. El escoplo y la sierra permiten una resección más limpia, pero la lima permite controlar la magnitud de la resección.

3.3.4. Osteotomías (fig. 20). La osteotomía de los huesos nasales sigue una línea curva que va desde la escotadura piriforme hasta la zona del canto interno. La

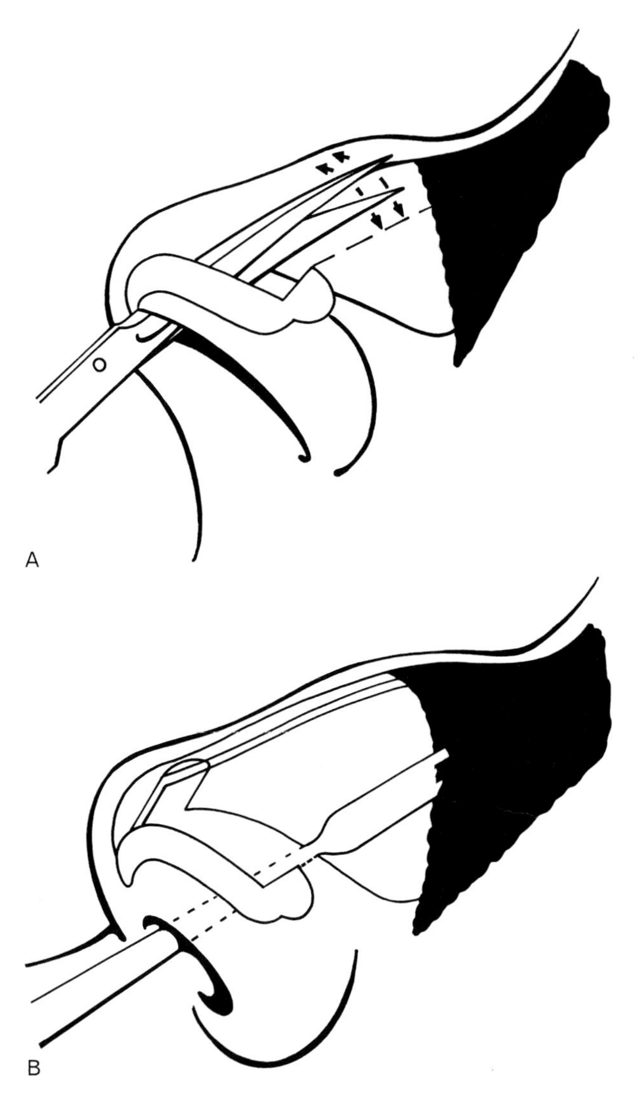

Fig. 13.18.—**Despegamiento.** A. Sub-pericóndrico. B. Subperióstico.

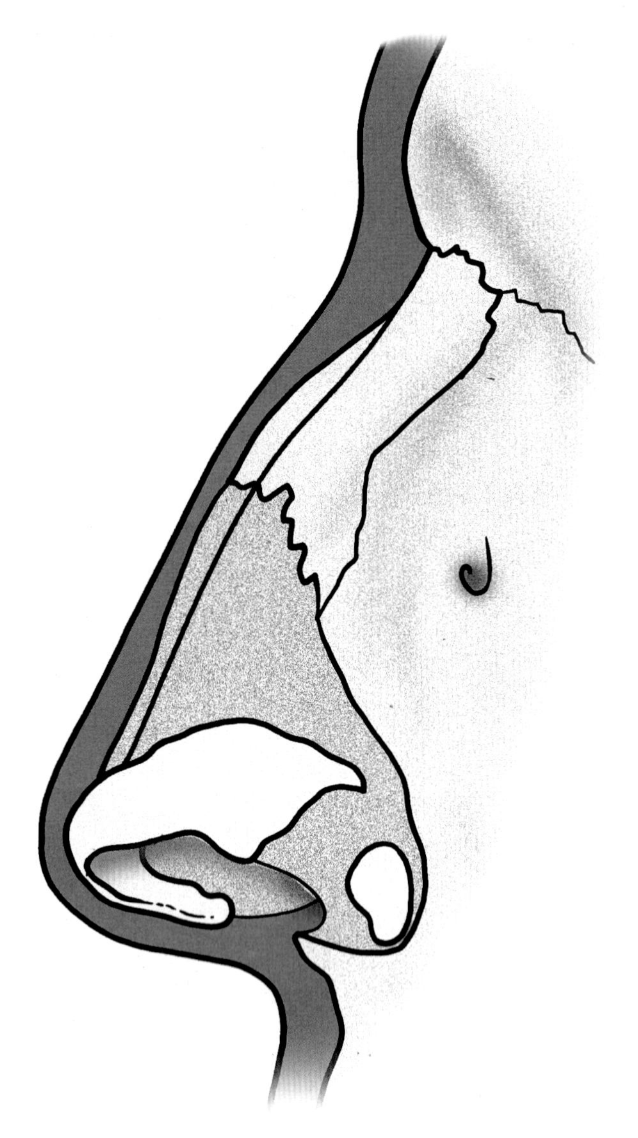

Fig. 13.19.—**Reducción del dorso.** Línea de resección correcta.

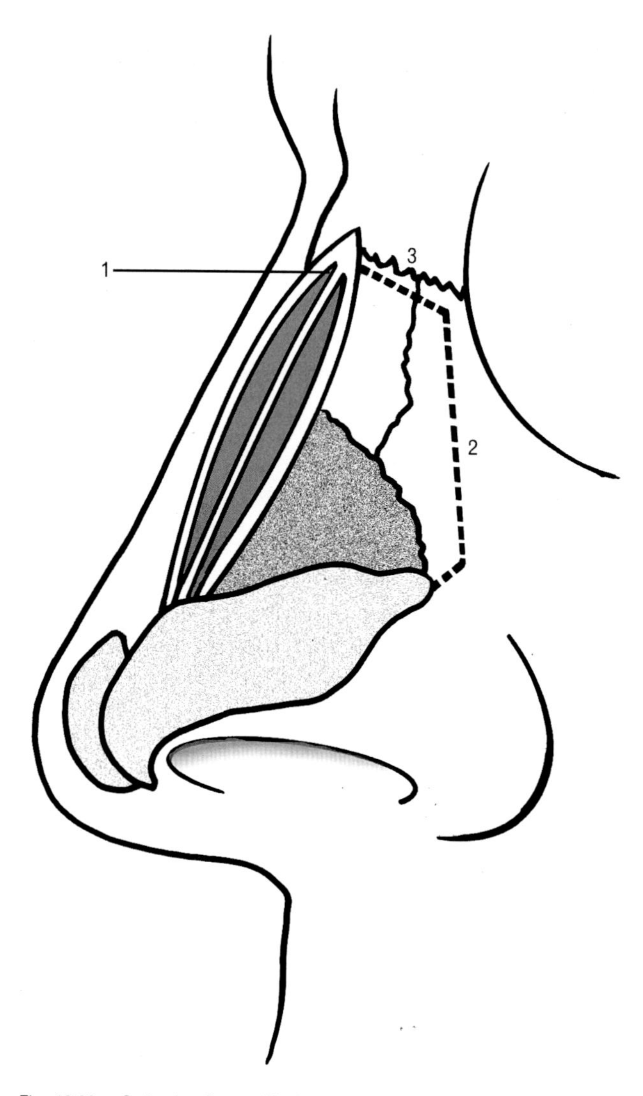

Fig. 13.20.—**Osteotomias.** 1. Medial. 2. Lateral. 3. Transversal.

osteotomía puede efectuarse por vía intranasal, intraoral o cutánea.

La vía *intranasal* se utiliza a través de una incisión puntiforme en la mucosa nasal. Se emplean escoplos con protección lateral que se llevan hasta la zona intercantal.

La vía *intraoral* se aborda a través de una incisión en el fondo de vestíbulo y tiene el mismo fundamento que el abordaje intranasal.

En la vía *cutánea* se emplean escoplos rectos de 2 mm que se introducen en la piel a través de incisiones puntiformes en la zona baja de la apófisis ascendente del maxilar. Se lleva hacia arriba intentando mantenerse en una posición baja para evitar la aparición de escalones. Se efectúan las osteotomías intercantales a través de otras dos incisiones cutáneas. Finalmente se procede a las osteotomías internas, que tienen como fin separar el hueso nasal del frontal.

Tras completar las tres osteotomías se fractura de forma digital la pirámide nasal, llevándola a la posición deseada.

Se efectúa la maniobra para comprobar si existe un exceso de cartílago triangular. En caso de existir se procede a la sección del borde dorsal de los cartílagos triangulares con tijera recta o con bisturí.

3.3.5. Manejo de la punta. Finalmente se aborda la punta nasal. Los cartílagos alares en la rinoplastia por vía endonasal se pueden exponer mediante dos técnicas, luxación o eversión.

La técnica de *luxación* de cartílagos comienza con la incisión intercartilaginosa; se introducen unas tijeras curvas acodadas 90º entre el alar y la piel disecando en este plano. Una vez liberado todo el alar se gira y se expone el borde cefálico del cartílago. Es decir, el alar gira sobre sí mismo.

La técnica de *eversión* requiere dos incisiones, la intercartilaginosa y la marginal. Tras separar el plano que queda entre piel y cartílago éste se expone traccionando hacia abajo. De esta forma el cartílago queda a la vista en la misma disposición anatómica como se encuentra normalmente, y el cirujano procede a efectuar las maniobras quirúrgicas que sean necesarias (ver sección dedicada a rinoplastia abierta) (fig. 21).

3.3.6. Sutura y apósitos. Las incisiones cutáneas se suturan con nailon monofilamento de 6-0. Las incisiones mucosas se cierran con catgut crómico de 4-0. El apósito intra y extranasal es semejante al empleado en traumatología nasal.

3.4. Rinoplastia externa: técnica básica

Las maniobras esenciales de la rinoplastia externa incluyen los siguientes pasos:

1. Incisión y exposición completa del tercio inferior nasal (fig. 24). La incisión comienza con una incisión transcolumelar cuyo diseño varía según el cirujano; se han descrito la incisión en V, en V invertida, en escalón o recta. Nosotros optamos por la incisión en escalón en el caso

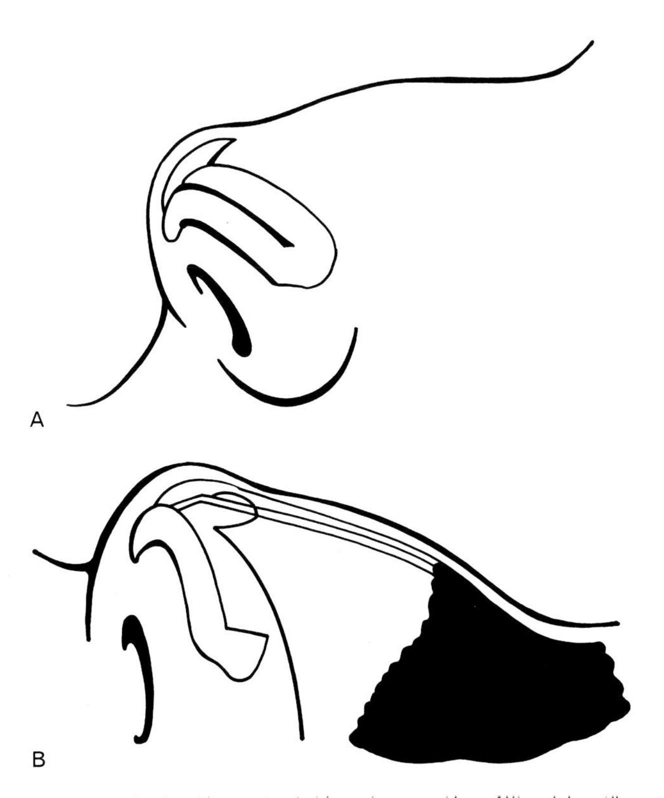

Fig. 13.21.—**Reducción punta.** A. Línea de resección cefálica del cartílago alar. B. Post resección.

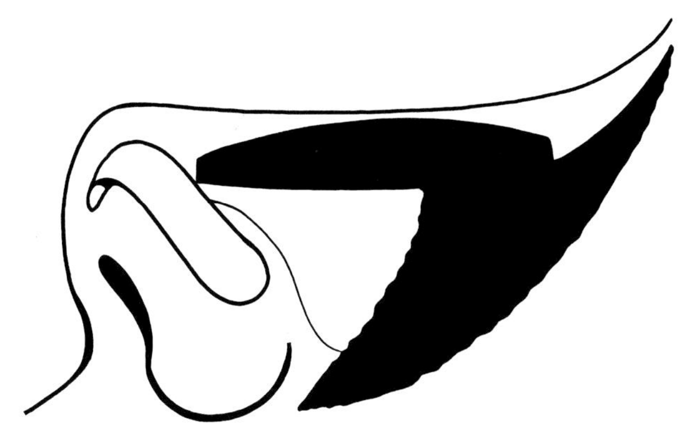

Fig. 13.22.—**Rinoplastia de aumento.** Injerto oseo.

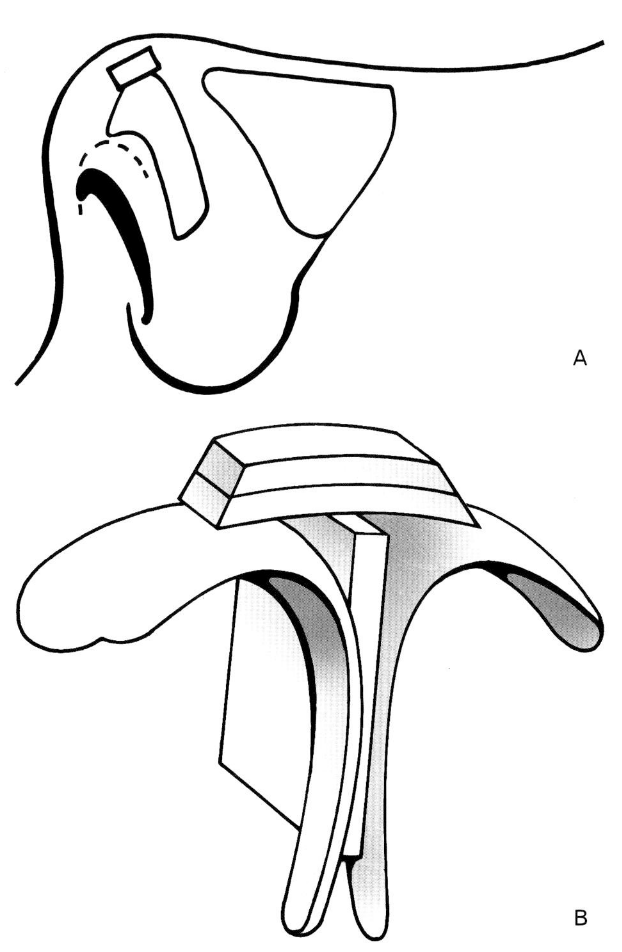

Fig. 13.23.—**Injertos cartilaginosos.** A. De aposición en la punta. B. En la columela, en la punta.

estándar, dado que desde el punto de vista óptico divide la misma en dos sectores que contribuyen a ocultar el defecto. En aquellas ocasiones en las que se desea alargar la columela se recurre a una incisión en V-Y.

Esta incisión se continúa con una incisión marginal a 1 mm del borde nasal. Con tijeras agudas curvas se diseca el plano entre los alares y la piel comunicando ambos cartílagos alares. Una vez disecado todo este sector, se

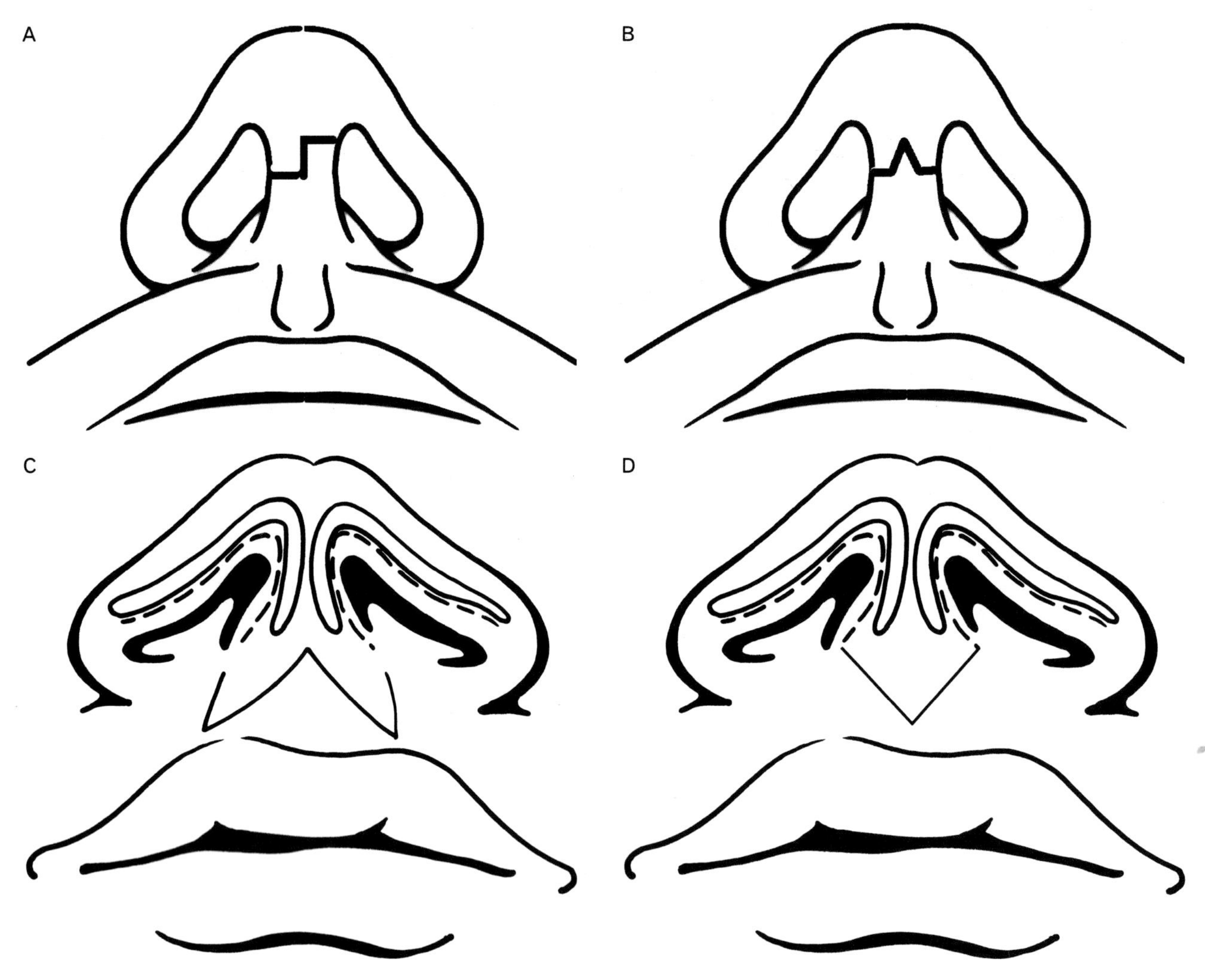

Fig. 13.24.—**Incisiones externa.** A. En escalon. B. En «V». C. En tenedor. D. En V-Y.

aplica una erina sobre el colgajo columelar y con extrema precaución se separa dicha piel del borde caudal de los alares. De esta forma se consigue exponer la totalidad de la superficie de los alares. Con tijeras de Metzenbaum se continúa la disección en sentido craneal para exponer el tercio superior de la nariz. Finalmente, los cartílagos alares son expuestos totalmente, liberándolos de los tejidos blandos que los cubren.

2. Fijación de la columela con una viga cartilaginosa. Los crus mediales son separados entre sí, formando un túnel hasta su base. En este bolsillo se introduce un fragmento de cartílago cuya función será la de mantener una posición sólida del trípode de la punta. Para ello los crus mediales se suturan entre sí atravesando la viga columelar mediante dos incisiones transfixiantes, dando a la punta la longitud y proyección deseadas.

3. Modelado de los cartílagos alares. Los alares se modelan según los cambios que se deseen obtener, rotación de la punta, disminución de grosor, eliminación de bifidez, corrección de longitud.

4. Aplicación de injertos (fig. 22 y 23). Finalmente, para conseguir una buena definición de la punta se recurre a injertos. Existen dos tipos básicos: el «onlay» de Peck y el injerto de Sheen.

3.5. Reconstrucción nasal

La nariz presenta una gran complejidad para su reconstrucción debido a las diferencias en color y textura de los tejidos que la cubren y de las áreas que la rodean.

Para reconstruir la nariz es posible recurrir a seis posibles áreas donantes: nariz, frente, glabela, región retroauricular, mejillas y cuello (fig. 25).

3.5.1. Canto interno. Puede recurrirse a dos colgajos básicos, ambos originados en la piel de la línea media de la frente, como son el colgajo glabelar y el *finger flap*.

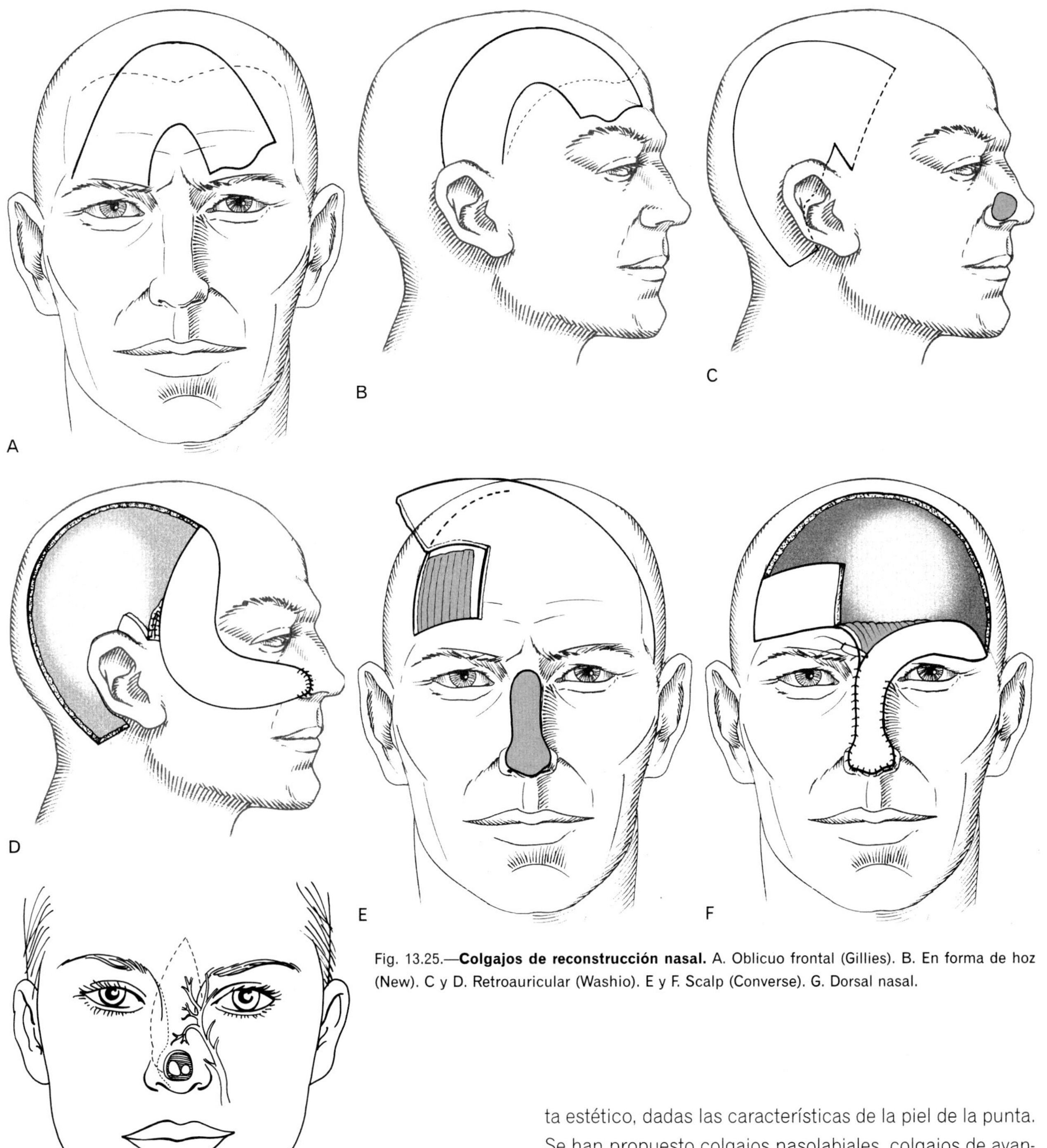

Fig. 13.25.—**Colgajos de reconstrucción nasal.** A. Oblicuo frontal (Gillies). B. En forma de hoz (New). C y D. Retroauricular (Washio). E y F. Scalp (Converse). G. Dorsal nasal.

3.5.2. Sector lateral de la nariz. Se ha descrito el uso del *banner flap* y de colgajos romboidales y bilobulados o nasolabiales.

3.5.3. Punta nasal. El tradicional injerto libre de piel se considera poco aceptable desde el punto de vista estético, dadas las características de la piel de la punta. Se han propuesto colgajos nasolabiales, colgajos de avance frontal y colgajos bilobulados.

3.5.4. Columela. Se han descrito el colgajo nasolabial, el *forked flap* y los colgajos del margen nasal.

3.5.5. Reconstrucción nasal total. Requiere la reconstrucción del recubrimiento mucoso, cartílagos y piel. Cada caso se debe individualizar, pero con frecuencia se requiere emplear diversas técnicas como injertos de piel para recubrir la fosa nasal, cartílago auricular para reconstruir el ala y colgajos frontales para obtener la reconstrucción nasal total.

3.5.6. Implantes osteointegrados. Otra posibilidad técnica para sustituir la nariz en ablaciones totales es el empleo de epítesis implantosoportadas. Para ello se recurre al empleo de implantes de titanio osteointegrados que se introducen en el hueso de la zona. Tres meses después una segunda intervención expone dichos implantes e instalan unos pilares transepiteliales. Sobre ellos el protesista confecciona una epítesis nasal o facial.

Bibliografía

Aiach G, Levignac J. La rhinoplastie esthetique. Paris: Masson, 1986.

Becker W, Naumann HH, Pfaltz CR. Otorrinolaringología. Barcelona: Doyma, 1986.

Burget GC, Menick FJ. Esthetic reconstruction of the nose. St Louis: CV Mosby, 1994.

Bardach J, Salyer KEZ. Surgical techniques in cleft lip and palate. Chicago: Year Book Medical Publishers, 1987.

Daniel RK. The nasal tip: anatomy and esthetics. Plast Reconstr Surg 1992; 89:216-225.

Gillies HD, Millard DR. Principles and art of plastic surgery. Boston: Little Brown and Co, 1957.

Gruber JP. Open rhinoplasty. Clin Plast Surg 1988; 15:95

Gunter JP, Rohrich RJ. The external approach for secondary rhinoplasty. Plast Reconst Surg 1987; 80:161.

Gunther JP, Rohrich R. Mangement of the deviated nose: the importance of septal reconstruction. Clin Plast Surg 1988; 15:43.

Gunter JP, Rohrich RJ. Augmentation rhinoplasty: dorsal onlay grafts using saped autogenous septal cartilage. Plast Reconst Surg 1990; 86:39.

Hyams VJ, Batsakis JG, Michales L. Tumors of the upper respiratory tract. Washington: AFIP, 1988.

Jackson IT. Local flaps in head and neck reconstruction. St Louis: CV Mosby, 1985.

Mackay IS, Bull TR. Rhinology. En: Scott-Brown's: Otolaryngology, 5.ª ed. Londres: Butterworth, 1987.

Millard DR. External incisions in rhinoplasty. Br J Plast Surg 1960; 12.¿?0.

McComb H. Primary correction of unilateral cleft lip nasal deformity: aten year review. Plast Recons Surg 1985; 75:791.

McComb H. Primaty repair of the bilateral cleft lip nose: a 15 year review and a new treatment plan. Plast Reconst Surg 1990; 86:882.

Millard DR. Bilateral cleft lip and a primary forked flap. Plast Reconst Surg 1967; 39:59.

Ortiz Monasterio F, Olmedo A, Osciy LO. The use of cartilage grafts in primary esthetic rhinoplasty. Plast Reconst Surg 1981; 67:597.

Ortiz Monasterio F. Rinoplastia. Buenos Aires: Médica Panamericana, 1996.

Peck G. Rhinoplasty. Philadelphia: JB Lippincot, 1990.

Peck GC. The onlay graft for nasal tip projection. Plast Reconst Surg 1993; 71:27.

Rees TD. Aesthetic Plastic Surgery. Philadelphia: WB Saunders, 1980.

Sheen J. Aesthetic rhinoplasty. St Louis: CV Mosby, 1987.

Sheen JH. The tip graft: a 20 year retrospective. Plast Reconst Surg 1993; 71:27.

Toriumi DM, Johnson CM. Open structure rhinoplasty: featured technical points and long term follow up. Facial Plast Surg Clin 1993; 1:1-22.

Wright D. Basic Sciences. En: Scott-Brown's. Otolaryngology. 5.ª ed. Londres: Butterworth, 1987.

Capítulo 14

Senos paranasales

1. Consideraciones generales

Los senos paranasales son cavidades huecas alojadas en el interior de los huesos faciales. Recubiertos por mucosa respiratoria, se ven afectados frecuentemente por afecciones inflamatorias que precisan tratamiento médico. No obstante, las complicaciones de la sinusitis y diversas lesiones tumorales y pseudotumorales precisan tratamiento quirúrgico, que comprende entre procedimientos conservadores tipo Caldwell Luc hasta grandes resecciones craneofaciales.

1.1. Anatomía

Cada uno de los cuatro pares de senos es nombrado según el hueso del esqueleto maxilofacial donde se localiza. Así, distinguiremos entre seno maxilar, etmoidal, frontal y esfenoidal (fig. 1). El tamaño de los senos es muy variable y depende particularmente de la edad del individuo. Los senos paranasales son semejantes en cuanto que todos ellos contienen aire y están recubiertos por una mucosa con cilios que corresponde a un epitelio pseudoestratificado columnar, típico de la mucosa respiratoria. Entre las células epiteliales de recubrimiento, se encuentran células mucosas.

1.1.1. Seno maxilar. El seno maxilar está situado en el cuerpo del hueso maxilar y tiene un volumen aproximado de 15 ml. Sus dimensiones medias son 34 mm anteroposteriormente, 25 mm transversalmente y 33 mm de altura. Visto desde arriba en un corte transversal tiene forma triangular con su base formada por la pared lateral de la nariz y su ápex proyectado hacia el proceso cigomático. La pared anterior corresponde a la superficie facial del maxilar y la pared posterior a la superficie infratemporal del maxilar. Su techo es la superficie orbitaria del maxilar. Los límites del seno maxilar están marcados anteriormente por las raíces del primer premolar y posteriormente por un pequeño receso posterior a las raíces del tercer molar.

El ostium del seno maxilar se localiza en el infundíbulo del meato medio. En el 25-30% de los casos existen ostium

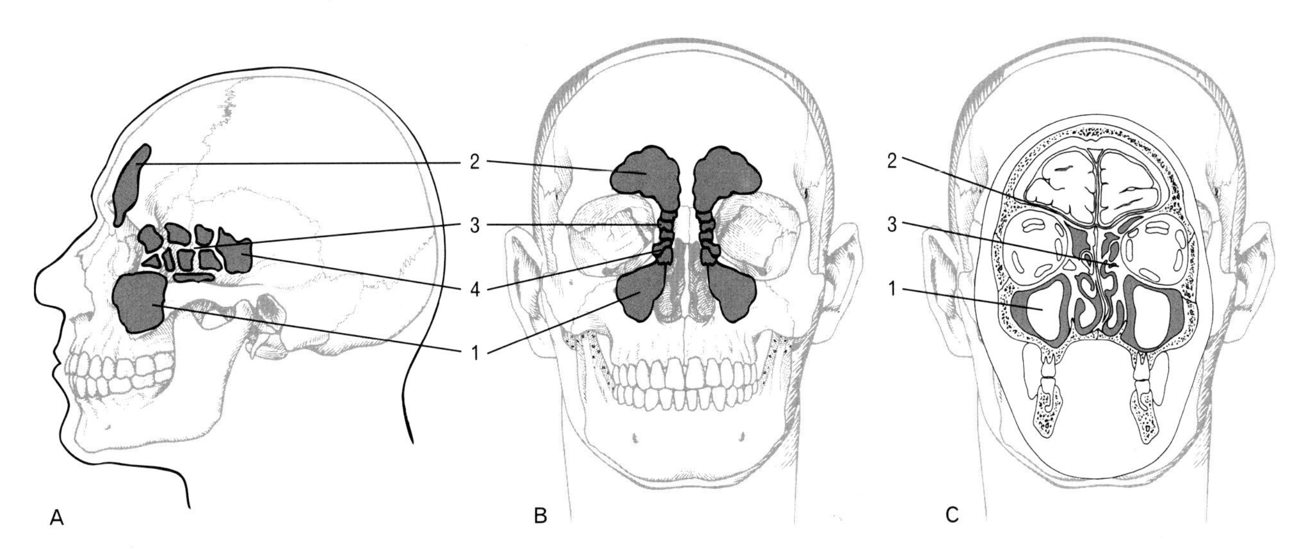

Fig. 14.1.—**Anatomía.** A) *Visión lateral.* B) *Visión frontal.* C) *Corte coronal:* 1. Seno maxilar. 2. Seno frontal. 3. Senos etmoidales. 4. Seno esfenoidal.

accesorios. Su diámetro es de 2-4 mm. No se puede ensanchar el ostium sin fracturar el hueso debido a las limitaciones óseas de sus márgenes.

Vascularización. El aporte sanguíneo corre a cargo de la arteria maxilar, aunque la arteria facial también proporciona ramas. El drenaje venoso se hace a través de la vena facial anterior y de la vena maxilar, ambas tributarias de la vena yugular interna.

Inervación. La inervación de los senos maxilares corre a cargo del nervio maxilar. Éste incluye el nervio palatino mayor, el nervio posterolateral nasal y todas las ramas alveolares del nervio infraorbitario.

1.1.2. Celdillas etmoidales. Aunque tradicionalmente se toma el límite del laberinto del etmoides como el mismo etmoides, las celdas etmoidales pueden extenderse hacia cualquiera de los huesos adyacentes: los huesos lacrimales y nasales anteriormente, el esfenoides posteriormente, el maxilar inferiormente y la órbita y hueso frontal superiormente. La pared lateral del laberinto etmoidal es la lámina papirácea, la cual también define la pared medial de la órbita. Para comprender correctamente las infecciones y neoplasias que afectan el etmoides es imprescindible un buen conocimiento de su anatomía.

Los límites laterales, superiores y posteriores son estructuras bien definidas que debe conocer todo cirujano interesado en los senos. La lámina papirácea se encuentra en el mismo plano parasagital que el ostium natural del seno maxilar. La fóvea etmoidal puede ser visualizada en cortes coronales de TC. El límite posterior, el esfenoides, es fácil de reconocer por su gran tamaño y paredes lisas, en general constituidas por un hueso denso.

Vascularización. Su irrigación corre a cargo de la arteria maxilar y ramas nasales de la arteria esfenopalatina. También existen ramas de la arteria oftálmica que contribuyen a la irrigación. Así pues, la irrigación de los senos etmoidales depende tanto de la carótida interna como de la externa. El drenaje venoso puede seguir dos vías: a través de las venas nasales tributarias de la vena maxilar, o a través de las venas etmoidales que drenan a la vena oftálmica y al seno cavernoso. Esta vía sería la responsable de la trombosis del seno cavernoso en caso de sinusitis etmoidal.

Inervación. La inervación de los senos etmoidales corre a cargo de la rama maxilar y oftálmica del trigémino.

1.1.3. Seno frontal. En el adulto, el tamaño medio del seno frontal es de 28 mm de altura, 24 mm de ancho y 20 mm de profundidad. El tamaño varía considerablemente de un individuo a otro, así como entre un lado y otro. El seno frontal se considera de forma piramidal en la parte vertical del hueso frontal. No obstante, en ocasiones tiene otras formas.

En general, el seno frontal se abre hacia la parte anterior del meato medio. El ostium natural se puede encontrar en el extremo superoanterior del infundíbulo. Éste se localiza posteriormente a la inserción anterior del cornete medio a la pared nasal lateral. A nivel del seno frontal, el seno suele localizarse posteromedialmente en el suelo del seno.

Vascularización. El riego del seno frontal depende de las arterias supratroclear y supraorbitaria, ramas de la arteria oftálmica, rama de la arteria carótida interna. El drenaje venoso se realiza a través de la vena oftálmica superior y a través de la fisura orbitaria superior al seno cavernoso.

Inervación. La inervación de la mucosa depende de las ramas supratrocleares y supraorbitarias del nervio frontal, rama de la división oftálmica del nervio trigémino.

1.1.4. Seno esfenoidal. El tamaño medio del seno esfenoidal en el adulto es de 20 mm de altura, 23 mm de profundidad y 17 mm de ancho. Frecuentemente existe una asimetría entre los dos lados debido a que el septo intersinusal no es recto. Un aspecto interesante es el grado de neumatización del seno esfenoidal en el adulto. Cuando ésta es máxima, las estructuras adyacentes al seno suelen dejar su impronta marcada en la pared del seno.

Estructuras como el nervio óptico, carótida interna, nervio vidiano, nervio maxilar y ganglio esfenopalatino aparecen como indentaciones en las paredes del seno. Estas relaciones son importantes al utilizar instrumental quirúrgico, ya que la pared del seno puede ser muy fina o incluso inexistente.

El seno esfenoidal se abre al receso esfenoetmoidal sobre el cornete superior. A nivel del seno, el ostium suele hallarse en el suelo. A menudo existe una asimetría entre los dos lados, ya que el septo intersinusal no es recto. Las estructuras anatómicas adyacentes suelen dejar su impronta en la pared del seno, de forma que se puede identificar el nervio óptico, carótida interna, nervio pterigoideo, nervio maxilar, ganglio esfenopalatino. El seno esfenoidal se abre en el receso esfenoetmoidal.

Vascularización. Su irrigación depende de ramas de la arteria carótida interna y externa, a través de la arteria etmoidal posterior, rama de la arteria oftálmica y de la arteria esfenopalatina, rama de la arteria maxilar.

Inervación. La inervación corre a cargo de las primera y segunda rama del nervio trigémino.

1.2. Fisiología

La función de los senos ha sido ampliamente debatida. Diversas teorías son aceptadas, pero la mayoría no pasan de ser simples teorías. Las más aceptadas proponen que 1) los senos proporcionan resonancia a la voz, 2) humidifican y calientan el aire inspirado, 3) incrementan el área de la mucosa olfativa, 4) absorberían los choques en la cabeza, 5) secretan moco para mantener las fosas nasales en condiciones, 6) aíslan térmicamente el cerebro, 7) contribuyen al crecimiento facial, 8) representarían vestigios de estructuras ancestrales, 9) aligeran los huesos del cráneo.

1.3. Embriología

1.3.1. Senos maxilares. Se empieza a originar a partir del tercer mes de gestación, a partir de la pared lateral de la porción etmoidal de la cápsula nasal. Esta pequeña celda inicial, crecerá lentamente durante el período de desarrollo fetal hasta llegar a tener un volumen aproximado de 6 a 8 mm^3. A los cuatro-cinco meses del nacimiento, los senos maxilares se aprecian radiológicamente como un área triangular medial al agujero infraorbitario. Hasta los siete años de edad el seno maxilar no alcanza un tamaño considerable, y es a los doce años cuando puede considerarse totalmente desarrollado. Su neumatización alcanzará lateralmente el nivel de la pared lateral de la órbita, e inferiormente el nivel del suelo de las fosas nasales.

El seno maxilar ocupa el cuerpo del maxilar y tiene un volumen de 15 ml. Su forma en el adulto es triangular, con la base en la pared lateral de las fosas nasales y el vértice a nivel del proceso cigomático. Los límites del suelo maxilar suelen marcarlos anteriormente el primer premolar y posteriormente un pequeño receso posterior a las raíces del cordal.

1.3.2. Senos etmoidales. Se empiezan a desarrollar desde del tercer mes de gestación a partir de una evaginación de la pared lateral nasal en la región del meato medio. Posteriormente esta evaginación se extenderá hacia la zona del meato superior y progresivamente se irá desarrollando a lo largo de la gestación. Los senos maxilares y etmoidales son los únicos que al nacer son suficientemente grandes como para tener una importancia clínica en caso de rinosinusitis. Radiológicamente son más difíciles de visualizar en el recién nacido. Sobre los doce años ya tienen su tamaño adulto.

1.3.3. Seno frontal. El desarrollo del seno frontal empieza a partir de la porción etmoidal de la cápsula nasal, en la región del receso frontal. En el recién nacido es indistinguible de las celdas etmoidales anteriores. El crecimiento posnatal es lento. Al año, apenas es visible. A partir del cuarto año de edad el seno frontal empieza a invadir la porción vertical del hueso frontal. A los seis años de edad, ya es visible radiológicamente. Aunque a los doce años es bastante grande, el crecimiento final del seno frontal no tiene lugar hasta los últimos años de la primera década.

El tamaño varía de un sujeto a otro y de un lado a otro, de forma que los senos frontales suelen ser asimétricos. Su forma suele ser piramidal.

En general, el seno frontal se abre en la parte más anterior del meato medio. El ostium del seno frontal suele encontrarse en la zona más superoanterior del infundíbulo y a nivel del suelo del seno, en la parte más posteromedial.

1.3.4. Seno esfenoidal. Aunque histológicamente es identificable a los cuatro meses de gestación, al nacimiento es poco más que una pequeña evaginación del receso esfenoetmoidal. A partir de los cinco años invade más rápidamente el hueso esfenoidal y a los siete años se extiende posteriormente hasta el nivel de la silla turca.

1.4. Diagnóstico

1.4.1. Historia clínica y exploración (fig. 2). En muchos casos, el motivo de consulta es «sinusitis». Al menos en el 98% de los casos consultados, el problema no es sinusitis tal y como el especialista lo entiende. En general, estos pacientes tienen secreciones posnasales o nasales, cefalea, o algún otro problema no relacionado directamente con sinusitis. Los síntomas de sinusitis son bastante específicos y están relacionados con el seno implicado. También dependen de si se trata de un problema agudo o crónico. En la sinusitis aguda, el paciente suele levantarse por la mañana sin cefalea.

Dolor sinusal. El dolor suele estar localizado en relación al seno implicado. Así, una *sinusitis frontal aguda* se caracterizará por un dolor importante en la región frontal, y si además existe periostitis, habrá un dolor exquisitamente selectivo sobre la zona del seno frontal. El *seno maxilar* provoca dolor en los molares superiores, en el ojo, y en ocasiones en el tercio lateral de la ceja homolateral (fig. 3). El *seno etmoidal* infectado provoca una cefalea vaga, a menudo localizada entre los ojos, o en la cabeza. La *sinusitis esfenoidal* provoca dolor tanto frontal como occipital. Afortunadamente, no suele afectarse a menudo.

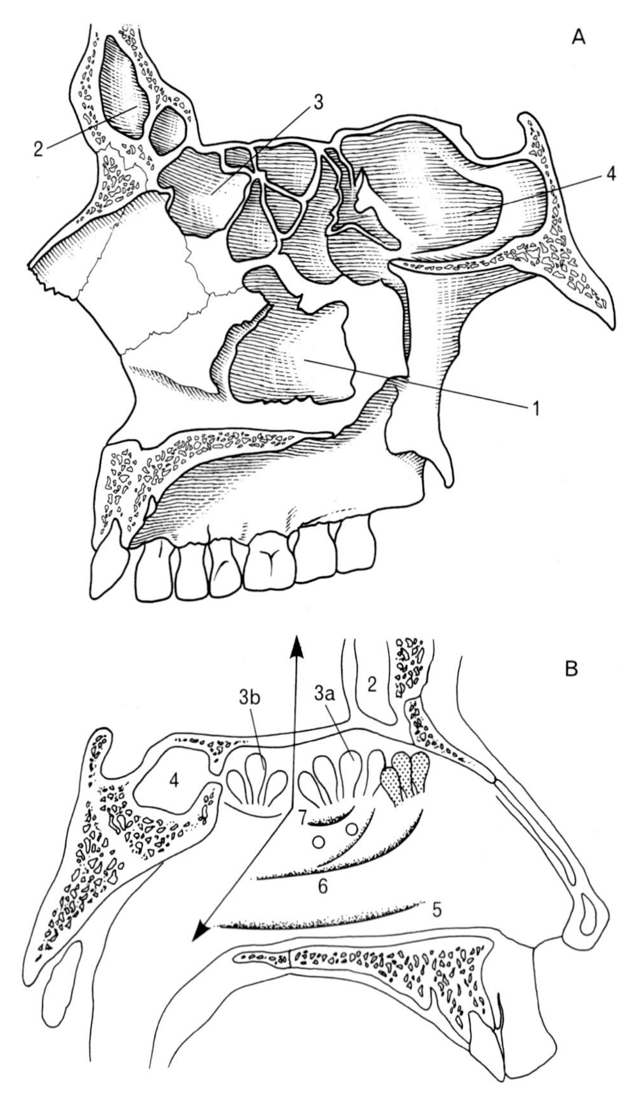

Fig. 14.2.—**Sección sagital.** A) *Sección sagital.* B) *Senos anteriores y posteriores:* 1. Seno maxilar. 2. Seno frontal. 3. Senos etmoidales. a) Anteriores. b) Posteriores. 4. Seno esfenoidal. 5. Cornete inferior. 6. Cornete medio. 7. Cornete superior.

Las infecciones suelen relacionarse con obstrucción nasal y secreción purulenta en al menos el lado afecto, aunque a menudo también se implica el lado contralateral.

La punción del seno maxilar por la vía del meato inferior es totalmente indolora si se espera al menos diez minutos a que actúe la anestesia de los meatos medios e inferior. En el niño esta técnica se efectúa bajo anestesia general. Con esta técnica se puede realizar un buen lavado, instilación de antibióticos y de corticoides y en ocasiones la aplicación de una sonda que se deja en situación para ir repitiendo estos cuidados locales. También se puede realizar la exploración del seno mediante una aspiración y, si se dispone de ella, mediante la introducción de una óptica luminosa para realizar una endoscopia (fig. 5).

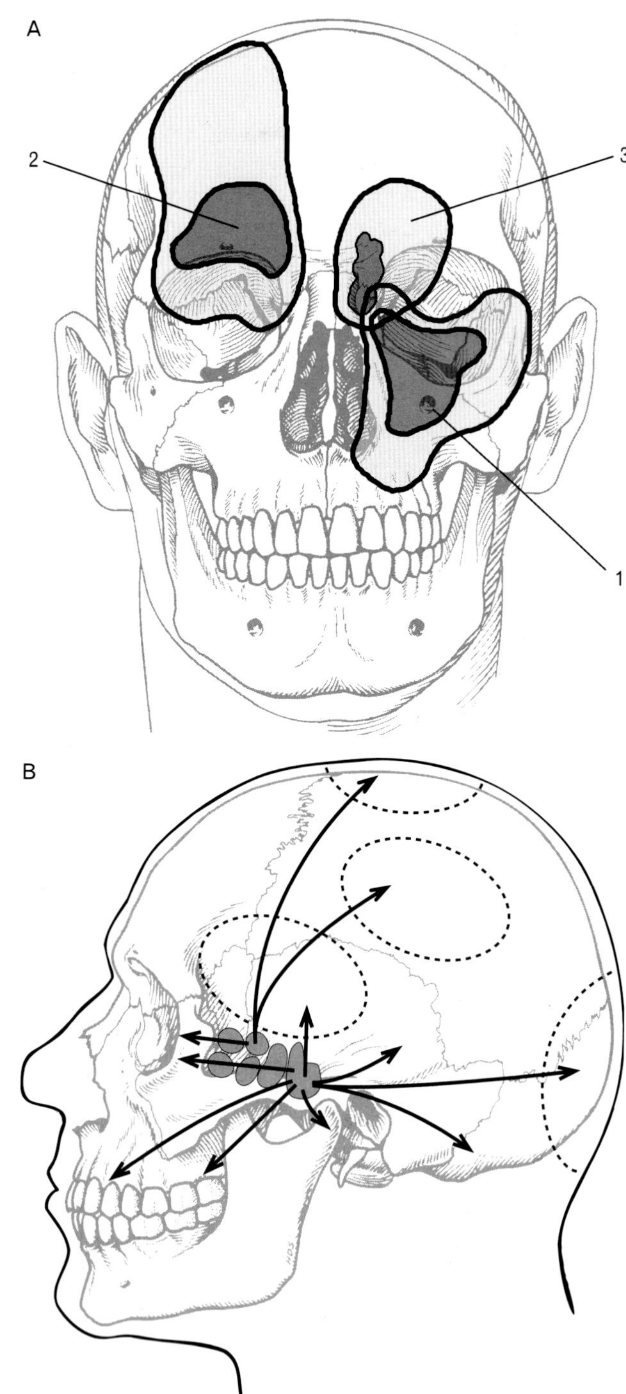

Fig. 14.3.—**Distribución del dolor originado en los senos.** A) 1. *Maxilar:* irradia frecuentemente a los dientes. 2. *Frontal:* área supra–orbitaria. 3. *Etmoidal:* profundo repecto al ojo. B) *Dolor originado en el seno etmoidal y esfenoidal:* 3. Etmoidal anterior: profundo respecto al ojo. 4. Esfenoidal: irradia a los ojos, dientes, oídos, área temporal y occipital.

En el caso del seno frontal su trepanación permite también los lavados y la inyección de tópicos para repermeabilizar el conducto nasofrontal. No debe emplearse la penicilina en el seno frontal ya que si existe una herida en las meninges hay graves riesgos de complicaciones.

1.4.2. *Diagnóstico por la imagen.* La exploración radiológica aportará información suplementaria o complementaria a la exploración clínica del paciente. Por sí solos, los cambios radiológicos no son específicos y requieren correlación con la historia y el examen físico.

Existen tres exploraciones radiológicas disponibles. La radiología clásica, la tomografía computarizada (TC) y la resonancia magnética nuclear (RMN).

1.4.2.1. **Radiología convencional.** Permitirá evaluar la transparencia, tamaño e integridad de las paredes de los senos. Las proyecciones más utilizadas son las de Waters, Caldwell y lateral y basal. En algunos casos la proyección posteroanterior y la de Towne son útiles para obtener información suplementaria.

- **Proyección de Waters.** Es una proyección posteroanterior a lo largo del eje occipitomental. Con esta proyección, el seno maxilar queda sobre el peñasco temporal y analiza su transparencia.

- **Proyección de Caldwell.** Es una proyección occipitofrontal. Así el seno frontal y la nariz están en contacto con la placa, con lo que la magnificación es mínima.

- **Proyección lateral.** El rayo debe pasar por el centro anatómico del seno. Es más útil para la visualización del seno esfenoidal.

- **Proyección basal.** El rayo sigue una dirección submentovértex, de forma que la mandíbula y el seno frontal quedan superpuestos. Permite una buena visualización de los arcos cigomáticos, senos etmoidales, paredes del seno esfenoidal y maxilar, pared lateral de la órbita y ala mayor del esfenoides.

- **Proyección de Towne o Chamberlain-Towne.** Es una proyección anteroposterior con una inclinación de 40° en relación a la línea cantomeatal. Permite visualizar la fosa posterior, el agujero occipital y la parte superior del seno maxilar.

1.4.2.2. **Tomografía computarizada (TC).** El plano coronal es el más útil, puesto que permite visualizar el complejo ostium-meato. El paciente deberá estar estirado con la cabeza en hiperextensión. Si el paciente no puede tolerar esta posición, se realizan cortes axiales desde el paladar hasta el seno frontal y posteriormente se realiza la reconstrucción coronal.

a) *Niveles hidroaéreos.* La TC es particularmente útil para definir la existencia de niveles hidroaéreos. Los niveles hidroaéreos no son visibles en las radiografías convencionales de los senos etmoidales, pero ocasionalmente pueden verse como cambios intracelulares en la TC. La presencia de líquido en los senos suele ser secundaria a un proceso inflamatorio agudo, hemorragia postraumática, o bien ser iatrogénica.

b) *Masas sinusales.* Típicamente los niveles hidroaéreos tienen una interfase recta. Las lesiones de perfil curvo (en general convexo) suelen representar quistes mucosos de retención. A veces los coágulos de sangre y acúmulos sanguíneos subperiósticos también adquieren esta forma, así como tumores tanto benignos como malignos. Los quistes odontogénicos pueden también formar parte de este tipo de lesiones si se proyectan al interior del seno maxilar. Se estima que este tipo de hallazgos radiológicos se encuentra en hasta el 10% de la población.

La evaluación de la arquitectura ósea adyacente es vital para intentar esclarecer la etiología de la lesión. Si se trata de una lesión de origen inflamatorio crónico, el hueso adyacente permanece intacto. Si este proceso es de larga evolución, se podrán apreciar signos de osteítis. Si se trata de un proceso neoplásico, suele existir erosión ósea adyacente, de características más agresivas que la secundaria a procesos expansivos (en general mucoceles).

c) *Engrosamientos de la mucosa.* Los insultos alérgicos o inflamatorios pueden ser responsables del engrosamiento de la mucosa. La TC es muy superior a la radiología convencional para demostrar la extensión del engrosamiento mucoso y la relación con las estructuras óseas adyacentes.

d) *Bordes.* Una vez valorado el contenido del seno, el examinador debe valorar el contorno del mismo. En caso de osteítis, se puede apreciar una región bien definida sin hueso. Si la agresión responsable se repite, el hueso puede responder con un engrosamiento denominado osteítis osteoblástica.

e) *Proliferación ósea.* El engrosamiento proliferativo óseo encontrado en la displasia fibrosa no debe confundirse con una osteítis osteoblástica. En este caso además, de un engrosamiento de todo el hueso, el tamaño del seno aumenta. Tampoco debe confundirse la imagen de la displasia fibrosa con la del osteoma, en el que el margen óseo está mejor definido.

f) *Osteoma.* Son áreas locales de proliferación ósea. El seno frontal es el seno paranasal más frecuentemente afectado. En caso de existir múltiples osteomas, se debe sospechar la posibilidad de un síndrome de Gardner.

1.4.2.3. **Resonancia magnética nuclear (RMN).** La RMN no utiliza señales de radio para generar la imagen. Los senos aparecen negros. Los cornetes medios e inferior producen una señal bastante intensa. La grasa retrobulbar genera una señal muy intensa, en el centro de la cual suele aparecer un área redonda negra correspondiente al nervio óptico. Medialmente se puede apreciar una línea recta vertical correspondiente al músculo recto medial.

La presencia de cualquier señal en cualquiera de los senos puede considerarse como patológica. La RMN es un buen método para diferenciar infecciones bacterianas de infecciones fúngicas. Las infecciones bacterianas y virales tienen una señal fuerte cuando se potencia la imagen en T2. En cambio, las infecciones fúngicas casi no dan ninguna señal.

También es muy útil para diferenciar patología neoplásica de patología inflamatoria. Las neoplasias escamosas (90% de los tumores de este área) tienen una señal más débil en T2 que la señal generada por infecciones bacterianas y víricas.

1.4.2.4. Ecografía. La ecografía tiene un papel muy limitado en la patología sinusal debido a la arquitectura ósea que rodea los senos y que impide la obtención de imágenes de calidad.

1.4.2.5. Gammagrafía. La gammagrafía puede ser útil en el estudio de patología infecciosa o neoplásica de la pared ósea de los senos paranasales. No obstante, su importancia en el estudio de la patología puramente sinusal es muy discutible.

1.4.2.6. Exploraciones vasculares. La angiografía puede ser una buena prueba diagnóstica en el estudio y estadiaje de neoplasias sinusales. Está especialmente indicada cuando existe una hipercaptación de contraste en la TC o si existe una proximidad al sistema carotídeo que pueda hacer sospechar su implicación.

También puede ser útil en la evaluación de tumores inusuales que afecten el seno esfenoidal y la base del cráneo. En el caso de tumores vasculares que afectan los senos, la angiografía será esencial para valorar la extensión del tumor y estudiar los vasos nutrientes tumorales para valorar una posible embolización selectiva tumoral.

La angiografía digitalizada (DIVAS) sería preferible frente a la angiografía convencional, puesto que es más fácil de realizar, con un requerimiento de caterización selectiva menor, y utiliza menos contraste.

1.4.2.7. Endoscopia sinusal. La endoscopia sinusal es una técnica de reciente incorporación el arsenal terapéutico y diagnóstico con el que puede contar el cirujano. Consiste en la utilización de una fuente luminosa a través de un cable de fibra óptica, al cual se acopla un monitor que permite visualizar la imagen transmitida por la fuente óptica. Es un procedimiento básicamente diagnóstico, puesto que permite una visión directa del interior del seno. No obstante, su papel terapéutico es más bien limitado. En general, la endoscopia permite realizar lavados sinusales, instilación de medicamentos en su interior, realizar biopsias y exéresis de cuerpos extraños sinusales.

Por otra parte, la endoscopia se limita principalmente al seno maxilar y frontal. El resto de senos paranasales son de difícil abordaje endoscópico dada la anatomía de la región.

1.4.3. Diagnóstico histológico

1.4.3.1. Biopsia. En general, las lesiones a biopsiar en el momento de su presentación tienen una superficie accesible para realizar la biopsia. En tales casos, con una simple anestesia local se puede obtener una muestra de tejido suficiente para acelerar el diagnóstico definitivo de la lesión. Los tumores intrasinusales deben ser biopsiados a través de las fosas nasales, puesto que las biopsias transcutáneas o transmucosas pueden alterar los márgenes de una futura resección en bloque. Al hacer la biopsia de una masa nasal unilateral, se debe siempre tener presente la posibilidad de que se trate de un encefalocele o de un tumor vascular. Una simple maniobra de Valsalva que fuerce al tumor a expandirse, podrá hacer sospechar una de estas entidades.

1.4.3.2. PAAF. La PAAF está especialmente indicada en el caso de tumores mediales a la órbita y que causan proptosis del globo ocular. Debido a que los posibles diagnósticos existentes en esta región incluyen tumores benignos del tipo pseudotumores orbitarios, es imprescindible un correcto diagnóstico histológico antes de cualquier agresión quirúrgica. Cuando existe peligro de lesión al globo ocular, la PAAF puede ser realizada bajo control con *scanner*.

Si a pesar de todos los procedimientos mencionados no es posible llegar a un diagnóstico, el tumor deberá abordarse directamente. Deberá escogerse el procedimiento más apropiado para obtener material para el estudio histológico (trefina frontal, esfenoidotomía transeptal, antrostomía intranasal o etmoidectomía externa). La intervención deberá diseñarse de forma tal que permita hacer una resección en bloque posterior, caso de ser necesario.

En algunos casos, la biopsia será el único procedimiento del que podrá beneficiarse el paciente. En tales casos, es importante asegurar un buen drenaje del seno para poder evacuar restos necróticos.

2. Entidades clínicas

2.1. Alteraciones congénitas y de desarrollo

Aunque infrecuentemente, los senos paranasales pueden verse afectados en determinados síndromes congénitos. Se mencionarán algunos de ellos.

2.1.1. Síndrome de Kartagener. Trastorno caracterizado por la aparición de *situs* inverso, bronquiectasias y rinosinusitis crónica. Otro hallazgo frecuente que acompaña a la tríada clásica es la aplasia o hipoplasia de los senos frontales.

2.1.2. Síndrome de Albright. Caracterizado por la aparición de displasia fibrosa poliostótica, pigmentación cutánea y trastornos endocrinos. La displasia fibrosa puede presentarse en forma de obliteración de los senos paranasales, con la clásica imagen en vidrio esmerilado.

2.2. Lesiones inflamatorias: sinusitis

2.2.1. Generalidades. La inflamación de la mucosa sinusal provoca un incremento de las secreciones sinusales y un edema de la mucosa. Al progresar la inflamación, las secreciones sinusales quedan retenidas en el interior de los senos debido a una alteración de la función ciliar y obstrucción de los ostium relativamente pequeños. Estos hechos, acompañados con la posición antigravitacional de los ostium, especialmente el maxilar, contribuyen a un pobre drenaje. La obstrucción sinusal conlleva una reducción de la presión parcial de oxígeno en el interior de los senos y a un ambiente anaerobio. Estos factores son los ideales para el crecimiento de bacterias patógenas.

Una inflamación como puede ser una exacerbación de una rinitis alérgica o una infección viral de las vías respiratorias altas suele ser el acontecimiento que precede el desarrollo de una sinusitis. La aparición brusca de una sinusitis sin un antecedente predisponente solamente se ve en casos de inoculación bacteriana masiva de los senos, por ejemplo, nadando o consecuencia de una infección dental o manipulación dental. La proximidad de las raíces de los molares superiores permitiría una extensión directa de un absceso periapical al seno.

Varios estudios han demostrado que no existe una correlación entre los cultivos obtenidos de la nariz con los obtenidos de las secreciones sinusales.

2.2.2. Infecciones sinusales bacterianas

2.2.2.1. **Gérmenes causales.** Los gérmenes *Streptococo pneumoniae* y *Haemophilus influenzae* son los principales implicados en las sinusitis bacterianas agudas. Otras bacterias implicadas son *Moraxella catarrhalis* y varios virus. Las bacterias anaeróbicas no se han identificado en más del 10% de los cultivos de sinusitis agudas, en contraste con el importante papel que tienen en el desarrollo de sinusitis crónicas. La bacteria anaeróbica aislada más frecuentemente es *Veillonella* sp., *Peptococcus* sp. y *Corynebacterium acne.*

2.2.2.2. **Clínica y características en cada seno.** Los síntomas progresan durante cuarenta y ocho-setenta y dos horas hasta que aparece un intenso dolor localizado e hipersensibilidad en la zona afecta. En el caso de afectación en el seno maxilar, existe dolor localizado en la mejilla y los dientes superiores. Con frecuencia se puede confundir con una odontalgia. Este dolor puede estar localizado en un solo diente o bien afectar a varios dientes a la vez.

En la sinusitis etmoidal, el dolor suele localizarse medialmente y profundo al ojo. Incluso en algún caso existe dificultad a la movilidad ocular.

En la sinusitis frontal, el dolor se localiza en la frente sobre las cejas.

En la afección del seno esfenoidal el dolor es profundo detrás del ojo, sobre el occipucio, y en ocasiones puede irradiarse al vértice del cráneo.

En la sinusitis frontal y maxilar aguda, es típico que no exista dolor por la mañana después de una noche de reposo. El dolor suele aparecer a las dos-tres horas de despertar para incrementarse durante tres-cuatro horas y volver a mejorar por la noche.

La secreción nasal puede ser sanguinolenta o estar manchada de sangre las primeras veinticuatro-cuarenta y ocho horas de la enfermedad. Posteriormente se hace copiosa y purulenta. En ocasiones existe una afectación global de los senos paranasales denominada pansinusitis.

2.2.2.3. **Sinusitis infantil.**

En el momento del nacimiento, los senos paranasales están desarrollados incompletamente. El seno maxilar no es más que una célula de aire lateral a la pared nasal. El seno etmoidal se está empezando a neumatizar, y el seno frontal no se desarrolla hasta los seis-ocho años. Los senos no acaban su desarrollo hasta la adolescencia. La gran variabilidad en el grado de neumatización, frecuentemente, es motivo de confusión en el momento de valorar un niño con secreción nasal purulenta.

Los síntomas en niños incluyen halitosis, secreción nasal y tos. En niños mayores existen antecedentes de infecciones repetidas de las vías respiratorias altas. Encontraremos rinorrea purulenta, obstrucción nasal y dolor periorbitario.

El diagnóstico debe confirmarse radiológicamente. La presencia de un velamiento del seno o de líquido es indicativo de sinusitis. La interpretación de las radiografías de senos en niños deberá realizarse con cuidado puesto que el desarrollo asimétrico de los senos puede llevar a confusiones diagnósticas.

La aspiración de un seno infectado en un niño requiere anestesia general. Las indicaciones de aspiración sinusal en niños son mala respuesta antibiótica y descongestionantes nasales, evidencia de sinusitis en un niño inmunodeprimido y el desarrollo de una complicación sinusal.

2.2.2.4. Tratamiento.

a) Sinusitis aguda. Debe tener como objetivo proveer un drenaje adecuado y erradicar tanto la infección local como sistémica, caso de existir. En la mayoría de los casos, el drenaje puede conseguirse médicamente. Los vasoconstrictores tópicos y antihistamínicos descongestionantes tópicos suelen lograr un drenaje suficiente para la acción de los antibióticos. El antibiótico de elección debe cubrir los gérmenes antes mencionados, teniendo en cuenta que a menudo pueden ser productores de lactamasa. Un tratamiento empírico que se ha demostrado eficaz es la administración de amoxicilina a dosis de 500 mg/8 h durante una semana. En pacientes alérgicos a la penicilina el antibiótico de elección será la clindamicina, a dosis de 300 mg/8 h durante una semana.

Si el paciente no mejora en cuatro-cinco días, o persisten síntomas al cabo de diez-catorce días, es importante administrar un antibiótico específico, elegido según cultivo de las secreciones y antibiograma. Si a pesar de ello la infección continúa, deberá realizarse un drenaje quirúrgico del seno afecto. Éste puede realizarse tanto a través de la fosa canina como del meato inferior. Una vez introducido el drenaje, se realizarán irrigaciones con suero salino.

El tratamiento clásico del empiema del seno frontal que no responde al tratamiento conservador, es realizar una trefina del seno. Ésta se realizará a través de una incisión medial al párpado superior, exponiendo el suelo del seno frontal. El hueso es extirpado, se obtiene material para cultivo y se irriga el seno. Si existe un compromiso bilateral del seno, se elimina también el septo intermedio. Se introducirá un catéter a través de la herida para poder irrigar el seno con una solución de antibiótico y descongestionante. Este tratamiento se mantendrá hasta que se obtenga un paso libre de la solución de irrigación a través de la nariz.

El empiema de los senos etmoidales y esfenoidales refractario al tratamiento conservador, también precisa drenaje. Éste se puede realizar a través de una etmoidectomía intranasal o esfenoidectomía externa. De todas formas, cabe destacar el importante papel que juega en todos estos casos el desarrollo de las nuevas técnicas endoscópicas.

b) Sinusitis crónica. Se caracteriza por la persistencia de supuración más de seis-doce semanas. Es básico para su correcto tratamiento determinar los factores etiológicos tratables. Así, si existe una rinitis alérgica no conocida o no tratada, deberá tratarse. Si existe un pólipo nasal refractario al tratamiento quirúrgico, deberá realizarse su exéresis abarcando la mucosa de la cual se origina. Caso contrario, el tratamiento quirúrgico de la sinusitis crónica será beneficioso sólo en parte.

El tratamiento inicial de un paciente con sinusitis crónica debe empezar con antibioterapia y descongestionantes. En la sinusitis maxilar crónica deberá irrigarse el seno. Si el paciente no mejora, se realiza el desbridamiento quirúrgico de la mucosa sinusal creando de un nuevo orificio de drenaje del seno (intervención de Cadwell-Luc).

2.2.3. Infecciones sinusales no bacterianas. Las infecciones fúngicas de la nariz y senos paranasales son raras. Se han descrito aspergilosis, mucomicosis, candidiasis, histoplasmosis y coccidiomicosis sobre todo en pacientes inmunodeprimidos. El hongo encontrado más frecuentemente es *Aspergilus fumigatus,* y el seno afectado más frecuentemente es el seno maxilar.

El diagnóstico de una sinusitis fúngica empieza por un alto grado de sospecha de la misma. Los pacientes inmunodeprimidos representan una población en claro riesgo. Los cambios radiográficos pueden no ser patognomónicos. Sin embargo, la RMN es de utilidad para establecer el diagnóstico diferencial con sinusitis bacteriana o vírica. A pesar de todo, a veces el diagnóstico debe hacerse por antrostomía y biopsia.

2.2.4. Complicaciones de las sinusitis

2.2.4.1. Mucocele. Se trata de una lesión quística y crónica de los senos paranasales, recubierta por un epitelio pseudoestratificado. Esta lesión suele expandirse lentamente, hasta llegar a dar síntomas. Serán entonces causantes de erosiones óseas e infecciones. Su sintomatología varía según el seno afecto. El mucocele de más importancia clínica es el del seno frontal. Se presenta en forma de cefalea frontal y proptosis. Caso de existir diplopia, ésta suele ser mal tolerada. Su tratamiento es quirúrgico.

2.2.4.2. **Complicaciones orbitarias.** Es, quizá, la complicación más frecuente de las sinusitis. Cabe recordar que las celdas etmoidales tan sólo están separadas de la órbita por la lámina papirácea. Además puede existir una tromboflebitis de las venas etmoidales de forma que la infección invada la órbita. La primera manifestación de la afectación orbitaria suele ser el edema de los párpados, que progresaría con celulitis, eritema, proptosis y fiebre alta. Si la infección progresa, puede causar un absceso a lo largo de la lámina papirácea o en la periórbita. Si la infección todavía continúa, puede resultar en una trombosis del seno cavernoso, con afectación orbitaria y ocular bilateral, prostación y meningismo.

Tratamiento. El tratamiento será quirúrgico si la celulitis orbitaria progresa a pesar de antiobioterapia endovenosa, si existe una estabilización o exacerbación de los síntomas (fiebre, eritema, proptosis, edema), si existe evidencia de absceso por TC o si existe una pérdida aguda de agudeza visual. El tratamiento quirúrgico será el adecuado drenaje del seno infectado y el drenaje del absceso orbitario.

2.2.4.3. **Trombosis del seno cavernoso.** El diagnóstico diferencial entre celulitis y/o absceso orbitario con la trombosis del seno cavernoso es difícil pero importante, puesto que la última puede poner en peligro la vida del paciente. Las infecciones de los senos paranasales y orbitarias pueden propagarse rápidamente al seno cavernoso, dado que las venas orbitarias carecen de válvulas.

Los síntomas de desarrollo de una trombosis del seno cavernoso son la afectación orbitaria bilateral, quemosis severa y rápidamente progresiva, oftalmoplejía, ingurgitación retiniana severa, fiebre alta y prostación. A pesar de un diagnóstico y tratamiento precoz, puede existir una pérdida de visión, meningitis y *exitus.* La trombosis suele poder detectarse por TC. El tratamiento se basa en antibioterapia endovenosa, drenaje de cualquier absceso y descompresión orbitaria si existe pérdida de agudeza visual. Es aconsejable heparinizar el paciente para impedir la progresión de la trombosis.

2.2.4.4. **Complicaciones intracraneales.** La infección puede propagarse al espacio intracraneal por extensión directa a través de un defecto en la pared posterior del seno frontal originado por un trauma o por la propia infección. Una tromboflebitis retrógrada de las venas oftálmicas sin válvulas es también otra vía posible.

La aracnoides es una buena barrera para la invasión bacteriana, pero la trombosis de los vasos durales puede originar abscesos cerebrales focales, convulsiones y déficit neurológicos. Raras veces existe meningitis en el adulto, pero puede verse en los niños.

La trombosis séptica de los senos durales suele conllevar un edema cerebral masivo e infarto cerebral. Éste rápidamente progresa hacia el coma y muerte del paciente.

La existencia de rigidez de nuca en un paciente con sinusitis debe alertar al clínico sobre la posibilidad de una complicación intracraneal. El paciente debe ser hospitalizado y evaluado meticulosamente para evidenciar cualquier progreso de la enfermedad. Se instaurará antibioterapia endovenosa. Los signos de hipertensión endocraneana manifestados con cefalea, vómitos incoercibles y deterioro del nivel de conciencia deben ser valorados seriamente en un paciente con sinusitis.

El tratamiento de una sepsis intracraneal que se desarrolla en el contexto de una sinusitis requiere una estrecha colaboración entre el cirujano maxilofacial y el neurocirujano. Se instaurará antibioterapia endovenosa a altas dosis, monitorización de la hipertensión endocraneana y profilaxis de convulsiones. El drenaje quirúrgico de cualquier absceso intracraneal deberá planificarse junto con el drenaje apropiado del seno afecto. Un error en el diagnóstico o tratamiento de la patología sinusal concomitante puede conllevar la persistencia o recidiva de la patología intracraneal.

2.3. Tumores de los senos paranasales

2.3.1. Quistes y tumores benignos

a) Quiste mucoide. Se presenta como una lesión quística en el suelo del seno maxilar. Son asintomáticos y no precisan tratamiento a menos que crezcan y creen problemas de obstrucción.

b) Mucocele (ver complicaciones de las sinusitis).

c) Osteomas. Se trata de un verdadero tumor óseo que en general se encuentra en el seno frontal. Ocasionalmente se ve en el seno etmoidal y maxilar. Es de crecimiento lento y los síntomas se deben a presión u obstrucción del drenaje de los senos. En general su extirpación es fácil por intervenciones externas a los senos.

d) Displasia fibrosa. La displasia fibrosa del hueso es un proceso benigno en el cual el hueso es blando y está reemplazado por tejido fibroso anormal relativamente avascular. Es una afectación relativamente rara que causa deformidad y obstrucción del orificio del seno, desplazamiento del ojo, obstrucción nasal y erosión del cráneo.

Cuando se presenta en el maxilar superior presenta asimetría facial. El tratamiento suele ser quirúrgico, con remodelación de parte del hueso afecto pero raramente con escisión total del hueso afecto. A menudo el proceso se vuelve menos activo a partir de la adolescencia.

2.3.2. Tumores malignos. Las neoplasias malignas de los senos paranasales son poco frecuentes. Además, como suelen confundirse con patología benigna, suelen diagnosticarse en fases avanzadas, cuando el pronóstico es malo. Existe poca información sobre la epidemiología de estas neoplasias. Son más frecuentes en varones y en el seno maxilar. La edad de mayor incidencia está entre los sesenta y cinco y los ochenta años en varones, mientras que en mujeres el pico máximo estaría en los ochenta años. Clásicamente se ha descrito como un grupo de riesgo para el carcinoma de senos los carpinteros, debido a la inhalación de partículas de madera a que se ven sometidos, y los trabajadores de la industria del calzado.

Histológicamente, el carcinoma de células escamosas es la variedad más frecuente (60-80%), seguido por el adenocarcinoma (10%). Las otras variedades son menos frecuentes.

Dentro de la rareza de los cánceres de seno, el segundo en frecuencia es el adenocarcinoma, tras el carcinoma escamoso. Se trata de un tumor epitelial maligno caracterizado por la presencia de estructuras glandulares. Macroscópicamente pueden presentar tres patrones: papilar, sesil y alveolomucoide.

Un factor pronóstico importante para los tumores de senos paranasales es la línea de Ohngren, que conecta el canto interno del ojo y el ángulo mandibular, dividiendo el seno en una supraestructura y una infraestructura. Las lesiones de la infraestructura tienen mejor pronóstico.

Las metástasis de estos tumores no son frecuentes. La primera estación ganglionar que afectan son los ganglios retro y laterofaríngeos.

Clínica. Los síntomas más frecuentes asociados con esta patología son el dolor facial o dental, obstrucción nasal y epistaxis. Estos signos precoces suelen deberse al efecto de la masa tumoral impactada, infectada y necrótica en el seno y/o nariz. A medida que va progresando la enfermedad, las estructuras adyacentes se van afectando y aparece una sintomatología florida con:

1. Diploplia o pérdida de visión por compresión o invasión tumoral de la órbita, afectando al nervio óptico o a los nervios oculomotores en el ápex orbitario o en la pared del seno cavernoso.
2. Epífora por obstrucción o infiltración del conducto lacrimal situado en la zona anteromedial del maxilar.
3. Tumoración facial y maloclusión como resultado de la destrucción ósea tumoral y progreso del tumor a los tejidos blandos de la cara y boca.
4. Trismus en fases avanzadas, manifestación de la afectación de la musculatura masticatoria, principalmente los músculos pterigoideos.
5. Masa cervical palpable que suele ser una adenopatía metastásica en la cadena yugular.
6. Sordera debida a afectación nasofaríngea con obstrucción de las trompas de Eustaquio y otitis serosas de repetición. Este hallazgo es importante, puesto que la afectación de la nasofaringe es una contraindicación para la cirugía.
7. Parestesias faciales por afectación tumoral de diversas ramas del nervio trigémino.

Diagnóstico. Asumiendo que se tiene un elevado índice de sospecha de patología maligna paranasal consecuencia de una meticulosa historia clínica y exploración, las exploraciones complementarias que ayudarán a delimitar la extensión de la enfermedad (tabla I) y su naturaleza son:

Tabla I. Clasificación TNM de los tumores de seno maxilar

T1.	Mucosa antral.
T2.	Infraestructura, paladar duro, nariz.
T3.	Mejilla, suelo de órbita, etmoides, pared posterior de seno.
T4.	Contenido orbitario y estructuras adyacentes.
N1.	Adenopatía única ipsilateral < 3 cm.
N2.	Adenopatía única ipsilateral 3-6 cm.
	Adenopatías múltiples ipsilaterales < 6 cm.
	Adenopatías bilaterales o contralaterales < 6 cm.
N3.	Adenopatías > 6 cm.

- *Biopsia*. En general se puede obtener fácilmente con anestesia local con epinefrina para minimizar el sangrado. Los tumores en el interior de los senos se pueden biopsiar trasnasalmente. Actualmente la endoscopia puede desempeñar un importante papel en la biopsia de estos tumores. También puede ser útil la punción-aspiración con aguja fina (PAAF). De todas formas, antes de realizar un tratamiento quirúrgico agresivo es necesario contar con un diagnóstico histológico.
- *Tomografía computarizada.* Si existe evidencia de neoplasia, la exploración radiológica debe dirigirse directamente hacia la TC o la RMN. La radiología convencional no es suficiente, y además la TC puede proporcionar fácilmente una reconstrucción tridimensional. En general, los cortes coronales suelen ser más útiles que los axiales.

• *Resonancia magnética.* El impacto que ha tenido en el estadiaje del tumor ha sido enorme. La combinación de TC para evaluar cambios óseos en el esqueleto craneofacial con RMN para determinar la extensión a partes blandas del tumor ha introducido una nueva era en la planificación quirúrgica del tumor. Además, la RMN es especialmente buena para diferenciar tumor de secreciones sinusales.

• *Angiografía.* Será necesaria si la TC o la RMN demuestran afectación del sistema carotídeo. También es necesaria para evaluar tumores que afectan el seno esfenoidal y la base del cráneo. Si se trata de una tumoración vascular, la angiografía no sólo aportará información sobre su dependencia vascular, sino que también permite realizar una embolización selectiva del tumor.

• *Ecografía.* Puede ser útil para estudiar masas orbitarias, pero la información que aporta es inferior a la TC o a la RMN.

Tratamiento. No existe un protocolo terapéutico claramente determinado para los tumores de senos paranasales. El tratamiento del carcinoma de células escamosas de senos paranasal es multidisciplinario, con cirugía, radioterapia y quimioterapia.

Dado que estos tumores metastatizan de forma tardía, el control local de la enfermedad con métodos quirúrgicos es el tratamiento primario de elección. La mejor opción parece ser la combinación de cirugía radical con radioterapia posoperatoria que permitiría obtener una tasa de supervivencia a los tres años del 55%. El pronóstico empeora considerablemente cuando existe extensión del tumor hacia las celdillas etmoidales.

El tratamiento electivo del cuello no suele estar indicado. Sin embargo, si la lesión se ha extendido hacia las estructuras vecinas pueden existir adenopatías cervicales metastásicas hasta en el 30% de los casos.

3. Consideraciones especiales: técnicas quirúrgicas (figs. 4-5)

3.1. Intervención de Caldwell-Luc (fig. 6)

El abordaje intraoral se realiza mediante una incisión en el fondo del vestíbulo que vaya de premolar a molar. Se desperiostiza la mucosa con un periostótomo, se identifica el nervio infraorbitario y se procede a abrir una ventana ósea en la pared anterior del seno maxilar que permitirá el abordaje al interior del seno. Mediante un periostotomo se pro-

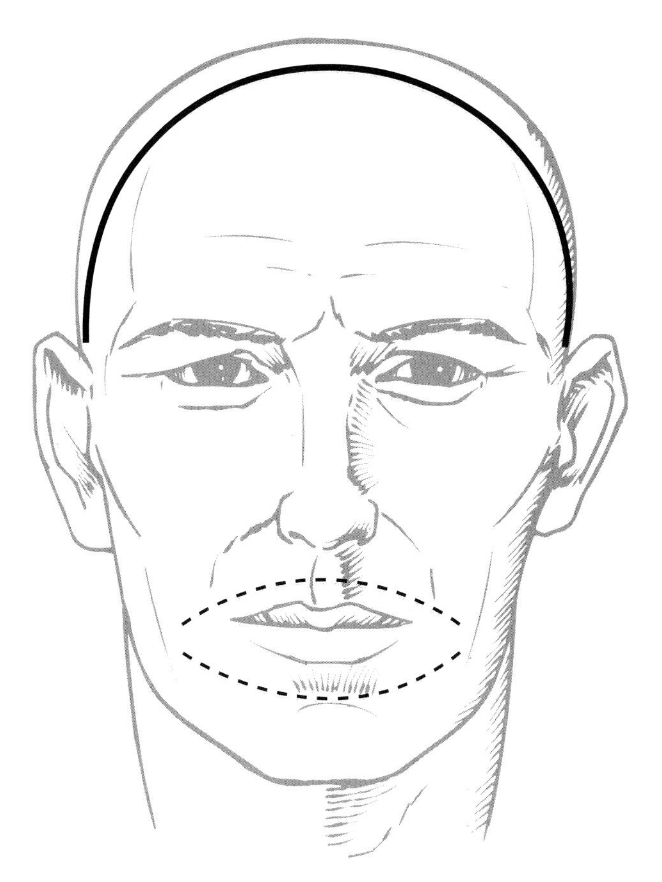

Fig. 14.4.—**Vías de abordaje.** Coronal - Intraoral.

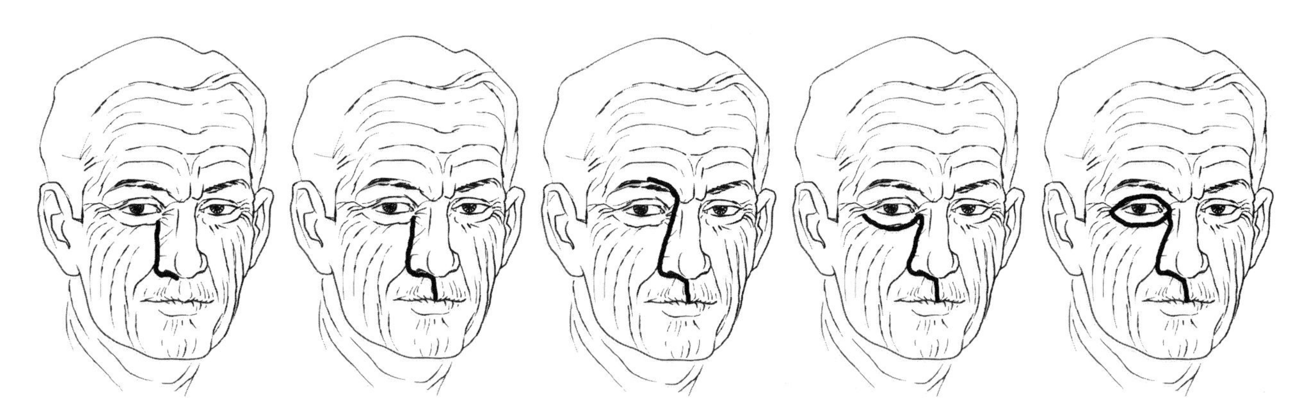

Fig. 14.5.—**Vías de abordaje transfacial.** 1. Rinotomía lateral. 2. Weber-Ferguson. 3. Weber-Ferguson-Lynch. 4. Weber-Ferguson-subciliar. 5. Weber-Ferguson-subciliar-supraciliar.

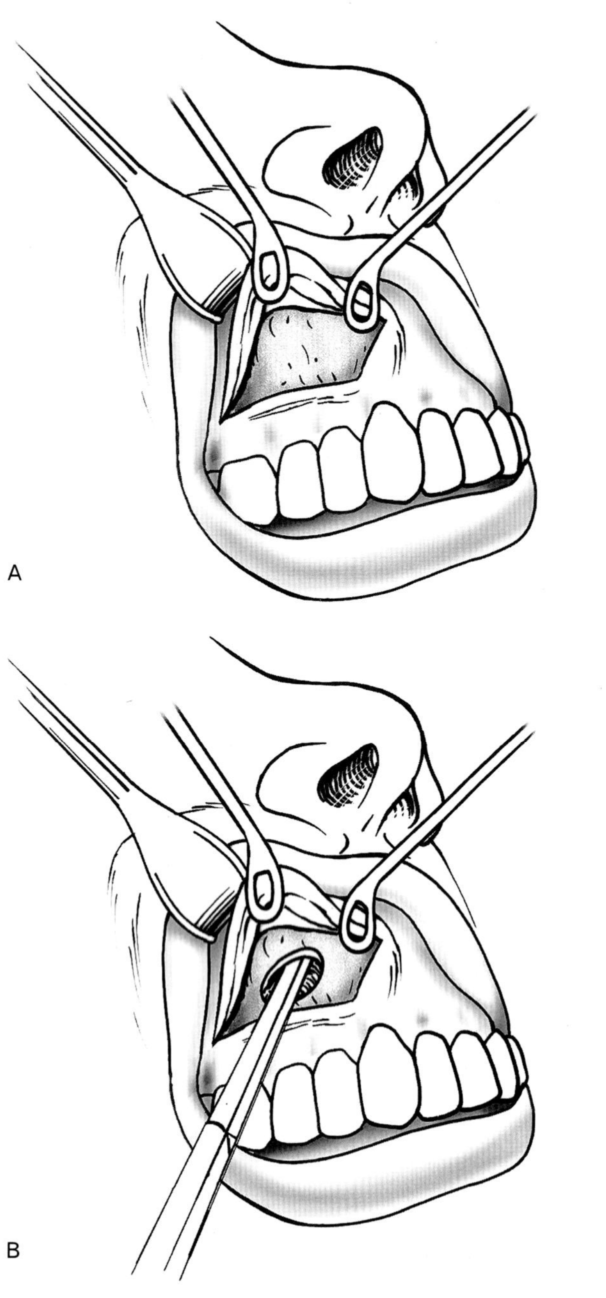

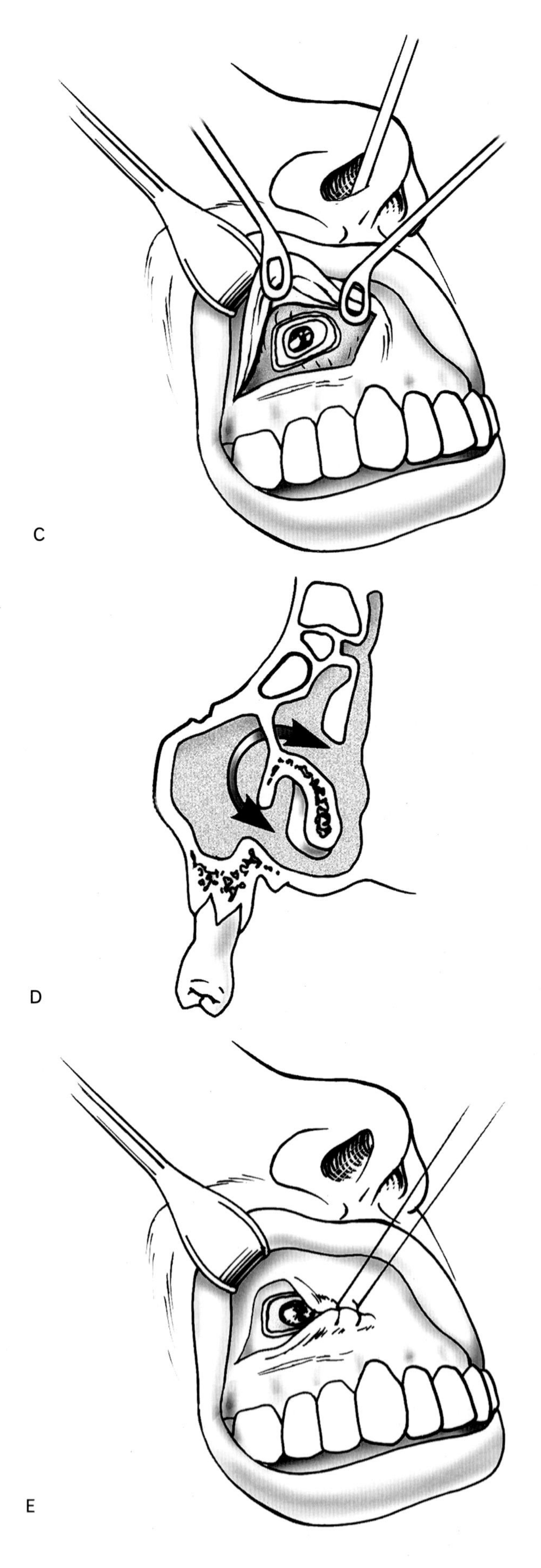

Fig. 14.6.—**Intervención de Caldwell-Luc.** *Abordaje del seno maxilar por vía intraoral:* A. Incisión y elevación del colgajo. B. Resección osea de la pared anterior maxilar. C. Apertura naso-antral. D. Drenaje del seno por la apertura in ferior. E. Sutura.

cede al legrado y exéresis de toda la mucosa enferma. La ventana ósea abierta puede cerrarse con el mismo fragmento óseo. Es necesario dejar un drenaje intranasal para la evacuación de las secreciones.

3.2. Etmoidectomía externa (fig. 7)

Es la menor intervención que se puede realizar. Es apropiada para la exéresis de tumores etmoidales y para biopsiar y drenar tumores de la pared medial de la órbita y esfenoetmoidales.

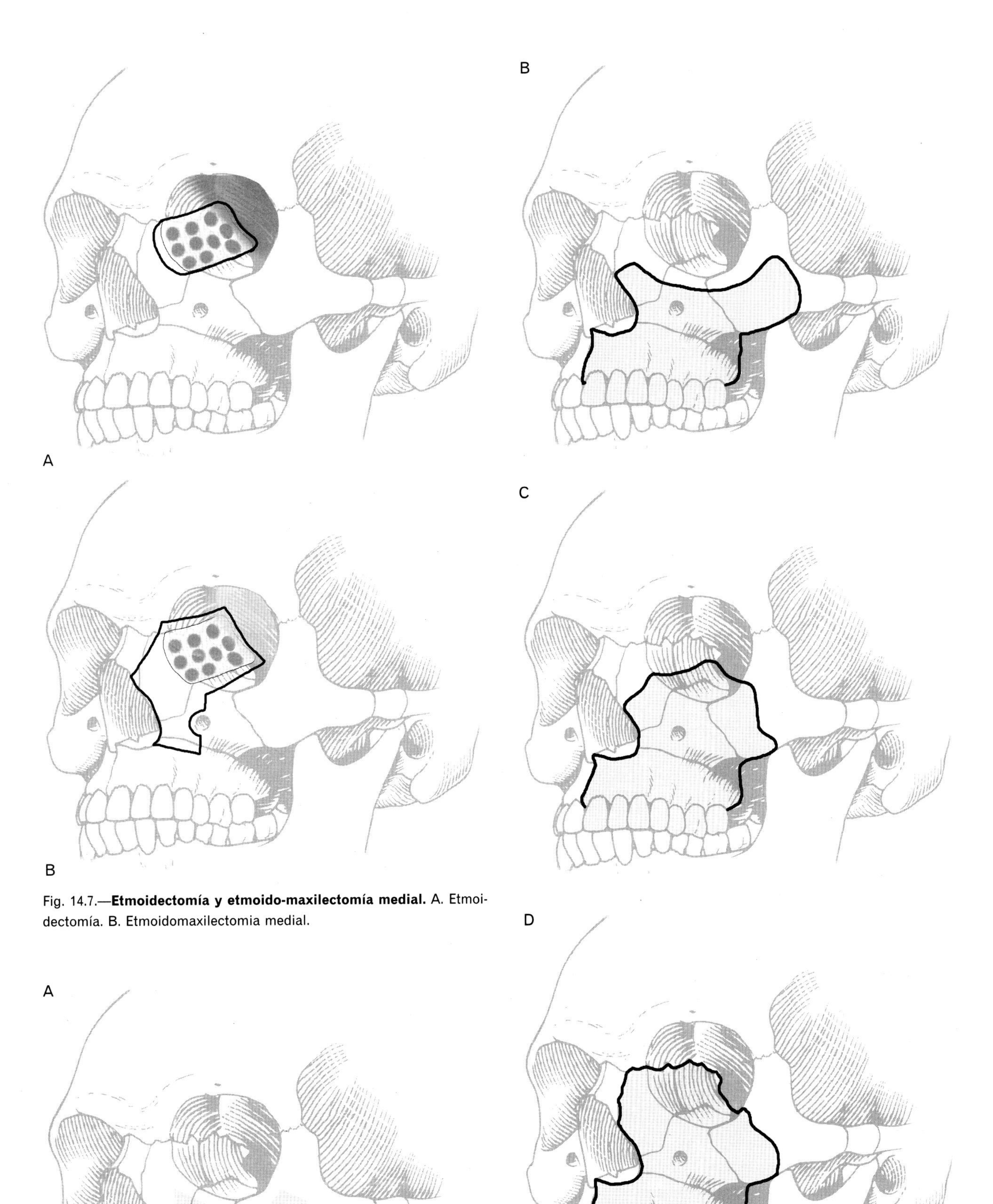

Fig. 14.7.—**Etmoidectomía y etmoido-maxilectomía medial.** A. Etmoidectomía. B. Etmoidomaxilectomia medial.

Fig. 14.8.—**Maxilectomía.** *Tipos:* A. Parcial. B. Total. C. Total, incluyendo suelo orbitario. D. Radical, incluyendo etmoidectomía exenteración orbitaria.

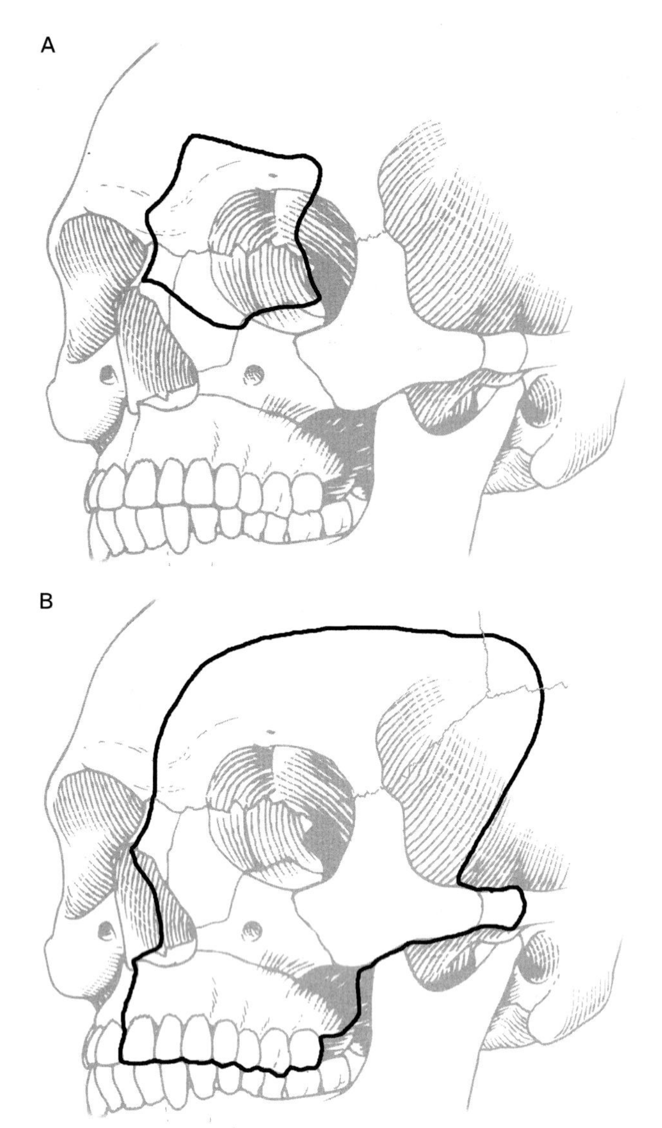

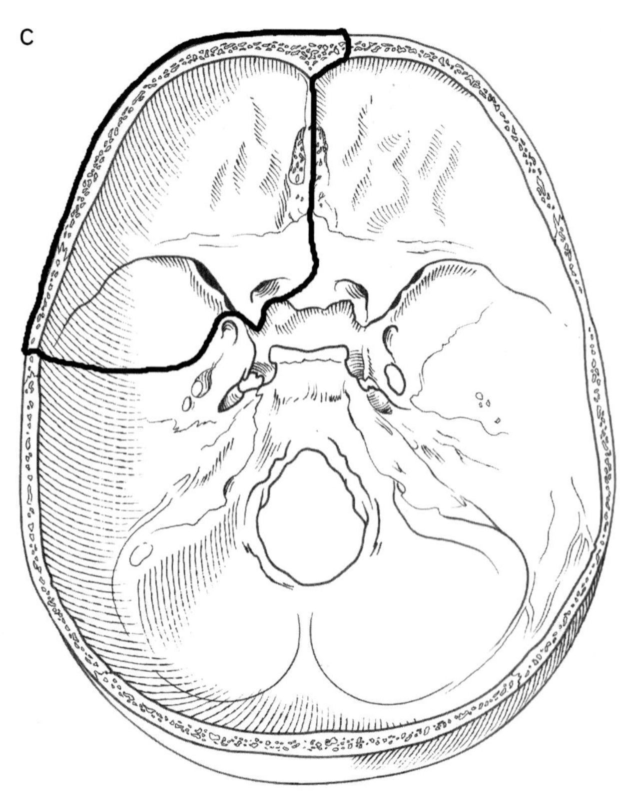

Fig. 14.9.—**Fronto-etmoidectomía y resección craneofacial.** A. Fronto etmoidectomía. B. Resección craneofacial. C. Resección craneofacial, visión endocraneal.

3.3. Maxilectomía medial inferior (fig. 8)

Está diseñada para permitir resecar la pared medial del seno maxilar y el cornete inferior. Es el abordaje utilizado para el tratamiento del papiloma invertido.

3.4. Maxilectomía medial (fig. 8)

Es adecuada para el tratamiento de tumores que invadan toda la pared lateral nasal sin extenderse a órbita, fosa craneal anterior, pared lateral maxilar o alveolos dentales.

3.5. Maxilectomía radical (fig. 8)

Es la operación estándar para los carcinomas avanzados de maxilar. Si se acompaña de exenteración orbitaria, el pronóstico mejora sustancialmente. La figura 8 muestra la técnica estándar de la intervención.

3.6. Frontoetmoidectomía craneofacial (fig. 9)

Permite la resección en bloque de tumores etmoidales y frontales. Incluyendo el abordaje a fosa anterior, y permitirá resecar la dura en caso de ser necesario.

3.7. Resección craneofacial ampliada (fig. 9)

Se realiza para el tratamiento de tumores extensos que afectan a la fosa anterior o a la apófisis pterigoides. Esta intervención se debe individualizar según cada paciente y según la extensión del tumor a resecar. Es necesaria la colaboración con un neurocirujano, recurriendo al abordaje bicoronal (fig. 4) y a abordajes transfaciales (fig. 5).

Capítulo 15

Órbita y párpados

1. Consideraciones generales

Las órbitas son cavidades óseas que se localizan a ambos lados de la nariz. La órbita contiene tejidos blandos que incluyen el globo ocular, el nervio óptico, la musculatura extraocular, así como grasa y vasos. La órbita tiene forma de pirámide. Las paredes orbitarias internas son casi paralelas entre sí y están separadas un promedio de 25 mm. Las paredes externas forman un ángulo de 45° con las internas.

1.1. Anatomía

1.1.1. Órbita ósea (figs. 1-2)

Paredes.

a) Pared superior. Está formada por la porción horizontal del hueso frontal y por el ala menor del esfenoides. Se trata de un estructura débil, que aloja externamente la fosa lagrimal que contiene la glándula homónima. En su parte interna se refleja el músculo oblicuo mayor.

b) Pared inferior. El suelo de la órbita está formado por la cara superior del hueso maxilar, la apófisis orbitaria del malar y la apófisis orbitaria del palatino. En su parte central se encuentra el conducto del nervio infraorbitario.

c) Pared lateral. Formada por la apófisis orbitaria del hueso frontal y por la apófisis orbitaria del malar. Se trata de la pared más gruesa de la órbita.

d) Pared interna. Formada de delante hacia atrás por la apófisis ascendente del hueso maxilar, el unguis, el etmoides y la cara lateral del cuerpo del esfenoides. Se trata de la pared orbitaria más delgada. Contiene el canal lagrimal, que aloja el saco lagrimal y está limitado por la cresta lagrimal anterior del maxilar y la cresta lagrimal posterior del unguis.

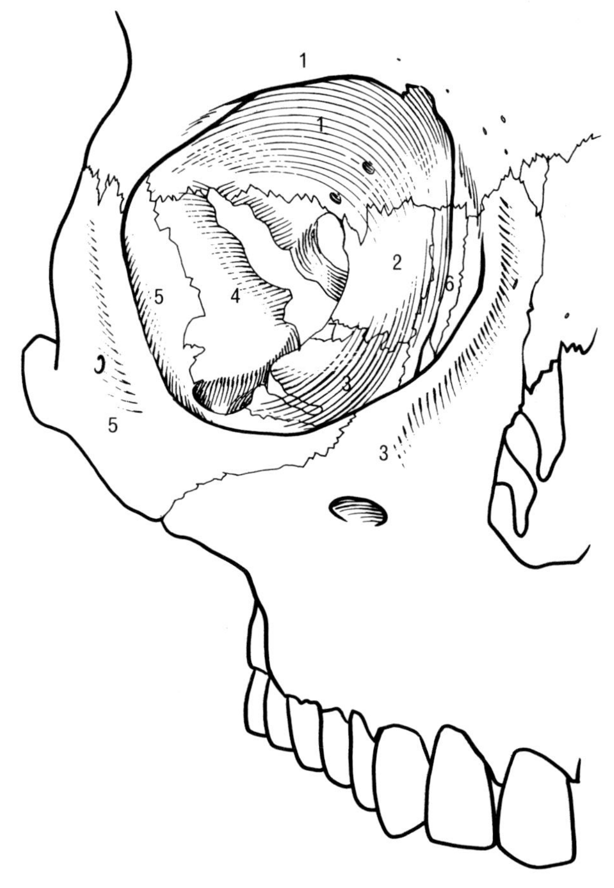

Fig. 15.1.—**Anatomía órbita ósea. Visión anterior.** *7 huesos:* 1. Frontal. 2. Etmoides. 3. Maxilar. 4. Esfenoides. 5. Malar. 6. Lacrimal. 7. Palatino.

Ángulos.

a) Ángulo superoexterno. Incluye la hendidura esfenoidal o fisura orbitaria superior, entre las alas del esfenoides. En ella se inserta el anillo de Zinn, y comunica la órbita con la fosa craneal media. Por ella transcurren los pares craneales III, IV, V y VI.

b) Ángulo superointerno. Contiene los conductos etmoidales anterior y posterior para los vasos homónimos.

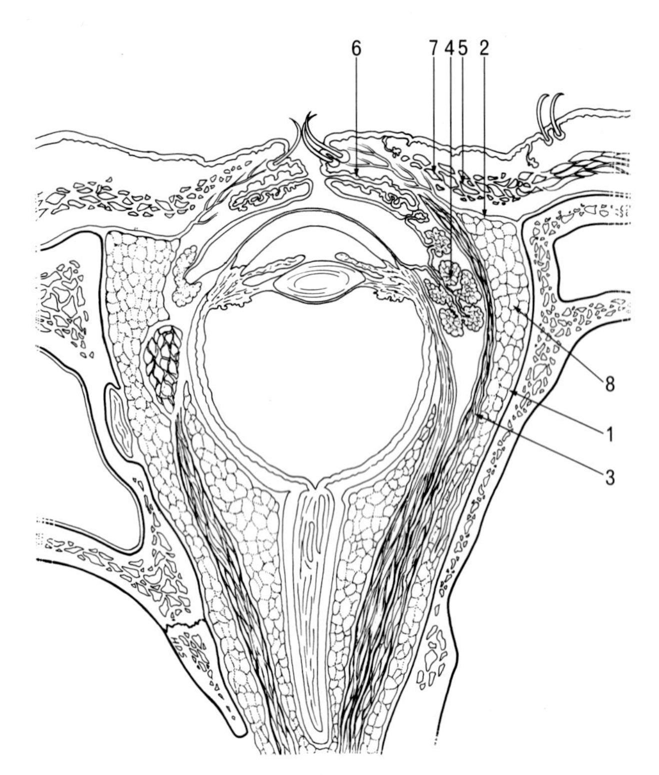

Fig. 15.2.—**Anatomía orbitaria.** *Corte sagital:* 1. Espacio subperióstico. 2. Septum orbital. 3. Músculo elevador del párpado. 4. Glándula lacrimal. 5. Espacio preseptal. 6. Tarso. 7. Músculo orbicular. 8. Grasa orbitaria.

c) Ángulo inferoexterno. Contiene la hendidura esfenomaxilar o fisura orbitaria inferior, que comunica la órbita con la fosa pterigomaxilar.

d) Ángulo inferointerno.

Base

a) Reborde orbitario superior. Formado por el hueso frontal; incluye el agujero supraorbitario.

b) Reborde orbitario inferior. Borde anterosuperior del maxilar.

c) Reborde orbitario externo. Apófisis orbitarias de malar y frontal.

d) Reborde orbitario interno. Surco lagrimal.

Vértice. El vértice de la pirámide está ocupado por el agujero óptico, situado en el ala menor del esfenoides, y por el que circulan el nervio óptico y la arteria oftálmica. Se trata del extremo del canal óptico que se localiza en el ala menor del esfenoides y que tiene una longitud de 5-10 mm. Por su parte, el agujero óptico tiene un diámetro de 6,5 mm.

1.1.2. Músculos orbitarios

La musculatura extrínseca del ojo incluye un total de siete músculos.

a) Elevador del párpado superior. Se origina en el ala menor del esfenoides, circula por encima del músculo recto superior, se abre en abanico insertándose en el músculo orbicular de los párpados, tarso superior, cresta lagrimal posterior y sutura frontomalar.

Es el músculo responsable de abrir la hendidura palpebral.

b) Músculos rectos (superior, inferior, interno, externo). Los cuatro músculos rectos se originan en el tendón de Zinn, y se insertan en la parte anterior de la esclerótica.

Inervación; III par craneal, excepto VI par para el recto externo.

Cada músculo lleva el globo ocular hacia sí.

c) Músculos oblicuos.

- Músculo oblicuo mayor. Se origina por encima del agujero óptico, sigue el ángulo superointerno de la órbita, se refleja en su polea y termina sobre la cara superoexterna del hemisferio posterior del ojo. Inervado por IV par craneal. Con el ojo en aducción, hace descender el ojo.
- Músculo oblicuo menor. Se origina por fuera del orificio del conducto lacrimonasal, se dirige hacia abajo y atrás rodeando por debajo el globo ocular y se inserta en la cara inferoexterna del hemisferio posterior del ojo. Inervado por III par craneal. Con el ojo en aducción, eleva el ojo.

1.1.3. Párpados

Piel. La piel del párpado superior es delgada y con la edad suele mostrarse redundante. No suele presentar grasa subcutánea. La piel del párpado inferior generalmente no muestra exceso vertical con el envejecimiento.

Músculo orbicular. El sector orbitario del músculo orbicular es responsable del cierre de los párpados. El sector palpebral se divide en un sector preseptal y un sector pretarsal.

El músculo pretarsal se origina en el canto externo y se inserta con dos cabezas. El vientre superficial forma la parte superficial del tendón cantal medial, y el vientre profundo forma el haz posterior del tendón cantal medial.

El músculo preseptal presenta dos cabezas. El vientre superficial forma la parte superficial del tendón cantal medial, mientras que el vientre profundo se inserta en la fascia lagrimal.

Septo orbitario. Vaina de tejido fibroso grueso firmemente adherida al reborde orbitario y laxamente adherida a los retractores palpebrales. Separa los párpados de las órbitas.

Almohadilla grasa preaponeurótica. Queda inmediatamente por debajo del septo orbitario. En el párpado superior, se divide en un departamento medial y en un departamento central. En el párpado inferior se divide en una bolsa central y otra lateral; éstas, vascularizadas. Se disponen inmediatamente por delante de los elevadores palpebrales.

Elevadores del párpado superior. El elevador del párpado superior se origina en el ala menor del esfenoides y se extiende hacia delante dividiéndose en su aponeurosis y en el músculo tarsal superior o músculo de Muller. Está inervado por el tercer par craneal.

La aponeurosis está formada por fibras colágenas que se originan en el músculo y que se insertan en el músculo orbicular. El septo orbitario se confunde con la aponeurosis.

El músculo de Muller se extiende como una tira de músculo liso desde el elevador hasta el tarso. Se dispone entre la aponeurosis y la conjuntiva.

El complejo es sostenido por el ligamento suspensorio anterior o ligamento de Whitnall, que se dispone entre la cápsula de la glándula lagrimal y el músculo oblicuo superior.

El elevador abre el párpado, y el músculo de Muller ajusta la altura.

Retractores del párpado inferior. Vaina de tejido fibroso que se extiende desde el músculo recto inferior, se divide en el músculo oblicuo inferior y se confunde con el ligamento suspensorio inferior (ligamento de Lockwood).

Tarso. Las láminas tarsales están formadas por tejido fibroso denso. El tarso superior mide 10 mm de altura, mientras que el parte inferior mide solamente 3-4 mm. El tarso contiene las glándulas de Meibomio.

Tendones cantales.

a) Medial. Tendón de inserción de los músculos preseptales y pretarsales.

b) Lateral. Tendón de origen de los músculos pretarsales. Se origina en el tubérculo de Whitnall, que se encuentra 2 mm por detrás del reborde orbitario inferior.

1.1.4. Aparato lagrimal

1.1.4.1. **Glándula lagrimal.** La glándula está dividida en dos lóbulos por la aponeurosis del elevador del párpado. Los conductos excretores se vacían en el saco conjuntival del cuadrante superoexterno del ojo. Las lágrimas circulan por la córnea hasta el ángulo interno del ojo.

1.1.4.2. **Punctum lagrimal.** Pequeñas aberturas de 0,2 mm de diámetro que se encuentran en el párpado superior e inferior y que recogen la secreción lacrimal acumulada en el ángulo interno. Los dos canalículos resultantes se fusionan para formar el canalículo común.

1.1.4.3. **Saco lagrimal.** Estructura de 10 ± 5 mm de diámetro y rodeado por una fascia dura. Recibe el canalículo común en la unión del tercio superior y el tercio medio en su cara lateral.

1.1.4.4. **Conducto nasolagrimal.** Canal intraóseo de 12-15 mm que se abre en el meato inferior. En la apertura del conducto se encuentra un pliegue mucoso denominado válvula de Hausner.

1.2. Fisiología

La glándula lagrimal secreta de forma refleja lágrimas acuosas. Existen tres tipos de células secretoras básicas:

a) Células goblet de la conjuntiva, tarso y limbo que secretan un recubrimiento mucoproteico para el epitelio.
b) Glándulas accesorias de Krause y Wolfring, alojadas en el tejido subconjuntival que producen un flujo constante de lágrimas acuosas.
c) Glándulas de Meibomio, Moll y Zeiss que producen una capa superficial oleosa que evita la evaporación de las capas subyacentes.

1.3. Diagnóstico

1.3.1. Evaluación clínica

1.3.1.1. **Historia clínica.** La exploración del paciente debe comenzar con una historia clínica exhaustiva en la que se recojan datos referentes a enfermedades antiguas, al motivo de consulta del paciente, al momento de instauración del problema y a aquellos factores que lo han agravado o atenuado, síntomas y signos asociados con el cuadro. Es importante detectar entidades familiares.

1.3.1.2. **Exploración clínica.**

a) Evaluación palpebral. Detectar ptosis, edema, masas palpables. La palpación, aplicando una suave presión en cada uno de los cuadrantes orbitarios, puede permitir detectar masas profundas.

b) Exoftalmos o proptosis.

Concepto. Prominencia anormal de uno o ambos ojos, que suele ser el resultado de una masa, una anomalía vascular o de un proceso inflamatorio. En el adulto la distancia entre el reborde orbitario externo y el ápex corneal es de 16 mm. Una asimetría de más de 2 mm entre los ojos es sugestiva de exoftalmos unilateral.

Etiología. El exoftalmos unilateral en los adultos suele deberse a la enfermedad de Graves, seguido por las lesiones tumorales. Entre los niños puede ser debido a una celulitis orbitaria, como complicación de una etmoiditis o de una infección de vías respiratorias altas.

El exoftalmos bilateral en niños puede ser debido a leucemia o a un neuroblastoma metastásico. En adultos se debe pensar en la enfermedad de Graves.

Diagnóstico. Inspección y palpación. Los tumores orbitarios causan un desplazamiento del globo ocular que sigue la posición de la masa orbitaria. El exoftalmos tiroideo presenta un aumento difuso de volumen. El aumento de la proptosis con la maniobra de Valsalva es sugestiva de lesión venosa. La existencia de un exoftalmos pulsátil indica la existencia de una malformación arteriovenosa o una fístula carotido-cavernosa. El método más fiable de medir el exoftalmos es con la exoftalmometría de Hertel.

c) **Trastornos de la motilidad ocular.** Los músculos extrínsecos del ojo están inervados por los pares craneales oculomotores (III, IV y VI). Estos nervios acompañan al seno cavernoso y penetran en la órbita a través de la hendidura esfenoidal.

— Parálisis del nervio motor ocular común. Aparece ptosis palpebral por afectación del elevador del párpado, parálisis de los rectos superior, interno e inferior y del oblicuo menor, así como una midriasis paralítica. El globo ocular queda desviado hacia fuera.

— Parálisis del nervio patético. Aparece diplopia vertical en la mirada inferointerna.

— Parálisis del nervio motor ocular externo. Aparece parálisis del músculo recto externo, desapareciendo la capacidad de abducción del ojo y un estrabismo convergente.

1.3.2. Diagnóstico por la imagen

1.3.2.1. **Radiografía simple.** Las exploraciones simples para el diagnóstico de las lesiones orbitarias pueden incluir las proyecciones de Waters, Caldwell, Townes, oblicua lateral bilateral y lateral simple. Estas exploraciones deben efectuarse en posición supina en situaciones de traumatismos en las que no se puede descartar inestabilidad cervical.

a) Radiografía de Waters. Proyección posteroanterior occipitomentoniana. El paciente está en decúbito prono con el mentón apoyado en la mesa y la nariz ligeramente separada de ella. Esta proyección ofrece una clara visualización del reborde orbitario inferior, pared lateral, arco cigomático, senos maxilares, etmoidales y frontales.

b) Radiografía de Caldwell. Proyección posteroanterior de la órbita. El paciente está en posición de decúbito prono apoyando frente y nariz sobre la mesa. Línea cantomeatal perpendicular al plano de la película. El tubo se inclina hacia los pies de forma que señale hacia la glabela con un ángulo de 15° con la línea cantomeatal.

Permite visualizar el reborde orbitario superior y el techo de la órbita, la pared lateral formada por el ala mayor del esfenoides. Se ve claramente la fisura orbitaria superior entre el ala mayor y menor del esfenoides.

c) Proyección oblicua. Se utiliza para visualizar la pared externa de la órbita y debe efectuarse desde ambos lados. El paciente apoya mejilla, nariz y ceja del lado afecto. El rayo entra por el occipucio y sale por el centro de la órbita.

d) Posición de Rhese. Proyección utilizada para demostrar el canal óptico. Paciente en decúbito prono con cigoma, nariz y mentón apoyados sobre la mesa.

e) Proyección lateral. Utilizada para la detección de cuerpos extraños.

f) Proyección de Townes.

1.3.2.2. **Ecografía orbitaria.** La ecografía es una técnica simple e inocua que puede proporcionar información referente al tamaño, forma, localización, características internas y vascularización de las lesiones orbitarias. Existen varias modalidades de barrido, siendo la más utilizada el barrido en modo B (bidimensional), que puede identificar la presencia de masas orbitarias que modifican el patrón ecográfico de la órbita. El modo A (unidimensional) puede aportar datos sobre la configuración interna de los tumores, mientras que el modo D aporta información sobre los tumores que rodean el nervio óptico.

Para poder ser detectada mediante la ecografía, una masa orbitaria debe ser mayor de 3 mm si se localiza en el sector anterior, y de más de 5 mm si se localiza en sectores posteriores. Los tumores del ápex son especialmente difíciles de localizar. Recientemente la ecografía se ha utilizado como guía de imagen para practicar la técnica de punción-aspiración con aguja fina.

1.3.2.3. **Tomografía computarizada.** Exploración de elección en el diagnóstico de patología orbitaria con presunta afectación ósea, que permite el estudio en cortes axiales y coronales, con cortes de 2-5 mm. Permite además la reconstrucción tridimensional de las imágenes. Puede utilizarse contraste para resaltar determinadas lesiones.

Ventajas:

1. Localiza y delinea de forma precisa las lesiones orbitarias. Tamaño, forma, densidad y localización pueden sugerir un diagnóstico.
2. Identifica la afectación de estructuras vecinas, especialmente con el globo y el nervio óptico.
3. Muestra la afectación del hueso en tumores orbitarios y en traumatismos.
4. Permite planificar la cirugía y evaluar sus resultados.

1.3.2.4. Resonancia magnética. Técnica de imagen que muestra las siguientes ventajas con respecto a la tomografía computarizada:

a) Mejor visualización de tejidos blandos.
b) No irradiación del paciente.

1.3.2.5. Estudios vasculares.

1.3.2.5.1. Venografía. La venografía puede indicar la distorsión del mapa venoso orbitario, lo que puede sugerir la presencia de una masa orbitaria. No obstante, da lugar a falsos negativos en lesiones de pequeño tamaño, lesiones localizadas en sectores temporoinferiores.

1.3.2.5.2. Arteriografía. Procedimiento muy preciso y útil en algunas lesiones de la órbita. Aunque la mayor parte de tumores orbitarios no están vascularizados (ni siquiera los hemangiomas), existen casos donde esta exploración demuestra el suministro vascular.

a) Malformaciones arteriovenosas.
b) Fístula carotido-cavernosa.
c) Hemangiopericitomas.
d) Meningiomas (algunas variedades).

1.3.2.6. Gammagrafía. La exploración con radionúclidos puede aportar información de interés en pacientes con ciertas inflamaciones (enfermedad de Graves) y en algunos tumores (meningiomas).

1.3.3. Diagnóstico histológico

1.3.3.1. Biopsia.

a) Sector anterior. Técnica simple, que puede efectuarse bajo anestesia local y a través de incisiones estéticas (ver sección 5).

b) Sector posterior. En estos casos se debe evaluar individualmente el paciente, dado que procedimiento debe efectuarse con anestesia general. Puede optarse por:

1. Practicar una exéresis-biopsia si el tumor parece operable.
2. Practicar una PAAF si el tumor parece inoperable.

1.3.3.2. Punción-aspiración con aguja fina. La PAAF es la técnica ideal para catalogar lesiones orbitarias profundas cuya biopsia puede requerir la práctica de osteotomías de acceso y anestesia general. Permite el diagnóstico diferencial entre lesiones benignas, malignas e incluso inflamatorias. Puede asociarse a tomografía computarizada o a ecografías.

La técnica emplea una pistola de punción con una jeringa de 20 ml. Se punciona la masa, se aplica succión movilizando el émbolo y se moviliza la aguja. Se intenta que el material necesario quede en la aguja y no en la jeringa. El material se aplica sobre un porta, se fija con etanol al 95% y se tiñe.

Entre las complicaciones citadas figuran la hemorragia orbitaria y la perforación ocular que pueden conducir a ceguera permanente.

2. Entidades clínicas

2.1. Anomalías y deformidades

2.1.1. Anomalías de la órbita ósea. Pueden presentarse aisladas o asociadas a síndromes craneofaciales (ver capítulo 2).

2.1.2. Microftalmos con quiste. Cierre incompleto de la fisura fetal. La consecuencia es la herniación del tejido neuroectodérmico hacia la órbita, y el insuficiente desarrollo del globo ocular.

2.1.3. Encefalocele. El encefalocele es malformación del desarrollo en la que existe tejido cerebral, meninges o ambos en el interior de la órbita. Se clasifica en:

a) Meningocele.
b) Encefalocele.
c) Hidroencefalocele.
d) Meningoencefalocele.

Clínicamente se presenta como una tumoración subcutánea en el área del canto interno o en la raíz nasal, que aumenta de tamaño con el llanto.

Diagnóstico. Tomografía computarizada.

2.1.4. Coristomas. Neoformación de tejido ectópico que habitualmente no se encuentra en el territorio afectado.

a) Quiste dermoide. Tejido ectodérmico en un emplazamiento incorrecto. Tumoración de crecimiento indolente, frecuente en niños, y que suele aparecer en el sector anterolateral de la órbita, especialmente en el cuadrante superior. Puede erosionar el hueso vecino por presión.

Presenta un revestimiento epitelial que incluye apéndices cutáneos como folículos pilosos, glándulas sebáceas y glándulas sudoríparas y con un contenido líquido rico en queratina.

Tomografía computarizada. Masa bien limitada que se localiza en tercio anterior de la órbita, localizada en espacio subperióstico, con densidad grasa y erosión de las paredes óseas circundantes.

b) Quiste epidermoide. Quiste revestido por epitelio escamoso estratificado y relleno de queratina. A diferencia del quiste dermoide, no incluye en su interior los anexos cutáneos.

c) Teratomas. Tumores poco frecuentes que incluyen tejido derivado de las tres capas germinales. Generalmente aparecen en menores de seis meses en forma de exoftalmos masivo.

2.1.5. Hamartomas. Proliferación anómala de tejidos presentes normalmente en el área del tumor.

2.2. Traumatismos

El hueso malar es el principal componente de la prominencia lateral de la cara, y forma la cara inferolateral de la órbita. Está íntimamente relacionado con el maxilar, el frontal y el temporal, y las fracturas suelen producirse en las suturas respectivas: cigomaticofrontal, cigomaticotemporal y cigomaticomaxilar. Estas circunstancias darían lugar a la clásica fractura en trípode. Además, también son frecuentes las fracturas aisladas de arco cigomático y de suelo de órbita (fractura en *blow-out*). La figura 3 recoge la clasificación de North y Knight, que las cataloga según la localización y el desplazamiento de los fragmentos.

Las fracturas del complejo orbitocigomático son las segundas en frecuencia de la región facial, tras las fracturas nasales. El mecanismo de fractura suele ser el impacto directo por agresión o bien los accidentes de tráfico.

2.2.1. Fracturas en trípode

2.2.1.1. Signos y síntomas.

a) Depresión de la mejilla (fig. 4). Los impactos laterales sobre la prominencia malar suelen causar un desplazamiento medial del cigoma. El desplazamiento puede tener una severidad variable, siendo constante el dolor selectivo sobre el trazo de fractura. Este aplanamiento del malar es especialmente evidente cuando se explora el

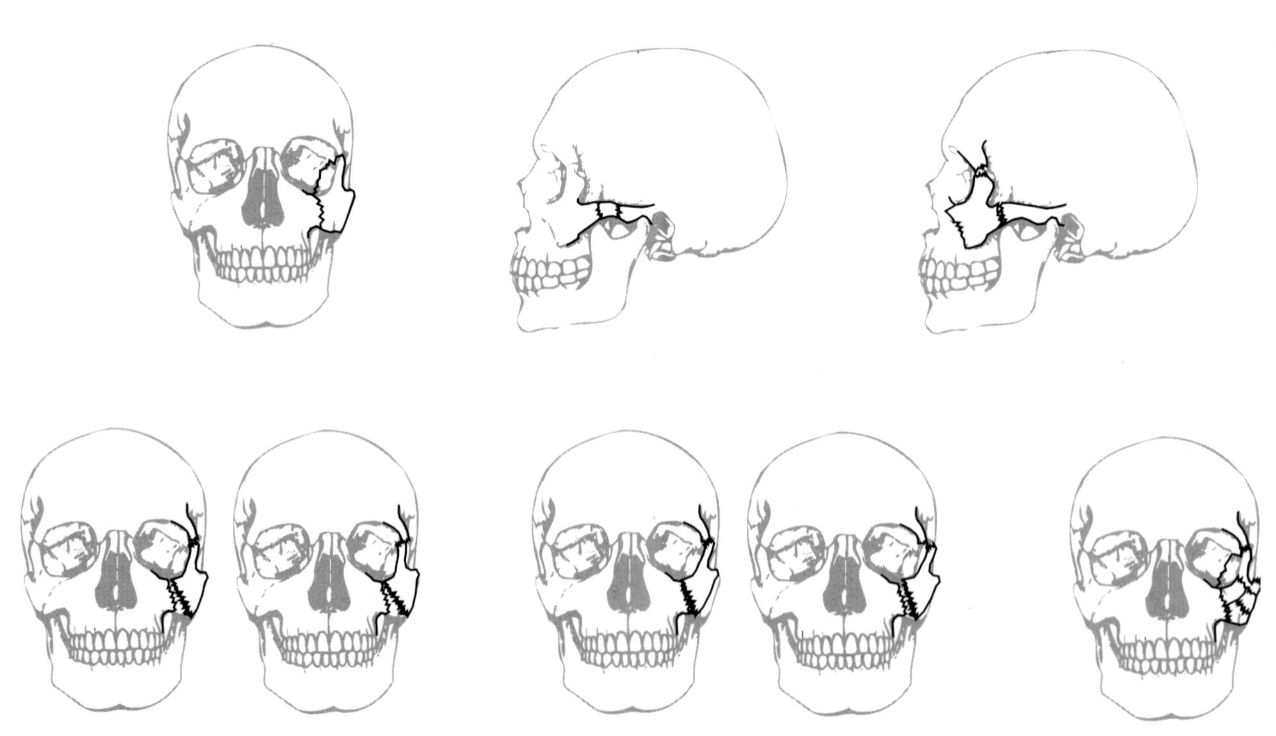

Fig. 15.3.—**Fracturas de malar.** *Tipos:* 1. Sin desplazamiento. 2. Fractura arco cigomático. 3. Sin rotación. 4. Rotación medial. 5. Rotación lateral. 6. Comminuta.

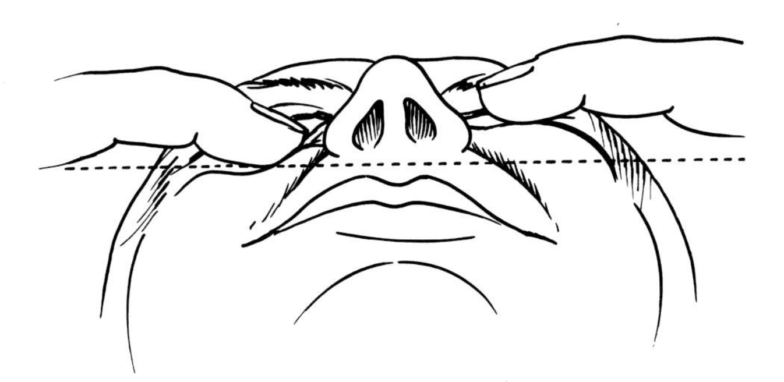

Fig. 15.4.—**Hundimiento malar**. El malar fracturado, está hundido con respecto al lado sano.

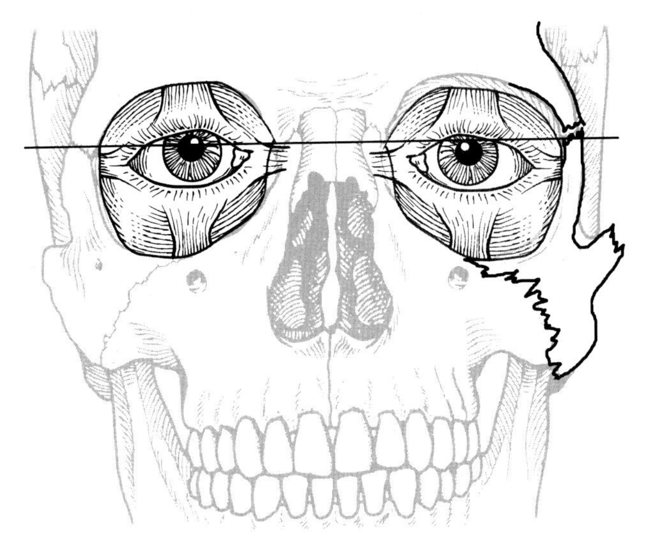

Fig. 15.5.—**Ligamento cantal externo.** El canto externo del ojo suele estar descendido.

paciente desde arriba y comparando la prominencia de ambos malares (fig. 6). No obstante, el edema que se establece después del trauma puede enmascarar las diferencias.

b) Hemorragia. La equimosis periorbitaria aparece en la mayor parte de casos de fracturas aisladas de la órbita, así como en los casos de fracturas complejas: Lefort II-III, nasoorbitoetmoidales, etc. El patrón de dicha hemorragia es variable y no se relaciona directamente con la localización de la fractura.

- Hemorragia anterior al septo orbitario que causa equimosis palpebral.
- Hematoma subperióstico.
- Hemorragia posterior al septo orbitario que incluye hemorragia subconjuntival.
- Hemorragia intraconal.
- Hemorragia intracraneal.

c) Lesión nerviosa. La mayor parte de fracturas malares cursan con lesión del nervio infraorbitario. También

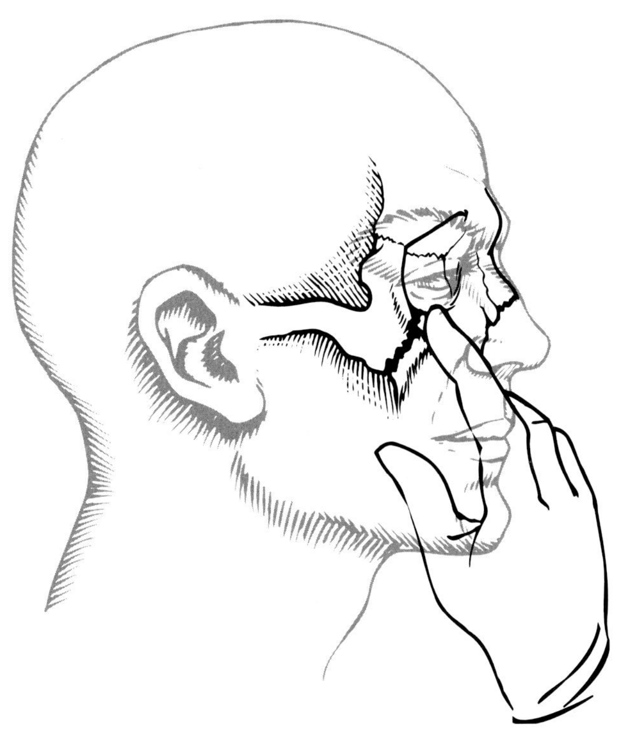

Fig. 15.6.—**Palpación escalón infraorbitario**. Se palpa un escalón en el reborde orbitario.

puede estar dañado el nervio cigomático. Generalmente la recuperación se produce a los seis-nueve meses.

d) Dificultad en la apertura bucal. Con el desplazamiento medial del cigoma, la coronoides puede quedar atrapada, impidiendo los movimientos funcionales de la mandíbula. Es característica la imposibilidad de efectuar movimientos de lateralidad.

e) Enoftalmos. El enoftalmos (hundimiento del globo ocular dentro de la cavidad orbitaria) es una secuela frecuente y de difícil tratamiento de las fracturas orbitarias. El enoftalmos es debido a un aumento de volumen por fractura de las paredes orbitarias, y se ve agravado por la herniación de la grasa hacia los senos paranasales. La atrofia grasa no es un factor importante en la aparición de enoftalmos.

f) Diplopia. La diplopia aparece en un porcentaje sustancial de fracturas malares (7,2-13,1%). La diplopia aparece por interferencias con la acción de los músculos oculares externos, en general por edema y compresión perimuscular. Ocasionalmente puede existir una lesión orgánica de la musculatura ocular. También la alteración traumática del nivel ocular causa visión doble.

La exploración de la diplopia se efectúa movilizando un dedo frente a los ojos del paciente y registrando la existencia de visión doble. Una forma más precisa de analizar la diplopia es la tabla de Hess.

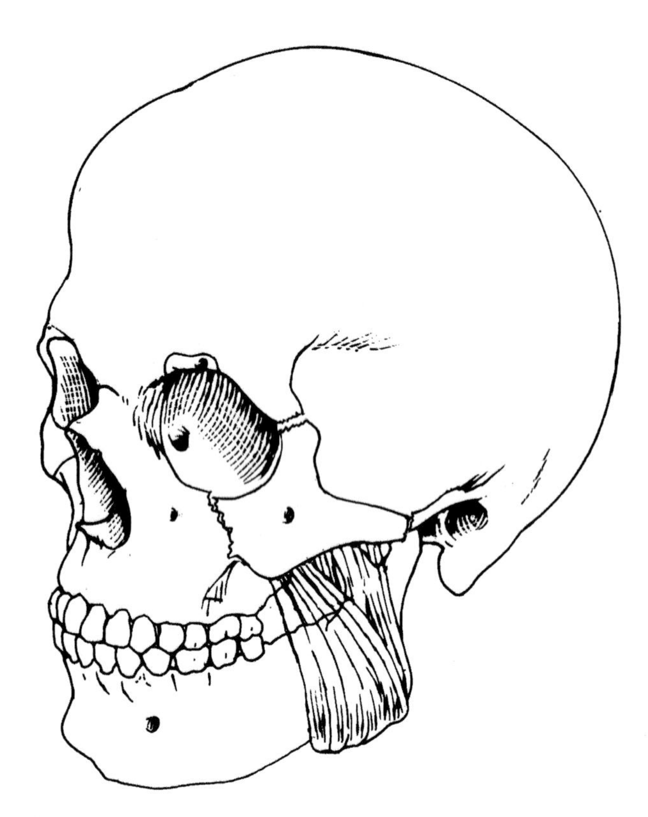

Fig. 15.7.—**Desplazamiento por acción del músculo masetero.** Desplazamiento del malar por la acción del masetero.

g) Alteraciones intraorales. En ocasiones las fractura malar causa un desplazamiento inferior del maxilar que produce secundariamente maloclusión. Además, la lesión del nervio infraorbitario puede dar lugar a anestesia de los dientes afectados. Es frecuente la palpación de un hematoma en el surco vestibular.

h) Epistaxis. La hemorragia postraumática puede dar lugar a un hemoseno, y secundariamente a epistaxis homolateral.

i) Anomalías en la forma de la hendidura palpebral, con modificación del nivel cantal y aumentos de la distancia intercantal (telecanto) (fig. 5).

j) Anomalías del aparato lagrimal, cuyo síntoma príncepс es la epifora.

2.2.1.2. Tratamiento.

a) Objetivos del tratamiento.

1. Restaurar el contorno normal de la cara para normalizar la estética, obteniendo estabilidad a largo plazo.
2. Asegurar la posición y función normal del canto externo.
3. Prevenir el enoftalmos y corregir la diplopia.
4. Eliminar las interferencias en los movimientos mandibulares.

b) Métodos de reducción de la fractura.

La reducción de la fractura debe ser emprendida precozmente, dado que la desimpactación resulta cada vez más complicada con el paso del tiempo. Se aconseja proceder a la reducción entre diez y catorce días después del traumatismo. Teóricamente la reducción puede conseguirse hasta seis semanas después de la fractura, aunque a las dos semanas la reducción puede resultar extremadamente laboriosa.

1. Técnica de Gillies (fig. 8). Se trata de una técnica muy simple para elevar complejos cigomáticos hundidos. Sin necesidad de rasurar el cabello, se efectúa una incisión de 3 cm en la región temporal, paralela a la línea de implantación del cabello. Se expone la fascia temporal (que se inserta en el arco cigomático), y se introduce un elevador de Bristowe entre la fascia y el músculo temporal (que se inserta en la coronoides), llevándolo por debajo del hueso cigomático. Se aplica presión hacia arriba y delante hasta dejarlo en su posición correcta. Puede dejarse un drenaje tipo Penrose impregando de pomada antibiótica que mantiene la posición del fragmento reducido.

Sus ventajas incluyen la ausencia de cicatrices visibles, el poco riesgo de infección y la escasa probabilidad de lesión nerviosa.

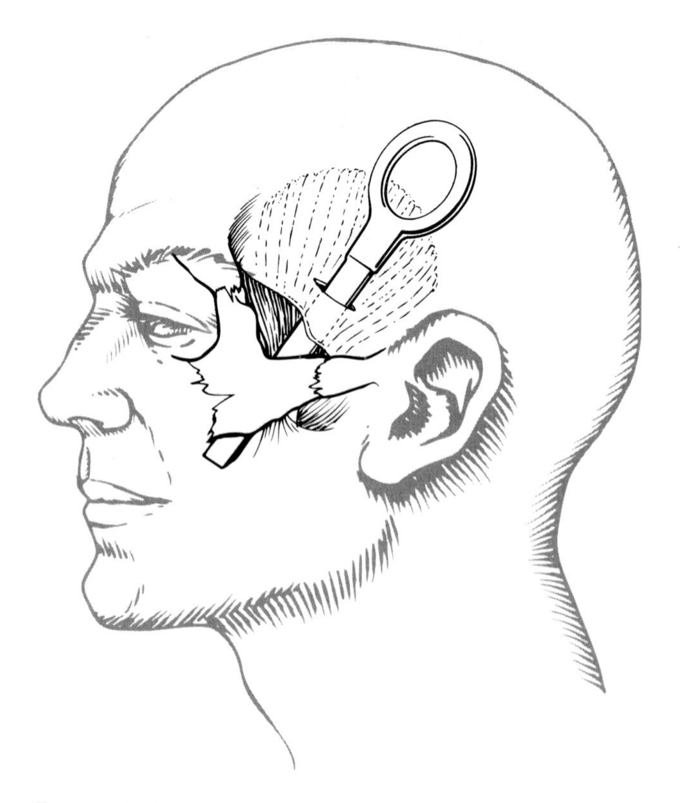

Fig. 15.8.—**Reducción vía temporal.** Introduciendo un elevador subtemporal.

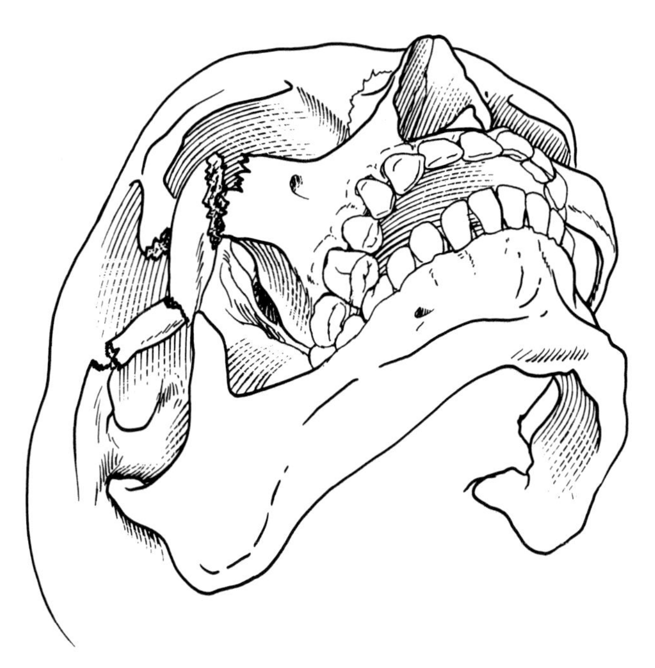

Fig. 15.9.—**Fractura arco cigomático.** Limitación de la apertura de la boca por interferencia de la apófisis coronoides con un arco cigomático fracturado.

Entre sus inconvenientes figuran la no exposición del suelo de la órbita, la imposibilidad de osteosíntesis y el riesgo potencial de reducción incorrecta.

2. Técnica de Ginestet. Se introduce un gancho curvo (de Ginestet) a través una incisión puntiforme en la mejilla. El gancho se lleva a la parte inferior del cuerpo del malar y se reduce la fractura, desplazando el malar en sentido contrario al de la fractura.

3. Técnica intraoral. Se aborda la lesión desde una incisión en el fondo del vestíbulo y se introduce un instrumento romo bajo el arco cigomático para elevar el hueso a su posición correcta. Aisladamente puede ser una técnica difícil, pero si se combina con el abordaje de Gillies resulta extremadamente útil.

Se trata de un abordaje que no deja cicatrices visibles.

4. Abordaje coronal (fig. 11). La incisión coronal permite exponer de forma directa todo el complejo orbitario hasta el arco cigomático, y aplicar aquellos métodos de osteosíntesis que resultan necesarios.

c) Técnicas de fijación.

Aunque algunas de las fracturas de malar son estables tras la reducción simple, la mayor parte requieren técnicas de ostesíntesis para mantener la estabilidad de los fragmentos. Entre los factores que contribuyen a la falta de estabilidad en estas fracturas figuran: fuerzas musculares, tipos de fracturas, pérdida de hueso, desplazamiento óseo con pérdida de periostio y fibrosis residual. Las principales fuerzas musculares implicadas dependen del músculo masetero, aunque la musculatura de la mímica puede desempeñar un papel menor. Además existen tipos de fractura como las que han rotado medial o lateralmente o las fracturas conminutas que son especialmente inestables (fig. 7).

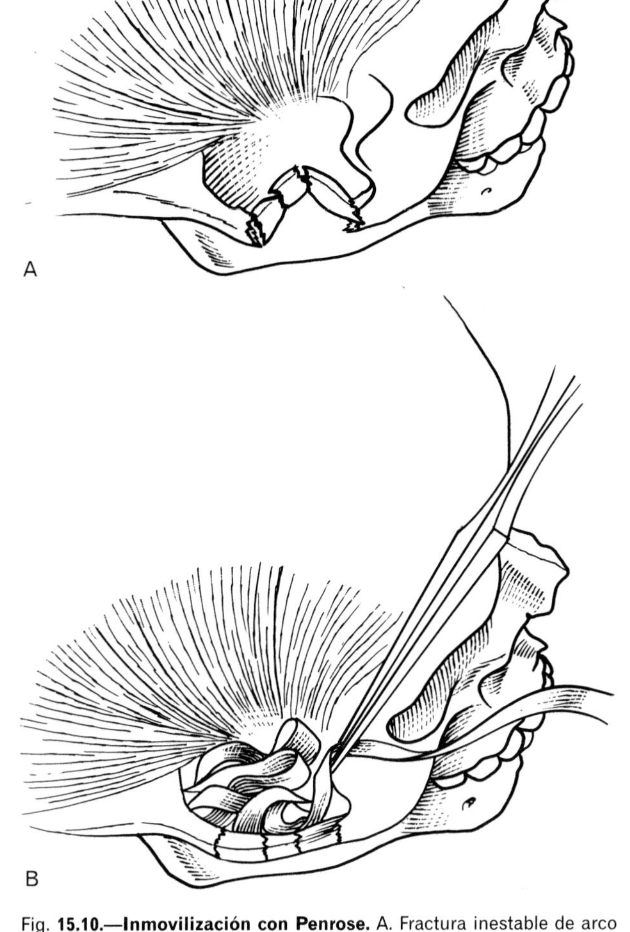

Fig. **15.10.—Inmovilización con Penrose.** A. Fractura inestable de arco cigomático. B. Inmovilización con apósito tipo Penrose tras la reducción.

El complejo orbitocigomático presenta cuatro arbotantes (región frontocigomática, arco cigomático, arbotante maxilar y reborde infraorbitaria), que es donde suele aplicarse la fijación. La estabilidad es mayor cuanto más arbotantes se utilicen para la fijación, siendo el número mínimo el de dos.

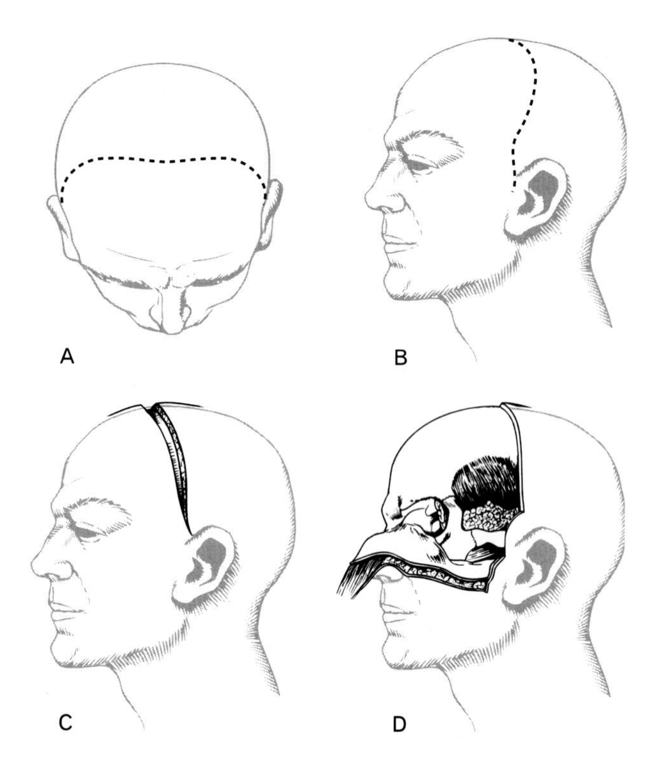

Fig. 15.11.—**Vías de abordaje orbitarias.** *Coronal:* A y B. Incisión. C. Plano subaponeurotico. D. Exposición.

Métodos de fijación disponibles.

a) Apósito antral. Este apósito antral suele utilizarse para estabilizar fracturas conminutas del suelo o del cuerpo del cigoma. Se aborda el seno maxilar, a través de un Caldwell-Luc estándar; se limpia el seno maxilar de fragmentos de hueso y de coágulos. El seno se rellena de la sustancia elegida (ver tabla I), y este apósito se mantiene durante tres semanas. Esta técnica solamente debe utilizarse en situaciones de gran conminución y en las que no sea posible aplicar fijación rígida.

Tabla I

Drenaje de Penrose
Cánulas de plástico
Penrose relleno de gasa
Tiras de gasa orillada, impregnadas de yodoformo, antibiótico o barniz de Whitehead
Sondas de Foley
Sondas de Krenkel

b) Agujas de Kirschner. La aplicación de un Kirschner transfacial, transnasal o transcigomático obtiene fijaciones estables y fiables. Estas agujas se retiran a las seis semanas.

c) Osteosíntesis alámbrica. La fijación con alambre tiene la ventaja de su amplia disponibilidad, el pequeño tamaño de las incisiones necesarias y su bajo coste. Sus inconvenientes son que permiten la rotación alrededor de un punto de fijación, y su dificultad de uso en situaciones de conminución. La osteosíntesis alámbrica requiere al menos tres puntos de fijación para asegurar la estabilidad.

d) Fijación rígida. Las miniplacas son el mejor método para tratar fracturas de cigoma inestables. Proporcionan estabilidad tridimensional y una cicatrización ósea más rápida. Entre sus inconvenientes figuran el tamaño de las incisiones, la necesidad de desperiostizar el hueso, la necesidad de experiencia técnica y el mayor coste del material. La estabilidad está asegurada si se fijan 3 o 4 arbotantes, o 2 arbotantes (frontocigomático e infraorbitario). El empleo de una sola placa en la sutura frontocigomática no asegura la estabilidad de la fractura.

Los nuevos materiales de perfil bajo o las microplacas ofrecen unas características similares a las miniplacas con la ventaja añadida de su menor volumen.

Localización de las osteosíntesis.

1. Sutura frontocigomática. Se trata del pilar de más resistencia del complejo cigomático. La osteosíntesis en esta región puede hacerse por un abordaje de cola de ceja o mediante un abordaje coronal. Tras la reducción, la estabilidad del área puede conseguirse mediante alambre, o preferentemente con miniplacas.

2. Reborde infraorbitario. El reborde infraorbitario puede abordarse por una vía subciliar, o por vía transconjuntival. La fijación de la fractura puede hacerse mediante osteosíntesis alámbrica o con microplacas. Las miniplacas son excesivamente voluminosas y son palpables bajo la delgada piel de los párpados.

3. Arbotante maxilar. Puede abordarse igualmente por vía subciliar o transconjuntival. Deben emplearse osteosíntesis alámbrica o bien microplacas.

2.2.2. Fracturas de arco cigomático. Las fracturas de arco cigomático se pueden asociar a otro tipo de fracturas malares, o bien pueden aparecer aisladamente (poco frecuente) (fig. 9).

El signo clínico característico de estas fracturas es la dificultad de apertura bucal debido al atrapamiento de la apófisis coronoides de la mandíbula. En fases iniciales puede ser posible palpar y visualizar una depresión en la región preauricular, pero con frecuencia el edema enmascara estos hallazgos.

Tipos de fractura

a) No desplazadas.
b) Fractura con hundimiento en V.
c) Fracturas conminutas.

Tratamiento. El arco cigomático se reduce recurriendo a la técnica de Gillies. La fijación de los fragmentos no es necesaria, pero en aquellos casos de fracturas complejas en las que se ha utilizado un abordaje coronal pueden aplicarse microplacas.

2.2.3. Fracturas en «blow-out». La pared inferior de la órbita está formada por la porción orbitaria del hueso maxilar y por el malar. Se trata de una estructura extremadamente delgada, sobre todo en la vecindad del surco infraorbitario.

a) Etiología. En 1957 Smith demostró que el impacto de un objeto de diámetro mayor al del marco orbitario causa un aumento súbito de la presión intraorbitaria, haciendo que se produzca la fractura de la zona más débil. Los fragmentos de hueso son desplazados hacia el seno maxilar, quedando adheridos al periostio orbitario (fractura «en trampilla»). La grasa orbitaria se hernia hacia el antro, pudiendo arrastrar a la musculatura ocular externa. Las consecuencias directas de este fenómeno pueden ser la diplopia y el enoftalmos.

b) Signos y síntomas. En la fase inicial, el paciente se presenta con edema y equimosis periorbitaria. Pueden existir parestesias en la distribución del nervio infraorbitario. Es característica la diplopia en la mirada superior.

La exploración debe incluir el test de ducción forzada: se prende el recto inferior a través del fórnix conjuntival inferior con unas pinzas y se rota ligeramente hacia arriba. La resistencia a dicho movimiento es diagnóstica de atrapamiento muscular.

c) Diagnóstico por la imagen. La radiografía revela la ausencia de lesión en el hueso y arco cigomático. Los signos de fractura en *blow-out* son:

1. Velamiento del seno maxilar y celdillas etmoidales.
2. Signo de la gota colgante. Convexidad lisa en el techo de la órbita formada por sangre extravsada y grasa orbitaria.

La TC en cortes axiales y especialmente coronales es particularmente útil para demostrar las fracturas aisladas de suelo de órbita. Además permite identificar la relación que mantienen los músculos con el tejido herniado.

d) Tratamiento. Las fracturas del suelo de la órbita se asocian en un porcentaje elevado con otras lesiones del complejo frontocigomático. Así algunas series hablan de un 55% de *blow-out* puros frente a un 45% de fracturas complejas.

La decisión de explorar un suelo de órbita viene dictada por los siguientes factores: enoftalmos de más de 3 mm, limitación de la función de la musculatura ocular extrínseca, defecto óseo con herniación de contenido orbitario evidenciado en el TC.

La lesión se aborda por vía subciliar o transconjuntival. Las lesiones más simples precisan solamente de la reposición del material orbitario herniado hacia el seno maxilar. Los defectos de mayor tamaño precisan de materiales de reconstrucción orbitaria (ver tabla II).

Tabla II. Materiales utilizados para restaurar suelo de órbita
Hueso autógeno
Cartílago autógeno
Hueso alógeno
Cartílago alógeno
Duramadre liofilizada
Películas de gelatina (Gelfim)
Silicona
Teflón
Supramid
Polietileno
Cerámica de óxido de aluminio
Metilmetacrilato

2.3. Inflamaciones

2.3.1. Bacterianas. Las celulitis orbitarias son la causa más frecuente de exoftalmos unilateral en pacientes pediátricos. Suelen ser secundarias a infecciones de las estructuras circundantes como senos paranasales, piel o cavidad nasofaríngea.

Clínica. Exoftalmos, fiebre, dolor, edema de los tejidos blandos periorbitarios y limitación de la motilidad ocular.

Etapas:

Celulitis preseptal. Proceso inflamatorio que aparece por delante del septo sin afectar a la órbita propiamente dicha. Cursa con edema e inflamación palpebral, sin exoftalmos ni limitación de la motilidad ocular.

Absceso subperióstico. El absceso subperióstico intraorbitario aparece de forma característica en el cuadrante supermedial, desplazando el globo ocular hacia abajo y afuera. Precisa desbridamiento quirúrgico.

Celulitis orbitaria. Edema periorbitario, limitación de los movimientos oculares, dolor, exoftalmos y signos generales de infección.

Trombosis del seno cavernoso. La trombosis del seno cavernoso es consecuencia de una infección de la piel facial, senos, oído u órbita. Se caracteriza por los siguientes signos acompañantes: náuseas y vómitos, fiebre y escalofríos, cefalea, leucocitosis, congestión venosa, exoftalmos y una coloración azulada de los párpados. Se acompaña de midriasis y paresia de los pares craneales IV y VI.

Los agentes causales más frecuentemente implicados son el *Staphylococcus aurues,* especies de *Streptococcus* y el *Hemophilus influenzae.*

Tratamiento. Antibioterapia sistémica, acompañado si es necesario de drenaje de los senos y de la órbita.

2.3.2. Micóticas. Las infecciones fúngicas más frecuentes y severas de la órbita son aquéllas causadas por *Phycomicetes,* concretamente por los géneros *Mucor* y *Rhizopus.*

Estos gérmenes suele propagarse desde la vía respiratoria alta en pacientes con acidosis metabólica y con enfermedad sistémica incapacitante.

Factores predisponentes: diabetes, insuficiencia renal, tumores malignos, tratamiento con esteroides.

Tratamiento. Desbridamiento quirúrgico y anfotericina B.

2.3.3. Oftalmopatía tiroidea (enfermedad de Garves oftálmica)

Concepto. Enfermedad multisistémica de origen desconocido caracteriza por una o más de las siguientes entidades clínicas:

a) Hipertiroidismo con hiperplasia tiroidea difusa.
b) Dermopatía infiltrativa.
c) Oftalmoplejía infiltrativa.

Etiología. La patogénesis de la entidad se desconoce, aunque se atribuye a un fenómeno autoinmune que conduce al edema, infiltración linfocitaria, fibrosis y contractura de la musculatura ocular externa, así como a la tumefacción de los tejidos retrobulbares.

Clínica. Una de las principales características de la enfermedad es su carácter cambiante, de forma que son frecuentes remisiones y exacerbaciones. No obstante, algunos de los hallazgos característicos son (tabla III):

1. Retracción palpebral (signo de Von Graef), con resistencia del párpado superior a la tracción inferior.
2. Exoftalmos.
3. Limitación de los movimientos oculares. Los músculos más afectados son el recto inferior y el recto interno. El paciente puede referir diplopia.
4. Edema palpebral.
5. Temblor con los párpados cerrados.
6. Parpadeo infrecuente.
7. Dilatación pupilar desigual.

Tabla III. Clasificación de Werner de la oftalmopatía de Graves

Clase 0.	Ausencia de signos y síntoma
Clase 1.	Sólo signos, sin síntomas.
Clase 2.	Afectación de tejidos blandos (signos y síntomas)
Clase 3.	Exoftalmos
Clase 4.	Afectación de la musculatura extraconal
Clase 5.	Afectación corneal
Clase 6.	Pérdida de visión (afectación del nervio óptico)

Tomografía computarizada: 1) Exoftalmos, 2) tumefacción de los músculos oculares externos con inserciones normales, 3) prolapso septal de la grasa orbitaria y 4) afectación bilateral.

Tratamiento.

1. Control del hipertiroidismo.
2. Tratamiento sintomático.
3. Esteroides sistémicos.
4. Descompresión quirúrgica.
   a) Dos paredes (suelo e interna).
   b) Tres paredes (inferior, medial y lateral).
5. Dermolipectomía palpebral.

2.3.4. Pseudotumor orbitario

Concepto. Las inflamaciones orbitarias crónicas de etiología desconocida se califican colectivamente como pseudotumores.

Clínica. Aparecen típicamente dolor, exoftalmos, limitación en los movimientos oculares y trastornos de la visión.

Tomografía computarizada: 1) Exoftalmos, 2) tumefacción de la musculatura con inserciones anormales, 3) afectación preferente del sector anterior de la órbita, 4) reborde esclerouveal denso y 5) afectación unilateral.

Tratamiento. La administración de esteroides orales produce una resolución rápida de los síntomas.

2.4. Tumores

Los tumores orbitarios representan aproximadamente el 20% de la patología orbitaria (tabla IV).

2.4.1. Tumores fibrohistiocíticos. Grupo de neoplasias que se originan en el fibroblasto primitivo o en los histiocitos.

2.4.1.1. **Fascitis nodular.** Lesión benigna de crecimiento local rápido y agresivo. Histológicamente se presenta como una proliferación de fibroblastos que se disponen en forma de haces. Es necesario diferenciarlo de los sarcomas.

Tabla IV. Incidencia de los diversos tumores orbitarios

Hemangiomas	25
Meningiomas	21
Metástasis	21
Linfomas	17
Neurofibroma	16
Invasión por vecindad	13
Schwanoma	9
Lagrimal	8
Glioma	4
Linfagioma	4
Miscelánea	12

2.4.1.2. Histiocitoma fibroso. Grupo de enfermedades con características clínicas e histológicas muy variables y que contienen fibroblastos e histiocitos en proporciones variables. Generalmente son benignos, aunque existen casos con infiltración local o con metástasis a distancia.

2.4.1.3. Fibrosarcoma. Tumor infiltrante maligno que se manifiesta en forma de exoftalmos. Puede originarse en estructuras vecinas o bien ser una secuela de la irradiación en un retinoblastoma.

2.4.2. Tumores musculares

2.4.2.1. Rabdomiosarcoma. Neoplasia maligna primaria orbitaria, más frecuente en la infancia. Un 75% de los casos aparece en niños de menos de doce años, con una edad media de siete, ocho años. Es más frecuente en varones.

Variedades histológicas. Se origina en restos de células mesenquimales y puede diferenciarse a músculo estriado. Se han descrito las variedades embrionaria, alveolar, pleomórfica.

Clínica. El rabdomiosarcoma orbitario causa exoftalmos unilateral de rápida evolución (días a semanas). Las formas palpebrales pueden aparecer en forma de nódulo indoloro. También puede existir pérdida de visión y de motilidad ocular.

Se trata de un tumor localmente agresivo, con tendencia a recidivar y a invadir senos paranasales y cavidad craneal. Puede metastizar a pulmón y hueso.

Tratamiento. Multidisciplinario.

Pronóstico. Son tumores que tienen mal pronóstico. La mortalidad en las lesiones orbitarias es del 60%.

2.4.2.2. Otras variedades: rabdomioma, leiomiomas...

2.4.3. Anomalías vasculares

2.4.3.1. Malformaciones vasculares. Las malformaciones vasculares, a diferencia de los tumores, son entidades poco frecuentes, pero que simulan la clínica de lesiones neoplásicas.

a) Aneurisma orbitario. Entidad poco frecuente que se caracteriza por la dilatación de una arteria. Los signos son el exoftalmos pulsátil y la congestión vascular. Pueden existir trastornos visuales por compresión del nervio óptico.

b) Fístula arteriovenosa. La fístula carotidocavernosa, a pesar de ser extraorbitaria, puede presentar signos de patología orbitaria. Suelen ser debidas a traumatismos. Los signos clínicos son el exoftalmos pulsátil, la paresia de la musculatura extraocular y el glaucoma secundario.

c) Varices orbitarias. Aumento de tamaño de una vena orbitaria. El signo clásico es el exoftalmos intermitente que depende de la presión venosa (posición de la cabeza, maniobra de Valsalva).

2.4.3.2. Tumores vasculares.

a) Hemangioma capilar. Nódulo rojizos que aumentan de tamaño durante el primer mes después del embarazo. Suelen regresar espontáneamente hacia los ocho años. Se pueden asociar con trastornos de la refracción y debe evitarse la ambliopía.

Tratamiento. Si existe disfunción ocular o en anomalías estéticas severas.

a) Esteroides sistémicos.
b) Radioterapia superficial.
c) Cirugía.
d) Crioterapia.

b) Hemangioma cavernoso. Tumor benigno más frecuente del adulto. Aparece como una masas retrobulbar intra o extraconal en sujetos de veinte-cuarenta años.

Tratamiento. Extirpación quirúrgica.

c) Linfangiomas. Proliferación difusa de vasos linfáticos. Se trata de un tumor poco frecuente que puede aumentar de tamaño debido a hemorragia interna espontánea. Puede aparecer exoftalmos debido a los quistes de chocolate.

Tratamiento. Cirugía si existe compresión del nervio óptico.

d) Otras variedades: hemangiopericitoma, sarcoma de Kaposi.

2.4.4. *Tumores óseos y condrales*

2.4.4.1. Tumores benignos

a) Osteoma.

b) Osteoblastoma.

c) Condroma.

2.4.4.2. Tumores malignos

a) Sarcoma osteogénico.

b) Condrosarcoma.

2.4.4.3. Pseudotumores

a) Displasia fibrosa. Proliferación ósea no neoplásica de origen desconocido. Suele afectar a varios huesos produciendo deformidad facial de grado variable, indolora y lentamente progresiva.

b) Otros. Histiocitosis X, enfermedad de Paget, etc.

2.4.5. Tumores del nervio óptico. El tumor de origen neural más frecuente de la órbita son los gliomas de nervio óptico y los neurofibromas plexiformes; ambas entidades pueden aparecer en relación con el síndrome de Von Recklinghausen.

2.4.5.1. **Glioma.** Proliferación anormal de neuroglías.

Incidencia. Tumor que aparece en pacientes de menos de quince años (80%). Ligero predominio en mujeres. Un 25% aparece en sujetos con neurofibromatosis.

Clínica. Exoftalmos indoloro y progresivo, que se acompaña de pérdida de visión. Si existe afectación craneal pueden observarse nistagmo, cefaleas y vómitos. Otras manifestaciones oftálmicas incluyen papiledema y estrabismo. Los gliomas infantiles no sufren transformación maligna.

Radiología. Aumento de tamaño concéntrico del foramen óptico conservando un margen cortical bien definido.

Tomografía computarizada. Tumefacción fusiforme bien limitada del nervio óptico, que puede mostrar acodaduras. Dentro del nervio óptico puede observarse la formación de quistes y áreas de diferente densidad intratumoral. Aumento de tamaño del foramen óptico. El medio de contraste muestra captación por parte del tumor.

Histología. Engrosamiento fusiforme y liso del nervio óptico entre el globo y el agujero óptico.

2.4.5.2. **Meningioma.** El meningioma se puede originar bien en el cráneo e invadir secundariamente la órbita, o lo que es menos frecuente originarse en las meninges intraorbitarias del nervio óptico.

Incidencia. Es responsable del 3-10% de lesiones que causan exoftalmos unilateral. Es más frecuente que el glioma, es un tumor típicamente femenino, que afecta a sujetos jóvenes.

Clínica. Pérdida de visión y exoftalmos progresivo. También puede observarse pérdida del campo visual, atrofia óptica, edema palpebral, oftalmoplejía e hiperostosis de las paredes orbitarias.

Tomografía computarizada. Tumefacción tubular del nervio óptico con expansión fusiforme en el ápex, con frecuente extensión intracraneal. Existe aumento de tamaño del foramen óptico. En fases tardías se puede observar hiperostosis de las paredes orbitarias.

Tratamiento. Cirugía. La radioterapia no tiene ningún papel.

2.4.5.3. **Astrocitoma maligno.** Tumor de sujetos adultos que se presenta con pérdida de visión súbita, exoftalmos, papiledema y cefaleas. La muerte se produce en seis-doce meses.

2.4.5.4. **Neurofibroma.** Tumores infiltrantes, muy vascularizados, que afectan a la parte lateral del párpado superior y sector anterior de la órbita. Suelen acompañarse de ptosis progresiva y de una displasia fibrosa que afecta al esfenoides.

2.4.6. Tumores linfoides. Los tumores de origen linfoide son más frecuentes en adultos que en niños.

2.4.6.1. **Hiperplasia linfoide reactiva.** Proceso benigno idiopático, que con frecuencia es difícil de diferenciar de lesiones malignas.

Características específicas: a) polimorfismo celular; b) formación de folículos linfoides; c) evidencia de reacción inflamatoria.

2.4.6.2. **Linfomas.** Tumores malignos que suelen aparecer en sujetos de edad avanzada (excepto Burkitt) sin preferencia de sexos evidenciable.

a) Linfoma de Hodgkins.

b) Linfoma no hodgkiniano.

2.4.6.3. **Lesiones plasmocitarias.** Tumores derivados del plasmocito, que es uno de los principales componentes del sistema reticuloendotelial. Existen numerosas variedades tumorales, entre las que figuran el mieloma múltiple, el plasmocitoma solitario o la macroglobulinemia de Waldenstrom.

2.4.7. Tumores de las glándulas lagrimales

2.4.7.1. **Tumores epiteliales.** Los tumores epiteliales de las glándulas lacrimales representan aproximadamente el 5% de las lesiones expansivas orbitarias. Un 50% son benignas y un 50% son malignas.

a) **Tumor mixto benigno.** Tumor de crecimiento lento e indoloro que aparece en las cuarta y quinta décadas. Tienen tendencia a recidivar si no se extirpan totalmente, y a malignizar si no se tratan. Se ha observado que la biopsia de esta lesión tiene una riesgo 10 veces superior de recidiva que cuando se procede a la exéresis-biopsia de toda la glándula.

Tratamiento. Escisión del tumor en bloc, sin contaminación de los tejidos adyacentes.

b) **Tumores malignos.** Los síntomas clínicos incluyen exoftalmos con un desplazamiento inferomedial del ojo. Puede palparse una masa en el cuadrante superoexterno. Es posible la existencia de diplopia. También es frecuente el dolor, que se debe a la invasión perineural.

- *Carcinoma adenoide quístico.* Tumor epitelial maligno más frecuente de la glándula lagrimal. Aparece en sujetos de cuarenta-cincuenta años con preferencia en mujeres. Tiene una elevada tasa de recidiva (hasta el 70%) y puede infiltrar localmente senos paranasales y cavidad intracraneal.

- *Adenocarcinoma.* Clínicamente semejante, aunque aparece en sujetos de mayor edad, y de sexo masculino. Segundo tumor maligno en frecuencia.

- *Tumor mixto maligno.* Aparece en un 10% de los tumores mixtos de veinte años de evolución que no han sido tratados.

Tratamiento. Cirugía radical con exenteración orbitaria. La radioterapia aislada o combinada con otras modalidades no desempeña ningún papel en el tratamiento de los tumores lagrimales.

2.4.7.2. **Tumores no epiteliales.** Poco frecuentes. Suele tratarse de lesiones de estirpe linfoide, y con un comportamiento altamente agresivo.

2.4.8. Tumores secundarios y metástasis

2.4.8.1. **Párpados.** Los párpados pueden ser asiento de neoplasias cutáneas semejantes a las del resto del organismo. Entre ellas figuran:

a) **Carcinoma basocelular.** Se trata del umor más frecuente (90%), siendo especialmente la afectación orbitaria en aquellas lesiones tenebrantes que se originan en el canto interno. Se trata de un tumor de crecimiento lento que raramente metastatiza.

b) **Carcinoma espinocelular.** Lesión menos frecuente pero más agresiva, afectando especialmente al párpado inferior.

c) **Melanoma.** Lesión poco frecuente en la localización palpebral, pero extremadamente maligna.

d) **Carcinoma de células sebáceas.** Tumor maligno que se origina en las glándulas de Meibomio y sebáceas de los párpados. Representa menos del 5% de todos los tumores orbitarios. Aparece en sujetos ancianos y con mayor frecuencia en mujeres. El 60% de las lesiones aparecen en párpado superior. Se presenta como un nódulo de pequeño tamaño en la vecindad del margen palpebral, que simula un chalazión.

2.4.8.2. **Senos paranasales.** Las lesiones expansivas de los senos paranasales, sean inflamatorias (mucoceles) o neoplásicas (carcinoma de células escamosas, adenocarcinoma, carcinoma adenoide quístico), pueden afectar a los tejidos orbitarios, causando exoftalmos excéntrico y limitación de los movimientos oculares.

2.4.8.3. **Metástasis.** Los tumores de origen metastásico son muy frecuentes en la órbita, representando el 15% de las neoplasias malignas de esta localización. En un 5% de los casos existe afectación orbitaria bilateral.

a) **Paciente pediátrico.**

Neuroblastoma juvenil. Lesión que aparece en sujetos de menos de siete años. Se trata de una neoplasia de tejido neuroblástico embrionario que aparece en el 50% de los casos en glándulas suprarrenales, 25% retroperitoneal y 2-5% en el cuello. En estos pacientes la metástasis orbitaria afecta al hueso y no al globo, y en especial al cigoma. Así aparece como un exoftalmos bilateral con equimosis palpebral en anteojos, y una masa facial lateral. Son frecuentes el dolor, la pérdida de visión y los trastornos de motilidad ocular. En el 50% de los pacientes aparecen metástasis bilaterales.

b) **Paciente adulto.** Los carcinomas pueden metastatizar en la órbita. El adenocarcinoma de mama es la lesión más frecuente en la mujer y el carcinoma de pulmón el más frecuente en el varón. Pueden ser el primer síntoma de la enfermedad.

3. Técnicas quirúrgicas

3.1. Abordajes quirúrgicos a la órbita

El abordaje quirúrgico al esqueleto óseo de la órbita puede efectuarse satisfactoriamente a través de diferentes vías, cutáneas y mucosas (fig. 12). No obstante, existen diferencias en los resultados estéticos y funcionales. Los principios que deben guiar el diseño de estas incisiones son una buena visibilidad intraoperatoria y una mínima formación de cicatrices posoperatorias (tablas V y VI).

Tabla V. Abordaje quirúrgico según la localización de la masa orbitaria

Localización de la masa	Acceso quirúrgico
Extensión intracraneal	Superior
Ápex y canal	Superior
Ápex	Lateral
Superior extraconal	Anterior
Superonasal	Anterior/lateral
Superotemporal	Lateral/anterior
Inferior	Lateral/anterior
Otros	Lateral

Tabla VI. Espacios quirúrgicos de la órbita

Espacios extraconales	
Espacio subperióstico	Limitado por hueso y periórbita
Espacio quirúrgico periférico	Limitado por periórbita y músculos extraoculares
Espacios intraconales	
Espacio quirúrgico central	Área contenida por el cono muscular
Espacio de Tenón	Área que rodea el sector posterior del globo

3.1.1. Abordajes superiores. Permiten abordar el reborde supraorbitario, la sutura frontocigomática, frontonasal, el párpado superior y los espacios orbitario superior medial y lateral.

a) Marginal superior. Incisiones que se practican en el sector medial y lateral de la ceja, y que se han utilizado ampliamente en traumatología debido a la vecindad con la sutura frontocigomática. El acceso es limitado y la formación de cicatrices inestéticas es frecuente.

b) Superolateral (Stallard-Wright). Incisión que comienza en el reborde supraorbitario bajo la ceja, sigue el canto externo lateralmente hacia el malar. Permite exponer la fosa lagrimal, la mitad lateral de la órbita superior y el malar. La forma en *S* itálica permite una amplio acceso. Es una técnica útil en orbitotomías laterales para resección de tumores orbitarios.

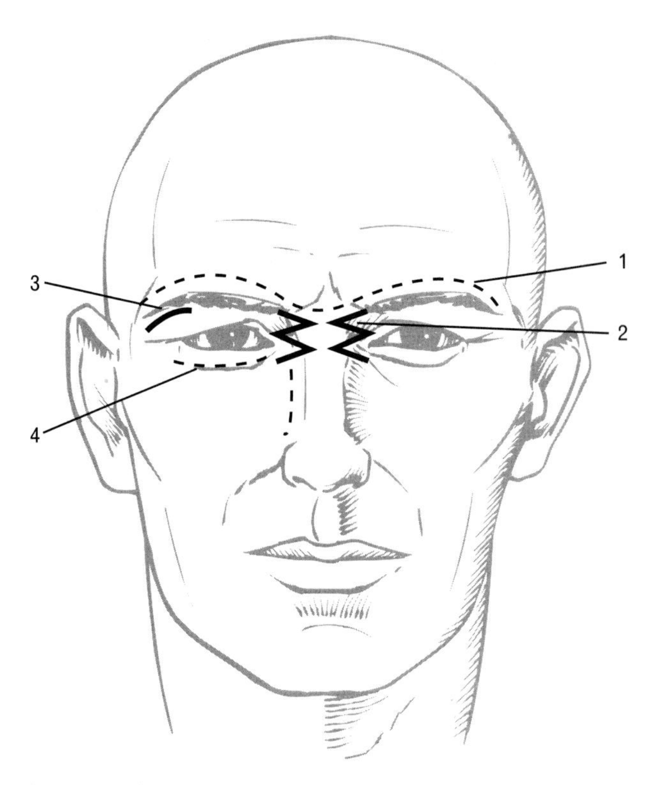

Fig. 15.12.—**Vías de abordaje paredes orbitarias.** 1. Supraciliar. 2. Canto interno. 3. Canto externo. 4. Transconjuntival. 4. Subciliar.

c) Cantotomía lateral. Se extiende unos pocos milímetros desde el canto externo. Se puede utilizar en combinación con otras vías de abordaje. Es importante su localización y reposición para mantener distancias intercantales simétricas así como una correcta reposición vertical.

d) Incisión de blefaroplastia superior. Incisión aplicada sobre pliegue de párpado superior que ofrece una excelente estética. Además se minimiza el riesgo de lesión nerviosa. Se efectúa un colgajo miocutáneo profundo al orbicular. Se divide el periostio y se accede al plano óseo.

e) Pliegue medial. Se trata de una incisión que afecta a la mitad medial del párpado superior y que permite acceder a masas superointernas y a fracturas de la pared interna de la órbita.

f) Incisión de Lynch. Incisión vertical preseptal que se coloca en la órbita superomedial, y que permite acceder a la órbita medial y a la pared lateral nasal. No obstante, la cicatriz que se produce es muy evidente, debido a que su diseño atraviesa líneas de tensión.

g) Coronal (fig. 11). Abordaje que permite una visualización directa y amplia del esqueleto subyacente con unas complicaciones mínimas. Permite acceder al sector anterior y superior de la órbita, a las suturas frontoorbitarias, nasoetmoidales y de arco cigomática y al al seno frontal.

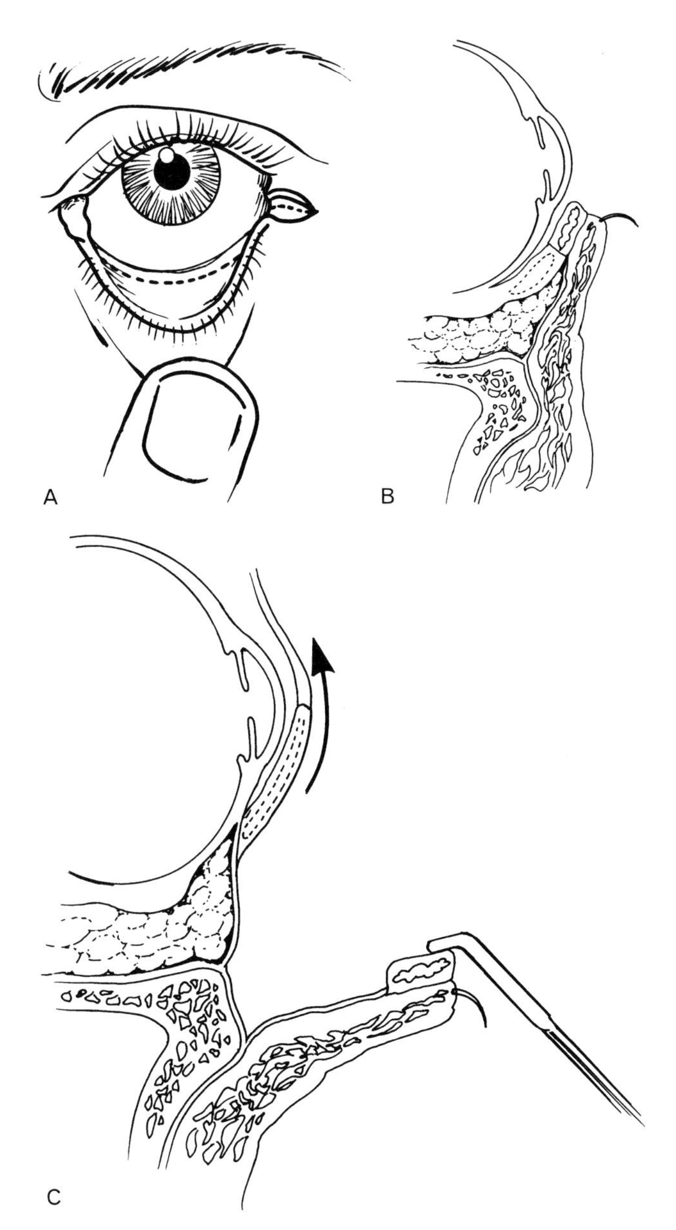

Fig. 15.13.—**Vía transconjuntival.** A. B. Incisión. C. Abordaje del suelo orbitario.

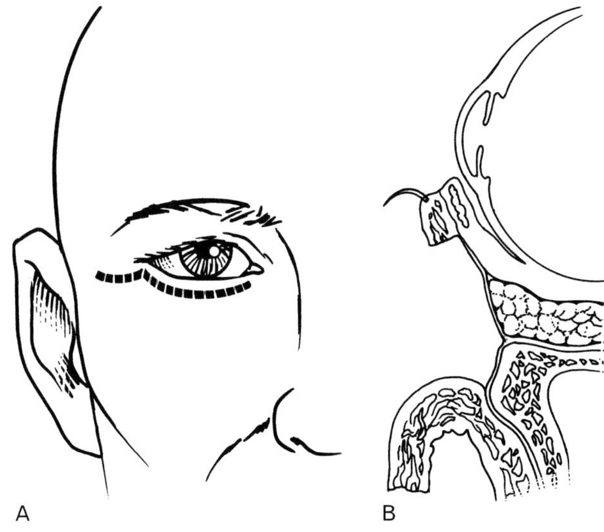

Fig. 15.14.—**Vía subciliar.** A. Incisión. B. Abordaje del suelo orbitario.

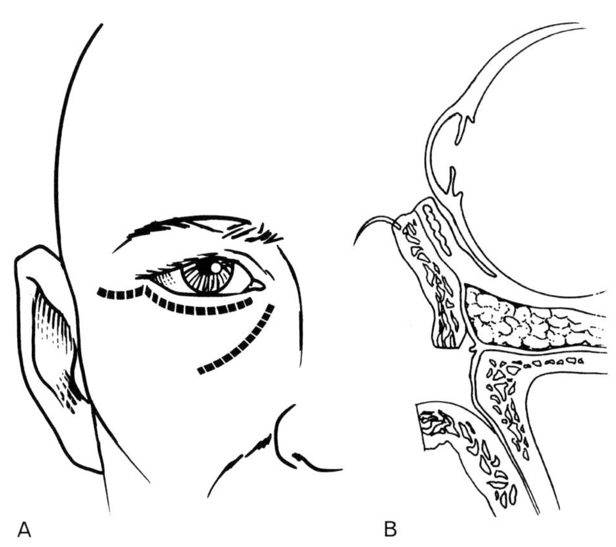

Fig. 15.15.—**Vía infraorbitaria.** A. Incisión. B. Abordaje del suelo orbitario.

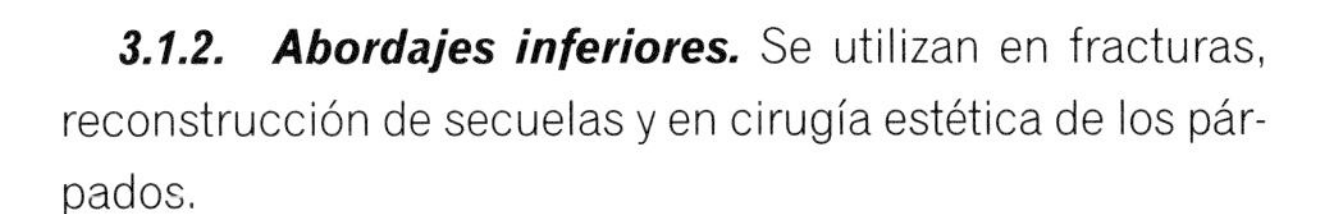

3.1.2. Abordajes inferiores. Se utilizan en fracturas, reconstrucción de secuelas y en cirugía estética de los párpados.

a) **Subciliar** (figs. 14 y 15). Incisión que se efectúa 2 mm por debajo del margen gingival inferior comenzando en el punctum y terminando en el canto externo en un pliegue cutáneo. Resulta en una cicatriz inconspicua, pero en un acortamiento vertical que acaba en exposición escleral.

b) **Blefaroplastia.** Incisión siguiendo el borde inferior del tarso en un pliegue cutáneo oblicuo en sentido mediolateral. Se accede al reborde óseo a través de un colgajo miocutáneo. Se han comunicado numerosas complicaciones como el ectropion, la triquiasis y la necrosis cutánea.

c) **Marginal inferior.** Evita complicaciones palpebrales y permite un acceso directo al hueso. Se realiza en la unión de la porción orbitaria y palpebral del músculo orbicular. La cicatrización inestética y la depresión son complicaciones frecuentes.

d) **Conjuntival** (fig. 13). Incisión en el fórnix conjuntival que permite acceder al suelo y reborde orbitario. Combinada con la cantotomía lateral permite acceder a la pared lateral. Entre las complicaciones descritas figuran el ectropión, el entropión y el desgarro.

Puede ser *preseptal* o *retroseptal.* Se debe realizar entre el borde inferior del tarso y el punto más inferior del fórnix. Se identifica la grasa anterior, disecando por delante de ella hasta el reborde.

e) Cantotomía lateral. El canto externo está formado por un haz anterior y un haz posterior. El haz anterior es fino y forma parte de la fascia orbicular. El haz posterior se combina con la aponeurosis del elevador y la inserción del ligamento de Lockwood en el tubérculo de Whitnall del reborde orbitario lateral. El canto externo se debe identificar con una ligadura durante la intervención. Permite una excelente visualización de las paredes lateral e inferior de la órbita. Finalmente el tendón se debe reponer y fijar.

f) Vestibular (fig. 16). Abordaje intraoral que ofrece un acceso muy limitado.

3.2. Orbitotomía lateral.

Técnica de elección para abordar lesiones profundas de la órbita tanto intra como extraconalmente.

La cabeza del paciente está ligeramente elevada y rotada en sentido contrario. Se infiltra con anestesia local y vasocontrictor. Se efectúa la incisión de Stallard-Wright en forma de *S* itálica y con una longitud variable según el tipo y tamaño de la lesión a tratar. Se diseca el tejido subcutáneo y el músculo orbicular para exponer el periostio y la fascia del temporal. Se efectúa una incisión en el periostio 2 mm por detrás del reborde óseo, cuya longitud máxima está entre el agujero supraorbitario y el inicio del arco cigomático. Se eleva el periostio de la pared lateral de la órbita y se desinserta el músculo temporal. A continuación se eleva la periórbita de la pared orbitaria interna. Se introduce un separador maleable para proteger los tejidos orbitarios. Se marca la zona de la osteotomía, cuyo límite superior e inferior son respectivamente la sutura frontocigomática y la parte superior del arco cigomático. Los cortes deben ser biselados, para favorecer la reposición y estabilidad de los fragmentos óseos. Finalmente se efectúa una incisión vertical que une las dos líneas horizontales. Se retira el fragmento óseo, que se introduce en suero fisiológico.

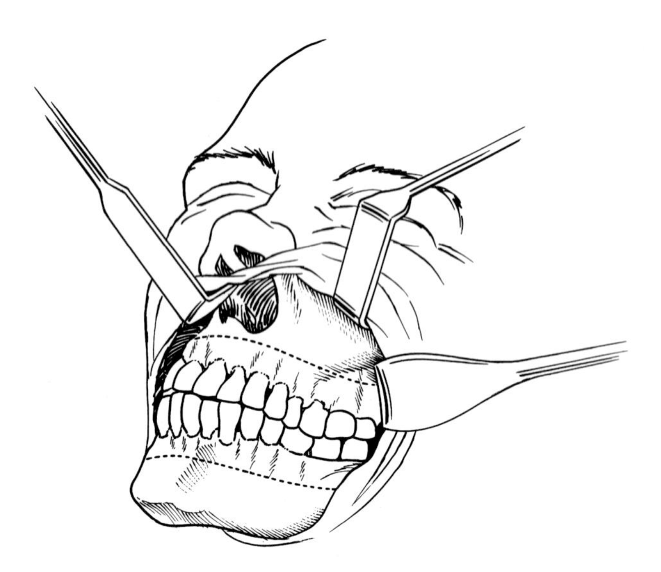

Fig. 15.16.—**Vía intraoral.** 1. Incisión vestíbulo superior. 2. Incisión vestíbulo inferior.

Se practica la exéresis del tumor. Es esencial conseguir una correcta hemostasia del tejido orbitario. Se repone la pared orbitaria lateral, que se fija con alambre, seda gruesa o miniplacas. Se deja un drenaje aspirativo en la fosa temporal. Se sutura el periostio y se procede a la sutura por planos de la incisión.

3.3. Técnicas de exenteración orbitaria

El principio básico de la exenteración orbitaria es eliminar la mayor parte posible de tejido enfermo conservando el tejido normal.

3.3.1. Exenteración con conservación de párpados y conjuntiva. Esta técnica permite crear un lecho para la inserción inmediata de una prótesis ocular. Se trata, en realidad, de una enucleación ampliada (tabla VII).

Tabla VII. Indicaciones de la exenteración orbitaria
1. Tumores malignos del ojo y anexos cutáneos
2. Tumores malignos que se extienden a la órbita desde el cráneo o senos paranasales
3. Traumatismos severos
4. Deformidades congénitas de ojo y órbita
5. Mucor y otras micosis orbitarias
6. Contractura orbitaria severa

3.3.2. Exenteración con conservación de los párpados. Se sacrifica el reborde palpebral, se diseca entre piel y músculo orbicular y se procede a la exenteración orbitaria. Los párpados se suturan entre sí. En unas tres semanas la órbita queda revestida por piel.

3.3.3. Exenteración con sacrificio de párpados sin injerto de piel. Se permite la granulación espontánea, que tarda aproximadamente unos tres meses.

3.3.4. Exenteración orbitaria con injerto de piel. La incisión debe intentar conservar la piel que recubre los rebordes orbitarios. Se practica una incisión cutánea con bisturí. A continuación, con bisturí eléctrico, se accede hasta el hueso. Se practica la desinserción de canto interno, canto externo, inserción del oblicuo inferior, tróclea del músculo oblicuo superior y fisuras orbitarias superior e inferior. Se identifica el ápex orbitario, se clampa el paquete vasculonervioso y se secciona con tijeras curvas. Se introduce una gasa hemostática para detener la hemorra-

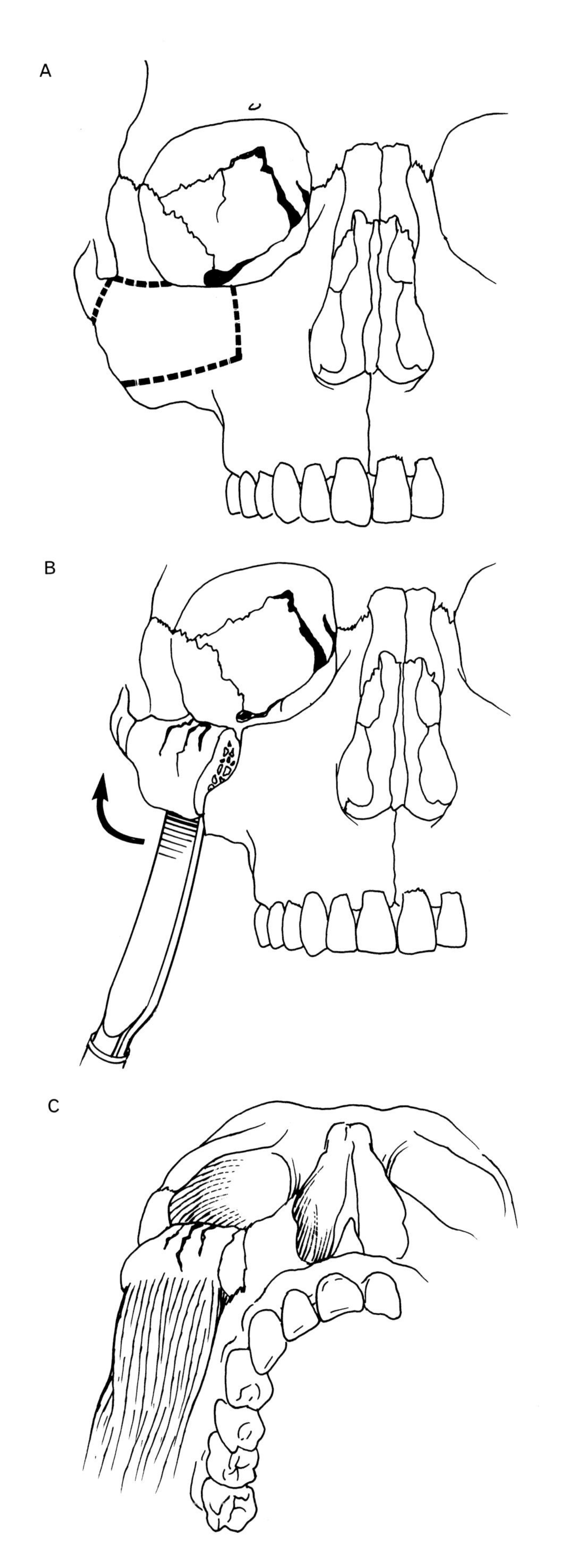

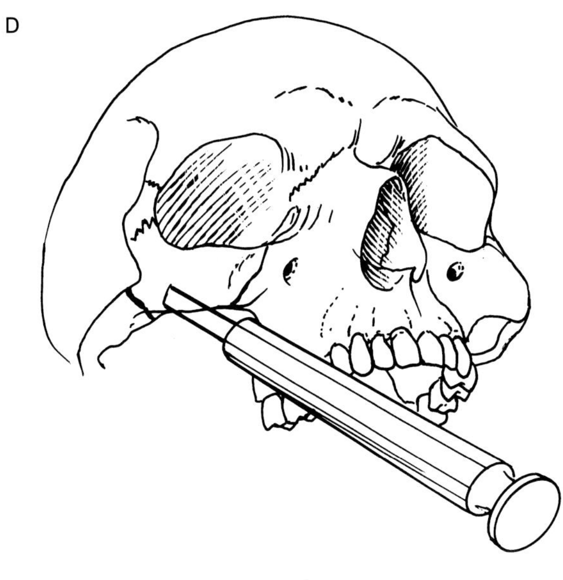

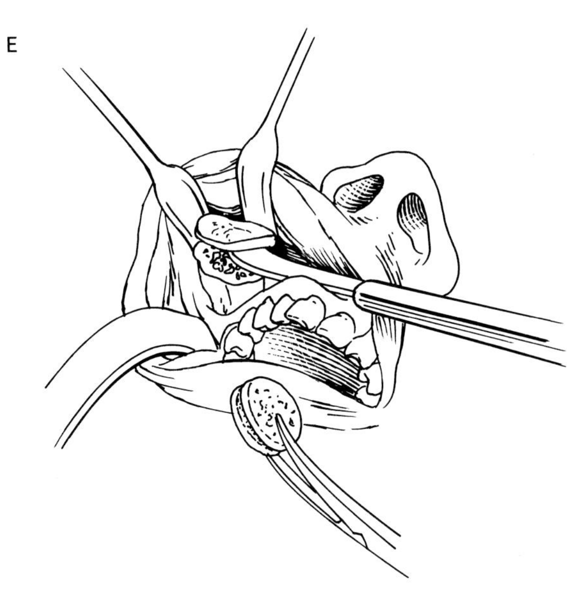

Fig. 15.17.—**Osteotomía de avance del malar.** A. Líneas de osteotomía del malar. B. Osteotomía. C. D. Rotación del malar. E. Interposición de injerto oseo autógeno.

gia. Ocasionalmente puede ser necesario emplear una ligadura vascular. A continuación el defecto se recubre con un injerto de piel parcial (ver capítulo 1).

3.3.5. Exenteración ampliada y reconstrucción con colgajos de vecindad. En estos casos puede ser necesario incluir en la pieza de resección hueso del marco orbitario. Para evitar la aparición de grandes defectos o depresiones, resulta útil el empleo de colgajos musculares recubiertos de injertos de piel parcial. El más empleado es el colgajo del músculo temporal, al que se accede por una vía hemicoronal. El músculo se desinserta de la fosa temporal y se rota para que cubra la totalidad del defecto orbitario. Este material se fija al periostio de la vecindad, evitando dejar espacios muertos. Finalmente el músculo se

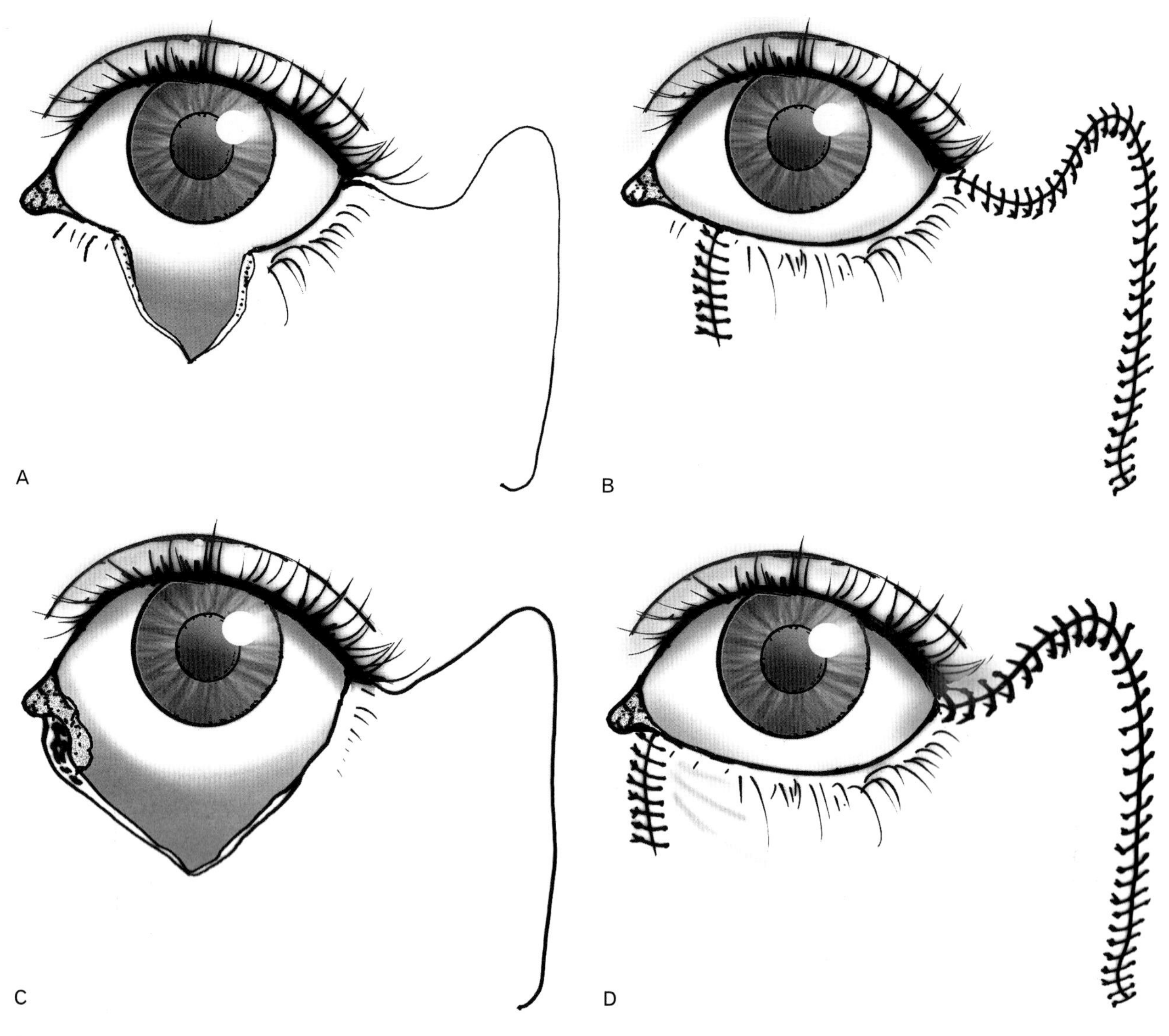

Fig. 15.18.—**Reconstrucción del párpado inferior.** Técnica de mustarde. A y B, parcial; C y D, total.

cubre, bien con un injerto de piel parcial, bien con un colgajo de deslizamiento/rotación de la piel de la mejilla (tipo Mustardé) (fig. 18).

3.3.6. Exenteración radical ampliada con resección sinusal o craneal. Procedimientos complejos que con frecuencia precisan la colaboración con neurocirujanos para abordajes intracraneales. La reconstrucción puede necesitar colgajos miocutáneos a distancia o bien colgajos microvascularizados.

3.4. Blefaroplastia (fig. 19)

Consiste en la escisión de la piel del párpado superior acompañada o no de grasa y músculo orbicular.

3.4.1. Anestesia. La anestesia se individualizará según el paciente, aunque la práctica habitual es el empleo de

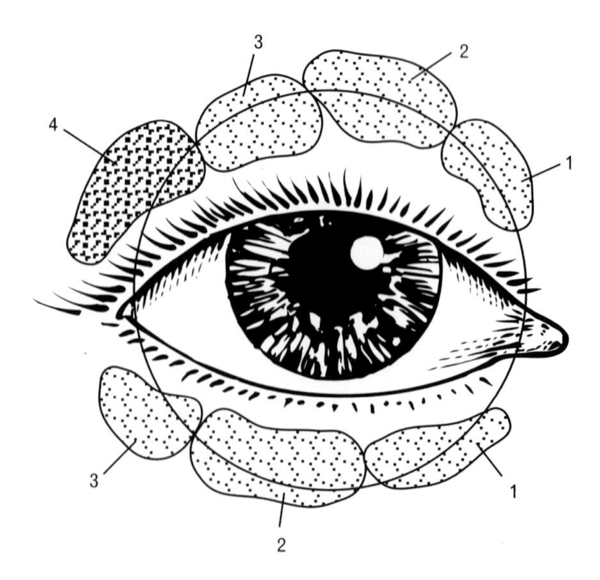

Fig. 15.19.—**Blefaroplastia.** *Localización bolsas de grasa:* 1. Interna. 2. Central. 3. Externa. 4. Glándula lagrimal.

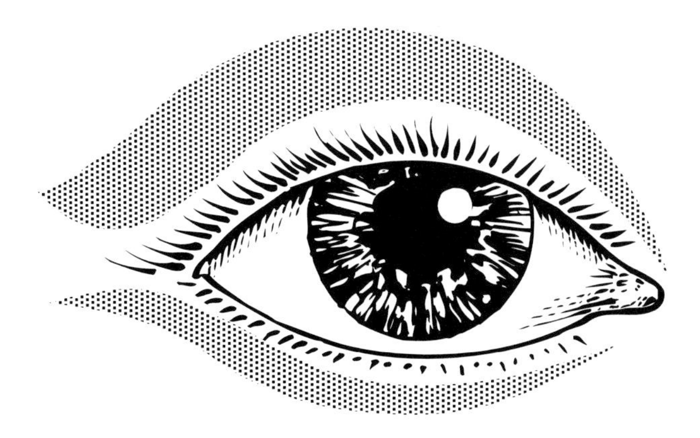

Fig. 15.20.—**Blefaroplastia.** *Incisiones y excisión cutánea:* 1. Párpado superior. 2. Párpado inferior.

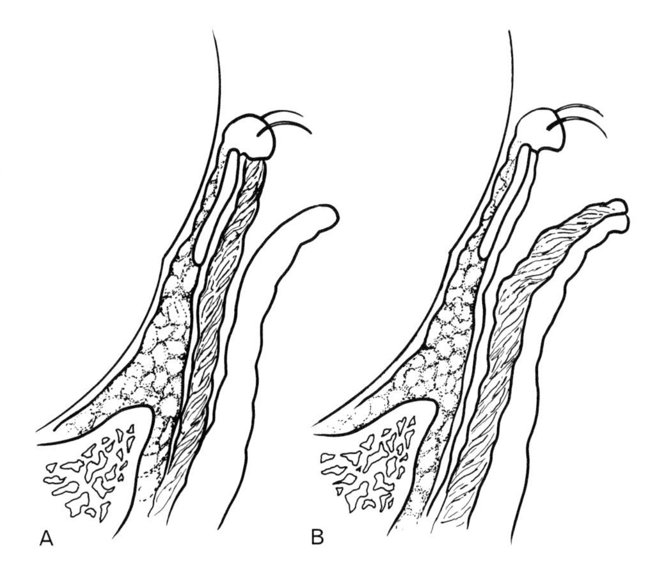

Fig. 15.21.—**Blefaroplastia inferior:** A. Plano cutáneo. B. Plano cutáneo-muscular.

anestesia local, o anestesia local y sedación en régimen ambulatorio.

3.4.2. Blefaroplastia superior (fig. 20). Se marca el límite inferior de la incisión con azul de metileno, con el paciente erguido. Debe quedar 7-10 mm por encima del margen palpebral. Con unas pinzas se prende el exceso de tejido para estimar la posición de la incisión superior. La incisión medialmente no se extiende hacia la piel nasal, mientras que externamente sobrepasa el borde externo del párpado, en forma de cola de pez.

A continuación se procede a elevar el colgajo, que puede ser cutáneo o miocutáneo. Tras una hemostasia cuidadosa, se expone la herniación de grasa orbitaria y se prende con un mosquito. Se excinde la cantidad necesaria y se cauteriza cuidadosamente el pedículo. La incisión se cierra cuidadosamente.

3.4.3. Blefaroplastia inferior (fig. 21). Se marca la incisión 2-3 mm por debajo del margen palpebral inferior, entre el punctum y el canto externo, extendiéndose en sentido inferoexterno siguiendo un pliegue de la piel. Se incide la piel y el músculo orbicular, lo que expone el septo orbitario y la grasa orbitaria. La bolsa externa es de mayor tamaño que la interna. Se hace una incisión en el septo, y se extirpa la grasa necesaria. A continuación, con una erina se eleva el colgajo miocutáneo y se determina la magnitud de los tejidos redundantes, que son extirpadas con tijeras. La herida se cierra evitando la tensión.

Bibliografía

American Academy of Ophtalmology. Basic and clinical science course: orbit, eyelids and lacrimal system. San Francisco, 1994.

Collin J. A manual of systematic eyelid surgery. London: Churchill Livingstone, 1989.

Hornblass . (ed). Oculoplastic, orbital and reconstructive surgery. Baltimore: Williams and Wilkins, 1989.

Mulliken JB. Vascular birthmarks: hemangiomas and malformations. Filadelfia: Saunders, 1989.

Olivari N. Transpalpebral decompression of endocrine ophtalmopathy by removal of fat. J Plast Reconstr Surg 1991; 87:627-641.

Pitanguy I. The frontal branch of the facial nerve; its importance of its variations in face lifting. Plast reconstr Surg 1966; 38:352-356.

Rowe NL, Killey HC. Fractures of the facial skeleton. Baltimore: WIliams and Wilkins, 1975.

Smith BC. Ophtalmic Plastic and reconstructive surgery. St Louis: Mosby, 1996.

Stricker M. Craniofacial malformations. New York: Churchill Livingstone, 1990.

Van der Meulen JC, Gruss JS. Color atlas ant text of ocular plastic surgery. St Louis: Mosby, 1996.

Capítulo 16

Cuero cabelludo

1. Introducción y conceptos generales

El término cuero cabelludo define los tegumentos que recubren el cráneo y que se caracterizan por la presencia del cabello. Esta estructura está sujeta a las mismas alteraciones que sufre la piel de otras regiones, aunque existen ciertas peculiaridades. Por una parte, la exposición directa al sol hace que sea especialmente propensa a la aparición de tumores malignos. En segundo lugar, la presencia de cabello hace que sea el lugar donde se desarrollan tumores anexiales que no se encuentran en otras zonas de cabeza y cuello. Finalmente, en los últimos años ha resurgido el interés en la cirugía estética de la alopecia masculina.

1.1. Anatomía

El cuero cabelludo se halla formado por cinco capas. Se trata de superficial a profundo de piel, tejido subcutáneo, galea aponeurótica, tejido areolar laxo y pericráneo (fig. 1).

a) *Piel.* La piel del cuero cabelludo presenta un gran grosor, abundante pelo y numerosas glándulas sebáceas y sudoríparas. Se halla adherida al plano aponeurótico subyacente por tabiques fibrosos.

b) *Tejido subcutáneo.* Es una capa fibroadiposa densa e inextensible, donde se localizan los vasos y los nervios de forma compartimentada. Las lesiones a este nivel provocan hemorragias activas por la incapacidad que tienen los vasos de contraerse. La infiltración anestésica en este plano provoca un dolor intenso.

c) *Epicráneo.* Capa musculofibrosa que recubre el cráneo. Está formada por el músculo occipital y frontal conectados por una aponeurosis intermedia también conocida como *galea aponeurótica,* que tiene gran importancia como referencia quirúrgica. Esta capa se inserta posteriormente a la línea occipital superior, lateralmente a la fascia temporal y anteriormente a la cresta supraorbitaria y músculo orbicular.

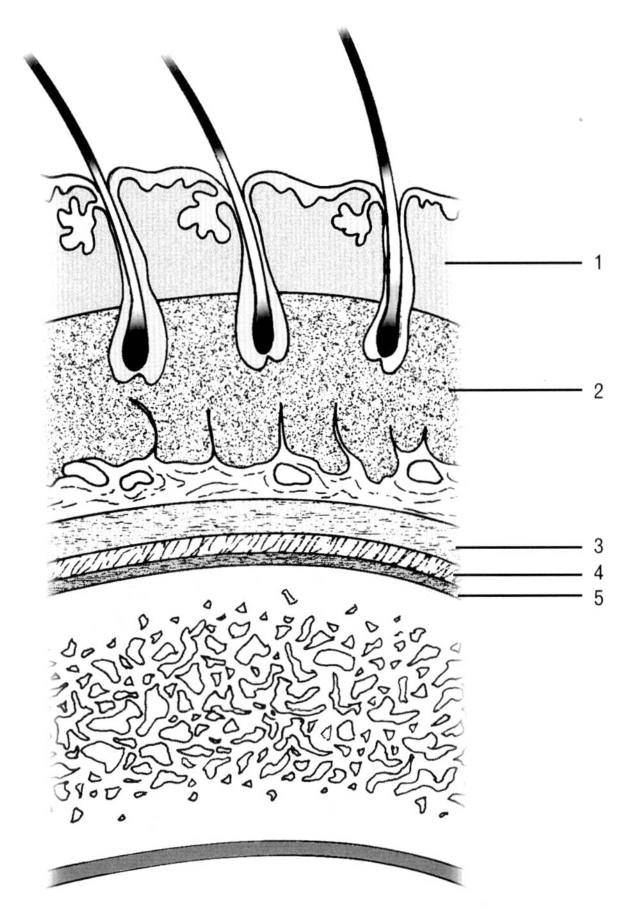

Fig. 16.1—**Anatomía cuero cabelludo.** *5 capas:* 1. Piel. 2. Tejido subcutáneo. 3. Epicráneo (Galea aponeurótica). 4. Espacio subaponeurótico. 5. Pericráneo.

d) *Espacio subaponeurótico.* Se trata de una capa de tejido conectivo laxo, que resulta en un plano de disección natural. Contiene pequeños vasos sanguíneos que irrigan el periostio, las venas acompañantes comunican con los senos venosos intracraneanos y son una posible vía de diseminación de la infección de la herida quirúrgica.

e) *Pericráneo.* Es el periostio que recubre el cráneo. A nivel de las suturas craneales se profundiza para conectarse con la duramadre.

La cara superficial de la aponeurosis epicraneal y el revestimiento conjuntivo de los músculos frontales y occipitales están estrechamente unidos a la piel por trabéculas fibrosas que tabican el tejido celuloadiposo subcutáneo. Por tanto, desde un punto de vista quirúrgico consideramos una única capa que es el cuero cabelludo y que está formada por piel, tejido celular subcutáneo y músculo occipital.

La *vascularización* del cuero cabelludo es abundante y proviene principalmente de la arteria carótida externa a través de sus ramas supraorbitaria, temporal superficial, auricular posterior, maxilar interna y occipital. Existe una abundante red de anastomosis arteriales que permiten el diseño de cualquier tipo de colgajos y dificultan la isquemia de los mismos.

El sistema venoso acompaña, más o menos, en paralelo al sistema arterial, drenando en la vena yugular externa, a excepción de las venas emisarias, que lo hacen en el seno sagital superior, y de la vena supraorbitaria, que drena en el seno cavernoso.

La *inervación* sensorial procede del nervio trigémino y del plexo cervical. En la división oftálmica del nervio trigémino se originan el nervio frontal y sus ramas frontal interna y supraorbitaria. En la división maxilar se originan el nervio auriculotemporal, que acompaña a los vasos temporales superficiales, y el nervio cigomaticotemporal, que a su vez es rama del nervio cigomático. En los ramos ventrales de los nervios espinales I al IV se origina el nervio auricular mayor, mientras que en los ramos dorsales del II y III nervios espinales se originan los nervios occipitales.

El músculo occipital recibe inervación motora del nervio auricular posterior, rama del nervio facial. El músculo frontal está inervado por ramas terminales de la división temporal del nervio facial.

1.2. Fisiología: ciclo del cabello

El cuero cabelludo del adulto está poblado por unos 100.000 cabellos. El pelo se forma cuando las células de la base del folículo se queratinizan, deshidratan y se cementan entre sí. Las células del folículo continúan el mismo proceso de forma que van impulsando el pelo hacia el exterior. El crecimiento del pelo es de aproximadamente 1 cm por mes.

Ciclo de crecimiento (fig. 2).

- Fase anágena. Período de crecimiento activo del pelo. En cada momento el 90% del cabello está en esta fase. Dura tres años.

- Fase catágena. La base del cabello se queratiniza formando un bulbo, que se dirige hacia la superficie, unido débilmente a la papila dérmica. Dura una-dos semanas.

- Fase telógena. Cuando la papila dérmica se separa completamente de la epidermis, el pelo entra en una fase de reposo. En la base queda un tejido indiferenciado o germen secundario. Dura tres-cuatro semanas. El pelo cae cuando se debilita su unión al folículo. Cada día se pierden unos 100 pelos.

2. Entidades clínicas

2.1. Traumatismos del cuero cabelludo

2.1.1. Laceraciones. Las laceraciones simples deben tratarse como otras laceraciones faciales, descartando fracturas craneales y lesiones intracraneales y procediendo a la hemostasia, limpieza, desbridamiento de la herida y al cierre primario por planos. Una meticulosa limpieza de la herida y abundante irrigación con suero fisiológico evitarán la infección de la misma y la formación de abcesos subgaleales. Tras la reconstrucción deberán utilizarse apósitos compresivos que evitarán la formación de hematomas y edema, causantes de fibrosis cicatrizal y de pequeños defectos. Para una correcta reparación estética y funcional se debe evitar la cicatrización por segunda intención.

2.1.2. Defectos parciales (fig. 3). Los defectos parciales suelen ser el resultado de traumatismos y de técni-

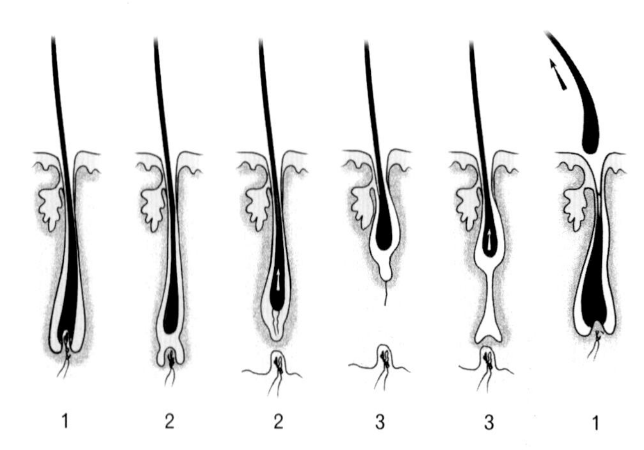

Fig. 16.2—**Ciclo del cabello.** *Fases:* 1. Anágena (crecimiento). 2. Catágena (regresión). 3. Telógena (intermedia).

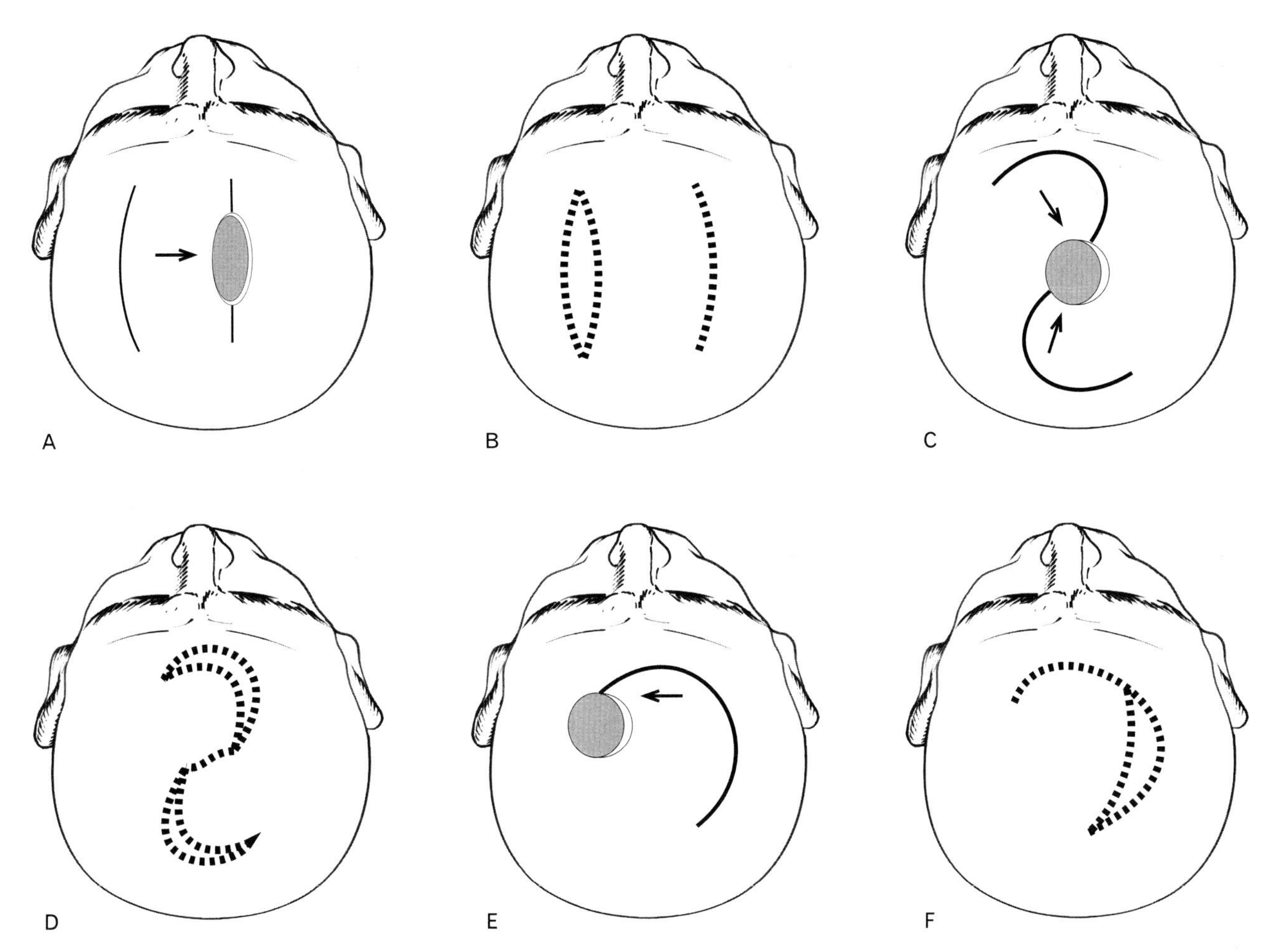

Fig. 16.3.—**Métodos para cerrar los defectos del cuero cabelludo.** A y B: Colgajo bipediculado. C y D: Colgajo con doble rotación. E y F: Colgajo de rotación con 1 solo pedículo.

cas quirúrgicas ablativas. Las avulsiones traumáticas suelen ser el resultado del atrapamiento del cabello por parte de una máquina. Se desarrolla un plano de clivaje entre la galea y el periostio subyacente.

Puede realizarse con facilidad el cierre primario de defectos con una anchura inferior a 2,5 cm. Si el periostio está intacto y no existen fracturas asociadas, el defecto se repara con injertos cutáneos de espesor parcial. Posteriormente a la curación, podrán utilizarse colgajos de avance y rotación para la reconstrucción. Actualmente la expansión tisular es la mejor alternativa de reconstrucción estética. Si el periostio ha sido dañado, la cortical ósea expuesta no ofrece posibilidad de supervivencia a los injertos cutáneos, con lo que la forma clásica de tratamiento consiste en la realización de colgajos locales para el cierre primario y recubrimiento de la zona dadora con injertos de piel. Debe contemplarse, durante el diseño de la técnica reparadora, la posibilidad de extirpación del injerto de piel tras la curación y su reemplazo por cuero cabelludo procedente de la expansión tisular.

Colgajo de avance. El avance de estos colgajos se halla dificultado por el grosor de la galea y la falta de elasticidad de la misma. Para facilitarlo se diseñaron múltiples incisiones longitudinales en la galea paralelas al margen cutáneo.

Colgajos transposicionales. Consisten en la transferencia de tejido desde una región craneal al defecto, creando un defecto secundario en una región craneal de menor consideración estética, que suele ser la occipital y que se cubre con injertos cutáneos.

Colgajos de avance y rotación. Es la técnica de elección cuando existe destrucción del periostio. El estiramiento del tejido se obtiene realizando múltiples incisiones galeales, paralelas al eje mayor del colgajo. Basándose en estos colgajos, Orticoechea diseñó la técnica de los tres (fig. 4) y cuatro colgajos para el cierre de defectos de tamaño medio y grande. Esta técnica también puede utilizarse después de la expansión tisular.

Colgajo microvascularizado. Los colgajos microvascularizados son hoy en día una alternativa, aunque nunca indi-

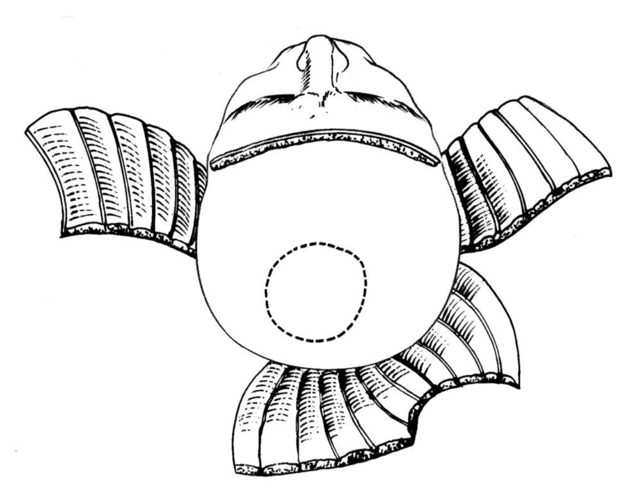

Fig. 16.4.—**Técnica de 3 colgajos.** Para el cierre de defectos del cuero cabelludo los colgajos se escarifican a nivel de la galea para conseguir mayor extensión.

cados como procedimientos de urgencia. Aportan la ventaja de respetar la dirección óptima de crecimiento del pelo.

Si la práctica de colgajos locales resulta imposible, se debe decorticar o perforar la tabla externa y cubrirla con apósitos húmedos, para en una segunda fase realizar injertos cutáneos de espesor parcial (fig. 6).

2.1.3. Técnicas coadyuvantes para el cierre del cuero cabelludo

a) Incisiones en galea. El empleo de incisiones paralelas al borde anterior del colgajo y separadas entre sí 1 cm pueden permitir un cierre sin tensiones de los colgajos.

b) Estiramiento del colgajo. La piel sometida a tensión constante sufre un estiramiento, que al eliminar la tensión no se recupera. La tracción del colgajo con dos erinas puede contribuir al cierre de las heridas.

2.2. Tumores

El cuero cabelludo se ve afectado por lesiones malignas cutáneas que afectan al resto del organismo, carcinoma basocelular, espinocelular y melanomas. No obstante, existen algunas lesiones bien neoplásicas, bien hamartomatosas, que con frecuencia aparecen en la región y que son los tumores de los anexos cutáneos.

2.2.1. Tumores del folículo piloso

- *Quiste triquilemal.* También denominados quistes del pilar, son indiferenciables de los quistes de inclusión epidérmica.

- *Quiste triquilemal proliferativo.* Quiste pilar que muestra una proliferación considerable, dando un aspecto clínico de pseudomalignidad.

- *Tricoepitelioma.* Puede presentarse con una lesión única o con múltiples. Se trata de pápulas o nódulos de color normal que afectan a cara y cuero cabelludo. Desde el punto de vista histológico es un hamartoma con quistes de queratina y folículos inmaduros.

2.2.2. Tumores de glándulas sudoríparas ecrinas

- *Cilindroma ecrino dérmico.* Es el clásico tumor en turbante que aparece en el cuero cabelludo. Su tamaño puede oscilar entre pocos milímetros y varios centímetros y está cubierto por una piel de aspecto normal. Tienen una alta tendencia a recidivar después de su exéresis.

2.2.3. Tumores de glándulas apocrinas

- *Hidrocistoma apocrino.* Lesión solitaria que puede aparecer en la cara o cuero cabelludo, de color azulado y de consistencia quística.

2.3. Alopecia: Cirugía del reemplazo del pelo

2.3.1. Consideraciones generales. La calvicie o alopecia androgénica es la forma más común de caída del cabello en ambos sexos y está controlada por un gen autosómico dominante. Consiste en la transición del pelo terminal hacia un tipo de pelo velloso de crecimiento estático, débil, que cae y da lugar a una alopecia completa. Esta transición no es lineal, sino que se sucede de forma caprichosa en cada paciente y da lugar a diferentes patrones y estadios evolutivos de alopecia. Inicialmente se pensaba que, una vez establecido un patrón de calvicie, la pérdida progresiva de cabello seguía siempre el mismo curso y no sufría cambios importantes a partir de edades medias de la vida. Esta creencia hacía predecible una clara diferenciación entre zonas de alopecia y zonas de cabello terminal, observación que era muy importante al establecer un protocolo quirúrgico. En la actualidad se sabe que la alopecia es un proceso dinámico que se extiende hasta décadas tardías de la vida, en las que también puede iniciarse, y que siempre progresa hacia el aumento de zonas calvas y disminución de zonas con pelo terminal. Por tanto, la predecibilidad es en algunos casos muy difícil. Es más fácil orientar y tratar una alopecia avanzada con un patrón definido en un paciente joven que una forma inicial en un paciente de edad media, sin olvidar de advertir al paciente joven que probablemente requerirá sesiones de mantenimiento en el futuro.

Las características que definen un patrón de alopecia y las que definen el cabello terminal de las zonas dadoras guiarán en todo momento el protocolo quirúrgico establecido y sus objetivos.

Ignorar la naturaleza dinámica y progresiva de la calvicie puede provocar cicatrices visibles y cabellos con posición y dirección anómalas.

2.3.2. Tratamiento

2.3.2.1. Injertos compuestos de cuero cabelludo (fig. 5).

Injertos redondos en sacabocado. Estos injertos han sido los primeros injertos de espesor total utilizados y los que han alcanzado mayor difusión dada la facilidad de su obtención e implantación. Posteriormente se describieron los micro- y miniinjertos, que contienen de uno a tres y de tres a ocho folículos capilares respectivamente.

Esta técnica suele indicarse en pacientes jóvenes con un patrón de calvicie bien definido. También tiene utilidad en alopecias traumáticas. La zona dadora tradicional es la occipital, iniciándose la extracción en la parte más inferior para ir ascendiendo hacia la zona temporoparietal. Esta última proporciona menor tejido donante.

Inicialmente la extracción se realizaba con un sacabocados tipo *punch* para obtener el injerto estándar de 4-4,5 mm. Éste se coloca en agujeros de un diámetro ligeramente inferior para compensar la pérdida marginal de tejido que se produce con el *punch*. El cierre de la zona dadora se realiza con puntos sueltos de nailon. Antes de obtener el injerto se debe rasurar, dejando tan sólo unos milímetros para controlar la dirección del pelo durante el implante.

La distancia entre zonas dadoras debe ser como mínimo igual a la del injerto. El tiempo mínimo ideal entre dos sesiones es de seis meses.

Actualmente la creación de la línea de implantación, especialmente la frontal, se realiza utilizando micro y miniinjertos.

Microinjertos, miniinjertos e injertos cuadrados. La aparición de estos injertos ha permitido mejorar notablemente los resultados estéticos, de forma que al término de las sesiones la norma es obtener un aspecto normal del cuero cabelludo. Puede utilizarse como técnica complementaria, o como técnica base, que es la opción que parece se está generalizando.

Para la obtención de los injertos se utilizan los bisturís de una, dos, tres o cuatro hojas. Se disecan tiras de tejido a partir de las que se obtienen los injertos. Así se facilita el cierre de la zona dadora y además evita la pérdida de folículos marginales. La profundidad del corte no debe exceder los 6 mm, para evitar daños innecesarios. La disección de la tira se completa con tijeras o con bisturí de hoja simple. El cierre de la zona dadora puede realizarse con grapas o sutura. Las incongruencias entre zona receptora e injerto pueden solventarse con suturas continuas.

Los mini y microinjertos se implantan por punción en pequeñas heridas realizadas en la zona receptora con bisturí. Tienen su principal indicación en la creación de la línea de implantación frontal y para reparar defectos de crecimiento de injertos estándar, ya que pueden crecer en áreas de cicatrización. El injerto cuadrado produce un 25% más de pelo que los injertos circulares.

Injertos en banda. Consiste en la implantación de una tira o banda de piel y tejido celular subcutáneo portadora de pelo.

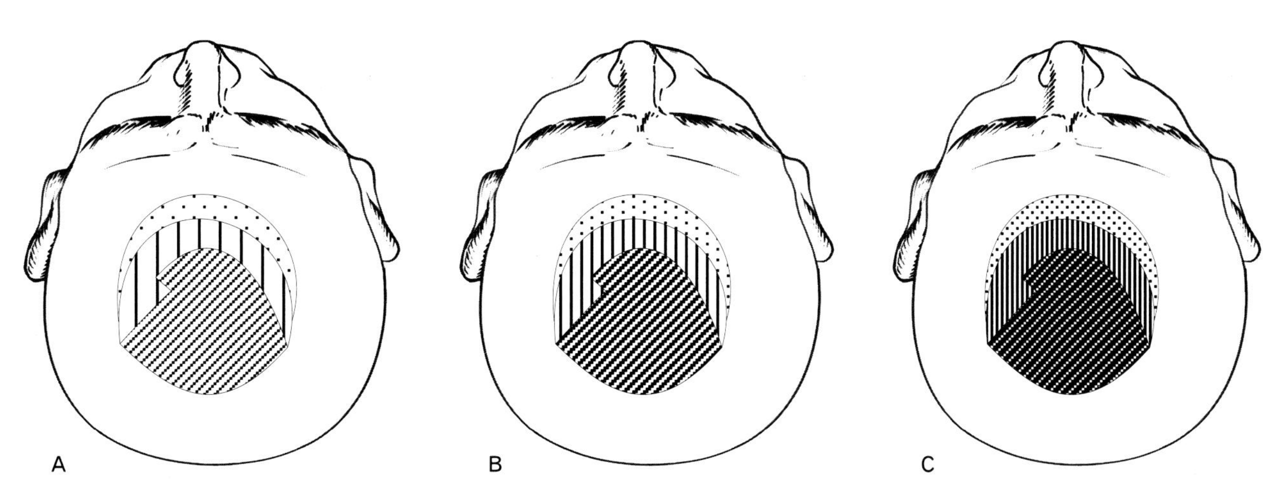

Fig. 16.5.—**Micro y mini-injertos de pelo.** *Diagramas colocación pelo:* A. Sesión 1. B. Sesión 2. C. Sesión 3.

Habitualmente se utiliza para reconstruir la línea frontal como alternativa a los miniinjertos o para reparar una línea de implantación con aspecto poco natural. La obtención se realiza con el bisturí de doble hoja de la forma ya descrita. La banda obtenida se implanta en una incisión lineal subgaleal y se fija con suturas y apósitos compresivos no adherentes. El cierre de la zona dadora se realiza con grapas preferentemente.

2.3.2.2. **Reducción del cuero cabelludo.** El fundamento de las técnicas quirúrgicas utilizadas para el tratamiento de grandes defectos traumáticos o cicatrizales empezó a utilizarse hacia los años setenta, para el tratamiento de la calvicie masculina. Inicialmente, con la reducción estándar se pretendía reducir parcial o totalmente la zona alopécica, especialmente del vértice o corona craneal. En la actualidad casi siempre se asocia con técnicas de trasplante capilar, mejorando así los resultados estéticos y ampliando la indicación a pacientes con grandes áreas de alopecia, conservando incluso la densidad capilar de las áreas donantes. Con esta técnica disminuye el número de trasplantes pilosos. Puede indicarse también para eliminar pequeñas áreas de alopecia residuales o secundarias a injertos con importante pérdida de pelo marginal o central por necrosis.

La reducción quirúrgica se realiza un día antes de la sesión de trasplante. Debemos esperar un mínimo de tres meses para plantear nuevas reducciones. La técnica de reducción estándar consiste en una elipse de la línea media que se extiende desde 2 cm por detrás de la línea pilosa frontal hasta el límite posterior, dentro de la zona de alopecia.

Es aconsejable la infiltración previa con anestesia local y vasoconstrictor. Se inicia la incisión subgaleal y se completa en uno de los lados de la elipse, se diseca lateralmente y se tracciona del colgajo hasta situarlo por encima de la porción de colgajo no disecado de la elipse. Así se comprueba la elasticidad y se marca la zona a resecar. Hoy en día se ha abandonado la realización de incisiones galeales, pues, a pesar de aumentar el tamaño removible de la zona de alopecia, la hemorragia es mayor y aumenta el riesgo de hematomas. Sólo se realizan cuando el cierre primario del defecto supone una gran tensión. El cierre se realiza por planos, utilizando grapas para la piel.

El modelo de reducción más utilizado actualmente es la modificación de la elipse en forma de S que sitúa la cicatriz lateralmente. Existen otros modelos de reducción, en forma de Y, en forma de U y modelos laterales. Cada modelo debe adaptarse a cada paciente en función de la forma del área de alopecia, de sus características y de los «deseos» del paciente.

Reducción extensa. Las técnicas de reducción bilaterales, o *lifting* del cuero cabelludo han sido popularizadas y perfeccionadas por Brandy, quien describió el colgajo bilateral occipitoparietal (BOP), y el colgajo bitemporal (BT). Estos procedimientos permiten, con una gran disección del cuero cabelludo, la eliminación de zonas extensas de alopecia.

Están especialmente indicados para el tratamiento de la calvicie de la región del vértice y para estadios avanzados de alopecia masculina. En función de la flexibilidad del cuero cabelludo se requerirán de dos a tres intervenciones. Cada colgajo puede eliminar zonas de alopecia con una anchura comprendida generalmente entre 5 y 8 cm.

Generalmente se realiza antes el colgajo tipo BOP, para avanzar la línea occipitoparietal de implantación del cabello, para dos o tres meses después realizar un colgajo tipo BT. Ambos colgajos precisan como preparación la ligadura de las arterias occipitales de cuatro a seis semanas antes, previamente marcadas con Doppler. También se marca la arteria temporal superficial como referencia durante el diseño del colgajo. La disección del colgajo se extiende en la región temporal hasta el nivel del pabellón auricular, y en la región occipital va más allá de la inserción galeal hasta la región de la nuca. El colgajo disecado se avanza anteriormente para marcar las zonas a resecar. El cierre se realiza por planos. Dos o tres meses después puede indicarse un colgajo BT para acabar de eliminar la alopecia del vértice, o técnicas estándar de trasplante capilar para la reconstrucción de la región frontal y ofrecer un aspecto posquirúrgico inmediato de mayor normalidad.

El colgajo bitemporal de Brandy está especialmente indicado como técnica única en el tratamiento de la alopecia limitada de la línea media. Para estos pacientes supone un importante ahorro de tiempo y complicaciones, pues con un solo procedimiento consiguen mejores resultados que los obtenidos con la asociación de cinco o seis intervenciones clásicas. La incisión es semejante a la del colgajo tipo BOP, aunque aquí se introduce en la zona dadora occipital para reconstruir la corona. La disección también se extiende hasta oreja y nuca. Esta técnica mejora los resultados estéticos evitando la progresión de la alopecia de la región temporal anterior y dando una dirección adecuada al pelo.

Complicaciones. La complicación más importante de las grandes reducciones es la necrosis del colgajo, que parece haberse reducido mucho con la ligadura de los vasos occipitales a través de incisiones verticales.

2.3.2.3. **Colgajos de cuero cabelludo.** Desde principios de siglo se han venido utilizando colgajos de cuero cabelludo para la reconstrucción de defectos y alopecias traumáticas. Ante la posibilidad de utilizarlos en el tratamiento de la alopecia masculina, en las últimas décadas se han descrito algunos especialmente indicados para la reparación de la región frontal. Evitan la caída temporal del cabello, no es necesario cortarlos antes del acto quirúrgico, proporcionan una densidad homogénea y, por tanto, evitan el aspecto en manojos del cuero cabelludo. La selección del paciente y de la zona dadora es más cuidadosa.

Colgajo temporoparietooccipital (fig. 6). Colgajo inicialmente descrito por Juri, cuya principal ventaja permitía restablecer la línea frontal; hoy se utiliza una modificación del mismo con una anchura de 3 cm para facilitar el cierre de la zona dadora y evitar la formación de orejas de perro en la base. La irrigación procede de la arteria temporal superficial, marcada previamente con Doppler. La técnica se realiza en tres sesiones.

En la primera sesión se realiza la incisión del borde superior e inferior del colgajo diferido. Como el borde superior será la nueva línea frontal de implantación, hay que realizar la incisión en bisel guiados por el ángulo de salida del pelo, de esta forma no se lesionan los folículos y se mantiene la densidad para poder camuflar la cicatriz frontal. En la primera mitad del colgajo la incisión es subgaleal para asegurarse de incorporar los vasos al colgajo. Se cierra con grapas y se colocan apósitos compresivos.

En una segunda sesión, una semana más tarde, se seccionará la fijación occipital del colgajo para aislar totalmente el aporte sanguíneo de la arteria temporal superficial. De nuevo se sutura con grapas y se colocan drenajes tipo Penrose.

La fase final de trasposición del colgajo diferido se realiza una semana después. La disección es subgaleal. La incisión frontal también debe biselarse para encajar con el borde superior. El cierre de la zona frontal se realiza por planos. En la zona dadora se intenta evitar el cierre a tensión, en ocasiones es necesario disecar la región retroauricular hacia la nuca.

Colgajo temporoparietal (fig. 7). Elliot describió este colgajo, que se diferencia del anterior en que es de menor longitud y no es diferido, por lo que es más aceptado por el paciente. Para la reconstrucción de la línea frontal la técnica es bilateral y no simultánea, sino con tres meses de diferencia. También se indica como cirugía de rescate en casos de malos resultados con técnicas de trasplante capilar o ante necrosis de grandes colgajos.

2.3.2.1. Expansión tisular. La expansión tisular es una excelente opción quirúrgica para el tratamiento de la alopecia masculina, sin embargo, por la deformidad temporal que ocasiona, es difícilmente aceptado por el paciente, por lo que sus mayores indicaciones están en la cirugía

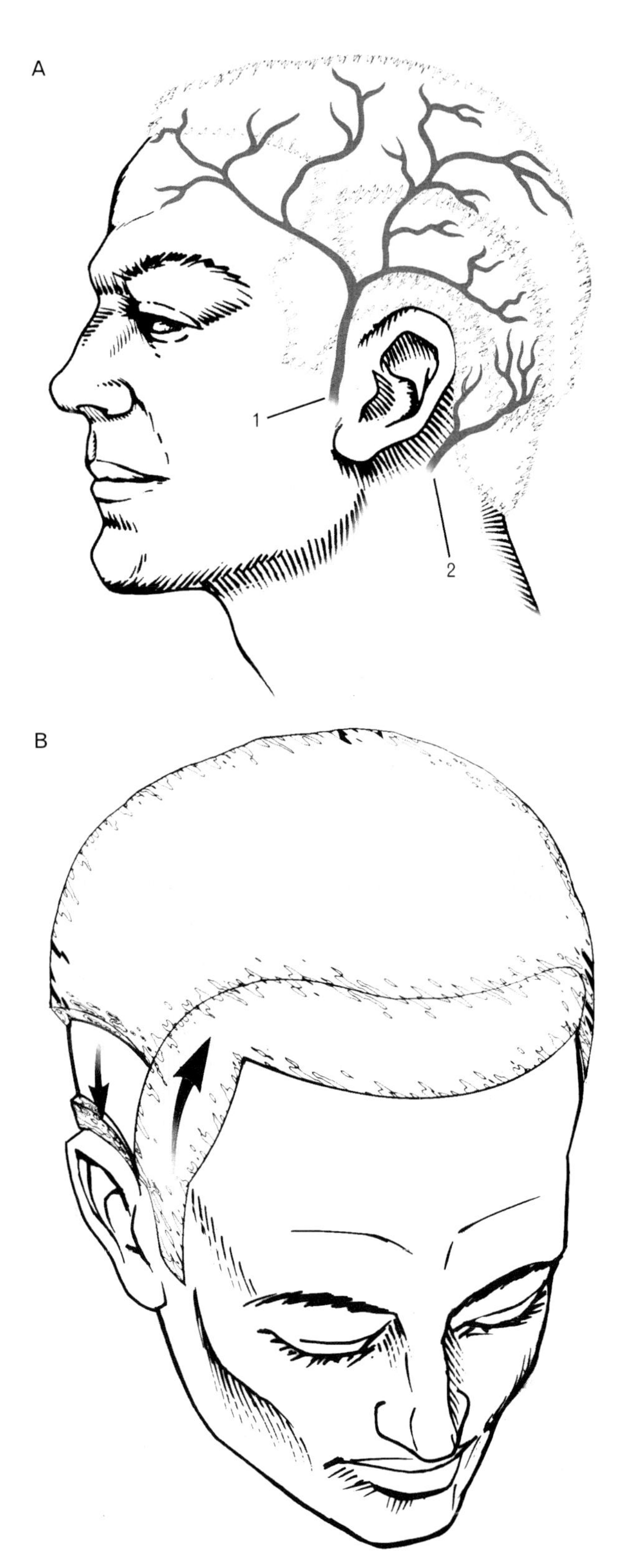

Fig. 16.6.—**Colgajo temporoparieto-occipital.** A. Vascularización a partir de las arterias: temporal superficial (1) y occipital (2). B. Transposición del colgajo.

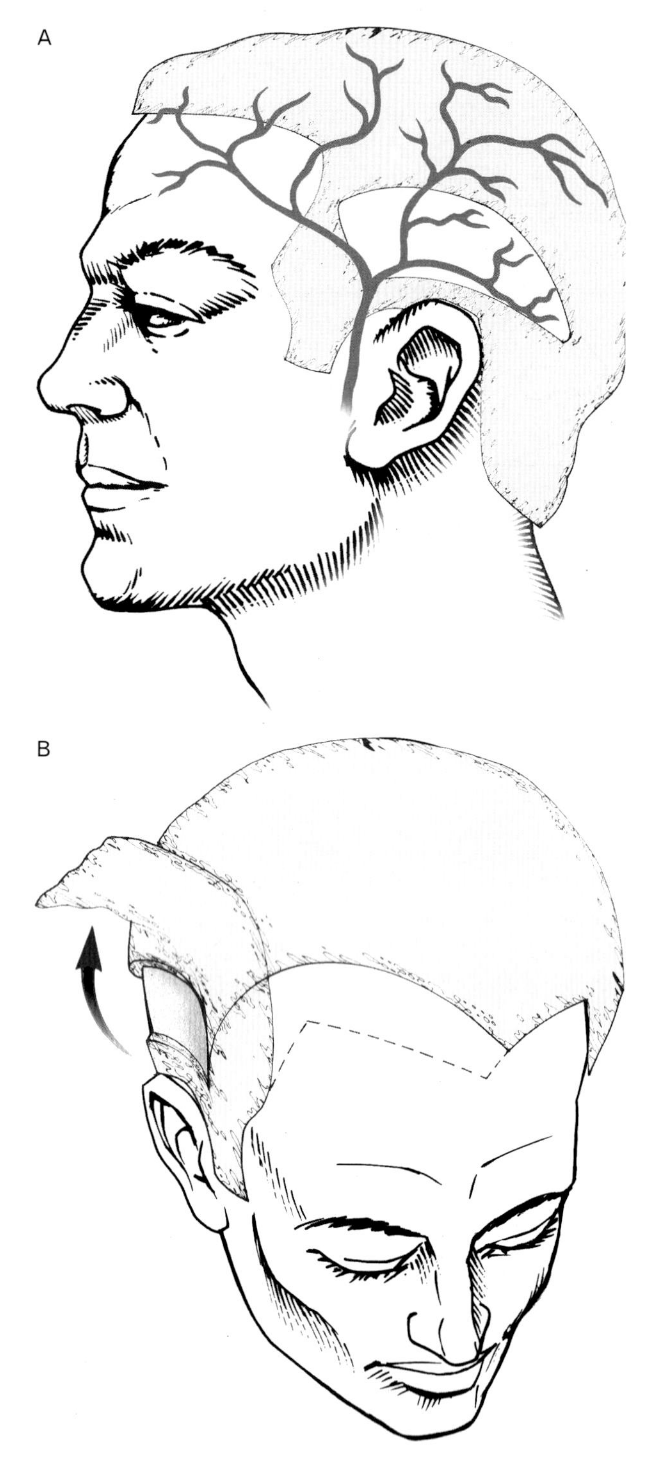

Fig. 16.7.—**Colgajo témporo-parietal.** A. Vascularización a partir de la arteria temporal superficial. B. Transposición del colgajo.

reconstructiva de alopecias cicatrizales secundarias a quemaduras, avulsiones traumáticas, radiación o cirugía exerética.

Mediante la utilización de expansores se crea una superficie cutánea uniforme con cabello, que se utilizará para reemplazar áreas de alopecia. No provoca cambios epidérmicos, no afecta el crecimiento capilar ni los folículos, no aumenta el número de folículos capilares, pero puede provocar un efluvio telógeno temporal hacia el final del proceso expansivo y disminuye aceptablemente la densidad capilar.

Como expansor se utiliza generalmente un balón hinchable de silicona, que se implanta en un bolsillo o espacio subgaleal disecado. El expansor debe tener un tamaño de dos-tres veces superior al del defecto a reconstruir. Tras su colocación se cierra por planos, utilizando grapas para la piel. La expansión progresiva puede iniciarse catorce días después, mediante inyecciones de suero fisiológico. La expansión se suspende cuando el paciente comienza a experimentar dolor. El grado de relajación cutánea alcanzada unos días después de las inyecciones indicará otras nuevas. El proceso normalmente se alarga de seis a diez semanas. La técnica de expansión se asocia generalmente con técnicas de reducción o colgajos de rotación.

Complicaciones. La técnica de la expansión permite tratar casos de alopecia con buenos resultados, que no podrían tratarse con las técnicas convencionales. Sin embargo, implica un mayor riesgo de aparición de complicaciones. Las más frecuentes son infección, hematoma, dolor crónico, exposición del expansor y necrosis del cuero cabelludo.

Es recomendable iniciar un tratamiento antibiótico antes del implante del expansor, y prolongarlo de dos a tres semanas para evitar la infección. El hematoma es debido a una inadecuada hemostasia. El dolor es normal durante las horas que siguen a la expansión; si persiste puede ser necesario retirar el balón.

Complicaciones en la cirugía del reemplazo capilar. Un correcto estudio preoperatorio y unas instrucciones posoperatorias para entregar al paciente ayudan a disminuir la aparición de complicaciones. En la tabla 1 se hallan detalladas las complicaciones médicas más frecuentes, siendo el sangrado la de mayor frecuente aparición.

La hiperpigmentación generalmente es secundaria al proceso de curación y no suele requerir tratamiento. La hipopigmentación puede aparecer en las zonas dadoras y receptoras, tiende a persistir y para tratarla pueden emplearse productos sensibilizantes como los psoralenos. Existen causas idiopáticas o intrínsecas como tabaco, hipertensión, diabetes o predisposición genética que pueden causar un deficiente crecimiento capilar en un trasplante o colgajo realizado.

De todas las complicaciones las más importantes son aquellas que alteran el resultado estético (tabla 2). Factores decisivos en su aparición son una mala indicación de la técnica o el desconocimiento de la misma. Una elección cuidadosa del paciente y un estudio a fondo de las zonas donantes y el pelo que las puebla minimizan los malos resultados estéticos. Es aconsejable no iniciar tratamientos quirúrgicos en pacientes de edad inferior a veinticuatro años.

El empleo de trasplantes y colgajos puede conducir a una línea de implantación mal situada. Ello se puede deber a la creación de una línea frontal demasiado baja, de forma que si la alopecia parietal progresa, el aspecto del patrón de pérdida capilar es poco natural. Una forma de evitarlo es conocer bien los patrones de alopecia para intentar predecir la evolución futura.

Bibliografía

Brandy DA. The brandy bitemporal flap. Am Journal of Cosmetic Surg 1986; 3 (2): 11-¿5.

Fonseca R, Walker PH. Oral and maxilofacial trauma. Saunders Company, 1991, vol. 1.

Grabb WC, Smith JW. Cirugía plástica. 2.ª edic. Edit. Salvat, 1977.

Konior RJ, Rousso D (eds.). Facial plastic surgery clinics of North America, hair replacement surgery. Saunders Company, 1994, vol. 2.

Konior RJ. Advances in surgical hair restoration. Facial Plastic Surg 1993; 9 (1): 37-48.

Rook A, Wilkinson DS, Ebling FJG, Champion RH. Tratado de Dermatología. Edit. Doyma, vol. 3, 4.ª edic., 1989.

Rouviere H, Delmas A. Anatomía Humana. Masson, 1987.

Capítulo 17

Oreja y conducto auditivo externo

1. Consideraciones generales

Tradicionalmente la oreja ha recibido una mayor importancia funcional que estética. Con respecto al resto de componentes faciales y, quizá, debido a su localización, los defectos o particularidades del oído externo pasan a menudo inadvertidas, excepto en los casos extremos, en los que influyen factores socioculturales. En este capítulo se pretende revisar la patología medicoquirúrgica haciendo especial hincapié en las técnicas quirúrgicas de reconstrucción de los pabellones auriculares.

1.1. Ciencias básicas

1.1.1. Embriología. El oído medio y el oído externo tienen un origen embriológico diferente al del oído interno. El oído interno aparece en el primer período del desarrollo embrionario, cuando una prolongación del tubo neural (vesícula auditiva) se aproxima a través del mesénquima cefálico al sistema branquial, mientras que el oído externo y medio aparecen en la quinta semana del desarrollo embrionario a partir del primer y segundo arcos branquiales (arco mandibular y arco hioideo, respectivamente). A lo largo de los arcos branquiales se disponen cinco eminencias o botones que darán lugar a las definitivas orejas. Uno de los botones nace a expensas del primer arco, y será el que recubrirá parcialmente la extremidad dorsal de la primera hendidura y será el origen del trago. El resto del pabellón, antitrago, antehélix, hélix, concha y lóbulo nacen del segundo arco, tras fusionarse y rechazar hacia delante la extremidad dorsal de la primera hendidura. El diferente origen embriológico del oído interno (neuroectodérmico) y del externo y la asincronía temporal que presentan en cuanto al desarrollo embriológico de cada uno podrían explicar la dualidad hallada en las malformaciones auriculares; como veremos, el oído interno pocas veces resulta comprometido en malformaciones externas, como, por ejemplo, en las microtias, en las que tan sólo existen tres de cada mil niños totalmente sordos.

1.1.2. Fisiología. El oído, las vías nerviosas y los centros del sistema nervioso central forman parte del denominado sistema de la audición. El oído externo junto con el oído medio se encargan de *conducir* el estímulo sonoro. La *distribución* del mismo correrá a cargo de la cóclea, mientras que la *transformación* necesaria para que el estímulo sonoro sea percibido, se producirá a nivel de las células sensoriales del órgano de Corti.

1.1.3. Anatomía. La oreja es un órgano par y simétrico de complicada configuración externa localizado a ambos lados de la cara, limitada por delante por la articulación temporomandibular y por detrás por la mastoides. En este apartado se presenta la anatomía de lo que se conoce como *oído externo*; es decir, a la unidad funcional y estética que forman el conducto auditivo externo y el pabellón auricular.

1.1.3.1. **Pabellón auricular.** El *pabellón auricular* consta de un esqueleto cartilaginoso elástico revestido por piel muy fina y brillante, que se adhiere firmemente al pericondrio en la porción más anterior hasta llegar al hélix, y de forma más laxa a nivel de la cara posterior del pabellón. El responsable de las depresiones y curvas de la oreja es el cartílago auricular que desaparece al llegar al lóbulo de la oreja, compuesto exclusivamente por tejido fibroadiposo y piel. En la figura se pueden apreciar las diversas partes que configuran la oreja (fig. 1).

Como límites anatómicos a destacar, la oreja suele localizarse entre dos líneas paralelas imaginarias trazadas a nivel del límite superior de la órbita y de la espina nasal. En el adulto tiene una longitud aproximada de unos 6 cm y forma un ángulo de unos 30° con respecto al cráneo. Así mismo deberá existir una altura menor de 2 cm desde la zona más superior del hélix hasta la tersa piel que recubre el hueso temporal.

1.1.3.2. **Conducto auditivo externo** (fig. 1). El conducto auditivo externo (CAE) tiene una forma cónica, estrechándose hacia el interior. Mide aproximadamente unos 3 cm de longitud. En éste se diferencia una porción cartilaginosa o conectiva (externa) y otra ósea (interna) formada por el hueso temporal. La parte cartilaginosa, que comprende unos dos tercios del CAE, es sinuosa y móvil, presentando cierta inclinación con respecto a la porción ósea. De esta forma, tímpano y oído medio quedan protegidos de agresiones directas. La porción cartilaginosa no forma un tubo hermético, posee la forma de un canal abierto hacia arriba que presenta numerosas hendiduras que comunican con espacios como la celda parotídea, fosa infratemporal y la base del cráneo (hendiduras de Santorini). Un firme tejido conectivo une la porción ósea con la cartilaginosa, la cual está revestida por un epitelio rico en glándulas sebáceas responsables de la producción de cerumen (pigmento, sebo y escamas epidérmicas). La piel que reviste la porción ósea del conducto no contiene ningún anexo. El pH existente en el conducto debe oscilar entre 6,8 y 5, en caso contrario se favorecerá la aparición de inflamaciones.

Musculatura. En la oreja, se encuentra una musculatura intrínseca y otra extrínseca cuyo valor funcional es prácticamente nulo. Los tres músculos extrínsecos son los músculos auricular anterior, auricular superior y auricular posterior.

El músculo auricular anterior se origina en la aponeurosis epicraneal y se inserta en la espina del hélix. El músculo auricular superior comparte el mismo origen que el anterior, pero se va a insertar en la zona superior de la oreja a través de un tendón delgado, en el área opuesta a la fosa triangular, con frecuencia encontramos una rama de la arteria temporal superficial que los separa. El músculo auricular posterior tiene mayor grosor que los anteriores. Parte de la base de la mastoides y se inserta en la superficie más craneal del cartílago que se halla en el lado contrario de la concha (pontículo).

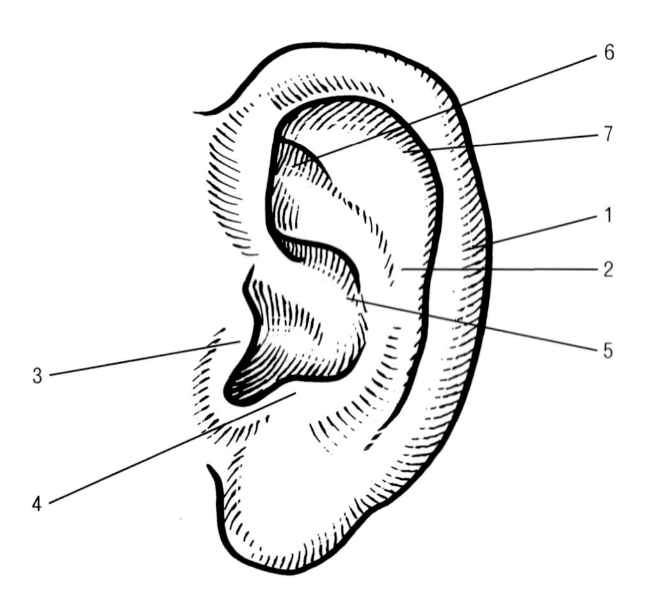

Fig. 17.1.—**Anatomía.** 1. Hélix. 2. Antehélix. 3. Trago. 4. Antitrago. 5. Concha. 6. Fosa triangular. 7. Fosa escafoidea.

Los músculos intrínsecos son: el músculo oblicuo de la oreja, músculo transverso de la oreja, músculo mayor del hélix, músculo menor del hélix, músculo del trago y músculo del antitrago.

Tanto el músculo transverso de la oreja como el oblicuo se originan en la parte posterior de la misma, sobre la denominada eminencia costal, pero el oblicuo llega hasta la eminencia triangular. El músculo mayor del hélix se origina en la espina del hélix y se inserta en el borde anterior del mismo. Sobre la cruz del hélix hallaremos el músculo menor del hélix. En la superficie lateral del trago se localiza el músculo del trago, y de la parte más externa del antitrago nace el músculo del antitrago, que irá a insertarse en la cola del hélix y del antehélix.

Inervación. La inervación sensitiva deriva principalmente del nervio auricular mayor (CII, CIII), que emerge del borde posterior del músculo esternocleidomastoideo y asciende hacia el pabellón auricular. En la mayoría de los casos se divide en dos ramas, una más anterior que proporcionará inervación a la mitad más inferior de la superficie lateral auricular, y otra posterior responsable de la porción inferior de la superficie craneal de la oreja. El nervio auriculotemporal inerva la piel de la cara superior y anterior del CAE, así como la porción superior y medial del pabellón auricular y la membrana timpánica. Existen ramas del nervio occipital menor que llegan a la superficie craneal de la oreja. La piel de la concha y el CAE están inervados por una rama del X par craneal o nervio vago, el nervio de Arnold, que accede al meato auditivo externo por entre el cartílago y el hueso timpánico.

Vascularización. La vascularización de la oreja depende principalmente de tres arterias. El mayor aporte sanguíneo a la porción posterior auricular procede de la *arteria occipital,* la cual cruza la apófisis mastoidea por encima de la inserción del músculo esternomastoideo. La *arteria auricular posterior* (rama de la carótida externa) irriga también la cara posterior, emitiendo pequeñas ramas que se extienden hacia la cara lateral. La mayoría de las veces la arteria auricular posterior se dispone a lo largo del surco retroauricular, dando lugar a ramas que se dirigirán hacia la glándula parótida, una rama occipital (que no es la anteriormente mencionada arteria occipital) que irriga la piel del área posauricular, una rama estilomastoidea hacia las celdillas mastoideas y cavidad timpánica y, por último, una rama retroauricular. La rama retroauricular se subdivide proporcionando irrigación al lóbulo de la oreja. La superficie auricular lateral está surcada por ramas de la *arteria temporal superficial* (además de las ramas de la auricular posterior). Es interesante recordar el hecho de que la arteria auricular posterior sigue un trayecto posterior y lateral con respecto al nervio facial, con la rama estilomastoidea acompañando al nervio en su recorrido a través del canal de Falopio.

Las venas auriculares posteriores se disponen en profundidad, junto al nervio auricular mayor y drenan a la vena yugular externa. Las venas temporal superficial y retromandibular reciben la sangre del área anterior auricular.

1.2. Diagnóstico

1.2.1. Diagnóstico clínico. El examen otológico comprenderá un *interrogatorio*, una *inspección*, *palpación*, *otoscopia* y en ocasiones exploración microscópica del oído. Tras una correcta anamnesis, se procederá a la inspección del oído externo, observando y valorando alteraciones del tipo de neoformaciones, malformaciones, inflamaciones, cicatrices, etc. A continuación, palparse el pabellón auricular, la apófisis mastoides, y los ganglios linfáticos regionales. Con el otoscopio se podrán valorar CAE y tímpano.

El grado de deformidad sigue siendo el primer paso en la valoración de las deformidades auriculares. La cabeza deberá mantenerse erguida, con la mirada al frente, al mismo nivel que la del explorador para la valoración antropométrica.

En caso de hallarnos frente a un caso de microtia (con ausencia de todo o de parte del CAE) será necesario descartar la asociación de diferentes malformaciones concomitantes del hueso temporal que a la larga supongan un obstáculo en el desarrollo de la audición del niño. Se emplea la tomografía computarizada de alta resolución, que también será imprescindible en el estudio preoperatorio de la atresia auditiva. Se deberán considerar:

a) Anatomía del CAE.
b) Existencia o ausencia de huesecillos del oído medio (estribo, martillo, yunque).
c) Estado de la articulación yunque-martillo.
d) Obstrucción de la ventana oval.
e) Grado de neumatización de la mastoides.
f) Laberinto óseo (cóclea y vestíbulo).
g) Estado del nervio facial.

Con la *audiometría* se logrará valorar el estado del CAE y del sistema osicular del oído medio (función de conducción o transmisión del estímulo sonoro), y del sistema coclear (función sensitiva nerviosa). En la actualidad se utilizan *potenciales evocados* para evaluar la «respuesta auditiva» del tronco cerebral, técnica altamente fiable y de gran ayuda en lactantes o pacientes poco colaboradores.

Antropometría auricular. Anatomía de una oreja normal. El hecho de definir una oreja como «normal» o sencillamente armónica o proporcionada es difícil. De todos los restantes órganos de la cara, las orejas tienen la mayor variedad anatómica (en concha, en copa, cacahuete, protuidas, caídas...). Con frecuencia, lo que a un cirujano le parece satisfactorio a otro no le es suficiente. La decisión tomada dependerá muchas veces de la precisión de la observación visual y de la calidad del juicio visual aportado, por lo que generalmente será altamente subjetiva. Por ese motivo, la aplicación de medidas de superficie o antropometría auricular serán de gran ayuda para el cirujano que planee una reconstrucción o modificación auricular.

Es interesante destacar algunas consideraciones en la reconstrucción de la oreja:

1. El grado de *protrusión o inclinación* no es tan importante como el tamaño y la simetría auricular.
2. La *anchura* definitiva en el niño se alcanza a los diez años (M = 35,3 mm) y en las niñas a los seis años (M = 32,5 mm). La máxima longitud en niños se alcanza a los quince años (M = 63,5 mm) y a los trece años en niñas (M = 50 mm).
3. Antes de iniciar la intervención es interesante movilizar el pabellón auricular hacia delante o hacia atrás para conseguir el efecto óptico deseado, simulando la posición y formas planificadas.
4. En pacientes con asimetrías faciales es extremadamente difícil la reconstrucción. Debemos tener presente que las asimetrías verticales entre el nivel marcado por los lóbulos auriculares se acentúa debido a la desviación de la barbilla, distorsionándose la realidad visual. En estos casos es recomendable tratar en primer lugar las anomalías faciales y posteriormente las auriculares.

1.2.2. Diagnóstico por la imagen. En ocasiones será necesario practicar una tomografía computarizada de alta resolución para valorar los huesos temporales.

2. Entidades clínicas

2.1. Malformaciones congénitas

Historia. A finales del siglo XIX, Ely (1881) fue el primer cirujano que trató quirúrgicamente una de las malformaciones congénitas más frecuentes, las orejas protuidas o en asa. Más tarde, Gillies, en 1920, propuso interesantes propuestas para el tratamiento de la microtia con cartílago costal. Esta técnica fue adoptada por Peer en 1948. El primer artículo publicado sobre la reconstrucción auricular trataba sobre la reconstrucción con cartílago autógeno costal, y fue escrito por C. Tanzer en 1959. En 1966, autores como T. Cronin proponían el uso de materiales inertes como el silástic. Desde entonces hasta nuestros días se han descrito centenares de técnicas de reconstrucción de las malformaciones congénitas auriculares, pero quizá el autor que más ha aportado a esta cirugía haya sido Brent, como se mencionará más adelante.

2.1.1. Etiología. Diversos estudios han demostrado que las malformaciones auriculares se relacionan entre sí y pueden ser hereditarias. En general suelen seguir un patrón dominante irregular. Cuando en ambos padres aparece una deformidad auricular, a pesar de ser menor (como por ejemplo, una fístula), puede aparecer en el hijo una deformidad mayor.

Aun así hay autores que remarcan la existencia de factores específicos responsables de las alteraciones, como por ejemplo fármacos (ingesta de talidomida durante el embarazo), enfermedades víricas (rubéola durante el primer trimestre de embarazo), trastornos vasculares durante el desarrollo embrionario (isquemia tisular resultante de la obliteración de la arteria del estribo).

Un significativo estudio que se llevó a cabo en 1982 con un gran número de pacientes demostró que la herencia de malformaciones congénitas tales como la microtia podía ser multifactorial, quedando descartadas las aberraciones cromosómicas como factor etiológico principal.

2.1.2. Deformidades asociadas. La oreja y el resto de componentes faciales se originan de los mismos bloques embriológicos (arcos branquiales mandibular e hioideo), de ahí que puedan coexistir diferentes malformaciones en un mismo paciente: *síndrome del primero y segundo arcos branquiales*. Este síndrome comprende malformaciones del oído externo y medio, hipoplasia maxilar, malar y temporal, fisuras faciales laterales, macrostomía, paresia del nervio facial con la consiguiente atrofia de la musculatura inervada por el mismo y la parótida. Suelen estar preservados los músculos palatinos.

Existen una serie de enfermedades que bien por afectar a la base del cráneo o por comprometer la embriogénesis del primer y segundo arcos branquiales se asocian con malformaciones de la oreja. Entre ellas destacan:

1. Enfermedad de Apert o acrocefalosindactilia. Suele seguir un patrón de herencia autosómico dominante, pero puede ser de presentación espontánea. Hallaremos una disostosis craneofacial, aplanamiento occipital, protusión frontal, hipoplasia maxilar. Proptosis, nariz prominente, paladar ojival. Patología articular y sindactilia de manos y pies. Puede coexistir hipoacusia de transmisión.

2. Enfermedad de Crouzon o disostosis craneofacial. Se trata de un proceso autosómico dominante en el que se produce un cierre prematuro de las suturas craneales. Hallaremos un niño con prognatismo, frente prominente, nariz en pico y exolftalmos. Los pabellones auriculares suelen tener morfología normal pero implantación baja, en ocasiones hallamos asociada una atresia del CAE. Suele existir afectación del oído medio.

3. Enfermedad de Goldenhar o displasia oculoauriculovertebral. Su etiología permanece desconocida. Suele deberse a una alteración vascular durante el desarrollo embrionario del primer y segundo arco branquial. Clínicamente destaca una microsomía hemifacial. Existe una oblicuidad palpebral antimongoloide, posible afectación de la musculatura ocular externa y párpados anormales. Se afectan oído medio y externo. No es infrecuente hallar una aplasia del pabellón auricular junto con atresia del CAE. La afectación vertebral se caracteriza por la aparición de hemivértebras a nivel cervical.

4. Enfermedad de Klippel-Feil o síndrome cervicoculoacústico. Es de herencia autosómica recesiva. Se debe a una fusión de parte o todas las vértebras cervicales, resultando un cuello corto y rígido. Se pueden afectar oído externo (microtia y estenosis del CAE), medio (alteraciones osiculares) e interno (afectación coclear y de los canales semicirculares).

5. Enfermedad de Treacher-Collins-Franceschetti o disóstosis mandibulofacial. Se hereda según un patrón autosómico dominante. Se produce una alteración durante el desarrollo embrionario del primer arco branquial. Hallaremos un niño con hipoplasia de los huesos malares e hipoplasia mentoniana. Comisuras palpebrales oblicuas y malformaciones óticas desde microtia bilateral (con pabellones asimétricos y de baja inserción) a aplasia. El CAE suele ser estenótico o atrésico. Existirá una hipoacusia bilateral de transmisión.

6. *Secuencia de Pierre Robin.* Se caracteriza por la tríada de paladar hendido, micrognatia y glosoptosis. Sigue un patrón de herencia autosómico dominante. En el recién nacido se hallarán microcefalia, microoftalmía, cataratas congénitas, hipoplasia mandibular, dificultades en la deglución por la fisura palatina y glosoptosis. Frecuentemente se asocian alteraciones cardíacas. Típicamente, los pabellones son de implantación baja y malformados (en copa). Suele haber afectación del oído medio y con menor frecuencia del interno.

Existen un gran número de síndromes clínicos con afectación ótica. Sólo algunos de ellos presentan malformaciones del oído externo (tabla I).

Tabla I. Síndromes asociados con malformaciones del pabellón auricular

Acondroplasia
Albinismo
Alport, enfermedad de
Duane, síndrome de*
Herrman, síndrome de
Gargolismo o síndrome de Hurler*
Laurence-Moon-Biedl-Bardet, síndrome de
Madelung, síndrome de
Moebius, síndrome de*
Osteogénesis imperfecta
Osteopetrosis
Paget, enfermedad de
Pendred, síndrome de
Refsum, síndrome de
Turner, síndrome*
Usher, síndrome de
Waardenburg, enfermedad de

2.1.3. Clasificación. Existe un gran número de clasificaciones de malformaciones congénitas auriculares, en este capítulo se presentarán las más destacadas y se empleará la clasificación clínica de Tanzer, para describir y comentar cada una de ellas.

La primera clasificación de las malformaciones congénitas mayores de la oreja apareció en 1926 (Marx), y describía cuatro grados de microtia. Ésta fue modificada en 1968 por Rogers, apareciendo distintos tipos de malformaciones ordenadas según su gravedad.

2.1.3.1. Clasificación de Rogers.

1. Microtia.
2. Oreja caída *(loop ear):* oreja caída por deficiencia del hélix superior y escafa.
3. Oreja contraída *(cup ear):* oreja excavada o contraída, con concha profunda y deficiencias del hélix superior y del pilar del antehélix.
4. Oreja protuida o en asa (fig. 2).

2.1.3.2. **Clasificación de Tanzer.** En 1977 Tanzer propuso una clasificación clínica de las alteraciones auriculares congénitas.

1. Anotia.
2. Hipoplasia completa (microtia).
   a) Con atresia del CAE.
   b) Sin atresia del CAE.
3. Hipoplasia del tercio medio de la oreja.
4. Hipoplasia del tercio superior de la oreja.
   a) Oreja retraída (orejas en copa y caídas).
   b) Criptotia.
   c) Hipoplasia del tercio superior completo.
5. Oreja prominente.

2.1.3.3. **Clasificación de Weerda.** En 1988 H. Weerda propuso una combinación de todas las clasificaciones en una sola. Por primera vez se incluyeron en una clasificación posibilidades quirúrgicas.

1. *Grado I de displasia.* La mayoría de estructuras auriculares son reconocibles (deformidades menores). No se precisarán cartílago o piel adicional para la reconstrucción.

   a) Macrotia.
   b) Orejas en asa.
   c) Criptotia.
   d) Ausencia de la zona superior del hélix.
   e) Pequeñas deformidades (ausencia de trago, pliegues adicionales, tubérculo de Darwin...).

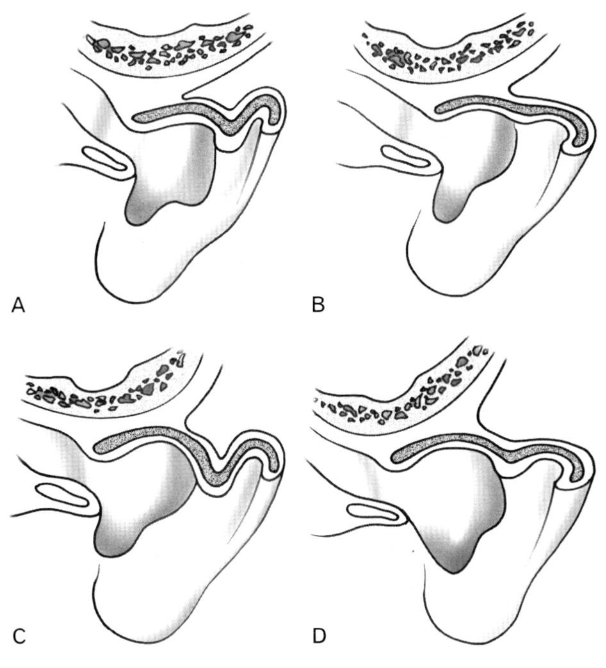

Fig. 17.2. **Orejas en asa.** A. Oreja normal. B. Defecto de plicatura del antehélix. C. Hipertrofia de la concha. D. Forma mixta.

f) Coloboma auricular (coloboma transverso).

g) Deformidades del lóbulo (ausencia de lóbulo, macrolóbulo, lóbulo bífido...).

h) Oreja retraída.

1. Tipo I: Porción superior del hélix muy cóncava, concha hipertrófica, altura reducida. Retracción moderada o ligera.

2. Tipo II: Concavidad de la zona superior del hélix mucho más cóncava. Se usan cartílagos costales cuando es necesario alargar la altura auricular.

2. *Grado II de displasia:* Se pueden reconocer algunas estructuras de una oreja normal. Se requerirá algo de piel y cartílago adicional para la reconstrucción.

a) *Oreja retraída, tipo III:* La severa deformidad de la oreja retraída está malformada en todas sus dimensiones. También denominada oreja en concha de caracol.

b) *Mini oreja.*

3. *Grado III de displasia:* No es reconocible ninguna estructura de una oreja normal. Se requiere una reconstrucción total, con gran cantidad de piel y cartílago adicional. Suele coexistir una atresia congénita.

a) *Unilateral:* Una de las orejas es normal. No se practica reconstrucción del oído medio en los niños. La reconstrucción auricular se practica entre los cinco-seis años.

b) *Bilateral:* Requiere tratamiento de la conducción ósea antes del año de edad. Se practica cirugía del oído medio a los cuatro años sin transposición del vestigio. La reconstrucción bilateral se practicará a los cinco-seis años.

Existe una clasificación para las *malformaciones del conducto auditivo externo (CAE):*

1. Grado I: anomalías de posición o tamaño.
2. Grado II: conducto con estenosis severa o filiforme.
3. Grado III: ausencia total de conducto.

Tratamiento. Tanzer consiguió demostrar la efectividad de sus ideas sobre la reconstrucción de la oreja basándose en un modelo de pabellón formado por la unión de cuatro planos, unidos por ángulos rectos (suelo de la concha, pared posterior de la concha, escafa-antehélix y hélix). Este autor propuso los siguientes principios a seguir en la reconstrucción:

1. Reconstrucción escalonada.
2. Uso exclusivo de cartílago autólogo.
3. Uso de injertos de piel de espesor parcial y total en caso de necesidad de mayor cantidad de piel.
4. Uso de incisiones de piel anteriores para la inserción del marco auricular, con el fin de conservar un buen aporte sanguíneo y sensibilidad de la piel que recubrirá el cartílago.
5. Cirugía del oído medio. La microtia puede coexistir o no con la atresia auditiva (ausencia de todo o parte del CAE), y a su vez ésta puede asociarse a anomalías del oído medio y/o del oído interno. Por tanto, los objetivos del cirujano no sólo contemplarán la vertiente estética, sino también la más importante: la funcional. Existe una gran controversia en cuanto a la edad de inicio y tipo de técnica adecuada en el tratamiento de estos niños. Por lo general se sigue este esquema:

5.1. En caso de microtia y atresia de oído medio unilateral con audición contralateral normal, no se recomienda practicar cirugía del oído medio, ya que queda una audición monoaural. La microtia podrá corregirse a los cinco-seis años. En los casos de deformidades bilaterales se requerirá una ayuda auditiva (conducción vía ósea) a los cinco-seis meses, la atresia del oído medio se intervendrá a la edad de cuatro años, y la microtia a los cinco-seis años, requiriendo, una vez reconstruidos el canal auditivo el oído medio y el pabellón, una nueva ayuda auditiva (conducción vía aérea) con estimulación directa de la cóclea a través de la implantación de un estimulador temporal electromagnético.

5.2. El argumento preconizado por los autores que se muestran a favor de la contraindicación de la cirugía en pacientes con atresia unilateral, frente a la indicación en pacientes con grandes defectos de la conducción —especialmente con atresia binaural—, se basa en el gran riesgo que comporta esta cirugía en contraste con el escaso porcentaje de beneficios. Se han descrito complicaciones tan graves como: parálisis del nervio facial, regresión de la audición secundaria a la infección de la cavidad mastoidea o a fenestraciones del conducto semicircular, etcétera.

2.2. Inflamaciones e infecciones

2.2.1. Inflamaciones e infecciones

2.2.1.1. Inflamaciones inespecíficas del oído externo. Suelen ser producidas como consecuencia de noxas exógenas y endógenas que actúan a nivel del oído externo alterando los factores de protección natural (bajo pH dérmico, secreción por las glándulas sebáceas de ácidos grasos y lisozima, mecanismo de autoloimpieza del CAE por migración hacia el exterior del epitelio del conducto, etc.). Se caracterizarán por localizarse en el pabellón y CAE, con repercusión en los ganglios linfáticos regionales. No suelen afectar a la mastoides ni al oído medio. No suelen existir alteraciones funcionales. Clínicamente se diferencian dos fases: aguda y crónica. La fase aguda o exudativa se caracteriza por presentar un CAE inflamado, ocupado por descamación epidérmica maloliente. En la fase crónica se acumulan detritus celulares secos, responsables del característico prurito, que es responsable de sobreinfecciones secundarias a las heridas por rascado.

Tratamiento: En la fase exudativa se procederá al lavado con agua del CAE (37°) junto con la instilación de gotas otológicas (antibiótico de amplio espectro), alcohol 70-80° (algodón humedecido en alcohol). En la fase crónica aplicaremos antibióticos y corticoides en pomada.

2.2.1.2. Inflamaciones específicas.

a) **Impétigo.** El estafilococo invade las capas más superficiales de la piel, resultando una otitis externa difusa, con unas típicas vesículas de contenido seroso sobre base eritematosa, que al romperse liberan el contenido seroso, que se seca formando costras amarillas. Por lo general puede afectar, todo el pabellón auditivo, pero no suele extenderse hacia el meato auditivo externo. Es muy frecuente en niños. *Tratamiento:* limpieza diaria de las lesiones costrosas y aplicación tópica de neomicina.

La infección estreptocócica determinará la clásica erisipela. Aparecerá en la oreja una tumefacción intensamente roja y edematosa, muy bien delimitada, generalmente acompañada de sintomatología sistémica (fiebre, malestar general...).

Tratamiento: Antibioterapia (penicilina y derivados).

b) **Otitis externa hemorrágica.** La otitis externa hemorrágica se caracteriza por la formación de vesículas de contenido hemático en el tímpano y la piel del CAE. Suele ser debida a una infección vírica. Se ha observado que se produce en el curso de una epidemia por el virus influenza. Clínicamente se caracteriza por ser un cuadro extremadamente doloroso.

Tratamiento: Prescripción de analgésicos y limpiezas periódicas del CAE.

c) **Otitis externa maligna.** En personas inmunodeprimidas y a partir de una otitis externa común, puede desencadenarse una otitis externa maligna. Se caracteriza por ser frecuente en pacientes diabéticos adultos, mal controlados en los que la infección se propaga rápidamente desde el meato externo hacia el hueso temporal y los tejidos blandos. El agente responsable es la *Pseudomona aeruginosa.*

Tratamiento: Antibioterapia endovenosa, limpieza quirúrgica del CAE, drenaje de las fosas infratemporal, pterigopalatina y celda parotídea si es necesario.

d) **Forúnculo.** Los forúnculos del oído se caracterizan por presentar una intensa inflamación a nivel de la porción cartilaginosa del CAE. El paciente presentará dolor local a nivel del oído (signo del trago positivo). Existen casos de forunculosis recidivante del CAE en los que sospecharemos alteraciones de la glucemia y uremia.

Tratamiento: Aplicación de algodón o gasa embebida en alcohol en el CAE con el fin de acelerar el desbridamiento espontáneo.

e) **Herpes simple.** Raras veces el virus del herpes simple afecta la piel del meato auditivo y el pabellón. Aparecerán las típicas lesiones vesiculosas que tras vaciar su contenido aparecerán como lesiones costrosas.

Tratamiento: No requiere tratamiento específico, algunos autores recomiendan aciclovir administrado de forma tópica.

f) **Herpes zóster.** El herpes zóster ótico se caracteriza por presentar tras unos días de intenso dolor auricular, una erupción de pequeñas vesículas sobre base eritematosa distribuidas a lo largo del pabellón (especialmente la concha), piel del meato auditivo, membrana timpánica. En una segunda fase las vesículas se desecan, originando lesiones costrosas que persistirán durante una semana.

Tratamiento: Mantener la oreja seca.

f) **Dermatitis eccematosas.** El pabellón auricular puede presentar dermatitis eccematosas, de contacto, seborreicas, etc., como el resto de la piel del organismo. El eccema del oído se caracteriza por su evolución a brotes, con exacerbaciones y remisiones. Se distinguen dos fases, una aguda o exudativa (inflamación con formación de ampollas y de pústulas de contenido seroso) y una fase crónica o atrófica (descamación) que se caracteriza por un intenso prurito. Esta reacción es consecuencia de una sensibilización de las células de la epidermis frente a algún alergeno.

Tratamiento: En caso de que exista como desencadenante un proceso infeccioso se deberá limpiar el meato auditivo externo y aplicar pomadas a base de corticoides y antibiótico. Si, por el contrario, el eccema resulta de la aplicación de algún antibiótico, éste deberá retirarse, manteniendo lo más seca posible la superficie auricular.

g) **Otomicosis.** La otomicosis se caracteriza por presentar un exudado algodonoso amarillo-verde en el CAE.

Muy rara vez cursa con dolor, lo más característico es el prurito. Puede desarrollarse como una infección primaria o bien acompañando a una bacteriana (debe sospecharse cuando una otitis externa simple no responde al tratamiento habitual). Es típica su aparición tras largos tratamientos antibióticos y corticoideos. Los hongos más frecuentemente implicados son *Candida albicans* y *Aspergillus niger.* El diagnóstico se confirmará a través de un examen microscópico.

Tratamiento: En primer lugar se practicará una limpieza de detritus y secreciones del meato. El tratamiento farmacológico podrá ser tópico (polvos) o sistémico, dependiendo de la gravedad del caso. Se emplean agentes antifúngicos como la nistatina, el fluconazol, la anfotericina, etc.

h) **Pericondritis.** La infección del pericondrio suele ser secundaria a alguna noxa de la piel de la oreja (tras cirugía, lesiones por congelación, desbridamiento de otohematomas, etc.). Clínicamente se advertirá una inflamación dolorosa del esqueleto cartilaginoso de la oreja, pudiendo presentar un absceso subpericóndrico que en caso de no ser drenado sería el responsable de una necrosis del cartílago, con fatales consecuencias.

Tratamiento: Deberá instaurarse tratamiento antibiótico de amplio espectro (cubriendo a *Pseudomona aeruginosa*). En caso de existir un absceso subpericóndrico, deberá drenarse y ser cultivado.

2.3. Traumatismos auriculares

2.3.1. Generalidades. Debido a su localización y a sus características anatómicas, la oreja es un órgano particularmente susceptible a los traumatismos. Además existen una serie de factores que dificultan aún más la reconstrucción postraumática de la misma, como son la falta de cubierta cutánea, la posible pérdida de cartílago, el estado de los tejidos circundantes, la ubicación de la línea pilosa, etc.

2.3.2. Otohematoma. En algunos casos tras heridas cerradas y contusas que provocan despegamiento de la piel sobre la capa pericondral puede producirse un acúmulo de líquido seroso entre estos dos planos, resultando un hematoma. A la exploración clínica se observa una oreja inflamada, blanda, fluctuante, sin signos eritematosos. El diagnóstico diferencial deberá establecerse básicamente con la infección del pabellón auricular, en el que el eritema será mayor y aparecerá gran dolor a la palpación. El tratamiento no podrá demorarse, ya que se produciría una organización del hematoma, con una posible calcificación secundaria y deformación del pabellón (en anillo, en coliflor), como se verá posteriormente.

Tratamiento. El tratamiento se dirigirá a practicar la evacuación del hematoma y la prevención de su reacúmulo. La simple aspiración con aguja se sigue habitualmente de acúmulo recurrente de líquido, además podríamos provocar una infección que acabaría en pericondritis. El tratamiento de elección será la evacuación del hematoma con visión directa, bajo anestesia local. Se practica una incisión a lo largo del borde anterior del hélix, se inspecciona y se introduce una cánula de succión para aspirar los coágulos. Después se colocan apósitos de gasa sobre el área del hematoma y a cada lado del pabellón auricular, y se suturan con puntos de colchonero horizontales (nailon de cuatro ceros) abarcando todo el grosor auricular. Este apósito compresivo se deja durante unos diez días. Se administrarán antibióticos y vacuna antitetánica (si el paciente no está debidamente vacunado).

Complicaciones. La complicación más característica es la denominada «oreja en coliflor». La sangre queda acumulada entre cartílago y pericondrio, formándose un coágulo fibroso, que se irá organizando hasta obliterar las circunvoluciones del pabellón, provocando importantes deformidades.

El tratamiento diferido de la «oreja en coliflor» consistirá en la corrección quirúrgica del contorno engrosado del pabellón. Se levanta un colgajo de piel y se recortan las zonas engrosadas y deformes. Tras esto, se asegura una buena unión entre pericondrio y piel practicando el apósito antes descrito.

2.3.3. Heridas inciso contusas. En todo traumatismo del pabellón auricular existe la posibilidad de lesión del pericondrio y, a consecuencia de ello, necrosis del cartílago resultando en una pérdida parcial o total del esqueleto cartilaginoso. De ahí que se deban extremar los cuidados en el tratamiento de las heridas auriculares.

Ante una laceración auricular será necesaria una meticulosa realineación de fragmentos, comparando en todo momento con la oreja contralateral para mantener la simetría. Generalmente se practica una anestesia locorregional. Tras una exhaustiva limpieza, se examina la herida retirando los tejidos desvitalizados y los posibles cuerpos extraños. Las laceraciones simples de la piel pueden suturarse con sutura monofilamento de seis ceros. Las laceraciones cartilaginosas pueden suturarse con puntos reabsorbibles de aproximación en el pericondrio. Una vez suturadas las heridas se aplicará sobre la superficie del pabellón una gasa con pomada antibiótica, y sobre ésta un apósito compresivo que podrá ser retirado en veinticuatro horas.

Durante la manipulación quirúrgica es recomendable practicar un taponamiento del CAE (conducto auditivo externo) para evitar que la sangre u otras sustancias se acumulen en éste. Antes es necesario revisar el CAE para descartar heridas, ya que la concha se continúa hacia dentro a través del meato auditivo. Éstas deberán ser aproximadas y suturadas dejando un taponamiento durante todo el período de cicatrización para evitar el colapso de las paredes. La gasa o molde de taponamiento (que puede confeccionarse primero con compuesto dental y luego fabricarse un molde perforado de resina acrílica) deben permanecer en esta posición durante un mínimo de tres a cuatro meses.

Tratamiento de las complicaciones:

1. Irregularidades del contorno del pabellón auricular sin pérdida de tejido. Es muy frecuente. Resulta de la aproximación defectuosa de heridas que abarcan todo el espesor auricular. Esto podría evitarse extremando los cuidados en el reavivamiento de bordes y aproximación en las reconstrucciones tanto primarias como secundarias.

2. Estenosis cicatricial del CAE. Las estenosis leves-moderadas pueden ser tratadas con Z-plastias sobre las bandas fibrosas. Pero si el CAE está totalmente relleno de tejido fibroso se practicará una escisión completa para conseguir la apertura del meato. Posteriormente se tomarán injertos de piel retroauricular para reparar el defecto cutáneo provocado. El injerto quedará firmemente aplicado a la pared del CAE por un molde acrílico que deberá prolongarse hasta la concha para conferir estabilidad a la prótesis. Permanecerá en esta localización un mínimo de tres o cuatro meses.

2.3.4. Lesiones por congelación. Como consecuencia de la exposición a bajas temperaturas pueden producirse pérdidas localizadas de tejido auricular, secundarias a la afectación vascular y celular por el frío. El endotelio vascular se lesiona, provocando una lesión tisular local agravada, según varios autores, por la secreción de tromboxano A_2 y prostaglandinas (metabolitos derivados del ácido araquidónico) en respuesta a la agresión. Los condrocitos son altamente sensibles a temperaturas extremas, objetivándose una detención en su multiplicación y desarrollo.

Las lesiones por congelación pueden clasificarse como superficiales o profundas (tejido subyacente totalmente rígido).

A la exploración se observa un pabellón pálido, endurecido, que tras calentamiento aparece edematoso y forma bullas. A continuación se necrosa con la subsiguiente pérdida de tejido.

Tratamiento. El pabellón auricular con signos de congelación debe calentarse mediante la aplicación de compresas estériles a 38-42 °C. Se limpiará bien la herida con suero fisiológico y evitaremos desbridamientos muy agresivos. Se administrarán antibióticos (como profilaxis) y analgésicos. Algunos autores utilizan inhibidores tópicos del tromboxano e inhibidores sistémicos de las prostaglandinas (ibuprofen). También existen partidarios de desbridar las bullas debido a su alto contenido en prostaglandinas. A diferencia de otras patologías, no deberá aplicarse ningún vendaje compresivo.

2.3.5. Quemaduras. En los quemados las orejas son zonas particularmente susceptibles a ser lesionadas debido a su disposición y a la pequeña cantidad de tejido celular subcutáneo entre piel y pericondrio.

Varios mecanismos biológicos desencadenados por las altas temperaturas provocan la isquemia responsable de la pérdida de tejido y de la posible deformación del cartílago auricular secundaria a un proceso infeccioso.

Se pueden diferenciar tres tipos de quemaduras:

a) *Quemaduras de primer grado*: Afectación de la epidermis exclusivamente. La oreja está eritematosa, caliente y es muy dolorosa al tacto.

b) *Quemaduras de segundo grado*: Afectación de epidermis y parte de la dermis. Se subdividen en superficiales y profundas.

Superficiales: Oreja eritematosa, moteada, caliente, con bullas y muy dolorosa.

Profundas: Oreja blanca o marrón, no dolorosa.

c) *Quemaduras de tercer grado:* Total destrucción de epidermis y dermis.

Tratamiento:

a) Quemaduras de primer grado: Limpieza con suero fisiológico frío. Tratamiento expectante.

b) Quemaduras de segundo grado superficiales: Está dirigido a prevenir las inflamaciones del cartílago. Se practicará limpieza de la zona con abundante suero fisiológico y jabón antiséptico y se aplican cremas de sulfadiazina argéntica. Se practicarán curas de exposición, evitando vendajes compresivos.

c) Quemaduras de segundo grado profundo y tercer grado: Se cubrirán quirúrgicamente las zonas de cartílago expuesto con injertos de piel libres o vascularizados. Para alcanzar con éxito una completa reconstrucción auricular debemos contar con piel flexible y bien vascularizada. Si la oreja ha sufrido una abrasión o amputación importante, las áreas lesionadas mostrarán grandes zonas de fibrosis con cicatrices lineales. Pueden tomarse injertos libres de piel delgada, pero los más apreciados son los injertos de piel de espesor total de la región retroauricular opuesta o de otras zonas, por ejemplo supraclavicular. El injerto de piel deberá mantenerse durante varios meses antes de que se realice el reemplazo del cartílago. En caso de que no prenda bien o de que la piel de la zona muestre lesiones irreparables como para permitir la colocación de la estructura cartilaginosa sin tener que complementar la cobertura de los tejidos blandos, se utilizará el colgajo de fascia temporoparietal de Brent-Byrd.

2.3.6. Queloides. La afectación de la dermis tras un traumatismo puede provocar proliferación de tejido fibroso de una forma exagerada y desordenada, resultando una cicatriz queloidea. Histológicamente se caracterizará por la aparición de gruesas bandas de colágeno altamente eosinofílicas. La etiología de los queloides sigue siendo un aspecto controvertido. Pueden aparecer tras cualquier tipo de traumatismo auricular, pero es conocida su gran incidencia tras las perforaciones del lóbulo de la oreja (sobre todo en su superficie medial). Clínicamente se caracterizarán por la aparición de unos nódulos duros, no eritematosos, a veces pruriginosos, cuya escisión simple se sigue con frecuencia de recidiva.

Tratamiento. En la actualidad existen diferentes modalidades de tratamiento que incluyen la exéresis seguida de radioterapia local, las inyecciones intralesionales de esteroides o el tratamiento compresivo. En algunas series se han obtenido buenos resultados con la inyección de triamcinolona en el queloide. Otros fármacos también empleados, aunque con peores resultados, fueron la colchicina, la penicilamina y el BAPN (beta-amino-propil-nitrito).

2.3.7. Lesiones por mordeduras. Ante toda mordedura humana o por animales se deberá administrar la vacuna antitetánica en los pacientes no inmunizados correctamente, también nos aseguraremos de la inexistencia de otras enfermedades en el animal agresor (rabia, etc.). Entre estas medidas profilácticas también se incluirá la administración de antibióticos sistémicos, teniendo en cuenta el espectro bacteriano que será necesario cubrir (tanto aerobios como anaerobios).

Tratamiento. El tratamiento incluirá una agresiva limpieza de la herida con suero fisiológico y jabón antiséptico. El punto de mayor controversia se plantea en el momento de la sutura. Existe divergencia de opiniones en cuanto a practicar cierre de la herida por primera intención o practicar una reconstrucción diferida de la misma. La mayoría de autores recomiendan el cierre primario de la herida por mordedura de animal de menos de cinco horas de evolución, mientras que las que superen este plazo junto con las mordeduras provocadas por ser humano no son tributarias de cierre por primera intención, sino que deberán dejarse granular y cerrar por segunda intención.

2.4. Tumores

2.4.1. Clasificación

a) Tumores benignos (tabla II).

b) Tumores malignos y lesiones precancerosas (tabla III).

c) Metástasis (tabla IV).

2.4.2. Tumores benignos. Muchos autores consideran los queloides, sobre todo los del lóbulo, como un tipo de tumoración benigna. Nosotros los hemos descrito en el apartado de traumatismos auriculares, como consecuencia de un traumatismo o agresión al pabellón auricular.

Una de las tumoraciones benignas más frecuentes son, sin duda, los quistes sebáceos, que comparten igual histología a los del resto de la anatomía, siendo típica su localización en el lóbulo de la oreja y en el surco retroauricular. Los quistes epidérmicos del lóbulo son considerados reacciones queloideas que suelen aparecer como consecuencia de perforaciones de los oídos. La condrodermatitis nodular circunscrita del hélix se caracteriza por presentar tubérculos auriculares dolorosos, cuya localización más típica es el borde libre del hélix en su tercio más superior. Son lesiones degenerativas bien delimitadas, uni o bilaterales que abarcan las tres capas de la piel. Son de pequeño tamaño y se caracterizan por crecer lentamente y ser muy dolorosas a la palpación. Las hiperostosis y osteomas del CAE se observan en nadadores y submarinistas. Puede tratarse de exóstosis pediculares únicas o múltiples, o de una hiperostosis estenosante difusa. Se desarrollan a partir de los centros de osificación del *anulus tympanicus* como resultado de una repetida estimulación del periostio que produce un crecimiento óseo con continua superposición de capas y estenosis del CAE.

Tratamiento. La mayoría de las lesiones benignas del pabellón se tratan mediante extirpación quirúrgica. La resección en los casos de condrodermatitis nodular deberá abarcar la parte vecina del cartílago.

Tabla II. Tumores benignos

Pabellón auricular:

1. Quistes sebáceos
2. Quistes epidérmicos del lóbulo
3. Quistes dermoides
4. Hemangiomas
5. Linfangiomas
6. Fibromas
7. Papilomas
8. Queratomas
9. Condromas
10. Lipomas
11. Leiomiomas
12. Nevus
13. Granulomas
14. Verrugas
15. Condrodermatitis nodular circunscrita del hélix

Conducto auditivo externo:

1. Hiperostosis, exostosis, osteomas
2. Quiste sebáceo del tercio externo del CAE
3. Ceruminoma benigno

Tabla III. Tumores malignos

Pabellón:

1. Queratosis senil
2. Queratosis actínica
3. Cuerno cutáneo
4. Epitelioma basocelular
5. Epitelioma espinocelular
6. Melanoma maligno

Conducto auditivo externo:

1. Epitelioma basocelular
2. Epitelioma espinocelular
3. Adenocarcinoma
4. Cilindroma
5. Sarcoma
6. Melanoma maligno

Tabla IV. Tumores metastásicos

Lesiones metastásicas

1. N. de mama
2. N. de pulmón
3. N. de próstata
4. N. gástrica
5. N. renales (hipernefroma)
6. N. de tiroides
7. N. uterina
8. N. de laringe y otras

2.4.3. Tumores malignos. Es importante destacar que más de un 5% de las neoplasias malignas de la piel comprometen a las orejas. Esto se debe a que las orejas son una de las zonas del cuerpo más expuestas a las radiaciones solares, por lo que se hallarán con mayor frecuencia en pacientes de edad, de piel y ojos claros, con historia de larga exposición solar. En la actualidad se sabe que aproximadamente de un 10 a un 15% de carcinomas escamosos de cabeza y cuello aparecen en el pabellón o en la zona periauricular. El carcinoma escamoso es en la actualidad la neoplasia maligna más frecuente del pabellón auricular (50%), le siguen en frecuencia los basaliomas (40%) y los melanomas (2 a 6%). Las neoplasias derivadas de las estructuras glandulares son raras. La mayoría de estas lesiones se hallan en el borde del hélix, localización que las hace, por lo general, fácilmente extirpables. En caso de afectar mayor superficie, externa o interna, serán necesarias mayores resecciones junto con colgajos locales o injertos de piel. Los tumores de mayor tamaño con invasión de la oreja requerirán una exéresis total junto con tratamiento quirúrgico del cuello (vaciamiento ganglionar). En el pabellón auricular se cuenta con una excelente barrera natural contra la invasión tumoral: el cartílago. A pesar de ello se estima que el cartílago se ve comprometido por invasión directa en aproximadamente una tercera parte de los casos de carcinomas de piel auricular.

Tratamiento de las neoplasias de pabellón auricular. No todas las neoplasias deben ser tratadas quirúrgicamente, dependiendo del tamaño y extensión se podrán aplicar distintas técnicas. Algunos autores son partidarios de tratar lesiones de pequeño tamaño con radioterapia superficial de contacto (basalioma noduliforme, basalioma escirro), o mediante crioterapia. Se prefiere el tratamiento quirúrgico en especial, debido al alto riesgo de lesión pericondrial postradioterapia. Otra de las técnicas empleadas, además de la electrocoagulación y el curetaje, es la técnica de Mohs, cuya aplicación es aceptada en el tratamiento del carcinoma escamoso y del melanoma. Sólo con la técnica de Mohs se han obtenido resultados comparables a la cirugía, ya que con el curetaje y la electrocoagulación se producían un gran número de recidivas.

Los *objetivos* del tratamiento son muchos, pero el de mayor relevancia será conseguir que la neoplasia *no* recidiva, por lo que será imprescindible conseguir márgenes libres, tanto periféricos como en profundidad. Ello dificulta, sin duda, la tarea del cirujano. Por suerte, y a diferencia de otras zonas de la cara, las demandas de «funcionalidad» del pabellón son pocas, y suelen limitarse a la necesidad de encontrar un soporte para las gafas.

Debido a su compleja anatomía, la oreja no es un órgano fácilmente reconstruible tras la exéresis de las lesiones neoplásicas, pues existe poco remanente de piel y sólo en zonas como el hélix y el lóbulo de la oreja queda más despegada del cartílago. Tal y como se explicaba al describir la anatomía de la oreja, en la reconstrucción se debe conseguir una oreja que mantenga un tamaño, orientación y posición armónica, similar a la opuesta, más que por conseguir una oreja de perfecto diseño.

Se debe tener en cuenta que en caso de lesiones de tamaño superior a 2 cm se pueden encontrar focos o proyecciones neoplásicas más allá del margen macroscópico determinado por el cirujano. Como norma general se acepta que *la extensión subclínica en las lesiones primarias de corta evolución y pequeño tamaño suele ser equivalente al radio de la lesión macroscópicamente visible, mientras que en las lesiones de larga evolución y mayor tamaño y grosor suele ser igual al diámetro de la lesión primaria.*

En la tabla II se demuestra la gran tendencia de estas neoplasias a la invasión de la dermis, la fascia y el pericondrio. El cartílago posee una función de barrera natural. Esto se debe a la gran afinidad que tienen los tumores por el pericondrio, evitando de esa forma una invasión en profundidad del mismo. A pesar de ello, en caso de afectación del pericondrio es necesario practicar la extirpación del cartílago subyacente.

Reconstrucción. Antes de llevar a cabo la reconstrucción deberán tenerse en cuenta las características de la neoplasia (histología, localización, índice de recurrencia, metástasis) y del paciente (estado general, edad, etc.). Existen diferentes posibilidades para la reconstrucción:

1. Sutura directa. Se emplea en lesiones que se localizan en antehélix o hélix. Tras la resección de la neoplasia es posible practicar una sutura directa, asegurando de no dejar una sutura bajo tensión. En el pabellón es importante despegar bien la piel adherida al cartílago para conferir una mayor movilidad.

2. Incisión en cuña. Técnica de Antia. En caso de pérdidas pequeñas de grosor parcial o total en la zona del hélix, se puede practicar una incisión en cuña y sutura directa, pero en los casos en que la sutura quede a tensión corremos el riesgo de provocar dehiscencias y posteriores deformidades auriculares (orejas en copa). La técnica de Antia se ideó para evitar esos problemas. Según esta técnica, se alarga la incisión a lo largo del hélix y se prolonga hasta el lóbulo. Se crean colgajos condrocutáneos a partir de la piel de la región medial (escafa, antehélix y concha) y se avanzan los colgajos hacia el defecto. La piel de la zona auricular posterior puede liberarse y traccionarse hacia la cara anterior para ayudar en el cierre del defecto. Después se practica una sutura en V-Y.

3. Colgajos de piel retro y preauricular. Estas técnicas nacieron de la necesidad de reconstruir la zona auricular superior, la concha, la zona lateral y el lóbulo de la oreja. Se pueden usar más de un colgajo simultáneamente, incluso injertos cartilaginosos pueden ser necesarios en el momento de la reconstrucción para mejorar los resultados estéticos. Se traza una incisión para crear un colgajo de piel de espesor total de base inferior (entre pericráneo y tejido subaponeurótico), que deberá ser aproximadamente un tercio más ancho que el defecto, posteriormente se levantarán el borde distal y los bordes laterales y se aproximarán y suturarán a los bordes del defecto.

Para la reconstrucción del lóbulo de la oreja puede aplicarse la técnica de Converse. En esta técnica se usan dos colgajos. Tras la resección de la neoplasia se diseña un molde del nuevo lóbulo auricular planeado y se dispone sobre la cara posterointerna de la oreja para dibujar su contorno sobre la piel. El segundo colgajo se dibuja sobre la zona retroauricular. Después se delimita una incisión vertical que se usará para la futura inserción del lóbulo. Cada colgajo quedará suturado a un borde de la incisión vertical, quedando el lóbulo fijado. Por último, los dos colgajos se suturarán entre sí.

4. Injertos libres de piel.

3. Técnicas quirúrgicas

3.1. Tratamiento de las malformaciones congénitas de la oreja

3.1.1. Microtia. Técnica de Tanzer. La técnica de Tanzer comprendía seis pasos. En la actualidad se usa una técnica modificada en tres o cuatro pasos:

1. Rotación del lóbulo de la oreja hacia una posición normal (creando un colgajo de base inferior).
2. Implante del marco de cartílago autólogo.
3. Diseño del trago y excavación de la concha, usando un colgajo de concha de espesor total (técnica de Kirkham). Otoplastia para fijar la oreja en una posición más cercana a la cabeza; en caso de practicarse una otoplastia contralateral, se practicará en este tiempo (fig. 3).
4. Elevación de la oreja y creación de un colgajo retroauricular para mantener el surco.

A continuación se describen cada uno de los *pasos:*

a) *Obtención del molde de cartílago autólogo:* Se practica una incisión cerca del surco submamario en mujeres y transversa o discretamente angulada inferior y lateralmente para acceder a las uniones costocondrales desde

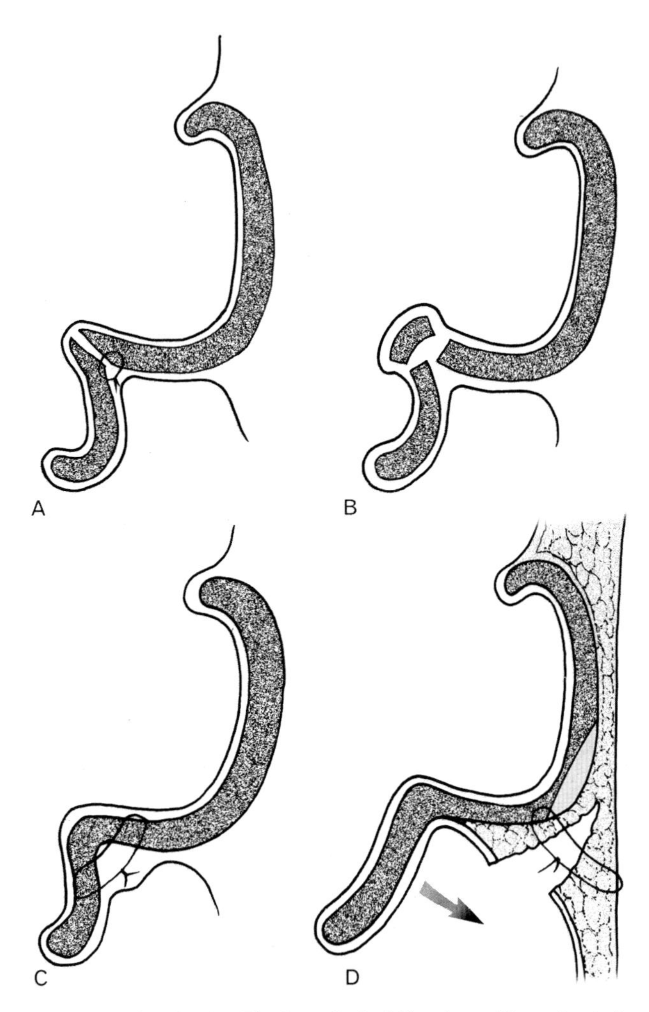

Fig. 17.3.—**Otoplastia.** *Técnicas:* A. Incisión de cartílago (Lucket). B. Incisiones de cartílago paralelas (Converse). C. Técnica de sutura (Mustarde). D. Excisión de cartílago de la concha con excisión de tejidos blandos postauriculares (Webster).

la quinta a la novena costilla. El cuerpo del marco auricular se obtiene mediante disección extrapericondrial de las costillas siete y seis, poseedoras de una mayor área de sincondrosis. Para modelar el futuro hélix se usa el primer cartílago costal flotante.

b) *Confección del marco auricular.* Se precisarán fotografías y modelos tridimensionales de tamaño natural de ambas orejas con sus componentes cartilaginosos, así como una réplica tallada en madera del modelo de marco cartilaginoso escogido para usar como plantilla. El tamaño del marco de cartílago deberá ser más pequeño que la oreja definitiva (su tamaño aumentará más tarde al quedar recubierto por la piel). Una vez obtenidos los marcos de la base y del hélix, se ensamblan con sutura irreabsorbible (nailon 5.0). Después se añaden más capas para dar volumen a la oreja.

c) *Implante del marco auricular.* Se implanta el cartílago a través de una incisión anterior preauricular, creando un bolsillo cutáneo que proporcione una cobertura vascular suficiente. Se aconseja evitar el uso de soluciones con adrenalina. Se deja un drenaje aspirativo durante un mínimo de setenta y dos horas (catéter de silicona), para facilitar la coaptación del colgajo de piel sobre el marco subyacente. Se rellenan las circunvoluciones de la oreja con gasas vaselinadas. Vendaje cefálico semicompresivo durante siete días.

Una vez implantado y bien adaptado el marco cartilaginoso y cuando el edema ya ha disminuido, se procede a la formación del trago y excavación de la concha. Las dos técnicas más usadas son la descrita por Brent (se toma un injerto de piel y cartílago de la concha opuesta para formar el trago) y la de Kirkham (se usa un colgajo transverso de base anterior de la concha).

Por último se crea el borde auricular posterior de la oreja separando la oreja de la cabeza y cubriendo la zona cruenta con un injerto de piel de espesor mediano. El injerto se cubrirá fijando un apósito almohadillado de gasa. En caso de existir piel pilosa sobre el borde reconstruido se puede resecar el pelo indeseable mediante depilación eléctrica o reemplazar la zona de piel folicular por un injerto o mediante un colgajo primario de fascia temporal.

3.1.2. Orejas en asa. Las orejas en asa son la deformidad auricular más frecuente. La herencia es el factor más determinante. Existen descritas en la literatura numerosísimas técnicas para su reconstrucción, la más antigua es de 1881 (Ely). En la práctica se recurre a diferentes técnicas en función de los problemas específicos que se presenten (deformidades del tercio superior, medio...). No es gratuito recalcar el impacto emocional que en nuestra sociedad suele causar una deformidad de este tipo en los niños y adolescentes, por lo que su corrección quirúrgica tendrá no sólo una importancia estética sino psicológica.

Otra pregunta a formular será cuándo intervenir. El crecimiento de la oreja se estanca hacia los tres años de vida, experimentando un discreto aumento de su grosor en niños mayores de diez años.

Objetivos quirúrgicos:

1. Corrección de la protusión manteniendo el hélix visible por detrás del antehélix en una visión frontal del pabellón y una distancia de 1,7 a 2 cm entre cabeza y punto más externo de la oreja.
2. Preservación del surco postauricular.
3. Correcta reposición del lóbulo en el plano adecuado.
4. Mantenimiento de la simetría auricular.

a) *Ausencia de antehélix.* La restauración del pliegue del antehélix se conseguirá mediante las técnicas siguientes:

— Técnica de Luckett (1910), con incisión de cartílago.

— Técnica de Mustardé (1963) sin incisión de cartílago.

b) *Reducción de la concha.* Las conchas de gran amplitud deberán ser reducidas, pero las deformidades discretas podrán tratarse únicamente practicándose un plegamiento. En caso de ser necesarios ambos procedimientos, primero se practicará la reducción y después el plegamiento. La reducción se efectuará resecando una elipse de cartílago por debajo del cuerpo del antehélix. Dieffenbach (1845) ideó una técnica para el plegamiento que consistía en resecar la piel del surco auriculocefálico y suturar el cartílago de la concha al periostio de la mastoides. Posteriormente se introdujeron modificaciones que incluían la resección de una banda de la pared de la concha.

c) *Relieve del pabellón.* El cartílago de la concha puede ser remodelado según varias técnicas. Tanzer practicaba cortes paralelos en el cartílago, que le conferían una textura lisa. Se basaba en el hecho de que al rayar la superficie cartilaginosa se conseguía mayor maleabilidad y, por tanto, menor riesgo de recidiva.

d) *Reposición del lóbulo.* La mayoría de veces se reposiciona espontáneamente al corregir la disposición de la cola del hélix, practicando una sutura baja de la cola del hélix a la superficie posterior de la concha. En caso de no dar resultado se podrá recurrir a la técnica de sutura dermicomastoidea del lóbulo.

3.2. Colgajo de fascia témporoparietal

Una vez resecadas todas las áreas fibrosas, respetando los vasos temporales (que pueden localizarse por ECO-Doppler), se prepara el injerto de cartílago costal y, por último, se levanta el colgajo fascial necesario para conseguir una buena cobertura. La dirección del colgajo seguirá el trayecto de la arteria temporal superficial que discurre por el tejido celular subcutáneo y por dentro de la fascia temporoparietal hasta hacerse superficial (a unos 12 cm por encima de las inserciones superior e inferior de la oreja), donde se anastomosa con el plexo vascular subdérmico. Una vez obtenido el colgajo fascial se dispone sobre el marco auricular, se sutura la herida del cuero cabelludo y se aplica el injerto de piel sobre el marco recubierto de fascia.

3.3. Pérdida parcial de tejido auricular

La mayor parte de las deformaciones auriculares que se producen son parciales y adquiridas. Existen varios tipos y su tratamiento dependerá de su tamaño, localización y disponibilidad de tejidos locales residuales. Se pueden clasificar en dos grandes grupos:

3.3.1. Pérdida de zonas inespecíficas

Necesidad de soporte estructural:

1. *Injerto ortotópico.* Injerto de cartílago auricular a partir de la concha contralateral. Se puede obtener a través de un abordaje anterolateral (pared inferior del pilar de la concha) según la técnica de Brent, o bien a través de una incisión posterointerna.

2. *Cartílago procedente de la concha de la aurícula lesionada.* Es posible en caso de que exista suficiente antehélix como para evitar el colapso de la oreja tras la extirpación del cartílago de la concha. A veces es posible utilizar la concha homolateral como colgajo compuesto de piel y cartílago, cuyo aporte sanguíneo vendrá dado por el pedículo cutáneo anterior (pilar del hélix). Esta técnica fue descrita por Davis (1974).

3. *Injertos compuestos.* Se pueden conseguir injertos compuestos, en cuña, de la oreja (hélix y antehélix) de menos de 1,5 cm de ancho.

3.3.2. Defectos regionales específicos

3.3.2.1. **Borde del hélix.** Se puede utilizar la técnica de Antia y Buch de avanzamiento condrocutáneo: Se practica una incisión sobre el surco del hélix abarcando todo el cartílago (si es necesario con extensión inferior hacia el lóbulo auricular), pero respetando la piel de la superficie posterior de la oreja. Luego se diseca la piel de la zona posterointerna avanzando por encima del pericondrio hasta conseguir la total movilización del hélix como un componente condrocutáneo de la piel laxa liberada.

Técnica del colgajo tubular delgado: Especialmente diseñado para la reconstrucción de pequeñas lesiones del reborde del hélix con surco auriculocefálico intacto (óptima zona dadora).

3.3.2.2. **Tercio superior de la oreja.** Si se produce pequeña pérdida de tejido existen dos posibilidades de reconstrucción: mediante un avance de un hélix o bien mediante colgajo preauricular. Si la pérdida es intermedia practicaremos un colgajo con base anterosuperior sobre el surco auriculocefálico (colgajo en bandera de Crikelair). Los injertos de concha contralateral serán los más adecuados en caso de pérdidas mayores de tejido.

3.3.2.3. **Tercio medio.** En caso de pérdida menor se recurrirá al cierre primario o al avance de hélix. Si el defecto producido es mediano aplicaremos la técnica del túnel de Converse: tras comprimir sobre la zona mastoidea se dibuja una línea sobre la piel de esa zona. Se practican las incisiones siguiendo la línea marcada y el borde del defecto auricular se sutura el borde interno de la incisión auricular con el borde anterior de la piel de la mastoides. Luego se coloca un injerto de cartílago y se unen los bordes del defecto de cartílago auricular. Se avanza la piel de la mastoides hasta cubrir el injerto de cartílago y se sutura al borde externo de la piel de la oreja. Se deja dos o tres meses y en un segundo tiempo se separa. La superficie cruenta mastoidea se injerta con piel libre.

3.3.2.4. **Tercio inferior.** Se puede practicar injerto subcutáneo de la concha contralateral. También podemos recurrir al colgajo posauricular.

3.3.2.5. **Lóbulo auricular.** Las lesiones del lóbulo auricular son los defectos adquiridos auriculares más frecuentes. Los más característicos son la hendidura del lóbulo (lóbulo partido) y los queloides. Las hendiduras lobulares pueden tratarse practicando reavivamiento por resección de los bordes y sutura primaria, o bien mediante el colgajo adyacente de Pardue; que a diferencia de la primera permite el uso inmediato de aros.

3.4. Reimplante de oreja

El reimplante de la oreja amputada es un tema controvertido que tiene una importancia histórica considerable. Ya en 1894 se hablaba del éxito del reimplante de orejas reimplantadas durante el reinado del rey Carlos de Inglaterra, el cual castigaba a los opositores de su régimen amputando sus orejas y clavándolas en los postes de madera de la ciudad entre 1630 y 1640. A pesar de ello, hoy en día se cuestiona la veracidad de estos informes.

Ante toda oreja amputada existen una serie de condiciones a considerar, que serán las que determinarán la decisión de practicar o no el reimplante:

1. Tamaño de la zona amputada.
2. Estado de los tejidos circundantes (sobre todo la zona retroauricular). En los casos en que las lesiones cicatriciales de la zona retroauricular no son excesivas, se han producido buenos resultados usando expansores tisulares.
3. Condición del segmento amputado y del muñón auricular.

Tras considerar todos estos factores se decide la técnica quirúrgica a emplear. Se describirán algunas de ellas:

a) Reimplante de cartílago auricular denudado.

b) Dermoabrasión auricular con posterior reimplante (donde la dermis expuesta por dermoabrasión permite ser revascularizada).

c) Técnica de Baudet de extirpación de la piel retroauricular y fenestración del cartílago seguidas de reimplante de la oreja amputada.

d) Extirpación de la piel de la oreja amputada y cobertura del cartílago denudado (en un primer tiempo) con colgajo de fascia temporoparietal e injerto de piel.

e) Microcirugía. En general tiene poco éxito debido a la particular anatomía auricular. Los vasos de la oreja amputada son de pequeño tamaño y con frecuencia se producen problemas por congestión venosa. En algunos de estos pacientes se administran tratamientos complementarios con anticoagulantes, antibióticos profilácticos y fármacos destinados a la prevención de congestiones venosas.

3.5. Implantes auriculares osteointegrados

Introducción. La aparición de los implantes osteointegrados supuso un gran avance en los casos en que la reconstrucción quirúrgica del oído medio era imposible. Antaño, el problema de las prótesis no osteointegradas era la falta de sujeción y, por tanto, el condicionamiento de las actividades diarias del paciente. Esto queda en la actualidad totalmente superado al implantarse prótesis fijadas al hueso, confiriendo al paciente seguridad y confianza en sí mismo. El concepto de «osteointegración» fue definido y desarrollado por Per-Ingvar Bränemark, que descubrió la existencia de una conexión tanto estructural como funcional entre el hueso y el titanio de los implantes.

Técnica quirúrgica. El proceso tiene lugar en tres fases: I) Emplazamiento de los implantes en la apófisis mastoides (tres-cuatro meses). II) Conexión de los pilares. III) Diseño y fabricación de la prótesis de silicona.

Fase I. Suele llevarse a cabo bajo anestesia local acompañada de una sedación. Se practica una incisión en media luna a una distancia aproximada de unos 30 mm por detrás de la apertura del meato auditivo externo, se levanta el colgajo y se expone la superficie ósea. Generalmente es suficiente con dos implantes dispuestos a unos 20 mm del centro de la salida del meato auditivo externo (en el lado derecho localizados a las 8:00 y a las 11:00, en el izquierdo a las 4:00 y a la 1:00). Se marcan con la fresa-guía las diferentes posiciones. Se determina la dirección y se perfora el lecho con una fresa espiral (la velocidad de fresado debe ser de 1.500 a 3.000 rpm. Todo el proceso de fresado debe realizarse de forma intermitente, con abundante irrigación de solución salina estéril. Las paredes del seno sigmoideo y la duramadre deben quedar intactas. Posteriormente se crea la rosca del orificio (terrajado) con el macho de terraja, se crea el lecho en toda su profundidad, a continuación se retira utilizando la función de retroceso y se disponen los implantes (4 mm) y sus tornillos de cierre. El periostio se reposiciona hacia atrás y se sutura con sutura reabsorbible. Cierre de la incisión con seda. Los implantes se dejan durante un período de tres a cuatro meses.

Fase II. Desde un punto de vista prostético, la mejor situación es contar tan sólo con el trago de la oreja a corregir, sin ninguna otra estructura remanente. La piel de la zona retroauricular debe estar bien preparada: se eliminan las zonas pilosas y el tejido celular subcutáneo. Se practica con un *punch* un orificio sobre la piel que cubre los tornillos de cierre de los implantes. Se retiran los tornillos de cierre y se exponen los pilares. A su alrededor se coloca un vendaje embebido en vaselina que en el posoperatorio (durante los cinco días siguientes) evitará la aparición de hematomas o seromas. Se esperará de tres a cuatro semanas para iniciar la tercera fase.

Fase III. Consiste en el diseño y fabricación de la prótesis. Tras elaborar un molde de la zona quirúrgica (material de impresión a base de alginato), se articulan a los pilares unos cilindros de oro y se fabrica una barra para la contención de la prótesis a través de una base acrílica. A continuación se diseña, en cera, lo que será la futura oreja de silicona. Dependiendo de la edad y características del paciente (color de piel, existencia de manchas, etc.) se variarán las características de la prótesis, que podrán ajustarse con el paso del tiempo (fig. 4).

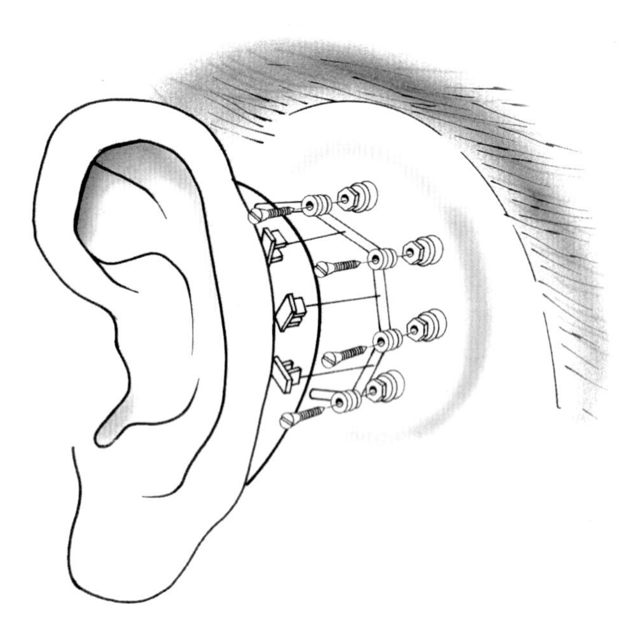

Fig. 17.4.—**Implantes osteointegrados** para el anclaje de una epítesis auricular.

El tanto por ciento de complicaciones publicadas en la literatura con referencia a esta técnica es muy bajo. Las más frecuentes serían la infección de los tejidos blandos, la falta de osteointegración, la no aceptación por motivos psicológicos de la prótesis por el paciente, la obstrucción en la higiene de la zona y las alergias cutáneas.

Tabla V. Complicaciones de la reconstrucción auricular

1. De la zona donante de cartílago: neumotórax, atelectasia
2. Lesión del VII par craneal (debido a que en presencia de malformaciones auriculares pueden existir trayectos anómalos)
3. Hematomas y seromas
4. Reabsorción, o atrofia del injerto cartilaginoso
5. Condritis
6. Necrosis de la piel subyacente
7. Necrosis del lóbulo rotado de la oreja
8. Malposición auricular
9. Cicatrices hipertróficas y queloideas
10. Fracaso total de la reconstrucción

Bibliografía

Mac Carthy. Tomo I. Cirugía plástica de la cara. Editorial Médica Panamericana. 1992.

Jackson Ian T. Colgajos locales en la reconstrucción de cabeza y cuello. Editorial Salvat, 1990.

Furnas DW. Clinics in plastic surgery. Abril 1990. Editorial Saunders.

Loré. Atlas de Cirugía de cabeza y cuello. Editorial Médica Panamericana, 3.ª ed., 1990.

Scott-Brown's. Otolaryngology. 5.ª ed. 1987. Otology by John Booth. Editorial Butterworths.

M. Portmann. Traité de technique chirurgicale ORL et cervicofaciale. T. 1. Oreille et os temporal. 2.ª ed. Editorial Masson.

Mustardé JC. The treatment of prominent ears by burried mattress sutures, a ten -year survey. Plastic Reconstructive Surgery 1967; 39: 382-386.

Elliot RA. Complications of surgery of prominent ears. Clinics in Plastic Surgery 1978; 5: 479-490.

Powell B. The value of head dressings in the post operative management of the prominent ear. British Journal of Plastic Surgery 1957; 10: 205-211.

Converse JM., Nigro A., Wilson FA., Johnston N. A tecnnique for surgical correction of the lop ear deformity. Plastic Reconstructive Surgery 1955; 411-418.

Capítulo 18

Base del cráneo

1. Generalidades

1.1. Anatomía

La base del cráneo se divide anatómicamente en tres fosas: la fosa craneal anterior, la media y la posterior (fig. 1). Espacialmente la fosa craneal anterior está situada más alta que la fosa media y ésta, a su vez, más alta que la fosa posterior (fig. 2).

Desde el punto de vista quirúrgico, la base del cráneo se puede dividir en un compartimento central y dos compartimentos laterales, delimitados por el orificio de entrada de la arteria carótida interna en el hueso temporal. El contenido de estos compartimentos es el siguiente:

1. **Compartimento central:** Formado por el cuerpo del esfenoides, el clivus y la columna cervical.

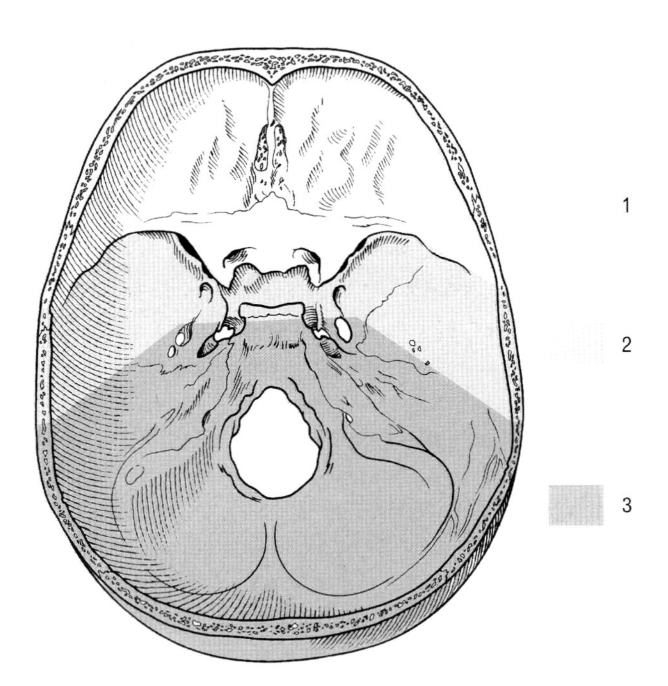

Fig. 18.1.—**Divisiones.** *Anterior, media, posterior:* 1. Anterior. 2. Media. 3. Posterior de la base del cráneo.

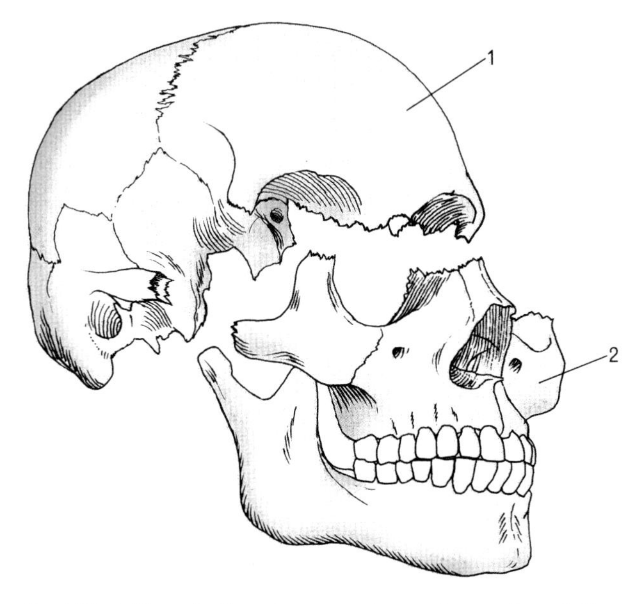

Fig. 18.2.—**Diferenciación entre neurocráneo y viscerocráneo.** 1. Neurocráneo. 2. Viscerocráneo.

2. **Compartimento lateral:** Formado por el ala mayor del esfenoides, la cara inferior del hueso temporal y toda la fosa craneal posterior (fig. 3). A su vez, este compartimento lateral se divide en tres segmentos:

a) Segmento anterior: Se extiende desde la fosa craneal anterior al margen anterior del hueso temporal, en el cual hallamos importantes estructuras: el nervio maxilar, a través del agujero redondo mayor; el nervio mandibular, contenido en el foramen oval; la arteria carótida interna, por medio del agujero rasgado posterior, y la arteria meníngea media, que penetra en la base del cráneo a través del agujero redondo menor.

Extracranealmente este compartimento se corresponde con la fosa infratemporal y con la fosa pterigomaxilar, que se hallan separadas del compartimento central por las apófisis laterales de la pterigoides, el músculo tensor del paladar, el músculo constrictor superior de la faringe y el contenido del

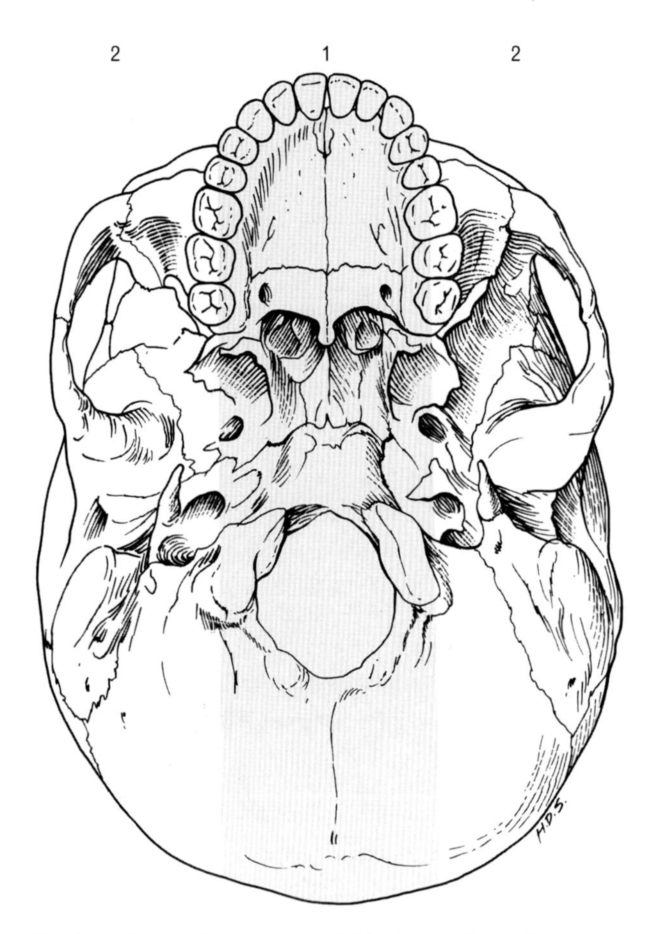

Fig. 18.3.—**Compartimentos.** *Central, lateral:* 1. Central. 2. Lateral.

espacio parafaríngeo. Lateralmente la fosa infratemporal y la fosa pterigomaxilar se hallan limitadas por el músculo temporal, el músculo masetero, la rama ascendente de la mandíbula y el lóbulo profundo de la glándula parótida.

b) Segmento medio: Formado por el peñasco del hueso temporal, conteniendo el meato interno y el trayecto intrapetroso de la arteria carótida.

c) Segmento posterior: Por el cual discurre la vena yugular interna que emerge a través del foramen yugular, y el foramen mago.

1.1.1. Fosa craneal anterior. La fosa craneal anterior, por su continuidad anatómica con el esqueleto facial, se halla implicada frecuentemente en la patología maxilofacial. Se halla limitada anteriormente por el hueso frontal, su base se compone de los huesos frontal, etmoides, cuerpo y alas menores del esfenoides. Sobre ella descansa el lóbulo frontal del cerebro y el lóbulo olfatorio. El borde posterior del ala menor del esfenoides marca el límite posterior de la fosa craneal anterior y constituye la barrera anatómica de separación con la fosa media.

En la pared anterior formada por el hueso frontal se pueden destacar dos estructuras: seno frontal, de tamaño siempre muy variable; y el foramen supraorbitario, por donde discurren el nervio supraorbitario y los vasos que irrigan la galea de la región frontal, que será necesario conservar si se desea realizar un colgajo galeal.

La región frontal se continúa caudalmente con la región orbitaria, en la que se pueden distinguir las siguientes estructuras:

a) **Fisura orbitaria superior o hendidura esfenoidal:** Por la que discurren el nervio motor ocular común (III PC), el motor ocular externo (VI PC), el patético (IV PC) y el nervio oftálmico junto con la vena oftálmica.

b) **Fisura orbitaria inferior o hendidura esfenomaxilar:** Contiene el nervio maxilar.

c) **Conducto óptico:** Por donde discurre en el nervio óptico y la arteria oftálmica.

d) **Foramen etmoidal anterior y posterior:** Donde se encuentran las arterias etmoidal anterior y posterior, las cuales delimitan la sutura frontoetmoidal, límite superior del etmoides.

En la porción intracraneal de la fosa anterior se pueden distinguir:

a) **Foramen ciego:** Lugar de origen del seno longitudinal, que presenta comunicación con la cavidad nasal.

b) **Lámina cribosa del etmoides:** Donde se pueden distinguir 44 agujeros por los que discurren los filetes olfatorios. En la parte más anterior se encuentra la arteria etmoidal anterior. La duramadre a este nivel es extremadamente fina.

c) **Cresta Galli:** Situada por detrás del foramen ciego, y medialmente a la lámina cribosa. Se configura como límite óseo que separa ambos hemisferios, y donde se inserta la hoz del cerebro.

d) **El ala menor del esfenoides y la apófisis clinoides:** Forman el límite posterior de la fosa anterior. Entre ambas apófisis clinoides se encuentran los agujeros ópticos y la arteria carótida interna.

1.1.2. Fosa craneal media. La fosa craneal media se halla limitada anteriormente por el ala menor del esfenoides y posteriormente por el borde posterior de la lámina petrosa del hueso temporal. Sobre esta fosa reposan ambos lóbulos temporales, la hipófisis y la parte basal del diencéfalo. El suelo está formado en su porción central por el cuerpo del esfenoides y lateralmente por el peñasco del temporal y el ala mayor del esfenoides. A nivel extracraneal el suelo de esta fosa corresponde medialmente al seno esfenoidal, y lateralmente a la caja del tímpano, mastoides y cavidad glenoidea. Las fracturas a nivel del cóndilo mandibular pueden presentar como complicación la penetración del cóndilo a fosa craneal media por una impactación a través de la cavidad glenoidea.

A nivel intracraneal, y de más anterior a posterior, se hallan las siguientes estructuras:

a) **Conducto óptico:** Por donde discurren la arteria oftálmica y el nervio óptico.

b) **Hendidura esfenoidal:** Situada por detrás del ala menor del esfenoides, contiene el nervio motor ocular común (MOC), el motor ocular externo (MOE), el patético y el nervio oftálmico de Willis. La afectación de estos cuatro nervios, ya sea por un traumatismo o por una compresión tumoral, se denomina síndrome de la hendidura esfenoidal.

c) **Agujero redondo mayor o foramen redondo:** A través del cual el nervio maxilar superior penetra en la fisura orbitaria inferior y se introduce en la fosa pterigopalatina.

d) **Foramen oval:** Ligeramente más atrás, por donde emerge el nervio mandibular o maxilar inferior (3.ª rama de división del trigémino).

e) **Agujero redondo menor:** Por donde discurre la arteria meníngea media.

f) **Agujero rasgado anterior:** Atravesado por el nervio petroso superficial mayor. Precisamente el trayecto de este nervio es de ayuda al cirujano, pues medialmente al agujero rasgado anterior se halla el trayecto horizontal de la arteria carótida interna.

g) **Silla turca:** Situada en la parte central, alberga la glándula hipófisis. Por delante de ella se encuentra el surco quiasmático, que contiene el quiasma óptico.

h) **Ganglio de Gasser:** Se halla situado en la punta del peñasco del temporal en una pequeña excavación recubierta por un desdoblamiento de la duramadre denominado caidad de Meckel.

i) **Agujero del conducto carotídeo:** Se halla ligeramente por detrás del ganglio de Gasser y se configura como el acceso de entrada de la arteria carótida interna.

A nivel extracraneal, la fosa media abarca la región situada entre las paredes posteriores del seno maxilar y las suturas petrooccipitales, y está formada por las astas mayores del esfenoides y el hueso temporal. A este nivel podemos hallar la entrada y la salida de diversas estructuras: agujero oval (nervio mandibular), agujero redondo menor (arteria meníngea media), agujero rasgado anterior (nervio petroso superficial mayor), foramen estilomastoideo (emerge nervio facial), foramen yugular (vena yugular interna, PC IX, X, XI) y canal carotídeo (arteria carótida interna).

1.2. Diagnóstico

1.2.1. Exploración física. El diagnóstico de los tumores de base de cráneo generalmente se realiza en fases tardías, cuando el crecimiento del tumor comprime estructuras intracraneales, provocando sintomatología neurológica, o provoca síntomas extracraneales en forma de tumoración parafaríngea o parotídea, exoftalmos, sinusitis, otitis y diplopia, dependiendo de su localización. Por ello, en aquellos pacientes donde se sospeche la existencia de un tumor que envuelve la base del cráneo debe realizarse una completa exploración neurológica, donde se evaluará la existencia de déficit cognitivos, alteraciones de los pares craneales, alteraciones de los reflejos, etc. En aquellos casos de tumores orbitarios o periorbitarios es necesaria una exploración neuroftalmológica, que no sólo evaluará el posible déficit de agudeza visual, sino también la afectación de aquellas estructuras que discurren dentro de la cavidad orbitaria, como los pares craneales oculomotores o el nervio óptico. En aquellos tumores que se originan en la región sellar y parasellar será precisa también una evaluación endocrinológica.

1.2.2. Diagnóstico por la imagen. Tanto la RM como el TC son exploraciones indispensables en los tumores de la base del cráneo. Estas exploraciones ofrecen diversas posibilidades diagnósticas, además de informar sobre la extensión del tumor, su localización, la afectación de estructuras vecinas y de su vascularización. Ambas exploraciones se complementan: la TC reconoce mejor alteración de la arquitectura ósea, y permite la realización de reconstrucciones tridimensionales. La RM, por otra parte, se caracteriza por una mayor resolución de tejidos blandos, permite cortes axiales y coronales, muestra una mayor diferenciación de la tumoración con estructuras vecinas y nos informa de la posible invasión de éstas. Además, la RM aporta información sobre la vascularización del tumor y las arterias de las que se nutre.

1.2.3. Estudio vascular. Aporta información de gran utilidad, pues informa de la posible invasión de grandes vasos, del grado de vascularización y de las arterias que nutren la tumoración. El flujo de contraste a través del circuito de Willis refleja el grado de circulación colateral que el paciente presenta, y, de su posible tolerancia al clampaje de la arteria carótida interna.

En aquellos pacientes en los cuales el riesgo de lesión de la arteria carótida interna es elevado, además del estudio angiográfico es necesario completar el estudio con la realización de un *test de oclusión de la arteria carótida interna*. En este test se ocluye con un balón la arteria carótida interna y se valora la tolerancia del enfermo durante quince minutos. Si el enfermo presenta sintomatología neurológica, se deshincha el balón rápidamente, y es considerado enfermo de compromiso arterial. Si el paciente no presenta sintomatología se debe completar el estudio con la inhalación de xenón y la realización de un TC donde observaremos el flujo al parénquima cerebral. Si al hinchar el globo en la arteria carótida interna se observa un descenso en el flujo, el paciente es considerado como de moderado riesgo de presentación de secuelas al clampaje de la arteria carótida interna.

2. Entidades clínicas

2.1. Tumores de la fosa anterior

2.1.1. Malignos

2.1.1.1. Carcinoma de senos paranasales.

Generalidades. El carcinoma de los senos paranasales, senos maxilares, senos etmoidales o las metástasis que se localizan en esta región, frecuentemente, por su contigüidad anatómica y por su crecimiento silente hasta etapas avanzadas, requieren para su exéresis completa un abordaje de la fosa craneal anterior. La falta de separación anatómica entre los diferentes senos implica una rápida diseminación por contigüidad. El carcinoma escamoso, con una frecuencia del 75-95%, es el tumor que más habitualmente se origina a partir de la mucosa respiratoria que recubre los senos, seguido por el adenocarcinoma, que en cambio se origina a partir de las glándulas submucosas. La localización más frecuente del carcinoma escamoso es el seno maxilar, seguido en frecuencia por los tumores originados a nivel del seno etmoidal, que representan tan sólo del 5-20% de los tumores que afectan el seno etmoidal. Las estrechas relaciones del seno etmoidal con la órbita y, con la fosa craneal anterior a través de la membrana cribiforme comporta la invasión frecuente de estas estructuras por contigüidad en los carcinomas de los senos paranasales.

Histología. Es la correspondiente al carcinoma epidermoide del tracto respiratorio.

Clínica. Los síntomas más frecuentes son obstrucción nasal, epistaxis, dolor facial, rinorrea, aparición de tumoración, proptosis o aparición de adenopatías metastásicas. En un 70% de los casos se obtendrá evidencia de destrucción ósea en la radiología.

La aparición de adenopatías metastásicas se presenta en alrededor del 25-30% de los casos, y se localizan en la región cervical alta y a nivel retrofaríngeo.

2.1.1.2. Estesioneuroblastoma o neuroblastoma olfatorio.

Generalidades. Tumor maligno de estirpe neuroendocrina que se origina a partir del epitelio olfatorio. Representa el 3% de todos los tumores malignos nasales y se presenta con mayor frecuencia entre los veinte y los cincuenta años. Se caracteriza por un crecimiento lento y por una tendencia a la recidiva local.

Clínica. El síntoma más frecuente es la obstrucción nasal unilateral y la epistaxis, presentando en fases más avanzadas exoftalmos y alteración de la visión. Su localización anatómica implica la invasión temprana de la membrana cribiforme y la invasión de la fosa craneal anterior, frecuentemente sin evidencia de erosión ósea. A pesar de contener gránulos neurosecretores, raramente secretan niveles detectables de ácido vanilmandélico o de ácido homovanílico.

Kadish y cols. (1976) propusieron la división en tres estadios:

— **Estadio A:** Localizado en cavidad nasal.
— **Estadio B:** Se extiende a senos paranasales.
— **Estadio C:** Aquellos tumores que en su extensión sobrepasan a los senos paranasales.

Histología. Macroscópicamente aparece como un tumoración lobulada, de consistencia blanda, que frecuentemente presenta áreas de necrosis y calcificación. Al examen microscópico se observan nidos de células pequeñas separados por septos fibrovasculares con una matriz intercelular de neurofibrillas. El examen con microscopía electrónica revela la existencia de gránulos neurosecretores.

Tratamiento. El tratamiento de elección es la resección quirúrgica, seguida de radioterapia y quimioterapia, según estadios. En pacientes jóvenes la incidencia de recurrencia es menor, pero muestra mayor tendencia a metastizar. La mortalidad es de aproximadamente del 50% a los cinco años, con peor pronóstico en aquellos casos de estadios C y en márgenes positivos tras la resección.

2.1.1.3. Condrosarcoma y sarcoma osteogénico.

Generalidades. Tumores de presentación poco frecuente, que se originan generalmente a nivel del maxilar superior y que se diseminan rápidamente por el esqueleto facial, con afectación en ocasiones de la base del cráneo.

Clínica. Se manifiestan en forma de dolor y destrucción ósea, presentando en un 25% de los casos la imagen de «sol naciente». El resultado de la biopsia confirmará la sospecha clínica obtenida mediante la radiología simple. La imagen radiológica nos dará la sospecha clínica, que es confirmada mediante biopsia.

Tratamiento. Consiste en la exéresis completa, presentando una supervivencia a los cinco años del 50% para el condrosarcoma y del 25% para el sarcoma osteogénico.

2.1.2. Tumores benignos

2.1.2.1. Osteoma.

Generalidades. Es el tumor óseo más frecuente de la bóveda craneal. Se presenta con mayor frecuencia en mujeres (3:1) y alrededor de los sesenta años. La localización con mayor frecuencia es en los senos frontales, seguido en orden de frecuencia por los senos paranasales y la bóveda craneal. Generalmente afectan a la base del cráneo directamente a través de la pared posterior del seno frontal o por invasión frontoetmoidal. Puede presentarse de forma aislada o en forma de múltiples osteomas formando parte del síndrome de Gardner.

Clínica. Presentan clínica en forma de exoftalmos, sinusitis crónicas y obstrucción del conducto lagrimal cuando alcanzan un tamaño considerable. Si en su crecimiento afecta a la fosa anterior se refleja en forma de cefaleas, incontinencia urinaria y alteraciones del comportamiento.

Histología. Formado por tejido óseo normal con acentuada actividad osteoblástica.

Tratamiento. El tratamiento de elección es la exéresis completa de la lesión, siendo poco frecuente la recidiva.

2.1.2.2. Osteoblastoma.

Generalidades. Tumor poco frecuente que representa aproximadamente el 3% de los tumores benignos, localizándose en un 15% a nivel de la cara y el cráneo. Se presenta generalmente en la segunda década de la vida y se localiza con mayor frecuencia en el maxilar superior.

Clínica. Síntomas similares al del osteoma, secundarios al crecimiento tumoral. Radiológicamente se caracteriza por presentarse como una lesión expansiva, parcialmente radiotransparente, con grado variable de mineralización.

Histología. Formado por abundante material osteoide, compuesto por una gran proporción de osteoblastos inmersos en un estroma fibrovascular. Se ha descrito la forma maligna que se caracteriza por la presentación de más atipias celulares y un curso clínico más agresivo.

Tratamiento. El tratamiento de elección es la exéresis, aunque en lesiones muy extensas el curetaje ha demostrado buenos resultados.

3.2.3. Displasia fibrosa

Generalidades. Tumor benigno de estirpe ósea que se caracteriza por un crecimiento lento, con una expansión por fuera de los límites óseos con el desplazamiento de los tejidos blandos adyacentes. Se presenta con mayor frecuencia en mujeres en la tercera o cuarta década de la vida, localizándose a nivel del cráneo con mayor frecuencia en el maxilar superior seguido por el hueso frontal, mandíbula, hueso temporal, parietal y esfenoides.

Clínica. El crecimiento de la tumoración puede producir alteraciones estéticas, diplopia, dolor, parestesias, alteraciones en el olfato o síntomas otológicos. Lichtenstein la clasificó, según su presentación clínica, en tres grupos:

— **Presentación monostótica:** La de mayor frecuencia (70%), donde la enfermedad se localiza en un solo hueso.

— **Presentación poliostótica:** Segunda en orden de frecuencia, afectando a diversos huesos de la misma región anatómica.

— **Presentación diseminada:** Donde se afectan múltiples huesos y en ocasiones se asocia a alteraciones extraóseas.

Histología. El examen histológico revela una trama central de tejido óseo envuelto por hueso laminar, por lo cual la biopsia de la lesión suele ser dificultosa.

Radiología. Radiológiocamente en estadios maduros se presenta como una lesión de centro radioopaco, con un halo periférico radiolúcido, distorsión de la anatomía normal y un excesivo crecimiento.

Tratamiento. El tratamiento de elección es la resección de la tumoración, aunque la exéresis parcial es una opción aceptable cuando afecta a estructuras vitales. La irradiación está desaconsejada ante la posibilidad descrita de provocar una malignización secundaria.

3.2.4. Angiofibroma juvenil

Generalidades. Tumor benigno, de gran vascularización, que se caracteriza por presentarse exclusivamente en la adolescencia en pacientes varones. Se origina a nivel del foramen esfenopalatino, y crece a través de las fisuras anatómicas, invadiendo generalmente nasofaringe, nariz, fosa infratemporal, fosa pterigomaxilar, y extendiéndose posteriormente al globo ocular y la fosa craneal anterior y media.

Clínica. Se presenta característicamente en forma de obstrucción nasal y epistaxis de repetición. En la exploración se observa una tumoración rojiza, cubierta por mucosa respiratoria, que en ocasiones aparece ulcerada.

Diagnóstico. El TC proporciona información de la afectación ósea, en tanto que la RM informa de la invasión de tejidos blandos y del grado de vascularización. Una imagen muy sugestiva de este tumor es el desplazamiento anterior de la pared posterior del seno maxilar por el crecimiento del tumor en la fosa pterigomaxilar. La angiografía informa de las arterias que nutren el tumor y ofrece una imagen patognomónica con múltiples vasos tortuosos en la fase arterial, generalmente dependientes de la arteria maxilar interna. Las imágenes obtenidas mediante angiografía pueden sugerir la posibilidad de realizar una embolización preoperatoria.

Histología. Formada por un estroma de tejido fibroso, atravesado por múltiples canales vasculares, que se caracterizan por no poseer una capa muscular bien definida en sus paredes.

Tratamiento. El tratamiento de elección es la escisión quirúrgica del tumor. Dada la naturaleza benigna de la tumoración y su extensión, la resección completa no siempre es posible. La radioterapia se utiliza en aquellos tumores irresecables y en las recurrencias no tributarias de cirugía. Los inconvenientes de la radioterapia son el potencial riesgo de malignización, la relativa radiorresistencia, la posibilidad de producir alteraciones en el crecimiento y la formación de cataratas iatrógenas.

2.2. Tumores de la fosa media

2.2.1. Tumores malignos

2.2.1.1. Carcinoma nasofaríngeo.

Generalidades. Bajo este término se engloban todos aquellos carcinomas epidermoides que se originan a partir del epitelio de la nasofaringe. En conjunto estos tumores representan el 70-80% de los tumores que se originan en esta localización, seguidos por el linfoma con un 18%, y con un 11% un grupo miscelánea compuesto por tumores como adenocarcinomas, plasmocitomas, rabdomiosarcomas, melanomas. Es un tumor poco frecuente, representando menos del 0,5% de los tumores malignos de cabeza y cuello. Es más frecuente en el hombre que en la mujer (3:1), generalmente se presenta entre la cuarta y la quinta décadas y, ciertas razas como la china, o la keniana han demostrado mayor incidencia.

Clínica. La localización de la nasofaringe situada en el cuerpo del esfenoides implica la frecuente diseminación de este tumor a la fosa craneal media a través del foramen oval, el foramen laceratum o el agujero carotídeo. El signo clínico de aparición suele ser la epistaxis, la obstrucción nasal o la aparición de una tumoración cervical. En el momento del diagnóstico alrededor del 70% de los pacientes ya presentan metástasis cervicales.

Histología. La histología corresponde a la característica del carcinoma epidermoide del tracto respiratorio.

Diagnóstico. La exploración demuestra una masa ulcerada localizada en la nasofaringe. La radiología simple en proyecciones laterales de la nasofaringe demuestra una masa osteolítica, generalmente con reacción esclerótica, que frecuentemente invade órbita y fosa craneal. La TC y la RNM muestran una tumoración de crecimiento agresivo y pueden delimitar el grado de afectación de la fosa craneal media.

Tratamiento. El tratamiento de elección es la cirugía. La presentación de estos tumores en estadios avanzados implica con frecuencia la irresecabilidad del tumor, siendo en estos casos la radioterapia paliativa el tratamiento de elección.

2.2.1.2. **Tumores órbita** (ver Capítulo 15. Órbita y párpados).

2.2.1.3. **Tumores parótida** (ver Capítulo 5. Tumores de la región maxilofacial).

2.2.2. Tumores benignos

2.2.2.1. Cordoma.

Generalidades. Los cordomas son tumores benignos que se forman a partir de vestigios de la notocorda, que se caracterizan por un crecimiento invasivo. Tumor de aparición rara (0,2% de los tumores de la nasofaringe), más frecuente en el hombres, aparece en la cuarta década de la vida.

Clínica. La diplopia es el signo de aparición más frecuente, secundaria a la afectación del VI PC. La afectación de la unión esfenooccipital provoca cefaleas persistentes, que junto con alteraciones visuales y obstrucción nasal son los síntomas de presentación. Generalmente aparecen localizados en la nasofaringe, extendiéndose hacia el clivus, desde el cual pueden afectar al seno esfenoidal.

Histología. Se dividen en dos tipos histológicamente:

a) Cordomas típicos: Más frecuente en hombres, con una media de edad de presentación de cuarenta y dos años. Macroscópicamente aparecen como una masa polilobulada, mucoide y parcialmente translúcida. Está formada por una matriz mucoide rica en células fisalíforas, sin contenido cartilaginoso. La supervivencia media en este tipo es de cuatro años.

b) Cordomas condroides: Representan el 40% de los condromas, de aparición más frecuente en mujeres, con una media de edad de treinta y cinco años. Se caracteriza por contener componentes cartilaginosos. La edad media de supervivencia se ha calculado en este caso en quince años, teniendo pues mejor pronóstico que la variedad anterior.

Diagnóstico. La radiología simple muestra una lesión de crecimiento expansivo localizada a nivel del clivus, visualizándose en la variedad condroide calcificaciones intratumorales. La RNM y la TC mostrarán una tumoración que generalmente crece en la nasofaringe extendiéndose hasta el espacio prevertebral. En la angiografía aparecerá como una masa avascular.

Tratamiento. Consiste en la exéresis quirúrgica de la lesión, seguido de radioterapia postoperatoria. Sin embargo, este tumor ha demostrado ser bastante radiorresistente. El pronóstico, como ya se ha citado, dependerá en gran parte del tipo histológico de tumor y de la radicabilidad de la cirugía.

2.2.2.2. Meningioma.

Generalidades. Tumores de crecimiento lento, que constituyen alrededor del 20% de los tumores intracraneales. Aparecen más frecuentemente en mujeres (9:1), con una media de edad de entre cuarenta a sesenta años. Se forman a partir de los tejidos constituyentes de las meninges y su localización más frecuente es a nivel parasagital. La localización a nivel de la base del cráneo representa el 31% de las localizaciones intracraneales. La localización primaria de un meningioma a nivel de la base del cráneo es rara y siempre es necesario ante esta localización descartar un origen intracraneal. Generalmente los meningiomas se originan intracranealmente y se extiende a través de los planos de menor resistencia, erosionando el hueso mediante la invasión de los canales haversianos, o extendiéndose a través de los forámenes craneales.

Clínica. La afectación de los senos etmoidales causa obstrucción nasal y en su crecimiento puede presentarse como una masa intranasal. La afectación de la órbita implica la aparición de diplopia y proptosis. Como resultado del crecimiento intracraneal y la invasión de pares craneales los enfermos presentan cefaleas persistentes y neuralgias.

Histología. Macroscópicamente aparece como una masa bien delimitada de color blanco grisáceo. Microscópicamente este tumor está formado por grupos de células que se asemejan a las granulaciones aracnoideas normales. Se han descrito cuatro variedades: fibroblástica, transicional, sincitial y angioblástica. Las primeras variedades se caracterizan por la aparición de calcificaciones (psamomas), mientras que el meningioma angioblástico presenta una importante vascularización.

Diagnóstico. Los meningiomas generalmente presentan en su crecimiento una reacción esclerótica del hueso circundante, mientras que la reacción lítica expresa una variedad agresiva del tumor. En la tomografía computarizada se presentan como tumores bien delimitados, hiperintensos, con áreas de calcificación y que captan contraste.

Tratamiento. La exéresis completa del tumor ofrece un buen pronóstico, con una recurrencia a los cinco años del 15%.

2.2.2.3. Paragangliomas o glomus yugular.

Generalidades. Tumores originados a partir de los paraganglios, que son quimiorreceptores localizados en la carótida, en el nervio vago, y en cuerpos yugulotimpánicos. Se caracterizan por responder a las variaciones de concentración de oxígeno y dióxido carbónico. Se presenta con mayor frecuencia en mujeres (3:1), y entre los treinta y los sesenta años, y se han descrito casos de aparición familiar. En la base del cráneo podemos hallar estos tumores glómicos con mayor frecuencia en tres localizaciones: a lo largo del nervio timpánico de Jacobson, en la rama auricular del nervio glosofaríngeo y en el nervio vago. La mayor parte de los quemodectomas localizados en el hueso temporal se localizan en la vecindad de la fosa yugular. Sin embargo, se han descrito la aparición de paragangliomas en múltiples localizaciones: órbita, mandíbula, nasofaringe, lengua, hipofaringe.

Clínica. El síntoma inicial generalmente son los acúfenos pulsátiles, acompañados de una pérdida de la audición. En su lento crecimiento puede afectar al nervio facial, provocando una parálisis motora, y extenderse hacia la fosa posterior a través del foramen yugular, o a la fosa media a través de la arteria carótida interna. Se han descrito casos de metástasis por tumores yugulares, sin embargo éstas correspondían a localizaciones vagales y carotídeas.

Histología. Aparecen macroscópicamente como tumores encapsulados, de consistencia firme, de color rojizo y muy adheridos a los vasos sanguíneos. Microscópicamente están formados por células epiteloides que en su interior contienen gránulos neurosecretores.

Diagnóstico. Ante la sospecha de la existencia de un paraganglioma debe realizarse una detección de catecolaminas de orina, aunque la secreción de niveles detectables de ácido vanilmandélico es excepcional. La TC y la RNM objetivarán una tumoración agresiva que afecta al hueso temporal, que se extiende a través del foramen yugular, y el seno sigmoideo. La angiografía nos informará del grado de vascularización, de la presencia de anastomosis y de los vasos tributarios de esta tumoración.

Tratamiento. Es la exéresis quirúrgica de la tumoración. Generalmente se procede a la embolización preoperatoria, que se ha demostrado de gran utilidad, reduciendo el sangrado operatorio y la afectación de estructuras vecinas durante el acto operatorio. El tratamiento conservador con radioterapia paliativa ha demostrado supervivencias elevadas de entre cinco a diez años. La localización de la tumoración, la edad y el estado del enfermo así como la sintomatología son factores a tener en cuenta en el momento de escoger el tratamiento más indicado.

3. Técnicas quirúrgicas (tablas I y II)

3.1. Abordajes de la base de cráneo anterior (tabla III)

Generalidades. El abordaje combinado intracraneal y extracraneal ha permitido al cirujano maxilofacial la resección de tumores en estadios avanzados con una relativa comodidad y con mayores posibilidades de realizar una cirugía radical. La colaboración entre el neurocirujano y el cirujano maxilofacial en tumores que afectan a la base del cráneo resulta indispensable, y fruto de esta colaboración se pueden obtener resultados satisfactorios en tumores que tiempo atrás se consideraban irresecables.

Básicamente se distinguen dos tipo de abordajes a nivel de la fosa anterior: el abordaje craneofacial anterior, y el abordaje subfrontal. En ambas es necesaria la realización de un abordaje bicoronal, que permite una visión amplia de la fosa craneal anterior y posibilita la realización de un colgajo de galea, de gran utilidad en la reconstrucción de la base de la fosa craneal anterior, así como colgajos de fascia y músculo temporal para reconstrucción orbitaria.

3.1.1. Resección craneofacial anterior

Indicaciones. Con este abordaje se obtiene una exposición de estructuras centrales y cercanas a la línea media: pared superior de la cavidad septonasal, lámina cribiforme, senos etmoidales, pared anterior del seno esfenoidal, senos maxilares y órbita, permitiendo realizar la exanteración orbitaria si ello está indicado.

Tabla I. Lesiones malignas de base del cráneo

Extracraneales
Carcinoma epidermoide
Carcinoma adenoide quístico
Carcinoma mucoepidermoide
Tumor mixto maligno
Leucemia
Linfoma
Rabdomiosarcoma
Sarcoma neurogénico
Carcinoma indiferenciado
Hemangiopericitoma
Sarcoma sinovial
Adenocarcinoma
Carcinoma de células basales
Intracraneal
Estesioneuroblastoma
Schwanoma maligno
Primarios intracraneales
Condrosarcoma
Sarcoma osteogénico
Mieloma múltiple
Histiocitosis X
Metastásico
Mama
Pulmón
Riñón
Próstata

Este abordaje está indicado en aquellos tumores del tracto nasosinusal que invaden la fosa anterior, como carcinomas del seno etmoidal, cavidad nasal, ameloblastomas, cilindromas, así como tumores de la línea media como el estesioneuroblastoma y los adenocarcinomas.

Técnica. Se realiza un abordaje bicoronal que se extiende desde la región del trago de ambas orejas. Durante la elevación del colgajo de galea se tendrá especial atención en la conservación de la irrigación de este colgajo por medio de los vasos supraorbitarios.

Se realiza en primer lugar el abordaje intracraneal realizado por el neurocirujano. Se debe evitar realizar agujeros de trépano a nivel frontal, pues el resultado estético no es satisfactorio. Para ello, y teniendo en cuenta las dimensiones del seno frontal a través de una radiografía en proyección de Cadwell, se realiza un abordaje osteoplástico de la pared anterior del seno frontal. Una vez expuesto el seno, y en caso de no hallarse afecto, se realiza el curetaje de la mucosa del seno y se taponan los conductos nasofrontales.

A continuación, mediante fresado, se procede a la apertura de la pared posterior del seno y la disección de la dura-

Tabla II. Lesiones benignas de la base del cráneo

Extracraneales
Papiloma invertido
Angiofibroma
Tumores de glándulas salivares
Paragangliomas
Mucoceles
Ameloblastomas
Colesteatomas
Intracraneal
Adenoma pituitarios
Craneofaringioma
Meningioma
Schawonnoma
Aneurismas
Malformaciones arteriovenosas
Tumores primarios de la base del cráneo
Displasia fibrosa
Osteoma
Osteoblastoma
Condroma
Cordoma
Congénitos
Colesteatoma
Quiste dermoide
Encefalocele

madre. Seguidamente se realizan los agujeros de trépano, que respetan la zona media para no dañar el seno sagital, y que en la zona lateral baja deben ubicarse por debajo de la inserción del músculo temporal. Mediante la sierra de Gigli se unen los diferentes agujeros de trépano entre sí y con el abordaje del seno frontal, situándose la línea de osteotomía horizontal aproximadamente a 1 cm por encima del reborde supraorbitario.

La elevación de los lóbulos frontales del suelo de la fosa craneal anterior debe ser cuidadosa, despegando la duramadre del plano óseo. A nivel de la cresta galli y la lámina cribosa del etmoides los desgarros son más frecuentes, requiriendo su reparación mediante sutura directa o mediante injerto de fascia temporal, fascia lata o pericranium. Se debe realizar la exéresis de la cresta galli mediante pinza gubia y la ligadura de los nervios olfatorios que atraviesan la lámina cribosa. Esta retracción de los lóbulos frontales puede prolongarse a nivel del plano esfenoidal, por detrás de las apófisis clinoides anteriores, hasta la entrada del nervio óptico y conductos carotídeos (fig. 4).

Antiguamente este abordaje intracraneal se combinaba con un abordaje extracraneal a través de la incisión paramedial de Weber Ferguson, realizando una incisión de

Tabla III. Abordajes de base de cráneo: clasificación

1. Abordaje de base de cráneo anterior
Resección craneofacial anterior
Abordaje basal subfrontal
2. Abordaje de fosa media
A) Centrales
Abordajes transorales
Abordaje transoral puro
Abordaje transpalatal
Maxilotomía Lefort I
Maxilotomía ampliada
Abordajes transorales transfaciales
Abordaje transmandibular
Degloving mediofacial
Abordaje transmaxilar: pedículo palatal
Abordaje transmaxilar: pedículo en mejilla
Abordajes transfaciales extraorales
Abordaje frontal
Abordaje nasal
Abordaje transetmoidal
Abordaje transbucoseptal
B) Laterales
Abordaje infratemporal
Abordaje trascigomático-temporal
Abordaje transoral-cervical
Abordaje cervical con osteotomía mandibular
Abordaje transparotídeo
Abordaje con ritidectomía extendida
Abordaje frontotemporoesfenoidal
Abordaje fronto-temporo-órbito-cigomático
3. Resección hueso temporal

Lynch contralateral en caso de ser necesario una exposición del laberinto etmoidal contralateral, y con una prolongación subciliar en caso de ser necesaria la exanteración orbitaria. Actualmente no está justificado un abordaje transfacial para lesiones de la fosa craneal anterior, ya que mediante la combinación de la vía coronal y una vía transoral pura o una maxilectomía extendida se logra acceder a toda la anatomía facial.

De acuerdo con la extensión de la enfermedad se realiza seguidamente la osteotomía a nivel del suelo de la fosa anterior y a nivel de los huesos faciales. El diseño de la osteotomía dependerá de la extensión de la enfermedad, permitiendo este abordaje realizar una maxilectomía total, la exanteración orbitaria, la resección de las paredes laterales y el techo de la órbita, el seno frontal, etmoidal, parte del seno esfenoidal, lámina cribosa, septum y huesos nasales.

El arco supraorbitario, definido como la porción del hueso frontal por encima del reborde supraorbitario, resul-

A

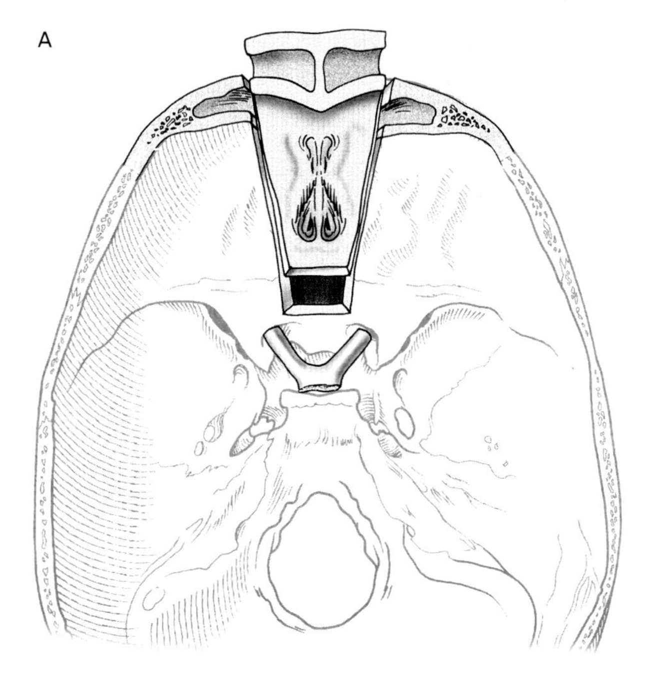

B

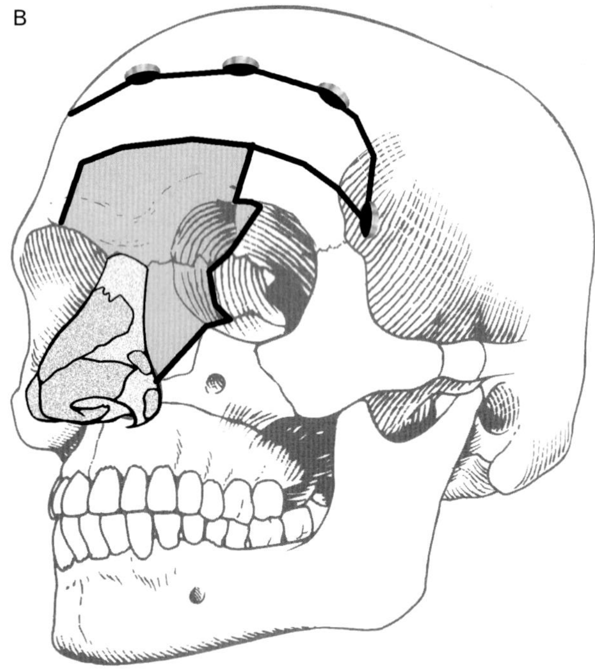

Fig. 18.4.—**Resección craneofacial anterior.** A. Visión intracraneal. B. Visión extracraneal.

ta muy útil para la restauración estética facial, y aunque haya sido incluido en la resección, si no se halla afectado por la enfermedad deberá ser utilizado para restaurar la zona supraorbitaria mediante miniplacas.

Una vez resecada la tumoración debe procederse a la reconstrucción de la región de la tumoración. Uno de los objetivos más importantes es conseguir la restauración de la base del cráneo, que impida la salida de LCR y la formación de fístulas, proporcionando una barrera que impida la herniación del cerebro y la sobreinfección por vía ascendente. Para ello contamos con numerosas posibilidades: colgajo de piel libre, colgajo de piel pediculado, colgajo pericraneal, fascia temporal, fascia lata, colgajo galeofrontal o colgajo microvascularizado.

El método más utilizado, con buenos resultados, es el colgajo de galea frontal, que recibe vascularización a través de los vasos supraorbitarios y temporales superficiales. Se sitúa por encima del seno frontal, cuya mucosa ha sido cureteada, el conducto de drenaje taponado y su pared posterior resecada (cranealización del seno frontal), y situarse en el plano entre los lóbulos frontales y el techo de la órbita y el plano esfenoidal. Se aconseja la sutura a la duramadre como medida preventiva para conseguir un cierre más hermético.

Generalmente no es necesario interponer injertos óseos, pero si el defecto es de tamaño considerable, y presenta riesgo de herniación, es posible interponer un injerto óseo que se puede obtener a partir del hueso parietal del enfermo.

El defecto extracraneal a nivel del tracto nasofaríngeo no requiere en la mayoría de los casos injerto de piel, pues se produce a partir del injerto de galea la metaplasia mucosa. A continuación se fijan los fragmentos óseos del hueso frontal y parietal con miniplacas de titanio, y se cierran las heridas faciales por planos, con fijación del ligamento cantal y colocación de drenajes.

3.1.2. Abordaje basal subfrontal

Indicaciones. La utilización de este abordaje permite la visualización y el abordaje de regiones anatómicas más posteriores que el abordaje craneofacial: la región del clivus y el cuerpo del esfenoides.

Se utiliza en el abordaje de tumores tales como meningiomas, cordomas, condrosarcomas, displasia fibrosa y fibromas osificantes que se localizan generalmente en las regiones ya citadas.

Técnica. La localización más posterior de estos tumores implica la necesidad de una craneotomía mayor, una osteotomía orbitaria más ancha, y por contra requiere un abordaje facial menor.

Se practica de igual forma un abordaje bicoronal, con liberación de los vasos supraorbitarios, y en este caso la liberación del techo y de las paredes laterales de la órbita que luego permita realizar la osteotomía orbitaria. Se realiza a continuación un abordaje bifrontal que permite separar la duramadre del techo orbitario y del área cribiforme. Esta maniobra permite practicar la osteotomía orbitaria bilateral del techo orbitario, cuyo nivel medial se sitúa por encima de los forámenes de la arterias etmoidales anteriores y posteriores, y de la que se obtendrá un fragmento óseo formado por el arco supraorbitario y el techo de ambas órbitas. La osteotomía a nivel posterior requiere generalmente la colaboración del neurocirujano y debe realizarse tan posteriormente al foramen etmoidal posterior como sea posible.

3.2. Abordajes de la fosa media

Se deben dividir los abordajes de esta fosa en dos tipos: los abordajes del compartimento lateral y medio. La línea de división entre ambos compartimentos pasa por el plano de las apófisis pterigoides y los cóndilos del hueso occipital. De tal forma se distinguen:

1. **Compartimento central:** Nasofaringe, fosa pterigopalatina, fosa pituitaria, porción baja del clivus y seno esfenoidal.

2. **Compartimento lateral:** Contiene el espacio parafaríngeo, el espacio infratemporal y la porción petrosa del hueso temporal. En este área se pueden hallar múltiples elementos nobles: arteria carótida interna, vena yugular interna, nervio mandibular, nervio maxilar, nervio facial, IX, X, XI, XII PC, ramas del plexo simpático y, a nivel infratemporal, ramas de la arteria carótida interna, cóclea y VIII PC.

3.2.1. Abordajes centrales de la fosa media

3.2.1.1. Abordajes transorales.

a) **Abordaje transoral puro y transpalatal.** Se debe realizar una desinfección de la cavidad bucal exhaustiva, que evita el posible riesgo de infección con la flora bucal. Se realizará una incisión a nivel del paladar blando en aquellos casos en que sea necesario un mayor campo operatorio, practicándose una incisión paramedial que respeta la úvula. De esta manera se obtienen dos colgajos que son retraídos mediante hilos de sutura, colocándose un retractor de Boyle-Davis. Si es necesario se realiza un fresado de la región más posterior del paladar duro, que permitirá una acceso más cómodo a la región superior, denominándose en este caso abordaje transpalatal. El número de secuelas postoperatorias disminuye en los abordajes transorales puros, en los que se amplía el campo gracias al uso de separadores.

Este abordaje da acceso a la pared posterior de la faringe y, mediante fresado del arco anterior de C1 y de la apófisis odontoides, se accede a la duramadre en caso de tener que extirpar tumoraciones a este nivel. En pacientes con aperturas bucales reducidas esta técnica está desaconsejada y se deben utilizar otros abordajes alternativos.

Este abordaje permite acceder a la región cervical alta y limita la exposición a la línea media en una región de 1,5 cm de dimensión horizontal, y lateralmente por los grandes vasos y los pares craneales. Si es necesario llegar a zonas más bajas se puede practicar un *split* lingual o incluso mandibular. Mediante este abordaje se obtiene acceso a la región del clivus por debajo del seno esfenoidal hasta la tercera vértebra, y está indicada en especial para abordar patología extradural, que afecta la articulación cervicocraneal e intervertebral: artritis reumatoide, dislocaciones atlantoaxoideas postraumáticas, tumores. En caso de patología tumoral, esta debe estar muy limitada a la línea media, como el caso de cordomas del clivus y de la columna cervical superior. Como inconvenientes de este abordaje se citan la profundidad del campo, tangencial a la línea de visión del cirujano, la interposición del ángulo de la mandíbula, del nervio facial e hipogloso y de las estructuras vasculares del cuello

b) **Maxilotomía Lefort I.** Se practica una incisión a nivel del surco vestibular superior desde el primer molar a la misma pieza dental contralateral. Mediante disección con periostotomo se expone el maxilar superior, y se separa la mucosa del suelo de las fosas nasales. A continuación, y mediante motor, se realiza una osteotomía horizontal de ambos maxilares en un plano que pasa por encima de las raíces dentarias, a nivel del suelo de las fosas nasales. Las paredes laterales y el tabique nasal son seccionados mediante osteotomos a nivel de su base y las apófisis pterigoides son separadas del plano maxilar mediante osteotomos curvos.

A continuación se procede al *down-fracture* del maxilar, quedando pediculado a través de las arterias palatinas anteriores, y el vómer es resecado parcialmente mediante una pinza de hueso. La colocación del retractor de Cloward mantiene el maxilar retraído inferiormente, con lo cual se crea un espacio virtual mediante el cual se accede a la pared faríngea posterior. Mediante este abordaje se accede a una región anatómica limitada superiormente por las celdas etmoidales y el seno esfenoidal e inferiormente por el foramen magno y el arco anterior del atlas.

Tras la resección se deben reparar el plano dural y colocar injertos óseos, si ello es necesario. El cierre de la osteotomía de Lefort I se realiza mediante la colocación de miniplacas en posiciones predeterminadas antes de realizar la osteotomía, maniobra que nos garantizará un buen resultado en cuanto a la oclusión. Se deberá mantener al paciente mediante dieta por sonda nasogástrica entre diez-quince días. Con esta vía de abordaje se obtiene una buena visión de la región del esfenoides y del clivus, permitiendo acceder tanto a lesiones extradurales como subdurales.

c) **Maxilotomía ampliada.** Se realiza, de manera idéntica al abordaje Lefort I, una incisión vestibular que discurre entre los dos primeros molares. La disección subperióstica proporciona una excelente visión de la pared anterior y lateral del maxilar superior. Antes de proceder a las osteotomías, se colocará una fijación con miniplacas en el arbotante central y lateral del maxilar, maniobra que nos asegurará una oclusión perfecta en la posterior reposición del maxilar.

Se realiza a continuación una incisión paramedial en la mucosa palatina, que a nivel del paladar blando se extiende lateral a la úvula, para elevar un pequeño colgajo mucoperióstico que nos permita realizar cómodamente la osteotomía media del paladar óseo. Dependiendo de la morfología del paladar, existe la posibilidad de colocar una placa previa a la osteotomía, con la finalidad de obtener una reposición adecuada. Se efectúa la osteotomía de Lefort I estándar, elevándose la mucosa del suelo nasal y seccionando el tabique nasal horizontalmente a nivel de su base y realizando la osteotomía pterigomaxilar. Mediante un escoplo fino se realiza la maxilectomía extendida, con una osteotomía a lo largo de la línea media del paladar. Si es necesario aumentar el campo de abordaje a la nasofaringe, seno esfenoidal y clivus superior se puede realizar la exéresis de los cornetes inferiores, junto con la parte inferior del septo nasal y del vómer. La colocación del retractor de Cloward permite obtener la máxima visión en este abordaje (fig. 5).

Es importante la conservación del mucoperiostio del maxilar, pues gran parte de la vascularización de los colgajos maxilares se conserva gracias a los vasos de este tejido, junto con las arterias palatinas anteriores.

Mediante este abordaje se obtiene una excelente visión del clivus superior, medio e inferior, el suelo del seno esfenoidal, la unión craneocervical y las cuatro primeras vértebras (C1-C4). Frente a este abordaje, el abordaje transoral puro presenta como inconveniente un acceso restringido al clivus superior y menor acceso al inferior, una limitación a la extensión lateral del campo operatorio por la posición de las crestas alveolares del maxilar superior, junto con una mayor dificultad de iluminación y de instrumentación. La maxilectomía extendida permite la visión directa de la unión craneocervical, a diferencia del abordaje de Lefort I, cuyo acceso está limitado por el *down-fracture* del maxilar superior.

La maxilectomía se configura así como el abordaje de elección en lesiones de la fosa cerebral media, frente al abordaje transoral y al abordaje Lefort I, especialmente en lesiones alrededor del foramen magno, o en casos de descompresión basilar en pacientes afectos de osteogénesis imperfecta, hipoplasia del maxilar o deformidades del paladar.

3.2.1.2. Abordajes transorales transfaciales.

a) **Abordaje transmandibular.** La incisión cutánea en el abordaje transmandibular parte de la línea media a nivel del labio inferior, rodeando el mentón lateralmente, para seguir en la región cervical en una línea que partiendo de la región medial pasa lateralmente al cartílago hioides para dirigirse a la región mastoidea. Se eleva un colgajo de platisma y se aísla y diseca la rama marginal del nervio facial. La glándula submaxilar es disecada y separada del borde inferior de la mandíbula y el tendón del músculo digástrico y del músculo estilohioideo son seccionados de su inserción hioidea. El músculo esternocleidomastoideo se separa lateralmente para exponer el paquete vasculonervioso y se procede a la disección de la arteria carótida externa y la vena yugular interna. Se aíslan y conservan el nervio vago, el nervio espinal y el nervio hipogloso, y se coloca una ligadura alrededor de la arteria carótida externa como medida de seguridad ante un posible sangrado.

Seguidamente se procede a la osteotomía de la mandíbula mediante la sierra oscilante o la sierra de Gigli, generalmente entre los dos incisivos centrales. Antes de proceder a esta osteotomía se deben moldear y colocar las miniplacas de osteosíntesis, para después ser retiradas, maniobra que nos asegura una perfecta oclusión postoperatoria. Una vez realizada la osteotomía, se divide el suelo de la boca lateralmente al conducto de Wharton y medialmente a la glándula submaxilar, seccionando los músculos que forman el suelo de la boca. Se deberá proceder a la ligadura de la arteria carótida externa distalmente a la arteria lingual para obtener la máxima retracción lateral mandibular. Se debe conservar el nervio lingual que discurre a lo largo de la pared interna de la mandíbula. Con este abordaje se obtiene un óptimo acceso a la fosa infratemporal y al espacio parafaríngeo. Si la disección debe extenderse medialmente al compartimento central, es necesario prolongar la incisión a nivel del paladar duro y las apófisis pterigoides. Para ello la incisión discurre 1 cm medial al margen gingival, sacrificando la arteria palatina mayor en la elevación del colgajo palatal. Se incide en las pared faríngea posterior, en un plano entre la fascia prevertebral y los mús-

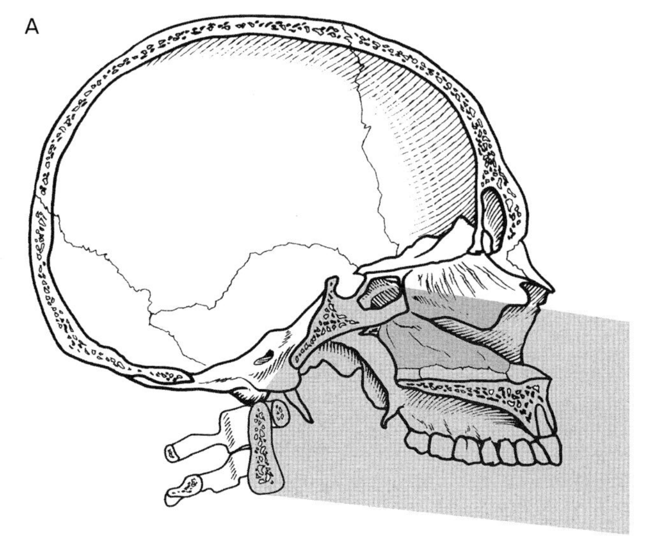

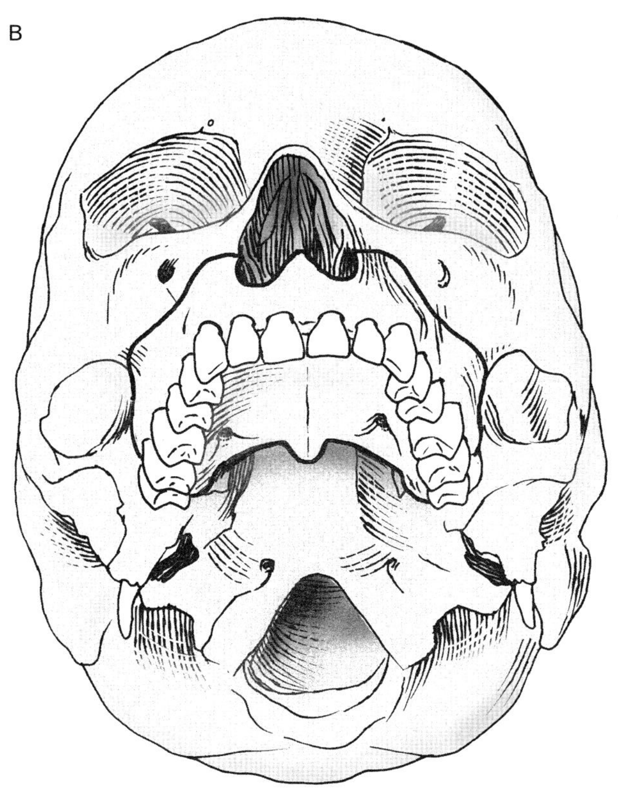

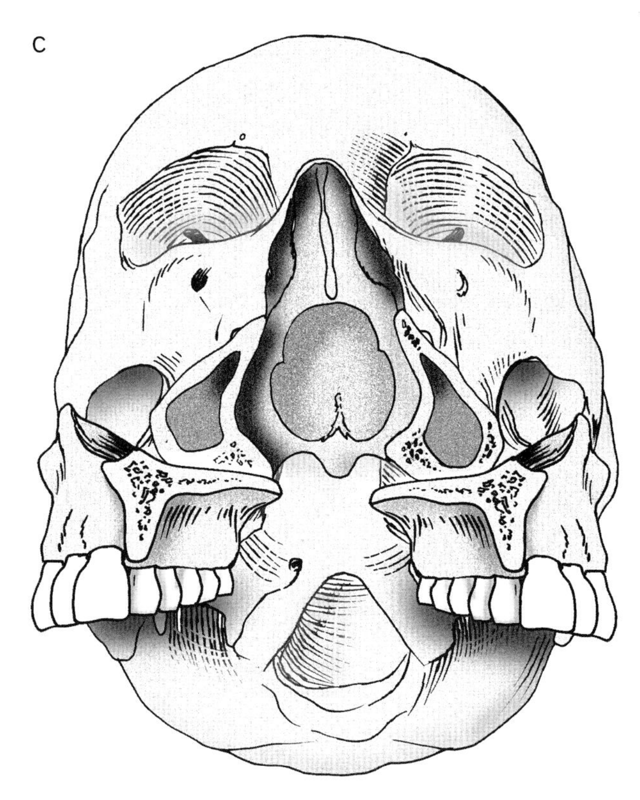

Fig. 18.5.—**Maxilotomía segmentada.** A. Exposición del clivus y la nasofaringe. B. Osteotomía de Le Fort. C. Bipartición del maxilar.

culos constrictores, prolongándose superiormente, seccionándose el músculo estilogloso, estilofaríngeo y el nervio glosofaríngeo, logrando con ello retraer lateralmente la orofaringe, obteniendo un plano de disección retrofaríngeo mayor. Para separar la nasofaringe de la base del cráneo conservando íntegra la mucosa y musculatura es necesario seccionar los músculos tensores, el músculo elevador del velo del paladar y la porción cartilaginosa de la trompa de Eustaquio. Mediante este conjunto de disecciones se puede obtener una retracción lateral de toda la orofaringe y nasofaringe, obteniendo con ello la exposición de la columna cervical superior hasta C6-C7, el clivus y aquella zona del compartimento medio comprendido entre ambas arterias carótidas. La resección del paladar duro proporciona un acceso mayor sobre la nasofaringe y la base del hueso esfenoides, así como ambas coanas.

El abordaje transmandibular no sólo permite el acceso a las estructuras de la línea media, sino que también permite alcanzar las regiones laterales infratemporales y parafaríngeas. Además, este abordaje permite en todo momento el control de los grandes vasos y pares craneales. La mandibulotomía, acompañada de la sección de la musculatura del suelo de la boca, y de los músculos estilogloso, estilofaríngeo y músculos pterigoideos expone los espacios parafaríngeos y la fosa infratemporal (compartimentos laterales). La movilización de la orofaringe, nasofaringe y la elevación del colgajo de paladar nos permite acceder al clivus y a la columna cervical y nasofaringe (nasofaringe). Este abordaje está, pues, indicado en tumoraciones cervicales que se extienden a la base del cráneo, así como tumores que afectan a las citadas regiones del compartimento central y lateral.

b) *Degloving* mediofacial. El abordaje de *degloving* mediofacial se inicia con la disección de la punta de la nariz por medio de una incisión intercartilaginosa y transfixiante que separa la punta nasal del dorso cartilaginoso. La incisión se prolonga alrededor del margen piriforme extendiendo esta incisión a lo largo de la fosa piriforme y del suelo de la fosa nasal hasta rodear completamente el vestíbulo nasal. Esta incisión se complementará con una incisión a nivel del surco sublabial que transcurre entre los dos primeros molares. Mediante la interconexión de estas incisiones, y siguiendo un plano subperióstico, se elevan todos los tejidos blandos por encima de la nariz y el maxilar superior, liberando la columnela de la espina nasal y conservando el nervio infraorbitario. De esta forma el labio superior junto con la columnela, la punta nasal y los cartílagos alares pueden ser retraídos superiormente hasta el nivel del reborde infraorbitario. Este colgajo muscular se encuentra irrigado por la arteria facial, la arteria infraorbitaria y la arteria supratroclear, las cuales se hallan preservadas. Mediante una osteotomía podemos liberar el paquete vasculonervioso infraorbitario y seccionar el ligamento cantal interno, que junto con el saco lagrimal se puede desplazar lateralmente.

El abordaje del seno maxilar a través de la ostectomía de la pared anterior permite realizar osteotomías superior e inferiormente al margen piriforme y en el proceso frontal del maxilar superior para completar una maxilectomía medial. Dicha maxilectomía permite realizar con buen campo la etmoidectomía y esfenoidectomía si es necesario. El acceso a la nasofaringe es posible tras la resección de la pared posterior del seno maxilar y de proceso ascendente mayor del hueso palatino, donde se liga la arteria palatina que surge a partir del foramen palatino mayor. De esta forma es posible visualizar los músculos pterigoideos, la pared posterior del seno esfenoidal y el clivus.

El plano de disección se halla limitado inferiormente por el paladar, que en caso necesario mediante una maxilectomía parcial o total puede ser sobrepasado. Los límites laterales se hallan determinados por la rama ascendente de la mandíbula y posteriormente por el trayecto de las arterias carótidas. En combinación con un abordaje craneofacial anterior, permite resecar lesiones de la lámina cribosa y de la «plataforma esfenoidal».

El abordaje de *degloving* mediofacial permite una exposición bimaxilar amplia, de extensión igual o mayor que otros abordajes, pero sin practicar incisiones cutáneas. Mediante este abordaje se puede acceder a lesiones de la cavidad nasal, del septo, del maxilar, de los senos etmoides y esfenoides, de la nasofaringe y del clivus.

c) Abordaje transmaxilar: pedículo palatal. Mediante una incisión de Weber-Ferguson se expone el maxilar superior, conservando el nervio infraorbitario en su salida a nivel del canal infraorbitario. A nivel del vestíbulo, la incisión se extiende a lo largo del vestíbulo nasal desde la línea media hasta la tuberosidad del maxilar. A través de una disección subperióstica se visualizan la pared anterior y lateral del maxilar, el hueso nasal, la apertura piriforme, el hueso cigomático y el músculo masetero.

Se corta la fibromucosa que une el paladar blando con la lámina pterigoidea y el paladar duro exponiendo la nasofaringe, tras lo cual de seccionan las fibras más anteriores del masetero en su unión al arco cigomático y se realiza una coronoidectomía y la arteria maxilar se aparta o es clampada. La mucosa de la fosa nasal es disecada, para realizar a continuación una osteotomía Lefort I, que incluye la lámina pterigoidea lateral al nivel más alto posible. Medialmente se practica una osteotomía del suelo nasal, sin dañar la mucosa palatina. De esta forma se realiza una maxilectomía pediculada a la mucosa palatina y a su irrigación. Si se desea mayor área de exposición se puede realizar la osteotomía del malar a nivel del reborde infraorbitario, los senos etmoidales, el septo nasal posterior, la lámina pterigoidea y los cornetes superior y medio.

d) Abordaje transmaxilar: pediculado en mejilla (fig. 6). En esta técnica se realiza la incisión facial de Weber-Ferguson, con una extensión subciliar que se prolonga hasta el cuerpo del hueso malar. A continuación se eleva un colgajo palatino cuya incisión parte del área retromolar hasta los incisivos homolaterales. A través de una disección subperióstica expondremos el malar, la pared externa y el suelo de la órbita, mediante la disección de la mucosa nasal se expone el agujero piriforme, para acabar disecando la mucosa vestibular de los incisivos por los que discurrirá la osteotomía.

La osteotomía se realizará a nivel de la sutura frontocigomática, la sutura cigomaticotemporal, la pared lateral y el suelo de la órbita por dentro del margen orbitario, y prolongarse medialmente hasta el margen superior de la apertura piriforme. A nivel bucal la osteotomía se sitúa entre incisivo lateral y central, para continuar la disección en dirección posterior en la línea media palatina. Mediante escoplo se libera la arteria palatina de su canal óseo, y mediante escoplo curvo se realiza la osteotomía en la unión pterigomaxilar.

De esta manera se libera el complejo óseo cigomaticomaxilar, que rotará el torno al arco cigomático, y que estará pediculado a la mejilla y a la arteria palatina. En este abordaje se sacrifica el nervio infraorbitario, que posteriormente podrá ser anastomosado mediante técnicas microquirúrgicas.

Este abordaje permite el acceso a la rinofaringe, de la fosa pterigomaxilar y retromaxilar, al seno esfenoidal,

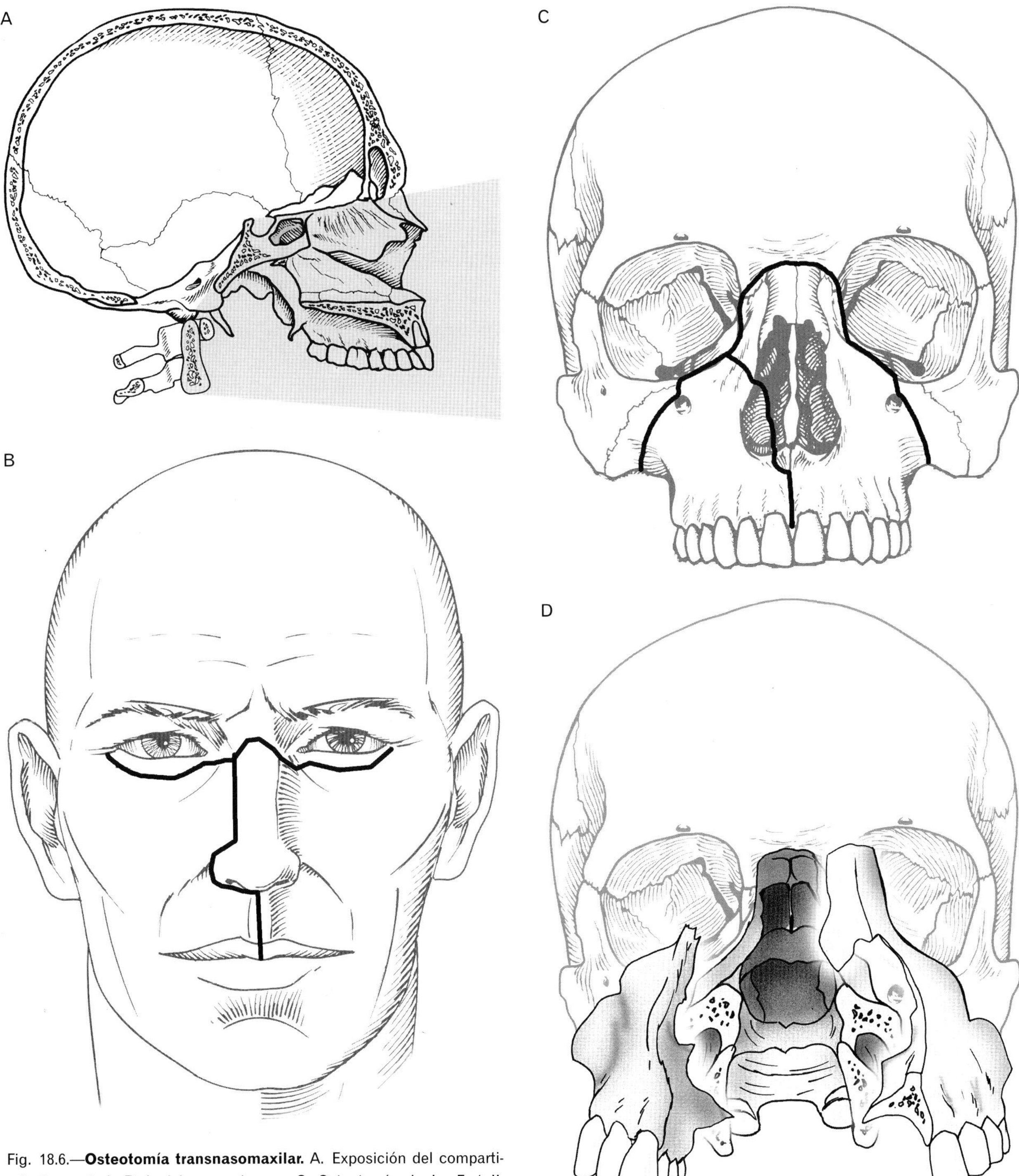

Fig. 18.6.—**Osteotomía transnasomaxilar.** A. Exposición del compartimiento central. B. Incisiones externas. C. Osteotomía de Le Fort II. D. Bipartición nasomaxilar.

etmoides y a las regiones infraorbitarias e infratemporales. Este abordaje supone una alternativa al abordaje infratemporal en aquellos tumores situados más medial y anteriormente.

3.2.1.3. Abordajes transfaciales extraorales.

a) **Vía frontal** (fig. 7). Utilizando el mismo abordaje que en tumores de fosa anterior, la disección intracraneal se extiende en dirección posterior, permitiendo la resección de regiones centrales de la base del cráneo como el esfenoides y el clivus. Esta vía permite la resección de tumores originados a nivel de la región media, así como aquellos tumores de la región anterior que invaden la región media, obteniendo una vía excelente para la resección combinada etmoidoesfenoidal, del ala mayor y menor del esfenoides y permite la descompresión de los elementos

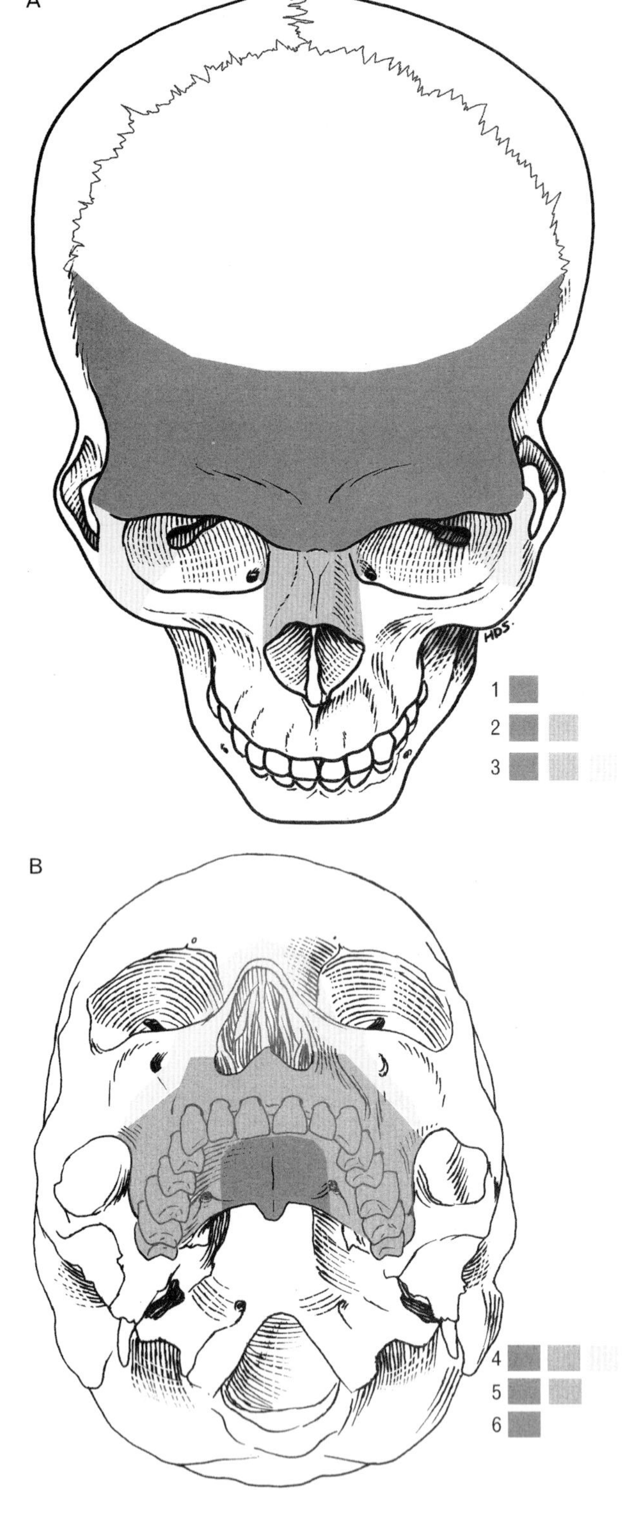

Fig. 18.7.—**Abordajes centrales, superiores,inferiores.** *A. Superiores:* niveles 1,2,3 supraorbitarios. *B. Inferiores:* niveles 4, 5, 6, transmaxilares.

contenidos en el canal óptico. Esta vía permite además la resección de tumoraciones situadas a nivel del clivus y, tras la resección de éste, poder acceder incluso a las primeras vértebras cervicales C1-C2, siendo necesario la realización de un abordaje rinoseptal para completar la visión superior del clivus, en la región inferior de la silla turca.

La región del esfenoides se aborda mediante el fresado de la región limitada por el quiasma óptico y el trayecto de los nervios. Mediante este abordaje, y una vez dentro del seno esfenoidal, se puede resecar la pared superior de la silla turca y llegar a la duramadre hipofisaria. La resección de la lámina basilar y del hueso retroesfenoidal de la lámina basilar facilitará el acceso a la región del clivus.

b) **Abordajes nasales.** Los abordajes nasales están indicados para lesiones limitadas al seno esfenoidal, silla turca e hipófisis. La limitada visión que se obtiene con estas estructuras implica que sólo sean útiles para realizar la exéresis de lesiones de pequeño tamaño y muy delimitadas, o bien para obtener la biopsia de una tumoración a este nivel. Se distinguen dos técnicas:

1. **Abordaje transetmoidal.** Mediante una incisión cutánea a nivel del canto interno, ya sea tan sólo en dirección vertical, o vertical con extensión subciliar, se accede a la parte lateral de la raíz nasal. Si es necesario, se despega la pared lateral de la órbita, disecando y conservando los conductos lagrimales.

Seguidamente, mediante fresado, se obtiene un fragmento óseo de aproximadamente 1,5 × 2,5 cm, que se conserva por si fuera necesario utilizarlo como injerto óseo. A partir de este abordaje se accede a las celdillas etmoidales y mediante su resección se llega a la pared del seno esfenoidal. Durante esta fase se requiere la utilización del microscopio, y se debe evitar si es posible acceder a las cavidades nasales.

El examen radiológico permitirá predecir el tamaño del seno esfenoidal y su situación respecto a la silla turca. Mediante el fresado se accede al seno esfenoidal homolateral, y si se reseca la parte posterior de la lámina del vómer y los cornetes se puede acceder al seno esfenoidal contralateral. En caso de senos esfenoidales de pequeño tamaño, es de gran utilidad el fresado controlado mediante fluoroscopia.

De esta manera se accede al suelo de la silla turca que protuye a través de la pared superior del seno esfenoidal, que en tumores agresivos puede estar totalmente destruida. El control por fluoroscopia a este nivel es fundamental, especialmente en aquellos casos donde el seno esfenoidal es pequeño, la visión es limitada y el abordaje de la silla turca es difícil.

La reparación de la resección de la silla turca se realizará si es posible con una porción de la duramadre suprasellar, o con otros materiales como fascia lata, duramadre liofilizada, injerto de galea, y la utilización de injertos óseos ya sea en la pared de la silla turca o en la pared del seno esfenoidal, utilizándose fibrina para lograr la inmovilización. Si es necesario se utilizará un apósito graso a nivel del hueso etmoides, que ayudará a la inmovilización ósea y que será retirado progresivamente en la semana postoperatoria.

La mayor virtud de este abordaje es la facilidad y rapidez de abordaje del seno esfenoidal y la silla turca como resultado de la utilización de la vía de mayor proximidad anatómica. Su mayor inconveniente es la visión limitada, el acceso a la silla turca en un ángulo desfavorable y la posibilidad de infección por comunicación directa con las fosas nasales.

2. **Abordaje transbucoseptal o esfenotomía transeptal.** Mediante una incisión a nivel del vestíbulo labial superior de aproximadamente 5 cm, se realiza la disección subperióstica que permitirá acceder al orificio piriforme de las dos fosas y la espina nasal. A continuación se procede al fresado del reborde inferior del orificio piriforme y la espina nasal anterior. Esta maniobra facilitará la disección de la mucosa del suelo nasal y la disección en el plano subpericóndrica de la mucosa del septo nasal. En esta fase es esencial preservar la mucosa y evitar la perforación que pueda contribuir a una sobreinfección postoperatoria.

A continuación se realiza la resección del cartílago septal hasta el límite posterior que marca el vómer, preservando la región más anterior y la inserción superior del tabique de forma que se evitan posteriores deformidades de la pirámide nasal. Se desinserta a nivel inferior el tabique de su inserción vomeriana, y mediante el espéculo bivalvo de Hardy o de Dott se separa el tabique lateralmente. De esta manera se accede a la pared anterior del seno esfenoidal, que se hallará por encima de la inserción del vómer. Mediante fresado se llega al interior del seno, y a través de éste a nivel central se encuentra la silla turca. En esta fase, el control radiológico vuelve a ser indispensable en senos de pequeño tamaño. El cierre de la pared de la silla turca y la pared esfenoidal se realiza de igual manera que en la técnica anterior. El tabique nasal, si se ha conservado su inserción superior, volverá a su situación original y se colocará un taponamiento nasal que contribuirá a la reposición de la inserción mucosa del tabique.

Este abordaje supone un acceso medial y, por tanto, es muy favorable para la resección de lesiones de la hipófisis. Además, en comparación a la vía transetmoidal, supone un abordaje con menor posibilidad de complicaciones sépticas. Es por ello que es considerada la vía de elección en el abordaje de este tipo de tumores. El mayor inconveniente radica en la posibilidad de provocar un hundimiento posterior de la pirámide nasal. En pacientes con antecedentes de cirugía o traumatismos a nivel nasal el riesgo de hundimiento o de perforación de la mucosa es mucho mayor y en estos pacientes la vía transetmoidal sería la de elección.

3.2.2. Abordajes laterales de la fosa craneal media

3.2.2.1. **Abordaje infratemporal** (fig. 8). El abordaje infratemporal se inicia con una incisión hemicoronal que se prolonga a nivel preauricular por delante del trago con una incisión similar a la incisión efectuada en una parotidectomía superficial y que se prolonga con una incisión cervical.

Una vez finalizada la incisión se procede a elevar el colgajo cutáneo que seguirá un plano superficial por encima de la fascia superficial del músculo temporal y la fascia parotídea. A continuación se realiza la disección del plano preauricular para exponer la raíz del arco cigomático y a partir de éste, en una línea que transcurre desde el proceso cigomático del hueso temporal hasta la raíz del arco cigomático, se eleva un plano subfascial profundamente a la lámina superficial del músculo temporal. Mediante esta maniobra se protege la rama frontal del nervio facial. La retracción anterior de este plano expone la pared lateral de

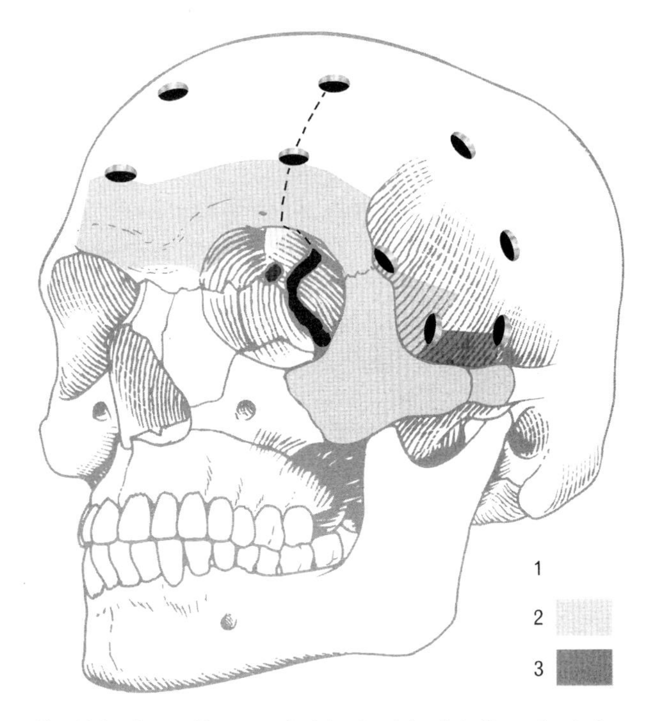

Fig. 18.8.—**Resección craneofacial anterolateral.** 1. Craneotomía frontotemporal. 2. Porción extirpada para acceso. 3. Craniectomía subtemporal.

la órbita, el arco cigomático, la pared lateral del hueso malar hasta la salida del nervio infraorbitario. Seguidamente se realizarán las osteotomías a tres niveles: en la sutura frontomalar, a través del cuerpo del hueso malar y a nivel del arco cigomático por delante de la eminencia articular.

Dependiendo de la localización del tumor y del tipo de reconstrucción planeados, el músculo temporal será desinsertado de la fosa temporal y rechazado inferiormente, o se resecará la apófisis coronoides y se elevará el músculo. Una vez alcanzada la articulación se podrán adoptar diversas actitudes, que van desde la simple luxación hasta la resección del cóndilo, o tras la disección del músculo masetero, la resección horizontal de la rama ascendente por encima de la entrada del nervio mandibular (fig. 9).

A nivel cervical es conveniente aislar por delante del esternocleidomastoideo el paquete vasculonervioso y de esta manera aislar la arteria carótida y los pares craneales X, XI y XII.

Si el tumor presenta una extensión intracraneal será necesario realizar una osteotomía de la tabla craneal frontotemporal, que permitirá acceder a la fosa anterior y media. Esta osteotomía puede abarcar la porción anteromedial de la escama del temporal y parte del ala mayor del esfenoides, lo que permitirá acceder a la porción lateral de la fisura orbitaria superior, al agujero redondo mayor, foramen oval y foramen espinoso. En la unión de la parte más anteromedial de la fosa craneal media con la pared lateral de la órbita se encuentran las salidas de las segunda y tercera divisiones del nervio trigémino.

Si se rechaza la duramadre, se puede aislar el trayecto intrapetroso de la arteria carótida interna y la trompa de Eustaquio. La liberación de la arteria de este trayecto óseo requiere su liberación ósea mediante fresado y la resección del anillo fibroso que envuelve en este trayecto a la arteria. Durante esta disección en necesario tener en cuenta la proximidad del seno cavernoso y del trayecto intrapetroso del nervio facial.

El abordaje infratemporal está indicado en lesiones de clivus, órbita, esfenoides, fosa infratemporal, fosa media, espacios retro y parafaríngeos, ápex petroso y fosa pterigopalatina. Esta vía puede combinarse según la situación del tumor con otras vías, como la frontotemporal o la transetmoidal.

3.2.2.2. **Abordaje transcigomaticotemporal o abordaje transfacial lateral.** La combinación de ambas técnicas requiere la realización de una incisión de Weber-Ferguson, que se continuará lateralmente a lo largo del párpado inferior, y a nivel del canto externo superiormente con una incisión hemicoronal, que al igual que el abordaje infratemporal se prolonga a nivel preauricular. Generalmente este abordaje supone el sacrificio de la ramas frontales del nervio facial, que convenientemente identificadas podrán ser posteriormente microanastomosadas.

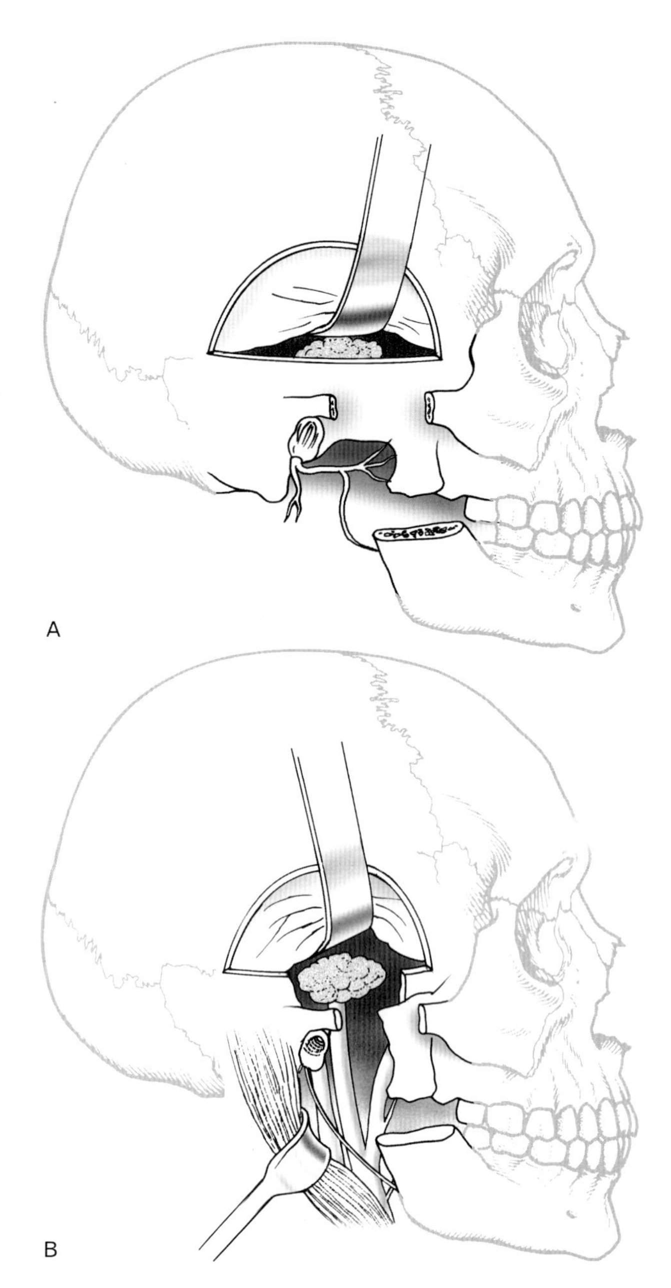

Fig. 18.9.—**Abordaje lateral temporal.** A. Parotidectomía y disección del nervio facial. Osteotomias de rama ascendente mandibular y arco cigomático para acceso. B. Resección de base craneal para exponer el tumor. Disección de: 1. Arteria carótida. 2. Vena yugular. 3. Nervio vago. 4. Nervio hipogloso.

A continuación se procede a la disección del colgajo cutáneo superficialmente al músculo temporal y la fascia parotídea, siguiendo a nivel del arco cigomático y del malar un plano subperióstico. Se realiza una incisión vestibular a nivel del maxilar superior, permitiendo la disección subperióstica del maxilar superior unir los planos de disección y rechazar el colgajo cutáneo posteriormente, previa sección del nervio infraorbitario. Asimismo, se procede a la disección de las paredes laterales de la órbita y se secciona el músculo masetero. Tras este abordaje podremos realizar las osteotomías con lo que obtendremos un segmento óseo formado por la porción alta del maxilar superior, malar y arco cigomático.

Mediante este abordaje se obtiene una excelente visión de la fosa infratemporal, fosa pterigoidea, región esfenoidal, cavidad nasal, así como un acceso cómodo y directo a ellas. Este abordaje se puede combinar con un abordaje intracraneal, en forma de una osteotomía temporal o en forma de un abordaje frontal clásico.

3.2.2.3. **Abordaje transoral cervical.** El abordaje transoral cervical se inicia con una mandibulotomía parasagital, prolongándose la incisión hacia arriba, por detrás de la tuberosidad del maxilar, a nivel del vestíbulo del maxilar superior. Con esta prolongación, y tras la sección de la apófisis coronoides y retracción del músculo temporal superiormente, tenemos acceso a la fosa infratemporal, fosa pterigopalatina y antro maxilar.

La resección del músculo milohioideo, junto con la desinserción del músculo digástrico y del músculo estilohioideo, permite identificar a la arteria carótida externa y seguir su trayecto hasta la base del cráneo, así como la identificación de los pares craneales X, XI y XII. El acceso fácil al paquete vasculonervioso cervical supone la principal ventaja de este acceso frente al acceso transoral puro.

La resección de los músculos estilogloso y estilofaríngeo y el ligamento estilohioideo junto con la ligadura de la arteria carótida externa a la altura de la arteria facial aumenta, si es necesario, el movimiento mandibular lateral. Se logra un acceso mayor al compartimento central con la realización de una incisión que parte de la tuberosidad maxilar y que se prolonga a lo largo del paladar duro a 1 cm del borde gingival, elevando un colgajo palatal pediculado a la arteria palatina. Una vez elevado el periostio se reseca el hueso palatino, disecando la mucosa nasal de su plano pterigoideo. El músculo pterigoideo medial se separa de su inserción en la apófisis pterigoidea lateral y se rechaza lateralmente junto con el nervio lingual, obteniéndose así un excelente acceso a la fosa infratemporal.

3.2.2.4. **Abordaje cervical con osteotomía mandibular.** La incisión cutánea es este abordaje es similar a la utilizada en el vaciamiento ganglionar supraomohioideo. Tras la elevación del colgajo musculocutáneo, se aísla el paquete vasculonervioso, y se procede a la ligadura de la arteria carótida externa en su origen. Tras identificar la rama marginal del nervio facial, se libera la glándula submaxilar del borde inferior de la mandíbula y se disecan y ligan la arteria y la vena facial.

La incisión intraoral parte de la apófisis coronoides, discurre inferomedialmente por dentro del área retromolar para seguir a nivel del surco gingivolingual hasta nivel paramedial. En profundidad esta incisión divide el músculo milohioideo en el suelo de la boca, y más posteriormente con la sección del músculo pterigoideo medial. Se separa el periostio de la cara medial de la mandíbula por encima de la entrada del paquete vasculonervioso. En este momento se procede a las osteotomías que se realizan a nivel parasagital, y a la osteotomía intraoral de la rama ascendente de la mandíbula por encima de la espina de Spix.

De esta forma se obtiene un fragmento mandibular que pediculado a la mejilla, rotará lateralmente, permitiendo un acceso cómodo a la fosa pterigomaxilar y al espacio parafaríngeo. El acceso a la fosa infratemporal es más limitado y el acceso al compartimento central resulta escaso.

3.2.2.5. **Abordajes basados en el abordaje infratemporal**

a) **Abordaje transparotídeo.** Este abordaje se inicia con la realización de una parotidectomía superficial clásica, identificándose el músculo digástrico y el grupo estilohioideo. Una vez identificado el nervio facial, éste es desplazado superiormente, se secciona el vientre posterior del digástrico, y los músculos y ligamentos que parten de la apófisis estiloides. La movilización de la mandíbula hacia delante facilita el acceso al espacio parafaríngeo.

Este abordaje está indicado en tumores del espacio infratemporal o parafaríngeo que se originan a nivel de la glándula parótida o que secundariamente afectan a ésta. En caso de tumores de gran tamaño será necesario realizar una mandibulectomía que permitirá controlar el paquete vasculonervioso.

a) **Abordaje con ritidectomía extendida.** En este abordaje se accede a la fosa infratemporal, evitando la disección del nervio facial, lo que supone una ventaja sobre la técnica anterior, resultando una técnica más rápida y con menor riesgo quirúrgico.

Este abordaje se inicia con la elevación de un colgajo vascular de manera similar a la ritidectomía, pero en este caso la disección se prolonga hasta la línea media, rechazando el colgajo cutáneo medialmente. Seguidamente se elabora un nuevo colgajo formado por mucosa bucal, musculatura mímica, glándula parótida y nervio facial que se retraerá posteriormente.

Con la realización de este colgajo se obtiene un acceso directo a la mandíbula y mediante una mandibulectomía se accederá a la región infratemporal y retromaxilar. Este abordaje está indicado en aquellos tumores que ocupan porciones más inferiores de la fosa infratemporal, el espacio pterigoideo, la nasofaringe y el área retromaxilar.

c) **Abordaje frontotemporoesfenoidal o abordaje transtemporoesfenoidal.** Se realiza una incisión hemicoronal con extensión facial por delante del pabellón auricular. A diferencia del abordaje infratemporal, no se realiza extensión cervical. A continuación se eleva el colgajo cutáneo que contiene las ramas frontales del nervio facial.

El músculo temporal se desinserta de la fosa temporal anterior y lateralmente, para de esta forma acceder a la escama del temporal. Tras realizar esta maniobra se puede efectuar una osteotomía que puede abarcar parte del hueso frontal, ala mayor del esfenoides y la escama del hueso temporal, y de esta forma acceder a la fosa anterior hacia adelante y a la fosa media lateralmente.

Este abordaje clásicamente es neuroquirúrgico, y está indicado en lesiones intracraneales que no tienen extensión extracraneal o cuando ésta es limitada. Se ha descrito de gran utilidad en la intervención de aneurismas del polígono de Willis. Si el tumor presenta gran extensión extracraneal, será necesario realizar un abordaje infratemporal o un abordaje fronto-temporo-órbito-cigomático.

d) **Abordaje fronto-temporo-órbito-cigomático.** Este abordaje resulta de la combinación de la vía frontotemporal y la vía orbitocigomática clásica. La incisión es similar a la vía frontotemporal, pero se realiza una incisión coronal mayor para aumentar el acceso a la órbita. A continuación, y tras la disección subfascial que protege la rama frontal del temporal, se realiza la osteotomía del arco cigomático por delante de la articulación, y en su unión al hueso temporal.

Tras rechazar el músculo masetero, se visualiza las coronoides, realizando a continuación su sección, que permite rechazar el músculo temporal hacia arriba y hacia atrás. De esta forma se accede a la región frontotemporal y a la pared lateral de la órbita. Este abordaje es utilizado en lesiones que afectan a la fosa anterior y media, así como regiones profundas de la cara.

e) **Resección del hueso temporal.** La resección del hueso temporal es una de las intervenciones más agresivas para el enfermo, porque ésta no sólo comporta la resección ósea, sino frecuentemente estructuras nerviosas fundamentales para la vida del paciente, quedando afectados sentidos como el del oído, el equilibrio, la afectación de la movilidad lingual que implica dificultades en el habla, y en la deglución, alteraciones de la respiración, así como parálisis faciales secundarias a la afectación de VII par craneal. Factores a tener en cuenta antes de proceder a la resección temporal, además de la extensión del tumor, son la afectación del seno sigmoideo y la extensión intracraneal. La afectación de la arteria carótida interna obliga a realizar estudios de circulación colateral ante la posibilidad de tener que ligar la arteria. La afectación preoperatoria del nervio facial indicará la conveniencia de la resección completa. La afectación del foramen yugular y de las estructuras en él contenidas (pares craneales IX, X, XI), y por tanto la resección de éstas en la intervención, provocan una grave incapacidad al enfermo, por lo que deben hacer replantear al cirujano la conveniencia de la intervención. Fruto de este déficit el enfermo presenta dificultades en la respiración, en la vocalización y en la deglución, requiriendo en ocasiones la realización de traqueostomía, e incluso la práctica de una gastrostomía y yeyunostomía.

Clásicamente se han descrito tres tipos de resecciones:

a) Resección del CAE.

b) Resección temporal subtotal (generalmente de la zona del promontorio).

c) Resección temporal total.

Capítulo 19

Glándulas salivales

1. Generalidades

A) Ciencias básicas

1. **Embriología.** Todas las glándulas salivales se desarrollan a partir de un engrosamiento del epitelio del estomodeo primitivo. Estas células epiteliales proliferan en forma de cordones en el ectomesénquima subyacente, terminando en forma de bulbos o acinos primitivos. Estos cordones y bulbos se van ramificando y extendiendo de forma progresiva.

La glándula parótida primitiva se observa en el embrión de 8 mm, la submaxilar en la de 13 mm, y la sublingual en el embrión de 20 mm. Las glándulas salivales menores se desarrollan durante el tercer mes de gestación.

2. **Morfología.** El desarrollo citado hace que progresivamente el conducto secretor principal de la glándula se divida en conductos estriados de menor tamaño, que a su vez se dividen en conductos intercalares finalizando en las estructuras secretoras terminales.

2.1. Tipos celulares. En el extremo secretor terminal se encuentran básicamente tres tipos celulares, aunque crece la creencia de la existencia de una cuarta variedad denominada célula seromucosa. Se trata de las células mucosas, las células serosas y las células mioepiteliales.

2.2. Sistema de conductos. Incluyen conductos intercalares, conductos estriados y conductos excretores terminales.

3. Anatomía

Glándula parótida (fig. 1). La glándula parótida es la glándula salival de mayor tamaño y se localiza en el espacio que queda entre el pabellón auricular y la rama ascendente de la mandíbula. Cubre parcialmente el músculo masetero. La glándula está recubierta por un desdoblamiento de la fascia cervical profunda.

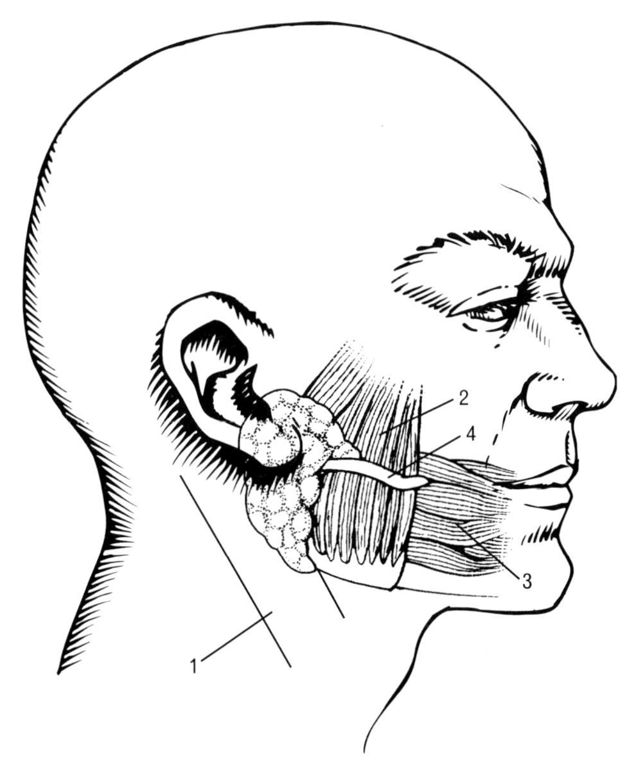

Fig. 19.1.—**Anatomía de la glándula parótida.** 1. Musc.ECM. 2. Músculo masetero. 3. Músculo buccinador. 4. Conducto de Stenon.

La glándula incluye en su interior la arteria carótida externa y algunas de sus ramificaciones, la vena retromandibular y sus tributarias y, especialmente importante, el nervio facial.

El nervio facial sale del cráneo por el foramen estilomastoideo y penetra en la glándula por su polo posterior, dividiéndola en dos lóbulos virtuales, dado que en realidad no existe ninguna separación entre ambos. El nervio se divide en el interior de la glándula de una forma variable (fig. 2) y sus ramas abandonan la glándula en su sector anterior yendo a inervar la musculatura de la mímica.

El conducto excretor de la glándula es el conducto de Stenon que la abandona en su cara anterior, circula late-

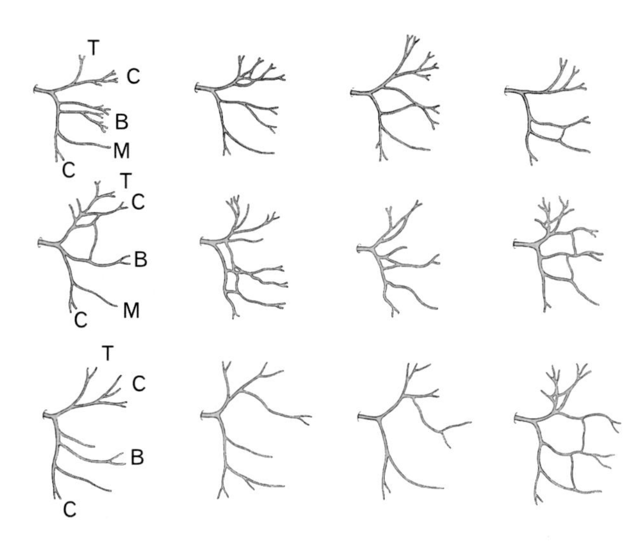

Fig. 19.2.—**Distribución del nervio facial.** *Ramas:* 1. Temporal. 2. Cigomática. 3. Bucal. 4. Mandibular. 5. Cervical.

ralmente al músculo masetero y en su borde anterior se incurva en 90° para desembocar en la mucosa yugal a nivel de la cara vestibular del segundo molar superior.

Glándula submaxilar (fig. 3). La glándula submaxilar se localiza en el triángulo homónimo formado por los dos vientres del músculo digástrico y el borde inferior del cuerpo mandibular, estando su suelo formado por el músculo milohiodeo. Está, pues, situada por debajo del diafragma de la boca, aunque puede existir una prolongación que sea supramilohiodea. Está también rodeada por un desdoblamiento de la fàscia cervical profunda.

El conducto excretor de la glándula o conducto de Wharton sigue en dirección ascendente y anterior para desembocar en la papila de Wharton junto a la inserción del frenillo lingual. Está en íntima relación con el nervio lingual.

Glándula sublingual (fig. 4). La glándula sublingual es la menor de las glándulas salivales mayores y se localiza lateralmente en el suelo de la boca, cubierta únicamente por la mucosa oral. Queda rodeada por el músculo geniogloso y la cara medial del cuerpo mandibular.

El conducto excretor puede ser independiente (conducto de Rivinus), o bien unirse al conducto de Wharton a través de un conducto común denominado conducto de Bartholino.

Glándulas salivales menores. Las glándulas salivales menores, en un número aproximado de 600-1.000, se reparten por toda la mucosa de la cavidad oral con excepción de la encía adherida y del sector anterior del paladar duro.

4. **Fisiología.** La secreción salival varía en cada glándula. Cuanto más posteriores son las glándulas, más mucosa es la secreción. La secreción serosa deriva fundamentalmente de la parótida y de las glándulas de Ebner. La secreción mucosa deriva de las glándulas labiales, base de lengua y paladar.

La saliva desempeña un papel vital en la integridad y mantenimiento de los tejidos orales, en la ingesta y preparación de los alimentos para la digestión y en la comunicación. Las funciones relacionadas con el mantenimiento de los tejidos dependen de la secreción basal, mientras que las relacionadas con los alimentos dependen de la secreción estimulada. Estas funciones, desglosadas, de la saliva son:

a) Lubricación y protección de la mucosa. Las glucoproteínas y la mucina presentes en la saliva forman un revestimiento frente a irritantes como el tabaco o la placa bacteriana.

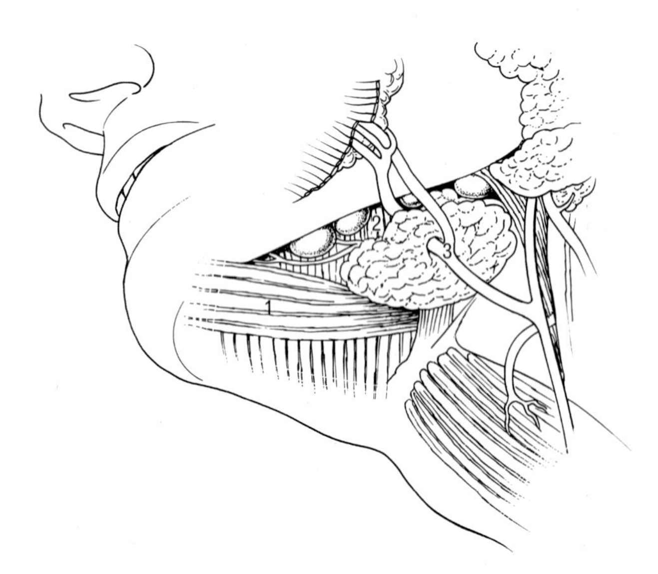

Fig. 19.3.—**Anatomía de la glándula submaxilar.** 1. Músculo digástrico. 2. Músculo milohioideo. 3. Vena facial.

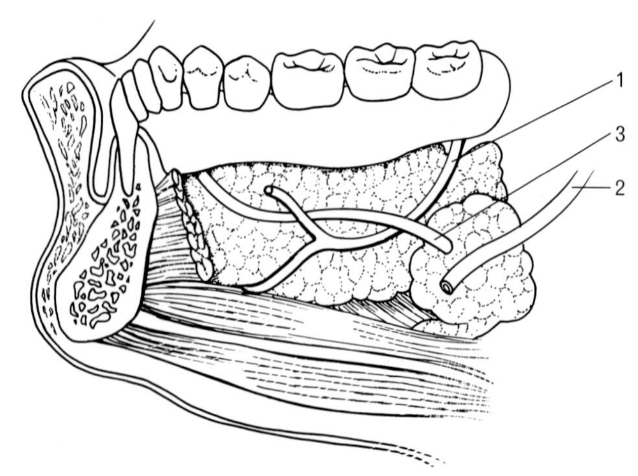

Fig. 19.4.—**Anatomía de la glándula sublingual.** 1. Nervio lingual. 2. Nervio hipogloso. 3. Conducto Wharton.

b) Limpieza mecánica. Ejerce una acción de autoclisis en las superficies dentales, especialmente por su contenido en agua.

c) Acción buffer. Por su contenido en bicarbonato y en iones fosfato.

d) Salud dental. Proporciona minerales después de la erupción dentaria, el Ca y el P entran a formar parte de la placa bacteriana, y por la acción de las glucoproteínas.

e) Actividad antibacteriana. Contiene IgA, lactoferrina, lactoperixadasa, mucinas, histatinas y lisozima.

f) Alimentación y funciones relacionadas con el habla. Por la presencia de agua, de proteínas implicadas en la digestión y de mucina.

5. **Sialometría.** La saliva es una secreción compleja compuesta primariamente por el producto de las glándulas mayores y menores a la que se le añaden el líquido crevicular, células epiteliales descamadas, células de origen plasmático, gérmenes y secreciones bronquiales expectoradas. La producción de saliva diaria oscila entre 500 y 1.200 cc. Se trata de una saliva ácida en reposo y neutra en estimulación. La constitución de la saliva mixta depende de submaxilar, 70%; parótida, 25%; sublingual, 10%.

5.1. Sialometría cuantitativa. La sialometría cuantitativa incluye técnicas destinadas a determinar la tasa de flujo salival. Se debe especificar si se trata de una saliva mixta o uniglandular, y si las cifras se han obtenido en reposo o tras estimulación de la secreción (tablas I-II).

Tabla I. Secreción en reposo de parótida

Ayuno de tres horas y sialometría cateterizada	
Secreción normal	0,3-2,5 ml/15 min
Hiposalivación	< 0,3 ml/15 min
Xerostomía	< 0,1 ml/min
Hipersalivación	> 2,5 ml/15 min

Tabla II. Secreción estimulada de glándula parótida

Aplicación de ácido cítrico al 1% en la lengua	
Secreción normal	0,5-10,0 ml/15 min
Hiposalivación	< 0,5 ml/15 min
Hipersalivación	> 10 ml/15 min

La *saliva mixta* consiste en las secreciones de las diferentes glándulas a las que se le añaden leucocitos, bacterias de la flora oral, *detritus* celulares, etc. Las formas de determinar la secreción mixta son las siguientes:

a) *Método de Kerr.* Acúmulo de saliva en la parte anterior del suelo de la boca con la cabeza inclinada hacia delante.

b) *Método de Bertram.* Aspiración continuada de la saliva.

c) *Método de Peck.* Cambios de peso de rollos de algodón.

Por su parte, la saliva de las glándulas salivales mayores se puede obtener mediante:

a) Cateterización de la glándula.

b) Aplicación de una cápsula colectora sobre la papila de Stennon o de Wharton.

La producción de las glándulas menores se determina con un instrumento específico, que da lecturas de adsorción de saliva a unas tiras reactivas.

En cuanto a la determinación del flujo tras la estimulación se pueden utilizar varias sustancias: ácido cítrico, masticación o pilocarpina. En el método de *ácido cítrico* se aplica una solución al 2% sobre la superficie lateral de la lengua cada treinta segundos durante dos minutos. La saliva se expectora en un vaso receptor. En el método de la *parafina* el paciente muerde un pedazo de parafina hasta ablandarlo tras deglutir toda la saliva formada, lo sigue masticando durante dos minutos y luego expectora la saliva producida en un vaso colector.

5.2. Sialometría cualitativa (sialoquímica) (tabla III).

Tabla III. Sialometría cualitativa, funciones

1. Constituyentes salivales endógenos
   a) Determinar estado fisiológico
   b) Reconocer enfermedades de las glándulas salivales
   c) Reconocer metabolopatías que afectan a las glándulas
2. Constituyentes salivales exógenos
   a) Comprobar el cumplimiento de un tratamiento
   b) Intoxicaciones

B) Diagnóstico

El manejo de los pacientes con trastornos de las glándulas salivales se fundamenta en un trípode diagnóstico. La historia y la exploración clínica orientarán hacia la categoría nosológica donde se debe encuadrar el problema. Las diferentes técnicas de diagnóstico por la imagen confirmarán la sospecha clínica y, además, establecerán la localización exacta del problema. Por último, el dictamen anatomopatológico establecerá la certeza en el diagnóstico.

1. **Historia clínica.** Las manifestaciones clínicas de las enfermedades de las glándulas salivales son, por lo general, limitadas, y se pueden resumir en los siguientes signos y síntomas:

a) Tumefacción. El aumento de tamaño de las glándulas es la manifestación más frecuente de los trastornos de las glándulas salivales y la causa más frecuente de consulta por parte de los pacientes. Es la historia natural de esta tumefacción y el cortejo sintomático acompañante lo que permitirá orientar el diagnóstico.

Así, la aparición súbita de una tumefacción parotídea o submaxilar, con edema de los tejidos vecinos y dolor a la palpación, son claramente sugestivos de una sialoadenitis aguda supurada. Por su parte, la aparición repetida de episodios dolorosos de una tumefacción más limitada a la glándula afecta, sugieren una parotiditis crónica recidivante. El hallazgo casual de una tumefacción bilateral de las glándulas parótidas sin otro signo o síntoma acompañante orienta hacia el diagnóstico de sialoadenosis.

Los tumores benignos de las glándulas salivales suelen presentarse como masas únicas, bien delimitadas, no adheridas a piel ni a planos profundos, sin trastornos en la salivación, sin dolor ni parálisis facial. El tiempo de evolución es variable, aunque suele ser de meses o años.

En cambio, los tumores malignos tienen una evolución más rápida, aspecto lobulado e irregular, con adhesión e incluso ulceración de piel y planos profundos, con dolor espontáneo y, en algunas variedades, parálisis facial inicial.

En glándulas salivales menores y en la glándula sublingual, el hallazgo de una tumoración azulada no dolorosa sugiere el diagnóstico de mucocele o ránula, respectivamente. En estas glándulas, la aparición de una masa ulcerada no indica necesariamente el diagnóstico de una neoplasia maligna; es posible que un adenoma pleomorfo se presente de esta forma. En cambio, la ulceración cutánea en un tumor de glándulas mayores es diagnóstico de un tumor maligno.

b) Dolor. La presencia de dolor es frecuente en la patología salival de origen infeccioso. Así el dolor preauricular, con irradiación hemifacial, y que se acompaña de *trismus* secundario, es característico del paciente con una sialoadenitis aguda supurada. La aparición de dolor y tumefacción después de la ingesta, y que cede espontáneamente poco después, son característicos de la litiasis salival.

Los tumores benignos de las glándulas salivales no causan dolor. De hecho, también algunas variedades malignas pueden ser silentes en este aspecto. Sin embargo, el carcinoma adenoide quístico presenta dolor desde etapas muy iniciales. La mayor parte de tumores malignos, no obstante, en fases avanzadas muestran dolor.

c) Trastornos de la salivación. La xerostomía y el ptialismo son también motivo de consulta. Aunque pueden efectuarse estudios cualitativos y cuantitativos sobre el flujo salival (sialometría), su interés es sobre todo académico. El interrogatorio del paciente es esencial para dilucidar la causa de la xerostomía; en nuestro medio se debe descartar siempre la ingesta de fármacos, la radioterapia previa y el síndrome de Sjögren.

d) Parálisis facial. La parálisis facial en patología de las glándulas salivales es poco frecuente y su origen se puede atribuir a:

— Tumores malignos de glándula parótida o submaxilar (rama marginal).
— Traumatismo directo sobre el nervio facial.
— Yatrogenia.

2. **Exploración clínica** (figs. 5 y 6).

Glándula parótida. La glándula parótida es la glándula salival de mayor tamaño y se localiza entre el conducto auditivo externo y la rama ascendente de la mandíbula, apoyándose sobre el músculo masetero. La exploración clínica de la glándula se fundamenta en:

a) Inspección visual, en la que se debe observar su tamaño, localización, existencia de lobulación, características de la piel suprayacente, motilidad labial y ocular. Es necesaria la exploración de la fosa amigdalar, dado que existen casos de extensión parafaríngea de tumores del lóbulo profundo de la glándula parótida.

b) Palpación. La palpación es inicialmente extraoral. Se debe evaluar la consistencia glandular, las relaciones que establece con los tejidos profundos y con la piel que la cubre, la posibilidad de movilización y la respuesta dolorosa a la palpación. Se debe determinar la existencia de nódulos intraglandulares o extraglandulares, no olvidando la extensión anterior de la glándula que acompaña al conducto de Stenon. También se debe practicar una palpación bidigital intra/extraoral con el fin de detectar lesiones en el lóbulo accesorio de la parótida, cálculos en el conducto de Stenon o tumores *dumb bell*.

Glándula submaxilar. La glándula submaxilar se dispone en el triángulo homónimo enmarcada por el músculo digástrico, el cuerpo mandibular y los músculos del suelo de la boca. Presenta íntima relación con los vasos faciales y con el nervio marginal.

a) Inspección. La glándula submaxilar no es visible en condiciones normales. Su aumento de tamaño es indicativo de patología. Se debe valorar si el cuadro es unilateral o bilateral, si es doloroso a la palpación, si es continuo o intermitente. Se debe diferenciar de la presencia de adenomegalias de cualquier origen. Asimismo, se debe evaluar las características de la piel vecina: eritema, edema generalizado, infiltración...

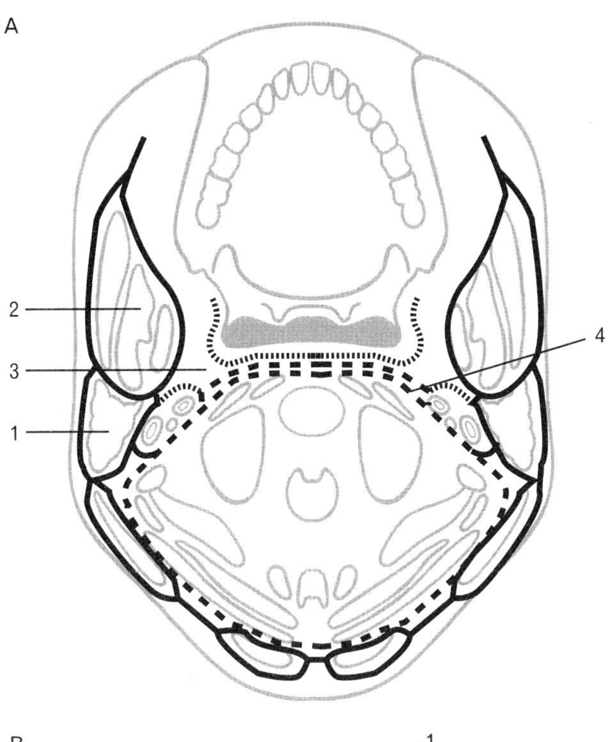

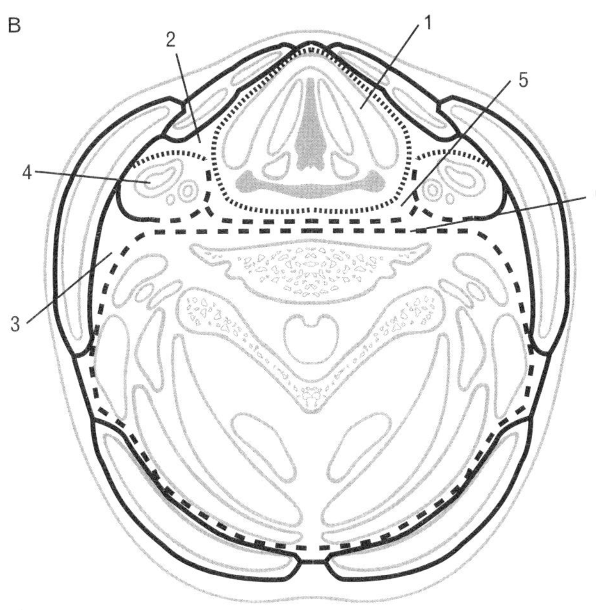

Fig. 19.5.—**Corte axial que muestra las relaciones de la glándula parótida con el resto de estructuras cervicales.** A) *Corte a nivel suprahioideo. Espacios:* 1. Parotídeo. 2. Masticatorio. 3. Parafaríngeo. 4. Retrofaríngeo. B) *Corte a nivel infrahioideo. Espacios:* 1. Visceral. 2. Anterior. 3. Posterior. 4. Carotídeo. 5. Retrofaríngeo. 6. Prevertebral.

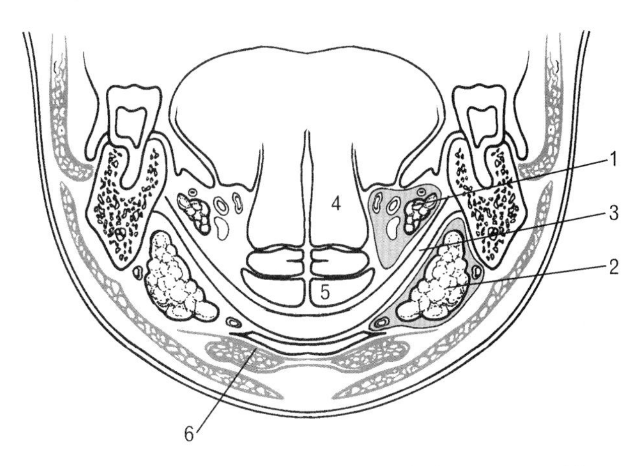

Fig. 19.6.—**Corte coronal que muestra las relaciones que establecen las glándulas.** 1. Submaxilar. 2. Sublingual. 3. Músculo milohioideo. 4. Geniogloso. 5. Genihioideo. 6. Digástrico.

b) Palpación. La palpación de la glándula submaxilar comienza por vía extraoral contrastando su consistencia con la glándula contralateral, la existencia de nodularidad y su adhesión a estructuras vecinas. A continuación se procede a la palpación bimanual: el dedo índice de la mano izquierda se introduce en la cavidad oral del paciente y sigue, posteriormente, al conducto de Wharton, buscando irregularidades sugestivas de litiasis periféricas. En el sector más posterior y con la mano derecha presionando la glándula hacia arriba, es posible palpar la glándula submaxilar desde el interior de la cavidad oral. En general, si la tumefacción se aprecia tanto externa como internamente se debe sospechar un origen glandular. Si la tumefacción es más evidente en la palpación extraoral debe sospecharse un origen ganglionar.

Glándula sublingual. La glándula sublingual se localiza en el sector anterior del suelo de la boca por encima del músculo milohioideo. Es fácilmente visible y palpable. Las alteraciones más frecuentes en esta glándula son la ránula y las neoplasias. La ránula se presenta clásicamente como una tumoración lisa de color azulado y de consistencia blanda. Por su parte, las neoplasias (en un 90% de los casos malignas) aparecen como tumoraciones sólidas, duras y que pueden, en estadios avanzados, inmovilizar la lengua.

Glándulas salivales menores. Las glándulas salivales menores están dispersas por toda la cavidad oral y no son visibles en condiciones normales. Las alteraciones más frecuentes de estas glándulas son los quistes mucoides/mucoceles, que se presentan como tumefacciones de pequeño tamaño de color azulado, indoloras y no adheridas a mucosa. Por su parte, los tumores aparecen como masas de crecimiento lento, que con frecuencia infiltran y ulceran la mucosa oral, pudiendo causar erosiones óseas tanto por presión como por invasión directa.

3. Diagnóstico por la imagen.

3.1. Radiografía convencional.

a) Ortopantomografía. La ortopantomografía es la exploración estándar en cirugía maxilofacial y resulta extremadamente útil en casos de sospecha de litiasis salival. La mayor parte de cálculos son radioopacos, y con frecuencia se pueden objetivar en esta proyección. No obstante, la superposición con el cuerpo mandibular y con los dientes puede dificultar el diagnóstico. Por lo que se refiere a la glándula parótida, los cálculos son con frecuencia radiolúcidos, y es excepcional su detección con la ortopantomografía.

b) Radiografía oclusal. La radiografía oclusal del suelo de la boca y de la mandíbula es la exploración de elección ante la sospecha de una litiasis del conducto de Wharton. Permite objetivar su forma, tamaño y posición, así como la posibilidad de exéresis con anestesia local.

c) Radiografía periapical. En ocasiones la colocación de una radiografía dental en la parte posterior del fondo de vestíbulo, entre la mucosa yugal y la arcada dentaria, puede detectar la presencia de un cálculo en la parte más distal del conducto de Stenon, aunque suele ser un hallazgo poco frecuente.

3.2. Sialografía. La sialografía consiste en la inyección de un medio de contraste, a través del *ostium,* en la salida del conducto principal y que se distribuye en todo el sistema de conductos glandulares. La exploración se realiza de forma ambulatoria y, tras la infiltración con anestesia local, se introducen 1-2 ml de contraste, hasta que el paciente percibe sensación de tensión. A continuación se practican radiografías de frente y de perfil de cráneo.

La sialografía ha perdido parte de su preponderancia en el estudio de la patología salival desde el advenimiento de técnicas más sofisticadas como la tomografía computarizada y la resonancia magnética.

No obstante, sigue siendo útil para detección de litiasis (papel diagnóstico-terapéutico) y en enfermedades parenquimatosas difusas de las glándulas mayores. Así, por ejemplo, en el síndrome de Sjögren existe un cuadro característico en cuatro fases. Algo semejante sucede en la parotiditis crónica recidivante del adulto.

En el diagnóstico de patología tumoral la exploración de elección es la tomografía computarizada o la resonancia magnética.

3.3. Tomografía computarizada. Ante la sospecha de un tumor de las glándulas salivales es necesario efectuar una TC. Esta exploración permite diferenciar entre tumores intrínsecos y extrínsecos su relación con el nervio facial y, con frecuencia, puede ofrecer criterios diagnósticos de benignidad/malignidad.

En ocasiones el diagnóstico puede verse favorecido mediante la combinación de una TC con una sialografía retrógrada simultánea. Esta técnica es especialmente útil en lesiones de la submaxilar, en la que permitirá distinguir entre lesiones intrínsecas y extrínsecas.

También es importante diferenciar los tumores originados en el lóbulo profundo de la parótida de lesiones de origen parafaríngeo (tejido salival, neurinomas, tumores carotídeos, angiofibromas).

3.4. Resonancia magnética. Las mismas indicaciones que hemos citado para la tomografía computarizada se pueden aplicar a la resonancia, con la ventaja adicional de su falta de irradiación.

En la actualidad es la prueba de elección ante la sospecha de tumores malignos de origen salival con una posible diseminación cervical.

3.5. Gammagrafía. La gammagrafía salival con pertecnetato de tecnecio-99m aporta información sobre el tamaño, posición y forma de las glándula, además de informar sobre la captación y excreción del radionúclido. Tiene dos aplicaciones principales:

a) Estudio de la xerostomía en el síndrome de Sjögren. En estos pacientes, es posible observar una disminución de la captación, concentración y excreción de todas las glándulas salivales. La gammagrafía permite clasificar el compromiso glandular en cuatro estadios.
b) Diagnóstico del tumor de Warthin. A diferencia del resto de los tumores salivales, el cistoadenolinfoma papilífero (tumor de Warthin), que aparece principalmente en la glándula parótida, es un tumor hipercaptante.

3.6. Ecografía. La aplicación de los ultrasonidos en enfermedades de las glándulas salivales es en la actualidad un tanto limitada, dado que la información que aporta en comparación con los otros métodos señalados es escasa. Sus ventajas son la ausencia de irradiación, bajo coste, la rapidez del examen, la ausencia de molestias para el paciente, así como la posibilidad de ser utilizada en pacientes gestantes.

4. Diagnóstico histológico.

4.1. Biopsia. La biopsia incisional en glándulas salivales mayores está contraindicada, dado que se puede acompañar de las siguientes complicaciones:

a) Al ser un procedimiento que se efectúa a ciegas, es posible la lesión inadvertida de las estructuras nerviosas o vasculares que circulan por el interior o vecindad de las glándulas parótidas o submaxilar. También es posible tomar material sano, llevando a falsos negativos.
b) En caso de patología tumoral, la manipulación puede favorecer la siembra de células tumorales, tanto

en el seno de la propia glándula como en los tejidos vecinos.

c) En caso de ser necesaria cirugía posterior, el tejido cicatrizal dificulta la intervención.

d) Existe el riesgo de crear una lesión en el sistema canalicular glandular que conduzca a la aparición de una fístula salival.

Así pues, en glándulas salivales mayores el procedimiento mínimo para llegar a un dictamen histológico es: parotidectomía superficial, submaxilectomía o sublingualectomía.

En las glándulas salivales menores, la situación es ligeramente diferente. En estos casos es posible efectuar una biopsia incisional. De hecho, la biopsia de glándula salival menor es una técnica reconocida para el diagnóstico del síndrome de Sjögren. También es posible efectuar biopsias incisionales de masas intraorales sugestivas de tumores salivales.

4.2. Punción-aspiración con aguja fina (PAAF). La PAAF es la técnica diagnóstica de elección en el estudio de masas salivales. El objetivo es diferenciar entre tumores benignos, malignos y lesiones inflamatorias. Se efectúa de forma ambulatoria y sin anestesia local, utilizando una pistola especial que carga una jeringa de 20 cc. Se penetra la piel y se moviliza por el interior de la masa a estudiar en aspiración continua, intentando que el material quede en la aguja y no en la jeringa. Este material se extiende entonces sobre un porta, se fija con etanol al 95% y se remite al citólogo para el diagnóstico.

Entre las ventajas que se atribuyen a la PAAF figuran su bajo costo, rapidez en el diagnóstico, comodidad y falta de complicaciones. No obstante, se trata de una prueba extremadamente sensible a la pericia del citólogo.

Las complicaciones más frecuentes de la PAAF son el hematoma y la toma de un especimen no-diagnóstico. No se ha comunicado ningún caso de implantación tumoral tras una PAAF en neoplasias de cabeza y cuello. En contraste, la biopsia a cielo abierto resultó en un aumento del 5% en la incidencia de recidiva local y en un 30% en las metástasis a distancia, en comparación con pacientes no biopsiados previamente.

Puede practicarse de forma guiada con ecografía o tomografía computarizada.

Tiene una elevada fiabilidad en el diagnóstico de los tumores de glándulas salivales (95%), aunque su eficacia es menor en el diagnóstico de enfermedades no tumorales. También se ha observado que es más precisa en el diagnóstico de tumores benignos que malignos.

En consecuencia, la PAAF es una prueba de un valor incalculable para establecer un diagnóstico preciso y planificar la terapia definitiva utilizando un método rápido, seguro y económico

2. Entidades clínicas

2.1. Anomalías y deformidades

2.1.1. Aplasia, hipoplasia, atresia. La *aplasia* o ausencia total de las glándulas salivales es excepcional. La *hipoplasia unilateral* de la glándula parótida es más frecuente y puede ser un hallazgo en algunos casos de disostosis mandibulofacial (ver sección correspondiente) o de polidisplasia ectodérmica hereditaria (anhidrosis, xerostomía, hipotricosis y oligodoncia).

2.1.2. Anomalías de la primera hendidura branquial. La primera hendidura branquial persiste como el CAE y el resto involuciona y desaparece. Las anomalías de esta estructura se manifiestan en forma de atresia o reduplicación con formación de senos o de fístulas.

Estas alteraciones se han catalogado en dos tipos. El tipo I se presenta como quistes o senos que se abren en una situación medial, inferior o posterior al cartílago conchal. Los tractos suelen ser paralelos al CAE. En la forma tipo II, la apertura se localiza en la cara anterior del cuello sobre el hioides y por delante del ECM. Es esta segunda variedad la que presenta una íntima relación con la glándula parótida y, en consecuencia, dificulta considerablemente su exéresis quirúrgica.

2.1.3. Ránula. La ránula es un quiste de retención salival que aparece en la glándula sublingual. Aunque se trata de una entidad que aparece fundamentalmente en pacientes infantiles y adolescentes, también puede aparecer en adultos. Su etiología es controvertida, pero se vincula con una combinación de una malformación del sistema de conductos de la glándula sublingual con un traumatismo sobre los mismos.

Su forma de presentación es característica y se trata de una tumoración blanda, depresible de una tonalidad azulada, que en etapas iniciales se limita a un lado del suelo de la boca, limitado medialmente por el frenillo lingual.

La ránula puede aumentar de tamaño y cruzar la línea media, o bien atravesar el músculo miliohiodeo. En este último caso se denomina *plunging* ránula.

El diagnóstico de la ránula es clínico, y en casos de sospecha de extensión cervical está justificada la práctica de resonancia magnética para determinar las relaciones que establece esta tumoración con otras estructuras nobles del cuello.

El tratamiento de elección de la ránula es la extirpación de la glándula sublingual.

2.1.4. Glándulas salivales heterotópicas. Describe la situación en la que se encuentra tejido salival en una localización anormal. Su localización más frecuente son los ganglios linfáticos preauriculares, oído medio y parte inferior del cuello, aunque excepcionalmente también se ha localizado en mandíbula, CAE, mediastino, ángulo cerebelopontino, hipófisis, próstata, vulva, recto, conducto tirogloso, tiroides y paratiroides.

Se ha relacionado con tres posibles orígenes:

a) Persistencia y desarrollo anormal de estructuras vestigiales.
b) Dislocación de una porción durante el desarrollo.
c) Diferenciación anormal de tejidos normales.

Las glándulas heterotópicas se han asociado con diversas variedades de tumores salivales.

2.1.5. Glándula parótida accesoria. Entidad que se caracteriza por la aparición de lóbulos de tejido salival independientes de la glándula parótida, pero que drenan en el conducto de Stenon. El tejido accesorio suele estar rodeado por la fascia del masetero a una distancia de 6 mm del borde anterior de la glándula, disponiéndose sobre el conducto.

Cualquier proceso nosológico que aparece sobre la parótida puede aparecer sobre los lóbulos accesorios.

Clínicamente las lesiones del tejido parotídeo accesorio se presentan como masas en la mejilla que aparecen en el tercio central de una línea entre el trago y el punto intermedio entre el ala nasal y el labio superior.

2.1.6. Poliquistosis parotídea. Lesión quística benigna debida a una malformación congénita del sistema de conductos, que aparece preferentemente en mujeres. La forma de presentación clínica es la de una tumefacción recurrente e indolora de la glándula.

2.2. Traumatismos

La mayor parte de lesiones traumáticas de las glándulas salivales son debidas a heridas penetrantes en cabeza y cuello. La glándula más afectada es la parótida y sus estructuras acompañantes, el conducto de Stenon y el nervio facial.

2.2.1. Fístula salival. La sección del conducto de Stenon conduce a la extravasación de la saliva hacia el músculo masetero y buccinador y resulta con frecuencia en la aparición de una fístula salival.

Las fístulas salivales pueden acompañarse de episodios intermitentes de edema, celulitis y cuadros obstructivos, que afectan secundariamente al parénquima glandular.

El tratamiento consiste en cateterizar los dos cabos del conducto seccionado y reconstruir su continuidad. En casos de fístula parenquimatosa el tratamiento inicial debe consistir en la compresión local.

2.2.2. Parálisis facial traumática. Las lesiones incisas de la parte lateral de la cara se pueden acompañar de parálisis facial por sección del tronco del nervio o bien de sus ramas, aunque también puede deberse a contusiones. La electromiografía practicada entre diez-catorce días después de la cirugía permitirá averiguar el grado de lesión nerviosa.

Existen numerosas técnicas que permiten reconstruir la continuidad del nervio facial, o bien restaurar de forma dinámica o estática su función, aunque su exposición se aleja del alcance de este texto (figs. 7-8-9).

2.3. Trastornos obstructivos

2.3.1. Mucocele. Término que define el acúmulo de tejido mucoso en una cavidad del tejido conectivo que no está revestida por epitelio, y se relaciona con la sección traumática de un conducto que lleva a la extravasación del

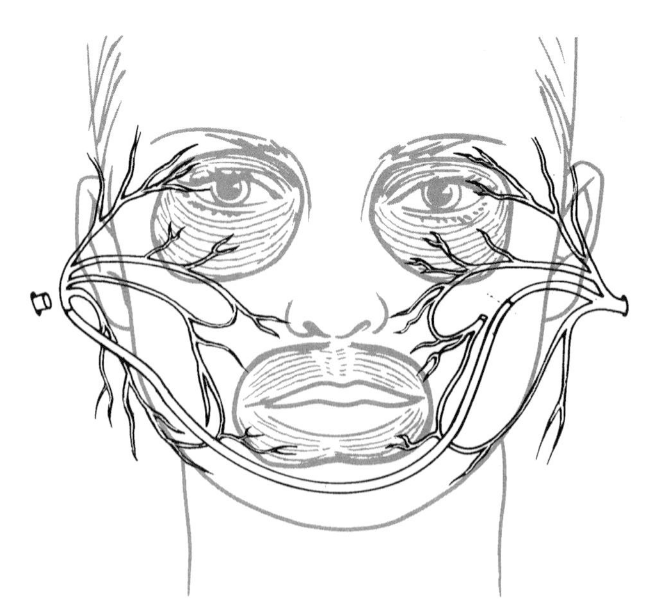

Fig. 19.7.—**Parálisis facial.** *Técnica injerto nervioso en puente.* **Injertos colocados entre las ramas periféricas del lado normal y lado paralizado.**

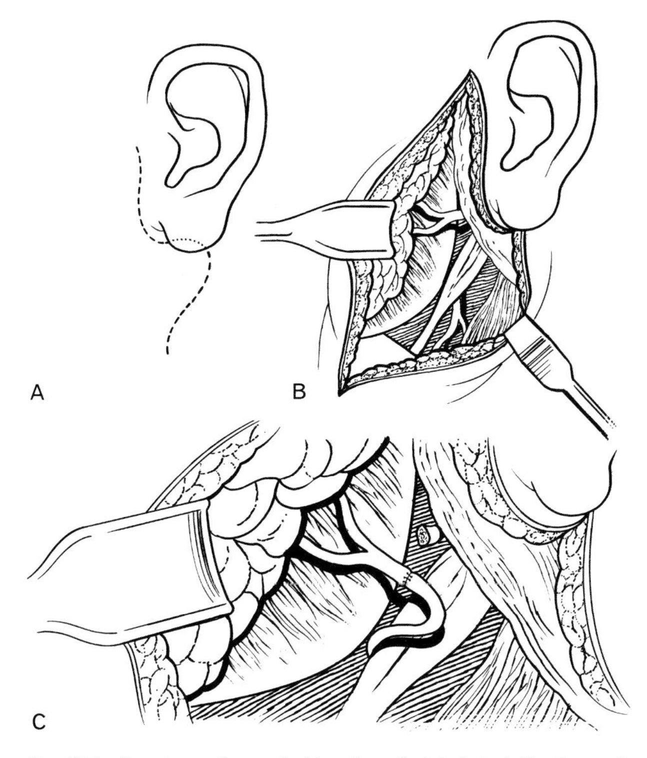

Fig. 19.8.—**Anastomosis nervio hipogloso-facial.** A. Incisión de parotidectomía. B. Disección del nervio facial y del hipogloso. C. Anastomosis.

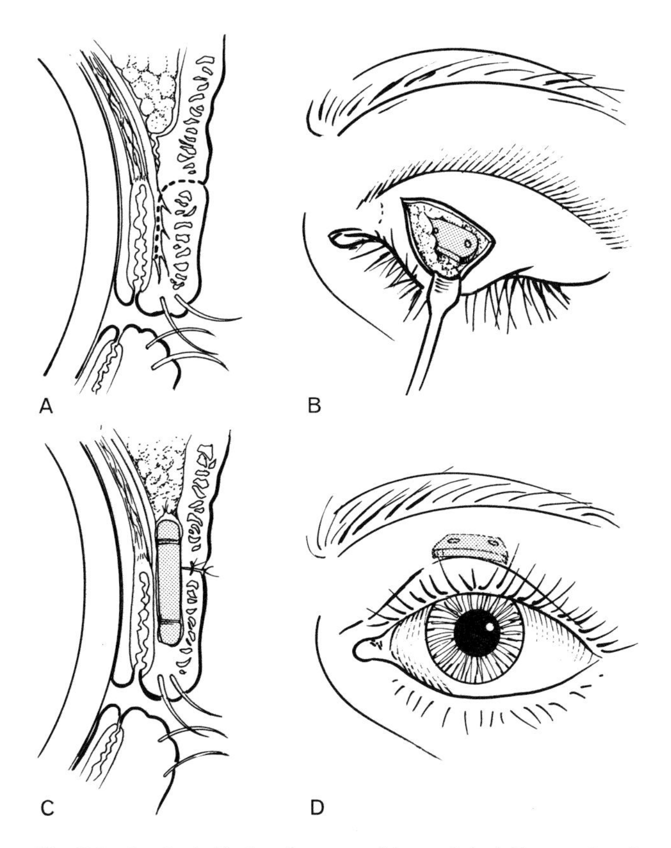

Fig. 19.9.—**Implante lámina de oro en el tarso.** A. Incisión supratarsal. B y C. Sutura lámina de oro al tarso. D. Postoperatorio.

líquido en los tejidos circundantes. Al carecer de epitelio, se trata estrictamente de un pseudoquiste.

Aparece preferentemente en glándulas salivales menores, con especial preferencia por labio inferior, aunque se ha descrito en labio superior, mucosa oral, suelo de boca, lengua y paladar. Solamente el 2% de estas lesiones aparecen en glándulas salivales mayores. Es una lesión de sujetos jóvenes, sin que se evidencie preferencia de sexos.

Clínicamente se trata de tumoraciones blandas, fluctuantes, bien limitadas, de un color azulado translúcido. Pueden romperse dando lugar a la aparente resolución del cuadro, aunque puede recidivar en un plazo de tiempo variable.

El tratamiento de estas lesiones es simple y requiere la exéresis del mucocele, así como de la glándula causal.

2.3.2. Quiste de retención mucosa. Entidad menos frecuente que el mucocele, que es un verdadero quiste revestido por epitelio. Estos quistes de retención son el resultado de la obstrucción parcial de un conducto, y que causan su dilatación sin ruptura. El 96% de estas lesiones aparecen en las glándulas salivales mayores y en sujetos de mayor edad que el mucocele.

Clínicamente son masas de crecimiento lento, indoloro, circunscritos y fluctuantes, con un aspecto semejante al de los mucoceles.

2.3.3. Sialolitiasis. Término que define la presencia de cálculos en el sistema de conductos salivales, generalmente en los conductos excretores; suele tratarse de una situación unilateral y recidivante.

Incidencia. Es la segunda enfermedad en frecuencia de las glándulas salivales, suponiendo el 30% de las enfermedades salivales. Aparece en un 83% de los casos en la submaxilar, 10% en parótida y 7% en la sublingual (tabla IV).

Tabla IV. Predisposición de la glándula submaxilar

1. Fisiológicos
   a) Saliva más alcalina
   b) Mayor concentración de calcio y fósforo
   c) Saliva más mucoide
2. Anatómicos
   a) Wharton más largo
   b) Trayecto ascendente del Wharton

Patogenia. El origen del cuadro está en un precipitado de material orgánico en forma de gel que se sigue del depósito de sustancia mineral.

Entre los factores predisponentes figuran la elevación del pH, la elevación de la concentración de mucina y el cambio de los niveles de iones en saliva.

Requisitos: 1) Estancamiento de saliva; 2) presencia de matriz para formar el cálculo; 3) precipitación de las sales.

Clínica. La forma de presentación de los cálculos es variable. Entre ellas figuran:

1. Hallazgo radiológico casual en un paciente asintomático.
2. Tumefacción recurrente del parénquima durante la ingesta.
3. Dolor de intensidad variable: cólico salival.
4. Infección secundaria: sialodoquitis, sialoadenitis crónica obstructiva.

Diagnóstico.

1. *Clínico.* El diagnóstico es sugerido por la historia de tumefacción y dolor en la región submaxilar en relación con la ingesta. Asimismo, la palpación bimanual permitirá localizar el cálculo y determinar su posición y, en consecuencia, su accesibilidad quirúrgica. En la glándula submaxilar el cálculo se localiza en *ostium* (30%), tercio medio (20%), curvatura (35%) y proximal (15%).

2. *Radiografía oclusal, ortopantomografía y sialografía.* La prueba de elección ante la sospecha de un cálculo es la radiografía oclusal. La sialografía está contraindicada en situaciones de sialoadenitis aguda, ante el riesgo de dehiscencia de los conductos y de la consecuente extravasación de material de contraste. Ocasionalmente puede ser necesario recurrir a una TC para diferenciar el origen intra o extraglandular del problema.

Tratamiento.

Quirúrgico:

1. Exéresis del cálculo (ver parte 3).
2. Submaxilectomía (ver parte 3).

Sintomático. Ver sialoadenitis.

Litiasis parotídea. La litiasis de la parótida plantea al clínico problemas de diagnóstico diferencial con la sialoadenitis. Probablemente no sea tan poco frecuente como se cree.

Patogenia. A diferencia de la submaxilar, donde la litiasis precede a la sialoadenitis, en la glándula parótida la sialoadenitis precede a la litiasis.

Clínica. La palpación es difícil, y la forma de presentación se puede catalogar como infecciosa o mecánica (hernia o cólico). Se debe plantear el diagnóstico diferencial con la parotiditis crónica recidivante.

La prueba de imagen recomendada es la radiografía periapical, colocando la placa entre los molares y el vestíbulo, o bien la ortopantomografía. No obstante, en muchos casos el cálculo es radiolúcido. Los cálculos radioopacos se deben diferenciar de los flebolitos.

Sialocalcinosis. Entidad caracterizada por la presencia de múltiples cálculos intraglandulares. Se presenta como una tumefacción lentamente progresiva e indolora.

La radiografía es característica: calcificación en perdigonada.

2.4. Inflamaciones: Sialoadenitis

Concepto. Las sialoadenitis son las inflamaciones de las glándulas salivales. La forma de presentación más frecuente es la tumefacción dolorosa de la glándula afectada, acompañada de hiposialia y con una elevación de la concentración de sodio en saliva.

Etiología.

Factores generales. Reducción de los mecanismos de defensa inmunológica: malnutrición, diabetes, posoperados.

Factores locales. Se ha asociado con anomalías de la secreción salival y con anomalías del sistema de conductos.

Patogénesis. La naturaleza secretora de las glándulas salivales favorece la limpieza del sistema de conductos y, en consecuencia, previene el desarrollo de infecciones. No obstante, en las circunstancias propicias, las glándulas padecerán sialoadenitis infecciosas, encontrándose las siguientes vías de afectación:

a) Ascendente. Parotiditis aguda bacteriana.
b) Hematógena. Virasis.
c) Linfática. Adenopatías intraglandulares.
d) Directa. Artritis temporomandibular.

Formas clínicas (tabla V).

2.4.1. Sialoadenitis bacteriana

2.4.1.1. **Sialoadenitis bacteriana aguda.** Infección ascendente retrógrada de parótida por *Staphilococcus aureus* o estreptococo A, que se asocia a la disminución de la secreción salival. Generalmente se asocia con anaerobios facultativos, aunque los anaerobios pueden desempeñar un papel esencial (peptoestretococos, *fusobacterium*).

Clínica. Se presenta como una tumefacción dolorosa unilateral fluctuante en la región preauricular de extensión

Tabla V. Clasificación de las sialoadenitis (Seifert, Donah, 1976)

Sialoadenitis bacteriana
Supurada aguda
Supurada crónica
Infantil
Adulto
Sialoadenitis viral
Parotiditis epidémica
Sialoadenitis por CMV
Sialoadenitis posradioterapia
Sialoadenitis inmunitaria
Alérgica aguda
Síndrome de Heerfort
Síndrome de Mickulicz
Síndrome de Sjögren
Sialoadenitis esclerosante crónica

variable, con desplazamiento del pabellón auricular, elevación del lóbulo y salida de un exudado purulento por la papila del conducto de Stennon. Presenta síntomas generales de infección, fiebre, malestar general, leucocitosis. No se evidencia parálisis facial.

Predisposición. Pacientes debilitados con deshidratación, pobre higiene oral, menor resistencia, que facilita la infección ascendente. Es más frecuente en la glándula parótida debido a la menor actividad antibacteriana de esta saliva.

Tratamiento. El tratamiento va dirigido a mantener un correcto estado general del paciente con hidratación oral o endovenosa y en la administración de antibioterapia. Ésta se realizará de forma ambulatoria o ingresada, según la gravedad de la infección.

Puede ser necesario recurrir al drenaje quirúrgico si existe un absceso (fig. 9). Éste puede ser difícil de diagnosticar dado que la fluctuación es escasa debido a la dureza de la cápsula que rodea a la glándula. Entre las indicaciones del drenaje figuran: fiebre elevada, afectación del estado general, dolor constante. El desbridamiento debe efectuarse siguiendo la dirección del nervio facial para evitar su lesión.

2.4.1.2. **Parotiditis posoperatoria aguda.** Cuadro cada vez menos frecuente que aparecía en pacientes sometidos a gran cirugía abdominal. En la actualidad, con el mejor manejo metabólico del paciente quirúrgico, es una complicación rara.

2.4.1.3. Parotiditis crónica recurrente.

a) **Variante del adulto** (parotiditis obstructiva o sialodoquitis).

Etiología. Estenosis del conducto principal, estenosis de la papila, litiasis o progresión de la forma infantil.

Clínica. Paciente de sexo femenino de cuarenta-cincuenta años de edad que presenta tumefacción dolorosa recurrente de una o ambas glándulas que persiste varios días, con episodios asintomáticos de duración variable. Existe salivación con una elevación de su contenido en sodio y con un aspecto turbio o purulento. En fases de exacerbación es posible palpar un cordón fibroso correspondiente al Stenon.

Sialografía. Ectasia y estenosis esféricas que afecta al conducto principal y a sus ramificaciones. Imagen en collar de perlas o de capullo de cereza. En fases terminales se observa atrofia acinar.

Tratamiento. Sintomático: masajes para favorecer evacuación, sialogogos, higiene oral estricta. Inyecciones de metil-violeta al 1%. Plantear cirugía (parotidectomía superficial) en casos extremos.

b) **Variedad infantil.**

Incidencia. Segunda enfermedad salival inflamatoria en frecuencia en el paciente pediátrico.

Clínica. Aparece en niños varones de tres-seis años de edad, con una tumefacción unilateral y dolorosa de instauración súbita, que dura tres-siete días y que cede espontáneamente. Los intervalos libres de enfermedad pueden durar semanas o meses. Generalmente regresa de forma espontánea en la pubertad.

Diagnóstico diferencial. Parotiditis viral aguda, tumor, obstrucción (tabla VI).

Tabla VI. Diagnóstico diferencial con parotiditis viral aguda

PVA	PCR
Fijación complemento	...
Bilateral	Unilateral
...	Exudado purulento
Neutropenia	Leucocitosis
...	Elevación de amilasas

Sialografía. Sialectasia de severidad variable.

Tratamiento. Expectante hasta la pubertad.

2.4.1.4. Formas específicas.

Etiología. Tuberculosis, actinomicosis, sífilis, etc.

Clínica. Proceso inflamatorio, indolente y progresivo sin signos específicos.

a) **Tuberculosis.** La linfadenitis tuberculosa es la manifestación extratorácica más frecuente de la enfermedad.

En la glándula parótida puede afecta a los ganglios intra o extraglandulares. La tuberculosis parenquimatosa es excepcional.

Clínica. Clínicamente es indiferenciable de un tumor salival benigno. Afecta en un 75% a la parótida y en el 25% a la submaxilar.

Diagnóstico. Test de PPD positivo junto con el hallazgo de granulomas necrosantes en la biopsia de una adenopatía. Además debe intentarse cultivar el bacilo.

Tratamiento. Quimioterapia antituberculosa múltiple.

b) Enfermedad por arañazo de gato *(cat scratch disease).*

Etiopatogenia. Consecuencia de una inoculación cutánea primaria por el arañazo, o mordedura de un gato, que trasmite el germen *Rochalimae henselae,* aunque también se ha relacionado *Afipia felis.*

Clínica. Aparición de una pápula cutánea dos-cinco días después del contacto, con aparición de linfadenopatías dolorosas tras una-dos semanas y que persisten entre tres y seis semanas. En pacientes inmunocomprometidos pueden aparecer cuatro síndromes generales más.

Diagnóstico. Antecedentes de contacto con gato, tinción Warthin-Starry.

Tratamiento. Enfermedad autolimitada que se resuelve espontáneamente. Las formas diseminadas precisan tratamiento antibiótico con eritromicina.

2.4.2. Sialoadenitis viral

2.4.2.1. Parotiditis epidémica.

Agente causal. Paramyxovirus, cuyo único reservorio es el hombre.

Contagio. Saliva de individuo afectado. El virus se puede aislar desde los seis días antes de la clínica hasta los nueve días después. La enfermedad da inmunidad de por vida.

Clínica. La población afectada tiene entre seis y ocho años. El período de incubación es de veintiún días. La instauración es súbita, con unos pródromos de veinticuatro horas con cefalea, astenia y dolor. Aparece una parotidomegalia (unilateral en un 30% de los casos, a los seis días en un 70% de los casos, es bilateral) dolorosa, con aumento del calor local y eritema cutáneo. Se acompaña de fiebre, astenia, cefalea y anorexia.

Complicaciones. Debe considerarse una enfermedad general y, entre sus complicaciones, figuran la orquitis (25%), pancreatitis (20%), ooforitis (15%), meningitis (10%) y la esterilidad (0,25%).

Diagnóstico. a) Clínico, b) fijación de complemento, c) pruebas cutáneas, d) analítica: elevación de amilasas y leucopenia leve con linfocitosis relativa.

Prevención. Vacuna triple vírica: rubéola, sarampión y paperas, que se administra a los doce-quince meses con un recuerdo a los doce-quince años.

2.4.2.2. Parotiditis por citomegalovirus.

Agente. Virus DNA Herpes.

Epidemiología. Virus con distribución universal y que afecta frecuentemente a la infancia.

Tras adquirir la infección, el CMV persiste indefinidamente en forma latente y se puede reactivar en situaciones de compromiso inmunitario.

Patogenia. Infección de las células inmunitarias con inmunosupresión celular. Infección fetal transplacentaria. Asintomático en un 80% de los casos.

Predisposición. Pacientes con antecedentes de tumores, inmunosupresión, transfusiones, trasplantes o doble infección.

Clínica. Se han descrito dos variedades clínicas:

a) Forma prenatal.

a) Generalizada. Los pacientes presentan lesión cerebral (microhidrocefalia, calcificaciones intracraneales, encefalitis), lesión ocular (coriorretinitis, microftalmía) y lesión visceral (hepatoesplenomegalia, hemólisis y afectación ósea).

b) Forma oculta localizada.

b) Forma posnatal.

Mononucleosis por CMV. En el huésped normal la enfermedad se manifiesta en forma de fiebre de larga duración, con mialgias, cefaleas y esplenomegalia. La faringitis exudativa y las adenopatías laterocervicales son menos frecuentes que en la mononucleosis infecciosa. La analítica revela linfocitos periféricos con >10% de linfocitos atípicos.

CMV en el paciente inmunodeprimido.

Diagnóstico. 1. Clínico. 2. Serología. 3. Inmunofluorescencia. 4. Viremia, viruria y virus en saliva. En saliva se evidencia la presencia de células gigantes con cuerpos de inclusión intranuclear e intracitoplasmático.

2.4.3. Sialoadenitis por radiación. Muchos pacientes con neoplasias de cabeza y cuello son sometidos a radioterapia regional, aisladamente o en combinación con cirugía o quimioterapia. La xerostomía es un síntoma secundario que experimentan la práctica totalidad de estos sujetos. Se produce una pérdida de función de las glándulas que depende de la calidad y cantidad de radioterapia administrada y del período de aplicación. La parótida es mucho más sensible que la submaxilar. Generalmente, al finalizar una tanda, la secreción salival se ha reducido a una décima parte.

Mecanismo. La radiación causa:

1. Atrofia de las células secretoras, especialmente de las células serosas.
2. Reducción de la actividad enzimática.
3. Lesión de las células endoteliales que causa isquemia del parénquima, e infección por candidas.

La consecuencia es la reducción del flujo salival y un aumento de su viscosidad. La respuesta glandular se da en tres fases:

1. Reacción inicial: reducción temporal del flujo salival después de recibir 600 r.
2. Xerostomía transitoria después de 1.500 rads.
3. Lesión crónica que se acompaña de la pérdida del parénquima, afectando especialmente a los acinos serosos. En aquéllos que reciben más de 6.000 rads, la pérdida es definitiva; si reciben menos de 5.000 rads, vuelta al 40% de cifras previas a la radiación.

Clínica. Xerostomía, generalmente severa y permanente.

Prevención. Micosis, caries cervical, parotiditis aguda supurada.

Tratamiento. Difícil. Se trata de compensar la ausencia de saliva y la xerostomía, evitando las complicaciones.

a) Sustitutos de saliva. Agua, preparaciones de glicerina y saliva artificial. La saliva artificial debe aliviar la irritación, proporcionar lubricación prolongada y evitar la colonización de gérmenes.

b) Estimulantes de la producción de saliva. Sialogogos farmacológicos y dulces.

2.4.4. Sialoadenitis esclerosante crónica. También denominado tumor de Kuttner. Característico en mujeres de cincuenta años.

Clínica. Tumefacción dolorosa intermitente de submaxilares, bilateral. Clínicamente indiferenciable de un tumor.

Patogénesis. Se ha atribuido a una sialoadenitis electrolítica obstructiva y a reacciones inmunológicas anómalas. En un 50% de los casos existe una litiasis acompañante.

Sialografía. Dilatación general de toda la glándula con retraso del vaciamiento glandular.

Diagnóstico. Biopsia. Existen cuatro etapas anatomopatológicas; desde infiltración crónica focal con nidos de linfocitos alrededor de conductos salivales, hasta una cirrosis de las glándulas salivales (destrucción de toda la arquitectura lobulillar).

2.4.5. Sialoadenitis inmunitaria

2.4.5.1. Sialoadenitis alérgica.

Concepto. Inflamación aguda o crónica de las glándulas salivales causada por trastornos del sistema inmunitario. Las formas agudas son poco frecuentes y se manifiestan con la instauración súbita de tumefacción parotídea bilateral, que cede en un intervalo de tiempo variable.

Mecanismo. Anticuerpos antimembrana basal.

Etiología. 1) Alergias alimentarias. 2) Fármacos: yodo, cloramfenicol, oxitetraciclina, tiouracilo, fenilbutazona, nitrofurantoína. 3) Infecciosa: candidas. 4) Contrastes yodados. 5) Metales pesados.

2.4.5.2. Síndrome de Sjögren.

Sinónimos. Sialosis autoinmune, linfoepitelioma benigno, sialoadenosis linfoepitelial crónica, parotiditis puntiforme, sialoadenitis mioepitelial.

Tríada característica. Xerostomía, conjuntivitis y conectivopatía.

Concepto. Enfermedad crónica benigna de etiología desconocida, pero que se relaciona probablemente con trastornos de la inmunorregulación. La imagen histológica es característica y presenta una destrucción de los acinos de las glándulas exocrinas (lagrimales, salivales, tracto respiratorio superior e inferior, estómago, esófago, vulva, vagina, piel).

Etiología. Hiperactividad de las células B policlonales que reflejan la falta de regulación por parte de determinados linfocitos T.

Síndrome de Sjögren primario. HLA DR4.

Síndrome de Sjögren secundario. HLA B8 y HLA DR3.

Existe cierta predisposición genética.

Producción de autoanticuerpos y aumento de inmunoglobulinas.

Clínica. Aparece en sujetos de cuarenta-sesenta años, preferentemente en mujeres (90%) y con una tríada clínica de queratoconjuntivitis seca con o sin aumento del tamaño de las glándulas lagrimales, xerostomía con o sin parotidomegalia y conectivopatías asociadas.

Diagnóstico. Clínico: dos de los tres criterios anteriores.

Afectación multisistémica.

a) Lesiones cutáneas. Sequedad cutánea, síndrome de Raynaud.

b) Lesiones respiratorias. Rinitis, faringitis, neumonía focal, fibrosis pulmonar.

c) Lesiones genitourinarias. Vulvovaginitis seca.

d) Lesiones gastrointestinales. Hipoclorhidia y hepatoesplenomegalia.

e) Lesiones neuromusculares y articulares.

Presenta gran variabilidad en sus manifestaciones y algunos componentes de la tríada pueden no aparecer nunca. El 10% de los casos preceden a una artritis reumatoidea.

Concepto de enfermedad de Mickulicz. Aumento de tamaño de la glándula parótida y de las glándulas lagrimales con queratoconjuntivitis y xerostomía, pero sin signos sistémicos. Desde el punto de vista histológico es idéntico al síndrome de Sjögren: infiltración benigna de células linfoides. En la actualidad se cree que la enfermedad de Mickulicz no es una entidad clínico-patológica diferenciada, como se creía previamente, sino que es una manifestación del complejo sintomático conocido como enfermedad de Sjögren.

Formas secundarias.

1. Artritis reumatoidea. Inflamación simétrica y destructiva de las pequeñas articulaciones con destrucción de la membrana sinovial y afectación progresiva de las estructuras articulares. Dolor, rigidez y deformidad (15%).
2. *Lupus* eritematoso sistémico. Eritema facial, *lupus* discoide, enfermedad de Raynaud, alopecia, fotosensibilidad, úlceras orales, artritis, pancitopenia (30%).
3. Esclerodermia. Fibrosis cutánea progresiva.
4. Cirrosis biliar primaria (70%).
5. Polimiositis.
6. Vasculitis.
7. Hepatitis crónica activa.

Afectación salival en el síndrome de Sjögren.

Síntomas de presentación. Artralgias, artritis, síntomas oculares, tumefacción parotídea recurrente (18%) y xerostomía (5%).

Curso clínico. La xerostomía aparece en el 50% de los pacientes con la entidad, mientras que la parotidomegalia los hace en el 26-80% de los casos: aumento de tamaño uni/bilateral intermitente global, lento o rápido. Puede asociarse con un cuadro de parotiditis crónica recidivante. Excepto en las fases agudas, no es doloroso.

Es una de las causas más frecuentes de sialoadenitis bacteriana aguda en pacientes ambulatorios. Existe afectación de la glándula submaxilar en un 5% de los casos de síndrome de Sjögren.

Histología. Destrucción de la arquitectura morfológica de las glándulas salivales y lagrimales, que se caracteriza por: 1) infiltración intensa por linfocitos que se pueden organizar formando folículos germinales; 2) atrofia y desaparición de los acinos glandulares, y 3) proliferación de células epiteliales ductales y epimioepiteliales que forman cordones sólidos y obliteran los conductos intercalares y estriados. En el 50% de los síndromes de Sjögren aparecen islas mioepiteliales.

El infiltrado no se extiende más allá de la cápsula ni destruye el septo. Estos cambios aparecen en la submaxilar, sublingual, lagrimal y en las glándulas menores labiales (70%).

Técnica de biopsia labial. En la biopsia labial se observa una sialoadenitis linfocitaria focal que se acompaña de atrofia acinar sin islas mioepiteliales. Es importante el recuento del número de focos de linfocitos: agregados de 50 o más linfocitos e histiocitos con algunos plasmocitos periféricos que sustituyen los acinos glandulares. Se estadian en cuatro grados.

Linfoproliferación en el síndrome de Sjögren.

1. Infiltración linfoide benigna, salival, lagrimal, 25% extraglandular.

2. Pseudolinfomatoso. Linfoproliferación diseminada en pulmón, riñón, ganglios y glándulas salivales.

3. Proliferación maligna. LH, LNH, Waldesntrom, neoplasias epiteliales. Los linfomas de células B oscilan entre el 5-10%, 44 veces más frecuente que en la población general.

Diagnóstico.

1. *Clínico.*

2. *Biopsia labial.*

3. *Pruebas complementarias.*

3.1. Analítica de rutina. VSG elevada, anemia, leucopenia, eosinofilia.

3.2. Autoinmunidad. FR, ANA, LE, AcSSA y Ac SSB.

3.3. Sialometría. Hiposialia, elevación de beta-2 microglobulina, elevación de NaCl, disminución de K y elevación de IgA.

3.4. Orina. Proteinuria.

3.5. Tests oculares. Test de Schirmer, tiras de 5 x 35 mm bajo párpado inferior en el canto interno. Diagnóstico si < 5 mm en 5 min. Se observa una disminución de lisozima y elevación de la Ig.

4. *Pruebas de imagen.*

4.1. *Gammagrafía.* ^{99}mTC. Disminución de la captación y concentración de yodo. En condiciones normales concentran hasta 30-40x la concentración en sangre. Útil para determinar la progresión de la enfermedad.

4.2. *Sialografía.* Se trata de un trastorno bilateral asimétrico y progresivo. La prueba es negativa en el 40% de los casos. Se observa: 1) aumento de tamaño global o nodular de la glándula; 2) llenado insuficiente del sistema de conductos; 3) opacificación de los acinos; 4) sialectasia con dilatación tubular de los pequeños conductos; 5) estancamiento de material de contraste, y 6) estenosis y ectasia del conducto de Stennon. En la fase de evacuación se puede observar la retención de material de contraste durante meses, generalmente por extravasación. Es importante utilizar material hidrosoluble.

Tratamiento. Va dirigido en cuatro sentidos: 1) Control de la infección oral: candidiasis, sialoadenitis, caries y enfermedad periodontal; 2) manejo de la xerostomía (ver trastornos funcionales); 3) tratamiento sintomático en fases agudas, y 4) manejo de la conectivopatía sistémica.

2.4.5.3. Síndrome de Heertford. Sarcoidosis parotídea.

Concepto. Enfermedad granulomatosa crónica multisistémica de origen desconocido que se caracteriza por la aparición de granulomas de células epitelioideas no caseificantes.

Incidencia. La afectación parotídea aparece en el 4-6% de las sarcoidosis.

Clínica. Parotiditis crónica unilateral no dolorosa y multinodular. Puede afectar a paladar y labios, sin supuración. Hiposialia.

El cuadro general se caracteriza por fiebre, pérdida de peso y artralgias, adenopatías mediastínicas con fibrosis pulmonar, lesiones cutáneas, uveítis granulomatosas, miocarditis, poliartritis aguda, parálisis de los pares craneales, diabetes insípida y granulomas hepáticos.

Fiebre uveoparotídea. Síndrome que consiste en la aparición de: 1) fiebre; 2) uveítis granulomatosa; 3) parotidomegalia, y 4) parálisis de los pares craneales con parestesias del trigémino. Puede ser la primera manifestación o aparecer durante el curso de la enfermedad.

Diagnóstico. 1. Clínico. 2. Biopsia. 3. Test de Kveim: en fase de abandono dado los falsos positivos y negativos. 4. Laboratorio: elevación de VSG, hipercalcemia, elevación de angiotensinasa I y de fosfatasas alcalinas.

2.5. Tumores de las glándulas salivales

Los tumores de las glándulas salivales suponen el 1-3% de los tumores del organismo, afectando a 1-3/100.000 habitantes, lo que supone unas 650 muertes al año en EE.UU.

Afecta especialmente a individuos de cuarenta-cuarenta y cinco años. Los casos que aparecen en menores de quince años suponen menos del 5% del total. Considerados globalmente, no existen diferencias de sexos.

La localización más frecuente es la parótida, seguida por la submaxilar y sublingual (100:10:1).

2.5.1. Generalidades. Los tumores de las glándulas salivales pueden aparecer en cualquier localización anatómica donde encontremos estas estructuras. Aunque lo más frecuente es que se trate de tumores derivados del parénquima epitelial, también pueden derivar del tejido mesenquimal que forma la glándula, o puede ser asiento de metástasis de tumores distantes.

La incidencia de los tumores salivales oscila globalmente entre 0,4 y 13,5 casos por 100.000 personas. Estas neoplasias suponen entre el 2 y el 6,5% de todos los tumores de cabeza y cuello.

Los pacientes con cáncer salival experimentan un riesgo ocho veces superior de desarrollar un segundo primario en la mama; otras posibles localizaciones de estos tumores son la próstata (3-4x), ovario (5x) o respiratorio (2,8x).

Los tumores salivales múltiples, unilaterales o bilaterales, sincrónicos o metacrónicos son raros. El más frecuente de todos es el tumor de Warthin, seguido a distancia por el tumor mixto y el carcinoma de células acinares.

La proporción entre tumores benignos y malignos varía según las series, pero está en el orden de 55% a 78% de tumores benignos. De forma nemotécnica la regla de Thackray resulta útil (100 tumores de parótida, 10 tumores submaxilares, 10 tumores de glándula salival menor, un tumor de glándula sublingual).

En relación al tamaño de la glándula, cuanto más grande más probabilidad de que la lesión sea benigna (parótida, 67%; submaxilar, 58%; sublingual, 30%). En las glándulas menores, la lengua, el suelo de la boca y el trígono retromolar son áreas especialmente propensas a presentar lesiones malignas.

La distribución de edades también difiere. Así, mientras las lesiones benignas tienen su pico en la tercera década, las malignas van aumentando progresivamente hasta la sexta.

La gran variabilidad histológica de los tumores salivales dificulta los estudios epidemiológicos. No obstante, el 80% de los tumores benignos y el 50% de todos los tumores son adenomas pleomorfos (tabla VII).

La etiología de los tumores salivales no es una excepción a la incógnita de otras neoplasias. No obstante, los siguientes factores se han podido vincular con estas lesiones:

a) **Virus.** Se ha asociado el virus de Epstein-Barr con una neoplasia muy poco frecuente en nuestro medio y que se denomina lesión linfoepitelial maligna. Esta lesión aparece en sujetos de origen esquimal. Otros virus que se han relacionado con los tumores salivales son el polioma virus, el citomegalovirus y algunas cepas de papiloma virus.

b) **Radiación.** Existen evidencias sustanciales que demuestran la relación de la radiación con los tumores salivales. Así los sujetos expuestos a la energía nuclear de Hiroshima o Nagasaki presentan un riesgo de desarrollar tumores benignos y malignos del 3,5 y 11x, respectivamente. Este riesgo es especialmente elevado en el período entre los años doce y dieciséis posexposición. También los pacientes sometidos a radioterapia por tumores de cabeza y cuello presentan un riesgo de 40x de desarrollar tumores malignos. La dosis mínima para desarrollar la lesión comienza en 150 rads.

c) **Ocupación.** También se ha comunicado el riesgo laboral en sujetos en contacto con asbestos, productos del caucho o exposición a metales.

d) **Estilo de vida.** No se ha podido demostrar relación alguna entre el tabaco y el alcohol con los tumores salivales.

e) **Hormonas.** Es un tema en estudio, aunque se ha demostrado la presencia de receptores estrogénicos en tumores salivales.

2.5.2. Clasificación de los tumores salivales

Clasificación (tablas VIII-IX).

Tabla VII. Tumores de glándulas salivales. Adaptado de la clasificación de la AFIP (Ellis, Auclair, 1990)

Neoplasias epiteliales primarias
- Benignas
  - Tumor mixto
  - Tumor de Warthin
  - Oncocitoma
  - Cistoadenoma
  - Adenoma células basales
  - Adenoma canalicular
  - Papiloma ductal
  - Mioepitelioma
  - Adenoma sebáceo
- Malignos
  - Bajo grado
    - Carcinoma mucoepidermoide, bajo grado
    - Carcinoma células acinares
    - Carcinoma *ductus* terminal
    - Adenocarcinoma células basales
    - Tumor mixto metastizante
  - Grado intermedio
    - Carcinoma mucoepidermoide intermedio
    - Carcinoma adenoide quístico, cribiforme/tubular
    - Carcinoma células claras
  - Alto grado
    - Carcinoma mucoepidermoide alto grado
    - Carcinoma adenoide quístico sólido
    - Tumor mixto maligno
    - Carcinoma células escamosas
    - Carcinoma anaplásico
    - Carcinoma mioepitelial

Neoplasias no epiteliales
- Mesenquimales benignas
  - Hemangioma
  - Schwanoma
  - Lipoma
- Sarcomas
  - Hemangiopericitoma
  - Fibrosarcoma
  - Rabdomiosarcoma
- Linfomas
  - LH
  - LNH

Neoplasias metastáticas
- Melanoma maligno
- Carcinoma células escamosas
- Carcinoma células renales
- Carcinoma tiroides

a) **Thoma.**

1. Sialomas. Tumores del parénquima.
2. Sinsialomas. Tumores del interior de la cápsula; a partir de vasos, nervios o linfáticos.
3. Parasialomas. Neoplasias de tejidos circundantes.

b) **OMS** (tabla IX).

Tabla VIII. Clasificación TNM de los tumores malignos de las glándulas salivales

T

T0. No se evidencia tumor primario
T1. Tumor de 2 cm o menos en diámetro mayor
T2. Tumor mayor de 2 cm y menor de 4 cm de diámetro mayor
T3. Tumor mayor de 4 cm y menor de 6 cm de diámetro mayor
T4. Tumor mayor de 6 cm en diámetro mayor

N

N0. No metástasis
N1. Metástasis ganglionar homolateral única de 3 cm o menos en diámetro máximo
N2a. Metástasis ganglionar homolateral única de más de 3 cm y menos de 6 m en diámetro máximo
N2b. Metástasis ganglionar homolateral múltiple pero de menos de 6 cm en diámetro máximo
N2c. Metástasis ganglionar bilateral o contralateral, pero inferior a 6 cm en diámetro mayor
N3. Metástasis de más de 6 cm en diámetro mayor

M

M0. No metástasis demostradas
M1. Metástasis a distancia

1. Tumores epiteliales.
   Adenomas.
   Tumor mucoepidermoide.
   Tumor de células acinosas.
   Carcinomas.
2. Tumores no epiteliales.
3. Tumores no clasificados.
4. Lesiones afines.

Clasificación histológica. Las glándulas salivales son una de las estructuras del organismo que presentan mayor variedad histológica; por ello, es difícil la correlación histologicoclínica. Además existen lesiones benignas que pueden confundir diagnósticos y falsos negativos por afectación zonal. En la parótida, la lesión más frecuente es el adenoma pleomorfo. En la submaxilar y en las menores, el carcinoma adenoide quístico.

Características de algunas de las variedades frecuentes:

Tumores benignos (tabla X).
Adenoma pleomorfo, 90%
Tumor de Warthin, 8%
Oncocitoma, 1%
Otros, 15%

1. Adenoma pleomorfo.

Concepto. Tumor circunscrito que se caracteriza por su aspecto celular pleomorfo, con tejido epitelial entremezclado con áreas mucosas, mixoides y condroides.

Tabla IX. Clasificación de la OMS

Adenomas

Adenoma pleomorfo
Mioepitelioma
Adenoma de células basales
Tumor de Warthin
Oncocitoma
Adenoma canalicular
Adenoma sebáceo
Papiloma ductal
Cistoadenoma

Carcinomas

Carcinoma de células acinares
Carcinoma mucoepidermoide
Carcinoma adenoide quístico
Adenocarcinoma polimorfo de bajo grado
Carcinoma epitelial-mioepitelial
Adenocarcinoma células basales
Carcinoma sebáceo
Cistoadenocarcinoma papilar
Adenocarcinoma mucinoso
Carcinoma oncocítico
Carcinoma de conducto salival
Adenocarcinoma
Carcinoma mioepitelial
Tumor mixto maligno
Carcinoma escamoso
Carcinoma de célula pequeña
Carcinoma indiferenciado
Otros carcinomas

Lesiones pseudotumorales

Sialoadenosis
Oncocitosis
Sialometaplasia necrosante
Lesión linfoepitelial benigna
Quistes de glándula salival
Sialoadenitis crónica esclerosante
Hiperplasia linfoide quística

Otros tumores

Tumores no epiteliales
Linfomas
Metástasis
Tumores no clasificados

El adenoma pleomorfo supone el 60-70% de los tumores de las glándulas salivales (65% de parótida, 40-60% de submaxilar y 40-70% de menores). Generalmente se encuentra en una posición superficial con respecto al nervio facial. Es más frecuente en mujeres (1:3-4) y el pico de edad son los cuarenta años.

Localización. Parótida (84%: 10% lóbulo profundo, 1% parafaríngeo), submaxilar (8%), glándulas salivales menores (6%) y glándula sublingual (0,5%).

Tabla X. Hallazgos clínicos. Criterios de Rankow

	Benignos	*Malignos*
Duración	Años	Meses
Sexo	Mujer	Mujer
Dolor	Raro	Frecuente
PF	Raro	20-30%
Movilidad	Sí	No
Consistencia	Firme	Pétrea
Cálculos	Ocasional	Raro
Gammagrafía	Warthin	No

Histología. Combinación de células epiteliales y mioepiteliales en un estroma mesenquimatoso. Existen cuatro subtipos histológicos según: a) la diferenciación de las células epiteliales, y b) las características del estroma. Un 50% de los casos de malignización aparecen en las variedades III y IV, pobres en estroma.

Histogénesis. Se han presentado tres hipótesis:

1. Elementos epiteliales y mesenquimales neoplásicos.
2. Elementos neoplásicos epiteliales que producen otros componentes.
3. Metaplasia del mesénquima no neoplásica.

Clínica. Nódulo duro móvil de crecimiento lento (años) no adherido a piel ni a planos profundos. Duro con estructura nodular, aunque no es excepcional que el paladar su ulcere.

Concepto de satelitosis. La mayor parte de focos independientes no son tales, sino que son crecimientos en forma de pseudópodos del mismo tumor. Existe una cápsula fibrosa que es más prominente en las lesiones más antiguas (menos recidivas).

Recidiva. Antes aparecía en el 50% de los casos debido a que la técnica empleada era la enucleación del tumor. Ahora, utilizando la parotidectomía superficial o total, conservando el nervio facial, la tasa de recidiva es virtualmente de 0. En caso de aparecer se atribuye a:

a) Exéresis inadecuada de los pseudópodos.
b) Ruptura del tumor.
c) Manipulación excesiva.

Signos de malignización. El tumor mixto es una de las escasas neoplasias benignas que puede malignizar. Esta tendencia se relaciona con el tiempo de evolución de la lesión y con la edad del paciente. Entre los signos de malignización figuran: a) cambio de velocidad de crecimiento, b) adherencias a planos profundos y a piel, c) dolor, parálisis facial, parestesias.

Tomografía computarizada. Aparece una imagen isodensa con respecto al tejido glandular vecino. Un centro de menor densidad puede indicar necrosis y malignidad. La falta de márgenes indica una conducta agresiva o la presencia de una sialoadenitis asociada.

Tratamiento. Cirugía.

Mioepitelioma. Tumor epitelial benigno que se caracteriza por estar compuesto total o mayoritariamente por células mioepiteliales. Algunos autores lo consideran una variedad de tumor mixto. La localización más frecuente es la glándula parótida, seguida de las glándulas menores y la submaxilar. Su comportamiento clínico es el de un tumor benigno.

*2. **Adenoma monomorfo.*** Término que reúne a un conjunto de tumores que derivan de las células del conducto intercalar. Se caracterizan por el predominio de células de un solo tipo, la ausencia de tejido conectivo y la existencia de un patrón expansivo bien capsulado, no infiltrante.

Tipos.

Cistoadenolinfoma.

Adenoma de células basales.

Adenoma ductal.

Oncocitoma.

Adenoma sebáceo.

Adenoma de células claras.

a) Tumor de Warthin, cistoadenolinfoma papilífero.

Incidencia. Supone el 6-10% de los tumores salivales, y el 70% de los adenomas monomorfos. Su localización más frecuente es la parótida. Aparece en sujetos de mayor edad que el tumor mixto (cincuenta y cinco años). También es más frecuente en varones (5:1).

Etiopatogenia. Atrapamiento de tejido glandular en los ganglios durante el crecimiento glandular. Explica el 2-6% de multicentridad.

Clínica. Tumor benigno de consistencia quística que se localiza con frecuencia en la cola de la parótida. Se trata de la neoplasia salival bilateral más frecuente.

Histología. Se trata de un tumor quístico con oncocitos en el estroma linfoide.

Gammagrafía. Aparece característicamente como una lesión bien limitada hipercaptante, lo que contrasta con los nódulos fríos que aparecen en otro tipo de lesiones. Otras lesiones parotídeas hipercaptantes son: sialoadenitis, oncocitoma, linfangitis y quistes parotídeos.

Tomografía computarizada. El tumor presenta mayor densidad que el tejido vecino. Pueden aparecer lesiones múltiples y bilaterales.

Tratamiento. Cirugía.

b) Oncocitoma o adenoma oxifílico.

Concepto de oncocito. Célula acidófila granular de tamaño grande que se localiza en el conducto intralobular. Su número aumenta con la edad. El oncocitoma es un tumor benigno que se caracteriza por la presencia de células de este tipo.

Incidencia. Se trata de un tumor poco frecuente que supone menos del 1% de los tumores salivales. Su localización preferente es la parótida. El 85% de los tumores aparece entre los sesenta y noventa años.

Clínica. Indiferenciable de otros tumores benignos de glándulas salivales. En la gammagrafía también se observa hipercaptación de contraste.

Tratamiento. Cirugía.

c) Adenoma de células basales/adenoma canalicular.

Localización. Estos tumores tienen preferencia por la parótida (ACB) y el labio superior (AC).

Edad y sexo. Aparece preferentemente en mujeres de edad avanzada.

Clínica. Tumor benigno: nódulo no doloroso y no ulcerado que presenta un crecimiento progresivo. No se ulcera a menos que reciban traumatismos locales. Clínicamente se pueden confundir con un mucocele, aunque en los adenomas la fluctuación no es frecuente. Puede ser multinodular. En la parótida se comportan como cualquier tumor benigno.

Variedades. Se dividen en cuatro subtipos histológicos: sólido, membranoso, canalicular, trabecular.

3. Carcinoma de células acinares.

Generalidades. El carcinoma de células acinares es una lesión reconocida desde antiguo, aunque ha recibido diversos nombres. El término «tumor de células acinares» debería descartarse, dado que induce a confusión sobre el comportamiento de la lesión, que es un verdadero adenocarcinoma.

Incidencia. Representa entre el 1-4% de los tumores salivales y el 8% de los tumores malignos.

Localización. Parótida (80% de los casos). Bilateral en el 3% de los casos. Le siguen a continuación la mucosa bucal (4,9%) y el labio (4%).

Histogénesis. Células de reserva del conducto intercalar y proliferación de células acinares.

Clínica. Aparece como un nódulo parotídeo de crecimiento lento, siendo el dolor y la parálisis facial hechos excepcionales. Todos pueden ser agresivos localmente o a distancia y esta evolución no se puede predecir histológicamente; en consecuencia, está justificada una actitud agresiva. Un 50% simulan clínicamente un tumor benigno. El 10% dan metástasis regionales y el 15% metástasis a distancia.

Pronóstico. Supervivencia a los cinco años, 89%; a los veinte años, 66%.

4. Carcinoma mucoepidermoide. Estadísticamente se trata del tumor salival maligno más frecuente.

Incidencia. Se localiza preferentemente en parótida (60-90%). El pico de edad está en los cuarenta años. No se han observado diferencias de sexos.

Variedades. Está formado por varios tipos celulares, dos de los cuales son constantes, las células mucoides y las epidermoides. Se clasifican en dos grandes grupos.

a) Alto grado. Pleomorfismo, anaplasia, mitosis, queratinización, poca mucina y clínica de malignidad.

b) Bajo grado. No atipias, alto contenido en mucina; clínica benigna.

Etiopatogenia. Se origina en las células de conductos salivales inter e intralobulares con posibilidades de diferenciación mucoide.

Clínica. Se trata de un tumor epitelial productor de mucina que se considera un verdadero carcinoma capaz de metastatizar a pesar de la diferente graduación clínica.

Tumores malignos (tabla X).

5. Tumor mixto maligno. Aparece en el 2-5% de los adenomas pleomorfos.

Historia natural. Aparece en un tumor mixto de años de evolución con un cambio súbito en el ritmo de crecimiento, dolor, parálisis facial, adherencia a piel y planos profundos, o ulceración cutánea.

Origen. Puede tratarse de un carcinosarcoma o bien la malignización puede originarse solamente en el componente epitelial.

Clínica. Se trata de un tumor agresivo y un 50% de los pacientes desarrollan recidivas. Este hecho es uno de los factores que empeora el pronóstico. Un 35% de los pacientes presentan parálisis facial durante el curso de la enfermedad. Las metástasis ganglionares cervicales aparecen en el 50% de los casos. Por su parte, las metástasis a distancia se localizan en pulmón, vértebras, hígado y sistema nervioso central.

Diagnóstico diferencial. Recidivas. Es importante diferenciar la malignización de la recidiva. Ésta aparece como nódulos múltiples redondeados bien circunscritos que crecen en el lecho tumoral o en la cicatriz.

Tratamiento. Cirugía del tumor primario con márgenes de seguridad, vaciamiento ganglionar cervical y radioterapia coadyuvante.

6. Carcinoma adenoide quístico.

El carcinoma adenoide quístico o cilindroma es un tumor maligno bien conocido que aparece en todas las glándulas salivales y también en otras glándulas de cabeza y cuello, como son las glándulas lagrimales.

Incidencia. Supone el 23% del total de los tumores malignos. Es el tumor maligno más frecuente en las glándulas menores y en la submaxilar. Es más frecuente en mujeres de cuarenta-setenta años.

Clínica. Se trata de un tumor destructivo de comportamiento imprevisible; simula tumores benignos con infiltración y recidiva local y con metástasis a distancia.

Tumor no ulcerado con parestesias o dolores debidos a la infiltración perineural. Se ha demostrado recidiva local en el 42% hasta doce años después y metástasis a distancia hasta treinta años después de la cirugía (pulmón, 41%; cerebro, 22%; ganglios, 16%; hueso, 13%).

La diseminación es por extensión ganglionar directa sin embolización, por lo que no está justificado el empleo de vaciamiento ganglionar cervical.

Histopatología. Los tumores presentan una diferenciación glandular variable con infiltración local, invasión perineural (60%), vascular (15%) y ósea. Se han diferenciado tres patrones histológicos, cada uno con una tendencia a la recidiva bien establecida:

Patrones		Recidiva
Cribiforme	40-50%	89%
Tubular...................................	20-30%	59%
Sólido	< 20%	100%

Tratamiento. Cirugía, intentando la exéresis total con márgenes de seguridad en el primer procedimiento. La cirugía cervical no está indicada en estos casos debido a las características de la diseminación de estos tumores.

Se trata de un tumor radiosensible. En estos pacientes se utiliza para controlar la enfermedad microscópica después de la cirugía primaria, o bien como terapia paliativa en casos incontrolables.

Tumores no epiteliales.

Las neoplasias mesenquimales benignas localizadas en las glándulas salivales son difíciles de diagnosticar debido a la similitud con las neoplasias epiteliales. Se presentan clínicamente como una masa indolora de crecimiento lento, que no invade piel ni planos profundos.

Incidencia. Los tumores mesenquimales suponen menos del 2% del total de tumores salivales. El 30% son tumores nerviosos; el 30%, hemangiomas; el 19%, fibromas; el 9%, lipomas, y el 7%, linfangiomas. El 90% de estos tumores aparece en la glándula parótida; ello se debe a que esta glándula carece de una cápsula bien definida y a su contenido en estructuras neurovasculares. El 90% de los hemangiomas y de los linfangiomas aparecen en sujetos de menos de treinta años de edad.

1. ***Angiomas.*** Se trata de una de las variedades más frecuentes, que presenta una gran preferencia por la parótida. La edad media de aparición es a los diez años. Clínicamente se presenta como una masa blanda no dolorosa localizada en la región preauricular; con frecuencia la piel muestra una coloración violácea que aumenta de intensidad con el llanto. Como en el resto del organismo se catalogan en angiomas capilares y cavernosos.

Tratamiento. Dado que los hemangiomas capilares o juveniles involucionan con el crecimiento, se aconseja adoptar una actitud expectante. Los apósitos compresivos y la inyección intralesionar de corticoesteroides pueden contribuir a su desaparición. Por su parte, los cavernosos no involucionan, por lo que está justificado el tratamiento (criocirugía, láser, inyección esclerosante, ligaduras vasculares, esteroides y embolismo).

2. ***Linfangiomas.*** Tumor que parece originarse en vestigios de tejido linfoide que puede proliferar y acumular líquido (ver Capítulo 20, Cuello). El 50% de las lesiones son evidentes en el momento del nacimiento. Suelen presentarse como masas fluctuantes que no duelen a menos que exista una infección (16%) o hemorragia (12%) intratumoral. La transiluminación puede ocasionalmente diferenciarlos de los hemangiomas. También la compresión puede vaciar totalmente su contenido.

Los linfangiomas están formados por cavidades interconectadas denominadas linfangiomas o higromas quísticos. Su origen es controvertido y se debate si se trata de una neoplasia, de una malformación de desarrollo o bien la consecuencia de la obstrucción linfática.

Tratamiento. No existe ninguna tendencia a la regresión espontánea. El tratamiento quirúrgico consiste en la extirpación completa.

*3. **Lipomas.*** Les corresponde aproximadamente el 20% del total de tumores mesenquimales. Globalmente es la lesión más frecuente en todo el organismo. Se trata de lesiones asintomáticas, redondas y bien limitadas. El 90% de las lesiones aparecen en varones.

Tratamiento. Si la lesión es paraglandular puede realizarse una tumorectomía; si la lesión es intraglandular debe realizarse una parotidectomía superficial conservando el nervio facial.

4. Tumores nerviosos.

*4.1. **Neurilemoma.*** Se origina en la vaina de las células de Schwann. Es el tumor neurógeno más frecuente de cabeza y cuello, y puede aparecer en el nervio facial. Es más frecuente en la parótida, en mujeres y durante la cuarta década de la vida. Se trata de un nódulo duro y asintomático de crecimiento lento. Pueden adoptar forma de huso o bien de nódulo excéntrico al nervio.

Tratamiento. No recidiva ni metastatiza. El tratamiento consiste en la exéresis simple.

*4.2. **Neurofibroma.*** Lesión no capsulada, que puede ser múltiple y que puede asociarse con la enfermedad de Von Recklinghausen. Aparece en la parótida, en mujeres y en la segunda década. Se comporta como cualquier tumor benigno de glándula salival.

Tratamiento. Escisión simple. No obstante, los neurofibromas de la enfermedad de Von Reclinghausen presentan riesgo de transformación maligna (3,13%).

*5. **Otros.*** Las glándulas salivales pueden ser asiento de otras variedades tumorales originadas en los diferentes tejidos que las conforman: tejido muscular (leiomioma), tejido fibroso (fibromatosis, histiocitoma, mixoma), tumores glómicos, etc.

Metástasis salivales. La glándula parótida y submaxilar y los ganglios intraglandulares o adyacentes pueden verse afectados por invasión directa o por diseminación linfógena o hematógena de otra neoplasia.

En la glándula parótida existen unos ganglios linfáticos que drenan la piel de la parte lateral de la cara y el cráneo, la parte lateral de los párpados, la glándula lagrimal, la conjuntiva, la raíz nasal, el labio superior, el CAE, la trompa de Eustaquio y la membrana timpánica. En la submaxilar no se ha descrito la existencia de ganglios intraglandulares, aunque excepcionalmente pueden aparecer ganglios subcapsulares.

Incidencia. Suponen aproximadamente el 3% de todos los tumores salivales y aproximadamente el 25% de todos los tumores malignos. El grupo de edad más afectado corresponde a la séptima década. Aproximadamente el 90% de las metástasis aparecen en la parótida.

En cuanto al origen del primario, la mayor parte de metástasis parotídeas provienen de cabeza y cuello, mientras que en la submaxilar el primario se suele localizar por debajo de las clavículas.

Histología. Existe una amplia variabilidad en el aspecto histológico de los tumores, siendo el más frecuente el carcinoma escamoso, seguido por el melanoma maligno y el adenocarcinoma.

Diagnóstico diferencial. Es esencial diferenciar un tumor primario de una metástasis. Algunas características contribuyen a ello, por ejemplo, un tumor localizado predominantemente en un ganglio y que invade secundariamente el parénquima probablemente sea metastásico.

Tratamiento. El pronóstico de estos pacientes es malo, siendo la supervivencia a los cinco años de aproximadamente el 11% para el melanoma y del 15% para el carcinoma escamoso. No obstante, parece que en los pacientes en los que la metástasis se debe a la invasión por vecindad una conducta quirúrgica agresiva puede resultar en efectos beneficiosos.

Tratamiento de los tumores de las glándulas salivales. El tratamiento de los tumores de glándulas salivales depende de su variedad histológica.

a) Tumores epiteliales benignos. Este tipo de tumores debe tratarse con cirugía mediante la extirpación en bloque de la glándula afecta. No es aceptable la práctica de tumorectomías.

b) Tumores epiteliales malignos. La cirugía sigue siendo el tratamiento primario del cáncer de las glándulas salivales. Las técnicas de reconstrucción microquirúrgica han permitido una cirugía exerética más radical. El tratamiento consiste en cirugía con extirpación de la glándula afecta y vaciamiento ganglionar cervical homolateral.

La radioterapia puede utilizarse como método único en tumores irresecables o bien como coadyuvante tras cirugía. La irradiación posoperatoria no reduce la incidencia de metástasis a distancia, pero mejora el control local de la enfermedad. La dosis curativa aplicada es de 6.000 rads. Se ha observado que induce la transformación maligna en adenomas y Síndrome de Sjögren.

La quimioterapia con agentes únicos o en combinación se ha utilizado como método paliativo.

c) *Tumores mesenquimales benignos*. Cirugía.

d) *Tumor mesenquimal maligno*. Depende de la variedad y diferenciación histológica: cirugía, radioterapia y quimioterapia en combinaciones diversas.

e) *Linfomas*. Quimioterapia.

2.6. Trastornos funcionales

Todas las enfermedades de las glándulas salivales afectan a su función en la producción y secreción de la saliva. En general, su producción disminuye y su composición se modifica. Las alteraciones funcionales de las glándulas salivales son:

2.6.1. Xerostomía. Término que define la disminución o pérdida de saliva en la cavidad oral. Sus causas se atribuyen a una disminución de la producción de saliva o a un aumento de su consumo. Esta disminución es *subjetiva* u *objetiva*. Puede ser crónica (Sjögren) o transitoria (fiebre). La sequedad oral es percibida por el paciente cuando el flujo de saliva disminuye al 50% del flujo normal del paciente. Para que caiga por debajo de estos niveles el problema debe ser multiglandular, la pérdida de una glándula por un tumor no causa xerostomía. La xerostomía se puede presentar aisladamente o conjuntante con una xerosis (sequedad cutánea, de mucosas y conjuntival).

Etiopatogenia. La xerostomía es una entidad más frecuente en mujeres y su incidencia aumenta con la edad del paciente. Entre los mecanismos implicados figuran:

1. Alteración del estímulo aferente. Ausencia de estímulos periféricos, tanto extraorales (olfato) como intraorales (sabor). Se trata de una condición especialmente frecuente en ancianos y en la glándula submaxilar.
2. Alteraciones de la inervación. Sialoadenosis, fármacos (tabla XI).
3. Alteraciones del Sistema Nervioso Central. Estrés, ansiedad, depresión, anorexia nerviosa.
4. Alteraciones de la producción de la saliva:

Deshidratación: diabetes mellitus, fiebre, diabetes insípida, posoperados.

Déficit del parénquima: Sjögren y radioterapia (ver secciones correspondientes).

5. Limitación al transporte de saliva. Litiasis, estenosis de conductos.
6. Mayor consumo de saliva. Presencia de cuerpo extraño intraoral o respiradores bucales.

Las causas más frecuentes de xerostomía son en la actualidad el consumo de fármacos, la depresión, la radioterapia y el síndrome de Sjögren. Se cree que hasta un 30% de los ancianos está afectado por una xerostomía.

Tabla XI. Fármacos asociados con la xerostomía

Analgésicos. Meperidina
Anoréxicos. Metanfetamina
Preparaciones antiacné. Isotretinoína
Antiinflamatorios. Piroxicam, fenilbutazona. Alcohol
Ansiolíticos. Benzodiacepinas
Anticolinérgicos. Atropina
Antidepresivos tricíclicos
Antiparkinsonianos. Biperidina
Antipsicóticos. Litio, fenotiacinas
Antihistamínicos. Difenidramina
Antihipertensivos. Clonidina, prazosín, tiacidas
Betabloqueantes. Propanolol
Tabaco y alcohol

Clínica. La xerostomía se presenta clínicamente como un enantema difuso de la mucosa bucal que pierde su brillo característico y con una notable depapilación lingual; con disgeusia, disestesias, descamación labial, caries rampante (caries cervicales) y enfermedad periodontal rápidamente progresiva, trastornos de la deglución y de la fonación y dificultades en el uso de prótesis dentales. El paciente refiere sed y la necesidad de aumentar el consumo de líquidos para conseguir la deglución de los sólidos. Además se observa una predisposición al desarrollo de infecciones tipo candidiasis (queilitis comisural).

Actitud diagnosticoterapéutica.

1. Descartar una etiología psicógena: estrés, ansiedad. Ver **estomatodinia.**

2. Ante un trastorno clínicamente objetivable, descartar el consumo de fármacos. Reducir el consumo al mínimo eficaz y, en el caso de psicofármacos, utilizar aquellos que presenten una menor actividad anticolinérgica.

3. Ante una xerosis, descartar síndrome de Sjögren.

Tratamiento. El tratamiento va dirigido en dos sentidos.

1. **De la enfermedad de base.** Higiene oral exhaustiva, eliminar los fármacos, corregir los trastornos metabólicos presentes...

2. **Sintomático.**

a) *Saliva artificial*. Entre los posibles constituyentes figuran la carboximetilcelulosa, las mucinas, el sorbitol o el xilitol, las sales minerales, el flúor y los conservantes. El más eficaz de estos agentes ha demostrado ser la carboximetilcelulosa.

b) *Estimulación de la salivación:*

Gotas de pilocarpina. Estimulación celular directa. Se puede administrar por vía subcutánea o aplicación de colirios en la lengua.

Anetoletritiona. Actúa por estimulación celular directa.

Bromhexina. Disminuye la viscosidad y aumenta el volumen de la secreción.

Otros. Hidrocloruro de betanecol, yoduro potásico, neostigmina y reserpina.

Medios físicos: estimulación eléctrica, acupuntura.

2.6.2. Ptialismo o hipersalivación. Situación que describe la salivación excesiva y que debe diferenciarse de la *sialorrea,* entidad que se caracteriza por la incontinencia de saliva. Es un cuadro clínico menos frecuente que la xerostomía, pero que causa severos problemas sociales al paciente.

Etiología.

1. *Dolor oral.* La sialorrea es una situación fisiológica durante la erupción dentaria. También aparece en situaciones de estomatitis y pulpitis.

2. *Irritantes locales*. Portadores de prótesis mal adaptadas, aftas.

3. *Fármacos:* litio, inhibidores de la colinesterasa, pilocarpina.

4. *Neuropatías*: psicosis, rabia, enfermedad de Parkinson, disautonomía familiar (síndrome de Riley-Day), tumor cerebral.

5. *Intoxicación* por mercurio, yodo o plomo.

6. Situaciones de incoordinación neuromuscular.

a) Retraso mental y parálisis cerebral.
b) Resecciones mandibulares y labiales.

7. *Sialorrea paroxística idiopática*. Entidad que aparece una-dos veces por semana, que dura dos-cinco minutos y que va precedida de náuseas y de dolor epigástrico sin vómitos. Se atribuye a un arco reflejo secundario a un trastorno gástrico.

Clínica. El paciente refiere un acúmulo excesivo de saliva, con constante necesidad de deglución y pérdida del sellado labial. Ocasionalmente se puede objetivar un gusto metálico y modificaciones del pH, especialmente en situaciones de origen tóxico.

Tratamiento. El tratamiento consiste en el manejo de la enfermedad de base y en un tratamiento paliativo dirigido a frenar la secreción salival. Éste debe comenzar con fármacos tipo atropina, metoclopramida o anafranil. Si el tratamiento médico no tiene éxito puede plantearse la exéresis quirúrgica de las glándulas salivales.

2.7. Sialoadenosis

Concepto. Enfermedad salival no inflamatoria debida a trastornos metabólicos y secretores del parénquima que se acompaña de tumefacción bilateral no dolorosa de las glándulas parótidas. Según algunos autores, es la entidad nosológica que afecta con más frecuencia a la parótida del adulto (diabetes, menopausia). Se trata de un aumento de tamaño de larga evolución, indolente y recurrente, que afecta especialmente a sujetos de más de cuarenta años de edad.

Patogenia. Según Seifert, la sialoadenosis en humanos no es un trastorno de las glándulas, sino de su inervación vegetativa y que conduce a un trastorno de la secreción acinar. Se ha relacionado con numerosas entidades (tabla XII).

Tabla XII. Etiología de la sialoadenosis

1. Sialoadenosis hormonal
   1. Diabetes
   2. Lactancia, menarquía, menopausia
   3. Tiroidea
   4. Hipofisaria
2. Sialoadenosis distrófico metabólica
   1. Obesidad
   2. Alcoholismo crónico y cirrosis (50-60%)
   3. Malnutrición, paperas nutricionales
   4. Hiperliproteinemia
   5. Nefrógena
   6. Mucoviscidosis
3. Sialoadenosis neurohumoral
4. Sialoadenosis farmacológica
   Fenil y oxibutazona
   Yodo
   Sulfosoxazol
   Isoprotenerol
   Atropina
   Imipramina
   Benzodiacepina
   IMAOS
   Antiparkinsonianos
   Reserpina
   Guanetidina
   Metales pesados
   Antitiroideos

Histología. Los hallazgos característicos son:

1. Aumento de tamaño de los acinos.

2. Degeneración del sistema nervioso vegetativo de la glándula.

3. Cambios en las células mioepiteliales.

Clínica. Tumefacción no neoplásica crónica y recidivante de las glándulas salivales, especialmente de las parótidas en ausencia de síntomas inflamatorios. Afecta a todas las edades y sexos.

Diagnóstico.

1. Historia y exploración clínica detallada.

2. Laboratorio. La sialometría muestra una elevación del potasio y una disminución de los niveles de sodio. Además existe hiposialia en reposo que se normaliza tras la estimulación.

3. Sialografía. Adelgazamiento filiforme de conductos. Aspecto de árbol en invierno.

Tratamiento. No requiere. Si es de origen endocrino la tumefacción no cede, si es de origen farmacológico puede remitir al retirar los fármacos. Puede considerarse la cirugía, si la tumefacción es estéticamente inaceptable.

2.8. Lesiones mal clasificadas

2.8.1. Sialometaplasia necrotizante. Enfermedad inflamatoria benigna que afecta con frecuencia a las glándulas salivales menores del paladar y cuyo aspecto puede hacer sospechar en un carcinoma.

Se presenta como úlceras crateriformes profundas de 1-3 cm, que aparecen y que curan espontáneamente en un período de tres-doce semanas. Típicamente son indoloras, aunque pueden presentar dolor local o irradiado. Se atribuye a una lesión por isquemia de las glándulas salivales menores.

2.8.2. Enfermedad de Kimura. Enfermedad inflamatoria crónica que aparece en adultos jóvenes y con cierta predilección por varones.

Clínicamente aparecen como nódulos subcutáneos de consistencia gomosa que pueden alcanzar gran tamaño y que afectan a cabeza y cuello. Existe predilección por el área preauricular, pueden ser múltiples y existe una elevada tendencia a la recidiva. Además de la masa existen linfadenopatías regionales. El estudio de sangre periférica revela eosinofilia y elevación de las IgE.

2.8.3. Hiperplasia angiolinfoide con eosinofilia. Aunque algunos autores consideran que es la enfermedad de Kimura, para otro son entidades diferentes. Clínicamente se trata de masas subcutáneas o placas rojizas lisas, únicas o múltiples que aparecen en cabeza y cuello. Afecta a mujeres de edad media. En un 20% aparecen adenopatías. La tasa de recidiva es de un 30%.

3. Consideraciones especiales: técnicas quirúrgicas

3.1. Técnicas menores

a) **Exéresis de mucocele.** El procedimiento se efectúa bajo anestesia local ambulatoria. Se localiza el mucocele y se dibuja su contorno con azul de metileno para evitar perderlo tras la inyección de anestesia local. Se infiltra el anestésico local en el área quirúrgica con el fin de obtener una buena hemostasia. Se efectúa una incisión con bisturí siguiendo el eje mayor del quiste. Con tijeras curvas finas se procede a disecar el mucocele de los tejidos circundantes, que es asido con un mosquito. Es frecuente la ruptura del quiste con salida de un líquido viscoso. Se procede a la exéresis total de la glándula afecta, se irriga el campo para eliminar posibles residuos y se cierra la incisión con puntos sueltos.

b) **Exéresis de cálculo del conducto de Wharton.** Técnica que se puede afectuar bajo anestesia local. Tras identificar el cálculo con palpación bidigital y radiografía oclusal, se procede a la anestesia regional del nervio lingual y a la infiltración del suelo de la boca siguiendo el trayecto del conducto de Wharton. Se aplica un punto de seda profundo en un sector distal a la posición del cálculo salival. A continuación se efectúa una incisión longitudinal del conducto, directamente sobre el cálculo. Con mosquito curvo se disecan los tejidos suprayacentes y se extirpa el cálculo. A continuación se retira el punto de seda y se exprime la glándula hasta que sale un líquido transparente. La incisión no se debe suturar, sino que bien se deja que granule o bien se marsupializa.

c) **Biopsia de glándula salival menor.** Tal como se mencionó en el capítulo dedicado a la exploración, es la única biopsia que está permitida. Se practica generalmente en las glándulas de labio inferior para el diagnóstico del síndrome de Sjögren. Bajo tracción del labio inferior se practica la infiltración anestésica, y se efectúa una incisión vertical de la mucosa. Con un mosquito curvo se disecan los tejidos labiales hasta alcanzar el músculo orbicular de los labios. Se identifican las glándulas menores y se extirpa un número variable, entre 8 y 10. Se introducen en suero fisiológico y se envían al patólogo. Se cierra la herida con puntos sueltos.

3.2. **Sublingualectomía** (fig. 10)

La sublingualectomía puede efectuarse bajo anestesia local o general. Con un taco de goma en el lado contralateral se aplica un punto de tracción sobre la punta de la lengua que también se lleva hacia el otro lado. Se efectúa una incisión sobre la mucosa oral a la que vez que extraoralmente se aplica presión hacia arriba. Es frecuente el desgarro de la ránula; en ese caso es importante aprehender el tejido con una pinza tipo Allis. Aplicando tracción hacia delante y mediante disección roma se identifica la glándula y se separa de los tejidos circundantes. Es especialmente importante la identificación y conservación del nervio lingual en su trayecto sinuoso en la vecindad de la glándula. La glándula debe extirparse totalmente en caso de ránulas.

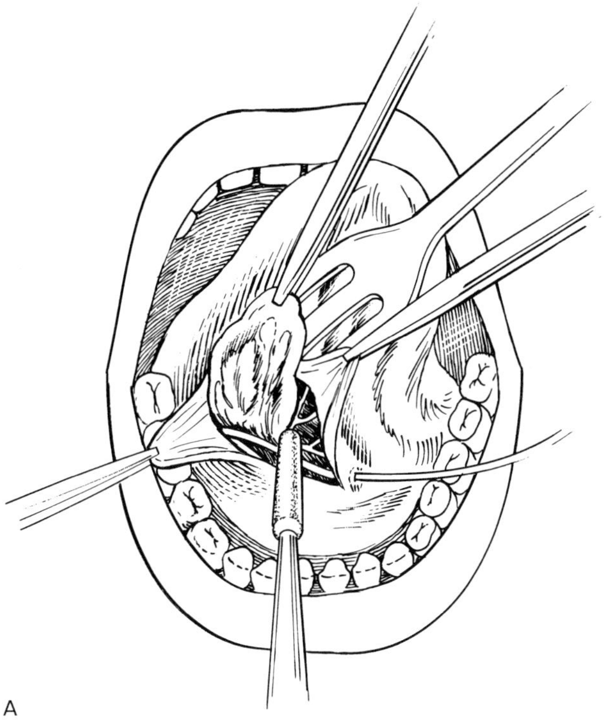

A

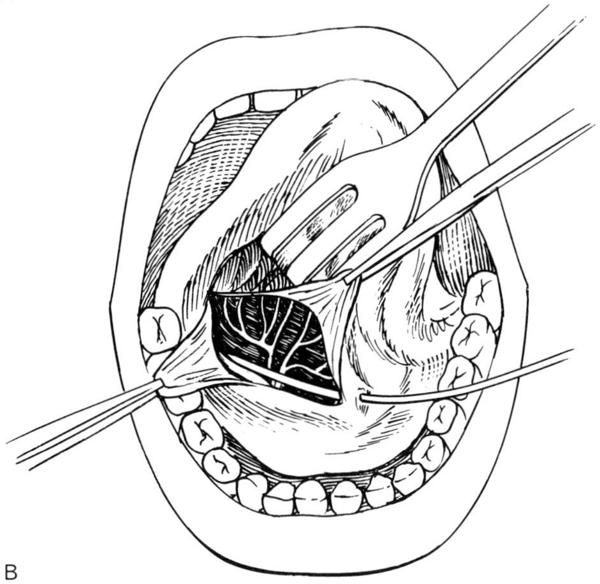

B

Fig. 19.10.—**Técnica extirpación glándula sublingual.** A. Conducto de Wharton cateterizado para su preservación. B. Disección glándula sublingual separándola del nervio lingual.

3.3. **Submaxilectomía** (fig. 11)

El paciente es intervenido bajo anestesia general con intubación orotraqueal, la cabeza en hiperextensión e inclinada hacia el lado contrario. Se practica una incisión de 3 cm, dos traveses de dedo por debajo del cuerpo mandibular coincidiendo con un pliegue cutáneo. De esta forma se evita la lesión de la rama marginal del nervio facial. El límite posterior se localiza en el borde anterior del músculo esternocleidomastoideo. La incisión se infiltra ligeramente con anestesia local para favorecer la hemostasia. La incisión incluye piel, tejido celular subcutáneo y platisma. Se incide la fascia cervical y se busca el plano que la separa de la capa superficial de la fascia cervical profunda que envuelve la glándula submaxilar.

El nervio marginal se encuentra en una posición superficial a la arteria y vena facial, y en el plano que queda entre el músculo platisma y la aponeurosis cervical superficial. La maniobra de Hayes-Martin, que consiste en la identificación y ligadura baja de los vasos faciales, con el fin de

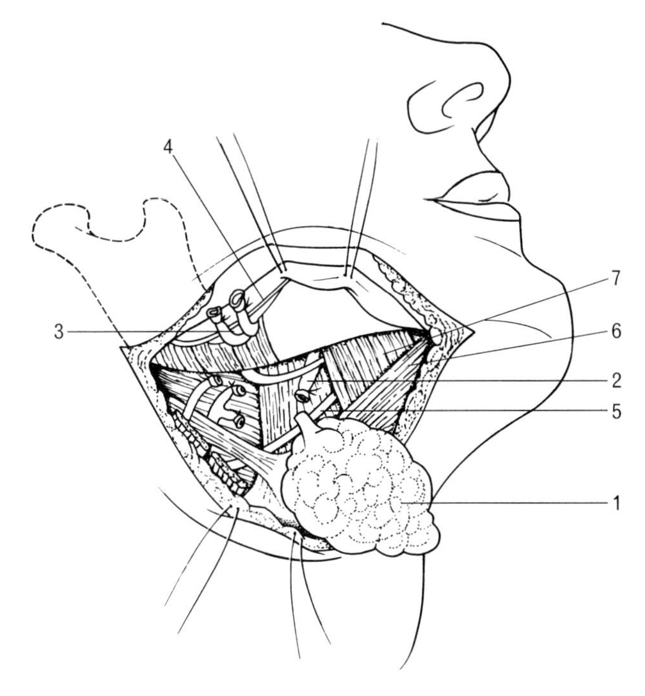

Fig. 19.11.—**Técnica extirpación glándula submaxilar:** 1. Glándula. 2. Conducto de Wharton ligado. 3. Arteria y vena facial. 4. Ramo del nervio facial. 5. Nervio hipogloso. 6. Músculo digástrico. 7. Músculo milohioideo.

trabajar en un plano más profundo al que teóricamente se encuentra el nervio marginal, puede resultar, no obstante, peligrosa. Lo ideal es visualizar el trayecto del nervio.

También es importante conocer la posición de los vasos con respecto a la glándula. Así, mientras la vena es superficial y raramente atraviesa la glándula, la arteria se encuentra en un plano más profundo y puede estar en el interior del parénquima.

Con un *kocher* se tracciona la glándula hacia arriba, separándola con disección roma del tendón del digástrico. Esta maniobra permite exponer en el fondo el nervio hipogloso. A continuación se retrae anteriormente el músculo milohioideo con un separador de Farabeuf, y al traccionar la glándula hacia abajo quedará expuesta la V lingual y el conducto de Wharton, que se clampan y ligan. Tras esta maniobra la disección de la glándula del músculo hiogloso es simple y permite la extirpación de la glándula, se introduce un drenaje aspirativo tipo Redon y la herida se cierra por planos.

3.4. Parotidectomía

El paciente es intervenido bajo anestesia general con intubación orotraqueal. El tubo debe dirigirse hacia el lado contralateral de la glándula a intervenir. La cabeza debe estar en hiperextensión y girada hacia el lado contralateral. En pacientes con abundante cabello es necesario rasurar la región preauricular.

El campo quirúrgico debe exponer la hemicara, incluyendo globo ocular, comisura labial y oreja homolaterales. De esta forma se puede observar la respuesta de la musculatura de la mímica. El cuello debe dejarse expuesto. Se introduce una tapón de gasa en el CAE para evitar que la sangre entre en el oído.

La incisión utilizada en la parotidectomía es la que se muestra en la figura 12. Comienza en la parte superior del trago, sigue toda el pabellón auricular. Al llegar al lóbulo se deflexiona en sentido posterior, para continuar en sentido cervical siguiendo uno de los pliegues cutáneos, a unos 2 cm por debajo del ángulo mandibular.

Se levanta el colgajo anterior con bisturí traccionando de la piel hacia arriba formando tienda de campaña, siguiendo el plano que separa la glándula del tejido celular subcutáneo y el platisma, y hasta llegar a visualizar el músculo masetero (fig. 13). A continuación se eleva el colgajo posterior, que se realiza en dos fases. En primer lugar se separa la glándula del cartílago del CAE, hasta identificar su extremo inferior o *pointer* (túnel superior). A continuación se procede a separar la glándula de las densas inserciones fibrosas que lo separan del músculo esternocleidomastoideo, hasta alcanzar en profundidad el músculo digástrico. El nervio auricular mayor se sacrifica.

Se procede entonces a identificar el tronco del nervio facial, que debe encontrarse entre los dos túneles posteriores que se han practicado. Las referencias para ello son el borde anterior del vientre posterior del digástrico, la mastoides, el *pointer* del CAE y la apófisis estiloides. Se aplican dos *kochers* rectos sobre el parénquima glandular y mediante disección roma con mosquito se separa el tejido glandular hasta identificar el tronco del nervio. A partir de ese momento, y en sentido anterógrado, se buscan las diferentes ramas del mismo, creando un plano de disección que separa el lóbulo superficial de la glándula del nervio facial. Se expone la totalidad del nervio y se comprueba su integridad.

Se completa la parotidectomía superficial. La incisión se cierra en dos planos, dejando un drenaje aspirativo durante veinticuatro horas.

Parotidectomía total. En caso de existir un tumor en el lóbulo profundo de la glándula, las ramas nerviosas del facial se identifican con Vesse-loops y se procede a la disección del lóbulo de los tejidos circundantes.

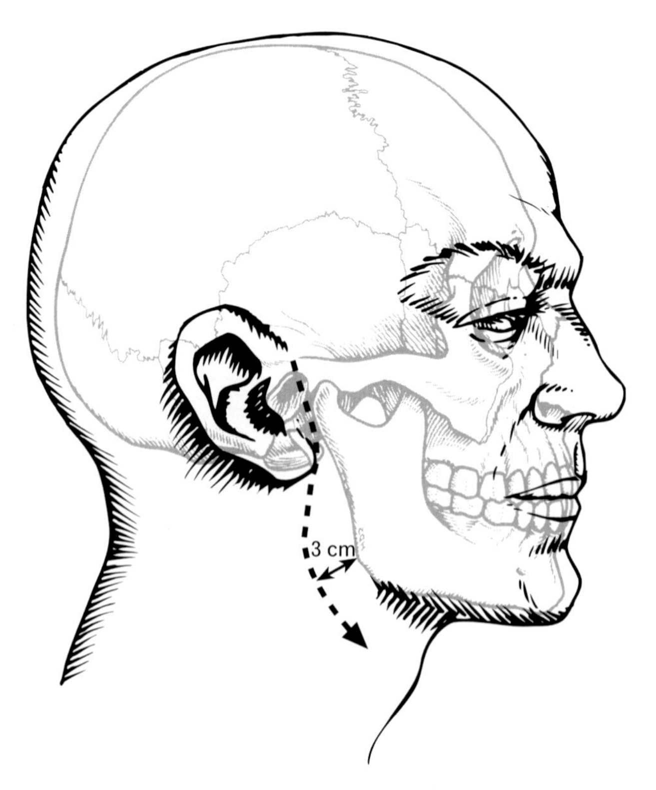

Fig. 19.12.—**Parotidectomía.** Incisión en «S».

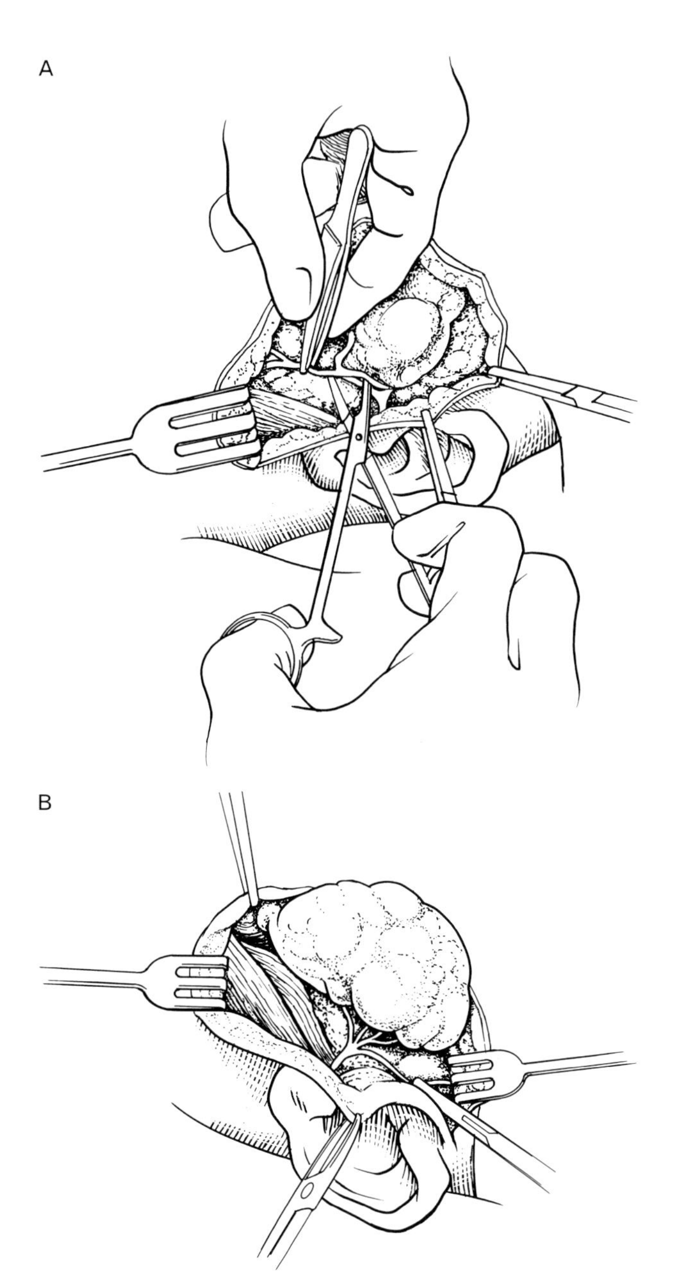

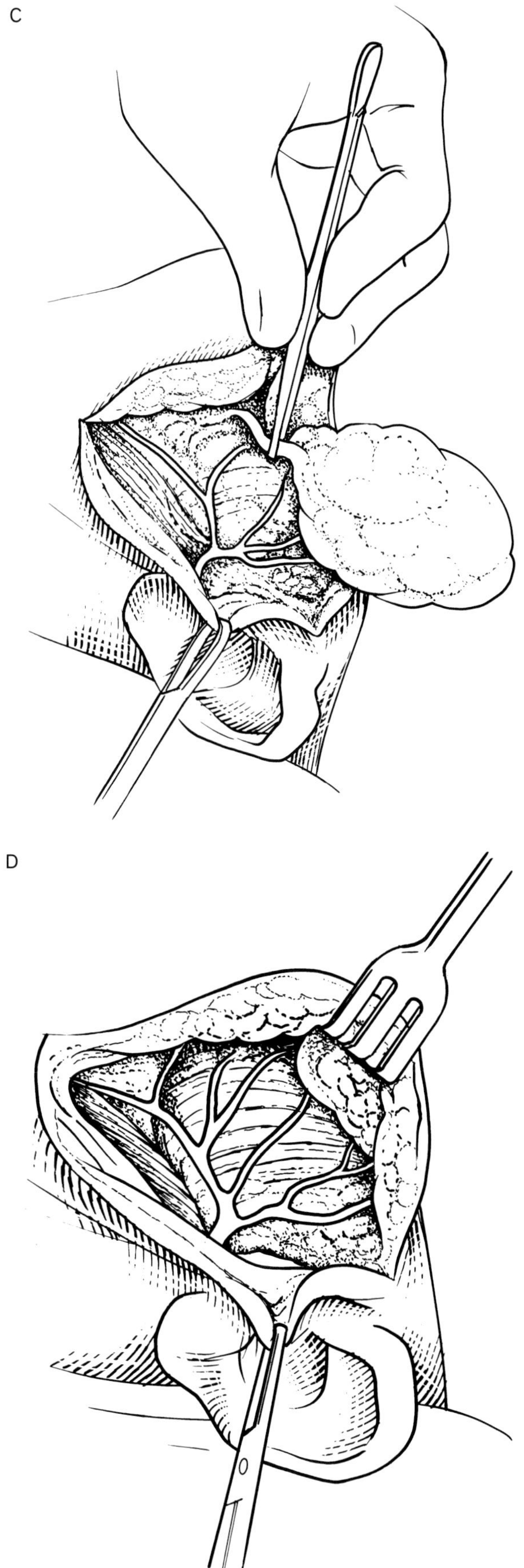

Fig. 19.13.—**Parotidectomía.** *Técnica:* A) Se identifica el tronco principal del nervio facial. B) Se diseca la glándula por encima del nervio. C) Ligadura del conducto de Stenon. D) Parótida extirpada,nervio facial totalmente disecado.

Bibliografía

Batsakis JG. Neoplasms of the minor and «lesser» major salivary glands. Surg Gyn Obstet 1972; 135:289-298.

Buchholz TA, Shimotakahara MD, Weymuller EA et al. Neutro radiotherapy for adenoid cystic carcinoma of the head and neck. Arch Otolaryngol Head Neck Surg 1993; 119:747-752.

Conley J. Salivary glands and the facial nerve. Sttutgart, George Thiem Pub, 1975.

Ellis GL, Auclair PL, Gnepp DR. Surgical pathology of the salivary glands. Philadelphia: WB Saunders, 1991.

Foote FW, Frazell EL. Tumors of the major salivary glands. Cancer 1953; ¿?:1065-1078.

FDI working group. Saliva: its role in health and disease. Int Dent J 1992; 42:291-304.

Joint Committee on Cancer. Manual for Staging of Cancer. Philadelphia: American Joint Committee, 1988.

Malamud D, Tabak L. Saliva as a diagnostic fluid. Annals of the New York, Academy of Sciences, vol. 694, 1993.

O'Brien CJ, Soong SJ, Herrera GA et al. Malignant salivary tumors: analysis of prognostic factors and survival. Head Neck Surg 1986; 9:82-92.

Rankow RM, Polayes IM. Disease of the salivary glands. Filadelfia: WB Saunders, 1976.

Seifert G. Disease of the salivary glands. Sttutgart: George Thieme Verlag, 1986.

Shockley WW, Pillsbury HC. The neck. St Louis: CV Mosby, 1994.

Spiro RH, Koss LG, Hajdu SI, Strong EW. Tumors of minor salivary origin-a clinicopathologic study of 492 cases. Cancer 1973; 31:117-129.

Spiro RH, Huvos AG, Strong EW. Cancer of the parotid gland: a clinicopathologic study of 288 primary cases. Am J Surg 1975; 130:452-459.

Thackray AC, Lucas RB. Tumors of the major salivary glands. Washington: AFIP, 1983.

Vaillant, JM, Laudenbach P. Pathologies des glandes salivaires. Paris: Flammarion, 1988.

Wang CC. Malignant tumors of the salivary glands. En: Radiation therapy for head and neck neoplasms. Chicago: Year Book Medical Publishers, Inc., 1990.

Capítulo 20

Enfermedades del cuello

1. Consideraciones generales

1.1. Embriología del cuello

El desarrollo embriológico de la cabeza y el cuello se caracteriza por la formación de arcos branquiales o faríngeos, que aparecen en la cuartas y quinta semanas de desarrollo intrauterino. Los arcos branquiales se hallan formados por bandas de tejido mesenquimatoso, separadas entre sí por los denominados surcos branquiales o faríngeos. Al mismo tiempo, a lo largo de las paredes laterales del intestino faríngeo aparecen una serie de evaginaciones denominadas bolsas faríngeas, que se van introduciendo en el mesénquima, sin llegar nunca a establecer comunicación con las hendiduras.

En la quinta semana, el segundo arco branquial experimenta un crecimiento superior al resto, formándose una depresión ectodérmica denominada seno cervical. Durante las sexta y séptima semanas de desarrollo embriológico, el seno cervical y del segundo al cuarto arcos branquiales sufren una obliteración progresiva, adoptando el cuello un contorno liso.

Arcos branquiales. Los arcos branquiales están formados por un núcleo de tejido mesodérmico, cubierto en su parte externa por ectodermo superficial y por su parte interna por epitelio de origen endodérmico. Asimismo reciben en su parte central células procedentes de la cresta neural, que posteriormente formarán los componentes esqueléticos de la cara (fig. 1).

Cada arco branquial se caracteriza por poseer sus propios componentes musculares (que derivan del componente mesodérmico del arco branquial) junto a un eje cartilaginoso, conducidos por su propio nervio e irrigados por un componente arterial propio. La formación del cuello depende, pues, del desarrollo de cada uno de estos arcos branquiales y de sus derivados:

Primer arco branquial. El cartílago del primer arco se compone de una porción dorsal llamada porción maxilar y una porción ventral denominada porción mandibular o cartílago de Meckel. Ambos procesos sufren una importante regresión, excepto dos porciones de los extremos dorsales que forman el yunque y el martillo.

El mesénquima que rodea la porción maxilar formará por osificación membranosa al premaxilar, maxilar, hueso cigomático y parte del hueso temporal, mientras que el mesénquima que rodea el cartílago de Meckel formará la mandíbula.

La musculatura del primer arco formará los músculos de la masticación (temporal, masetero, pterigoideos), el vientre anterior del digástrico, el milohioideo, el músculo del martillo y el periestafilino externo. La inervación de dichos músculos corresponde a la rama maxilar inferior del nervio trigémino.

Segundo arco branquial. El cartílago del segundo arco branquial o arco hioideo (o cartílago de Reichert) da lugar al estribo, apófisis estiloides del hueso temporal, ligamento estilohioideo, asta menor y parte superior del cuerpo del hueso hioides.

Los músculos correspondientes a este segundo arco son el músculo del estribo, el estilohioideo, el vientre posterior del digástrico, el auricular y los músculos de la expresión facial. Todos ellos inervados por el nervio correspondiente al segundo arco, el nervio facial.

Tercer arco branquial. El cartílago correspondiente a este arco origina la porción inferior del cuerpo y el asta mayor del hueso hioides. La musculatura se limita al músculo estilofaríngeo y los músculos constrictores superiores. El nervio correspondiente es el glosofaríngeo.

Cuarto y sexto arcos branquiales. La fusión de los componentes cartilaginosos de estos arcos forman el cartíla-

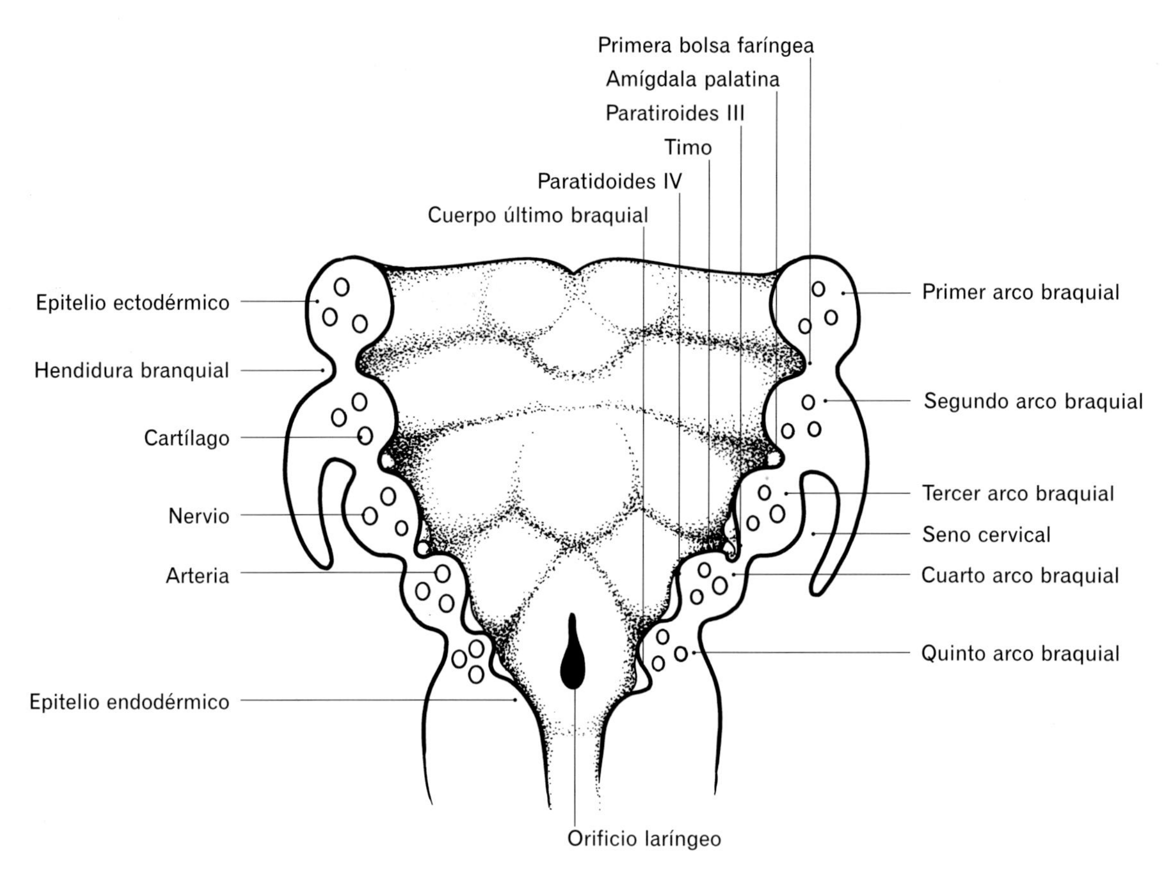

Fig. 20.1.—**Arcos branquiales.**

go tiroides, el cricoides, el corniculado de Santorini y cuneiforme o de Wrisberg.

Los músculos cricotiroideo, periestafilino interno y constrictor de la faringe corresponden a la musculatura del cuarto arco y son inervados por la rama laríngea superior del vago, en tanto que la musculatura intrínseca de la laringe recibe la inervación del nervio correspondiente al sexto arco, la rama recurrente del vago.

Bolsas faríngeas. El endodermo de la faringe recubre la superficie interna de los arcos branquiales, determinando entre ellos cinco invaginaciones denominadas sacos faríngeos, que darán lugar a importantes órganos. Las bolsas faríngeas se enumeran craneocaudalmente, siendo la quinta muy rudimentaria.

Primera bolsa faríngea. Forma un divertículo pediculado denominado receso tubotimpánico, que crece hasta ponerse en contacto con el epitelio de la primera hendidura. La porción distal se ensancha formando la cavidad timpánica y el antro mastoideo y contribuye a la formación de la membrana timpánica, mientras que la porción proximal formará el conducto faringotimpánico o trompa de Eustaquio.

Segunda bolsa faríngea. El endodermo de este saco prolifera formando primordios, que posteriormente crecerán en el interior del mesénquima subyacente. La regresión de estos primordios constituirá las criptas amigdalinas y los sacos endodérmicos formarán el epitelio superficial y el revestimiento de estas criptas. Entre los tercero y quinto meses se produce una diferenciación gradual alrededor de las criptas hacia tejido linfoide para formar la amígdala palatina. Existe una porción de saco que no desaparece y que podemos hallar en el adulto, denominada fosa tonsilar.

Tercera bolsa faríngea. Podemos diferenciar una porción dorsal, que en la quinta semana formará la glándula paratiroides inferior, y una porción ventral, que formará el timo.

Ambas estructuras sufren una emigración caudal y medial, alcanzando el timo su situación definitiva en el tórax, en tanto que el tejido paratiroideo se ubicará en la cara dorsal de la glándula tiroides, dando lugar a las glándulas paratiroides inferiores.

Cuarta bolsa faríngea. También podemos diferenciar una porción dorsal que originará las glándulas paratiroides superiores y una porción ventral denominada cuerpo último branquial, que se incorpora a la tiroides para formar las células parafoliculares.

Quinta bolsa faríngea. Bolsa rudimentaria que se suele considerar parte de la cuarta, la cual junto a la porción ventral de ésta da origen al cuerpo último branquial.

Hendiduras faríngeas o surcos branquiales. De las cuatro hendiduras faríngeas que el embrión presenta a las cuatro semanas, tan sólo una contribuye a formar estructuras definitivas, sufriendo las restantes una obliteración definitiva.

La porción dorsal de la primera hendidura se introduce en el mesodermo originando el conducto auditivo externo, en tanto que el revestimiento epitelial contribuye a la formación del tímpano.

El tejido mesodérmico del segundo arco crece superponiéndose a los tercero y cuarto arcos, fusionándose con el relieve epicárdico que está situado en la porción inferior del cuello. Ello implica que la segunda, tercera y la cuarta hendiduras pierdan contacto con el exterior y formen una cavidad revestida por epitelio ectodérmico denominado seno cervical, el cual desaparecerá en el desarrollo posterior.

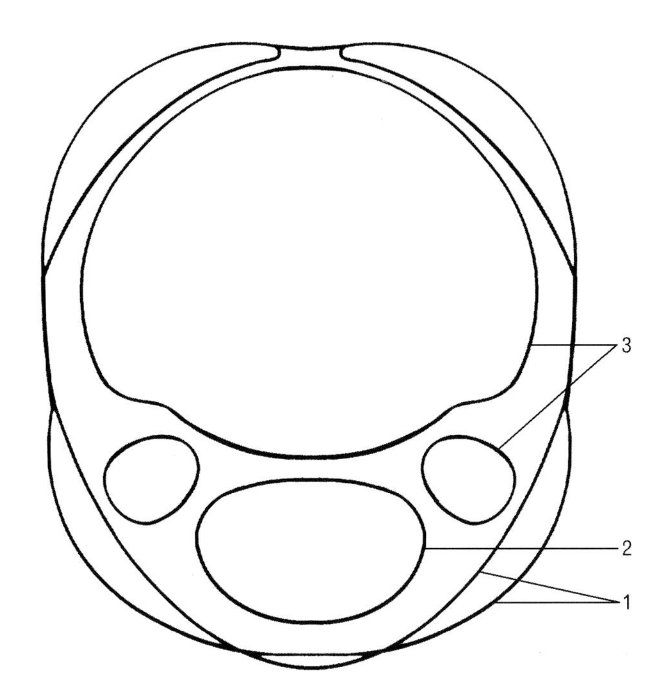

Fig. 20.2.—**Aponeurosis del cuello.** 1. Fascia superficial. 2. Fascia media: envuelve tiroides, esófago, tráquea, faringe. 3. Fascia profunda: envuelve la musculatura cervical profunda prevertebral y la vaina carotídea.

1.2. Anatomía del cuello

1.2.1. Aponeurosis del cuello. En la región anatómica del cuello podemos distinguir dos tipos de fascias: la fascia superficial y la fascia profunda. La fascia superficial no se halla dividida en capas y es muy delgada, al contrario de la fascia profunda, que dividida en tres aponeurosis define tres planos musculares: superficial, que contiene el músculo esternocleidomastoideo, plano medio donde hallamos la musculatura infrahioidea, y un plano profundo que contiene la musculatura prevertebral (fig. 2).

1.2.1.1. **Fascia superficial.** Delgada capa situada inmediatamente por debajo de la piel, generalmente no visible en el abordaje quirúrgico. Aumenta de grosor en individuos obesos con gran cantidad de tejido celular subcutáneo.

1.2.1.2. **Fascia profunda.**

1.2.1.2.1. Aponeurosis superficial de la fascia profunda. Situada debajo del platisma, es la primera fascia que es capaz de identificar el cirujano. Se origina a nivel de las apófisis espinosas vertebrales y rodea completamente el cuello. En su recorrido se transforma en bilaminar para envolver al músculo ECM, al músculo trapecio y al vientre inferior del omohioideo.

A partir de su origen esta fascia se halla fijada cranealmente a nivel de la apófisis mastoides, aponeurosis maseterina, borde inferior de mandíbula, uniéndose a nivel medial al hueso hioides, y caudalmente se halla adherida al manubrio esternal y clavícula. A nivel del ángulo mandibular se continúa con la aponeurosis parotídea y maseterina, y se halla unida al borde anterior del músculo esternocleidomastoideo por una lámina fibrosa denominada cinta maxilar.

1.2.1.2.2. Fascia pretraqueal o lámina media de la fascia profunda. Se inserta caudalmente en la cara posterior de ambas clavículas y esternón, extendiéndose en la parte craneal en el cartílago hioides, no insertándose a nivel de los músculos suprahioideos. Esta lámina envuelve tiroides, esófago, tráquea y los músculos infrahioideos, por lo que recibe el nombre de fascia visceral. Lateralmente se prolonga por fuera del músculo omohioideo hasta la aponeurosis cervical superficial, con la que se une por delante del trapecio.

1.2.1.2.3. Lámina profunda o fascia prevertebral. Se halla adherida a la columna vertebral, revistiendo a los músculos escalenos y los músculos profundos del cuello. Se fija cranealmente a la base del cráneo e inferiormente se continúa con la fascia endotorácica. Posteriormente se origina en las apófisis transversas de las vértebras, cubre a los músculos retrovertebrales y prevertebrales, e inmediatamente se sitúa por delante del cuerpo vertebral. Cubre al músculo *esplenius capitis,* elevador de la escápula, a los escalenos y a los músculos *longus capitis* y *lon-*

gus colli, así como las estructuras nerviosas: plexo cervical, plexo branquial y cadena simpática.

La vaina carotídea se forma como resultado de la fusión de las fascias vecinas: fascia prevertebral, fascia de los músculos infrahioideos, músculos prevertebrales, músculo esternocleidomastoideo y la fascia faríngea. Contiene la arteria carótida, la vena yugular y el nervio vago, cada uno de los cuales contiene a su vez una vaina celular propia.

1.2.2. Espacios del cuello. La división del espacio anatómico del cuello en diferentes triángulos permite abordar la compleja anatomía cervical de una manera didáctica y de gran utilidad para el cirujano en su abordaje quirúrgico (fig. 3).

1.2.2.1. Triángulo posterior. Se encuentra limitado medialmente por el borde posterior del esternocleidomastoideo, lateralmente por el borde anterior del trapecio e inferiormente por la clavícula. El techo de este triángulo está formado por la lámina superficial de la fascia profunda, mientras que la fascia prevertebral se configura como el suelo de este triángulo, a la vez que reviste los músculos prevertebrales. En el interior de este triángulo se encuentran:

a) Ramas cutáneas del plexo cervical: Inervan la piel del área supraclavicular y cuero cabelludo de la zona posterior. Se distinguen cuatro ramas: 1. Nervio occipital menor. 2. Nervio auricular mayor. 3. Nervio cutáneo anterior del cuello. 4. Ramas supraclaviculares.

b) El nervio espinal se encarga de la inervación del esternocleidomastoideo y del trapecio, aunque en el triángulo posterior sólo discurren fibras para el trapecio. La lesión de estas fibras supone una disminución de al menos el 50% de la función de la articulación escapular.

c) Ramas arteriales: El tronco tirocervical de la arteria subclavia da dos ramas que se localizan a nivel de la base del triángulo posterior. La arteria transversa cervical y la arteria supraescapular tienen su origen en el borde anterior del músculo escaleno anterior, cruzando profundamente el esternocleidomastoideo. La arteria supraescapular cruza la fosa supraclavicular para irrigar a los músculos escapulares posteriores; en cambio, la arteria transversa cervical se divide en ramas superficiales (algunas de ellas sigue un trayecto paralelo al nervio espinal) y ramas profundas.

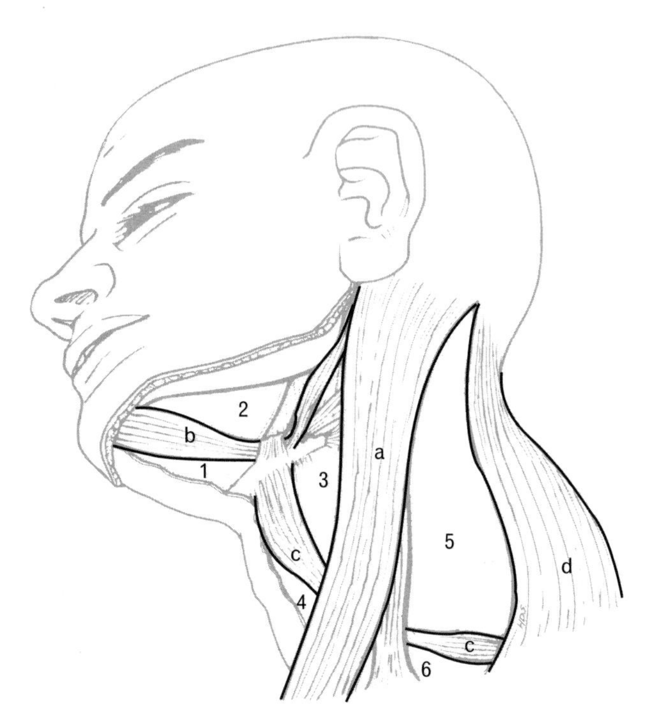

Fig. 20.3.—**Triángulos del cuello. Anterior:** 1. Submentoniano. 2. Submandibular. 3. Carotídeo superior. 4. Carotídeo inferior. Posterior: 5. Occipital. 6. Subclavio. *Músculos:* a) E.C.M. b) Digástrico. c) Omohioideo. d) Trapecio.

1.2.2.2. Triángulo anterior. Limitado lateralmente por el borde anterior del esternocleidomastoideo, superiormente por la sínfisis mandibular y medialmente por la línea media del cuello. A la vez se subdivide en tres triángulos:

a) Triángulo carotídeo: Limitado por el borde posterior del digástrico, el vientre superior del omohioideo y la porción media del esternocleidomastoideo. La pared lateral está formada por la lámina superficial de la fascia profunda, mientras que la fascia prevertebral forma la pared profunda y lateral.

En el interior podemos hallar las estructuras que forman la vaina carotídea: la arteria carótida común, los pares craneales IX, X, XI y XII y el asa cervical. El IX y el XI par craneal tienen un corto trayecto dentro del triángulo carotídeo; el IX par craneal abandona pronto la fascia para entrar en el tercio posterior lingual, en tanto que el XI abandona el triángulo en su parte más craneal, en el lugar donde el vientre posterior del digástrico cruza con el esternocleidomastoideo. El XII par craneal discurre anteriormente en la vaina carotídea hasta el nivel del cartílago hioides, donde se sitúa profundamente al vientre posterior del digástrico y penetra en el tejido lingual. El X par craneal, en cambio, acompaña a la arteria carótida y a la vena yugular en todo su recorrido.

b) Triángulo submandibular. Limitado por el borde inferior de la mandíbula, el vientre anterior y posterior del digástrico y el músculo milohioideo. En él se hallan como principal componente la glándula submaxilar y ganglios linfáticos asociados, la arteria y vena facial y la rama marginal del facial.

c) Triángulo muscular o carotídeo inferior. Triángulo limitado arriba por el músculo omohioideo, lateralmente por el borde anterior del esternocleidomastoideo y medialmente por la línea media del cuello. Es, pues, un triángulo complementario al triángulo carotídeo. Contiene todos los músculos infrahioideos, el tracto aerodigestivo y la glándula tiroides y paratiroides.

d) Triángulo submental. Limitado lateralmente entre los dos vientres anteriores del músculo digástrico, e inferiormente por el cuerpo del cartílago hioides y cuyo suelo lo forma el músculo milohioideo.

1.2.3. Drenaje linfático. En general, todo el drenaje linfático tanto de la cabeza como del cuello es conducido hasta la cadena de ganglios linfáticos situados a lo largo de la cadena yugular interna, y de ella en el lado izquierdo al conducto torácico y en el lado derecho a la gran vena linfática. En la cara los vasos linfáticos son escasos y su drenaje se sitúa a nivel cervical alto.

La distribución del drenaje linfático es posible clasificarla siguiendo dos criterios: anatómico y funcional. Anatómicamente dividiremos los ganglios linfáticos en dos grupos:

a) Ganglios linfáticos superficiales. Comprende el conjunto de ganglios superficiales que se encargan del drenaje linfático de la cara, la región occipital, el cuero cabelludo y que drenan caudalmente a los ganglios profundos situados a lo largo de las venas del cuello.

De esta manera, el drenaje de la región anterior de la cara, los ganglios bucales situados en la mejilla y los comprendidos en el trayecto de la vena facial drenan cruzando la mandíbula a los ganglios submandibulares y cervicales anteriores. La región más anterior de la cara, los labios y la punta de la lengua drenan a los ganglios sublinguales, los cuales drenan a los ganglios profundos a nivel omohioideo.

La región posterior de la cara y la región del cuero cabelludo que depende de los vasos temporales drenan a nivel de los ganglios parotídeos, los cuales, a través de los ganglios que envuelven la vena facial, desembocan en los ganglios profundos. La región de los ganglios retroauriculares y occipitales desemboca directamente en los ganglios cervicales profundos de la vena yugular interna.

b) Ganglios linfáticos profundos. Engloba dentro de este grupo al conjunto de ganglios asociados a la vena yugular interna en la fascia carotídea, en profundidad del músculo esternocleidomastoideo.

Destacan en este grupo dos áreas por la riqueza de ganglios y su importancia patológica: los ganglios yugulodigástricos, situados en la confluencia del vientre posterior del digástrico y la vena yugular interna, y losganglios yuguloomohioideos, en la unión del vientre superior del omohioideo con el músculo esternocleidomastoideo.

La división desde el punto de vista funcional, que será de gran utilidad desde el punto de vista quirúrgico, se realiza en cinco niveles anatómicos (fig. 4):

Nivel I.

Grupo submentoniano: Ganglios situados entre el vientre anterior del digástrico lateralmente y el cartílago hioides inferiormente.

Grupo submandibular: Ganglios situados entre el vientre anterior y posterior del digástrico y el borde inferior de la mandíbula.

Nivel II.

Grupo yugular alto: A nivel del tercio superior de la vena yugular interna y la porción proximal del nervio espinal. Limita superiormente con la entrada de la vena en la base del cráneo y caudalmente en la bifurcación carotídea y el hueso hioides, localizándose el borde posterior en el margen posterior del esternocleidomastoideo y el límite anterior en el borde lateral del esternohioideo.

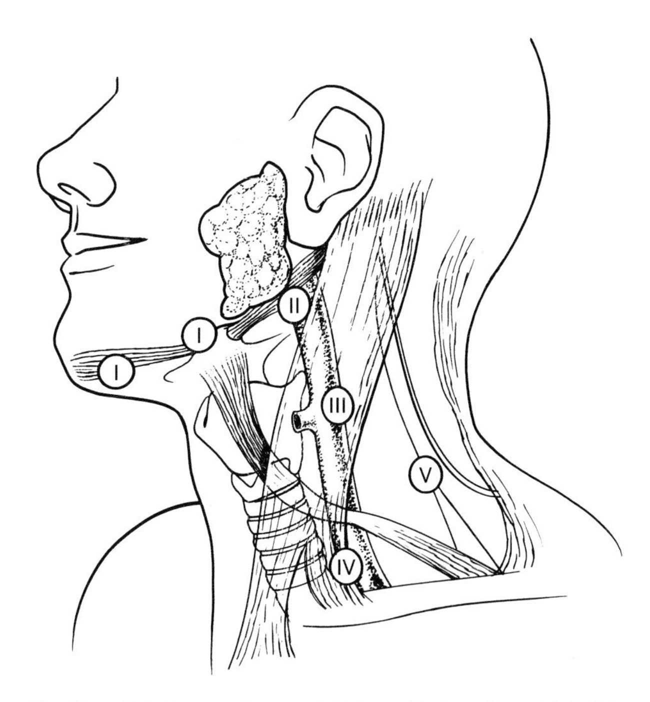

Fig. 20.4.—**Niveles ganglionares.** I. Submandibular, submental. II. Subdigástrico, yugular alto. III. Yugular medio. IV. Yugular inferior. V. Triángulo posterior.

Nivel III.

Grupo yugular medio: Comprende el grupo de ganglios que acompañan a la vena yugular interna en su recorrido a nivel de su tercio medio.

Nivel IV.

Grupo yugular inferior: Limita inferiormente con el borde superior de la clavícula y comprende el grupo de ganglios localizados en el tercio inferior del trayecto de la vena yugular interna.

Nivel V

Grupo del triángulo posterior: Ganglios situados en el triángulo posterior y aquellos ganglios situados a lo largo del nervio espinal y la arteria transversa cervical.

Nivel VI.

Incluye el conjunto de ganglios situados entre ambas ramas carotídeas, limitando superiormente esta región con el cartílago hioides. Distinguimos una serie de grupos ganglionares: paratraqueales, pretiroideos, precricoideos, del nervio laríngeo recurrente.

1.2.4. Drenaje linfático. Se distinguen alrededor de 300 ganglios en el territorio linfático del cuello, lo que significa alrededor del 30% de ganglios del cuerpo humano. A continuación se exponen los grupos linfáticos de cabeza y cuello y sus territorios de drenaje:

1.2.4.1. Ganglios linfáticos de la cabeza.

Occipitales: Situados cerca del margen del músculo trapecio, en número de uno a tres, recibe el drenaje de la porción occipital del cuero cabelludo y parte de los ganglios linfáticos superficiales y profundos de la nuca.

Auriculares posteriores: A nivel de la inserción en mastoides del músculo esternocleidomastoideo, se encarga del drenaje de los sectores posteriores del conducto auditivo externo.

Auriculares anteriores: Por delante del trago, y separados por tejidos blandos de la glándula parótida, drena la porción anterior y lateral del pabellón auricular y la piel de la región occipital.

Parotídeos: Se dividen en ganglios superficiales y ganglios profundos. Los ganglios parotídeos superficiales se hallan situados en el interior de la glándula y se encargan del drenaje de la región de la nariz, de los párpados, de la piel de la región frontotemporal y de la cavidad timpánica. Este grupo ganglionar junto con los ganglios occipitales, auriculares posteriores y auriculares anteriores drenan a nivel de los ganglios linfáticos cervicales profundos. Estos ganglios situados en la profundidad de la glándula, y lateralmente a la pared faríngea, se encargan también del drenaje de la cavidad nasal posterior y de la región nasofaríngea.

Faciales: Se encuentra de forma variable en la cara, situados en el trayecto de los vasos faciales, tributarios de los ganglios submaxilares. Drenan la piel de los párpados, la conjuntiva y la piel y mucosa nasales.

Linguales: A excepción de la región anatómica de la punta nasal que drenan a submenoniano, el resto de regiones drena a nivel submaxilar y de la cadena yugular interna.

1.2.4.2. Ganglios linfáticos del cuello (fig. 5).

Submandibulares: En número de tres a seis, situados a nivel del triángulo submandibular. Destaca por su ubicación el ganglio de Stahr, situado sobre la arteria facial a la altura de su cruce con el nervio marginal de la mandíbula.

Recibe el drenaje del labio superior, gran parte lateral del labio inferior, de las mejillas, del margen anterior de la lengua, parte del suelo de la boca, y por medio de los ganglios submentonianos en el labio inferior y la punta lingual. Los ganglios submandibulares drenan directamente a los ganglios cervicales profundos superiores.

Submental: Situados entre ambos vientres anteriores del músculo digástrico, drenan a nivel de la glándula submaxilar y de los ganglios yugulares medios. Drena la parte central del labio inferior y la punta lingual y emite sus aferencias a los ganglios submaxilares y de forma bilateral a los ganglios yugulares medios.

Ganglios cervicales profundos:

Ganglios yugulares altos: Denominados también ganglios subdigástricos. Situados lateral y anteriormente a la vena yugular interna, aparecen en profundidad al esternocleidomastoideo y entre éste y el ángulo mandibular. Drenan el paladar blando, la amígdala palatina, los pilares amigdalinos, la base y el cuerpo lingual, los senos piriformes y la laringe supraglótica. Secundariamente recibe aferencias de los grupos ganglionares retrofaríngeos, del grupo del nervio espinal, de los ganglios parotídeos, de los cervicales superficiales y los submandibulares.

Ganglios yugulares medios: Situados en profundidad respecto a la vena yugular interna, reciben primariamente drenaje de la laringe supraglótica, senos piriformes inferiores y área cricoidea posterior. Secundariamente recibe

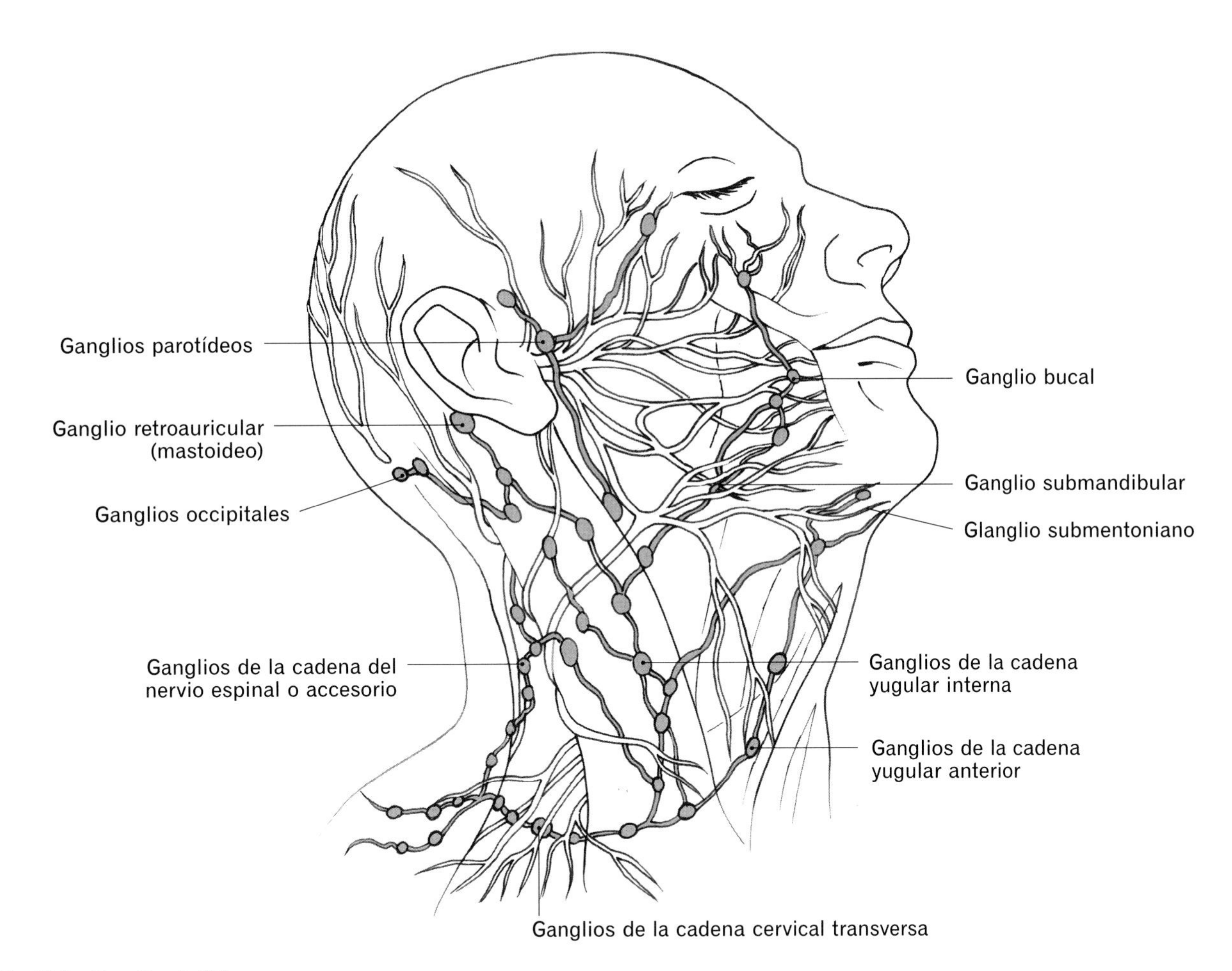

Fig. 20.5.—**Ganglios linfáticos.**

aferencias de los ganglios yugulares superiores y retrofaríngeos.

Ganglios yugulares inferiores: Situados a nivel anterior y medio respecto a la vena yugular interna, reciben drenaje indirectamente de la parte posterior del cuello y del cuero cabelludo, de la región pectoral superficial parte del hombro y, ocasionalmente, del hígado.

Ganglios de la cadena espinal: En número de 20, aproximadamente, siguen el trayecto del nervio, uniéndose en su porción superior con los ganglios yugulares altos, e inferiormente con la cadena supraclavicular y cervical transversa. Recibe el drenaje del cuero cabelludo de la región parietal y occipital y drenan a nivel superior en la cadena yugular e inferiormente en la cadena supraclavicular.

Ganglios de la cadena cervical transversa: Situados a lo largo de la arteria cervical transversa, unen la cadena espinal con los ganglios de la vena yugular interna. Reciben el drenaje del tórax y del abdomen, y el ganglio de Bichat situado a nivel supraclavicular recibe además el drenaje del territorio de cabeza y cuello.

Cervical superficial: Ganglios en número de uno a cuatro, que situados superficialmente al músculo esternocleidomastoideo se extienden desde los ganglios parotídeos inferiores hasta la mitad de este músculo, siguiendo el trayecto de la vena yugular superficial.

Cervical anterior: Grupo ganglionar inconstante, situado por delante de la tráquea. El ganglio prelaríngeo, que es el de aparición más frecuente, drena la linfa de la parte inferior de la laringe, el istmo tiroideo y la tráquea superior.

Ganglios retrofaríngeos: Generalmente en número de dos a tres, situados entre la primera vértebra y la parte superior de la faringe. Reciben el drenaje linfático de las fosas nasales, la trompa de Eustaquio y la rinofaringe.

1.2.5. Irrigación arterial

1.2.5.1. **Arteria carótida común.** La arteria carótida común asciende en la región lateral del cuello junto con la vena yugular interna y el nervio vago, conformando el paquete vasculonervioso del cuello. En el lado derecho la arteria carótida común nace del tronco braquicefálico, mientras que en el costado izquierdo nace directamente del tronco del cayado de la aorta. Asciende lateralmente a las vísceras del cuello, cerca de la lámina prevertebral de la fascia cervical, por detrás del músculo esternocleidomastoideo, cruzando este recorrido el músculo omohioideo.

A nivel del borde superior del cartílago tiroides, ésta se divide en dos ramas: arteria carótida interna y externa. Es aquí donde se encuentran dos pequeños órganos: el seno carotídeo, cuyas células epiteloides responden a alteraciones de la presión arterial, y el glómulo carotídeo, con función quimiorreceptora y que detecta alteraciones en el contenido del oxígeno sanguíneo.

1.2.5.2. Arteria carótida interna. La arteria carótida interna ocupa en su origen una posición dorsal respecto la arteria carótida externa y a continuación asciende envuelta por la fascia carotídea para entrar en la base del cráneo a nivel del conducto carotídeo. En este trayecto, justo por encima de la bifurcación, cruza el nervio hipogloso la arteria carótida interna, la cual sigue un trayecto ascendente en el que no emite ninguna colateral, para situarse por dentro de la apófisis estiloides. A este nivel es cruzada por el vientre posterior del digástrico y por el grupo de músculos que se insertan en el proceso estiloideo.

La arteria carótida interna se encarga de la vascularización de la región orbitaria, de parte de las fosas nasales y del contenido de la cavidad craneal.

1.2.5.3. Arteria carótida externa. Adopta en su origen a nivel de la arteria carótida común una posición interna y anterior respecto la arteria carótida interna. A partir de aquí abandona la vaina carotídea para situarse por debajo del vientre posterior del digástrico, y entre el músculo estilohioideo y el músculo estilogloso penetra en la glándula parótida para dividirse a nivel del cóndilo mandibular en dos ramas terminales: arteria temporal superficial y arteria maxilar interna. En este trayecto la arteria carótida externa emite tres ramas anteriores y tres posteriores. Anteriormente distinguimos:

Arteria tiroidea superior: Es la primera rama de la arteria carótida externa, aunque en un 10% aproximadamente de los casos se origina en la arteria carótida común y en un 20% de los casos en la misma bifurcación carotídea. Su origen se sitúa justo por debajo del asta mayor del cartílago hioides. Característicamente, a diferencia del resto de las ramas, sigue un trayecto descendente por encima del músculo constrictor superior, para dirigirse al polo superior de la glándula tiroides. Esta rama se encarga de la irrigación del esternocleidomastoideo, de la laringe y de parte de la glándula tiroides.

Arteria lingual: Nace justo por encima de la arteria tiroidea superior y en aproximadamente un 20% de los casos conjuntamente con la arteria facial. Asciende con un trayecto serpenteante en la superficie del músculo constrictor medio, por detrás del asta mayor del hioides y profundamente al nervio hipogloso. Penetra en el tejido lingual, para constituir la arteria profunda de la lengua, entre el músculo hiogloso y el músculo longitudinal inferior. En su trayecto podemos distinguir diversas ramas: arteria suprahioidea, arteria sublingual y arteria dorsal de la lengua.

La ligadura selectiva de la arteria lingual se puede efectuar a nivel de la parte inferior del triángulo de Pirogoff, limitado anterior y posteriormente por el vientre anterior y posterior del digástrico, superiormente por el nervio hipogloso y profundamente por la glándula submaxilar.

Arteria facial: A partir de su origen por encima de la arteria lingual, sigue un trayecto por debajo del músculo digástrico, penetrando en la celda submaxilar para cruzar el borde inferior de la mandíbula y situarse por delante del músculo masetero y ascender a lo largo del surco nasogeniano, lugar donde pasa a denominarse arteria angular. Emite en su recorrido cuatro ramas: arteria submental (que irriga la musculatura suprahioidea), una rama para la glándula submaxilar, la arteria palatina ascendente y la arteria amigdalar.

De la misma manera distinguimos tres ramas posteriores:

Arteria faríngea ascendente: Nace a nivel posterior en el mismo nivel o superiormente al de la arteria tiroidea superior, para ascender lateralmente a la faringe, por dentro de la musculatura estilohioidea, penetrando a nivel de base de cráneo en el agujero rasgado posterior. Irriga la musculatura de la faringe, del paladar, del oído medio, de la amígdala palatina y de las meninges.

Arteria occipital: A partir de su origen presenta un trayecto ascendente y se dirige posteriormente a la región suboccipital. En su trayecto pasa por debajo del vientre posterior del digástrico, se sitúa medialmente a la apófisis mastoides, y tras atravesar a nivel occipital el músculo trapecio se anastomosa con la arteria temporal superficial. Irriga el músculo esternocleidomastoideo, el digástrico, el estilohioideo y los músculos del triángulo suboccipital.

Arteria auricular posterior: Se origina en la cara posterior de la arteria carótida externa en el borde superior del vientre posterior del digástrico y cruza en profundidad la glándula parótida para dirigirse a mastoides. Irriga al músculo digástrico, estilohioideo, esternocleidomastoideo, glándula parótida, pabellón auricular y cuero cabelludo.

1.2.6. Drenaje venoso. El drenaje venoso discurre de manera más variable que la irrigación arterial y se basa en dos grandes troncos: vena yugular interna y vena yugular externa.

1.2.6.1. **Vena yugular interna.** Se origina en la base del cráneo como continuación del seno lateral, emergiendo a este nivel a través del agujero rasgado posterior. Desciende a partir de este nivel siguiendo un trayecto hacia abajo y adelante, para anastomosarse por detrás de la clavícula con la vena subclavia y formar el tronco venoso braquiocefálico. Contenida en la vaina carotídea, está situada cranealmente por detrás de la arteria carótida interna, para situarse a nivel más caudal lateralmente a ella. En este trayecto recibe afluentes de:

Vena facial. Se inicia a nivel del ángulo de la mandíbula como vena angular y sigue un trayecto descendente paralelo a la arteria facial, para desembocar directamente en la vena yugular interna, o se une a la vena lingual y tiroidea para formar el tronco tirolinguofacial.

Vena lingual. La confluencia de la vena lingual profunda, venas dorsales y vena ranina forman un tronco común que desembocará en la vena yugular interna.

Vena tiroidea superior. Se forma en el lóbulo superior de la glándula tiroides y desemboca tras cruzar la arteria carótida en la vena yugular interna.

1.2.6.2. **Vena yugular externa.** Nace en el espesor de la glándula parótida, por debajo del cuello del cóndilo mandibular. Se forma a partir de:

Vena temporal superficial. A partir de la red venosa del cuero cabelludo, por delante del trago y por detrás de la articulación temporomandibular y la arteria temporal superficial. A nivel del espesor de la glándula parótida se une con la arteria maxilar interna.

Vena maxilar interna. Se origina a partir de la vena esfenopalatina y de la vena del plexo pterigoideo, anastomosándose por detrás del cuello del cóndilo con la vena temporal superficial para formar la vena yugular externa, también denominada retromandibular en su trayecto intraparotídeo.

En la región parotídea la vena yugular externa está atravesada lateralmente por el nervio facial y se halla situada por dentro de la arteria carótida, para cruzar el músculo esternocleidomastoideo. Contenida en un desdoblamiento de la hoja superficial de la vaina del músculo esternocleidomastoideo, sigue un trayecto oblicuo de arriba hacia abajo y descendente de atrás hacia adelante para anastomosarse en la región supraclavicular con la vena yugular interna.

Recibe afluencias en su trayecto de las venas auriculares posteriores, vena occipital superficial, vena cervical superficial y venas escapulares. Una rama constante es la vena comunicante intraparotídea, la cual nace de la vena yugular externa, desciende a través de la parótida y desemboca en la vena facial o en el tronco tirolinguofacial.

1.2.6.3. **Vena yugular anterior.** Resultado de la unión de las venas submentales, toma un trayecto lateral a la línea media, para a nivel supraesternal acodarse y dirigirse hacia afuera, y situarse por detrás del esternocleidomastoideo, para desembocar en la vena subclavia o en la vena yugular externa. Generalmente en su trayecto emite diversas ramas anasomóticas con la vena yugular anterior contralateral.

1.3. Masas cervicales: diagnóstico diferencial

1.3.1. Diagnóstico clínico. Ante una masa cervical, se deben valorar una serie de factores para establecer el diagnóstico diferencial entre las diversas entidades capaces de manifestarse clínicamente como tumoraciones:

Edad del paciente. Se pueden distinguir tres grupos: pacientes pediátricos (< 15 años), pacientes adultos jóvenes (16-40 años), y adultos (> 40 años). Ante una masa cervical en un paciente pediátrico la entidad más frecuente es la adenopatía inflamatoria, seguida en segundo lugar de una anomalía congénita y mucho más raramente una masa neoplásica. En el adulto joven la distribución en orden es similar, pero aumentan la proporción de masas neoplásicas.

En el adulto la distribución varía radicalmente, situándose como más probable las masas neoplásicas, seguida de masa inflamatorias y muy raramente tumoraciones de origen congénito.

Localización. Adquiere importancia especialmente ante masas de origen congénito y masas de origen traumático. Las tumoraciones neoplásicas e inflamatorias siguen las mismas vías linfáticas de drenaje, indicando su disposición la localización anatómica que con mayor probabilidad da origen a la tumoración.

Las características de las principales masas cervicales son las siguientes:

Masas de origen congénito. Los quistes branquiales aparecen en niños o en adultos jóvenes como masas inflamatorias coincidiendo con episodios de sobreinfección respiratoria. Se localizan característicamente en el triángulo anterior del cuello, por delante del trayecto del esternocleidomastoideo, y se presentan como masas de consistencia blanda, que en episodios de sobreinfección se pueden acompañar de supuración y fiebre.

El quiste tirogloso se presenta en la región anterior de cuello, se moviliza característicamente con la salivación y la protusión lingual. La citología, el TAC o la RNM y, en caso necesario, la gammagrafía nos establecerán el diagnóstico diferencial con el quiste dermoide, tejido tiroideo ectópico o con una adenopatía.

Los linfangiomas se presentan, al igual que los hemangiomas, en pacientes de edad pediátrica, generalmente en los primeros años de vida. El linfangioma suele localizarse en el triángulo posterior, y aparecen como una masa fluctuante, difusa, de consistencia blanda, de márgenes poco definidos, y que frecuentemente posee una extensión profunda disecante. Los hemangiomas, en cambio, se presentan como una masa de color rosado o azul, caliente, compresible a la palpación.

Masas tumorales. Se calcula que alrededor de un 12% de los tumores de cabeza y cuello se presentan en forma de adenopatías cervicales. La aparición de metástasis linfáticas depende del grado de diferenciación histológica del tumor, del tamaño de la lesión inicial y la riqueza de capilares linfáticos según su localización. Las lesiones unilaterales se propagan a ganglios linfáticos del mismo lado, mientras que las lesiones cercanas a la línea media, las del borde lateral de lengua y las de nasofaringe pueden propagarse a ambos lados.

La aparición de una tumoración cervical en un paciente adulto, de aparición asimétrica, de crecimiento relativamente rápido, y de tamaño mayor de 2 cm es diagnóstico de lesión neoplásica y se debe recurrir a todas las exploraciones necesarias para poder determinar el tumor primario.

Linfomas y linfosarcomas aparecen en enfermos de todas las edades, teniendo especial incidencia en pacientes en edad pediátrica, donde los linfomas alcanzan el 55% de los cánceres en edad pediátrica. Acompañando estos síntomas locales podemos hallar síntomas generales en forma de fiebre, malestar general o sudoración nocturna.

Los tumores de las glándulas salivales aparecen como masas a nivel del ángulo mandibular, en la región pre o subauricular y en el triángulo submandibular. Generalmente son masas asintomáticas y la infiltración cutánea, el crecimiento rápido o la aparición de síntomas derivados de la infiltración nerviosa harán pensar en la malignidad de la tumoración. La determinación de la localización y la extensión mediante una exploración por imagen, la citología y en determinadas ocasiones la biopsia conducirán al diagnóstico.

Los tumores del cuerpo y glomus carotídeo se localizan en la bifurcación de la carótida ubicada en el triángulo anterior, en forma de una masa pulsátil, compresible, que aunque presenta movilidad no se desplaza en sentido vertical. Característicamente presenta un soplo audible y palpable. El diagnóstico se realiza gracias a la clínica y a la realización de una arteriografía.

Los tumores tiroideos se localizan a nivel del compartimiento anterior, se presentan en todas las edades. Es el tumor primario de mayor frecuencia, caracterizándose por una mayor proporción de tumoraciones benignas y en el sexo femenino en la edad adulta, frente a una predominancia relativa de tumores malignos en el sexo masculino en pacientes pediátricos. Se presenta característicamente en forma de una tumoración móvil, compresible, que se localiza generalmente en el compartimiento anterior, y que se desplaza con los movimientos de deglución. El diagnóstico se realiza gracias a la exploración física, la realización de una gammagrafía tiroidea y la punción-aspiración de la masa no funcionante.

Los schwannomas y los neurofibromas son tumoraciones raras que se localizan generalmente en el espacio parafaríngeo y que se manifiestan clínicamente en forma de tos recurrente cuando se origina en el vago y en forma de síndrome de Horner cuando su origen radica en la cadena simpática.

Metástasis de origen desconocido. Ante la presencia de una masa cervical dolorosa a la palpación en un paciente adulto, con antecedentes de fumador y hábito enólico, de crecimiento progresivo en los últimos tres o cuatro meses, se debe pensar en una posible adenopatía metastásica. A continuación se confirmará el diagnóstico mediante PAAF, y se realizará una completa exploración física, que incluirá un examen detallado en busca de lesiones cutáneas en la cara, en el cuero cabelludo o en el cuello, y una exploración oral, de nasofaringe, hipofaringe y laringe en busca del origen primario de esta tumoración. Se completa el estudio con una exploración por imagen, ya sea RNM o TAC, de la región maxilofacial. En un 5% de los casos a pesar de todas estas exploraciones no se encuentra el origen primario de esta adenopatía, denominándose entonces metástasis de origen desconocido.

La localización de la metástasis puede indicar la posible localización del tumor primario: adenopatías submaxilares son secundarias a lesiones de la lengua y cavidad oral, localizaciones cervicales altas suelen corresponder a lesiones de la orofaringe, amígdala y base de la lengua; adenopatías yugulares altas y del triángulo posterior suelen corresponder a lesiones de la nasofaringe; lesiones de la laringe, hipofaringe y tiroides metastatizan a nivel de ganglios de la cadena yugular media y baja. Localizaciones a nivel yugular bajo y en el triángulo supraclavicular han de hacer pensar en la posibilidad de un origen a nivel de tracto aerodigestivo.

Si tras la realización de estas exploraciones no se ha encontrado el tumor primario, estaría indicado realizar biopsias randomizadas de áreas de nasofaringe, base de la lengua, amígdalas y senos piriformes, que se han comprobado como áreas de mayor probabilidad de realizar este tipo de diseminación. La realización de estas biopsias se fundamenta en la teoría de un origen submucoso de la neoplasia primaria, que debido a su localización metastatizaría de una forma muy temprana. En aquellas adenopatías de localización supraclavicular o yugular baja el estudio es preciso completarlo mediante la realización de una broncoscopia y esofagoscopia. Sin embargo se calcula que tan sólo un 20% de estas adenopatías supraclaviculares tendrán su origen en el tracto aerodigestivo, localizándose el primario en el resto del territorio maxilofacial.

La localización más frecuente de las adenopatías de origen desconocido es a nivel yugulodigástrico con una frecuencia de entre el 50-70%, seguido en orden de frecuencia por la localización submaxilar y yugular media. Aproximadamente en un 45% se presentan en el estadio N3, seguido de un 40% en N2, y tan sólo un 15% en N1. Valorando el diagnóstico histológico, el de mayor frecuencia es el de carcinoma escamoso, con un 60%, seguido del adenocarcinoma con un 22% y con menor frecuencia otro tipo de tumores: melanomas, carcinomas anaplásicos.

Actitud frente a metástasis de origen desconocido. El tratamiento de las metástasis de origen desconocido es un tema en controversia y la falta de series randomizadas impide el obtener conclusiones definitivas. La elección del tipo de tratamiento dependerá de la histología, del estadiaje y de la localización.

Ante una adenopatía metastásica informada como adenocarcinoma la actitud será diferente dependiendo de su localización: si se halla a nivel cervical medio y alto, se pensará en un posible origen a nivel de la glándula submaxilar o parótida y el tratamiento indicado será generalmente la cirugía y la radioterapia posoperatoria. Si en cambio la localización es a nivel supraclavicular, el origen más probable se localiza a nivel aerodigestivo, en ovario, mama o próstata y generalmente se trata el cuello de una manera paliativa, y se opta por la quimioterapia sistémica, pues se cree que la enfermedad se halla en una fase de diseminación. Si el resultado anatomopatológico es de carcinoma escamoso, el tratamiento de elección en estadios N2 y N3 generalmente está establecido, consistiendo en la realización de una disección radical y la realización de radioterapia posoperatoria en la región anatómica que incluya el posible origen del tumor primario y la región cervical. En estadios N1 la realización de radioterapia posoperatoria es discutida, argumentando en contra el porcentaje de tumores que se originan a nivel extracervical, o tumores cutáneos que no se beneficiarían de la irradiación, la posibilidad de inducir la radioterapia un segundo primario, y por otra parte la morbilidad que la radioterapia supone al paciente. Estos argumentos tendrían especial peso en aquellas adenopatías submentonianas, donde la aparición de un posible primario a nivel intraoral es posible descartar con el seguimiento clínico, en cambio en adenopatías yugulares medias e inferiores y a nivel de triángulo posterior existe la posibilidad de un origen a nivel del tracto faríngeo, no controlable clínicamente, y en la radioterapia posoperatoria podría tener una finalidad curativa.

La supervivencia se sitúa alrededor del 50% (35-70% según las series). Se han descrito como factores pronóstico:

Localización. Metástasis a nivel cervical medio y alto tienen mejor pronóstico que las localizadas a nivel cervical bajo y supraclavicular.

Histología. Dependiendo del tipo histológico y grado de diferenciación.

Estadiaje. Peor en estadiajes elevados.

Aparición del tumor primario. Alrededor de un 25% de los casos durante el tratamiento se descubre el tumor primario, lo que supone un factor pronóstico negativo.

Es necesario tener en cuenta asimismo otros factores como el examen físico completo, la historia clínica del enfermo, el período de crecimiento, etc., para poder establecer un diagnóstico de sospecha.

En el examen físico será preciso determinar la localización de la tumoración, su adherencia o no a estructuras profundas, su consistencia y la presencia de trayectos fistulosos. Ante la sospecha de una lesión metastásica será preciso completar el examen físico con una observación detallada del territorio maxilofacial correspondiente a esa zona de drenaje linfático para descartar posibles lesiones neoplásicas.

La presencia de una masa pulsátil, o con un soplo audible o palpable, indicará la conveniencia de practicar técnicas complementarias de exploración como una angiografía o un Divas para descartar masas de origen vascular.

Frente a adenopatías en el triángulo posterior se buscará su origen primario en el área de la nasofaringe; si se halla en la región yugulodigástrica será preciso explorar la laringe, la faringe, la región amigdalar y la base de la lengua. En cambio si las adenopatías aparecen en el tercio inferior del cuello y en el triángulo supraclavicular se deberá descartar una neoplasia pulmonar o gastrointestinal como posibles orígenes.

El examen físico, la localización de la tumoración, junto con la historia clínica del enfermo darán un diagnóstico probable ante una tumoración cervical, pero generalmente será preciso recurrir a otras exploraciones para llegar al diagnóstico definitivo

1.3.2. Diagnóstico por imagen

1.3.2.1. **Tomografía computarizada (TC).** Permite realizar el diagnóstico diferencial entre masas sólidas y quísticas, establece la localización y extensión de la tumoración, muestra la presencia de calcificaciones, informa de su posible origen glandular y con la administración de contraste delimita el flujo sanguíneo. Son considerados signos de metástasis cervicales:

- Adenopatías mayores o iguales de 1,5 cm.
- Adenopatías con evidencia de necrosis central.
- Grupo de tres o más adenopatías cuya longitud oscila entre 8-15 mm.
- Pérdida de definición en los planos tisulares.

1.3.2.2. **Resonancia nuclear magnética (RNM).** Proporciona igual o mayor información que la TC. Esta exploración en secuencias T2 puede localizar lesiones incipientes de la mucosa en aquellos casos de metástasis de origen desconocido. La administración de contraste delimita la afectación de grandes vasos y en ocasiones es capaz de sustituir la realización de una arteriografía. Generalmente ofrece imágenes de mayor definición que la TC para lesiones situadas en la base del cráneo y en el tercio superior del cuello, y permite la realización de imágenes multiplanares. Como inconveniente de la RNM está la posibilidad de artefactos como resultado de la salivación y del movimiento pulsátil de los vasos, es una exploración más cara y larga que la TC y presenta una serie de contraindicaciones.

1.3.2.3. **Ecografía.** Se confirma de utilidad para poder diferenciar entre masa sólidas y quísticas, estableciendo el diagnóstico diferencial entre quistes branquiales y tiroglosos y adenopatías o tumoraciones de glándulas salivales. En aquellos casos donde es necesario establecer el diagnóstico diferencial entre una adenopatía inflamatoria o metastásica en el estadiaje de enfermos se ha demostrado la utilidad de la ecografía para guiar la punción-aspiración con aguja fina. Mediante la utilización del Eco-doppler se pueden detectar la presencia de masas vasculares y la afectación carotídea por una tumoración.

1.3.2.4. **Angiografía.** La angiografía ha ido adquiriendo una mayor importancia a medida que se han resuelto los problemas técnicos que ésta presentaba y se han disminuido el número de complicaciones. Está especialmente indicada ante la sospecha de una tumoración cervical de la presencia de un paraganglioma, pero también se utiliza en el diagnóstico de malformaciones arteriovenosas, para evaluar el grado de vascularización de tumoraciones cervicales, así como la posible afectación de la arteria carótida por masas tumorales o traumatismos.

Ofrece la posibilidad del embolismo selectivo preoperatorio ante una masa hipervascularizada, y en combinación con el TAC es capaz de evaluar el grado de circulación colateral arterial en caso de ligadura de la arteria carótida interna.

1.3.2.5. **Exploraciones con radioisótopos.** Son utilizadas con frecuencia en lesiones de la glándula tiroidea, diferenciando la presencia de nódulos calientes o funcionantes y nódulos fríos.

1.3.3. Diagnóstico histológico

1.3.3.1. **Punción-aspiración con aguja fina.** La punción-aspiración con aguja fina es una exploración de gran utilidad, que con una mínima molestia al paciente proporciona una información de gran valor a la hora de establecer el diagnóstico de una masa cervical. La realización de múltiples aspiraciones, la correcta técnica de punción, así como la experiencia del citólogo son indispensables para obtener la máxima información. La práctica de la PAAF muestra una sensibilidad del 97%, y una especificidad del 95%, con una variabilidad entre diferentes citólogos que puede oscilar del orden de un 8%. El mayor índice de error se presenta ante el diagnóstico diferencial entre linfoma y carcinoma papilar de tiroides, en tanto que ante lesiones epiteliales malignas la fiabilidad se acerca al 100%. La biopsia con aguja de Vim-Silverman está contraindicada por la posibilidad descrita de diseminación de células tumorales a través del trayecto de la aguja.

Esta exploración se ha demostrado especialmente útil en el diagnóstico de nódulos tiroideos y en la determinación etiológica de lesiones quísticas. Es también útil en el estadiaje ganglionar de pacientes oncológicos a la hora de establecer la indicación de diversas modalidades de tratamiento.

Su capacidad de establecer el diagnóstico diferencial entre el carcinoma y el linfoma generalmente evita la realización de biopsias abiertas y permite el establecimiento del tratamiento adecuado de una manera temprana.

Especialmente en pacientes adultos, con factores de riesgo, la obtención de PAAF negativas no permite descartar la presencia de una lesión neoplásica y obliga a realizar nuevos PAAF y en caso necesario otras exploraciones complementarias para descartar un posible origen neoplásico.

1.3.3.2. **Biopsia abierta.** Es preciso recurrir a la biopsia cuando después de realizar las exploraciones por imagen y de realizar la citología no se ha llegado al diagnóstico etiológico de una masa cervical.

En aquellos casos en los cuales la biopsia supongan un abordaje amplio del cuello se debe realizar una anatomía preoperatoria, y ante el diagnóstico de melanoma o de carcinoma proceder en el mismo acto operatorio al vaciamiento ganglionar cervical. Si el diagnóstico es en cambio de adenocarcinoma o linfoma se cerrará la herida operatoria y se reevaluará el procedimiento a seguir.

1.3.3.3. **Endoscopia y toma de biopsias.** En caso de hallar una adenopatía diagnosticada de metástasis por carcinoma, y no hallar su origen ni en la exploración ni con las técnicas por imagen es necesario realizar una exploración endoscópica de las áreas correspondiente al drenaje linfático de la adenopatía y realizar múltiples biopsias.

Si no se halla una lesión evidente, se realizarán múltiples biopsias en las áreas de drenaje linfático ante la posibilidad de la existencia del origen neoplásico a nivel submucoso, o en las criptas amigdalares, o en los pliegues del tejido linfático existente en la base de la lengua.

2. Entidades clínicas

2.1. Masas cervicales congénitas

2.1.1. Fístulas preauriculares. La presencia de fístulas preauriculares puede confundir con malformaciones del primer arco. La oreja se desarrolla a partir de seis mamelones que se forman en torno a los primero y segundo arcos denominadas eminencias auriculares. La fusión incompleta de uno de los surcos situados entre estas eminencias da lugar a la presencia de fístulas preauriculares.

Clínica. Se manifiesta con la presencia de un orificio fistuloso por encima y por delante del trago. Generalmente es asintomática, limitándose a la salida de material descamativo producido por el epitelio escamoso que tapiza la fístula.

Puede presentar episodios de sobreinfección, adquiriendo la forma de una masa inflamatoria preauricular, con salida de pus por el orificio fistuloso. Es más común en la raza blanca, y en un 25% de los casos es bilateral.

Tratamiento. El tratamiento en la fase de sobreinfección es conservador, con antibioticoterapia. El tratamiento definitivo consiste en la exéresis de la fístula, respetando el cartílago subyacente.

2.1.2. Quistes branquiales. Podemos definir cuatro tipos de malformaciones derivadas de los arcos branquiales: quistes, fístulas, sinus interno y sinus externo. De todas ellas es el quiste la malformación más frecuente. Un 90% derivan del segundo arco, seguido de un 8% del primero, y tan sólo un 2-3% se presentan bilateralmente.

Embriología. Los senos branquiales son de aparición poco frecuente y aparecen como resultado de la no obliteración del segundo surco branquial y del seno cervical. Los senos branquiales externos se diagnostican durante la infancia por la exudación en orificios situados en el cuello, mientras que los senos branquiales internos generalmente desembocan en la sutura intraamigdalina o cerca del arco palatofaríngeo, siendo el resultado de la persistencia del segundo saco faríngeo.

Si el segundo arco branquial no crece sobre el tercero y el cuarto, los restos de las segunda, tercera y cuarta hendiduras branquiales pueden mantener su contacto con la superficie a través de un conducto que se denomina fístula branquial. Este conducto puede ser breve o atravesar toda la región cervical desde la faringe hasta su exteriorización cutánea.

Los restos epiteliales del seno cervical pueden originar los quistes branquiales, que se presentan como masas fluctuantes cervicales en el adulto joven.

Clínica. Se presentan en la infancia o en la edad adulta temprana como masas fluctuantes que se localizan característicamente por delante del esternocleidomastoideo. Se considera como un signo patognomónico de fístula branquial la presencia de una fístula en el margen anterior del esternocleidomastoideo.

Se diagnostican generalmente en el momento que presentan episodios de sobreinfección, que a menudo se asocian a episodios de infección del tracto respiratorio superior. Durante estos episodios infecciosos puede ocurrir una ruptura espontánea, acompañada de la salida de su contenido a la piel y muy raramente a la faringe. Dependiendo de su localización pueden dar otros síntomas como disfagia, disnea o estridor. Si existe un trayecto fistuloso es posible observar la salida de contenido mucoide o purulento. La existencia de anomalías en el primer arco obliga a establecer el diagnóstico diferencial con tumoraciones parotídeas, pudiendo presentar otorrea u otalgia como resultado de la existencia de un trayecto fistuloso que está en comunicación con el conducto auditivo externo.

Además, de acuerdo con el origen de la malformación, se podrán observar otras malformaciones propias de cada arco.

Histología. Las malformaciones de los arcos branquiales se hallan tapizadas generalmente por un epitelio escamoso estratificado y más raramente por un epitelio cilíndrico ciliado. Puede contener folículos pilosos, queratina, glándulas sebáceas y cartílago, observándose frecuentemente agregados linfoides.

La posibilidad de malignización es un tema controvertido, y dada la dificultad para demostrar la malignización de los tejidos derivados de los arcos branquiales, Martín y cols. (1950) propusieron una serie de criterios:

1. La tumoración debe estar situada en la región laterocervical.
2. El origen del tumor tiene que ser compatible con el tejido de la hendidura branquial.
3. Es necesario un seguimiento de cinco años para descartar otros tumores primarios.
4. Se debe demostrar su origen en la pared lateral del quiste revestido de epitelio de la cara lateral del cuello.

Diagnóstico diferencial. Se debe establecer el diagnóstico diferencial con: tumores y quistes parotídeos, adenopatías inflamatorias o metastásicas, hemangioma, linfangioma, higromas quísticos, quistes dermoides, laringocele, tumores del cuerpo carotídeo.

2.1.2.1. Malformaciones del primer arco. Se clasifican según Work en dos tipos (fig. 6).

Tipo I. Se consideran anomalías en la duplicación de la porción membranosa del conducto auditivo externo. Su origen es ectodérmico y aparece en la región preauricular manteniendo una disposición horizontal. Puede localizarse anterior, medial o inferiormente al cartílago condral. Su conducto de salida, si está presente, generalmente es paralelo al CAE, siguiendo el trayecto del nervio facial, y termina en un conducto cerrado en la tabla ósea del mesotímpano.

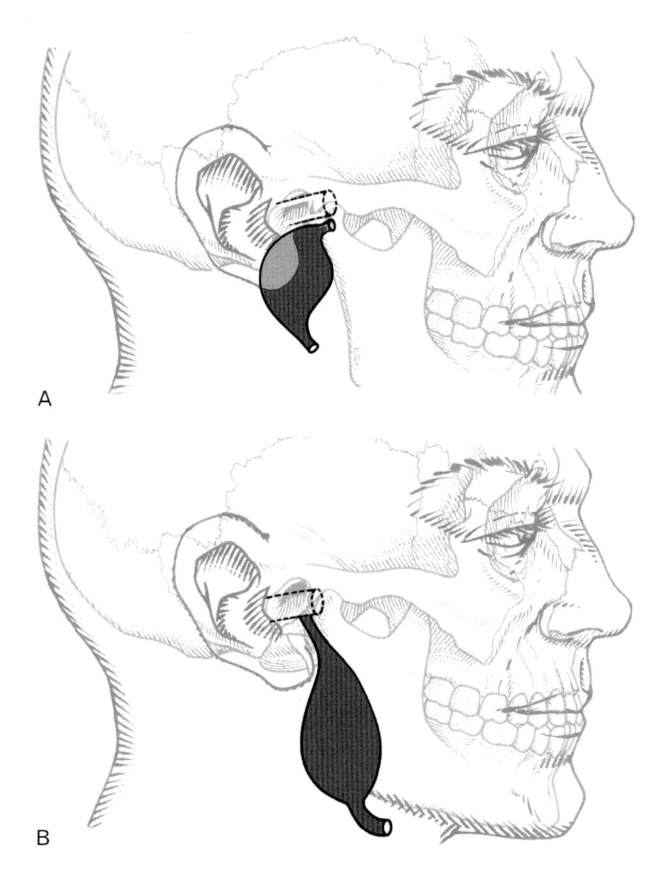

Fig. 20.6.—**Malformaciones del primer arco branquial.** A. Tipo I, quiste retroauricular. B. Tipo II, quiste en región parotídea.

Tipo II. Es producida por una alteración en la duplicación de la porción cartilaginosa y membranosa del CAE, por lo cual no sólo afecta a la primera hendidura, sino a los primero y segundo arcos branquiales. Tiene, pues, un origen ectodérmico y endodérmico, presentando una disposición vertical. Se localizan generalmente posterior o inferiormente al ángulo mandibular, por encima del hioides y anteriormente al esternocleidomastoideo. Su exéresis puede ser dificultosa, pues el trayecto fistuloso transcurre encima de la mandíbula, en asociación con la glándula parótida y con un trayecto variable alrededor del nervio facial. A veces su exéresis correcta requiere la realización de una parotidectomía superficial.

2.1.2.2. Malformaciones del segundo arco. La mayoría de las malformaciones de los arcos branquiales derivan del segundo arco, situándose los quistes branquiales como la malformación más frecuente. Si presentan un trayecto fistuloso éste aparece por delante del esternocleidomastoideo, en su tercio medio e inferior, localizándose característicamente por debajo del hioides, a diferencia de las malformaciones correspondientes al primer arco branquial (fig. 7).

2.1.2.3. **Malformaciones del tercer arco.** Malformación poco frecuente, se localiza en la porción anterior del músculo esternocleidomastoideo, en una disposición similar a las anomalías del segundo arco, siendo ésta, pues, indistinguible clínicamente de ellas. El diagnóstico diferencial se establece durante la intervención.

El trayecto fistuloso sigue en dirección ascendente lateralmente a la arteria carótida primitiva, situándose seguidamente posterior y lateralmente a la arteria carótida interna. Sigue superior y lateralmente al nervio hipogloso, y medialmente por debajo del nervio glosofaríngeo para entrar en la membrana tirohioidea, generalmente por encima del nervio laríngeo interno, y desembocar a la fosa piriforme.

2.1.2.4. **Malformaciones del tercer arco.** La existencia de esta anomalía ha sido discutida durante mucho tiempo. Su desembocadura externa se sitúa también anteriormente al músculo esternocleidomastoideo. El trayecto fistuloso asciende lateral y posteriormente a la arteria carótida primitiva y carótida interna, para pasar por encima del nervio hipogloso, entre arteria carótida y carótida externa, y descender de nuevo pasando por debajo de la arteria subclavia.

2.1.3. Quistes tímicos. El timo se origina a partir del tercer arco branquial y en su evolución experimenta una

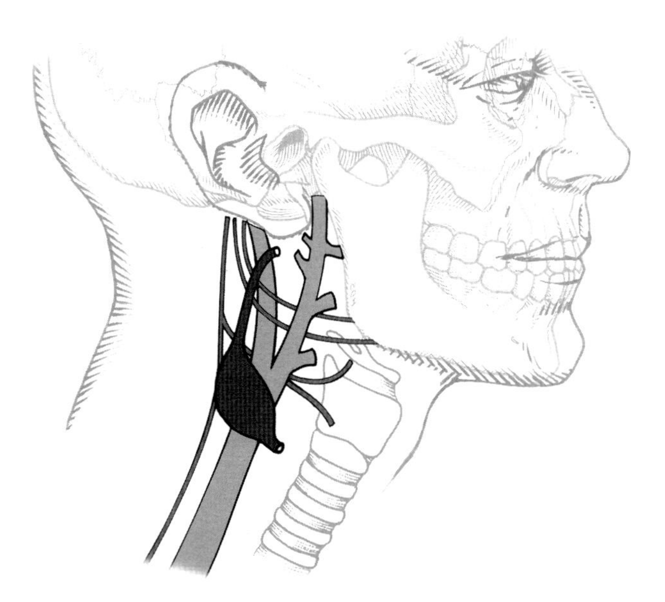

Fig. 20.7.—**Malformaciones del segundo arco branquial.** Quiste o fístula anterior al músculo ECM. Internamente pasa entre la bifurcación carotídea y se prolonga hasta la amígdala lingual.

emigración caudal, hasta ocupar su lugar en el tórax. Durante esta emigración mantiene el contacto con la tercera bolsa faríngea mediante el conducto timofaríngeo. La persistencia de este conducto en la edad adulta se cree que origina la presencia de quistes tímicos.

Clínica. Se manifiestan en forma de masas de crecimiento progresivo en la región anterior del cuello, otras veces tienen una localización similar a las anomalías de los tercero y cuarto arcos branquiales. Se caracterizan por un aumento de tamaño con las maniobras de Valsalva. Pueden mantener conductos que comunican con la faringe a través de la membrana tirohioidea o con el timo en el tórax. La sobreinfección no es una complicación frecuente.

Tratamiento. El tratamiento de elección es la exéresis quirúrgica.

2.1.4. Laringocele. El laringocele se define como una dilatación anómala del ventrículo y saco laríngeo. Se halla en comunicación con el lumen laríngeo, y su contenido es aéreo. Aunque no se puede definir como una malformación congénita, la aparición ocasional en la edad infantil hace preciso establecer el diagnóstico diferencial con las masas cervicales congénitas. Pueden presentarse a cualquier edad, siendo más frecuente entre la quinta y la sexta décadas de la vida y en el hombre respecto a la mujer (5:1).

La aparición de laringoceles en la edad adulta se ha relacionado con un prolongado aumento de la presión intralaríngea que se puede presentar en personas de hábito tosedor, músicos de instrumento de viento, sopladores de vidrio y personas con patología inflamatoria o neoplásica cervical que presentan dificultad a la salida de aire.

Clasificación. Se diferencian dos tipos:

- **Laringocele interno**: Confinado en el interior de la laringe, se extiende entre el cartílago tiroideo y la membrana tirohioidea.
- **Laringocele externo**: Se manifiesta como una masa cervical lateral, atravesando la membrana tirohioidea. Alrededor del 20% de los laringoceles se clasifican como internos, mientras que un 50% poseen un componente interno y un componente externo, denominándose laringoceles combinados.

Clínica. La clínica es variable según su localización, observando:

- **Laringoceles externos**: Se manifiestan en forma de una masa cervical blanda cuya consistencia aumenta en maniobras de Valsalva. En laringoceles mixtos puede presentar asimismo episodios de disnea, disfagia, tos, ronquera y sensación de gorgojeo en el cuello.

• **Laringoceles internos**: Generalmente asintomáticos, clínicamente se pueden manifestar en forma de estridor y voz apagada.

Diagnóstico. La sospecha clínica se confirma con la radiología convencional o la tomografía computarizada que mostrará una cavidad de contenido aéreo. La laringoscopia confirmará el diagnóstico y descartará la presencia de una neoplasia.

Tratamiento. El tratamiento es la escisión quirúrgica vía externa.

2.1.5. Hemangiomas. Es el tumor benigno más frecuente en la infancia, identificándose el 95% en los seis primeros meses de vida.

Histología. Se clasifican histológicamente en: capilares, cavernosos, mixtos y proliferativos.

Clínica. Se presentan como una masa azulada, blanda, no pulsátil, que suele crecer en tamaño con el llanto y el esfuerzo. Crecen rápidamente en el período neonatal, pero suelen involucionar a los seis-siete años, por lo que la actitud terapéutica de elección es la conservadora. Tan sólo aquellos casos que produzcan una obstrucción de la vía aérea, ambliopia, trombocitopenia severa y en casos donde no se produzca la regresión esperada será preciso una actitud más radical.

Tratamiento. La inyección intraoral de corticosteroides junto con la administración oral a bajas dosis en períodos de treinta-cuarenta días se ha demostrado efectiva en el control del crecimiento de este tumor, y en ocasiones la regresión del mismo.

La embolización selectiva se ha utilizado frecuentemente como técnica preoperatoria para reducir el tamaño de la lesión, y lograr una cirugía menos agresiva. La utilización del láser en el tratamiento de los hemangiomas ha obtenido buenos resultados, aunque frecuentemente se han utilizado concomitantemente con la administración de corticoides.

2.1.6. Linfangioma. Se define como una malformación de los vasos linfáticos. Se presenta clásicamente como una masa blanda y compresible, uni o multilobular. Alrededor del 65% se detectan el primer año, y el 90% el segundo año de edad, y menos de un 10% aparecen en la edad adulta.

Clínica. Frecuentemente presenta episodios de sobreinfección coincidiendo con infecciones en el tracto respiratorio alto. Presenta una cierta tendencia a la regresión. Su tamaño varía desde lesiones de 1-2 cm, a extensas tumoraciones que llegan a introducirse en cavidad torácica y que por efecto masa producen disnea, estridor y dificultad respiratoria.

Histología. Se clasifican en tres grupos:

• Linfangioma simple: con delgados conductos linfáticos.

• Linfangioma cavernoso: se caracteriza por espacios linfáticos dilatados.

• Higroma quístico: compuesto por grandes quistes linfáticos.

Tratamiento. El tratamiento de elección es quirúrgico, posponiendo la intervención si es posible hasta los tres-cuatro años. La presencia de infecciones recurrentes, la aparición de síntomas derivados del efecto masa, o el diagnóstico incierto son indicaciones de cirugía. La adhesión e infiltración que este tumor presenta hacia estructuras adyacentes hace dificultosa su disección, presentando una recurrencia de alrededor del 10%.

Otras opciones terapéuticas como la esclerosis del tumor o la radioterapia no se han demostrado efectiva, contraindicándose esta última debido al riesgo de malignización.

2.1.7. Teratomas y quistes dermoides. Malformaciones que se localizan en la línea media del cuello y que se desarrollan a partir de células embrionarias pluripotenciales. Se localizan subcutáneamente y pueden presentarse en cualquier localización a lo largo de la línea que parte del suelo de la boca hasta la horquilla esternal. La localización más frecuente es a nivel del suelo de la boca. Tan sólo un 10% de estas tumoraciones afectan la región de cabeza y cuello, pudiéndose localizar también a nivel de la órbita, nariz y cavidad oral.

Clasificación e histología. Se clasifican según Myers en tres tipos:

1. Quistes epidermoides. Los más frecuentes, cubiertos por epitelio escamoso que forma una material cremoso de color blanco.

2. Quistes dermoides. Presentan derivados de todas las capas cutáneas, incluyendo derivados ectodérmicos como glándulas sebáceas, sudoríparas y folículos pilosos.

3. Teratomas. Tumoración muy rara, que contiene elementos de las tres capas: ectodermo, mesodermo y endodermo. Se puede establecer una diferenciación entre el quiste teratomatoso, donde los derivados son poco diferenciados, y los teratomas, donde es posible observar órganos diferenciados. La presencia de calcificaciones a la RX y el crecimiento rápido en una tumoración cervical nos ha de hacer sospechar la presencia de esta tumoración.

Clínica. Se localizan generalmente en el tejido subcutáneo de la región submentoniana, aunque pueden localizarse en toda la línea media hasta la horquilla esternal. Si se localiza por encima del músculo milohioideo aparece como una tumoración en el suelo de la boca, debiéndose establecer el diagnóstico diferencial con la ránula. La sintomatología más frecuente es el dolor y la aparición de la tumoración, que puede presentar episodios de sobreinfección.

Los teratomas se presentan generalmente en el momento del nacimiento, manifestándose con síntomas respiratorios secundarios a la compresión traqueal. Frecuentemente se hallan unidos a la glándula tiroides.

Tratamiento. El tratamiento de elección es la exéresis completa de la tumoración, que en el caso de los teratomas se presenta como una urgencia quirúrgica.

2.1.8. Quiste tirogloso. La glándula tiroides aparece en la cuarta semana como un engrosamiento epitelial del suelo de la faringe, en el lugar en el cual se desarrollará posteriormente el agujero ciego.

Posteriormente la glándula emprende una emigración caudal, permaneciendo unida a la lengua por un conducto de pequeño calibre denominado conducto tirogloso o de Bochdaleck. El conducto se oblitera en la quinta o sexta semana y desaparece quedando en el adulto como vestigio el foramen ciego y el lóbulo piramidal. Es importante también la relación de este conducto con el hueso hioides, el cual se desarrolla posteriormente al conducto en íntima relación a él. La persistencia del conducto de Bochdaleck origina el conducto tirogloso.

El quiste tirogloso se forma secundariamente a la proliferación de los restos del conducto tirogloso. Por ello su localización puede presentarse desde el foramen cecum hasta el istmo de la tiroides, siendo la localización infrahioidea la más frecuente, por delante de la suprahioidea y prehioidea. Las fístulas, que aparecen a partir del primer año de vida, son el resultado de procesos de sobreinfección.

Clínica. Aparece como una tumoración en la línea media de 1-2 cm de diámetro, de consistencia dura, adherida a planos profundos. Característicamente se desplaza con los movimientos de deglución o de protusión de la lengua, como consecuencia de su adherencia a la base lingual. Si presentan un trayecto fistuloso éste suele producir una secreción mucosa. Es preciso establecer el diagnóstico diferencial con el resto de tumoraciones de la línea media (fig. 8).

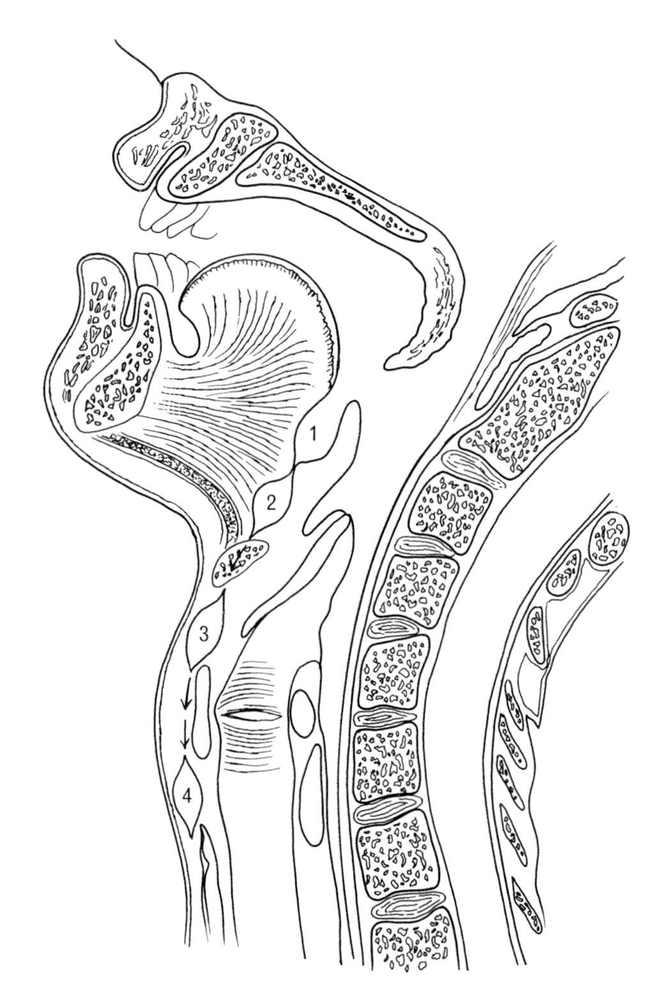

Fig. 20.8.—**Quiste tireogloso.** *Localizaciones posibles:* 1. Base lengua. 2. Encima hioides. 3. Debajo hioides (85% de casos). 4. Bajo el cuello.

Tratamiento. El tratamiento es quirúrgico cuando el quiste tirogloso no se halla en período de sobreinfección. La intervención de elección es la intervención de Sistrunk (1920), que reduce el número de recurrencias a menos del 10%. En esta intervención se sigue el trayecto fistuloso a través de los músculos milohioideo, genihioideo y geniogloso hasta el foramen ciego, siendo preciso resecar la parte central del cuerpo del hioides.

2.1.9. Ránula cervical. La ránula cervical es el resultado de un quiste de retención que deriva de la glándula sublingual o de una glándula salival menor. Si se localiza en el suelo de la boca se conoce como ránula, mientras que si aparece en la región cervical se denomina «plunging» ránula.

Clínica. Aparece como una masa submental, generalmente en la línea media, en asociación o no a una ránula sublingual.

Tratamiento. Resección de la masa y en continuidad de la glándula sublingual.

2.2. Tumores cervicales

2.2.1. Paragangliomas. Los paragangliomas se originan a partir de los paraganglios, que se definen como una serie de pequeños nódulos de células asociadas al sistema nervioso autónomo, localizándose en la región laterocervical, en la cabeza y el tronco. A nivel cervical distinguimos cuatro grupos: intercarotídeos, yugulotimpánicos, laríngeos e intravagales.

Los paraganglios están formados por grupos de células epiteloides o principales, con abundantes gránulos que contienen catecolaminas y células de sostén, denominadas sustentaculares. Las células principales se originan en la cresta neural, al igual que las células del sistema nervioso autónomo, y desde este origen emigran conjuntamente asociados a las células ganglionares de los somites vertebrales.

Los paraganglios responden como quimiorreceptores, de tal forma que alteraciones en la concentración de oxígeno sanguíneo y del pH provocan una respuesta en forma de aumento en la frecuencia respiratoria y la tensión arterial. Los paragangliomas de mayor tamaño son los intercarotídeos, o del cuerpo carotídeo, cuyo peso aproximado es entre 5-20 mg y miden aproximadamente entre 1,5-3 mm, localizándose a nivel de la bifurcación carotídea, adherido al ligamento de Meyer. Podemos hallar paraganglios a nivel de toda la región cervical, aunque localizaciones de mayor frecuencia son la fosa yugular, el espacio parafaríngeo y el oído medio.

Los paragangliomas cervicales son tumores pequeños de consistencia blanda, que se caracterizan por una evolución de pocos meses a años, con una media de tres o cuatro años, que aparece generalmente en la edad adulta. Histológicamente son tumoraciones benignas, que al contrario de paragangliomas de otras localizaciones anatómicas, raramente poseen capacidad de secretar catecolaminas. La frecuencia de malignización es baja, del 5%, y frecuentemente responde a criterios clínicos, no histológicos, pues se han presentado metástasis sin que en el examen histológico se aprecien criterios de malignidad. Aproximadamente un 10% de los enfermos presentan antecedentes familiares de paragangliomas y la aparición de múltiples paragangliomas en estos pacientes es del 26%.

Paragangliomas carotídeos. También denominado quemodectoma, es el paraganglioma que con mayor frecuencia se presenta en la región del cuello. Aparece en la edad adulta, alrededor de los cuarenta y cinco años, con igual frecuencia en ambos sexos. El síntoma más común es la aparición de una masa laterocervical, compresible al tacto, con movilidad lateral, pero con limitación a la movilidad craneocaudal. Más raramente presenta disfagia, tos, o incluso síndrome del seno carotídeo. En su crecimiento puede invadir columna y ángulo mandibular, y el adelgazamiento de la pared de la carótida vecina al tumor puede ser un indicio de malignidad.

La medición de niveles en orina de acidovanilmandélico sólo está indicado en aquellos pacientes con clínica de hipertensión, palpitaciones y *blushing*, pues la secreción de vasopresores por estos tumores es excepcional.

Paraganglioma vagal. El síntoma inicial suele ser un cambio en la voz en forma de ronquera como consecuencia de la paresia o parálisis de las cuerdas vocales. Otro síntoma frecuente es la aspiración de líquidos como resultado de un cierre glótico insuficiente. Si el paraganglioma vagal se localiza a nivel del foramen yugular puede producir parálisis por compresión del IX y XI par craneal, manifestándose en forma de disfagia y parálisis en la abducción del hombro. La parálisis del paladar blando provoca reflujo nasal y aspiración. En aquellos tumores de gran tamaño puede aparecer afectación del nervio hipogloso.

El diagnóstico de sospecha del paraganglioma es difícil, es preciso pensar en esta posibilidad ante la aparición de una masa cervical solitaria en un paciente con parálisis de una cuerda vocal.

Histología. Son tumores circunscritos, de consistencia blanda, de color blancorrojizo o marrón, que en ocasiones presentan un elevado contenido de fibras colágenas. Está formada por grupos alveolares de células de aspecto epiteloide con núcleos de diferentes tamaños, con raras mitosis, rodeados de fibras de reticulina y colágena. Alrededor de este grupo de células encontramos un estroma por donde transcurren abundantes vasos de pared muy delgada.

Diagnóstico. Ante la sospecha clínica de un paraganglioma carotídeo debemos realizar una exploración por imagen, ya sea TAC o RNM. La aparición en estas exploraciones de una masa en la bifurcación carotídea, muy vascularizada a la administración de contraste, es muy característica de este tumor. La PAAF en estos tumores es muy sangrante, no aporta información complementaria, y tan sólo sirve para descartar la presencia de otro tipo de tumoraciones. La biopsia abierta está absolutamente contraindicada.

El diagnóstico de confirmación se obtiene con la arteriografía, a la vez que nos indicará los vasos que irrigan el tumor, información de gran utilidad en el abordaje quirúrgico del paraganglioma. Es aconsejable realizar una angiografía de ambas carótidas para descartar la presencia de paragangliomas bilaterales. La embolización radiológica se realizará en otra sesión, un día antes o el mismo día de la intervención.

Tratamiento. El tratamiento de elección en este tipo de tumores es motivo de controversia. El tratamiento de elección en la mayoría de centros es el quirúrgico. La embolización en las veinticuatro-cuarenta y ocho horas previas a la intervención se ha demostrado de utilidad, disminuyendo el sangrado durante la intervención y reduciendo significativamente la incidencia de secuelas posoperatorias.

En contra de esta actitud, diversas series presentan supervivencias elevadas en pacientes donde el tratamiento ha sido conservador, oscilando dicha supervivencia entre cinco-diez años, hallándose casos de supervivencia de hasta diecisiete años. La edad, el estado de salud del enfermo, la localización y tamaño de la tumoración y la predisposición del enfermo serán factores y tener en cuenta al escoger el tratamiento más adecuado en cada enfermo.

La radioterapia estaría indicada en aquellos casos de múltiples paragangliomas o de paragangliomas bilaterales, donde la resección del tumor representaría un riesgo importante. Asimismo estaría indicada como tratamiento coadyundante a la cirugía en tumores malignos, en tumores inoperables y en aquellos casos de resección incompleta, metástasis o recidiva.

2.2.2. Tumores neurógenos

2.2.2.1. **Neuroma traumático.** El neuroma se produce como resultado de la anormal reparación nerviosa tras un trauma o como resultado de la cirugía.

Clínica. Se presentan como masas laterocervicales y generalmente se originan a partir del plexo cervical. Generalmente no exceden los 2 cm, y se acompañan de parestesias y pueden presentar dolor a la palpación. La clínica y la historia de traumatismo o cirugía previa nos dan el diagnóstico del tumor.

Tratamiento: Consiste en la escisión quirúrgica del tumor.

2.2.2.2. **Schwannoma.** Aparece en pacientes de edad adulta, generalmente entre los veinte y cuarenta y cinco años, que presentan una masa laterocervical de años de evolución. Un 25% de los schwannoma se presenta en la región cervical. Generalmente son de aparición solitaria, se sitúan a lo largo del nervio y tienen tendencia a una distribución centrípeta. Característicamente los axones no atraviesan la tumoración, sino que se encuentran desplazados por ella. Afecta con mayor frecuencia al nervio vago, al plexo cervical y al plexo branquial, aunque también puede afectar a la cadena cervical, al nervio glosofaríngeo, al espinal y al hipogloso.

Clínica. Presenta dolor a nivel de la masa y radicular, que se acentúa a la palpación. Puede presentar otros síntomas como resultado de la compresión secundaria al crecimiento del tumor: disfagia, disfonía, dificultad respiratoria. El riesgo de degeneración maligna es bajo.

Histología. Macroscópicamente este tumor se presenta como una masa bien circunscrita y encapsulada. Presenta áreas quísticas y de degeneración como resultado de episodios de trombosis y hemorragia. Los axones nerviosos no atraviesan el tumor y se hallan desplazados. Distinguimos dos tipos:

- *Antoni tipo A*: Consistente en un patrón en empalizada de núcleos de células de Schwann que rodean a un cuerpo central en el citoplasma formando los cuerpos de Verocay.
- *Antoni tipo B*: No presenta patrón de distribución, de aspecto edematoso, sin apreciarse fibras ni ordenación celular.

Tratamiento. Es la exéresis quirúrgica de la tumoración conservando el nervio cuando ello es posible.

2.2.2.3. **Neurofibroma.** El neurofibroma se puede presentar en solitario, pero con mayor frecuencia se presenta dentro del síndrome de Von Recklinghausen. El neurofibroma es un tumor no encapsulado, que a diferencia del schwannoma no presenta cambios degenerativos, y es perforado por los axones de las ramas nerviosas de las que se origina. Los neurofibromas solitarios aparecen entre los veinte-cuarenta años, en tanto que aquellos asociados a la enfermedad de Von Recklinghausen aparecen a edad temprana.

Clínica. Este síndrome es de aparición autosómica dominante, de penetración incompleta, y aparece en 30-40 de cada 100.000 individuos. El 50% de los casos es familiar, siendo la mutación espontánea la responsable del otro 50%. La neurofibromatosis presenta tres tipos de manifestaciones:

- Lesiones cutáneas en forma de manchas café con leche y neurofibromas, ya sea sesiles, pediculados o subcutáneos.
- Tumores nerviosos, en forma de neurofibromas que afectan los pares craneales y las raíces espinales. También se encuentran meningiomas y gliomas.

- Malformaciones del sistema nervioso, hallando como más frecuentes la siringomielia, las heterotopias y la estenosis del acueducto de Silvio.

Generalmente las lesiones cutáneas son las más frecuentes, apareciendo en un 50% en el nacimiento y en un 66% en el primer año de vida. La presencia de seis o más lesiones en forma de manchas café con leche mayores de 1,5 cm se considera diagnóstico de la enfermedad.

Los neurofibromas solitarios se presentan como masas asintomáticas de localización cervical, de crecimiento lento, de años de evolución, llegándose al diagnóstico generalmente tras el examen de la pieza operatoria.

Histología. Se caracterizan por ser tumores no encapsulados, compuestos por un número variable de axones, fibroblastos y células de Schwann fusiformes en una masa mucinosa. No presentan cambios degenerativos ni quísticos.

Tratamiento. El tratamiento de elección es la resección de la tumoración en los casos de neurofibromas solitarios. La resección incompleta puede estar indicada en la enfermedad de Von Recklinghausen según localizaciones del neurofibroma o por criterios estéticos. El índice de malignización oscila entre el 5-15%.

2.2.3. Lipoma. Tumor benigno, bien encapsulado, del tejido adiposo subcutáneo o submucoso. Su localización cervical es relativamente rara en comparación del resto del cuerpo. El lipoma de células fusiformes es un tumor característico de la región cervical posterior y del hombro. Afecta a pacientes en edad adulta y se presenta como una masa única, de crecimiento lento o indoloro, y con un tamaño que oscila entre los 4-5 cm.

Clínica. Se presenta como una tumoración blanda, lisa y móvil, originándose a partir de la grasa subcutánea.

Histología. Se compone de lóbulos de tejido graso separados por bandas de tejido conectivo. En el caso del lipoma de células fusiformes existe una mezcla de células adiposas y de células fusiformes semejantes a fibroblastos.

Tratamiento. El tratamiento de elección es la resección cuando el tamaño de la tumoración o la alteración estética así lo indique, siendo bajo el riesgo de recurrencia. La observación es otra opción válida, pues la incidencia de malignización es mínima.

Lipomatosis. Se distinguen dos tipos de lipomatosis:

- **Lipomatosis benigna simétrica**: También denominada enfermedad de Madelung, es una enfermedad de etiología desconocida, que se manifiesta con el depósito anormal de grasa no encapsulada alrededor del cuello, configurando un engrosamiento masivo. Aparece más frecuentemente en varones de raza blanca, con hábito enólico importante. La grasa se deposita en los espacios suboccipital, retroauricular, submental, subparotídeo, deltoideo, y puede asociarse a una gibosidad cervical posterior. El crecimiento de este tejido puede comportar la aparición de síntomas obstructivos.
- **Lipomatosis hereditaria múltiple**: Se diferencia de la anterior en la presencia de depósitos grasos en brazos, piernas, parte inferior del tórax y abdomen superior. Su carácter hereditario implica la posible presentación en varios miembros de una misma familia.

Tratamiento. La resección generalmente no es completa, debido a la característica infiltrativa de este tipo de lipomatosis. Otra técnica útil es la de la liposucción. En ambas técnicas la recurrencia es común.

2.3. Traumatología del cuello

Los traumatismos cervicales se pueden catalogar como penetrantes y no penetrantes. Más del 50% de las heridas penetrantes son debidas a agresiones y suelen afectar a la parte anterior del cuello. Las heridas no penetrantes suelen ser el resultado de accidentes de tráfico.

Clínica.

Laringe-tráquea. Las lesiones del sistema laringotraqueal suelen presentarse en forma de estridor, disnea, enfisema subcutáneo, dolor a la palpación, disfonía, disfagia y hemoptisis.

Grandes vasos. Los signos de trauma vascular incluyen hemorragia incoercible, hematoma pulsátil, ausencia de pulsos, frémito y síntomas neurológicos.

Faringe-esófago. Las lesiones faringoesofágicas suelen ser más tardías, en forma de enfisema subcutáneo, ensanchamiento mediastínico, desviación traqueal y hematoma.

Tratamiento. Por regla general, se aceptan las siguientes indicaciones para realizar la exploración quirúrgica de las heridas del cuello que perforen el platisma:

- Herida por proyectil de alta velocidad (bala).
- Hemorragia que no ceda.
- Disminución o ausencia de pulsos.
- Déficit neurológico progresivo.
- Cambio repentino en la voz.
- Dificultad para respirar o tragar.
- Hematoma en expansión.
- Hemoptisis o hematemesis.

La estructura vascular más afectada en las heridas del cuello es la vena yugular, seguido de la arteria carótida. Tras exponer proximal y distalmente el vaso afectado, existen varias opciones. Las lesiones arteriales se intentan reparar con sutura directa o interposición de injertos. La ligadura de la arteria carótida primitiva o interna se reserva solamente a lesiones irreparables en pacientes con coma profundo. Las lesiones de la vena yugular interna se pueden manejar con sutura directa o con ligadura de ambos extremos.

Si existen dudas sobre la permeabilidad de la vía aérea se debe proceder a una traqueostomía. La reparación de la laringe se debe efectuar en las primeras veinticuatro horas y entre sus indicaciones figuran la exposición de los cartílagos, lesiones mucosas, avulsiones de la mucosa, luxación de aritenoides o lesiones penetrantes de la laringe.

3. Técnicas quirúrgicas

3.1. Disección cervical linfática

3.1.1. Recuerdo histórico. La primera publicación sobre el tratamiento de los ganglios del cuello en tumores de cabeza y cuello fue publicado en 1880 por Kocher, en la cual describía la disección de adenopatías submandibulares a propósito de un carcinoma lingual.

Pero el nacimiento del concepto de vaciamiento ganglionar como lo entendemos actualmente parte de Crile, el cual, en 1906, describió la disección ganglionar que hoy se denomina vaciamiento ganglionar radical. Más tarde este mismo autor recomendó, sin embargo, la preservación del músculo esternocleidomastoideo y la vena yugular interna en aquellos pacientes sin ganglios palpables.

La resección del nervio espinal fue indicada por Blair y Brown en 1933, apoyándose en su concepción de que la completa resección de los ganglios linfáticos sólo podía llevarse a cabo resecando sistemáticamente el nervio espinal y además esto suponía un acortamiento considerable del tiempo operatorio. Más contundente fue Martin, quien en 1950 condenó toda técnica quirúrgica de vaciamiento que no incluyera la resección del nervio espinal y las adenopatías acompañantes.

En 1945 Dargent y Papillon apoyaron de nuevo la idea de la preservación del nervio espinal en aquellos pacientes con adenopatías clínicamente negativas. Las bases de la disección conservadora partieron en 1963 de Suárez, quien observó en disección de cadáver que los ganglios linfáticos se hallan situados en el tejido fibroadiposo cercano a los vasos sanguíneos, pero sin formar parte de la vaina de los mismos. Basándose en esta observación, desarrolló la técnica que aplicó a 271 vaciamientos, en donde demostró que era posible la exéresis de estos grupos ganglionares preservando la vena yugular interna, el nervio espinal y la glándula submaxilar.

La denominación de vaciamiento funcional o conservador partió de Bocca y cols., quienes en 1950 definieron los compartimentos de tejido adiposo y ganglionar envueltos limitados por tejido fibroconectivo y el contenido de la vaina carotídea.

Los estudios anatómicos de Rouvière, en 1938, y de Fisch y Siegel, en 1964, demostraron que el drenaje linfático de las mucosas de la cabeza y cuello seguían vías de drenaje constantes y predecibles. Los cirujanos del MD Anderson Hospital, en 1960, introdujeron el concepto de vaciamiento selectivo, en el cual se resecaban aquellos grupos ganglionares de mayor riesgo de metástasis teniendo en cuenta la localización del tumor primario, con objeto de reducir la secuelas estéticas y funcionales que resultaban de un sobretratamiento del enfermo. Esta idea fue apoyada por los estudios que en 1972 desarrolló Linberg, donde demostró que los tumores del suelo de la boca, lengua anterior y mucosa bucal frecuentemente metastatizan en el triángulo submandibular, y que junto el resto de tumores de la cavidad oral metastatizan a nivel medio yugular o yugulodigástrico, pero raramente presentan metástasis a nivel yugular bajo y en el triángulo posterior. Esta idea es apoyada por un estudio más reciente de Shah en 1990, quien tras revisar 1.119 vaciamientos afirma que en tumores de la cavidad oral se implican frecuentemente los niveles I, II y III, mientras que en tumores de orofaringe, hipofaringe y laringe los niveles implicados son los II, III y IV.

3.1.2. Incisiones quirúrgicas. Diversos autores han descrito diversos tipos de incisiones cutáneas en el abordaje del cuello, presentando cada una de ellas ventajas e inconvenientes respecto a las otras (fig. 9). Por ello es el cirujano el que, respondiendo a sus preferencias personales, debe escoger el tipo de incisión a practicar. De todas formas se han de tener en cuenta una serie de principios que nos pueden ayudar a elegir la incisión más adecuada en cada caso:

- El colgajo cutáneo se halla irrigado por un plexo que, siguiendo una dirección vertical depende superiormente de las arterias facial, submental y occipital transversas, e inferiormente de las arterias transversa cervical y supraescapular.

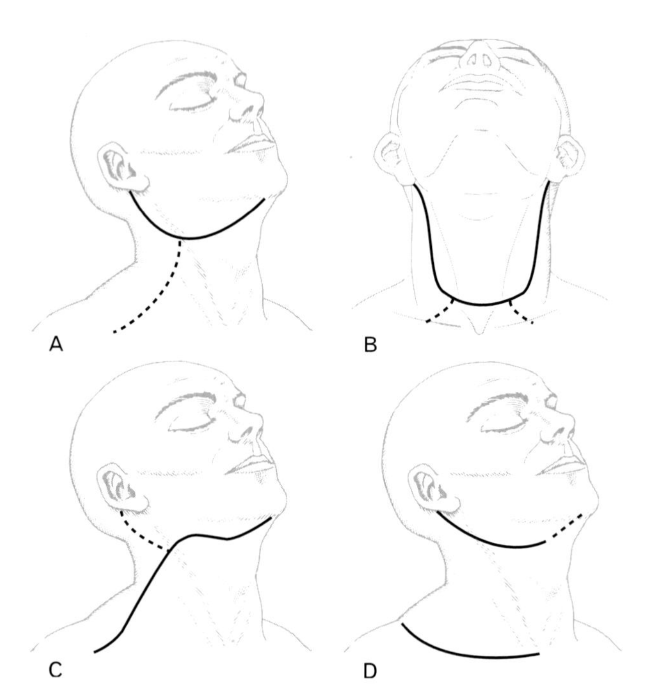

Fig. 20.9.—**Incisiones cuello** . A. «T». B. «U». C. Schobinger. D. Mac Fee.

• Ante pacientes de edades elevadas, desnutridos o irradiados se han de evitar colgajos superficiales, que presenten trifurcaciones o se sitúen encima de la arteria carótida.

• El tipo de disección linfática a realizar y la localización del tumor primario determinan generalmente la incisión más adecuada.

• Se han de diseñar las líneas de incisión teniendo en cuenta la irrigación del colgajo e intentando seguir la líneas naturales del cuello.

• Utilizar trazos curvilíneos para evitar la necrosis en la punta del colgajo.

• Evitar aquellas incisiones que puedan presentar secundariamente una contractura cutánea y evitar en lo posible suturas a tensión.

• Evitar en lo posible trifurcaciones, y en especial evitar situarlas encima del trayecto de la arteria carótida.

• Evitar en la línea media las incisiones situadas en la prominencia del cartílago tiroides ante la posibilidad de desarrollar escaras por decúbito.

3.1.3. Incisiones. La incisión descrita por Hayes Martín en 1951 se encuentra actualmente en desuso. Esta incisión está formada por una incisión en doble «Y», proporcionando un campo excelente para la disección cervical, pero presenta como inconvenientes la presencia de una doble trifurcación encima del trayecto de la arteria carótida, la rama vertical proporciona un resultado estético poco aceptable, y arriesga la irrigación del colgajo.

La incisión de Mac Fee (1960), que se compone de dos incisiones horizontales paralelas, supone una solución estética buena, pero presenta como inconveniente una exposición cervical dificultosa y la sección de la irrigación vertical inferior y superior.

Schobinger, en 1957, describió una incisión con una rama horizontal que transcurre 2 cm por debajo del ángulo de la mandíbula, y la rama vertical parte del ángulo de la mandíbula hacia el borde anterior del músculo trapecio para después curvarse y dirigirse hacia adelante para cruzar la clavícula. Este colgajo presentaba como complicación la necrosis de la punta del colgajo superior. Latyshevsky y Freund, en 1960, modificaron este colgajo aumentando la superficie del colgajo superior, lo que mejoró notablemente la irrigación en esta incisión.

A partir de la incisión creada por Lahey en 1940, deriva la incisión que actualmente se conoce como «en palo de hockey». La incisión parte del mastoides y desciende verticalmente siguiendo el borde posterior de los dos tercios superiores del esternocleidomastoideo, para a partir de este punto dirigirse medialmente a través del triángulo posterior. Este tipo de incisión permite una exposición de todo el cuello, se halla irrigado por la arteria facial, posibilita la disección bilateral del cuello y presenta un resultado estético bueno. Su mayor inconveniente radica en el limitado acceso al triángulo submentoniano y no facilita la resección de carcinomas intraorales. La denominada incisión «en palo de hockey invertido», aunque no presenta un resultado estético tan favorable, sí que facilita el acceso a la cavidad oral. En esta incisión la rama horizontal transcurre paralela al borde inferior de la mandíbula desde la región mentoniana hasta la porción superior del esternocleidomastoideo y a partir de este punto desciende verticalmente en el triángulo posterior cerca del borde anterior del esternocleidomastoideo. En este caso la irrigación de este colgajo depende de la arteria cervical transversa y la arteria supraclavicular. Conley, en 1966, describió una incisión de trazo parecido, pero que presentaba a nivel del ángulo superior del colgajo inferior una incisión perpendicular en dirección al mastoides.

El denominado «colgajo en delantal», basado en el colgajo de Freund, es una incisión muy utilizada en la actualidad, y es la de elección en caso de practicar vaciamientos ganglionares supraomohioideos. El componente vertical parte del mastoides, desciende por detrás del borde posterior del esternocleidomastoideo y sigue un trayecto curvado para pasar en la línea media a nivel de la membrana cricotiroidea. En caso de disección unilateral esta línea se incurva para dirigirse a nivel submentoniano, transcurriendo a nivel medial por encima de la prominencia del cartílago tiroides para evitar posibles decúbitos. Esta misma incisión puede utilizarse en vaciamientos ganglionares completos practicando una descarga en línea recta o en «S», que parte de la incisión del colgajo superior en su trayecto en el músculo esternocleidomastoideo y que se dirige a nivel clavicular medio.

3.1.4. Clasificación. La clasificación más utilizada actualmente se basa en la división establecida por el Memorial Sloan Kettering Center en cinco niveles. Esta clasificación se fundamenta en dos criterios: en los grupos linfáticos incluidos en la disección, y en la resección o no de estructuras como el músculo esternocleidomastoideo, la vena yugular interna y el nervio espinal. Siguiendo estos criterios distinguimos tres tipos de vaciamientos: *exhaustivo*, selectivo y extendido (fig. 10).

El vaciamiento ganglionar *«exhaustivo»* es aquel que incluye los cinco niveles ganglionares. Dentro de este tipo diferenciamos dos grupos:

Radical: Además de la disección de los cinco niveles se incluye la resección de la vena yugular interna, nervio espinal y músculo esternocleidomastoideo.

Radical modificado: El cual incluye también los cinco niveles ganglionares y que con intención de reducir la morbilidad del vaciamiento, y a diferencia del vaciamiento radical, preserva una o más de las siguientes estructuras: nervio espinal, músculo esternocleidomastoideo y vena yugular interna. De esta forma distinguiremos:

- Modificado tipo I: Preserva el nervio espinal.
- Modificado tipo II: Preserva el nervio espinal y la vena yugular interna.
- Modificado tipo III: Preserva, además de las estructuras anteriormente citadas, el músculo esternocleidomastoideo. Clásicamente se denomina vaciamiento funcional.

En el vaciamiento ganglionar selectivo se realiza la disección de los grupos ganglionares con mayor riesgo de metástasis y se preservan todas las estructuras anteriormente citadas. También aquí podemos hallar varios tipos:

VGC supraomohioideo: Incluye los niveles ganglionares I, II y III, y si incluimos el nivel IV lo denominamos vaciamiento supraomohioideo extendido.

VGC lateral: Incluye los grupos ganglionares II, III y IV.

VGC posterolateral: En este vaciamiento se resecan los niveles II, III, IV y V, asociándose la resección de los ganglios retroauriculares y suboccipitales.

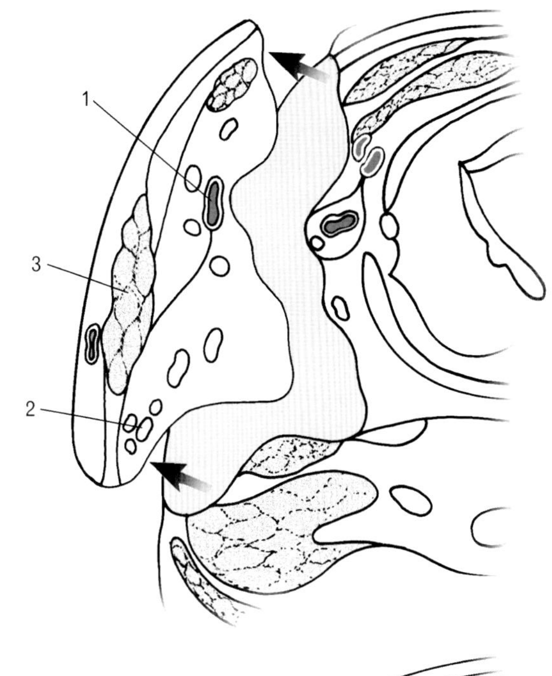

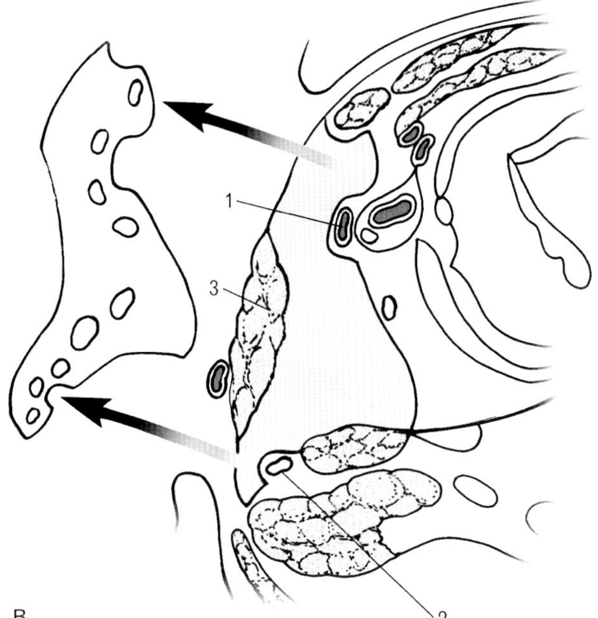

Fig. 20.10.—**Esquema disección ganglionar cervical.** A) *Radical:* Extirpación del tejido linfático en bloque con estructuras no linfáticas: 1. Yugular interna. 2. Nervio espinal. 3 Músculo esternocleidomastoideo. B) *Funcional:* Extirpación del tejido linfático preservando las estructuras no linfáticas.

En los vaciamientos ganglionares extendidos, además del vaciamiento de los cinco niveles, se añaden otros niveles como los grupos paratraqueales o retrofaríngeos.

3.1.5. Diseminación linfática. La extensión a través de los vasos linfáticos es el mecanismo de diseminación que con mayor frecuencia presentan los tumores del tracto aerodigestivo. En el crecimiento del tumor primario las células tumorales presentan una primera fase con invasión de los espacios perivascular y perineural, para en una etapa posterior, y gracias a la producción de colagenasas, iniciar la destrucción e invasión de los vasos linfáticos, sanguíneos y las fibras nerviosas, y a través de ellos diseminarse e invadir tejidos distantes en la anatomía. En esta etapa es donde se cree que juega un papel fundamental la inmunidad del enfermo, pues es aquí donde se desata una reacción inmune contra las células tumorales.

La confirmación histológica de la extensión linfática del tumor primario supone un impacto en la supervivencia del enfermo, con un descenso del 50% respecto a aquellos pacientes sin invasión ganglionar. El hallazgo de una adenopatía en la exploración clínica no depende tan sólo de su tamaño y de su localización, sino también en gran medida de la experiencia del cirujano. Se ha calculado que el límite de palpación de una adenopatía se sitúa alrededor de 0,5 a 1 cm, sin embargo las adenopatías en un adulto varían entre unos milímetros a 1,5 cm de diámetro, por lo cual la palpación de adenopatías normales nos puede dar falsos positivos. En un estudio de la correlación entre el examen clínico y el examen histológico de las adenopatías cervicales se han hallado cifras del 65 al 85%. Si comparamos la correlación entre el examen por TAC o RNM y el examen histológico, las cifras son algo mayores que en el examen clínico. Al comparar ambos medios de diagnóstico por la imagen, el TAC demuestra cifras algo mayores o equivalentes.

Se han citado una serie de factores predisponentes a presentar con mayor probabilidad metástasis cervicales. Éstos son:

Localización: Aquellas neoplasias localizadas en suelo de la boca presentan con mayor frecuencia metástasis bilaterales. Los tumores de los senos piriformes y de la cavidad oral tienen mayor tendencia a presentar metástasis ocultas.

Estadiaje: Cuanto mayor es el tamaño del tumor primario, mayor es la probabilidad de encontrar diseminación linfática.

Histología: Un grado alto de indiferenciación y la presencia de invasión perivascular y linfática predisponen a una mayor probabilidad de metástasis.

Aneuploidia celular: Estudios recientes han demostrado una mayor agresividad y, por tanto, mayor probabilidad de producir metástasis en aquellos tumores con altos porcentajes de DNA diploide.

Estado inmunológico del enfermo: Como ya hemos citado, parece jugar un papel fundamental en la etapa de diseminación del tumor.

Para obtener la máxima información es importante, una vez obtenida la pieza de disección, procesarlo en condiciones ideales. Para ello se han diseñado diversos tipos de plantillas donde colocar el vaciamiento ganglionar, que nos permitirán saber posteriormente el nivel ganglionar afecto, el número de ganglios obtenidos en la disección y la presencia de invasión extracapsular. Del estudio de estos vaciamientos y de su correlación con la supervivencia del enfermo se han podido señalar una serie de factores que suponen signos de mal pronóstico:

Ganglios afectados: La supervivencia de pacientes con adenopatías positivas desciende en un 50%. Esta correlación en el descenso de la supervivencia también se observa si lo que se analiza es el grupo de pacientes con adenopatías clínicamente positivas con respecto de aquellos sin adenopatías palpables.

Número de ganglios afectos: Se ha observado un descenso en la supervivencia en aquellos pacientes con múltiples ganglios afectos respecto a la afectación de un solo ganglio, y que esta disminución es más evidente cuando la cifra es igual o superior a cuatro. Sin embargo, no todas la series confirman estos hallazgos.

Localización de la adenopatía: Aquellos pacientes con adenopatías positivas a nivel yugular inferior y supraclavicular presentan peor pronóstico respecto al resto de localizaciones. La presencia de adenopatías a nivel I se asocia con una supervivencia a los cinco años del 45%, mientras que la afectación del nivel II desciende al 28%; el III, al 24%; el IV, a un 18%, mientras que en el V la supervivencia es muy baja.

Adenopatías bilaterales: Tumores de la cavidad oral, orofaringe e hipofaringe que presentan metástasis bilaterales se asocian con un peor pronóstico. La presencia de esta diseminación bilateral tan sólo se observa en el 5% de tumores de cabeza y cuello, especialmente en aquellos tumores de base de lengua, suelo de boca, hipofaringe y laringe supraglótica. La aparición de metástasis contralaterales en una fase posterior no se ha mostrado de peor pronóstico que la aparición simultánea de metástasis bilaterales.

Adenopatías fijadas: Este factor se interrelaciona con otros como el número de ganglios, su tamaño y la invasión extracapsular, pues generalmente estos factores suelen presentarse conjuntamente. Sin embargo, se ha observado, por ejemplo, en un 30% de los casos la aparición de fijación ganglionar, sin invasión extracapsular. La presencia de fijación supone un incremento de recurrencia del doble respecto de aquellos pacientes con ganglios móviles. La fijación del bloque adenopático es indicación de inoperabilidad, en cambio la fijación a grandes vasos sugiere la realización de un tratamiento radical y nos plantea la posibilidad de un tratamiento preoperatorio.

Invasión extracapsular: Este factor se ha demostrado como el de mayor repercusión en la supervivencia, asociado también a un mayor índice de recurrencia. La aparición de invasión extracapsular está en íntima relación con el tamaño de la adenopatía, hallándose en el 75% de las adenopatías mayores de 3 cm invasión extracapsular. Sin embargo, el 14% de las adenopatías de 1 cm han presentado también afectación extracapsular. La aparición de esta afectación se asocia con una supervivencia a los tres años del 15%, mientras que aquellos pacientes con adenopatías positivas se situarían en el 33%.

3.1.6. Vaciamiento ganglionar cervical. Técnica quirúrgica

3.1.6.1. Vaciamiento cervical radical. En este vaciamiento se incluyen los ganglios de los niveles del I al V incluidos, además de la vena yugular interna, el nervio espinal y el músculo esternocleidomastoideo. Este vaciamiento aborda, pues, los ganglios comprendidos en la región limitada superiormente por el borde inferior de la mandíbula, inferiormente por la clavícula, posteriormente por el borde anterior del músculo trapecio y medialmente por el borde anterior del esternohioideo, cartílago hioides y vientre anterior del músculo digástrico contralateral (fig. 11).

Técnica. Se realiza la incisión cutánea según la preferencia personal de cada cirujano, que abarcará piel, plano subcutáneo y músculo platisma. A continuación se elevan los colgajos cutáneos en un plano inmediatamente subplatismal, que se extienden medialmente más allá de la línea media, superiormente hasta el borde inferior de la mandíbula, inferiormente el límite se fijará en el borde superior de la clavícula y a nivel posterior en el borde del músculo trapecio. La referencia anatómica del músculo platisma se pierde a nivel posterosuperior, por lo que es de utilidad la preservación de la vena yugular externa y el nervio auricular mayor que marcan ligeramente por encima de ellos el plano de disección a este nivel del colgajo cutáneo. A nivel del colgajo posterior es conveniente realizar una disección cutánea muy superficial intentando preservar las ramas verticales de la arteria transversa cervical.

A continuación se procede a identificar y separar la rama marginal o mandibular del nervio facial. Esta rama se halla situada por debajo de la lámina superficial de la fascia profunda, e inmediatamente por encima de la fascia de la vena facial, aproximadamente 1 cm por debajo de la rama horizontal de la mandíbula, a nivel de la glándula submaxilar. Es aconsejable si se efectúa la maniobra de protección de este nervio con la ligadura baja y retracción superior de la vena facial, también denominada maniobra de Hayes Martin, no incluir los ganglios prevasculares y retrovasculares en esta maniobra que deben ser incluidos en esta disección linfática. Seguidamente se identifica y se liga la arteria facial y se procede a la separación de la glándula submaxilar del borde inferior de la mandíbula.

A continuación se procede a la disección del tejido fibroadiposo que se halla por debajo de la sínfisis mandibular, por encima de los vientres anteriores de ambos músculos digástricos y el músculo milohioideo. A nivel del ángulo entre el vientre anterior del digástrico y el borde inferior de la mandíbula deben ser ligados los vasos submentonianos, para a continuación disecar la fascia que se halla por encima del vientre anterior del digástrico. De esta manera, y previa disección del tejido adiposo y ganglionar que se halla lateralmente al músculo milohioideo, se llega al borde posterior de este músculo. Realizando una retracción anterior de este músculo se visualizan tres estructuras: el conducto de Wharton, que se liga; el nervio lingual, del cual se seccionarán y ligarán las fibras eferentes que se dirigen a la glándula submaxilar, y el nervio hipogloso, generalmente acompañado de una vena, el cual discurre a nivel del suelo de la fosa submaxilar en la superficie del músculo hiogloso, que debe ser respetado.

A continuación se procede a la sección del músculo esternocleidomastoideo cerca de su inserción en mastoides, requiriendo la sección o retracción de la cola de la glándula parótida. Se secciona el nervio auricular mayor y la fascia que se extiende entre el ángulo mandibular y el borde anterior del ECM, donde se identifica y se liga la vena retromandibular. Se secciona el músculo esternocleidomastoideo cerca de su inserción en mastoides. Por debajo del músculo y posteriormente hallaremos una gruesa capa de tejido fibroadiposo dividida inferiormente por la presencia del músculo *esplenius capitis* y los músculos elevadores de la escápula y ramas de la arteria occipital, que serán ligadas. Anteriormente hallaremos el vientre posterior del digástrico, procediendo a la disección del tejido situado por encima del borde inferior de este vientre. La localización a este nivel de un mazacote adenopático puede obligar al cirujano a realizar la exéresis de una porción de la glándula parótida y del vientre posterior del digástrico. La tracción de la pieza de disección y la elevación del vientre posterior del digástrico nos permitirá visualizar la entrada en la base del cráneo de la vena yugular, el nervio espinal y el nervio

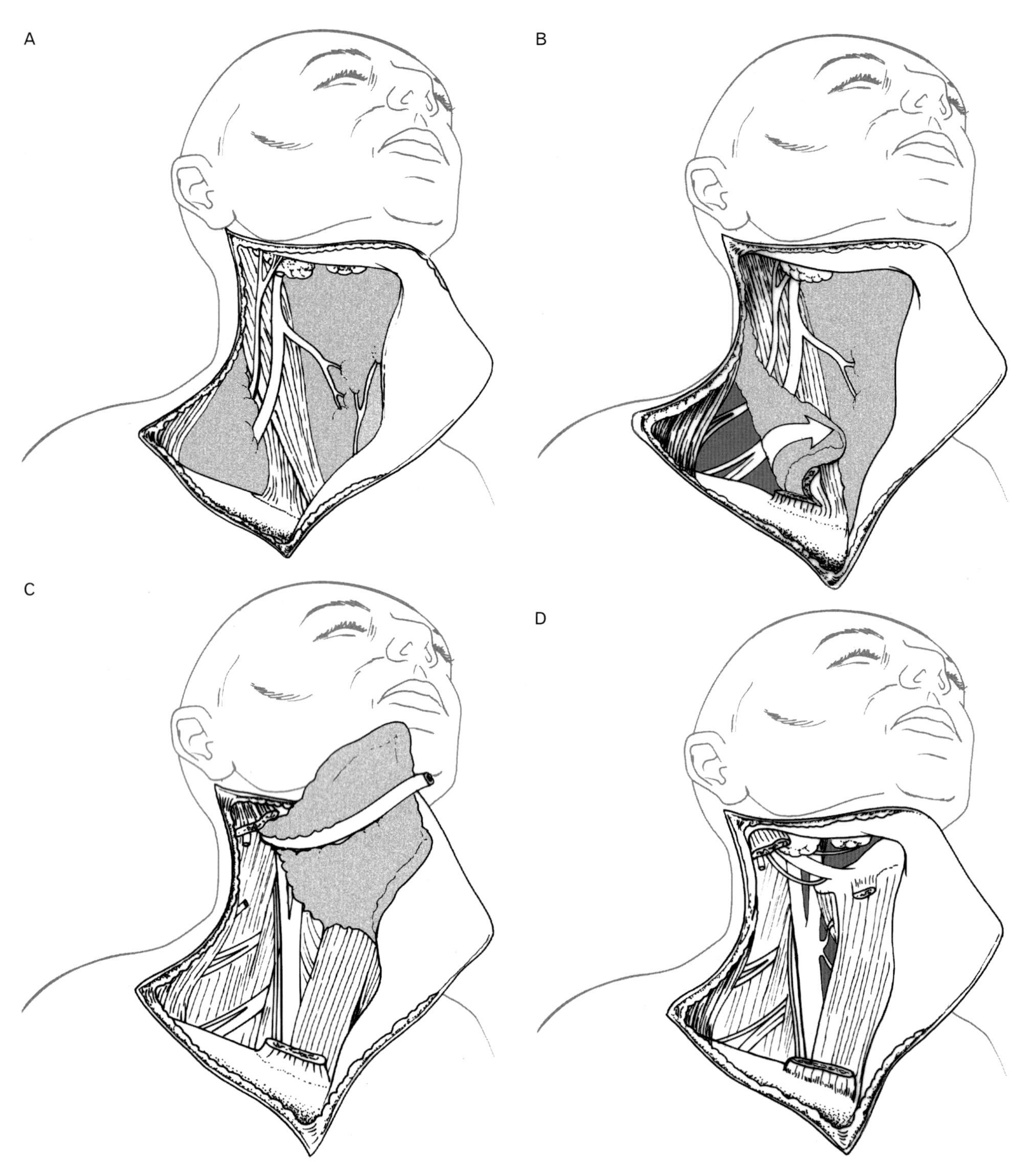

Fig. 20.11.—**Disección ganglionar cervical radical.** A. Exposición elevando piel con músculo platysma. B. Disección empezando en el triángulo posterior teniendo como plano los músculos escalenos. C. La disección incluye vena yugular, E.C.M., Espinal. D. Final de la disección, carótida, nervio vago, hipogloso, lingual.

hipogloso. Según la localización de la tumoración se puede realizar en este momento la ligadura de la vena yugular interna y el nervio espinal, o tan sólo identificar y aislar estas estructuras. En caso de ligar la vena se realizarán tres ligaduras con un hilo del 0, dos por encima de la sección de vaso y una inferiormente.

La disección posterior del vaciamiento se realiza a lo largo del borde anterior del músculo trapecio, que es cruzado por el nervio espinal y por vasos cervicales transversos. La disección del tejido fibroadiposo del triángulo posterior se realiza en dirección inferior en un plano inmediatamente por encima de la fascia prevertebral que cubre a los músculos escalenos y al músculo *esplenius capitis*. A este nivel, y en profundidad a la fascia prevertebral, podemos hallar dos o tres ramas del plexo cervical que se encarga de la inervación de los músculos escalenos, y que deben ser preservadas en caso de no estar afectadas por la tumoración.

Para poder abordar esta zona con mayor comodidad se continúa la disección a nivel inferior, procediendo a la sección del músculo esternocleidomastoideo y la fascia superficial 1-2 cm por encima de su inserción clavicular. Entre sus dos vientres de inserción hallamos por debajo la vaina carotídea, donde aislaremos y ligaremos la vena yugular interna siguiendo la técnica de la triple ligadura ya comentada, situando en este caso las dos ligaduras inferiormente. Generalmente, si la tumoración se halla situada a nivel alto se procede a la ligadura inferior de la vena yugular interna y se prosigue la disección en dirección superior, y a la inversa si la tumoración se localiza a nivel medial o inferior.

A nivel del triángulo supraclavicular se deben seccionar tres estructuras: la vena yugular externa, el músculo omohioideo y los nervios supraclaviculares. El límite posterior de esta disección lo marca el borde anterior del músculo trapecio, mientras que la aponeurosis que cubre los músculos escalenos marca el límite en profundidad. Por debajo de esta aponeurosis hallaremos dos estructuras nerviosas que deben ser preservadas: el plexo braquial y el nervio frénico. En este área generalmente es preciso realizar la ligadura de diversas venas transversas y la sección de ramas del plexo cervical.

En la cara posteroexterna de la unión de la vena yugular interna con la vena subclavia desemboca en el lado izquierdo el conducto torácico y en el lado derecho la vena linfática. El conducto torácico asciende entre la arteria carótida y el nervio vago, para situarse por dentro de la vena yugular frente al nervio frénico y al músculo escaleno anterior. La localización por delante del tronco tirocervical y la arteria transversa cervical se constituye como una referencia de utilidad a la hora de proceder al clampaje de este vaso en caso de ser dañado durante la disección.

Seguidamente, siguiendo un plano superficial a la fascia prevertebral, se continúa la disección en sentido medial, procediendo a la disección de la vaina carotídea y separación de la vena yugular de la arteria carótida y el nervio vago. Por debajo de la arteria carótida se encuentra el tronco simpático, que no debe ser dañado. Durante esta disección se observa el asa cervical que debe ser ligada. Una vez liberada la vena yugular del paquete vasculonervioso se continúa la disección en sentido anterior hasta el límite medial del vaciamiento que se sitúa a nivel de la fascia anterior al músculo omohioideo. En esta parte final de la disección se encuentran troncos venosos tiroidales que deben ser ligados y, a nivel de la bifurcación de la carótida, el nervio hipogloso que debe ser respetado.

Indicaciones. El vaciamiento radical ha pasado de ser en un principio la técnica de elección para realizar el vaciamiento ganglionar cervical a ser una técnica reservada para estadios avanzados de metástasis cervicales. Actualmente se utiliza en aquellos casos donde existen múltiples adenopatías palpables clínicamente, especialmente en aquellos casos en que se hallan localizados a nivel del triángulo posterior, o que en forma de mazacote adenopático se hallan íntimamente unidos a la vena yugular o al músculo esternocleidomastoideo, de tal forma que la preservación de estas estructuras no aseguraría la erradicación de la enfermedad.

3.1.6.2. Vaciamiento ganglionar funcional o vaciamiento modificado En este vaciamiento se incluyen los ganglios de los niveles del I al V, y la disección tiene los mismos límites que el vaciamiento radical. Pero, a diferencia de ésta, se preservan el músculo esternocleidomastoideo, la vena yugular y el nervio espinal (fig. 12).

Técnica. La técnica quirúrgica es idéntica a la empleada en el vaciamiento ganglionar cervical en la elevación del colgajo cutáneo y la disección de los triángulos submentoniano y submaxilar. Se seccionan de igual manera las fascias que se hallan por encima del borde inferior del vientre posterior del músculo digástrico, y mediante la retracción superior de este músculo, se visualiza a nivel superior debajo del tejido fibroadiposo la vena yugular interna y el nervio espinal. Durante el transcurso de esta disección se visualizan y preservan el nervio hipogloso y los vasos tiroideos.

La disección de este triángulo superior debe hacerse en finas capas intentando seguir la dirección del vientre posterior del músculo digástrico, para llegar a aislar el nervio espinal, el cual en la mayor parte de los casos adopta una posición inmediatamente posterior con respecto a la vena yugular interna, aunque puede adoptar un trayecto anterolateral y más raramente un trayecto posterior.

Una vez identificado el nervio espinal se pasa a la disección de la fascia del músculo esternocleidomastoideo, procediendo a la sección del nervio auricular mayor y la vena yugular externa, aunque en ocasiones estas estructuras pueden ser preservadas. A continuación se procede a la sección a lo largo del músculo de su fascia y su separación del músculo tanto en su vertiente medial como late-

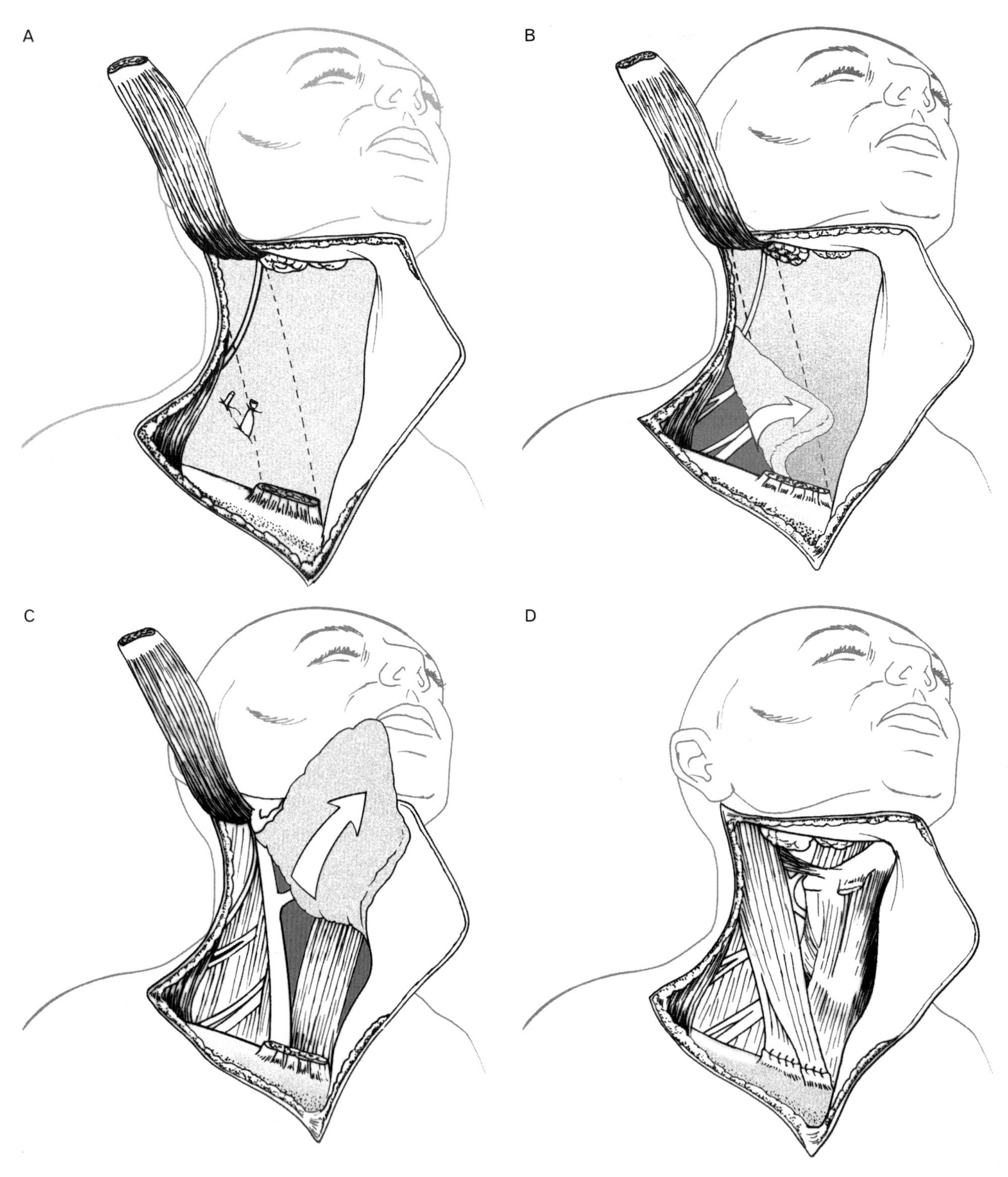

Fig. 20.12.—**Disección ganglionar cervical funcional.** A. Músculo E.C.M. elevado. B. Disección empezando en triángulo posterior. C. Se preserva vena yugular y nervio espinal. D. Al final se repone el musculo E.C.M.

ral. Durante esta disección se debe tener en cuenta la posición del nervio espinal por debajo del músculo esternocleidomastoideo entre el tercio superior y el medio, en un punto denominado de Erb. Este punto se localiza en la unión del trayecto del nervio auricular mayor y el borde posterior del músculo esternocleidomastoideo.

Aislado el nervio espinal se procede a la disección del tejido fibroadiposo que se encuentra en el triángulo posterior, y superficialmente a la aponeurosis profunda de la fascia profunda y limitada posteriormente por el borde anterior del músculo escaleno. La disección de este triángulo se realiza a nivel supraclavicular de igual forma que en la disección radical, por encima del plano de la aponeurosis de los músculos escalenos, respetando el plexo braquial y el nervio frénico. Una vez liberado el tejido que ocupa el triángulo posterior, la pieza será traccionada en dirección medial, por debajo del nervio espinal y del músculo esternocleidomastoideo, requiriendo para ello la sección de las ramas inferiores del plexo cervical. Seguidamente se procederá a la disección de la pieza operatoria de la vaina carotídea respetando tanto la vena yugular como la arteria carótida interna y el nervio vago.

La disección finalizará completando la disección a nivel medial en un plano superficial al nervio hipogloso y a los vasos tiroideos, hasta llegar al límite medial marcado por la fascia que cubre al músculo omohioideo.

Indicaciones. La utilización de este tipo de vaciamiento dependerá no sólo del estadiaje ganglionar y la localización del tumor primario, sino de los protocolos establecidos en cada servicio. Generalmente se utiliza en aquellos estadios ganglionares que no sean indicación de disección radical por fijación a estructuras nobles, tamaño, etc. En estadios N0 se establece la controversia de su utilización frente a la realización del vaciamiento supraomohioideo.

3.1.6.3. Vaciamiento ganglionar supraomohioideo. En este tipo de vaciamiento selectivo se realiza la disección de los ganglios linfáticos contenidos en los niveles I, II y III. El límite superior se sitúa en el borde inferior de la mandíbula, inferiormente en el músculo omohiodeo y lateralmente en el músculo esternocleidomastoideo (fig. 13).

Técnica. Como ya se ha señalado en el apartado dedicado a la incisiones cutáneas en el vaciamiento, en el caso del vaciamiento supraomohioideo la incisión es diferente respecto a los anteriores vaciamientos. La incisión más utilizada es la incisión en delantal o *apron flap*, la cual parte de la apófisis mastoides, y en un solo trazo se dirige a la región submentoniana, situándose su nivel inferior a nivel de la membrana tirohioidea cuando el vaciamiento es inferior, y por encima de ella para dirigirse a la región submentoniana cuando es unilateral.

La disección se desarrolla de igual manera que el vaciamiento ganglionar funcional: primeramente se aísla la rama mandibular del nervio facial, para a continuación iniciar la disección de los triángulos submentoniano y submaxilar, donde se realiza la disección del tejido linfático situado en estas regiones junto con la glándula submaxilar. Para ello se debe realizar la ligadura de los vasos submentonianos, de la arteria y de la vena facial, del conducto de Wharton, de las ramas eferentes del nervio lingual,

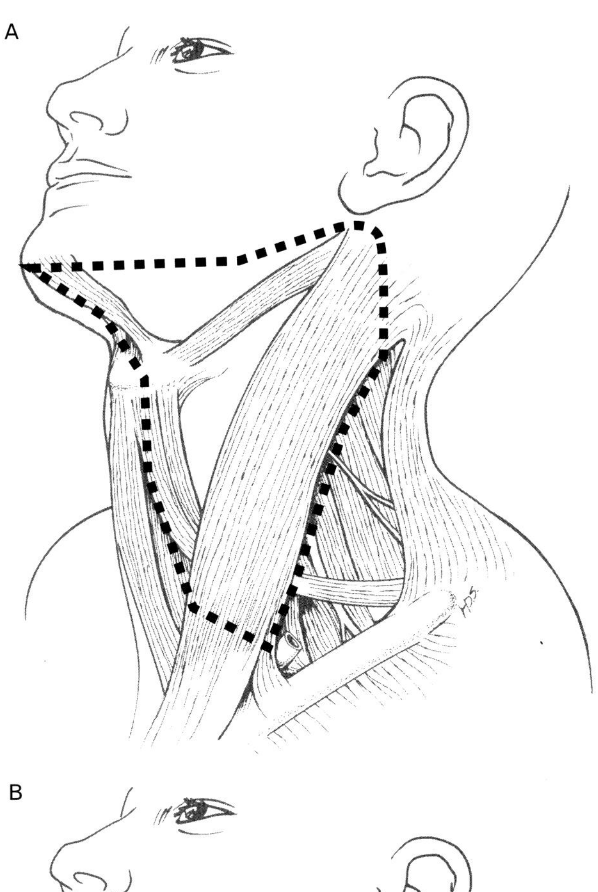

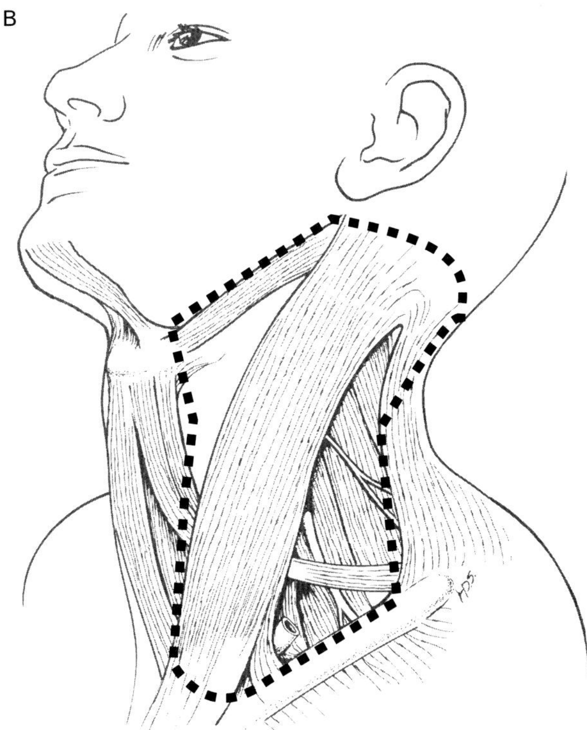

Fig. 20.13.—**Vaciamientos supraomohioideo y posterolateral.** A. Vaciamiento ganglionar supraomohioideo incluye los niveles I, II y III. B. Vaciamiento ganglionar posterolateral incluye los niveles II,III,IV y V.

y visualizar al nervio hipogloso y los vasos tiroideos superiores. La disección se extenderá a través de la disección de la fascia que se halla por encima del vientre posterior del digástrico y del músculo omohioideo, y se extenderá en dirección posterior en un plano superficial al nervio hipogloso y a los vasos tiroideos superiores.

La retracción superior del vientre posterior del digástrico permitirá acceder a la vena yugular interna en su entrada en la base craneal, y a partir de ella y con una disección delicada aislar el nervio espinal, que como ya hemos citado suele ocupar una posición posterior respecto a la vena. Una vez identificado el nervio espinal, se realiza una incisión en la fascia del ECM a lo largo de su borde anterior, y se procede a la disección del músculo. La fascia por encima del trayecto del nervio espinal en su entrada al músculo ECM, junto al tejido fibroadiposo contenido alrededor del nervio espinal, es disecado y traccionado inferiormente en un plano inmediatamente superior al plano de los músculos escalenos. Por debajo del trayecto del nervio espinal, el límite posterior lo marcan las ramas cutáneas del plexo cervical.

Una vez liberado el vaciamiento posteriormente, se procede a la disección del límite inferior de este vaciamiento que se establece en la zona de intersección del músculo omohioideo con la vena yugular. Una vez liberados la arteria carótida, la vena yugular y el nervio vago, se completa la disección medialmente, en un plano superior a los vasos tiroideos.

Indicaciones. El vaciamiento supraomohioideo se indica en estadios N0, especialmente en tumores de lengua, de suelo de boca, de labio en estadios T2-T4. El vaciamiento supraomohioideo bilateral se indica en aquellos tumores de localización central, en los tumores de suelo de boca o en los tumores labiales. La realización de este tipo de vaciamiento cuando existen adenopatías palpables depende de la localización de las adenopatías, de su tamaño, de su movilidad y de la localización y estadio del tumor primario. Éste sería el caso de adenopatías menores de 3 cm, móviles, en la región submaxilar, en tumores de labio o piel.

3.2. Exéresis del conducto tirogloso

El tratamiento del conducto tirogloso siempre es quirúrgico, excepto en casos de infección donde debe tratarse previamente con antibioticoterapia y semanas después proceder a la intervención.

Técnica. La técnica de elección es la de Sistrunk, descrita en 1953 (fig. 14). La incisión cutánea se realiza en la región media del cuello, en sentido horizontal siguiendo la líneas de la piel, generalmente en la región cercana al límite inferior del hueso hioides. En caso de existir un trayecto fistuloso debe realizarse una incisión en huso que contenga la fístula. Junto con la piel se incide la aponeurosis superficial y el tejido subcutáneo y ambas estructuras se utilizan como tracción.

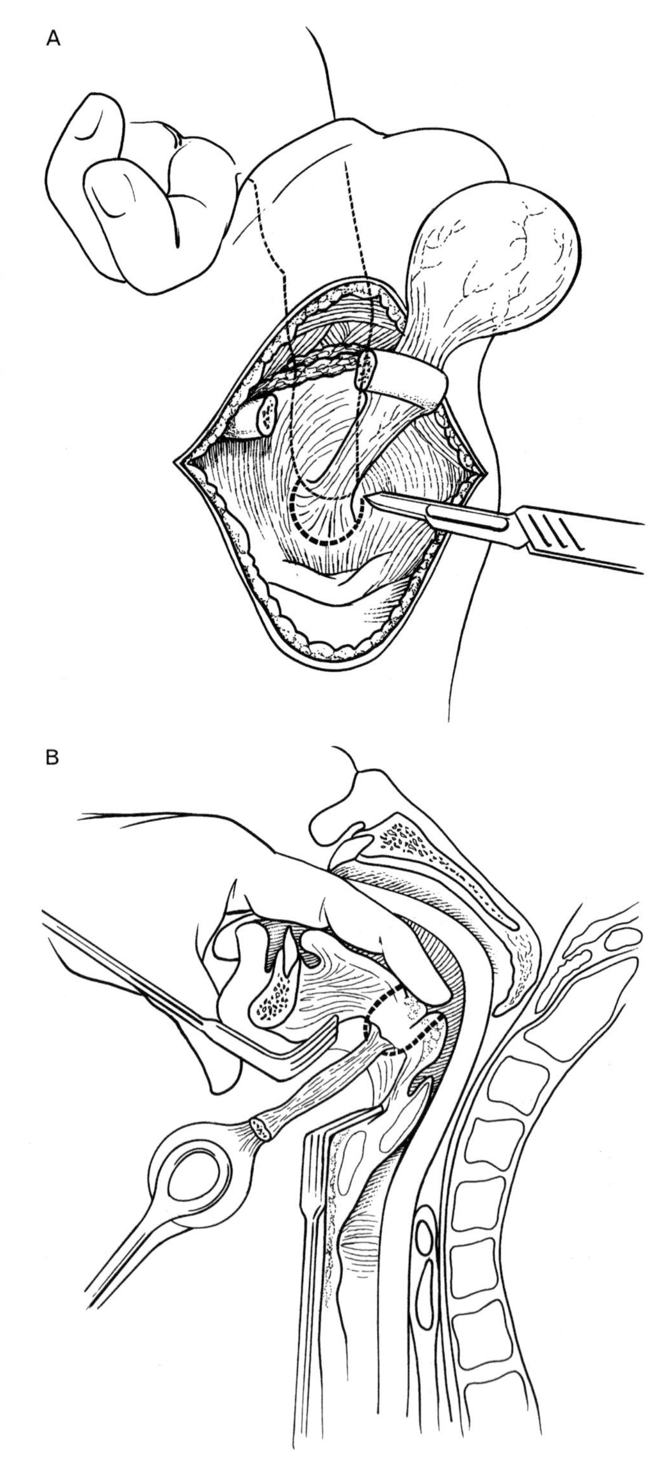

Fig. 20.14.—**Operación de Sistrunk.** Exéresis conducto tireogloso. A. Disección del quiste, sección del cuerpo del hioides disección del trayecto fistuloso hasta la base de la lengua. B. Detalle del control digital en la base lingual para la extirpación de todo el conducto.

A continuación se realiza la disección del conducto, separando lateralmente los planos musculares de los músculos esternohioideos y la vena yugular anterior. A nivel inferior es posible observar un trayecto de conexión con el lóbulo piramidal de la glándula tiroides, que debe ser seccionado y ligado.

Una vez disecado el trayecto fistuloso, y traccionando en dirección inferior el conducto, observaremos el borde superior del cartílago hioides, del cual se desinserta las fibras del músculo milohioideo y genihioideo. De la misma manera, desplazando el trayecto a izquierda y derecha se identifica el hioides, y se secciona los trayectos fibrosos que se insertan en él.

A continuación se procede a la sección del cuerpo del hueso hioides a ambos lados del trayecto fistuloso. Seguidamente, tras liberar el hioides de los tractos fibrosos retrohiodeos, se procede a identificar el trayecto del conducto tirogloso retrohioideo. Se reseca a continuación una elipse de tejido de los músculos genihioideo y geniogloso hasta incluir el foramen ciego. La introducción del dedo índice intraoralmente a nivel de la base de la lengua ayuda a determinar el límite interno del foramen ciego. A este nivel se pueden adoptar dos actitudes: sección y ligadura en un plano submucoso, o realizar un elipse en la mucosa de la base de la lengua, efectuando un cierre posterior.

Se realiza un cierre por planos, intentando restablecer la integridad de la membrana tirohioidea y los músculos infrahioideos, se coloca un drenaje aspirativo y se cierra la piel con sutura continua intradérmica.

3.3. Exéresis del quiste branquial

La existencia de un quiste branquial es indicación de exéresis quirúrgica, que no deberá realizarse en un período de sobreinfección.

Técnica. Se realiza una incisión horizontal que siga las líneas de la piel, a unos 5 o 6 cm por debajo del ángulo mandibular, de tal forma que una porción de ella abarque el borde anterior del músculo esternocleidomastoideo. Esta incisión se prolonga por el plano subaponeurótico y por el plano musculocutáneo. A continuación se exponen la vena yugular externa y el nervio auricular mayor, que pueden ser seccionados, y el músculo esternocleidomastoideo (fig. 15).

Se incide en el borde anterior del ECM, y se separa el quiste de la pared anterior y externa de la fascia de este músculo. A continuación deben disecarse las paredes del quiste teniendo en cuenta las estructuras que se hallan a su alrededor y que deben ser preservadas. A nivel medial se deberá seccionar la vena facial, y en profundidad a estas

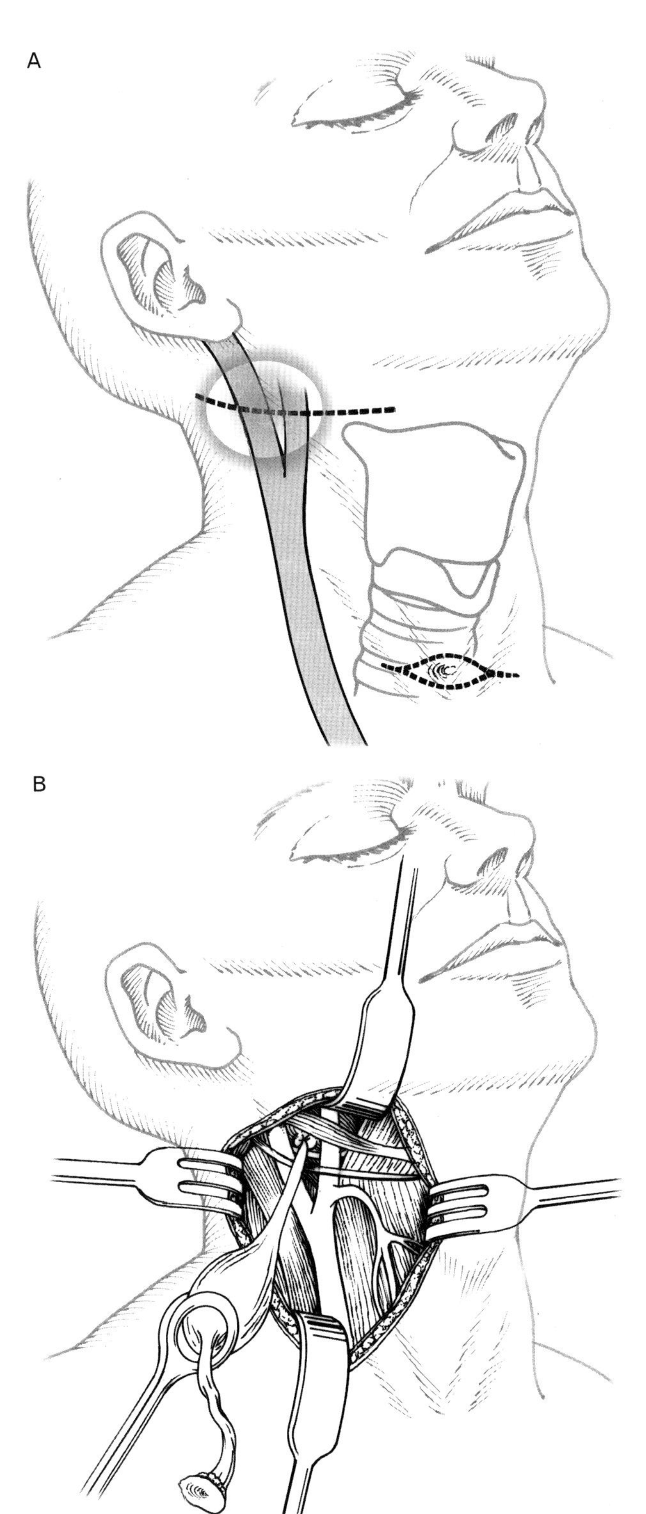

Fig. 20.15.—**Exéresis fístula y quiste branquial.** A. Incisión horizontal en el cuello. B. Disección quiste y de los trayectos fistulosos hasta la faringe.

estructuras se identifica la vaina carotídea y el asa del nervio hipogloso.

La disección de la parte superior del quiste comporta la disección del vientre posterior del digástrico y del polo inferior de la glándula parótida, y despegar la pared posterior del quiste del nervio espinal, la vena yugular interna y el nervio hipogloso.

Si el quiste presenta un trayecto fistuloso éste se sigue, situándose generalmente en dirección a la pared lateral de la faringe, para pasar entre la arteria carótida interna y externa. Si el conducto es atrófico, éste se sigue y se liga en profundidad por detrás del ángulo de la mandíbula. En cambio, si el conducto es permeable la disección debe prolongarse hasta su origen faríngeo en la fosa amigdalina, trayecto que es cruzado superiormente por el nervio hipogloso y las venas linguales, e inferiormente por el nervio glosofaríngeo. Es preciso recordar el trayecto del nervio laríngeo superior, que cruza oblicuamente de abajo a adelante, por detrás de la arteria carótida externa.

Una vez realizada la exéresis del quiste se realiza el cierre por planos y la colocación de un drenaje aspirativo.

3.4. Exéresis de la fístula y del trayecto fistuloso branquial

Técnica. La técnica de elección por los resultados estéticos es la de la doble incisión cervical a lo largo de las líneas de la piel, frente a la incisión única a lo largo del músculo esternocleidomastoideo.

En primer lugar se practica la incisión inferior alrededor del trayecto fistuloso, y una vez individualizado se prosigue la disección en sentido ascendente en dirección a la bifurcación carotídea. El trayecto fistuloso presenta generalmente adherencias a la vaina carotídea.

Una vez disecado este trayecto, se practica la segunda incisión cutánea a nivel de la bifurcación carotídea, desde donde se aborda la fístula en su desembocadura interna. Para ello se diseca el borde anterior del ECM y la vena yugular, lo que permitirá observar el trayecto fistuloso, que cruza al nervio hipogloso, y en profundidad respecto al vientre posterior del digástrico y músculo estilohioideo se introduce entre la arteria carótida interna y externa para alcanzar la fosa amigdalina. Una vez resecada la comunicación faríngea, se cierra ésta, y se procede a finalizar la intervención con el cierre por planos y la colocación de un drenaje aspirativo.

Bibliografía

Batsakis JG. The pathology of head and neck tumors: the occult primary and metastasis to the head and neck. Head Neck, 1981; 3:409-423.

Blair VP, Brown JP. The treatment of cancerous or potentially cancerous cervical lymph nodes. Ann Surg 1933; 98:650.

Bocca E, Pignataro O. A conservation technique in radical neck dissection. Ann Otol Rhinol Laryngol 1967; 76:975.

Byers RM, Wolf Pf. Rationale for elective modified neck dissection. Head Neck 1988; 10:160-167.

Crile G. Excision of cancer of the head and neck. JAMA 1906; 47:1780-1786.

Hybels R, Damion J. The neck mass. Postgrad Med 1987; 81:75-93.

Medina JE, Byers RM. Supraomohyoid neck dissection rationale, indications and surgical technique. Head Neck 1989; 11:111-122.

Robbins KT; Medina JE, Wolfe Gt et al. Standarized neck dissection terminology. Arch Otolaryngol 1991; 117:601-605.

Rouvière H. Anatomy of the human lymphatic system. Ann Arbor, Edwards Brothers, 1938.

Sha JP, Candela FC, Poddar AK. The patterns of cervical lymph node metastasis from squamous carcinoma of the oral cavity. Cancer 1990; 66:109-113.

Shockley WW, Pillsbury HC. The neck, diagnosis and surgery. St Louis: CV Mosby, 1994.

Sistrunk WE. Technique of removal of cysts and sinuses of the thiroglossal duct. Surg Gynecol Obstet 1928; 46:109.

Índice analítico

A

B

C

D

E

F

G

H

I

K

L

M

O

P

Q

R

S

T

V

W

X

Z